The EACVI Textbook of Cardiovascular Magnetic Resonance

EACVI 心血管磁共振教程

原著 [意] Massimo Lombardi　　　[英] Sven Plein　　　[英] Steffen Petersen
　　　[英] Chiara Bucciarelli-Ducci　[瑞士] Emanuela R. Valsangiacomo Buechel
　　　[意] Cristina Basso　　　　　[美] Victor Ferrari
主译　徐　磊

中国科学技术出版社
·北京·

图书在版编目（CIP）数据

EACVI 心血管磁共振教程 /（意）马西莫·隆巴迪 (Massimo Lombardi) 等原著；徐磊主译 . —北京：中国科学技术出版社，2022.5

书名原文：The EACVI Textbook of Cardiovascular Magnetic Resonance

ISBN 978-7-5046-9478-2

Ⅰ．①E… Ⅱ．①马…②徐… Ⅲ．①心脏血管疾病—核磁共振成像—诊断学—教材 Ⅳ．① R540.4

中国版本图书馆 CIP 数据核字 (2022) 第 038978 号

著作权合同登记号：01-2022-1200

策划编辑	孙　超　焦健姿
责任编辑	孙　超
文字编辑	汪　琼
装帧设计	佳木水轩
责任印制	徐　飞

出　　版	中国科学技术出版社
发　　行	中国科学技术出版社有限公司发行部
地　　址	北京市海淀区中关村南大街 16 号
邮　　编	100081
发行电话	010-62173865
传　　真	010-62179148
网　　址	http://www.cspbooks.com.cn

开　　本	889mm×1194mm　1/16
字　　数	1049 千字
印　　张	43
版　　次	2022 年 5 月第 1 版
印　　次	2022 年 5 月第 1 次印刷
印　　刷	天津翔远印刷有限公司
书　　号	ISBN 978-7-5046-9478-2 / R · 2845
定　　价	398.00 元

（凡购买本社图书，如有缺页、倒页、脱页者，本社发行部负责调换）

版权说明

© European Society of Cardiology 2018

The moral rights of the authors have been asserted

First edition published 2018

The EACVI Textbook of Cardiovascular Magnetic Resonance was originally published in English in 2018. This translation is published by arrangement with Oxford University Press. China Science and Technology Press is solely responsible for this translation from the original work and Oxford University Press shall have no liability for any errors, omissions or inaccuracies or ambiguities in such translation or for any losses caused by reliance thereon.

《EACVI 心血管磁共振教程》的英文原版于 2018 年出版。本翻译版由牛津大学出版社授权，由中国科学技术出版社独立负责完成，牛津大学出版社不对翻译版中的错误、疏漏、不准确或模棱两可，以及由此导致的损失承担责任。

Oxford University Press makes no representation, express or implied, that the drug dosages in this book are correct. Readers must therefore always check the product information and clinical procedures with the most up-to-date published product information and data sheets provided by the manufacturers and the most recent codes of conduct and safety regulations. The authors and the publishers do not accept responsibility or legal liability for any errors in the text or for the misuse or misapplication of material in this work. Except where otherwise stated，drug dosages and recommendations are for the non-pregnant adult who is not breast-feeding.

牛津大学出版社对书中的药物剂量正确性保持中立态度。因此，读者必须参照生产商提供的最新产品信息和说明书查验产品说明和临床使用程序。作者及出版商对文本错误或书中的物质错用、误用不承担法律责任。除非另有说明，否则药物剂量仅适用于不进行母乳喂养的非妊娠成年人。

Links to third party websites are provided by Oxford in good faith and for information only. Oxford disclaims any responsibility for the materials contained in any third party website referenced in this work.

牛津大学出版社只是出于诚意和信息扩展提供第三方的网站链接。牛津大学出版社对本作品所提供的第三方网站内容不承担任何责任。

译校者名单

主　译　徐　磊

副主译　杨　琳　戴沁怡　张丽君　杨　光

译校者　（以姓氏笔画为序）

　　　　　王　琼　首都医科大学石景山教学医院 / 北京市石景山医院
　　　　　王　辉　首都医科大学附属北京安贞医院
　　　　　王　瑞　首都医科大学附属北京安贞医院
　　　　　王宏伟　北京中医药大学东直门医院
　　　　　石春彦　首都医科大学附属北京安贞医院
　　　　　卢天奇　北京市顺义区医院
　　　　　毕文伟　瑞士 Hocoma 公司（Hocoma AG）
　　　　　朱君磊　首都医科大学附属北京安贞医院
　　　　　李　瑛　首都医科大学附属北京安贞医院
　　　　　杨　光　英国帝国理工大学英国国家心肺中心
　　　　　杨　琳　首都医科大学附属北京安贞医院
　　　　　杨燕英　北京老年医院
　　　　　张　楠　首都医科大学附属北京安贞医院
　　　　　张丽君　首都医科大学附属北京安贞医院
　　　　　张宏凯　首都医科大学附属北京安贞医院
　　　　　周　振　首都医科大学附属北京安贞医院
　　　　　徐　磊　首都医科大学附属北京安贞医院
　　　　　高一峰　首都医科大学附属北京安贞医院
　　　　　梁俊福　首都医科大学附属北京朝阳医院怀柔医院
　　　　　童　延　深圳市联影高端医疗装备创新研究院
　　　　　温　博　首都医科大学附属北京安贞医院
　　　　　薄开蕊　首都医科大学附属北京安贞医院
　　　　　戴沁怡　首都医科大学附属北京安贞医院

主译简介

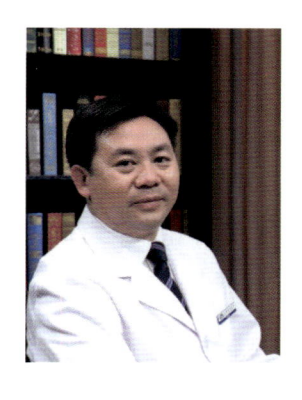

徐 磊 主任医师，教授，博士研究生导师，首都医科大学附属北京安贞医院医学影像科主任，首都医科大学医学影像学系副主任。国家心血管病专家委员会第二届委员，中国研究型医院学会心血管影像专委会副主任委员兼秘书长，中国康复医学会医学影像与康复专委会副主任委员兼秘书长，中国医师协会心内分会超声与影像学组副组长，北京放射学会心血管学组副组长，《中华放射学杂志》《中国医学影像技术》《Cardiovascular Imaging Asia》等期刊编委。主持国家自然科学基金联合基金重点项目、国家重点研发计划课题等国家级课题 5 项。以第一作者或通讯作者发表 SCI 收载论文（包括《Radiology》《JACC Cadiovascular Imaging》等高影响力期刊论文）50 篇。

内容提要

本书引进自牛津大学出版社，由欧洲心血管影像学会（EACVI）组织全球百余位专家共同编写，是一部实用的心血管磁共振专业教程。本书涉及心血管磁共振相关各方面内容，涵盖心血管磁共振成像的基本原理、安全性、对比剂的应用、常用检查技术、心血管疾病磁共振诊断、心血管磁共振多模态评价，以及多种新技术展望等。本书内容丰富、图文并茂，注重系统性与实用性，是一部非常难得的学习心脏磁共振知识的全面、实用型工具书，适合从事心脏磁共振相关工作的医学影像学、心脏病学等医生、医学生参考阅读。

译者前言

我们非常荣幸能为读者献上这部精心翻译的心血管影像学译著——《EACVI 心血管磁共振教程》。本书的英文版为欧洲心血管影像学会（EACVI）的官方培训用书。在中国科学技术出版社与首都医科大学附属北京安贞医院的共同努力下，我们终于可以将这部优秀专业图书的中文版呈现在广大国内读者面前。

随着多模态、多参数成像及包括人工智能在内的各种新技术的不断发展和广泛应用，磁共振成像已逐渐成为心血管疾病诊断中的热门领域。这得益于磁共振技术在心血管成像中的发展，我们不仅能够对传统心血管影像学检查方法的弱势方面进行弥补，还可以对心血管疾病发生发展过程中的病理生理过程进行有目的的评估，包括测定心脏收缩舒张功能、评价心肌和瓣膜运动、判别心肌灌注，以及测定心肌梗死、纤维化、水肿、出血、异常物质沉积等组织特征、评价血管壁成像和心血管血流动力学等。与此同时，我们也欣喜地看到，心血管磁共振成像的应用价值得到了越来越多临床医生和科研工作者的肯定。在一些疾病的诊断指南中，心血管磁共振成像的作用正在或已经被改写。如今，心血管磁共振正迎来前所未有的发展机遇。

在此背景下，对临床医生及影像科医生来说，更加全面细致地了解心血管磁共振成像技术俨然成了当务之急。The EACVI Textbook of Cardiovascular Magnetic Resonance 作为一部权威且全面的心血管磁共振成像专业著作，力求从成像原理、技术应用、疾病诊断及发展方向等方面对心血管磁共振成像进行翔实的阐述及讲解。书中的内容，可帮助读者轻松应对心血管磁共振的日常工作。本着"他山之石，可以攻玉"的理念，我们选择对本书进行翻译并将其推荐给广大读者。

本书的出版，还要感谢中国科学技术出版社的大力支持，以及翻译团队中每位成员在工作之余的辛苦付出，更要感谢在本书翻译过程中提供帮助的各位专家、教授。

由于全书篇幅较大，加之磁共振成像技术的发展日新月异，以及不同语种间表达习惯的差异，中文翻译版中可能存在一些疏漏及翻译不当之处，恳请各位读者及同道不吝赐教，指出书中的错误和瑕疵，我们将认真听取反馈和意见，完善我们的工作。愿各位读者都能学习掌握心血管磁共振成像这门心血管影像诊断中的重要技术。

首都医科大学附属北京安贞医院影像科主任

首都医科大学医学影像学系副主任，博士研究生导师

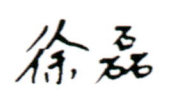

目　录

第一篇　原理与基础

第 1 章　磁共振成像概述 ………………………………………………………… 002
第 2 章　磁共振基本原理 ………………………………………………………… 004
第 3 章　空间编码与图像重建 …………………………………………………… 008
第 4 章　扫描加速 ………………………………………………………………… 012
第 5 章　基本脉冲序列 …………………………………………………………… 014
第 6 章　运动补偿 ………………………………………………………………… 024
第 7 章　磁共振血管成像 ………………………………………………………… 032
第 8 章　心血管磁共振应用 ……………………………………………………… 036
第 9 章　图像质量与伪影 ………………………………………………………… 046

第二篇　心血管磁共振成像安全性

第 10 章　磁共振成像仪安装与安全使用 ………………………………………… 054
第 11 章　磁共振成像对比剂 ……………………………………………………… 063
第 12 章　磁共振扫描仪与医疗设备的相互作用 ………………………………… 070

第三篇　心脏磁共振成像方法

第 13 章　形态学 …………………………………………………………………… 080
第 14 章　整体和局部心功能评价 ………………………………………………… 093
第 15 章　动态对比增强灌注心脏磁共振成像 …………………………………… 105
第 16 章　心脏磁共振早期和延迟强化成像 ……………………………………… 122
第 17 章　心脏磁共振 mapping 定量成像技术 …………………………………… 137
第 18 章　血流和相位对比心脏磁共振 …………………………………………… 151

第 19 章　冠状动脉成像 ······ 171

第四篇　缺血性心脏病

第 20 章　慢性缺血性心脏病 ······ 186

第 21 章　急性缺血性心脏病 ······ 211

第五篇　心肌病

第 22 章　肥厚型心肌病 ······ 254

第 23 章　扩张型心肌病 ······ 264

第 24 章　Takotsubo 综合征 ······ 276

第 25 章　致心律失常性心肌病 ······ 283

第 26 章　心肌致密化不全与心肌过度小梁化 ······ 294

第 27 章　心肌炎 ······ 303

第 28 章　Chagas 心肌病 ······ 324

第 29 章　心脏移植相关心肌病 ······ 336

第 30 章　肿瘤患者心脏受累 ······ 344

第 31 章　系统性疾病心脏受累与继发性心肌病 ······ 359

第 32 章　浸润性心肌病 ······ 370

第 33 章　心肌铁过载 ······ 382

第 34 章　CMR 在心脏再同步化治疗的作用 ······ 394

第 35 章　运动员心脏与运动员心脏性猝死的预防 ······ 408

第六篇　心包疾病

第 36 章　心包疾病 ······ 420

第七篇　血管疾病磁共振成像

第 37 章　血管疾病磁共振成像 ······ 434

第八篇　瓣膜疾病

第 38 章　瓣膜疾病 ··· 462

第九篇　肿物和肿瘤

第 39 章　流行病学及分类 ·· 482
第 40 章　CMR 在心脏肿瘤中的应用方法 ·· 485
第 41 章　心脏良性肿瘤 ··· 488
第 42 章　心脏恶性肿瘤 ··· 493
第 43 章　转移瘤 ·· 497
第 44 章　心包肿瘤 ··· 499
第 45 章　心脏血栓 ··· 501

第十篇　先天性心脏病

第 46 章　概述 ··· 504
第 47 章　先天性心脏病的节段分析法 ·· 506
第 48 章　先天性心脏病及婴幼儿心脏磁共振序列优化 ····································· 513
第 49 章　用于手术规划的 CMR 新技术 ·· 519
第 50 章　分流的评估 ·· 526
第 51 章　肺循环：肺动脉和肺静脉评估 ·· 533
第 52 章　三尖瓣 Ebstein 畸形 ··· 542
第 53 章　先天性主动脉疾病 ··· 549
第 54 章　大动脉转位磁共振成像 ··· 557
第 55 章　法洛四联症磁共振成像 ··· 569
第 56 章　右心室双出口 ··· 581
第 57 章　单心室和手术治疗 ··· 588

第十一篇　心脏磁共振成像心外表现

第 58 章　心脏磁共振成像心外表现 ··· 600

第十二篇　多模态环境下的心脏磁共振研究

第 59 章　多模态环境下的心脏磁共振研究：现状与展望 …………………………………………… 618

第十三篇　前景展望

第 60 章　CMR 未来发展 …………………………………………………………………………… 634
第 61 章　磁共振波谱成像 …………………………………………………………………………… 636
第 62 章　7T 心脏成像 ……………………………………………………………………………… 642
第 63 章　扩散张量磁共振成像 ……………………………………………………………………… 647
第 64 章　4D 血流心脏磁共振 ……………………………………………………………………… 653
第 65 章　心血管疾病的分子与细胞影像学 ………………………………………………………… 657
第 66 章　心脏磁共振介入（MRI 导管）…………………………………………………………… 663
第 67 章　总结 ………………………………………………………………………………………… 667

附录　术语缩略语 ……………………………………………………………………………………… 668

第一篇
原理与基础
Physics

第 1 章　磁共振成像概述 …………………………………… 002

第 2 章　磁共振基本原理 …………………………………… 004

第 3 章　空间编码与图像重建 ……………………………… 008

第 4 章　扫描加速 …………………………………………… 012

第 5 章　基本脉冲序列 ……………………………………… 014

第 6 章　运动补偿 …………………………………………… 024

第 7 章　磁共振血管成像 …………………………………… 032

第 8 章　心血管磁共振应用 ………………………………… 036

第 9 章　图像质量与伪影 …………………………………… 046

第 1 章 磁共振成像概述

The MR scanner in a nutshell

Sebastian Kozerke　Redha Boubertakh　Marc Miquel　著
毕文伟　译　　戴沁怡　徐　磊　校

一、磁共振成像系统

磁共振（magnetic resonance，MR）成像依靠使用射频（radiofrequency，RF）发射和接收，以及梯度磁场进行图像编码在静磁场中对信号发生器进行操纵（图 1-1）。磁共振一词中"magnetic"指代某些信号发生器的内在属性，以及由导线圈产生的人造电磁场。如果通过线圈绕组的电流是恒定，则会产生一个静磁场。在临床实践中，1.5T 和 3T 的静磁场使用广泛，这些磁场分别比地磁场强 5 万倍和 10 万倍。由于水中的质子本身具有磁矩，因此它们构成了临床心血管磁共振（cardiovascular magnetic resonance，CMR）应用中最重要的信号发生器。

当进入静磁场时，信号发生器将与静磁场对齐，从而产生净磁化矢量。为了控制这种净磁化矢量，射频发射器会打开很短的时间，净磁化矢量随之发生旋转。一旦射频发射关闭，净磁化矢量将缓慢返回其初始方向。在弛豫过程中，可以使用随时间变化的梯度磁场对图像进行编码。采用适当的天线或射频接收器线圈来记录和数字化编码的信号。最后，这些数字化的信号在计算机中被处理以实现图像重建。

二、静磁场

静磁场是使用超导线圈产生的，超导线圈可以承载高电流密度而不会造成电能损耗。通过将金属丝材料冷却到 269℃（也就是液氦温度），可以建立超导。在此温度下，超导线材没有电阻，电流无损耗地在导线上流动。静磁场超导线圈被包裹在一个称为低温恒温器的容器中，该容器充满了液氦并被真空包围，以减少热量传输。静磁场是 MR 扫描仪腔体内部最外层的环（图 1-2），其设计目的是在直径约 50cm 的球形空间内产生非常均匀的静磁场。

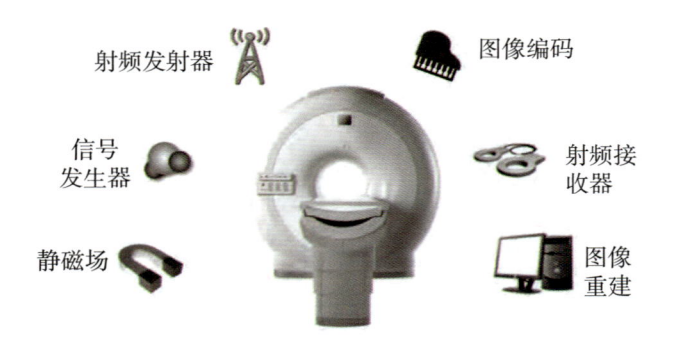

▲ 图 1-1　磁共振成像系统的关键组件
包括静磁场、信号发生器、射频发射器、对图像信息进行编码的装置、用于信号检测的射频接收器及用于图像重建的计算机

三、梯度磁场

在静磁场线圈内部，安装了梯度线圈组件（图 1-2）。它由 3 个独立的线圈组成，可以产生随时间变化的磁场，这些磁场在空间上沿着磁共振扫描仪的水平、垂直或轴向方向线性地变化。因此，信号发生器所处的净磁场变为静磁场和梯度磁场的叠加。空间中某个位置的有效磁场相对于静磁场或增大，或减小，这取决于梯度磁场的符号方向。因此，信号发生器会有不同的表现，具体取决于它们在空间中的位置。这种差异是层面选择和图像编码的基础。

四、射频场

磁共振系统最内层的环被用于射频传输的线圈占据（图 1-2）。对于 1.5T 和 3T 磁共振系统，该类线圈分别由 64MHz 和 128MHz 射频频率的电流驱动。射频线圈产生的磁场垂直于静磁场，并导致信号发生器的净磁化矢量改变其方向。作为每个磁共振脉冲序列一部分，所谓的射频脉冲是激发射频线圈的信号。这些射频脉冲信号在磁共振试验过程中迅速启动和停止，并与梯度磁场和射频接收器的动作相互同步。

虽然用于发射的集成式射频线圈也可以用于接收信号，但其接收灵敏度通常做不到以足够合适的质量检测净磁化矢量信号。因此，在临床实践中，专用的表面线圈被用作射频接收器。在心血管磁共振中，射频接收器通常是表面线圈的阵列，以覆盖整个胸部。

五、脉冲序列

通过使用磁共振脉冲序列，磁共振扫描仪的不同组件可以控制良好的时序以很高的精度被激活。每个磁共振脉冲序列均包括：①使用射频发射信号来激励信号发生器；②使用梯度磁场切换来进行图像编码；③使用射频接收器来进行信号接收；④进行图像重建处理以生成可视图像（图 1-3）。

在第 2 章中提供了磁共振信号基本原理更详细的介绍，意在表达信号强度和磁场强度之间的基本关系，并介绍了各种对比度机制。

▲ 图 1-2 静磁场（深红色）、梯度磁场（红色）、射频发射器和接收器（橙色）位于 MR 扫描仪内

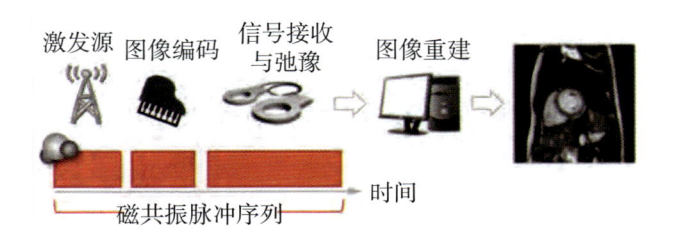

▲ 图 1-3 磁共振脉冲序列由明确的模块组成，以完成信号发生器的激发、图像编码和信号接收。信号发生器被激发后发生弛豫，产生图像对比度。将采集到的信号进行图像重建处理，便形成可视图像

第 2 章 磁共振基本原理
Basic MR physics

Sebastian Kozerke　Redha Boubertakh　Marc Miquel　著
毕文伟　译　徐磊　校

一、磁矩

磁共振现象基于自旋这一性质，这是某些原子核所展现出的特殊性质。自旋描述了原子核具有绕其自身轴旋转的特性，如果原子具有奇数质量，即质子和中子的总数为奇数，则存在自旋这一性质。这类原子核的例子是氢（^1H）、碳（^{13}C）、钠（^{23}Na）和磷（^{31}P）。在这些候选可用的原子核中，质子是最简单的，因为它由单个基本粒子组成，同时由于其在人体组织中的丰度很高，因此最有利于成像。

由于质子带有正电荷，因此该电荷的圆周运动将产生磁场。该磁场称为微观磁矩，通常由带有南极和北极的简单条形磁铁表示（图 2-1）。

在人体组织中，存在大量的质子，故存在大量的磁矩。由于它们在空间中的随机取向，各个磁矩相互抵消，故无法检测到磁化强度。但是，在强静磁场 B_0 中，磁矩将趋于与 B_0 平行或反平行排列（图 2-2）。严格来说，磁矩将以一个特定的角度对齐，B_0 会引起不同的质子状态。

质子磁矩的准平行和反平行取向对应于具有不同能量的两个不同的自旋状态（图 2-3）。因此，在静磁场 B_0 中质子仅有两个可能的能量状态，即能级。这两个能级之间的能量差 ΔE 确定了共振条件，即引起自旋从低能态转变到高能态所需的能量。能量差 ΔE 与 B_0 成正比，也就是说，静磁场越高，质子的能级间隔越大。

从图 2-3 获得的另一个重要的观察结果是，在低能级状态和高能级状态下的质子，其数量存

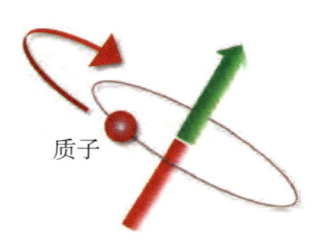

▲ 图 2-1　原子核由单个质子组成并绕着固有轴旋转，产生一个很小但引人注目的磁场，该磁场可以用微观磁矩来表示，而磁矩可视为带有磁南极（红色）和北极（绿色）的条形磁铁

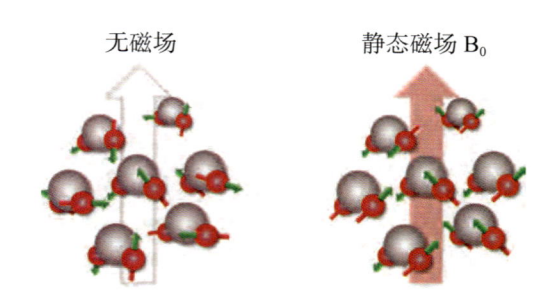

▲ 图 2-2　水分子有两个质子（红色球体），每个质子都有一个磁矩。在没有外部磁场 B_0 的情况下，磁矩的方向是随机的，因此所有磁矩的总和为 0（左）。如果质子暴露在静磁场 B_0 中，那么相对于磁场 B_0，它们倾向于平行或反平行排列（右）

在差异。质子数量的这种差异取决于 ΔE，进而取决于 B_0 及温度。在绝对零度（0 K 或 –273.15℃），所有质子均处于低能级状态。然而，在体温 37℃，处于低能级状态和高能级状态的粒子数几乎相等，仅有额外的少量质子处于低能级状态。例如，在 1.5T 的临床磁场强度下，200 万质子中低能级状态质子比高能级状态质子的数量仅多出 9 个质子。

二、净磁化矢量

假设每单位组织体积的总质子数为 200 万，则 1 999 991 个质子的微观磁矩将被平均为 0，只有 9 个质子的磁矩形成净磁化矢量 M_0，正是其形成了磁共振成像中信号的基础。由于与 B_0 方向正交的微观磁矩的分量是随机取向的，所以这 9 个质子会产生平行于 B_0 的净磁化矢量 M_0（图 2-4）。

在这种情况下，净磁化矢量明显会非常弱，需要大量的信号发生器才能产生可观的净磁化矢量。为实现成像的目的，临床心血管磁共振需要依赖于自由水、组织水和脂肪集聚在一起所形成的质子群。除水和脂肪以外，结合在分子中的质子通常其浓度无法使用心血管磁共振成像方法在临床上检测到。由于净磁化矢量 M_0 线性地取决于每单元组织体积的质子数和能量差 ΔE，而能量差 ΔE 线性地取决于磁场强度 B_0。因此，向更高的静磁场强度发展是一种增强质子和其他原子核净磁化矢量的解决方案。

三、激发

在实际情况下，不幸的是不能直接检测到组织的净磁化矢量 M_0。取而代之的是使用发电机原理，即净磁化矢量从其沿着 B_0 的方向倾斜到与 B_0 正交的平面中，并被天线探测到。为了倾斜或翻转净磁化矢量，需要一个附加的随时间变化的磁场 B_1，该磁场垂直于静磁场 B_0 施加（图 2-5）。

为了引起从低能态到高能态的自旋跃迁，这又将翻转净磁化矢量，时变磁场 B_1 必须以确切的频率 ω_0 振荡。该频率 ω_0 称为 Larmor 频率，它取决于 ΔE，故也取决于 B_0（图 2-3）。Larmor 频率在兆赫兹范围内，因此，时变磁场 B_1 称为射频（RF）场。射频场的强度比静磁场 B_0 弱 5 个数量级。一旦射频场接通，质子就会从低能状态转变为高能状态；因此，净磁化矢量将旋转到与 B_0 正交或垂直的平面（图 2-5）。该过程称为

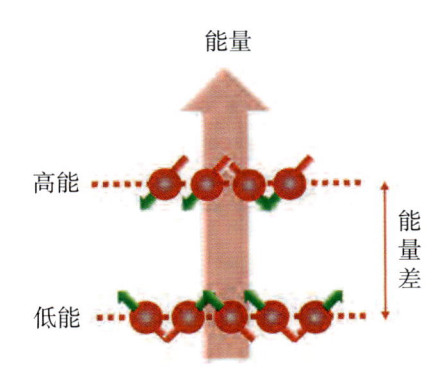

▲ 图 2-3　质子根据其自旋状态可处于低能量（自旋向上）状态或高能量（自旋向下）状态。低能态和高能态之间的能量差随静态磁场 B_0 的增加而增加。在体温下，处于低能态的质子略多于高能态的质子

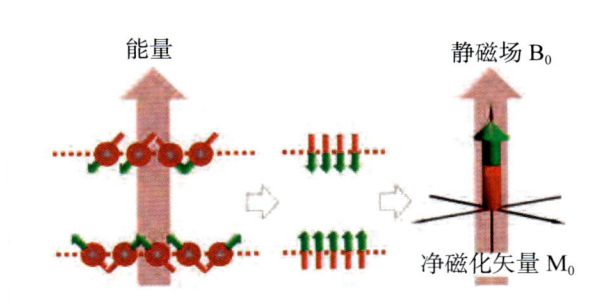

▲ 图 2-4　净磁化来源于少量的低能态下相对于高能态多出的质子群（左）。由于平行于 B_0 的磁化分量平均而来，因此质子通常由自旋向上和自旋向下的结构表示（中间），并且它们的差用代表净磁化矢量 M_0 的单个条形磁体（右）来表示

激发。一旦净磁化矢量处于横向平面中，射频场将被关闭并结束激发。

四、探测

在横向平面中，净磁化矢量绕着静磁场轴旋转，这将在紧邻组织样本的天线中产生电压（图 2-6）。检测过程称为法拉第感应。因此，磁共振信号不仅取决于磁化矢量，而且取决于旋转频率（旋转频率= Larmor 频率 ω_0），而旋转频率又线性地取决于静磁场 B_0。可见，增加静磁场 B_0 不仅会增加净磁化强度 M_0，而且（通过 Larmor 频率 ω_0）也会有利于感应到的磁共振信号。

五、弛豫

激发后，被激发的组织样品将通过称为弛豫的过程返回其平衡态或基态（图 2-7）。纵向弛豫或 T_1 弛豫涉及高能态质子转换回低能态，最终回到一开始的粒子数差异（图 2-4）。在此过程中，由先前激发引入的能量通常在几百毫秒的时间内从高能质子释放到周围环境（晶格）中。确切的弛豫时间 T_1 取决于质子的晶格环境，因此是与组织类型相关的，也因此是心血管磁共振成像中的重要对比机制。

除了纵向弛豫回到平衡态净磁化矢量 M_0 之外，横向平面中的磁化矢量分量也经历弛豫。横向弛豫的过程是由于同一分子内质子的磁矩相互作用而导致进动相位消去，即所谓的散相过程，从而导致净磁化矢量横向弛豫分量的减小。横向弛豫时间，分别表示为 T_2 和 T_2^*，也取决于组织类型，大约为几十毫秒，相比之下，T_1 弛豫是几百毫秒。在弛豫过程中，组织的磁化矢量被分解为横向（T_2/T_2^*）和纵向（T_1）矢量。

如果将横向磁化矢量 M_{xy} 的衰减和纵向磁化矢量 M_z 的建立视为时间的函数，当位于以 Larmor 频率 ω_0 旋转的参考系中时，横向弛豫可以看作是指数衰减 $[M_{xy} \sim \exp(-\text{time}/T_2^*)]$，而纵向弛豫则表述为指数恢复曲线 $\{M_z \sim M_0[1-\exp$

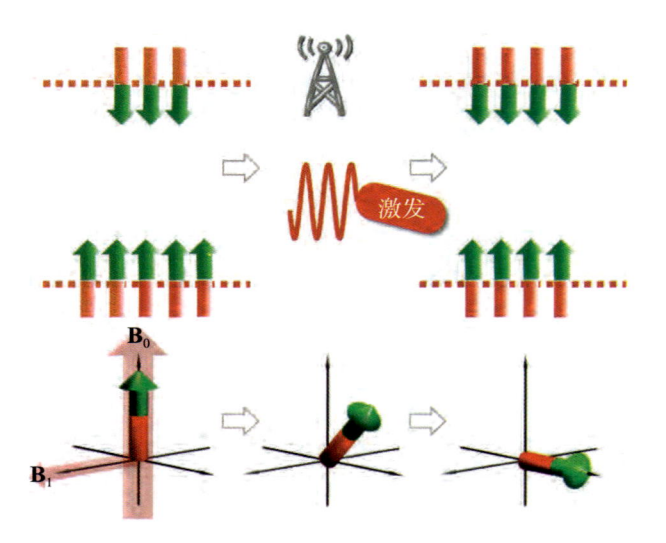

▲ 图 2-5　使用调谐到 Larmor 频率的时变磁场 B_1 操纵净磁化矢量，会使净磁化矢量远离其平行于 B_0 的方向发生旋转。一旦净磁化矢量处于正交于 B_0 的平面（低能态和高能态的质子群是相同的），射频场 B_1 就会关闭，以结束激发过程

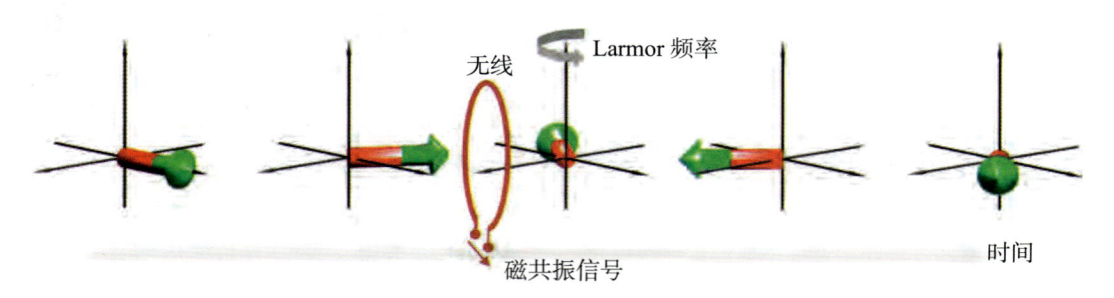

▲ 图 2-6　MR 信号的检测依赖于发电机原理
以 Larmor 频率旋转的横向磁化强度在紧邻组织样本放置的线圈中感应出电压，该电压记录为 MR 信号

（–time / T₁）]｝（图 2-8）。因此，T_2/T_2^* 对应于横向磁化矢量强度衰减到其初始值的 37% 的时间，而 T_1 表示激发之后的时间，其中纵向磁化矢量强度恢复到其平衡值 M_0 的 63%。

六、磁化率与化学位移

如果存在局部磁场不均匀或组织磁化率的差异，则横向弛豫过程会加速。磁化率是指组织局部衰减或增加区域内静磁场 B_0 的性质，具体取决于多种组织参数。例如，氧合和脱氧的血液具有不同的磁性。因此，氧合和脱氧血液的 Larmor 频率略有不同，所以一段时间后，这两种类型血液的横向磁化分量可能反相位。所以说，与完全氧合的血液信号相比，脱氧和氧合两种血液混合物的净横向磁化矢量消失得更快。T_2^* 的变化不仅反映了氧合的差异，还可以评估铁载量和其他组织参数。通常，T_2^* 总是短于 T_2，T_2^* 的倒数由 T_2 的倒数和因组织磁化率表现出的 Larmor 频率偏移之和给出（图 2-9）。

另一个可用于推断有关组织中质子化学环境信息的重要效应与化学位移有关。化学位移效应基于的事实是，被探测到的原子核中原子的电子可以使原子核免受静磁场 B_0 的影响。因此，该核的有效 Larmor 频率实际上低于预期。例如，让我们假设质子与脂肪分子中的碳共价结合。在这种情况下，质子感测到的有效场和与水分子结合、被称为去屏蔽的质子相比要低一些（图 2-10）。

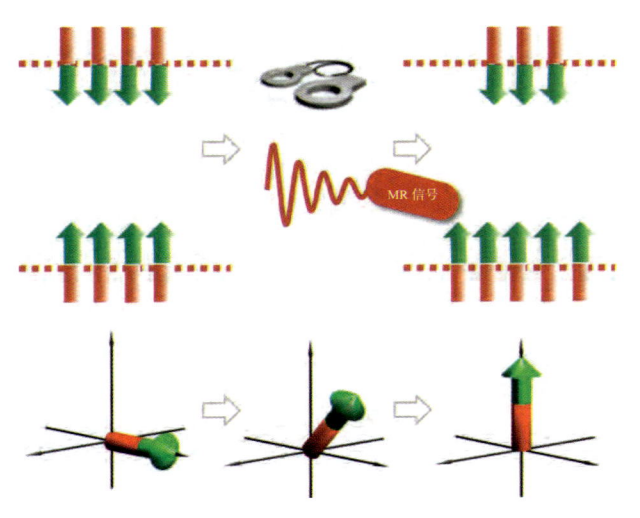

▲ 图 2-7 激发后，由于高能态激发的质子转变回低能态，因此宏观磁化矢量通过向分子环境释放能量而恢复其平衡取向和强度。弛豫时间取决于组织类型

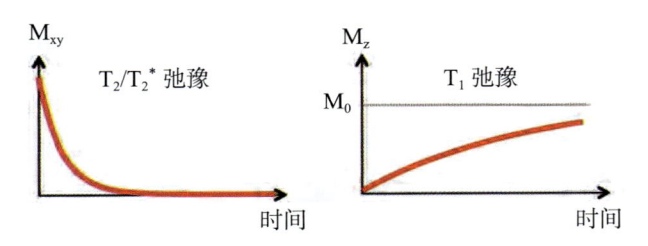

▲ 图 2-8 在旋转参考系中，横向磁化矢量 M_{xy} 的衰减和纵向磁化矢量 M_z 向平衡态磁化矢量 M_0 恢复的过程在磁化矢量强度上分别呈指数减小和指数增加

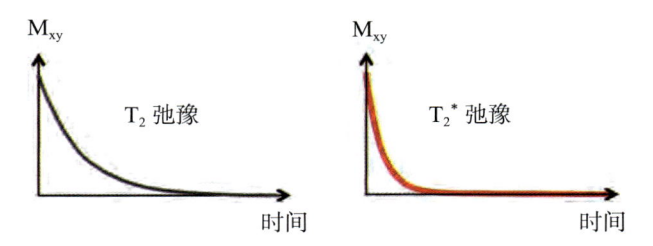

▲ 图 2-9 不同的组织和组织状态会导致静磁场 B_0 的局部衰减。除 T_2 衰减之外，这还导致横向磁化矢量的额外损失，从而导致 T_2^* 弛豫

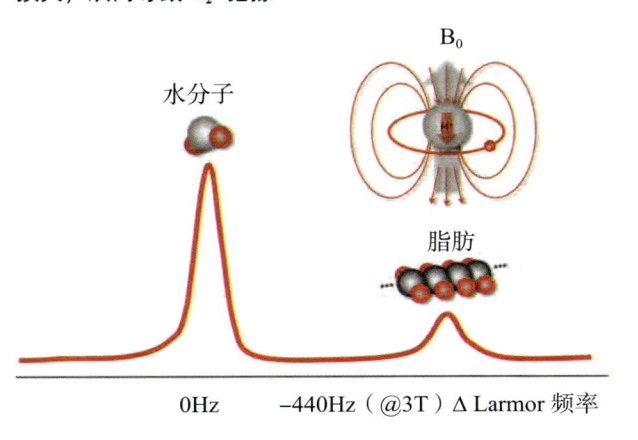

▲ 图 2-10 伴随原子核的电子可以屏蔽外部磁场 B_0 的影响，导致 Larmor 频率不同，具体取决于分子的电子构型。虽然水中的质子被氧原子屏蔽，但脂肪中的质子会处于更低的电场，从而降低 Larmor 频率

第 3 章 空间编码与图像重建
Spatial encoding and image reconstruction

Sebastian Kozerke　Redha Boubertakh　Marc Miquel 著
毕文伟 译　　戴沁怡　徐 磊 校

一、层面选择

激发会产生横向磁化矢量，然后可以使用接收器天线或线圈对其进行检测，直到由于弛豫而衰减到 0，如第 2 章所述。如果没有其他限制，激发会翻转整个样品的磁化强度。因此可以检测到样品的所有横向磁化矢量分量之和。结果是无法实现任何空间上的分辨率，因此该过程不会产生任何空间选择性。

为了有选择地激发样品的平板或层面，让我们回顾一下图 2-3。能量差 ΔE 与 Larmor 频率 ω_0 成正比，而 Larmor 频率 ω_0 又取决于 B_0（图 3-1）。仅当施加右侧的射频能量（即 Larmor 频率）时，才会发生自旋跃迁或激发。如果激发射频脉冲的频率相对于 Larmor 频率有偏移，则不会实现磁化。该理论是层面选择性激发的基础。

在第 1 章中，提到了梯度磁场线圈。这些线圈可以将空间相关的偏移量添加到静磁场 B_0 中。为此，Larmor 频率 ω_0 成为空间位置的函数。与钢琴相似，此过程将空间位置编码为频率信息（图 3-2）。因此，左侧音符的位置和右侧音符的位置通过它们的频率（音调"C"及其八度）来区分。在梯度磁场 G_z 存在的情况下，为了激发在左边和右边位置的自旋，需要不同频率的射频能量。

为完成平板或层面的激发，需要设计射频脉冲，以覆盖用户指定并对应于平板或层面厚度 Δz 的 Larmor 频率 $\Delta \omega$（图 3-3）。因此，对于较厚的平板或层面，需要使梯度变弱，而对于较薄的平板或层面，在给定的射频脉冲之下，应使梯度变大。通过调用 3 个可用梯度线圈的适当组合，可以沿空间中的任何方向指定平板或层面的位置（图 3-4）。

二、空间编码

一旦平板或层面被选择性地激发，平板或层面内的信息就需要在空间上进行解析。这里，与上述相同的概念用于将空间位置编码为 Larmor 频率。空间编码发生在激发之后（而不是像层面选择那样在激发期间），使用所谓的频率编码和相位编码来实现。

简化的成像物体通过使用沿 X 轴的梯度磁场，垂直于梯度轴的所有自旋的 Larmor 频率沿 X 轴线性变化。横向磁化的旋转速度根据位置而有所不同，因此该过程称为频率编码。

沿平板或层面内二维的空间编码以类似方式

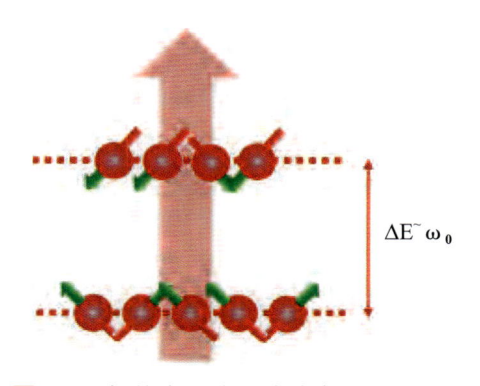

▲ 图 3-1 低能态和高能态之间的能量差 ΔE 与 Larmor 频率 ω_0 成正比，因此其也与 B_0 成正比。仅当样品以 Larmor 频率 ω_0 的射频电磁能量辐射时，才会发生激发

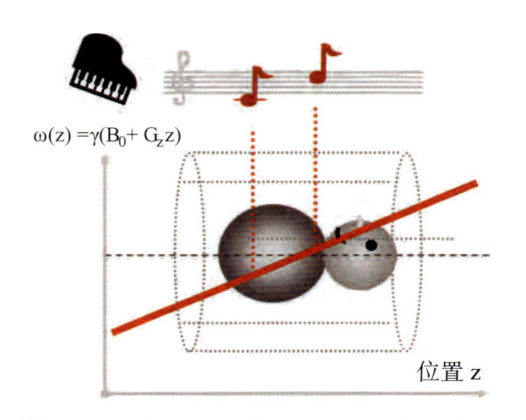

▲ 图 3-2 梯度磁场 G_z 使 Larmor 频率 ω 随位置 z 线性变化。因此，仅对于沿 z 的自旋发生自旋跃迁，即激发，该自旋以恰好正确的 Larmor 频率 ω（z）接收射频能量。所有其他旋转都不会被激发

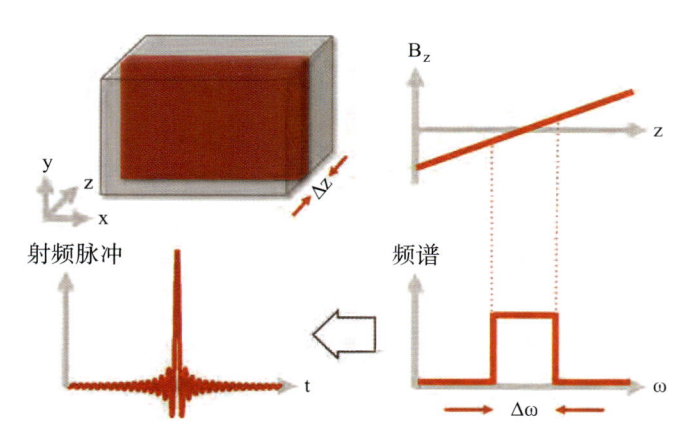

▲ 图 3-3 为了选择厚度为 Δz 的平板或层面，需要施加梯度磁场 G_z，其关于位置 z 线性地增加 Larmor 频率。为了激发 Δz 内的所有自旋，射频脉冲需要包含 Δω 内的所有频率，从而产生如图所示的射频脉冲形态

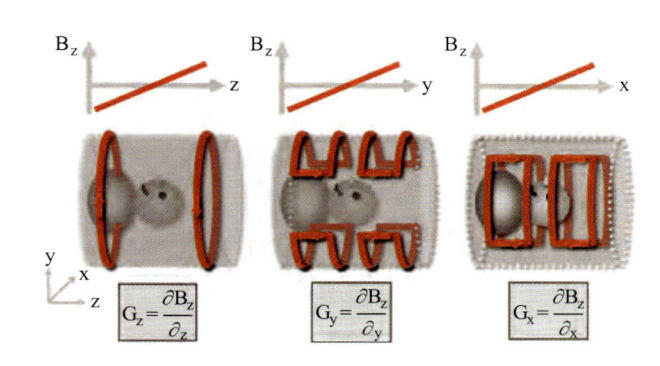

▲ 图 3-4 磁共振扫描仪包含 3 个梯度线圈，它们沿扫描仪的 X、Y 和 Z 轴产生梯度磁场。通过切换梯度线圈的恰当组合来选择任意平板或层面

进行编码。根据沿 Y 轴的位置而不是检测横向磁化的瞬时转速来编码相位角，因此该编码过程被称为相位编码。

三、k 空间

使用频率编码和相位编码对物体进行空间映射可以视为将物体分解为不同的正弦波，并记录其幅度和相位。图 3-5 展示了物体空间和所谓的 k 空间或测量空间之间的对应关系，k 空间记录正弦波的幅度和相位。k 空间坐标由频率编码和相位编码根据 $k_x \sim G_x^* t$ 和 $k_y \sim G_y^* t$ 结合时间 t 给

出。相邻 k 空间位置之间的距离 Δk 由视野的倒数给出。因此，较大的视野需要 k 空间中较小的步长。物体图像的体素大小或分辨率 Δx 由视野除以采样的 k 空间点数 N 得出。

四、简单磁共振序列

为记录图像，层面选择激发、相位编码和频率编码按时间顺序施加，例如带有相应的 k 空间视图（图 3-6）。在使用层面选择梯度 G_z（k 空间位置 "A"）进行层面选择激发后，相位编码梯度 G_y 伴随频率编码梯度 G_x 的预卷绕会同步启

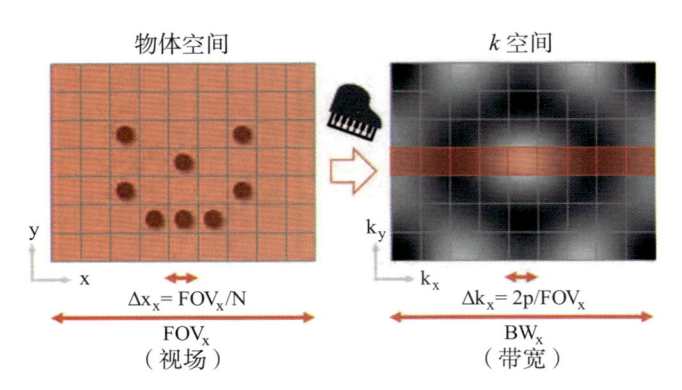

▲ 图 3-5 使用频率和相位编码，可以将任何物体分解为具有频率和相位的正弦函数。这些正弦函数的振幅可以在所谓的 k 空间表示法中进行展示，这一表示法的坐标 k_x 和 k_y 由梯度磁场 G_x 和 G_y 给出。采样距离 Δk_x 由视野的倒数（FOV_x）给出，而空间分辨率 Δx 由视野除以 k 空间采样点数 N_x 的比值得出

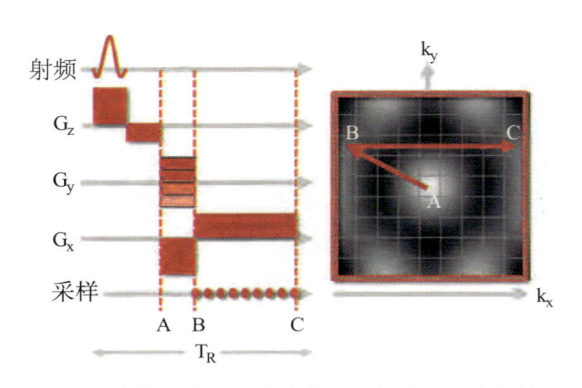

▲ 图 3-6 简单的磁共振脉冲序列和相应的 k 空间轨迹。频率编码梯度（G_x）打开的同时（B 和 C），磁共振数据将被采样和记录。这部分以重复时间 T_R 的间隔在不同相位编码梯度强度 G_y 上重复施加

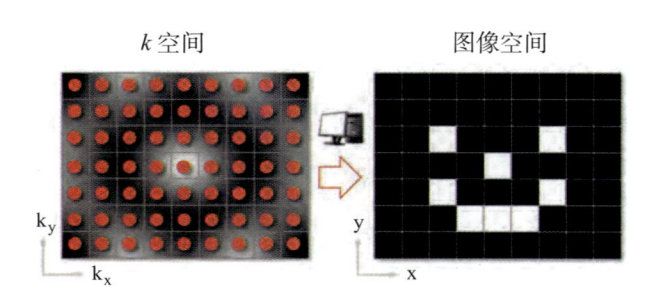

▲ 图 3-7 图像重建在计算机上采用 Fourier 变换操作将 k 空间中采集的磁共振信号转换为图像像素图

动。由于 k 空间中的位置由梯度乘以时间的乘积（$k \sim G^* t$）给出。因此可定位到 k 空间位置"B"处，并且相位编码梯度被关闭。在激活频率编码梯度 G_x 时，会在 N_x 个点对 MR 信号进行采样，同时从 k 空间位置"B"遍历到"C"。以不同的相位编码梯度强度 G_y 重复该方案，直到已采集沿 k_y 的所有 N_y 条线（轮廓）。每次重复的持续时间称为重复时间（repetition time，T_R）。

五、图像重建

一旦已在 k 空间中采集了所有（$N_x \times N_y$）个磁共振信号，就可以对数据进行 Fourier 变换以获得物体的图像（图 3-7）。沿 k_x 和 k_y 采集的磁共振信号数量取决于沿 X 和 Y 的体素大小，根据公式 $\Delta x = FOV_x/N_x$ 和 $\Delta y = FOV_y/N_y$，其中 FOV_x 和 FOV_y 分别是沿 X 和 Y 两个维度的视场。总扫描时间与相位编码步数 N_y 成正比。对于简单的磁共振序列，总扫描时间由 $N_y^* T_R$ 确定，其中 T_R 表示执行单步相位编码的磁共振实验所需的重复时间。

在心血管磁共振成像中，磁共振脉冲序列通常与心电图（ECG）的 R 波同步，并且可以在进行到下一个相位编码阶跃之前，按顺序依次施加简单的磁共振序列来对多个"快照"或心动周期的各个阶段进行成像（图 3-8）。

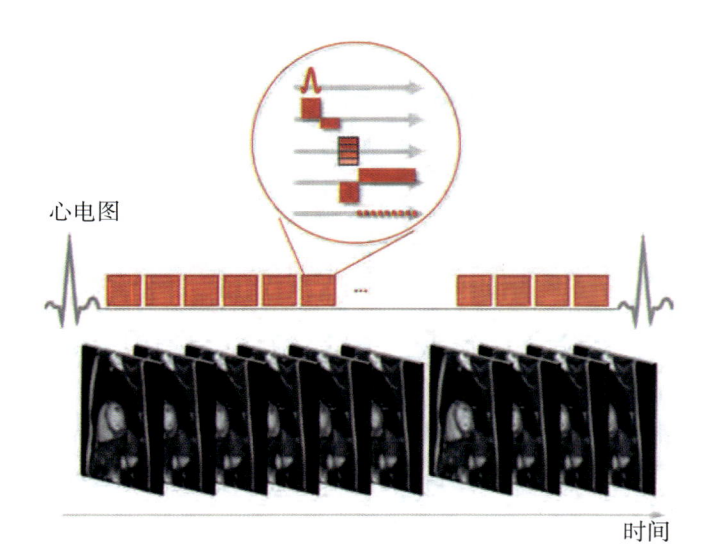

第 3 章 空间编码与图像重建
Spatial encoding and image reconstruction

◀ 图 3-8 针对心脏短轴视图的心电图触发的多相心血管磁共振扫描示意图

第 4 章 扫描加速
Scan acceleration

Sebastian Kozerke　Redha Boubertakh　Marc Miquel　著
毕文伟　译　　戴沁怡　徐 磊　校

一、概述

通常，扫描时间与要采集的 k 空间轮廓数成比例。所需的分辨率越高，扫描时间越长。分辨率已定的情况下，为了减少扫描时间，可以使用 k 空间分割的技术概念（见下文）。因此完成由心电触发扫描协议所需采集的心搏数由所需采集的 k 空间轮廓总数 N 除以每个心搏中可采集的轮廓数得出。每个心搏中可采集的轮廓数受采集窗口的限制，采集窗内的心脏运动可以忽略不计。为了进一步减少扫描时间，可以使用部分 Fourier 成像、非 Cartesian 成像，以及包括并行成像和压缩感知在内的其他减少数据采集量的方法。

二、部分 Fourier 成像

可利用如下实际情况来减少实现扫描时间。在一定条件下，k 空间围绕其中心近似对称。因此为了减少扫描时间，原则上可以仅采集 k 空间的一半来获得给定空间分辨率的图像。但实际上，需要对多于一半的 k 空间进行采样。一般来讲，62%～75% 的 k 空间已被证明足以实现完美的信息采集，这样可实现 25%～38% 的扫描时间压缩（图 4-1）。

三、非 Cartesian 成像

如前文所述，减少扫描时间的另一种方法是使用 Cartesian 采样之外的 k 空间采样轨迹。相对于标准 Cartesian 采样，图 4-2 比较了径向和螺旋 k 空间的采样方式及其相应的扫描时间。可以看出，螺旋采样从本质上缩短了扫描时间，但需要进行更精细的图像重建。

虽然在大多数商业磁共振系统中都可以使用 Cartesian 和径向成像，但螺旋成像通常需要配备专用的软件方案。

四、数据欠采样策略

减少扫描时间的第 3 种方法涉及数据欠采样策略。要采集的 k 空间轮廓的数量以所谓的欠采样因子 R 的比例来减少。如果在常规图像中所需轮廓的数量由 N 表示，则采用该技术实际上仅需对 N/R 个轮廓进行采样。如果使用常规图像重建的方法来重建这样得到的 k 空间数据，会导致严重的图像伪影（图 4-3）。因此需要专用的方法来校正这些图像伪影。在并行成像中，使用多个射频接收器或线圈进行并行记录，得到的信号重新来填充丢失的 k 空间数据。由于接收线圈放置在待成像物体周围的不同位置，因此每个单独的线圈可以不同的灵敏度"观察"物体的不同部分。如果已知这些灵敏度的差异，则可以填充丢失的 k 空间数据，并可以重建无伪影的图像。在实践中，线圈灵敏度可以通过单独的扫描进行测量，也可以通过在实际扫描过程中采集的其他轮廓来确定，具体取决于生产厂家的实现方式。实际上，敏感性编码技术（SENSE）和广义自校准部分并行采集（GRAPPA）是广泛使用的并行成像方法。

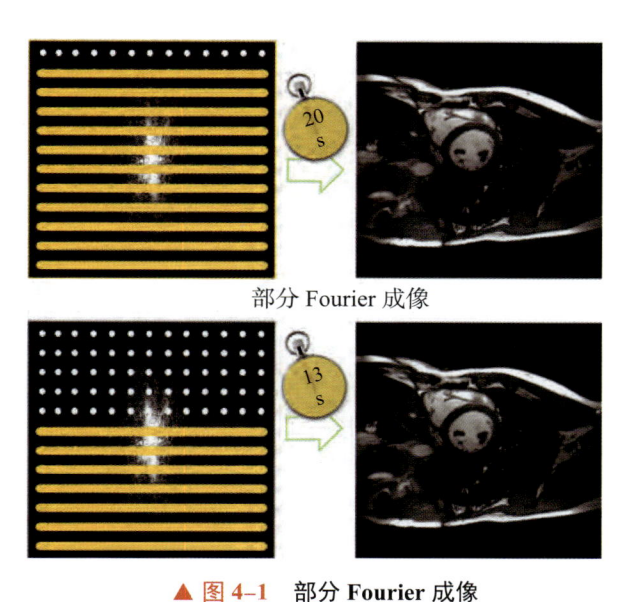

另一种方法，从欠采样数据重建图像，则利用了待成像物体的特性，并且不一定需要多个接收线圈。例如，如果图像包含很多有噪声的背景体素，而只有很少的重要前景信号，稀疏性仍可用于从欠采样数据中复原大部分物体。尽管心血管磁共振成像中的许多物体本质上不是稀疏的，但是可以应用某些数学运算将这些物体转换为稀疏性表示。一旦实现这一点，就可以部署迭代图像重建算法来去除欠采样伪影并恢复物体。这个概念被称为压缩感知，并且在心血管磁共振成像中获得了巨大的发展（图 4-4）。

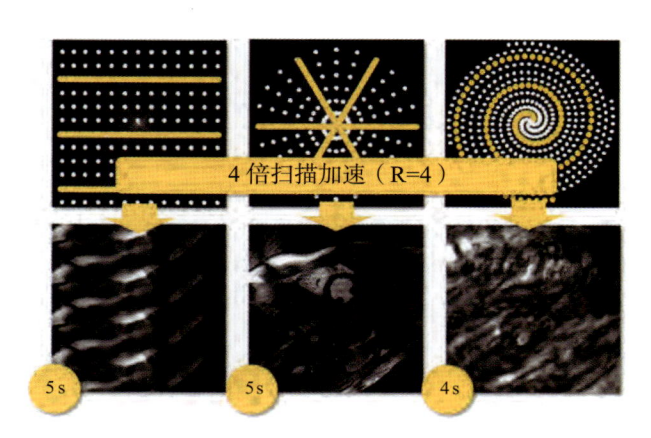

▲ 图 4-1　部分 Fourier 成像

为了减少扫描时间，只对 k 空间进行部分采样，从而节省大约 30% 的扫描时间。丢失的 k 空间数据可以在图像重建中进行填充或估计

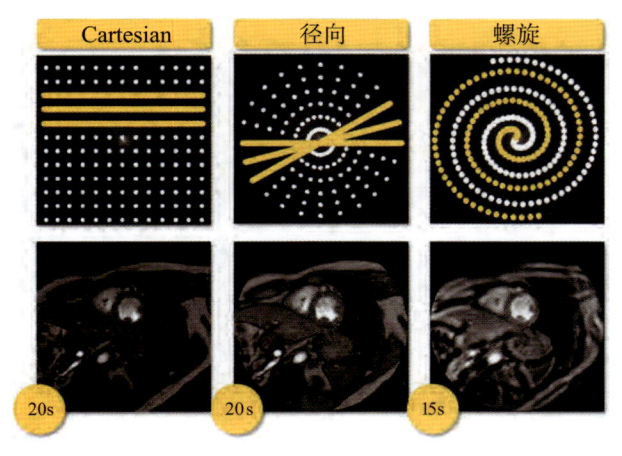

▲ 图 4-2　使用 Cartesian、径向和螺旋采样轨迹对 k 空间数据进行采样，以及其相应的扫描时间

▲ 图 4-3　通过对 Cartesian、径向和螺旋成像进行数据欠采样来减少扫描时间。由于仅对 k 空间数据的一小部分进行了采样，因此对于这里展示的 3 个 k 空间轨迹，标准的图像重建将导致图像折叠、条纹或模糊形式的图像伪影

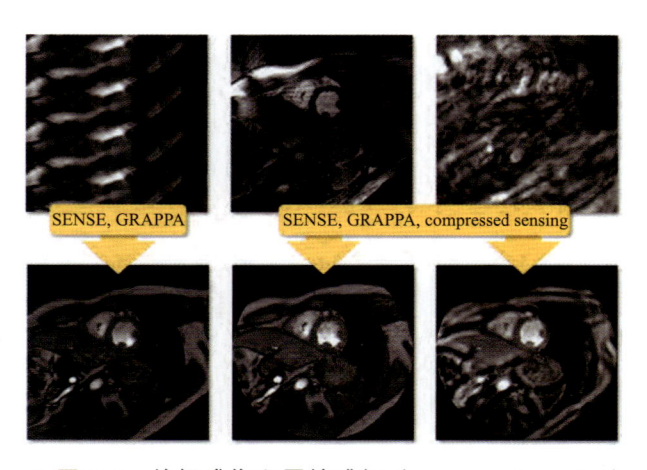

▲ 图 4-4　并行成像和压缩感知（compressed sensing）可以利用多个并行记录磁共振信号的射频接收器的灵敏度差异，或利用物体可压缩（或者说可转化为稀疏性表示）的性质，来从欠采样数据中恢复物体

SENSE. 敏感性编码技术；GRAPPA. 广义自校准部分并行采集

第 5 章 基本脉冲序列
Basic pulse sequences

Sebastian Kozerke　Redha Boubertakh　Marc Miquel　著
毕文伟 译　　戴沁怡　徐 磊 校

一、概述

为了提供结构信息，可以根据 3 个主要类别对脉冲序列进行分类，包括梯度回波、自旋回波和混合回波序列。梯度回波（gradient recall echo，GRE）是最简单的序列，也是上一节中用作示例的序列。在自旋回波序列（spin echo，SE）中，磁共振信号是通过添加第 2 个射频脉冲生成的（图 5-1），混合回波或平衡稳态自由进动（balanced steady-state free precession，bSSFP）由梯度回波和自旋回波序列组成。

脉冲序列的选择将在很大程度上取决于用户想要获得的图像对比度。在不使用预脉冲的情况下，GRE 和 bSSFP 序列是用于功能评估（心脏功能、血流量、灌注）的亮血序列，其图像权重分别为 T_1 和 T_2/T_1。自旋回波序列主要用于研究解剖学。在大多数情况下，它们会用于产生黑血图像，并且可以根据序列的时序进行质子密度、T_1 或 T_2 加权。

所有序列的对比度都可以通过使用预脉冲来调节（T_2 准备、脂肪抑制）或增强（黑血 SE），本章中将对此进行讨论。在第 7 章和第 8 章将详细介绍如何针对不同的临床应用实现这些序列。

二、梯度回波序列

梯度回波（GRE）序列[1]每段重复时间（T_R）内包含单个激发脉冲。由于梯度回波序列不使用重聚焦脉冲，无法补偿局部场的不均匀性，因此信号遵循 T_2^* 弛豫而不是 T_2 弛豫。回波是由频率编码梯度的符号反转产生。梯度的第一部分（负瓣）加重了自旋在横向平面中的散相，而其反转则使自旋方向反转并重新聚相，制造出以频率编码梯度正瓣中点为中心的梯度回波（图 5-2）。

由于梯度回波序列通常使用 < 90° 的激发脉冲，因此其横向磁化矢量的量值（即信号）小于自旋回波序列。由于不必等待很长时间来恢复信号，使用的 T_R 较短，因此梯度回波序列比自旋回波序列更快。另一个结果是，翻转角度的选择会影响图像对比度，特别是其 T_1 加权程度。对于给定的 T_R 和 T_E，较大的翻转角将增加 T_1 加权量。表 5-1 中列举了固定 T_R、翻转角，以及 T_E 可变的图像权重情况。使用多回波梯度回波序列，可以创建一个 T_2^* 图像。通过在不同的 T_E 处获得一系列图像可以获得相似的结果。

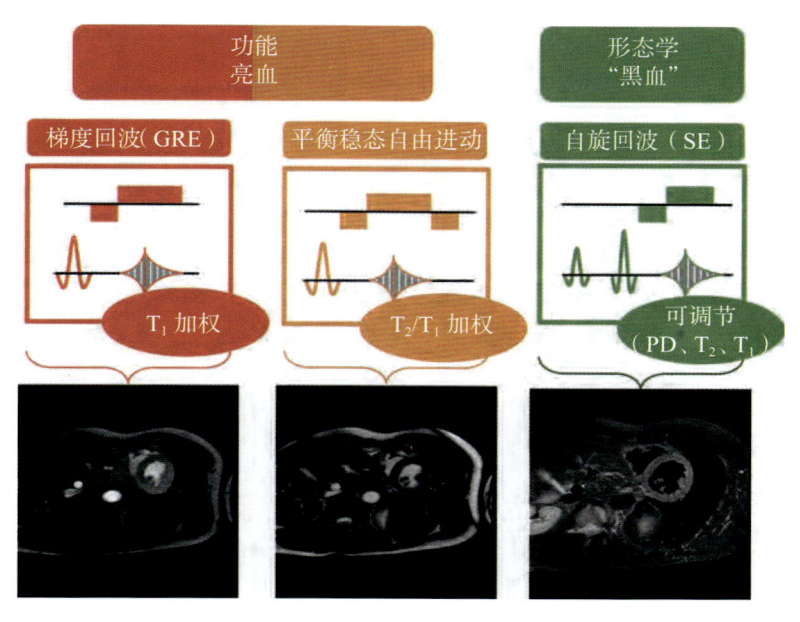

▲ 图 5-1 磁共振脉冲序列的分类和主要应用

梯度回波（GRE）序列和平衡稳态自由进动（bSSFP）序列通常用于创建电影和静止图像，以研究心脏功能、灌注和血流量。除非施加预脉冲，否则这些序列是亮血序列。自旋回波序列（SE）用于研究心血管形态。根据序列时序，这些序列本质上是"黑血"序列

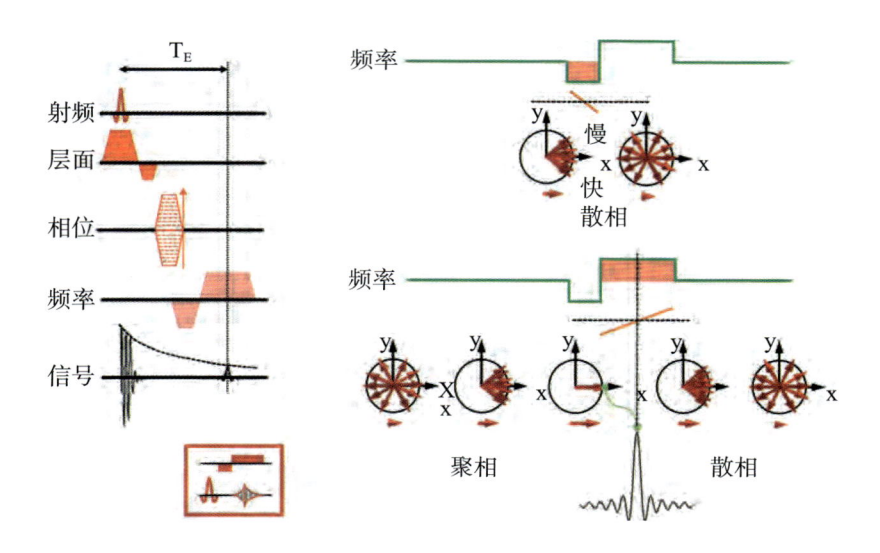

▲ 图 5-2 梯度回波序列及其脉冲序列图（左）与信号形成示意图（右）。在回波时间 T_E 记录到最大化的回波信号

表 5-1 固定翻转角和固定 T_R 的梯度回波图像加权

		T_E	
		短（<15ms）	长（>30ms）
翻转角	小（<20°）	质子密度加权	T_2^* 加权
	大（>20°）	T_1 加权	—

		T_R	
		~T_1	≫T_1
T_E	短	T_1 加权	质子密度加权
	~T_2^*	—	T_2^* 加权

T_R. 重复时间；T_E. 回波时间

三、多回波梯度回波序列：平面回波成像、Dixon 成像及 T_2^* 定量成像

多回波梯度回波采集可用于加速图像采集[平面回波成像（echo planar imaging，EPI）]、创建组织特异性图像（Dixon 中的脂肪/水）或完成弛豫时间定量成像（T_2^* 定量成像）。前者中不同的回波被用于创建单个图像，而对于后者，有两种方法用于多个图像的生成。

在 EPI 中，通过快速切换频率编码梯度来生成回波，而相位编码梯度则在回波之间步进[2]。可以在单个 T_R 中应用 EPI 来采集 k 空间的所有行，这称为单次激发 EPI。但是生成的图像会容易出现伪影，所以 EPI 读数通常限制在更少回波数中，通常每次激发只有 3~11 个回波。

水和脂肪中的质子以不同的频率共振（图 2-10），因此它们的横向磁化矢量随时间彼此同相和异相[3]。

使用 Dixon 成像，可以采集不同回波时间 T_E 的多组图像[4]。在最简单的实现中，将获得两组信号：第 1 组中，脂肪和水信号同相；第 2 组中，脂肪和水信号异相。可以通过同相和异相图像相加来计算仅有水的图像，也可以通过同相图像减去异相图像来获得仅有脂肪的图像。Dixon 技术产生的纯脂肪和纯水图像见图 5-3。

随着梯度回波图像中的信号随 T_2^* 衰减，可通过采集一系列具有不同 T_E 的图像来量化每个像素中的 T_2^* 值。这样的数据集和物体的 T_2^* 弛豫时间图见图 5-4。由于 T_2^* 是 T_2 与局部组织磁敏感度的复合值，例如在铁存在的情况下，其值将发生显著变化。因此，该技术在诸如地中海贫血等心脏中发生铁负载的疾病中具有临床应用价值。

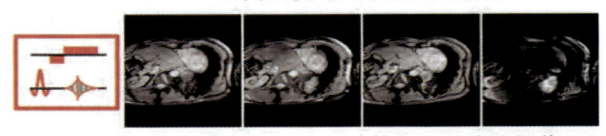

▲ 图 5-3 在 Dixon 成像中，采集了不同回波时间 T_E 的多个梯度回波图像，以计算纯水图像和纯脂肪图像。在此示例的实现中，使用了 4 个具有不同 T_E 的图像

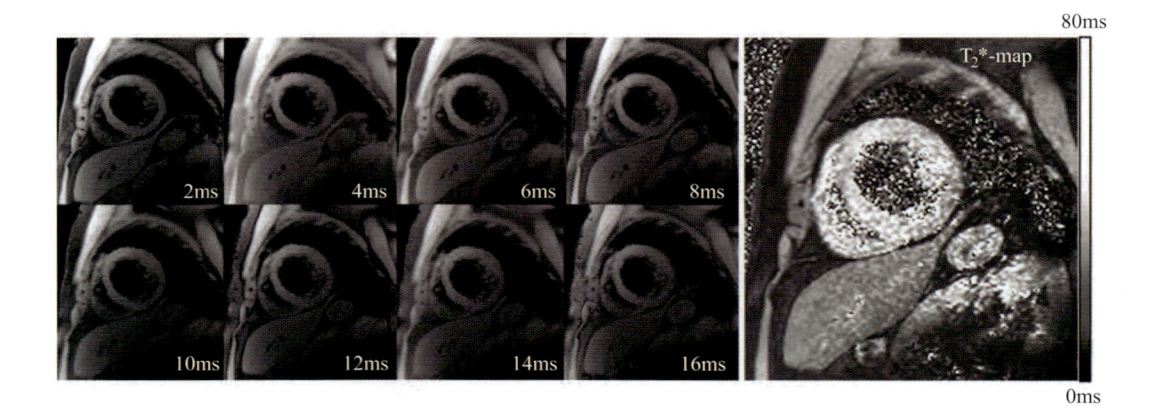

▲ 图 5-4 使用具有不同回波时间的多梯度回波图像进行 T_2^* 定量成像（T_2^*-map）。使用不同的 T_E 采集了一系列梯度回波图像。在所示的图像中，附加的"黑血"预脉冲用于抑制心室内的血液信号

四、自旋回波序列

在自旋回波序列[5]中，通过在激发脉冲之后使用第 2 个射频脉冲（也称为回波脉冲）来形成回波。90° 激发脉冲施加时导致磁化矢量的散相，施加 180° 回波脉冲后产生自旋回波序列信号的重聚焦（图 5-5）。

180° 脉冲施加在 50% 回波时间 T_E 的时间间隔后（图 5-6）。当初始磁共振信号（自由感应衰减）作为 T_2^* 的函数衰减时，180° 回波脉冲补偿了局部磁场的不均匀性，因此回波幅度是 T_2 而不是 T_2^* 加权。序列的时序决定图像的对比度。这允许创建 T_1、T_2 和质子密度加权图像。简单自旋回波序列中的图像强度 I 由以下公式得出。

$$I \propto e^{-T_E/T_2}(1 - e^{-T_R/T_1})$$

为了帮助理解图像对比度，示例组织的弛豫曲线由图 5-7 画出。通过适当地选择重复时间 T_R 和回波时间 T_E，可以使不同组织类型之间的信号差异最大化，以获得期望的对比度。通常，在 T_1 加权图像中，短 T_1 的组织看起来很亮，而长 T_1 的组织则很暗。而在 T_2 加权图像中，短 T_2 的组织看起来很暗，而较长 T_2 的组织看起来很亮。对于质子密度图像，需要将 T_1 和 T_2 加权曲线上的差异最小化。

自旋回波序列本质上很慢，因为它需要较长时间的 T_R 才能使磁化矢量在下一次激发之前恢复。可以利用这漫长的等待时间来进行多层面采集(图 5-8)，在 T_R 期间其他层面也被激发并成像。

五、快速自旋回波序列

一种提高自旋回波序列成像速度的有效方法是增加每个 T_R 采集的 k 空间的行数。在每个 T_R 中添加更多回波脉冲[6]来产生 1 个以上的回波便可实现。这样的序列称为快速自旋回波序列（turbo spin echo，TSE），180° 脉冲的数量，也就是回波，决定了回波链的长度或 turbo 因子（图 5-9）。

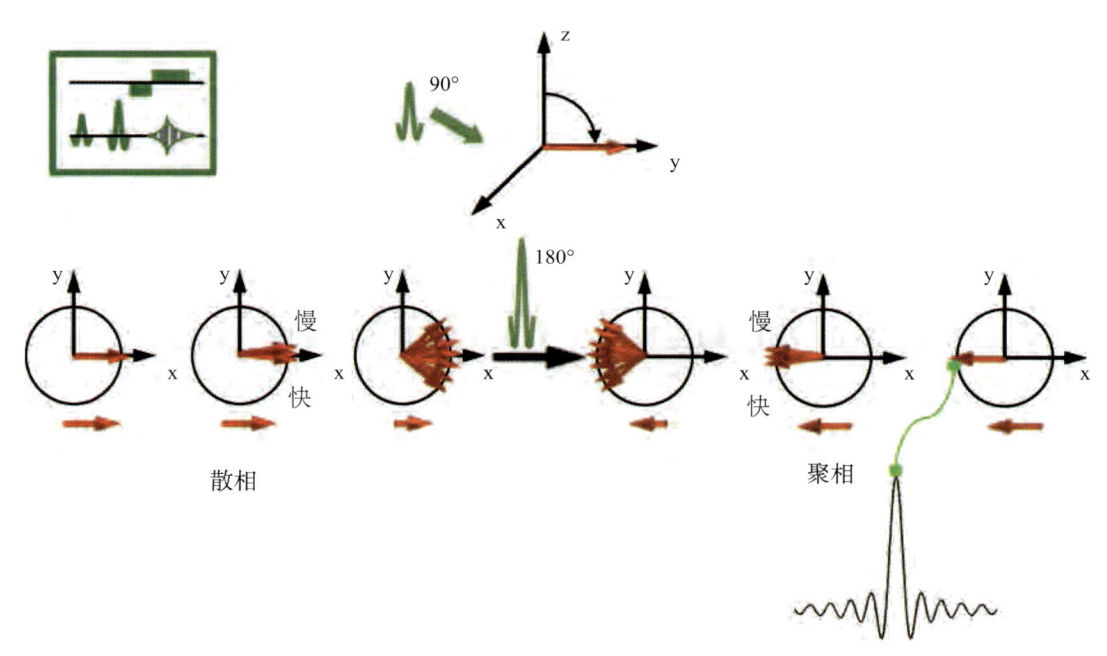

▲ 图 5-5 自旋回波序列中的回波形成

初始的 90° 脉冲使磁化矢量进入横向平面。然后各个自旋会以略有不同的速率开始进动，从而导致散相。180° 回波脉冲会使每个自旋的进动方向反转，从而使它们重新聚相并形成回波信号

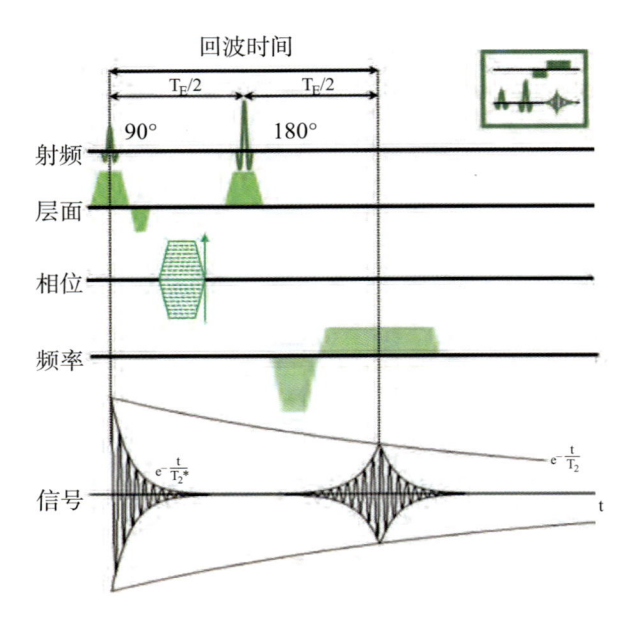

▲ 图 5-6 自旋回波序列脉冲序列图

自旋回波序列包括 90° 激发脉冲和在 $T_E/2$ 处施加的 180° 回波脉冲。在 90° 脉冲后产生的自由感应衰减信号按 T_2^* 衰减，而自旋回波序列信号则是 T_2 加权

与标准 SE 成像类似，可以通过改变 T_E 和 T_R 来创建质子密度、T_1 和 T_2 加权图像。但是，由于每个 T_R 有多个回波，因此定义有效 T_E（T_{Eeff}）很有用。在有效 T_E 处获得的回波数据被放置在 k 空间的中心，因此将对整体图像对比度外观产生最大影响（图 5-10）。

不同于创建单个图像，可以使用多回波自旋回波序列生成多个图像。最简单的情况是使用 2 个回波来创建 2 个图像，最常见的一个是质子密度加权图像，另一个是 T_2 加权图像。如果采集多个回波，则所有图像的 T_2 权重都将变化。这些图像可用于计算和创建 T_2 弛豫时间图，就像从多个回波 GRE 计算 T_2^* 弛豫时间图一样[7]。

六、平衡稳态自由进动序列

在梯度回波和自旋回波序列中，每当重复时间 T_R 结束时，任何剩余的横向磁化矢量都使用所谓的扰相梯度进行散相[8]。相反，混合回波或平衡稳态自由进动序列成像采用专用梯度来沿每个方向重新调整横向磁化矢量。因此所有梯度面积在一个 T_R 内均被清零（图 5-11）。为了以更快的速率达到稳态，这些序列使用了交替方向的激发脉冲，提供了高信号和出色的血液 - 心肌对比度，因此是评估心脏功能的常用序列。

七、准备脉冲

可以在成像序列之前添加准备脉冲，以获得特定的对比度，通常可以增强 T_1 或 T_2 图像的权重或完全抵消特定类型的组织（如脂肪或液体）的信号。这些脉冲称为准备脉冲或预脉冲。

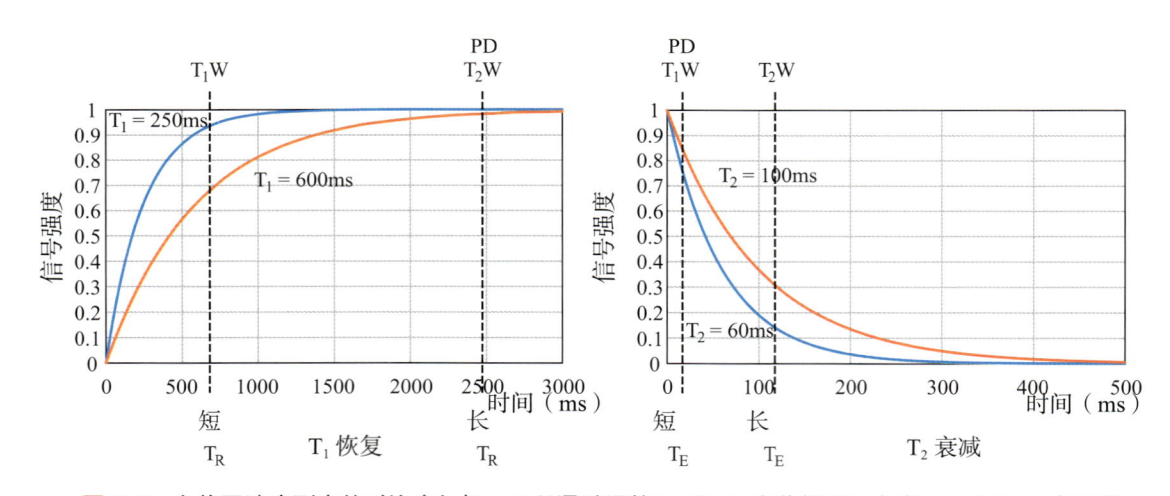

▲ 图 5-7 自旋回波序列中的对比度加权。可以通过调整 T_E 和 T_R 来获得质子密度、T_1 和 T_2 加权图像

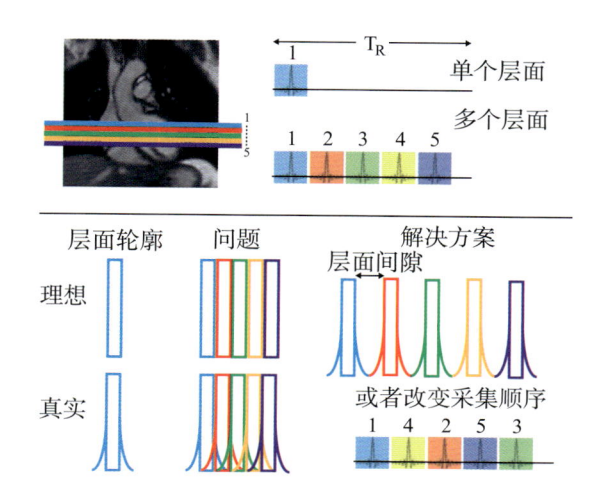

第 5 章 基本脉冲序列
Basic pulse sequences

▲ 图 5-8 在第一个层面的重复时间内，多层面自旋回波序列成像可以激发并从其他层面中采集信息。由于层面轮廓不完美，因此有必要引入层面间隙和（或）以非顺序的次序采集层面，以避免层面之间的串扰

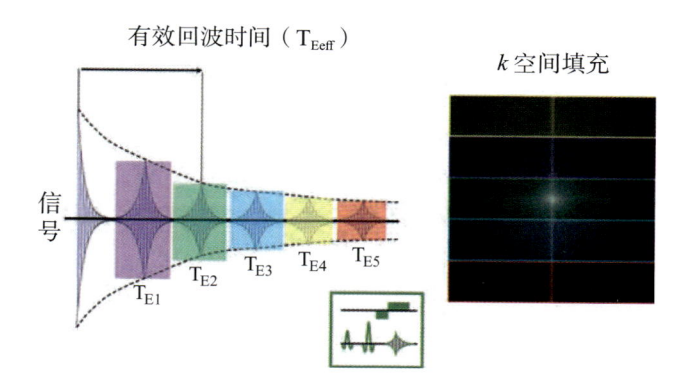

▲ 图 5-10 TSE 序列中的图像对比度
在该示例中，生成了 5 个回波，并用于填充 5 行 k 空间。总体图像对比度取决于每个回波在 k 空间中的位置。中间的回波将对整体图像对比度产生最大的影响，称为 T_{Eeff}

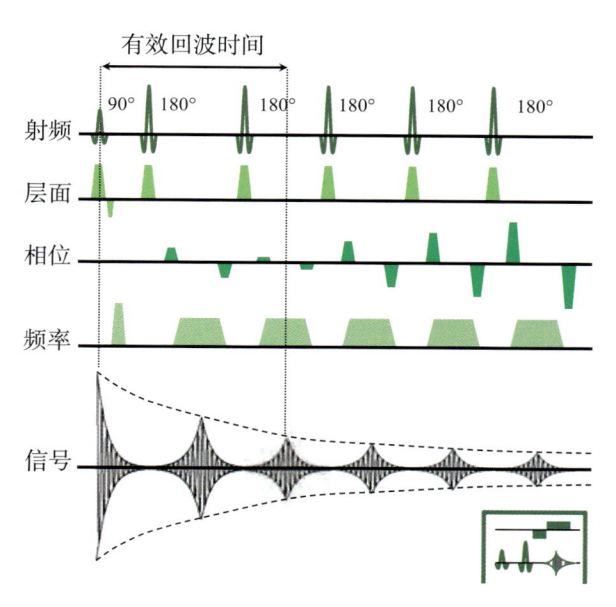

▲ 图 5-9 快速自旋回波脉冲序列图
序列的开始（90°～180°）与自旋回波成像相同。使用一系列等距的 180° 脉冲会产生更多回波。每个回波都有其相应的相位和频率编码梯度，并且最终图像权重取决于这些回波在 k 空间中的位置

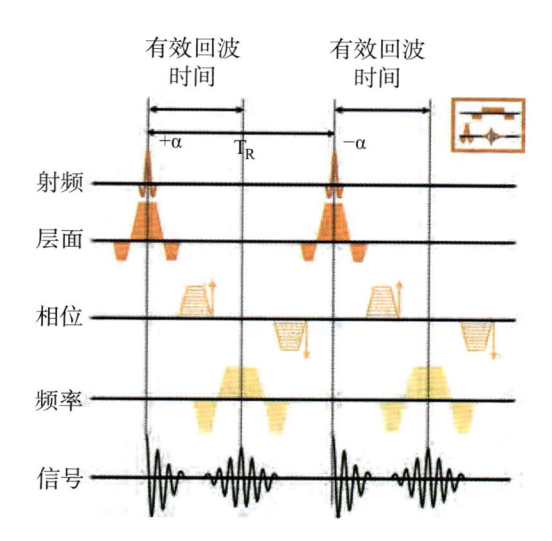

▲ 图 5-11 平衡稳态自由进动脉冲序列
在平衡稳态自由进动序列中，每个梯度（层面、相位和频率）的负瓣和正瓣之和在 T_R 中等于 0，而 T_E 为 T_R 的 50%

准备脉冲可以包括 90° 饱和脉冲、±180° 反转脉冲或 -90° 恢复脉冲。但是，也使用具有较小脉冲角度的脉冲，例如，对于纯水或仅有脂肪的激发为 ±45°；对于稳态的准备，则使用一系列小角度（与成像序列中的相同）。

可以使用饱和脉冲（饱和脂肪）或反转脉冲（STIR、SPIR、SPAIR）实现脂肪抑制[9]。图 5-12 中总结了这些方法中的 3 种。

反转恢复序列也可用于提高 T_1 对比度并引入"黑血"对比度（图 5-13）[10]。通过改变反转脉冲和图像采集之间的间隔时间，可以获得一系列具有不同 T_1 加权的图像。这些数据可用于计算 T_1 弛豫时间图（图 5-14）[11]。

除脂肪抑制和增强 T_1 对比度外，通常还需

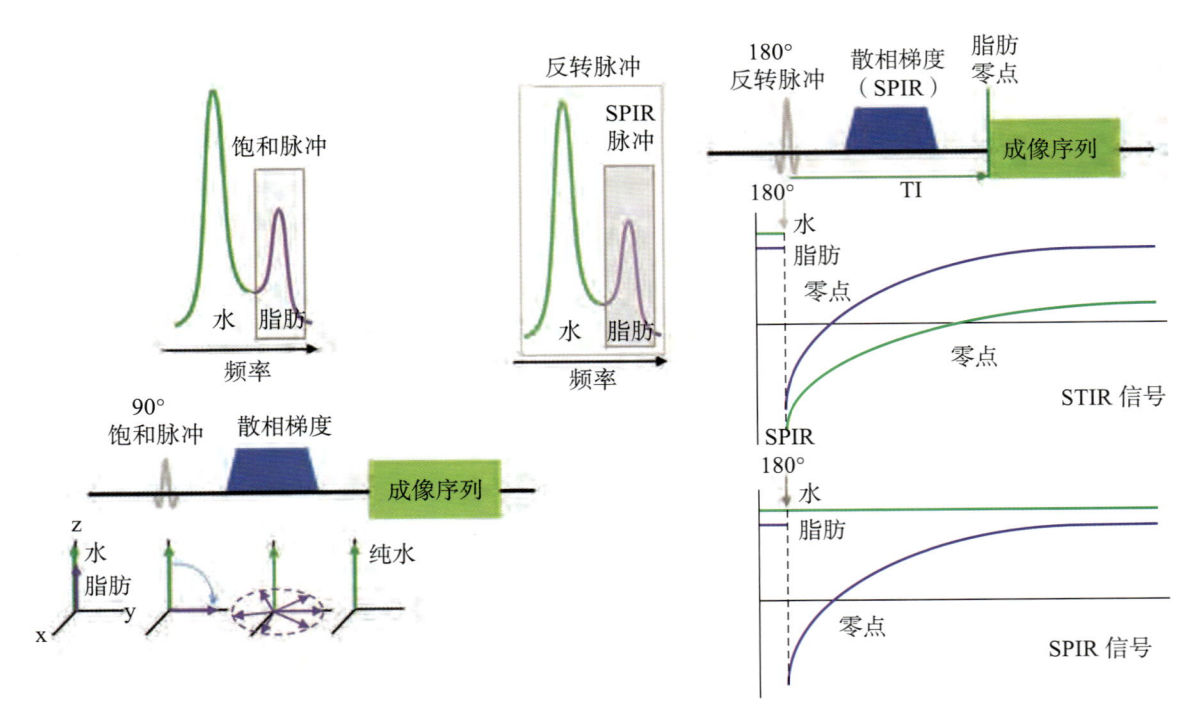

▲ 图 5-12 使用预脉冲抑制脂肪信号

脂肪抑制（脂肪饱和）结合了脂肪选择性饱和脉冲和散相梯度来破坏横向（脂肪）磁化矢量（左）。也可以使用反转脉冲来抑制脂肪信号。在短反转时间反转恢复（STIR）中，反转是非选择性的，而在光谱预饱和反转恢复（SPIR）中，脉冲是选择性的，并且使用了额外的散相梯度。精准频率反转恢复（SPAIR）与 SPIR 相同，但使用了绝热的射频脉冲。磁化矢量强度为 0 的点称为零点（右）

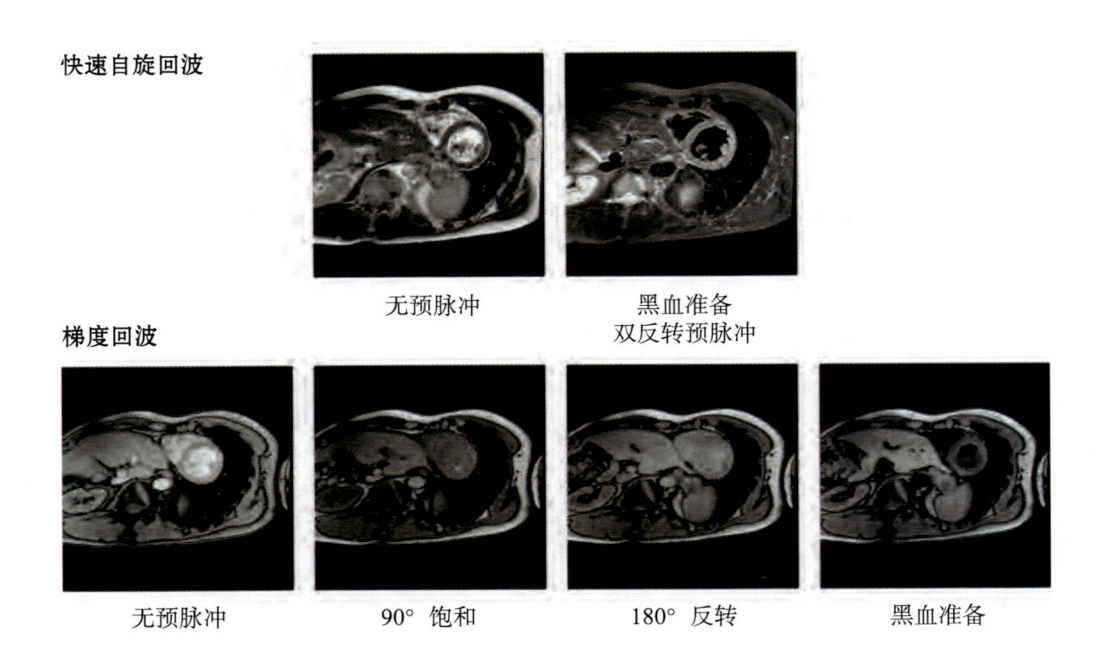

▲ 图 5-13 超短回波时间的快速自旋回波序列（上排）与扰相梯度回波序列（下排）的预脉冲对组织对比度的影响

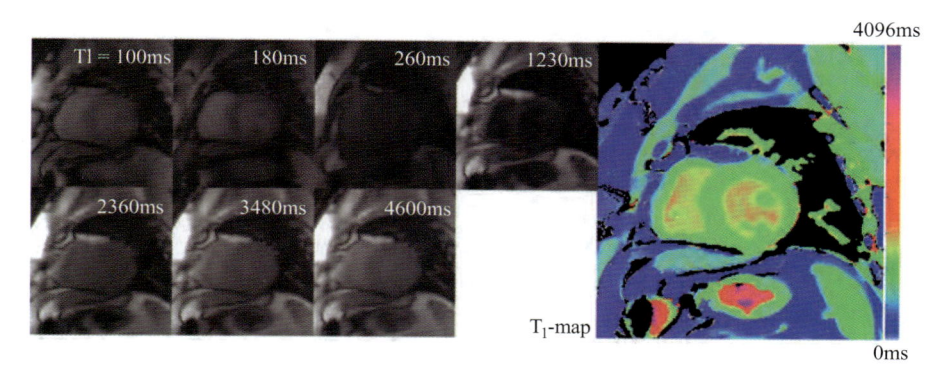

▲ 图 5-14　通过采集多个具有不同反转预脉冲反转时间的梯度回波图像，获得了 T_1 定量成像

要改善 T_2 对比度。T_2 准备脉冲方案更加复杂，并且涉及一系列射频脉冲。在此使用一个 90° 脉冲和一个 -90° 脉冲，以及之间的一系列 180° 脉冲。180° 脉冲允许横向磁化矢量随 T_2 而不是 T_2^* 衰减，然后再由 -90° 脉冲倾斜到 Z 轴。这样的方案可用于增加静脉血和动脉血之间的对比度（图 5-15）。通过改变 T_2 预脉冲中 90° 和 -90° 脉冲之间的时间，可以创建不同程度的 T_2 加权并拟合数据以生成 T_2 定量成像（图 5-16）[12]。

八、序列缩写

尽管脉冲序列及对比成像机制基础相同，但不同 MR 设备生产厂商可能会为各自的脉冲序列、预脉冲和扫描加速方法以不同的名称和缩写来命名（图 5-17），常用 MR 序列名称与缩写见表 5-2。

▲ 图 5-15　T_2 准备脉冲方案可增加动脉血与静脉血之间的对比度

施加 90° 脉冲在横向平面内倾斜后，允许磁化矢量衰减，直到使用 -90° 脉冲沿 z 轴倾斜回来。由于使用了一系列反转脉冲（±180°），因此横向弛豫遵循 T_2 而不是 T_2^*

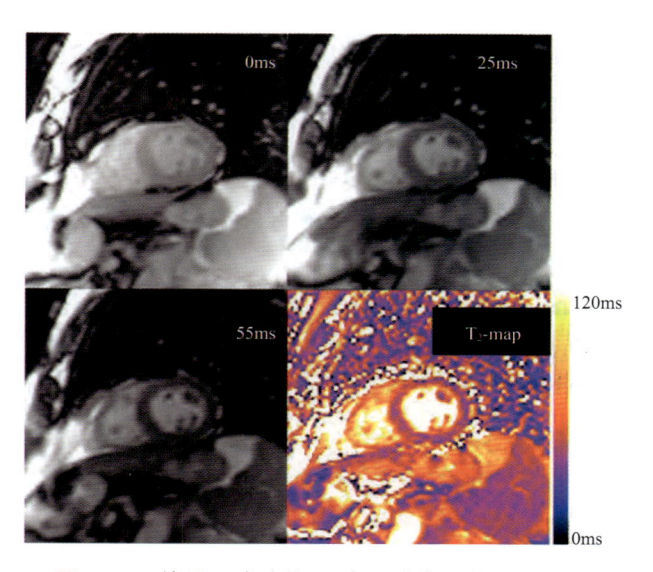

▲ 图 5-16　使用预脉冲的 T_2 定量成像。通过更改 T_2 准备脉冲和图像采集之间的时间，可以生成可用于创建 T_2 弛豫时间图的一系列图像

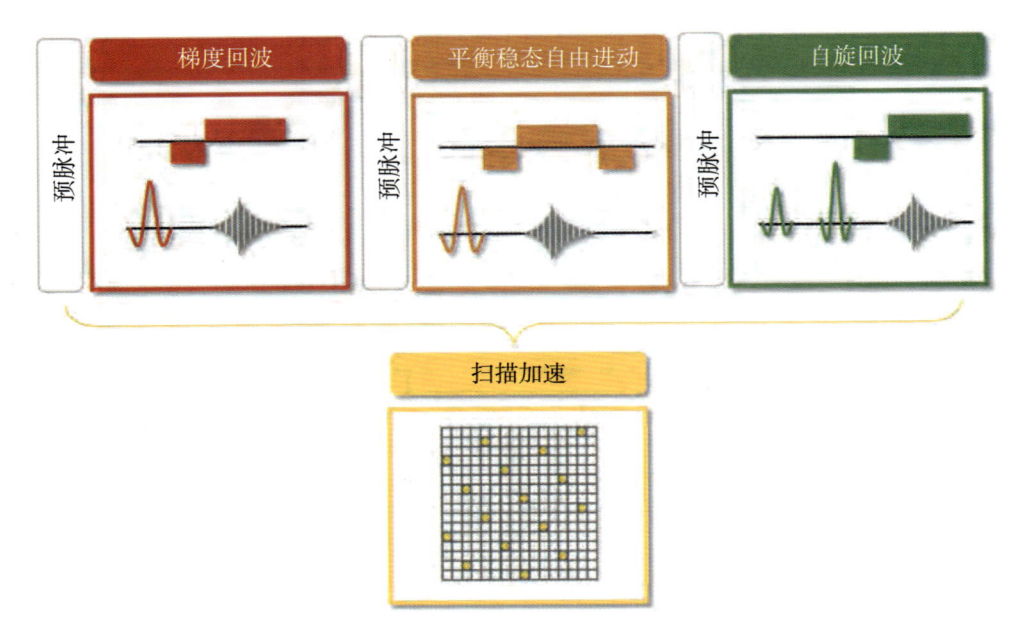

▲ 图 5-17 基本脉冲序列概述，可以将这些基本脉冲序列与不同的预脉冲结合使用，以在不具备或具备扫描加速的情况下调节或增强图像对比度

表 5-2 各大 MR 成像设备生产厂商的序列名称及缩写

序列类型	GE	Philips	Siemens	Toshiba
相干梯度回波序列	GRE（GRASS）	FFE	FISP	Field echo
扰相梯度回波序列	SPGR，MPSPGR	T_1–FFE	FLASH	Fast FE
快速自旋回波序列	FSE	TSE	TSE	FSE
单次激发快速自旋回波序列	Single-shot FSE	Single-shot TSE	HASTE	FASE
平衡相干梯度回波序列	FIESTA	bFFE	TrueFISP	True SSFP
快速梯度回波序列	FGRE，FSPGR	TFE	Turbo-FLASH	TFE
扫描加速				
部分 Fourier	1/2 NEX，fractional NEX	Half scan	Half Fourier	AFI
并行成像	ASSET，ARC	SENSE	mSENSE，GRAPPA	SPEEDER

推荐阅读

[1] Kim PK, Hong YJ, Im DJ, et al. Myocardial T_1 and T_2 mapping: techniques and clinical applications. *Korean J Radiol.* 2017;18:113–31.

[2] Ma J. Dixon techniques for water and fat imaging. *J Magn Reson Imaging.* 2008;28:543–58.

[3] Mark M, Leupold J. Gradient echo imaging. *J Magn Reson Imaging.* 2012;35:1274–89.

[4] Saloner D, Liu J, Haraldsson H. MR physics in practice: how to optimize acquisition quality and time for cardiac MRI. *Magn Reson Imaging Clin N Am.* 2015;23:1–6.

参 考 文 献

[1] Edelstein WA, Hutchison JM, Johnson G, Redpath T. Spin warp NMR imaging and applications to human whole-body imaging. *Phys Med Biol*. 1980;25:751–6.

[2] Mansfield P. Multi-planar imaging formation using NMR spinecho. *J Phys C Solid State Phys*. 1977;10:L55–8.

[3] Dixon WT. Simple proton spectroscopic imaging. *Radiology*. 1984;153:189–94.

[4] Glover G. Multipoint Dixon technique for water and fat proton and susceptibility imaging. *J Magn Reson Imaging*. 1991;1:521–30.

[5] Hahn EL. Spin echoes. *Phys Rev*. 1950;80:580–94.

[6] Feinberg DA, Mills CM, Posin JP, et al. Multiple spin-echo magnetic resonance imaging. *Radiology*. 1985;155:437–42.

[7] Meiboom S, Gill D. Modified spin-echo method for measuring nuclear relaxation times. *Rev Sci Instrum*. 1958;29:688–91.

[8] Scheffler K, Lehnhardt S. Principles and applications of balanced SSFP techniques. *Eur Radiol*. 2003;13:2409–18.

[9] Delfaut EM, Beltran J, Johnson G, Rousseau J, Marchandise X, Cotten A. Fat suppression in MR imaging: techniques and pitfalls. *Radiographics*. 1999;19:373–82.

[10] Bydder GM, Young IR. MR imaging: clinical use of the inversion recovery sequence. *J Comput Assist Tomogr*. 1985;9:659–75.

[11] Kellman P, Hansen MS. T_1–mapping in the heart: accuracy and precision. *J Cardiovasc Magn Reson*. 2014;16:2.

[12] Giri S, Chung YC, Merchant A, et al. T_2 quantification for improved detection of myocardial edema. *J Cardiovasc Magn Reson*. 2009;11:56.

第 6 章 运动补偿
Motion compensation

Sebastian Kozerke　Redha Boubertakh　Marc Miquel　著
毕文伟　译　　戴沁怡　徐 磊　校

一、概述

如果没有适当补偿，心脏运动和呼吸运动是心血管磁共振成像伪影的主要来源。由于会在成像的视野中引入运动结构的模糊、信号损失和重影（即信号重现），这两种运动都会降低图像质量。为了避免或减少这些伪影，必须将图像采集与心动周期和呼吸周期同步。

二、心脏运动同步

一个重要方面是在图像采集过程中冻结心脏运动，以抑制或最小化心脏运动伪影。这可以通过将脉冲序列与患者的心律同步来实现，以便始终在给定图像的心动周期中选中周期内相同的时间点来采集 k 空间数据（即相位编码线）。

心脏同步可通过采集描述患者心搏随时间变化情况的生理信号来实现。最准确的同步方法是使用位于患者胸部的导线直接测量其心电图波形[1,2]。扫描仪之间的导线数量（3 或 4 根）及其位置可能有所不同，但目的仍然是获得高质量的心电图轨迹，扫描仪软件可以从中自动检测 QRS 复合波。然后，心电图的 R 峰可用作参考触发事件，以启动任何脉冲序列，使之与心动周期同步（图 6-1）。

对于心电图信号质量较差的患者，心脏同步可能会变得具有挑战性或无法执行。在这些情况下，通常将光学外周脉搏血氧仪放在指尖上，以通过皮肤测量血流脉搏的变化。然后对该信号进行处理，得出波形来用作心脏同步的替代方法[2]。应该注意的是，由于心血管脉搏在人体中传播的延迟，外围脉搏与心电图触发的地方之间存在时间延迟。

三、单帧采集

单帧图像（心脏的静态图像）可通过使用前瞻性心电触发来获得。心电图或外周脉冲触发信号用作参考事件点，以检测心动周期的开始并确定脉冲序列的位置（图 6-2）。触发事件与 RR 间隔内成像脉冲序列位置之间的时间延迟称为触发时间或触发延迟。该参数由操作员控制，并确定要对心动周期或心动时相的哪一部分进行成像。然后可以通过修改触发延迟值来获得对应于收缩末期或舒张末期的图像。实际上，患者的预期心率或 RR 间隔可以由操作员手动输入，也可以由软件捕获。

第 6 章 运动补偿
Motion compensation

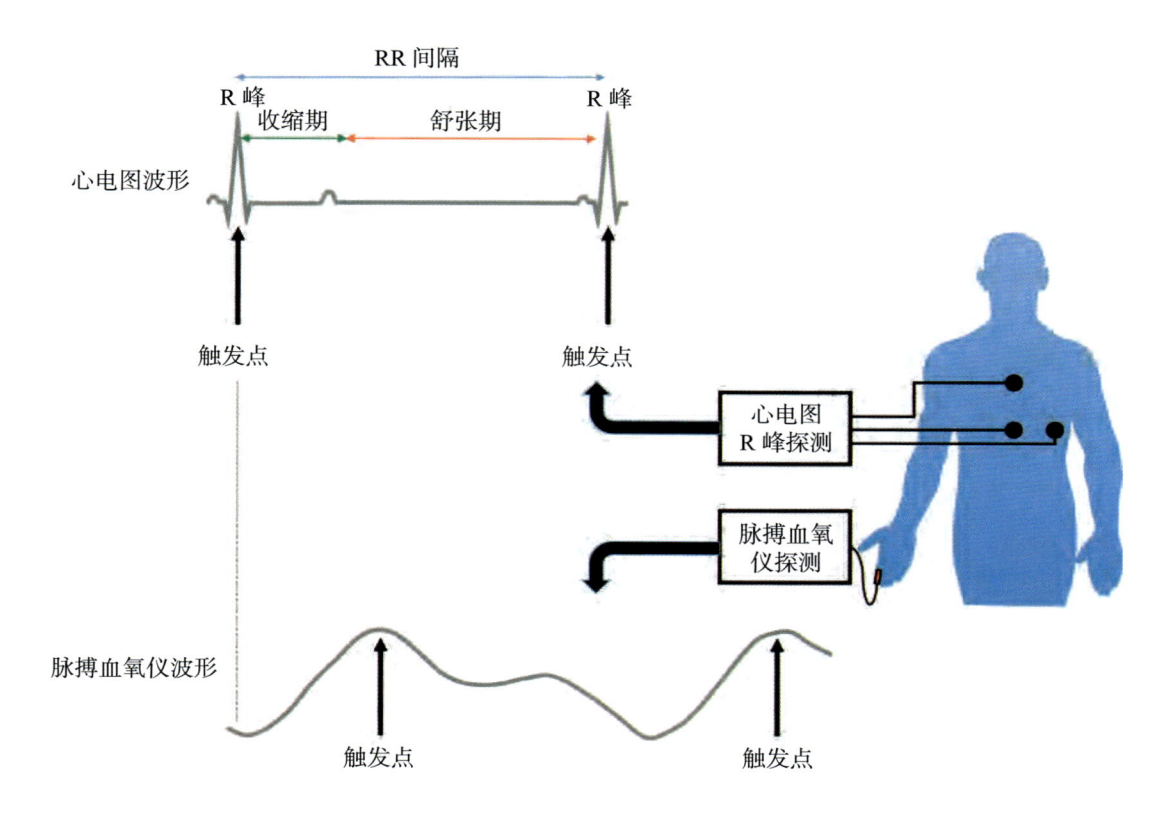

▲ 图 6-1　使用心电图导线（用于测量心脏的电生理活动）（上）或位于指尖的外周脉搏血氧仪（用于通过皮肤测量血流变化）（下）进行心脏同步。扫描仪处理 2 个信号，以得出代表心动周期随时间变化的波形

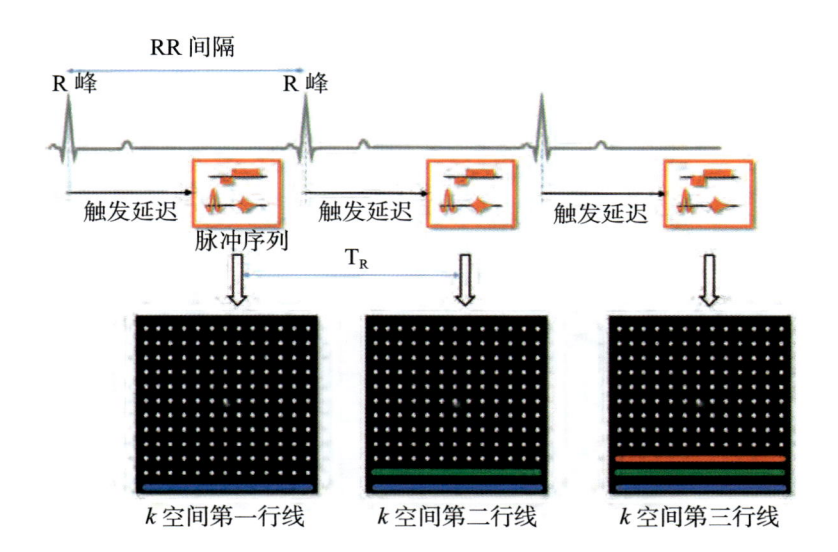

▲ 图 6-2　前瞻性心脏触发：单帧和单层面采集

脉冲序列、梯度或自旋回波序列在每个心动周期的同一时间点采集一行 k 空间数据，以冻结心脏运动。触发延迟（ms）与 R 峰触发事件有关，并将数据采集窗口置于 RR 间隔内。采集大小为 $N_{pe} \times N_{fe}$（相位编码线 × 频率编码数据点）的完整 k 空间矩阵所需的心搏次数与所采集的 k 空间线数（N_{pe}）一样多。T_R 被选为 RR 间隔的倍数（1、2、3……）。如果 T_R=RR 间隔，则采集时间（T_{acq}）可由公式给出：
$T_{acq}=T_R \times N_{pe}$=RR 间隔 $\times N_{pe}$

在最简单的采集技术中，在每个 RR 间隔采集一条相位编码线的数据。然后，根据序列和所需的图像加权，由心率确定重复时间（T_R），该时间等于一个或多个 RR 间隔。为了采集所有 k 空间数据，需重复多次脉冲序列以采集所有相位编码线（N_{pe}），并且图像采集将需要收集与采集的 k 空间线数一样多的心搏数（$T_R \times N_{pe}$）。

单帧成像可用于从单个成像层面中采集测量值，或者在单个心动周期内从多个层面中采集测量值，以提高扫描效率并减少采集时间。通过为每个成像的层面位置选择不同的触发时间，可以执行多层面采集（图 6-3）。因此这些层面将对应于整个心动周期内不同的心动时相。

四、分段数据采集

对每次心搏采集单个相位编码线不是采集 k 空间线的有效方法，因为这需要非常多的心搏来完成图像采集。例如，如果采集矩阵为 128×256（相位编码线 × 频率编码），并且患者的平均心律为 60 次 / 分（RR 间隔 =1000ms），则图像采集将需要 128 次心搏或 128s。对于单个图像，如此长的扫描时间是令人望而却步的，并且使心血管磁共振检查在临床上变得不实用。为了提高扫描效率，分段数据采集被用来替代传统采集技术。该技术的优势在于可在一个 RR 间隔内使用快速梯度或自旋回波序列采集多条 k 空间线。在分段采集中，k 空间被分成较小的段或在一个心搏内采集成块的若干相位编码线（图 6-4）[3]。每个段内采集的 k 空间线保持相对较小的数量，以使心脏运动尽可能忽略不计。

五、超快单次采集

超快单次采集是分段采集的直接扩展，分段采集是在单个心搏中采集整个 k 空间矩阵（相位编码线）（图 6-5）。该技术在需要采集实时图像的应用中非常有用，例如，在灌注成像、快速黑血形态学成像或快速组织生存力成像中。采集持续时间会覆盖心脏周期的大部分时间，具体取决于序列参数，但通常长达 100ms，在此期间心脏会出现运动。与分段采集相比，这导致单次拍摄的图像更容易遭受心脏运动伪影的影响，使得图像质量下降。

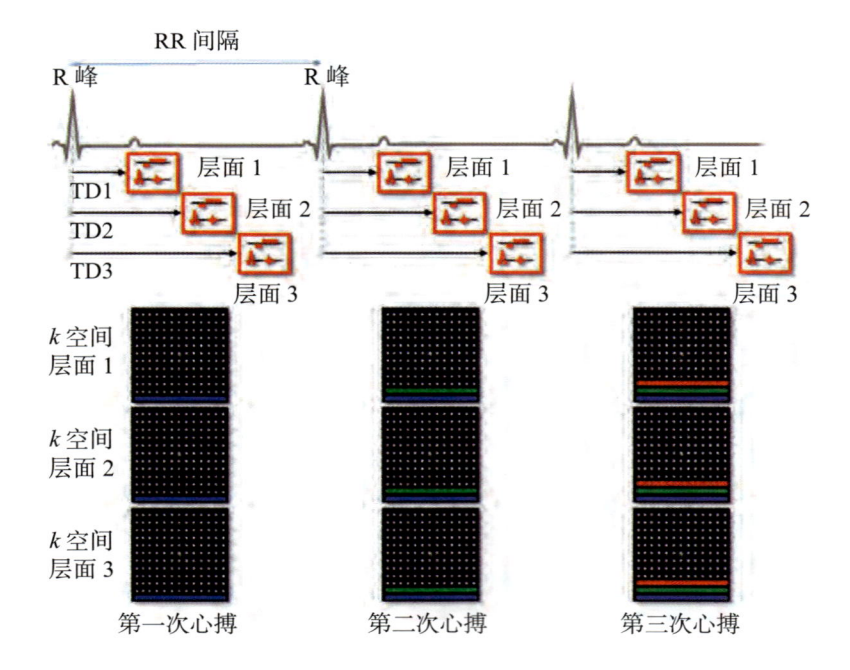

◀ 图 6-3 前瞻性心脏触发：单帧和多层面采集

通过为每个采集的层面选择不同的触发延迟（TD）可以采集多个层面。k 空间以顺序方式填充，每个心搏存储一行数据，并且每个层面（1~3 个）均有自己的 k 空间矩阵。在测量完所有相位编码线后，相应的图像便可被重建

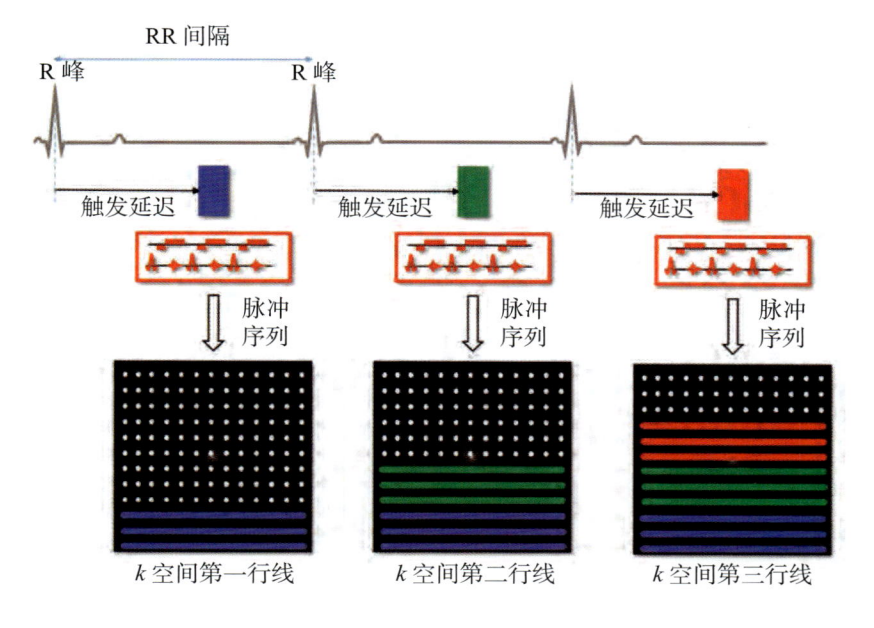

▲ 图 6-4 前瞻性触发分段采集

为减少采集时间，每一心动周期均采集多条 k 空间线。在此示例中，k 空间被分成各有三行线的小段。快速自旋回波序列或梯度回波序列用于在短时间内采集 k 空间数据以冻结心脏运动

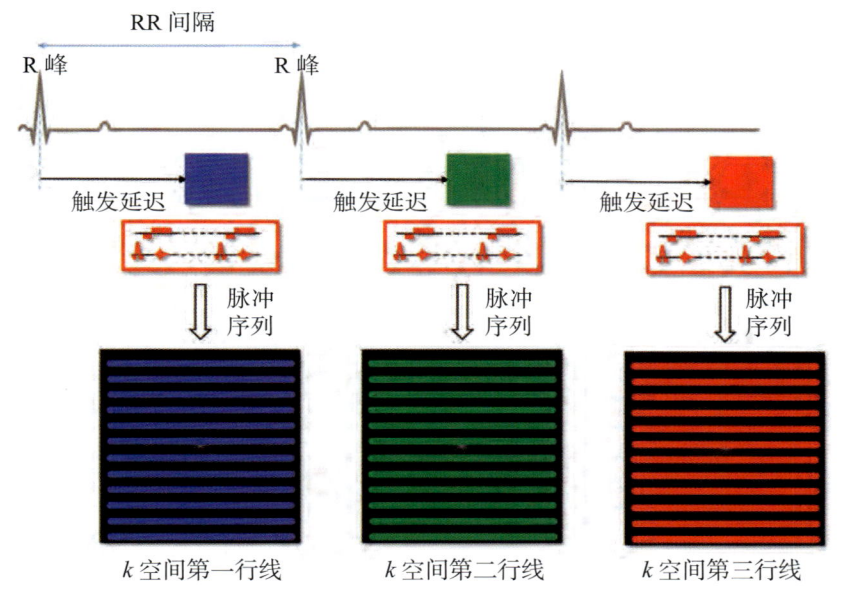

▲ 图 6-5 前瞻性触发单次激发数据采集

在单次采集中，快速梯度或自旋回波序列用于在单个心搏内采集图像相对应的完整 k 空间线。然后每个心动周期可以采集一张图像或一个层面。由于采集所有 k 空间线需要更长的时间，因此在单次运动中心脏运动更为明显

六、电影成像

电影成像是心脏和血流定量功能成像中极为有价值的成像模式。这种成像模式依靠在一次扫描中采集心动周期中多个时间点的若干图像。采集在数个心搏上完成，并且每个图像对应于某个心动时相，即来自 RR 间隔内某个时间的图像。待采集结束，最终重建的图像才可以展示，并被放在一起形成影集、电影或影片循环进行播放。电影成像可以使用前瞻性触发或回顾性门控来实现。以下各节将介绍这两种技术。

七、前瞻性触发

在前瞻性触发中，一旦检测到心脏触发事件（通常是 ECG 信号的 R 峰），扫描仪就会开始数据采集。在 RR 间隔内的指定采集窗口内采集图像。为了冻结心脏运动，使用了分段采集方法，在一次心搏内对所有心动时相仅采集 k 空间线的一块分段[4]。在采集窗口末尾，采集停止，扫描

027

仪软件等待下一个触发事件，然后再采集 k 空间线的另一段（图6-6）。每个心动时相的 k 空间数据都将被逐段填充，直到所有相位编码线都被测量过并重建物体的图像为止。采集窗口的长度和采集的心动时相数由操作员设置。在前瞻性触发中，采集窗口不会覆盖整个 RR 间隔，通常设置为患者最短的预期 RR 间隔，以便在每个心搏中采集数据。这导致心脏周期的末期（舒张末期）没有被采样。

八、回顾性门控

回顾性门控在整个心动周期连续采集数据，而不必等待触发事件（图6-6）。在采集期间实时记录每个 RR 间隔内每个相位编码线的时序[5, 6]。与前瞻性触发一样，采集的心动时相数由操作员确定，并以分段方式进行数据收集。在扫描结束时，将根据所有 k 空间线的触发时间对它们进行回顾性排序，以确定它们所对应的心动时相，并重建预设数目的心动时相。与前瞻性触发相反，生成的电影帧覆盖整个 RR 间隔，对整个间隔的采样没有任何间隙。

九、呼吸运动补偿

脉冲序列必须使用某种形式的呼吸运动补偿技术来抑制呼吸对图像质量的影响。如果在扫描过程中不停止膈肌运动，图像将受到穿透平面的整体运动的影响（图6-7），并导致结构和图像边缘严重模糊，使得图像无法用于诊断。

十、屏气

屏气是抑制呼吸对图像采集影响的最简单方法。通常要求患者在有限的时间内完全停止呼吸。在此期间，可以在没有膈肌运动影响心脏或大血管的情况下采集图像所需的所有 k 空间相位编码线[7]。由于呼气末的呼吸姿势比吸气末的呼吸姿势更容易重现，因此通常会指导患者在呼气末阶段屏住呼吸，以确保其可以在多次扫描中重现正确的解剖位置。患者通常可以屏住呼吸 20s，但是如果连续进行几次屏气扫描，而且在中间没

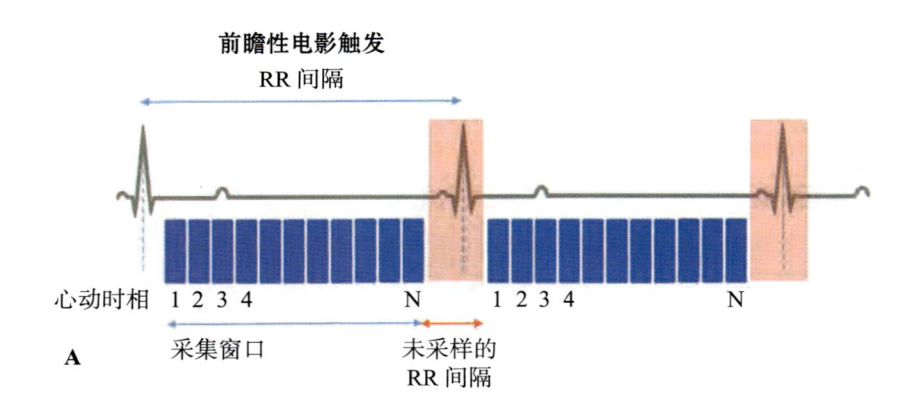

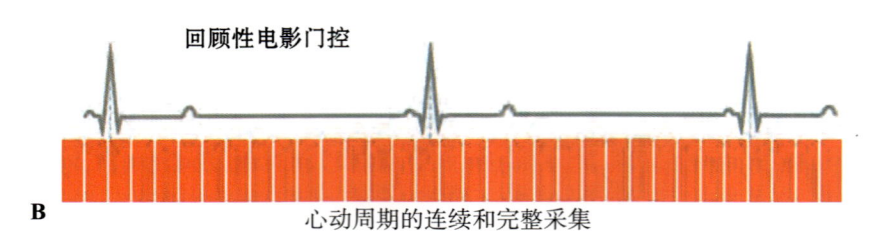

◀ 图 6-6　前瞻性和回顾性心脏电影成像采集

电影成像采用分段 k 空间填充方案采集。心动周期被分为短的采集窗口或心动时相，每个窗口对应于 RR 间隔内的一个时间段。电影成像采集包括在一次扫描中采集每个心动时相的所有 k 空间线。在前瞻性心脏电影触发（A）中，RR 间隔未完全采样，并且仅限于用户指定的采集窗口。这导致无法完整覆盖心动周期。回顾性门控（B）在 RR 间隔采样中没有任何间隙，因为采集是连续进行的。在采集结束后，所有 k 空间线根据时间戳来确定它属于哪个心动时相，从而重建预设数量的心动时相

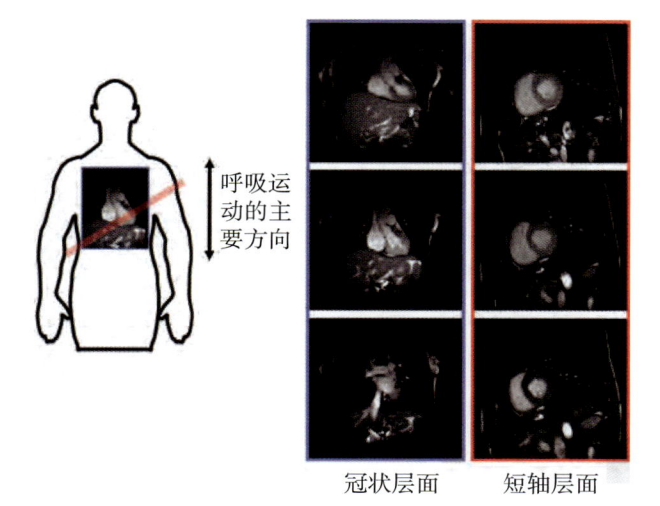

▲ 图 6-7 呼吸运动

呼吸运动的主要方向是足-头沿线方向。这些实时的冠状轴和短轴图像显示了呼吸过程中运动的效果，固定层面中的解剖结构在呼吸周期中会发生变化

有足够的时间休息，他们可能会难以做到反复屏住呼吸。大多数患者可以更好地忍受较短的屏气时间（通常为10~15s），屏气之间的休息时间可以随之更短。对于不合作的患者或呼吸困难的患者，即使屏息时间为10s，可能也会是个挑战。在这些情况下，让患者深呼吸，然后将其呼吸保持在吸气姿势，可能有助实现屏气。

十一、自由呼吸采集

当患者无法屏住呼吸或序列采集时间超过屏气能力（＞20~30s）时，必须将自由呼吸采集与实时呼吸运动监测技术结合使用，以抑制运动伪影。重点要注意的是，这些技术可用于许多2D或3D心脏应用，但通常仅限于非电影采集。

十二、呼吸门控

可以使用绑在患者腹部的气动呼吸带或波纹管来检测呼吸运动[8]。该设备可检测患者在呼吸过程中腹部移动时的压力变化，并实时产生反映呼吸位置变化（从呼气末到吸气末的变化）的信号变化（图6-8）。呼吸轨迹可以配合心电图波形显示用于可视化呼吸周期，也可以用于验证屏气扫描期间是否遵循呼吸指令。

自由呼吸采集中采用了基于阈值的方法分析呼吸波形，从而将数据采集限制在呼吸周期的一小部分。如果k空间数据采集落在采集窗口内，则数据被接受；否则该序列将等待下一个呼吸周期[9]。此方法可确保始终在相同的呼吸位置（呼气末或吸气末）采集k空间数据，以抑制呼吸运动。由于每个呼吸周期内采集窗口是受限制的，因此扫描时间取决于患者的呼吸规律性，以及在选出的呼吸姿势停留的时间。

十三、导航回波

呼吸导航是通过使用附加的预脉冲（称为导航回波或简称导航）来执行的，以测量采集过程中的整体呼吸运动。呼吸门控可以通过前瞻性或回顾性方式实现。

测量运动的最常见方法是将导航定位在膈肌上，并测量呼吸过程中肺-肝界面是如何运动的[10, 11]。导航预脉冲沿运动的主要方向（足-头）激发一列组织信号。序列可以是两个相交层面上的自旋回波序列，也可以是梯度回波序列。可以将导航回波定位在成像序列之前（引导）、之后（跟踪）或既放在前又放在后，以跟踪定位膈肌的位置。然后，扫描仪软件可以重建导航信号，并实时自动确定和测量（以mm为单位）区分肺部信号（暗部）和肝脏信号（亮部）边界的位置（图6-9）。在采集过程中，导航信号实时显示为沿运动方向的数据列或数据行，并用于可视化和测量呼吸运动。膈肌的位置用于定义呼吸门控窗口（以mm为单位），以膈肌在门控窗口内（接受）

还是在门控窗口外（拒绝）来接受或拒绝测量到的 k 空间线。如果测量信号被接受，则接下来将采集一组新的 k 空间线；否则，序列将等待接下来的导航数据，并尝试重新采集相同的 k 空间线。

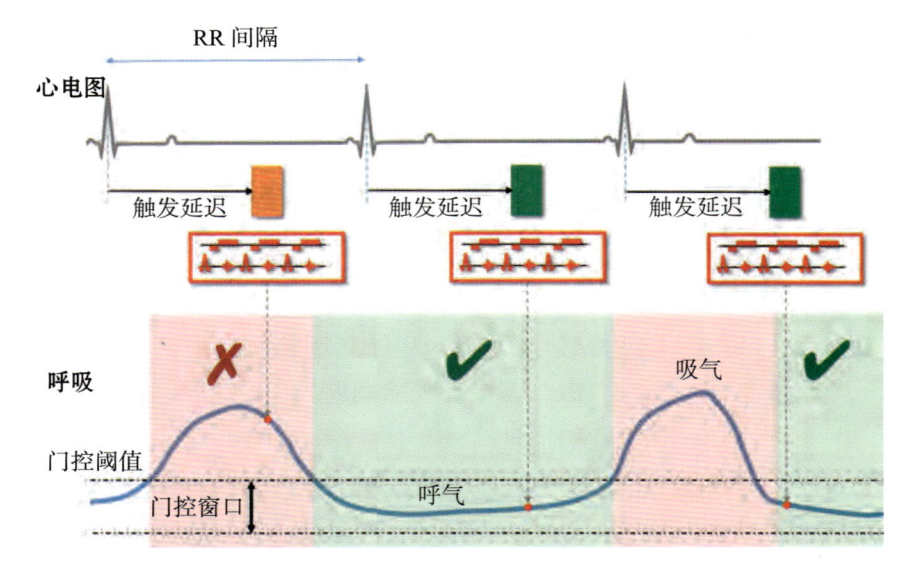

◀ **图 6-8　基于呼吸带的呼吸门控**
脉冲序列通过使用呼吸带信号实现与呼吸周期的同步。为了在相同的呼吸时相采集 k 空间数据，定义了呼吸阈值以在数据采集过程中确定呼吸位置。若呼吸信号低于阈值并在门控窗口内（呼气时相，绿色区域），如第二个 RR 间隔所示，则接受测量到的 k 空间线。否则，如第一个 RR 间隔所示，k 空间线将被拒绝（吸气时相，红色区域），并且扫描仪将设置为在下一个心搏中重新采集同一组线

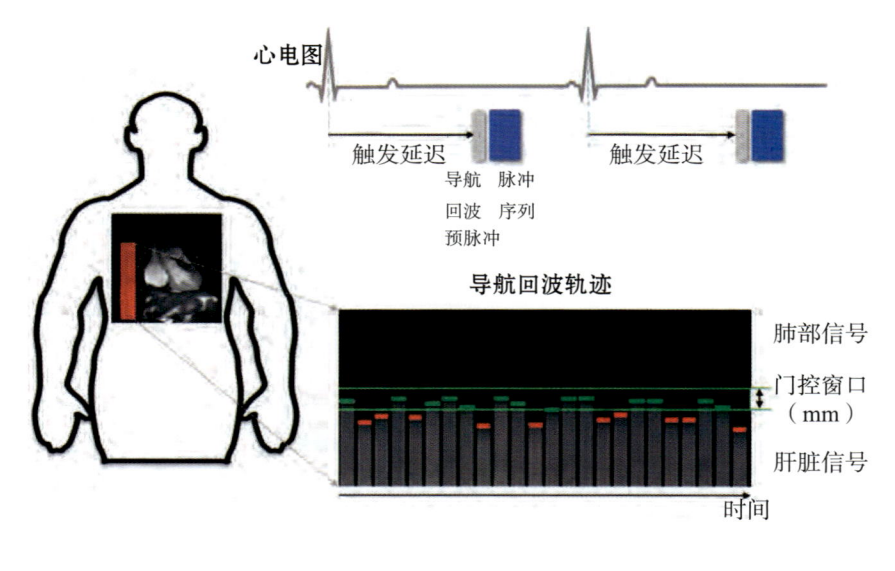

◀ **图 6-9　导航回波**
为了在扫描过程中实时跟踪呼吸运动，在 k 空间采集之前会先激发位于肝和肺上方的一列组织信号。导航回波信号沿时间（右）堆叠，每一列代表一个心搏。如果肺的位置在选定的呼吸位置窗口内（通常是呼气），则可以接受 k 空间测量信号（绿点）。否则，将拒绝数据（红点）并在下一个心动周期中重新采集数据

推荐阅读

[1] Biglands JD, Radjenovic A, Ridgway JP. Cardiovascular magnetic resonance physics for clinicians: Part II. *J Cardiovasc Magn Reson*. 2012;14:66.

[2] Gatehouse PD, Firmin DN. The cardiovascular magnetic resonance machine: hardware and software requirements. *Herz*. 2000;25:317–30.

[3] Ridgway JP. Cardiovascular magnetic resonance physics for clinicians: part I. *J Cardiovasc Magn Reson*. 2010;12:71.

[4] Scott AD, Keegan J, Firmin DN. Motion in cardiovascular MR imaging. *Radiology*. 2009;250:331–51.

[5] van Heeswijk RB, Bonanno G, Coppo S, Coristine A, Kober T, Stuber M. Motion compensation strategies in magnetic resonance imaging. *Crit Rev Biomed Eng*. 2012;40:99–119.

参 考 文 献

[1] Lanzer P, Barta C, Botvinick EH, Wiesendanger HU, Modin G, Higgins CB. ECG-synchronized cardiac MR imaging: method and evaluation. *Radiology*. 1985;155:681–6.

[2] Shellock FG, Kanal E. *Magnetic Resonance: Bioeffects, Safety, and Patient Management*, 2nd ed. New York, NY: Lippincott-Raven Press;1996.

[3] Finn JP, Edelman RR. Black-blood and segmented k-space magnetic resonance angiography. *Magn Reson Imaging Clin North Am*. 1993;1:349–57.

[4] Atkinson DJ, Edelman RR. Cineangiography of the heart in a single breath hold with a segmented TurboFLASH sequence. *Radiology*. 1991;178:357–60.

[5] Lenz GW, Haacke EM, White RD. Retrospective cardiac gating: a review of technical aspects and future directions. *Magn Reson Imaging*. 1989;7:445–55.

[6] Carr JC, Simonetti O, Bundy J, *et al*. Cine MR angiography of the heart with segmented true fast imaging with steady-state precession. *Radiology*. 2001;219:828–34.

[7] Atkinson DJ, Edelman RR. Cineangiography of the heart in a single breath hold with a segmented TurboFLASH sequence. *Radiology*. 1991;178:357–60.

[8] Wang Y, Christy PS, Korosec FR, *et al*. Coronary MRI with a respiratory feedback monitor: the 2D imaging case. *Magn Reson Med*. 1995;33:116–21.

[9] McConnell MV, Khasgiwala VC, Savord BJ, *et al*. Comparison of respiratory suppression methods and navigator locations for MR coronary angiography. *AJR Am J Roentgenol*. 1997;168:1369–75.

[10] Liu YL, Riederer SJ, Rossman PJ, Grimm RC, Debbins JP, Ehman RL. A monitoring, feedback, and triggering system for reproducible breath-hold MR imaging. *Magn Reson Med*. 1993;30:507–11.

[11] Keegan J, Gatehouse PD, Taylor AM, Yang GZ, Jhooti P, Firmin DN. Coronary artery imaging in a 0.5-Tesla scanner: implementation of real-time, navigator echo-controlled segmented k-space FLASH and interleaved-spiral sequences. *Magn Reson Med*. 1999;41:392–9.

第 7 章 磁共振血管成像
MR angiography

Sebastian Kozerke　Redha Boubertakh　Marc Miquel　著

毕文伟　译　　戴沁怡　徐磊　校

一、对比机制

血流性质（层流、湍流）、血液流速、血流方向类似于成像平面（直通平面、平面内）、成像类型（单层、多层）及成像序列，都会影响血液图像强度，以及与周围组织的对比度[1]。在心血管磁共振中，序列通常被标记为"黑血"和"亮血"。信号的差异取决于脉冲序列的选择（自旋回波序列与梯度回波序列），以及血液在成像平面上所花费的时间——这种现象被称为时间飞跃法（time of flight，TOF）（图 7-1）[2]。

在自旋回波序列成像中，增加回波时间 T_E 将增加血液中的信号损失，因为更多被激发的质子将有时间离开层面，而增加层面厚度将产生相反的效果，因为激发质子需要更长的时间才能离开层面。缓慢流动和一部分平面内流动会产生一些血液信号。在梯度回波成像中，与流量相关的信号增强将随 T_R 或层面厚度的减小而增加。

二、血管造影

与梯度回波序列中的静态组织相比，时间飞跃法磁共振血管成像（time of flight magnetic resonance angiography，TOF-MRA）依赖流动引起的血液信号增强[3]。通常使用一系列层面来获得 2D 磁共振血管成像，这些层面具有中等到较大的翻转角（30°～60°）、较短的 T_R（< 30ms）和较短的 T_E（< 7ms），以期最大限度地减小相位分散造成的信号损失。通过将最大密度投影（MIP）应用于"体积"数据，从多个视图显示血管，来创建血管造影图。3D 磁共振血管成像的采集方案与 2D 磁共振血管成像非常相似，但"层面"更薄，翻转角更小（15°～20°），T_E 更短，T_R 更长（约 40ms）。尽管 3D 采集具有较高的信号，但是在较大的体积上饱和施加效果可能会是问题，因此必须将体积严格限制在感兴趣的区域上。

三、相位对比法磁共振血管成像

相位对比法磁共振血管成像（phase contrast MRA，PC-MRA）依靠血流来产生静态组织和运动组织之间的相位差[4]，需要用到一对梯度磁场（图 7-2）。运动自旋的净相移与它们的速度成正比，可被直接计算出来。双极性梯度磁场通常沿单个轴施加，以在该方向上提供流动的灵敏性，但多个方向的梯度也被用于针对迂曲血管的成像。流动编码梯度的强度（幅度和持续时间）

的最大相移应 < 180°，但若接近 180°则为敏感。同样的原理也适用于逆向血流。在相位对比法磁共振血管成像中，调节 VENC 的水平将允许静脉（较低的 VENC）和动脉（较高的 VENC）的血流[5]。像时间飞跃法磁共振血管成像一样，2D 和 3D 采集方案[6]可用于相位对比法磁共振血管成像，其中 2D 磁共振血管成像是厚层面的投影。

四、血流定量

由于双极性梯度产生的相移与运动中自旋的速度成正比，因此相位对比方法可以用来量化血液流速（图 7-3）。流量可以在任何方向上被量化。每个速度分量都可以用灰度值显示。整体流量最常用的计量方法是通过在垂直于血管横截面的方向上对流量进行编码，这样在相应的相位成像中，亮像素代表正向流动，暗像素代表逆向流动，而静止像素则呈现中度灰色。使用前瞻性或回顾性门控，电影图像可以在心动周期的不同时相采集，以允许使用血管中的感兴趣区域进行流量量化。

五、对比增强磁共振血管成像

对比增强磁共振血管成像（contrast enhanced magnetic resonance angiography，CE-MRA）依靠注射对比剂来控制血液中水的弛豫特性[7]。因此在流入效应形成中它的流动相关性要小得多。磁共振血管成像中使用的是钆（Gd）对比剂。钆是一种稀土金属，与螯合物封装在一起便可用于体内应用。螯合物剂型因制造商而异，并且不同对比剂的性质略有不同[8]。对于使用钆对比剂有关的（生物）安全问题，请参阅第二篇。图 7-4 展示了钆注射对血液信号的影响随时间的变化。

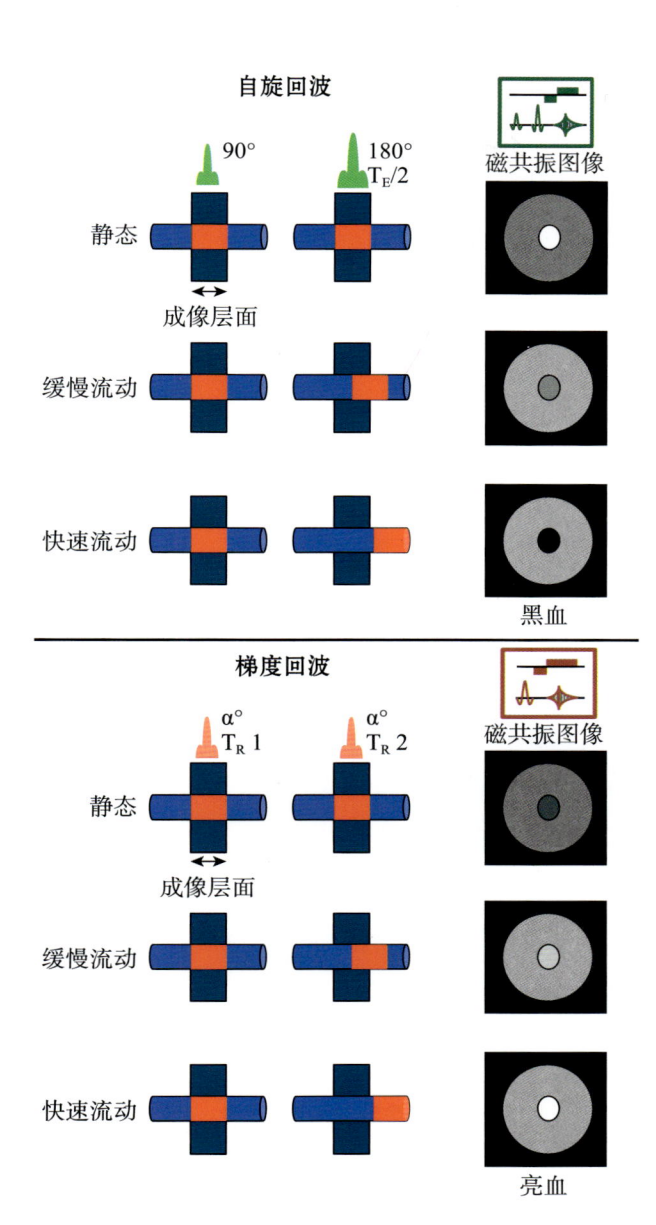

▲ 图 7-1 时间飞跃法

在自旋回波序列中，静态组织将同时经历 90° 和 180° 脉冲（上），而快速流动的血液将在施加 180° 脉冲时从成像层面中移出，从而导致信号空白（下）。对于缓慢流动的血液，只有部分暴露于 180° 脉冲的血液会被 90° 脉冲激发，从而产生中间级对比度。在梯度回波序列中，静态组织没有时间在射频脉冲之间完全弛豫。它们的信号逐渐饱和，因此信号明显较低。但随着血液的流动，一些"新鲜"血液不断进入成像层面，血液因此显得更亮

和间距决定了它们对血流的灵敏性。流速编码（velocity encoding，VENC）是操作员控制的参数，它的正确设置对于相位对比磁共振血管成像和血流定量都至关重要。为了避免混叠，正向血流中

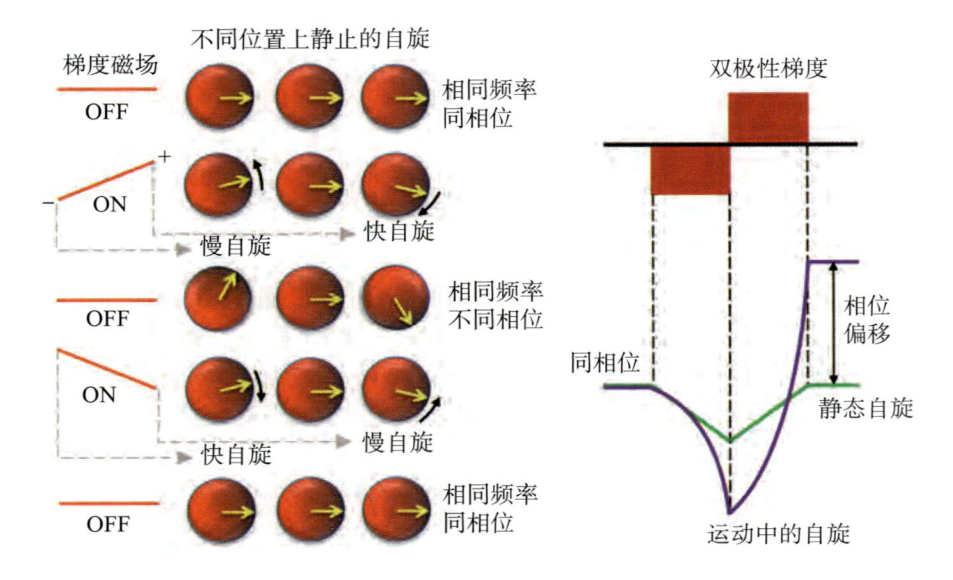

◀ 图 7-2 相位对比法磁共振血管成像

暴露于磁场梯度的静态自旋将以不同的频率开始进动，而当梯度关闭时，将引入相位差。如果梯度的符号相反，静态自旋将恢复同相。如果暴露在相同的双极性梯度下，那么与静态自旋相比，运动中的自旋将在梯度的两瓣累积相位差，并引入整体相移

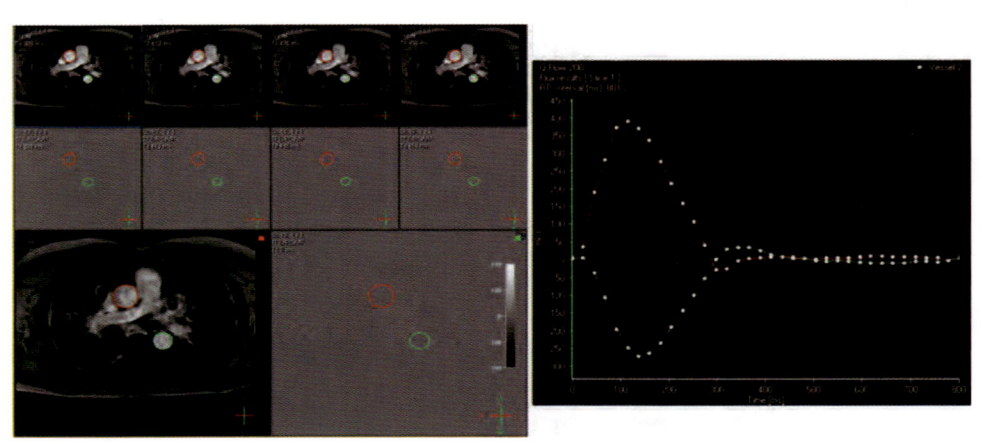

▲ 图 7-3 使用相位对比法磁共振血管成像进行血流定量

在升主动脉和降主动脉中模量编码和流速编码的示例性相位图像（左）及其得出的整体流量曲线（右）

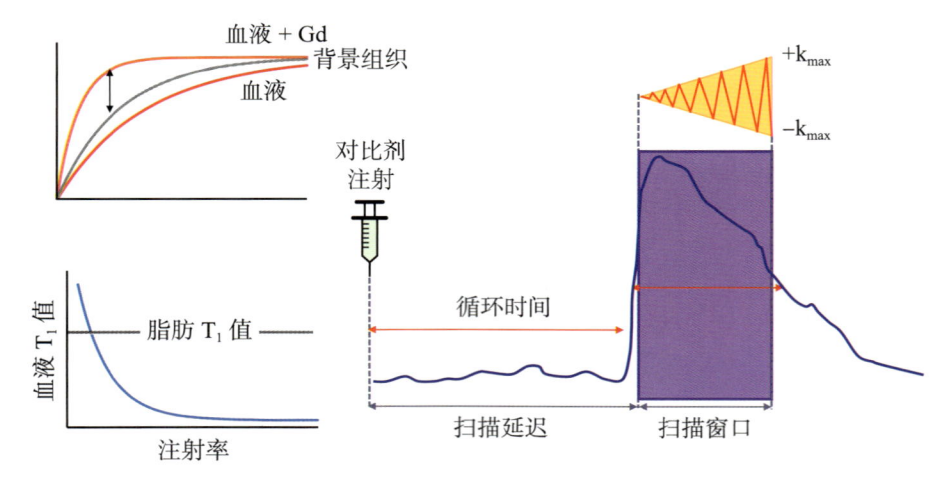

▲ 图 7-4 对比增强磁共振血管成像

钆对比剂（Gd）会降低血液的 T_1 值，从而在血液与周围背景组织之间产生较大的信号差（黑箭，左）。血液的实际 T_1 值将取决于注射器的速率，也因此取决于血液中钆离子的浓度。对于单相磁共振血管成像，数据采集的时机是需要考虑的重要因素，因为采集应围绕最大剂量点为中心进行。由于对比度是最重要的因素，因此首先要采集 k 空间的中心（右）

推荐阅读

[1] Hartung MP, Grist TM, François CJ. Magnetic resonance angiography: current status and future directions. *J Cardiovasc Magn Reson.* 2011;13:19.

[2] Nayak KS, Nielsen J-F, Bernstein MA, et al. Cardiovascular magnetic resonance phase contrast imaging. *J Cardiovasc Magn Reson.* 2015;17:71.

参考文献

[1] Bradley WG Jr, Waluch V. Blood flow: magnetic resonance imaging. *Radiology.* 1985;154:443–50.

[2] Haacke EM, Masaryk TJ. The salient features of MR angiography. *Radiology.* 1989;173:611–12.

[3] Saloner D. An introduction to MR angiography. *Radiographics.* 1995;15:453–65.

[4] Bryant DJ, Payne JA, Firmin DN, Longmore DB. Measurement of flow with NMR imaging using a gradient pulse and phase difference technique. *J Comput Assist Tomogr.* 1984;8:588–93.

[5] Ye Y, Hu J, Wu D, Haacke EM. Noncontrast-enhanced magnetic resonance angiography and venography imaging with enhanced angiography. *J Magn Reson Imaging.* 2013;38:1539–48.

[6] Wildermuth S, Debatin JF, Huisman TAGM, et al. 3D phase contrast EPI MR angiography of the carotid arteries. *J Comput Assist Tomogr.* 1995;19:871–8.

[7] Zhang H, Maki JH, Prince MR. 3D contrast-enhanced MR angiography. *J Magn Reson Imaging.* 2007;25:13–25.

[8] Mitsumori LM, Bhargava P, Essig M, Maki JH. Magnetic resonance imaging using gadolinium-based contrast agents. *Top Magn Reson Imaging.* 2014;23:51–69.

第 8 章 心血管磁共振应用
CMR applications

Sebastian Kozerke　Redha Boubertakh　Marc Miquel　著
毕文伟　译　　戴沁怡　徐磊　校

一、心脏形态学

心室和心房的形状和大小、大血管管径等都可以通过采集一系列覆盖胸部解剖结构的心电触发层面来进行评估。快速自旋回波序列和梯度回波序列都可以使用，两个序列都会产生不同类型的图像对比度。"黑血"序列对于查看心脏形态特别有用，因为来自流动血液的信号被抑制，从而使心脏结构和血管壁清晰可见。成像可以通过在多次心搏上执行心电触发分段采集，也可以使用部分 Fourier k 空间采样方案进行快速的单次采集。进一步的加速还可以通过并行成像技术减少采样的 k 空间线数量来实现。

通过在快速自旋回波序列之前应用双重反转恢复（double inversion recovery，DIR）准备方案可以出现黑血信号[1,2]。首先，非选择性 180° 反转射频脉冲可反转成像层面内部和外部的自旋磁化矢量。之后，立即将第二个选择性 180° 反转射频脉冲单独施加到成像层面。这导致净自旋磁化矢量在层面内翻转回到其原始方向，但在层面外保持反转。一段时间后，包含在层面中的血液从成像平面流出，并被来自层面外部的新血液代替。这种"新鲜"血液具有反向磁化矢量，该磁化矢量在第一个反向脉冲之后立即开始朝其平衡位置恢复（T_1 恢复）。如果在血液的反向磁化矢量跨过零点（TI_{blood} 值处）时执行数据采集，则血液将不会产生可测量的信号，并且在视野内将显现黑色（图 8-1）。

为了有效地抑制血液信号，血液反转时间（TI_{blood}）值由扫描仪根据血液弛豫时间 T_1、患者的心律和 T_R 自动确定。对于给定的静态场强，血液 T_1 值是已知的。因此在钆对比剂给药后，使用黑血序列将导致由于 T_1 弛豫时间的变化原因出现不完全的血液信号抑制。

使用快速流动的血液及当血液流动方向垂直于成像层面时（如短轴位），可以最好地实现血液信号抑制。在这种情况下，大部分非反转血液信号被反转过的血液信号所代替。当血流相对缓慢或血流方向在层面内（平面内血流）时，采集开始时未反转的血液信号将保留在成像层面中，然后产生明亮信号。可以从长轴位和主动脉视角观测到不完全的血液信号抑制。

对于黑血序列，心脏形态是通过 T_1 加权黑血图像进行评估的[3]。如前所述，自旋回波序列图像加权是由 T_R 和 T_E 值的正确选取决定的。对于心电触发序列，T_R（在此表示 2 个连续的 DIR 脉冲之间的时间）是心率的函数，并按 RR 间隔的倍数设定。T_2 加权由有效时间 T_E 控制。通过

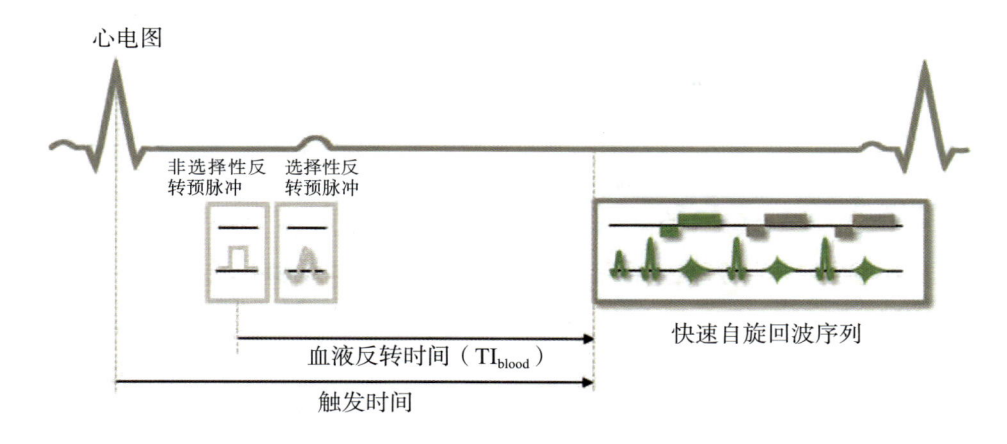

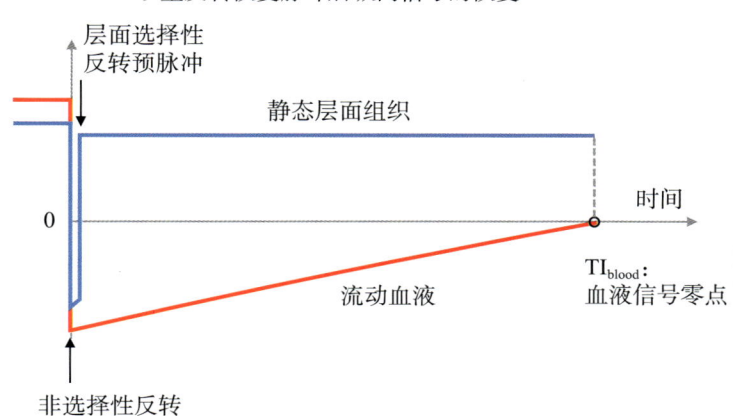

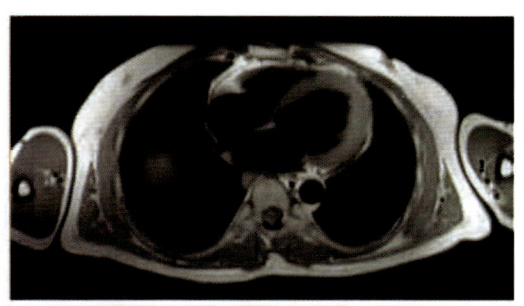

第 8 章 心血管磁共振应用
CMR applications

▲ 图 8-1 使用双重反转恢复（DIR）准备序列的黑血成像

使用 2 个连续的反转恢复预脉冲来抑制血液信号。第一反转预脉冲是非选择性的，并且使成像层面外部和内部的磁化矢量反转。之后在第二个层面选择性反转预脉冲，仅将层面内的磁化矢量重新反转，将其反转回原始方向。当反转的血液进入层面时，恢复中的磁化矢量跨过零点（TI_{blood}）的同时进行成像。因此，血液信号将显示为黑色

更改 k 空间填充的顺序可以实现长 T_E 或短 T_E，从而分别增加或减少 T_2 图像加权。表 8-1 总结了黑血成像的命名法和基本序列设置。

二、功能

电影心血管磁共振已成为评估整体和局部心脏功能的金标准成像模态。左心室容积和右心室容积、室壁运动、射血分数（ejection fraction，EF）和心肌质量是在常规临床检查中可被准确且可重复测量的一些主要参数。使用快速梯度回波序列可以在心血管电影图像中产生亮血信号。历史上，扰相梯度回波序列（spoiled gradient echo，

表 8-1 黑血准备序列的缩写及图像加权参数选择

分段 / 快速自旋回波序列		
FSE（GE, Toshiba） TSE（Philips, Siemens）		
单次激发 / 快速自旋回波序列		
Single-shot FSE（GE） Single-shot TSE（Philips） HASTE（Siemens） FASE（Toshiba）		
图像加权		
T_1 加权	T_2 加权	质子密度加权
短 T_R（1 个 RR 间隔）	长 T_R（≥ 2 个 RR 间隔）	长 T_R（≥ 2 个 RR 间隔）
短 T_E（< 80ms）	长 T_E（> 80ms）	短 T_E（< 80ms）

SPGR）被用于电影成像，但是随着扫描仪硬件和序列技术的进步，平衡稳态自由进动（bSSFP）序列已成为该应用的序列之选，因为该技术提供了高信噪比和出色的心肌-血液池组织对比度（图 8-2）。

使用回顾性或前瞻性心电触发将电影序列与心动周期同步，并以分段方案采集 k 空间数据。回顾性门控是最常用的心脏同步方法，因为它可以在一次屏气内完全覆盖心动周期。

分段电影采集的最重要参数是采集到的或"真实的"时域采集。这一参数定义了每个心动时相的持续时间窗口[4]，对于常规临床扫描，通常在 30~50ms。在每个心动时相采集窗口期间采集的 k 空间线的数量确定了时间分辨率。例如，对于 200×256 的 k 空间矩阵，60 次/分的心率（RR 间隔为 1000ms）和 T_R 为 2.5ms 的电影采集，获得的时间分辨率为 50ms，这里所表示的是每个心动时相之间的时间间隔。每段或每个心脏视图需要以 20 行线为单元采集 k 空间数据，时间分辨率 = 20 行线 × T_R = 50ms。每个心脏时相的 k 空间矩阵可在每个 RR 间隔每次填充 20 行线，直到经历多个心搏获取到所有心脏时相的所有 k 空间行线。

重点要区分的是，在回顾性门控中，采集的时间分辨率通常与重建的时间分辨率不同，后者是由组成电影的特定心动时相的数目决定的。在前面的例子中，尽管每个心动时相的采集时间为 50ms，但可以在扫描仪用户界面中指定更多数量的重建心动时相。在这种情况下，扫描仪将对采集的数据进行插值，并且可以使用一行 k 空间来计算出多于一个的心动时相（图 8-3 和表 8-2）。此插值步骤称为时相共享，并由操作人员来控制。

三、心肌活性

为了评估心肌的活性，基于血管外钆对比剂可缩短损伤的心肌组织的 T_1 弛豫时间，并采集心肌延迟强化（late gadolinium-enhancement，LGE）图像。对比剂注入后大多使用前瞻性触发的扰相梯度回波序列进行心肌活性成像，但也可以使用平衡自由进动序列。在数据采集之前施加 180° 反转预脉冲，以增强梗死和健康心肌之间的信号对比度，并创建 T_1 加权图像。纵向 T_1 信

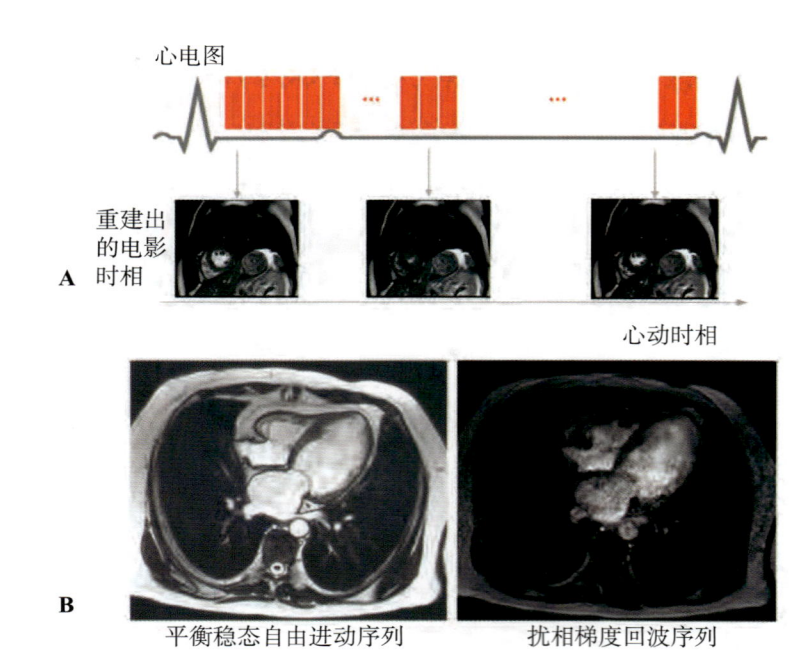

◀ 图 8-2 电影成像
使用前瞻性或回顾性心脏同步和快速梯度回波序列采集心脏电影序列。k 空间数据被分段，并且每段或每个视图采集的行数决定了采集的时间分辨率（A）。快速梯度回波序列会产生不同类型的对比度，即与扰相梯度回波序列（B）相比，平衡稳态自由进动序列可以提供更高的信号和对比度

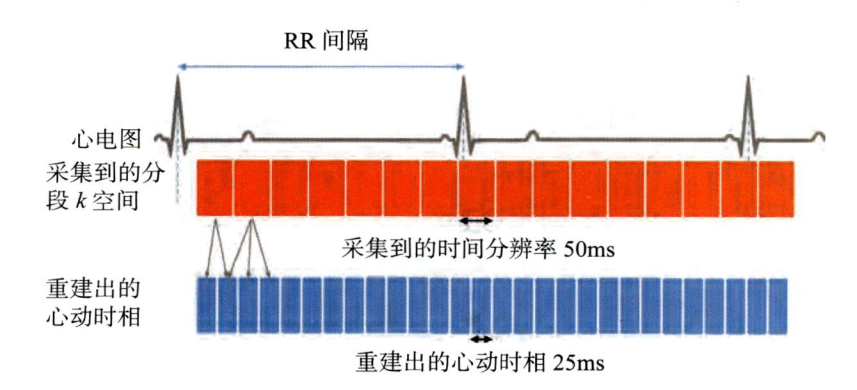

▲ 图 8-3　回顾性电影采集中的时相共享

所采集的 k 空间分段的时间分辨率通常低于电影帧的时间分辨率。在该例中，如果在 50ms 内采集一个 k 空间片段（一组相位编码线），则可以使用插值法（即实现心动时相之间更短的间隔），以更高的时间分辨率重建电影帧。k 空间线可以由相邻的心动时相之间共享，以产生更多心脏电影的帧。此类时相共享由操作人员确定

表 8-2　亮血电影序列的缩写及主要图像加权参数选择

扰相梯度回波序列			
FLASH（Siemens） T₁-TFE（Philips） SPGR（GE） FastFE（Toshiba）			
T_R	T_E	翻转角	加权
短，3～5ms	短，1～3ms	7°～15°	T_1
平衡稳态自由进动序列			
True FISP（Siemens） Balanced FFE（Philips） FIESTA（Siemens） True SSFP（Toshiba）			
T_R	T_E	翻转角	加权
最短，< 4ms	最短，< 2ms	30°～80°	T_2/T_1

号恢复的这些差异是由于钆离子浓度较高的区域 T_1 值缩短所致（图 8-4）。

在 180° 射频预脉冲之后，纵向磁化矢量立即开始朝其初始方向恢复。心肌延迟强化成像的目的是在健康心肌信号强度越过零点的同时采集数据，此时瘢痕和健康的心肌之间有最大的对比度[5]。良好的心肌信号归零对于获得临床诊断可用的心肌延迟强化图像至关重要。紧接着反转预脉冲经过称为反转时间（TI）的时间延迟后，k 空间采集开始，这一时间对应于采集 k 空间的中心线的时间。应当在心脏舒张末期进行成像，以最大限度地减少心脏运动伪影，因为如此心脏的静息时间最长。

对于分段的 k 空间采样，每个 RR 间隔都会采集少量 k 空间行，直到所有 k 空间数据都被填充为止。但是，如果患者的心律相对较快（通常 > 90 次 / 分），则每隔 1s，甚至等到第 3 次心搏再进行一次 k 空间线的采集，以便在连续的测

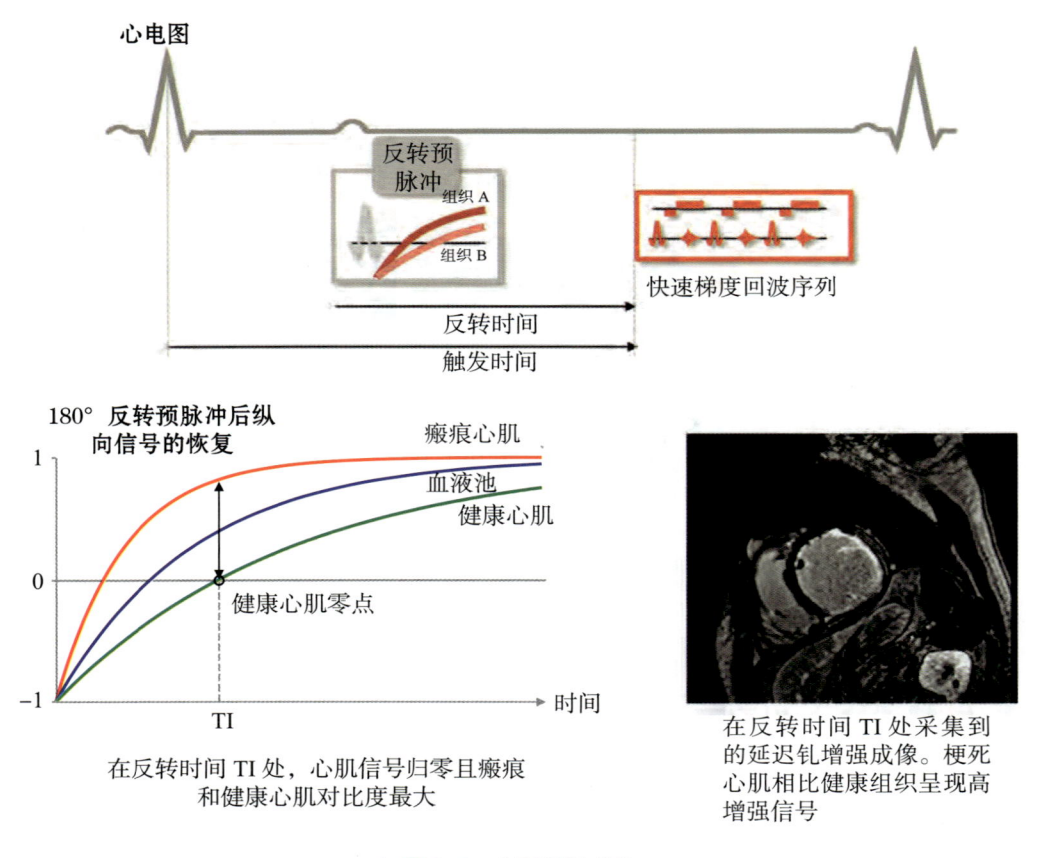

▲ 图 8-4　心肌活性成像

通过施加 180° 反转预脉冲来进行活性或心肌延迟强化成像。不同组织的纵向磁化矢量将以不同的 T_1 弛豫率恢复，由于 T_1 值的缩短，钆对比剂浓度较高的组织（瘢痕和血液池），其恢复速度快于健康心肌。在健康的心肌信号的零点开始进行图像数据测量，以使其显得暗淡，没有信号贡献，而心肌瘢痕则表现为高增强的区域

量中间 T_1 信号恢复充分。如果患者在采集期间无法屏住呼吸，则心肌延迟强化图像会受到运动伪影的影响。另一种选择是使用单次序列来采集 k 空间数据，其中整个 k 空间都在一次心搏中完成采集。健康的心肌信号归零不如分段采样有效，这是因为采集窗口较长，在此期间会有显著的纵向信号恢复（表 8-3）。

四、负荷灌注

负荷灌注成像需要在服用负荷药物后注射钆对比剂的过程中采集若干短轴心脏视图，通常需要采集 3~5 个层面，具体取决于心率。每个心搏的图像必须实时采集，以捕获对比剂在右心室和左心室中的首次通过，然后在心肌中进行灌注。为了达到这些采集要求，尤其是高心率情况下，需用单次梯度回波序列来实现在单个 RR 间隔内采集所有选定层面[6]。有数种序列已经被提出并用于灌注成像，包括扰相梯度回波序列、平衡稳态自由进动序列或分段平面回波成像序列。

在每个采集的层面之前执行 90° 饱和准备脉冲，以改善正常和灌注不足的心肌组织之间的信号对比度（图 8-5）。产生的图像对比度是 T_1 加权，并且预脉冲还确保在每次 R 峰触发后，被测信号始终从 0 开始，从而使序列与 RR 间隔的变化不再关联。

每个层面的采集时间必须保持尽可能短，以

表 8-3 心肌延迟强化成像主要序列参数选择

活性成像序列参数					
T_R	T_E	翻转角	k 空间线数 / RR 间隔	心电触发	反转时间
最短	最短	10°～15°（扰相梯度回波序列） 30°～80°（平衡稳态自由进动序列）	15～30，取决于 T_R	对于幅度图像是 1～3 个 RR 间隔，具体取决于患者的心率。对于相位敏感图像重建（PSIR）是 2 个 RR 间隔	调节至心肌信号为 0

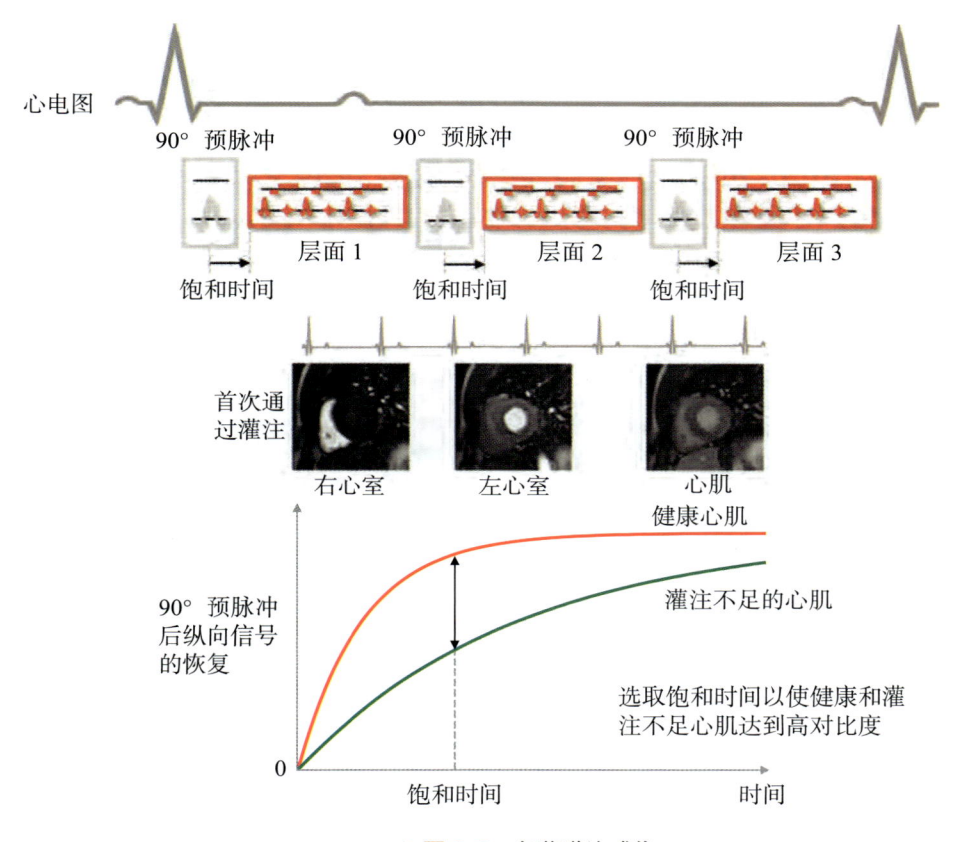

▲ 图 8-5 负荷灌注成像

对比剂首次通过时，实时单次梯度回波序列对于采集每个心搏的负荷灌注图像是必须的。为了提高 T_1 加权，在每个层面之前施加 90° 饱和预脉冲，并在固定的时间延迟（饱和时间）后进行 k 空间数据采集，以在正常和灌注不足的心肌区域之间获得较高的信号对比度

减少可能影响图像质量的心脏运动伪影。并行成像和部分 Fourier 技术用于减少每个层面需要采集的 k 空间线的数量。结合单次采集，可以在 < 100～150ms 的时间采集一张图像，具体取决于整体加速因子和采集到的空间分辨率（表 8-4）。

五、血流定量

如前所述，将双极性梯度磁场添加到电影序列中，将流速编码为信号相位。为了抑制由于磁场的不均匀性和组织磁敏感度导致的杂散信号相位，需要两种不同流速编码的数据（图 8-6）。最大流速编码（VENC）由操作员控制，并确定双

表 8-4　延迟增强成像主要序列参数选择

| \multicolumn{6}{c}{灌注成像序列参数} |
T_R	T_E	准备脉冲	准备脉冲延迟	k 空间采集	并行成像加速因子
最短	最短	90°饱和预脉冲	90～120ms	单次激发	≥2

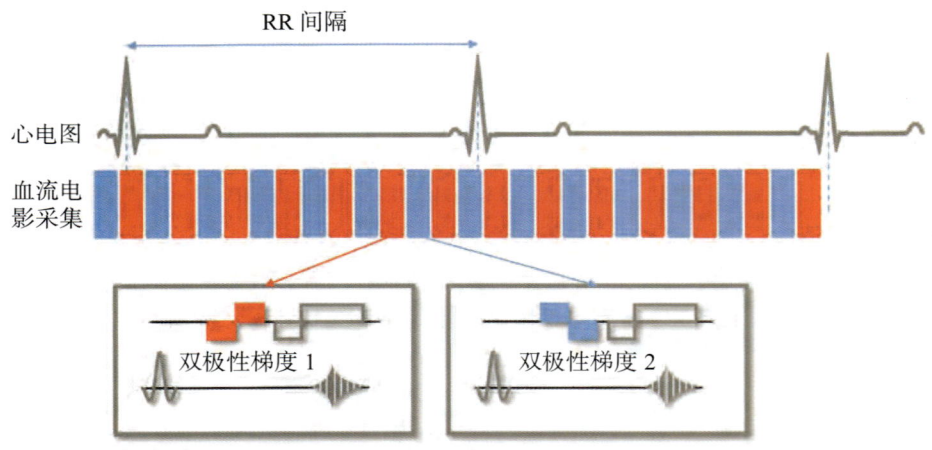

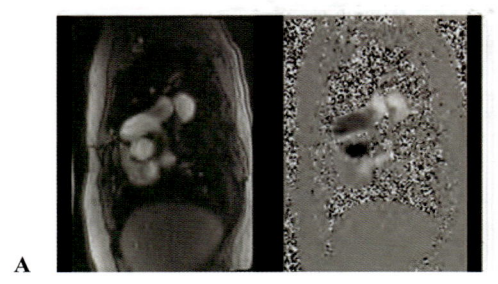

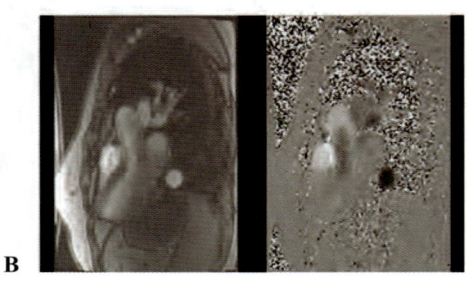

▲ 图 8-6　血流定量

流速映射，通过扰相梯度回波电影序列测量整个心动周期中的流动编码数据。流动编码，使用一组极性反转的两个双极性梯度来对所选的最大流速信息进行编码（VENC）

极性编码梯度的幅度和持续时间[7]。梯度的方向决定了所测血流的方向。两次测量的相位相减之后，将获得与血流速度成正比的相位差图像。对于任何特定的图像方向，通过平面和平面内的血流都可以测量。需要将空间和时间分辨率调整为图像的维度、结构和血流特性（表 8-5）。

六、对比增强磁共振血管成像

对比增强磁共振血管成像基于具有尽可能最短的 T_R 和 T_E 的快速扰相梯度回波序列。钆对比剂可用于缩短血液 T_1 弛豫时间，从而产生具有非常明亮的血液信号强度的图像，使得心脏解剖结构和脉管系统均易于可视化。为了能够覆盖心脏解剖结构和大血管，需要大的图像覆盖范围。因为在对比剂通过期间需要非常快地采集 k 空间数据，所以只使用屏气 3D 采集而不进行心脏同步[5]。k 空间中心的采集必须与对比信号强度的峰值一致，以实现最佳的图像对比度，并避免引入伪影。为了确定对比增强磁共振血管成像采集的时序，可以采用一系列实时低分辨率图像来检测对比剂的到达，这被称为弹丸式注射跟踪。另一种方法，即测试弹丸式注射时间，包括注入少量（2～4ml）的对比剂，并在20～40s连续采集感兴趣的结构或血管的2D层面。这样可以确定对比剂从注射至到达的精确时间，并将其用于实际的对比增强磁共振血管成像采集。

对比增强磁共振血管成像扫描可以由一次屏气过程中的单相3D采集所组成，也可以将序列重复多次以采集一系列覆盖对比剂首次通过区域的3D体积。这种3D动态采集称为时间分辨对比增强磁共振血管成像，其优点是在图像采集之前不需要对比剂到达成像结构内的精确时相。但是必须使用部分k空间填充和高级并行技术来实现合理的采集时间和屏气时间。该技术的缺点是必须在采集时间和空间分辨率之间做出折衷。

对比剂弹丸式注射到达早期和后期的示例图像，以及用于可视化的后处理步骤，在图8-7中进行了说明。

七、脂肪抑制技术

脂肪组织通常表现为明亮的信号。在某些应用中，如果脂肪信号掩盖了感兴趣的结构（如冠状动脉），或者当脂肪组织的缺乏或存在与病理有关时，就需要抑制脂肪信号。可以使用3种准备射频脉冲来抑制脂肪，包括化学位移（也称为脂肪饱和）、反转恢复或两者的结合。化学位移

表 8-5 血流电影成像主要序列参数选择

血流电影成像序列参数					
序列类型	T_R	T_E	图像加权	时间分辨率	信号平均
扰相梯度回波序列	最短，<8ms	最短，1～3ms	T_1	由k空间线数/心动时相决定	1（呼吸保持） >2（自由呼吸）

▶ 图 8-7 时间解析对比增强

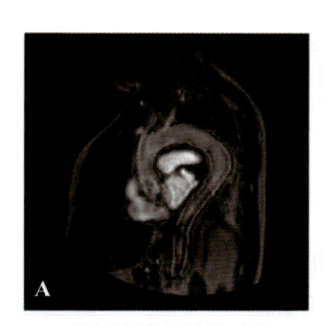

主动脉磁共振血管成像，展示了在对比剂注射到达早期和后期时的图像，以及最大信号强度投影（MIP）和3D容积再现图像

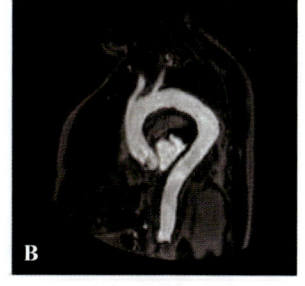

A 对比剂到达早期时相　　B 对比剂到达后期时相
时间解析主动脉血管造影

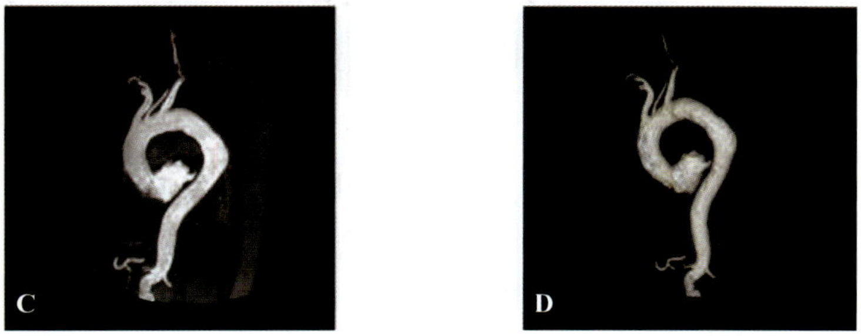

C 三维最大信号强度投影图像重建　　D 三维容积再现图像重建

选择性（CHESS）方法[8]或饱和脂肪，是基于水和脂肪自旋共振频率之间存在的化学位移。此偏移约为 3.5/100 万，1.5T 时这对应于约 220Hz 的共振频率差，3T 时约 440Hz 的共振频率差。如果在成像序列之前立即施加仅激发脂肪组织自旋的频率选择性 90°射频脉冲，则将抑制脂肪信号。这种方法容易受到磁场不均匀性的影响。因此，有效的脂肪抑制需要良好的心脏匀场。

也可以利用的脂肪 T_1 弛豫时间这一信息来抑制。在短反转时间反转恢复（STIR）序列中，提前于 k 空间数据采集前 TI（反转时间）的时间点施加层面选择 180°射频反转恢复准备脉冲。如果此时时间延迟（TI_{fat}）使得脂肪信号在其纵向恢复过程中越过零点（1.5T 时 TI_{fat} = 160ms），则脂肪组织将产生最小的信号强度。当与黑血准备脉冲（DIR）结合使用时，这种三重反转准备方案可生成具有血液和脂肪信号抑制的图像[9]。通过选择一个长的有效 T_E，该序列可在含水量高的区域产生明亮的信号，从而将该序列应用于评估心肌炎症和水肿。

上述两种方法结合起来后，与 STIR 相比可以改善脂肪信号抑制和改善信噪比。SPIR（带反转恢复的频率预饱和）使用频率选择性反转预脉冲仅反转来自脂肪组织的自旋，并且在恢复中的脂肪信号超过零点时进行图像采集，因此不产生信号[10]。为了降低此方法对局部场不均匀的磁敏感性，精准频率反转恢复（SPAIR）将反转脉冲替换为 180°绝热射频脉冲。图 8-8 显示了不同方法的示例图像。

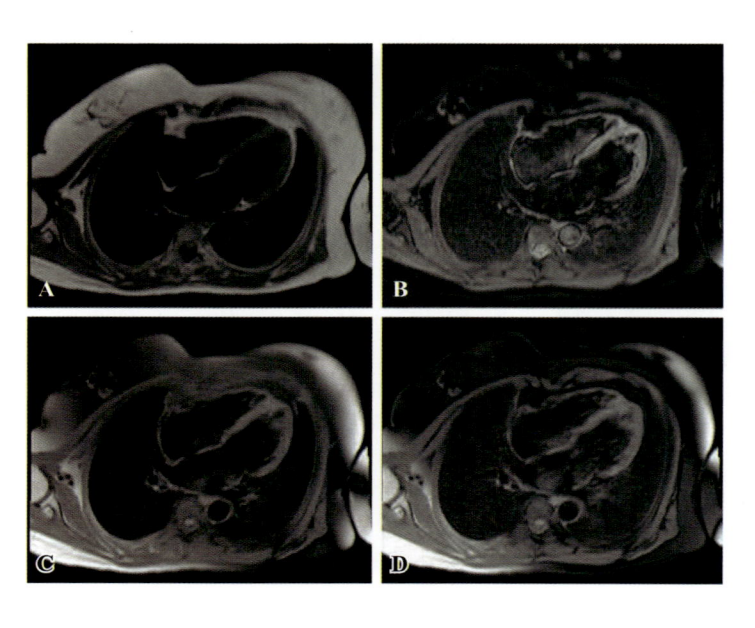

◀ 图 8-8 脂肪抑制技术

与标准黑血四腔心视图采集（A）相比，MR 场强 1.5T 下的脂肪抑制技术（B 至 D）示例。STIR（B）使用额外的反转预脉冲来消除脂肪信号。脂肪饱和（C）利用脂肪和水（1.5T 下为 220Hz）之间的共振频率的差异（化学位移）来选择性抑制脂肪组织的信号，在成像脉冲序列之前立即施加选择性的 90°饱和预脉冲。SPAIR（D）结合了选择性脂肪激发和绝热反转脉冲来抑制脂肪信号

推荐阅读

[1] Coelho-Filho OR, Rickers C, Kwong RY, Jerosch-Herold M. MR myocardial perfusion imaging. *Radiology*. 2013;266: 701–15.

[2] Nayak KS, Nielsen J-F, Bernstein MA, et al. Cardiovascular magnetic resonance phase contrast imaging. *J Cardiovasc Magn Reson*. 2015;17:71.

[3] Ridgway JP. Cardiovascular magnetic resonance physics for clinicians: part I. *J Cardiovasc Magn Reson*. 2010;30:12–71.

[4] Schwitter J, Arai AE. Assessment of cardiac ischaemia and viability: role of cardiovascular magnetic resonance. *Eur Heart J*. 2011;32:799–809.

参考文献

[1] Edelman RR, Chien D, Kim D. Fast selective black blood MR imaging. *Radiology*. 1991;181:655–60.

[2] Stehling MK, Holzknecht NG, Laub G, Bohm D, Von Smekal A, Reiser M. Single-shot T1– and T2–weighted magnetic resonance imaging of the heart with black blood: preliminary experience. *Magma*. 1996;4:231–40.

[3] Bogaert J, Kuzo R, Dymarkowski S, et al. Follow-up of patients with previous treatment for coarctation of the thoracic aorta: comparison between contrast-enhanced MR angiography and fast spin-echo MR imaging. *Eur Radiol*. 2000;10:1847–54.

[4] Miller S, Simonetti OP, Carr J, Kramer U, Finn JP. MR imaging of the heart with cine true fast imaging with steady-state precession: influence of spatial and temporal resolutions on left ventricular functional parameters. *Radiology*. 2002;223:263–9.

[5] Biglands JD, Radjenovic A, Ridgway JP. Cardiovascular magnetic resonance physics for clinicians: part II. *J Cardiovasc Magn Reson*. 2012;20:14–66.

[6] Kellman P, Arai AE. Imaging sequences for first pass perfusion—a review. *J Cardiovasc Magn Reson*. 2007;9:525–37.

[7] Lotz J, Meier C, Leppert A, Galanski M. Cardiovascular flow measurement with phase-contrast MR imaging: basic facts and implementation. *Radiographics*. 2002;22:3–651.

[8] Haase A, Frahm J, Hänicke W, Matthaei D. 1H NMR chemical shift selective (CHESS) imaging. *Phys Med Biol*. 1985;4:341–4.

[9] Simonetti OP, Finn JP, White RD, Laub G, Henry DA. 'Black blood' T2–weighted inversion-recovery MR imaging of the heart. *Radiology*. 1996;199:49–57.

[10] Kaldoudi E, Williams SC, Barker GJ, Tofts PS. A chemical shift selective inversion recovery sequence for fat-suppressed MRI: theory and experimental validation. *Magn Reson Imaging*. 1993;11:341–55.

第 9 章 图像质量与伪影
Image quality and artefacts

Sebastian Kozerke　Redha Boubertakh　Marc Miquel 著
毕文伟 译　　戴沁怡　徐 磊 校

一、图像质量

磁共振成像（MRI）扫描的质量取决于许多因素，包括图像的空间和时间分辨率、对比度噪声比（contrast-to-noise ratio，CNR）和信噪比（signal-to-noise ratio，SNR）[1, 2]、伪影的存在。相反，这些因素也会受到扫描仪类型（场强、开/关、窄/宽口径）、硬件和序列选择、相关参数（T_E、T_R、分辨率、层面厚度、带宽、信号平均）及患者自己的影响。

在磁共振成像扫描中，在采集所需时间、空间和时间分辨率及信噪比（评价图像质量的重要因素）之间始终需要折衷（图 9-1）。图像中的主要噪声源是患者自己（由于热运动引起的射频辐射）。信噪比通常被定义为感兴趣区域的平均信号强度与噪声标准差之比。

如果将扫描时间加倍，则可以将信号平均值加倍来提高信噪比（可以提高 $\sqrt{2} \approx 1.4$ 倍），或者可以将空间分辨率提高 2 倍，但代价是降低信噪比，因为这样每个体素包含的信号更少（图 9-2）。

心血管磁共振中的另一个考虑因素是时间分辨率。虽然采集较少的时相会缩短扫描时间，但可能会发生时域模糊（图 9-3）。

二、与患者相关的伪影

运动是患者相关伪影的主要来源。这包括患者的整体运动和生理运动（呼吸运动、心脏运动、蠕动、搏动血流运动）。伪影的严重程度是多变的，具体与患者有关。呼吸和心脏运动可以通过适当的触发和门控技术来解决，而蠕动可以通过开具抗胆碱药物或使用快速/超快速采集来抑制。如果患者不能长时间屏气，建议使用自由呼吸序列[3]。

呼吸伪影和心脏伪影的示例分别见于图 9-4 和图 9-5。

搏动血流运动伪影通常源于血流和不正确的心电触发[4]，表现为沿相位编码方向出现血管的重影信号。如果它们遮挡了感兴趣的特征，可以交换相位编码方向，这样可以减轻血管搏动伪影（图 9-6）。

三、化学位移相关伪影

与化学位移有关的伪影源自水和脂肪之间的共振频率差[5]。存在两种类型的化学位移伪影。第一种可以通过增加带宽来最小化，而第二种仅影响梯度回波图像，改变 T_E 可以对其加以抑制（图 9-7）[6]。

第 9 章 图像质量与伪影
Image quality and artefacts

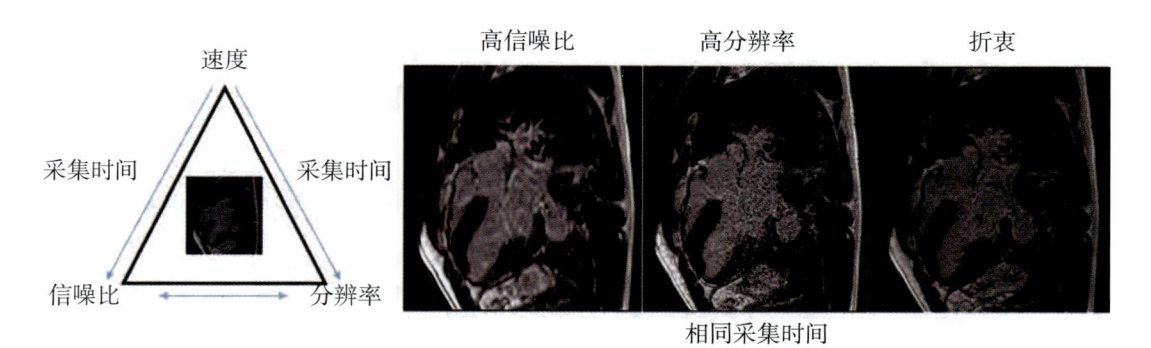

▲ 图 9-1 图像质量由信噪比（SNR）决定，而信噪比又取决于扫描时间和分辨率。对于给定的扫描时间，通过降低分辨率可获得更高的信噪比。在实践中，需要在信噪比与分辨率之间找到恰当的折衷图像

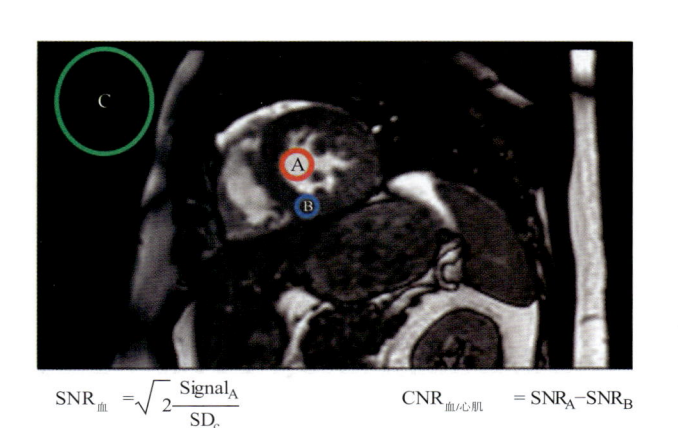

$$SNR_{血} = \sqrt{2}\frac{Signal_A}{SD_C} \qquad CNR_{血/心肌} = SNR_A - SNR_B$$

▲ 图 9-2 信噪比（SNR）和对比度噪声比（CNR）测量

可通过在信号的同质部分中放置一个感兴趣区域（ROI）并尽可能选择最大 ROI（避免重影伪影）或背景中的一系列较小区域（空气）来测量信噪比。信噪比是信号的平均值除以空气区域的标准差；因为噪声在幅度图像中呈莱斯分布，所以使用系数 $\sqrt{2}$。对比度噪声比是两个区域之间的信噪比之差

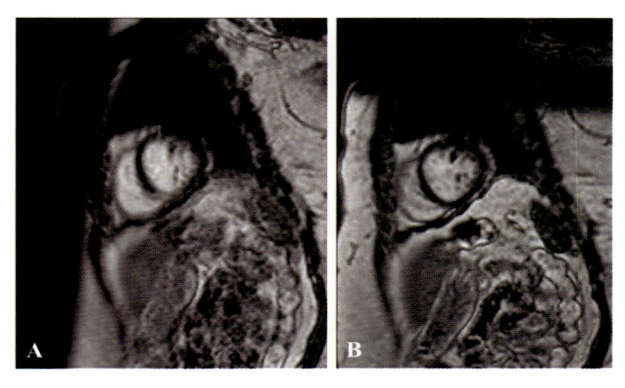

▲ 图 9-4 呼吸伪影

呼吸运动会导致模糊（A），从而降低图像质量，并可能产生无法明确心脏结构的难以用于诊断的图像。此类运动无法回顾性追溯纠正，必须在采集过程中进行处理。必须使用呼吸运动补偿技术。如果扫描时间与屏气能持续的时间相匹配，那么冻结呼吸动作的最简单方法就是让患者屏住呼吸（B）

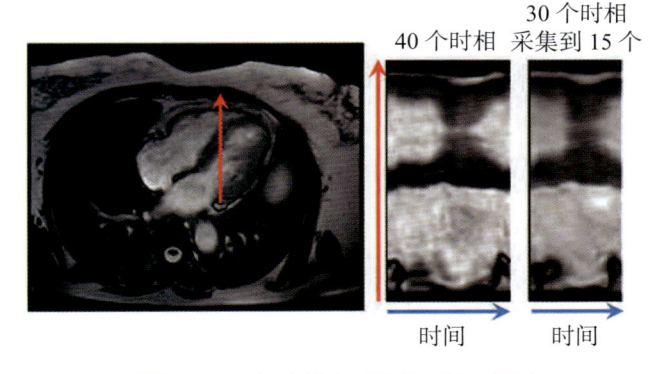

▲ 图 9-3 时间分辨率对图像质量的影响

在这些图像上绘制了以不同时间分辨率采集的两个系列电影的时域轮廓。第一个系列具有 40 个采集和重建的时相，采集窗口为 19ms（6 行线 / 分段，100% 时相百分比），而第二个系列具有 15 个采集时相和 30 个重构时相，采集窗口为 50ms（15 行线 / 分段，即 50% 时相百分比）。在第二个系列中可以清楚地看到时域模糊

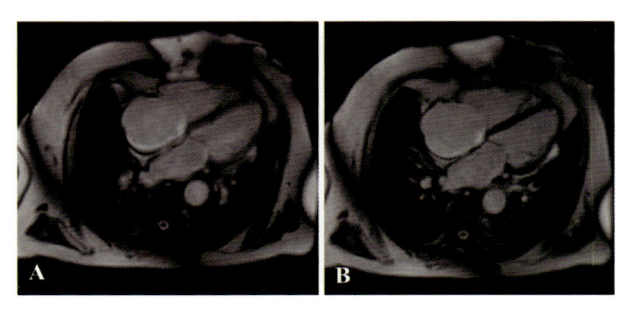

▲ 图 9-5 心脏运动伪影

错误的心脏同步会导致心脏运动伪影，这些伪影以心室边缘模糊的形式出现。回顾性电影成像尤其受心脏同步不良的影响，例如严重心律不齐（A）或异位搏动的患者的心电图就会出现此类问题。当在数据采集期间心动周期发生较大变化时，RR 间隔长度的变化会导致将错误的 k 空间数据分配给待重建的心脏电影帧。一种解决方案是使用前瞻性触发的电影采集（B），并选择扫描仪观察到的最短 RR 间隔作为期望值

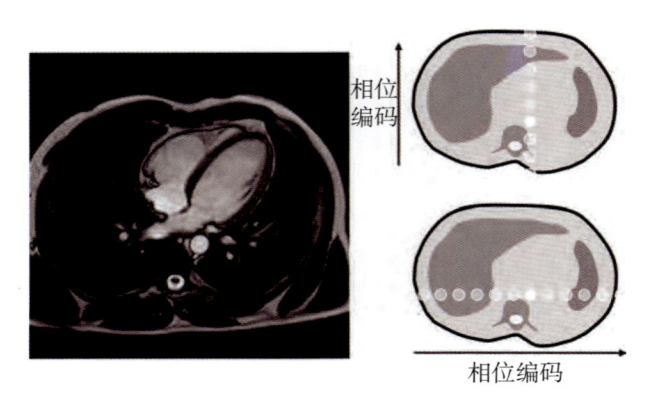

▲ 图 9-6　周期性运动重影

当特征的位置发生移动或信号强度以规则的方式变化时，会形成离散的重影。在此例中，可以在心脏中看到主动脉的重影。重影出现在相位编码方向上，并且其强度随着周期性运动的幅度增加而增加，而它们的间距与周期相关

四、与磁化率有关的伪影

与磁化率有关的伪影是由于组织和材料在置于外部磁场中的表现不同而引起的，例如抗磁性材料将分散磁力线，而顺磁性、超顺磁性和铁磁材料将聚拢磁场[7]。在体内，磁敏感性通常不是主要问题，因为绝大多数组织都具有弱抗磁性。当患者体内有植入物时，磁敏感性成为一个主要问题，因为它们通常包含具有铁磁特性的金属（铁、镍、钴），这是磁敏感性最强的形式，会产生较大的伪影。磁场畸变会产生较大的信号空白和高强度区域（图 9-8）。该问题将随着场强的增加而增加，建议避免对这些患者在高场磁共振中进行成像。磁敏感相关的伪影在梯度回波序列中也更为普遍，因为自旋回波序列中的 180° 重聚焦脉冲有助于"回绕"局部场的不均匀性。

五、与采集和重建相关的伪影

大量的伪影是与序列相关的，它们中的大多数很容易被抑制或最小化。一些伪影与规划或采集方法有关。由于在相位编码方向上减小视野是加快采集速度的最简单方法之一，因此存在过度使用这一方法并导致卷褶伪影的倾向（图 9-9）[8]。尽管在临床成像中可以接受一定数量的卷褶，但与平行成像结合使用时，即使最少量的卷褶也会产生更严重的伪影（图 9-10）[9]。

Gibbs 伪影或截断伪影显现为与高对比度区域相邻的一系列细的平行线[10]。截断伪影是使用 Fourier 变换重建磁共振图像的直接结果。尽管任何信号都可以表示为振幅、相位和频率不同的正弦波的无穷组合，但实际上，磁共振成像仅限于采样有限数量的频率，所以 Fourier 级数被截断，因此而得名（图 9-11）。Gibbs 伪影可以同时出现在相位编码和频率编码方向上。但是，它们通常仅在相位编码方向上被观察到，因为通常会对其进行采样不足以最大限度地减少采集时间。在心血管磁共振中，截断伪影在灌注成像中特别成问题。在这种情况下，截断伪影被称为黑边伪影[11]。钆对比剂弹丸式注射出现在左心室时会发生这种情况，尽管它是暂时性的，但可能会与灌注缺损相混淆。

六、设备和干扰相关的伪影

磁场的不均匀性可能导致不同的伪影，包括畸变、信号变化、信号丢失，以及不均匀的脂肪抑制[12, 13]。静磁场（B_0）在其中心部分是均匀的，但对大视野成像时会在边缘发生畸变。因此重要的是，成像区域应靠近磁体的等中心线。患者出现在磁场中会降低磁场的均匀性，因此建议始终使用匀场区域去覆盖心脏，以纠正静磁场的不均匀性并避免伪影。频谱脂肪抑制在 MR 场强为 3T 时可能会带来更多问题（图 9-12）。

第 9 章　图像质量与伪影
Image quality and artefacts

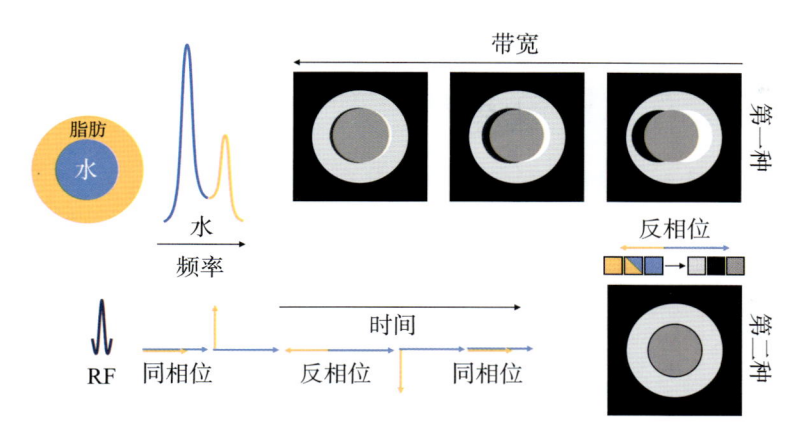

◀ 图 9-7　化学位移伪影

化学位移伪影是由脂肪体素的空间失配引起的，因为它们以不同的频率共振。一些伪影仅出现在某些特定的 T_E 上。在激发脉冲之后，脂肪和水以不同的频率进动，并导致同相和异相。在自旋回波序列中，180° 脉冲将水和脂肪恢复原相，但在梯度回波序列中却并非是这种情况，且脂肪和水可以处于从同相到异相的任意状态。对于后一种情况，来自脂肪和水的信号在同一体素中时会相互抵消，从而导致交界处显示变黑

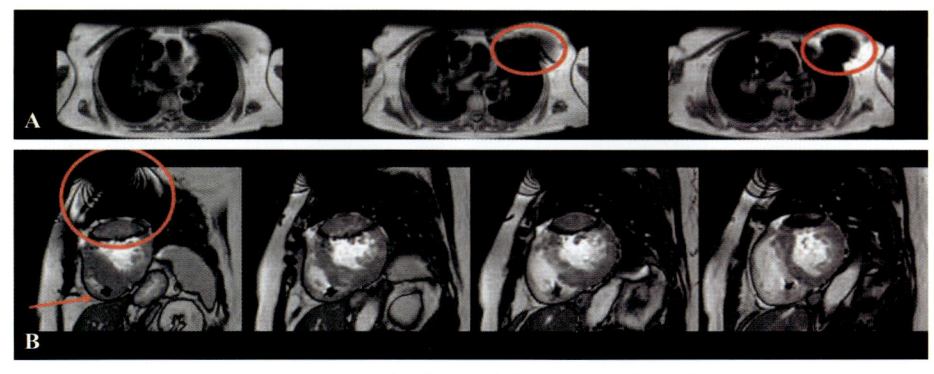

▲ 图 9-8　装有起搏器的患者的磁化率相关伪影

多层单次旋转自旋回波黑血序列的层面（A）和短轴平衡稳态多层面电影序列的帧（B）

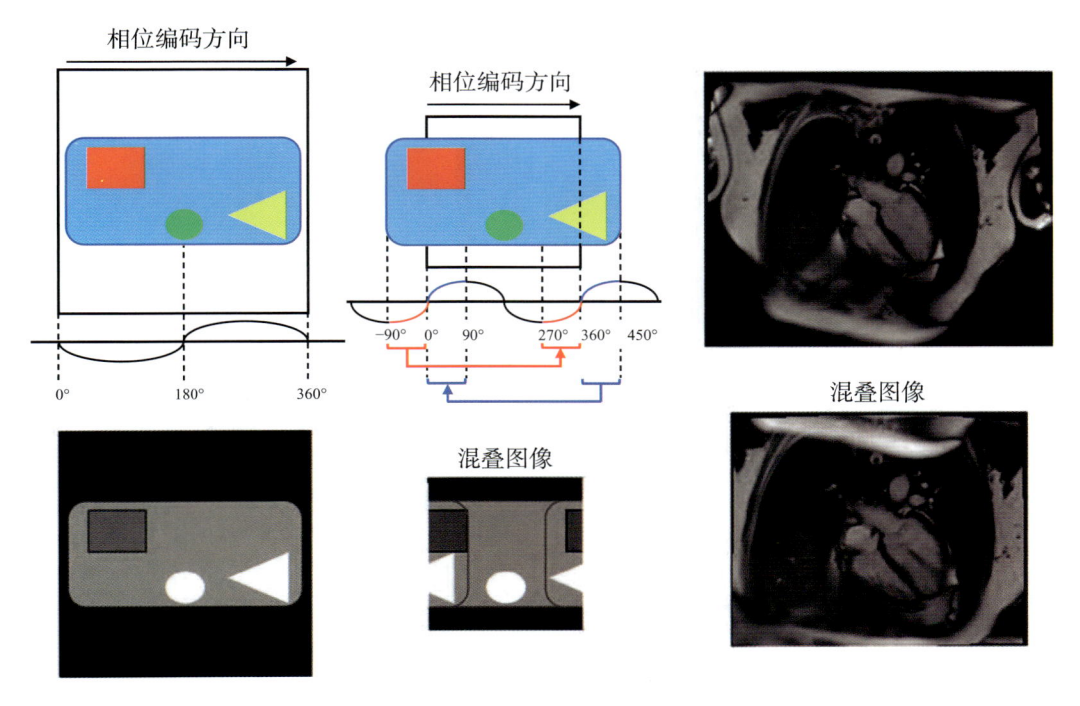

▲ 图 9-9　卷褶伪影

当视野（FOV）覆盖成像的对象时，所有相位均已正确分配（左），但如果视野小于物体，则会发生混叠及图像部分在空间中的映射错误。示例图像展示了具有正确和不正确的视野设置和对应的混叠伪影（右）

049

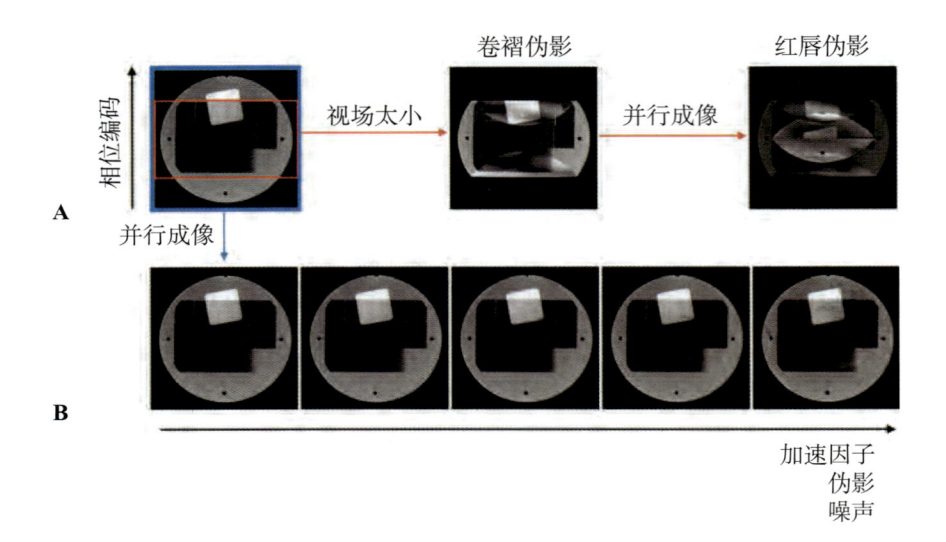

▲ 图 9-10 并行成像中的伪影

A. 如果使用并行成像的同时采用了过小的视野，则无法校正所产生的卷褶，并且会导致图像中心出现重影。这通常被称为"红唇伪影"，因为在患者的图像中，脂肪的明亮信号会出现在中间。B. 在并行成像中增加加速因子会增加图像噪声，因此会降低图像信噪比

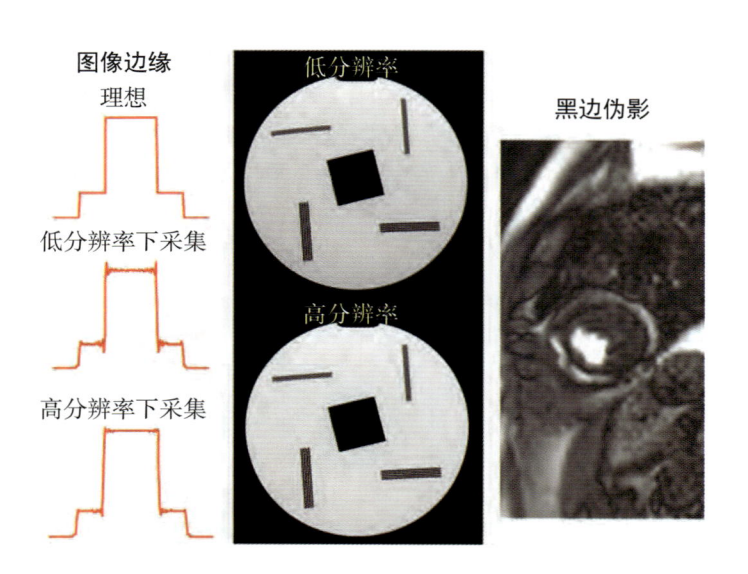

▲ 图 9-11 Gibbs 伪影

Gibbs 伪影（截断伪影 / 环状伪影）出现在高对比度的界面上。可通过提高空间分辨率来最大限度地减少伪影

七、外部干扰

拉链伪影可能有多种原因，但最常见的是由射频干扰引起的[14]。伪影沿相位编码方向显示为一条线（图 9-13）。拉链伪影可能是由外部或扫描仪设备内部的射频电磁波透射引起的。闪烁的灯泡会产生低频干扰信号，还会产生尖峰伪影。k 空间中的尖峰将在整个图像上产生图案型伪影。

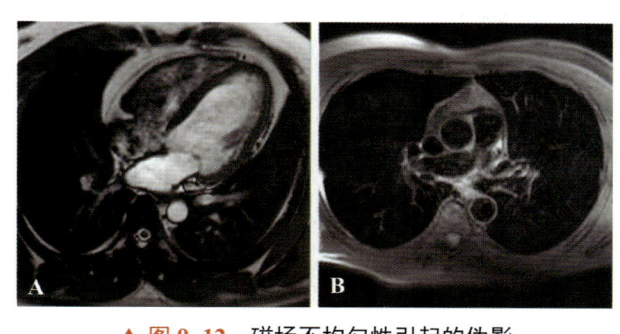

▲ 图 9-12 磁场不均匀性引起的伪影
A. 在 MR 场强 1.5T 时，匀场不良造成的伪影；B. 在 MR 场强 3T 时，脂肪抑制不佳。注意左侧的明亮脂肪信号

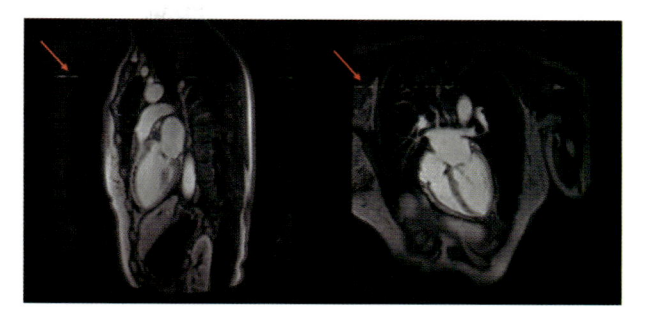

▲ 图 9-13 由于磁共振扫描间的射频屏蔽不足或扫描间内部未经认证的电子设备导致的射频干扰造成的拉链伪影

推荐阅读

[1] Heiland S. From A as in aliasing to Z as in zipper: artifacts in MRI. *Clin Neuroradiol*. 2008;1:25–36.
[2] Jackson EF, Bronskill MJ, Drost DJ, *et al. Report No. 100: Acceptance Testing and Quality Assurance Procedures for Magnetic Resonance Imaging Facilities*. College Park, MD: American Association of Physicists in Medicine; 2010.
[3] McRobbie D, Temple S (eds). *Quality Control and Artefacts in Magnetic Resonance Imaging. IPEM report 112*. York: Institute of Physics and Engineering in Medicine; 2017.
[4] Zhuo J, Gullapalli RP. AAPM/RSNA physics tutorial for residents. MR artifacts, safety, and quality control. *Radiographics*. 2006;26:275–97.

参考文献

[1] Redpath T. Signal-to-noise ratio in MRI. *Br J Radiol*. 1998;71:704–7.
[2] Hendrick RE. Image contrast and noise. In: Stark DD, Bradley WG, eds. *Magnetic Resonance Imaging*, third edition. St Louis, MO: Mosby Publishing; 1999: Vol 1, pp. 43–68.
[3] Zaitsev M, Maclaren J, Herbst M. Motion artifacts in MRI: a complex problem with many partial solutions. *J Magn Reson Imaging*. 2015;42:887–901.
[4] Perman WH, Moran PR, Moran RA, Bernstein MA. Artifacts from pulsatile flow in MR imaging. *J Comput Assist Tomogr*. 1986;10:473–83.
[5] Babcock EE, Brateman L, Weinreb JC, *et al*. Edge artifacts in MR images: chemical shift effect. *J Comput Assist Tomogr*. 1985;9:252–7.
[6] Hood MN, Ho VB, Smirniotopoulos JG, Szumowski J. Chemical shift: the artifact and clinical tool revisited. *Radiographics*. 1999;19:357–71.
[7] Elster AD. Sellar susceptibility artifacts: theory and implications. *AJNR Am J Neuroradiol*. 1993;14:129–36.
[8] Axel L, Morton D. Correction of phase wrapping in magnetic resonance imaging. *Med Phys*. 1989;16:284–7.
[9] Yanasak NE, Kelly MJ. MR imaging artifacts and parallel imaging techniques with calibration scanning: a new twist on old problems. *Radiographics*. 2014;34:532–48.
[10] Czervionke LF, Czervionke JM, Daniels DL, Haughton VM. Characteristic features of MR truncation artifacts. *AJR Am J Roentgenol*. 1988;151:1219–28.
[11] Di Bella EVR, Parker DL, Sinusas AJ. On the dark rim artifact in dynamic contrast-enhanced MRI myocardial perfusion studies. *Magn Reson Med*. 2005;54:1295–9.
[12] Reichenbach JR, Venkatesan R, Yablonskiy DA, Thompson MR, Lai S, Haacke EM. Theory and application of static field inhomogeneity effects in gradient-echo imaging. *J Magn Reson Imaging*. 1997;7:266–79.
[13] Barker GJ, Simmons A, Arridge SR, Tofts PS. A simple method for investigating the effects of non-uniformity of radiofrequency transmission and radiofrequency reception in MRI. *Br J Radiol*. 1998;71:59–67.
[14] Graves MJ, Mitchell DG. Body MRI artifacts in clinical practice: a physicist's and radiologist's perspective. *J Magn Reson Imaging*. 2013;38:269–87.

第二篇
心血管磁共振成像安全性
Safety in cardiovascular MRI

第 10 章　磁共振成像仪安装与安全使用 ·············· 054
第 11 章　磁共振成像对比剂 ·············· 063
第 12 章　磁共振扫描仪与医疗设备的相互作用 ·············· 070

第 10 章 磁共振成像仪安装与安全使用
MRI set-up and safety

Roger Luechinger　Torsten Sommer　著
毕文伟　译　　戴沁怡　徐　磊　校

一、概述

磁共振环境对在磁共振科室中分担责任和操作职责的不同背景的患者和员工构成了许多危害和潜在风险。关键的挑战来自于患者和医护人员暴露于静态和时变的磁场、噪声和磁共振成像对比剂时的情况。磁共振装置的操作需要遵循一套标准化和严格的程序，以确保患者和操作员的安全。在磁共振科室工作的所有员工都必须明确知道磁共振技术的固有风险、磁共振成像的禁忌证，以及每位患者使用对比剂的相关知识。在本书的这一部分中，讨论了与一个磁共振成像科室的设立和安全操作有关的主要问题，目的是提高操作员对其工作的信心。

二、磁共振成像仪安装

磁共振成像扫描仪由强磁场、3个梯度线圈及1个射频发送和1~2个接收线圈组成（图10-1）。

临床常见系统的静磁场（B_0）场强为1.5T或3T，其中1.5T是全球最常见的磁场强度。特殊设备也可能使用较低的场强，在科研环境中，一般使用较高的场强。1.5T磁场约为地球磁场（0.05mT）的3万倍。这些强磁场用于对齐氢原子的质子自旋，通常由始终产生磁场的超导磁体产生。以受控方式消除磁场将需要几个小时，并且只能由制造商的专家来完成。

梯度线圈产生的梯度磁场由用于给信号特殊编码的快速切换磁场组成。由梯度磁场对Z磁化矢量（与静磁场对齐）的线性调制沿全部3个轴（X、Y和Z）发生。最强的梯度值不在图像的中心，而是在最大视野的外围（通常距磁共振系统的等中心点30~40cm）。这些梯度仅在测量期间打开，并且是磁共振成像扫描期间产生的典型爆震噪声的来源。

射频发射线圈产生射频场（也称为B_1），并用于激发氢质子。射频场的频率取决于静磁场（B_0）。对于常用的氢质子信号，该频率为43MHz/T。对于临床磁共振成像系统，它在FM广播的频率范围内。但是，射频线圈的发射功率要高得多（峰值功率最高为25kW），需要对其进行控制以避免对患者产生任何负面影响。在大多数情况下，射频场将通过内置的射频体线圈传输。但是，也可能存在局部射频发射线圈，例如头部和膝盖的那些发射线圈。发射线圈不应与仅用于接收的常用射频线圈混淆。

要采集磁共振图像，需从扫描控制台上的菜单中选择一系列磁共振成像脉冲序列，以形成成

第 10 章 磁共振成像仪安装与安全使用
MRI set-up and safety

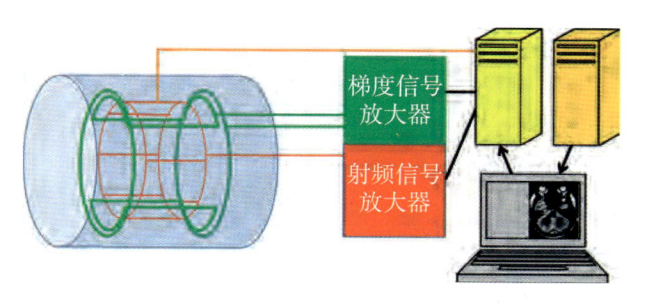

▲ 图 10-1 磁共振系统的示意图

蓝色.静磁场；绿色.带有梯度放大器的梯度线圈（仅显示 Z 和 Y 方向）；红色.带有射频放大器的射频体线圈；棕色.收到的信号；黄色.实时计算机；橙色.重建计算机；灰色.主机

像协议。一旦选择了所需的脉冲序列，就可以配置视野和多个扫描参数。根据特定的序列配置和参数，计算机将定义在图像采集期间梯度和射频脉冲的行为。然后，此信息将发送到运行实时操作系统的第二台计算机。正是后者的系统以正确的时序、相位和幅度形成单个梯度和射频信号的形态，然后将其发送到梯度和射频放大器以产生高能量信号。磁共振信号将被射频接收线圈检测和放大，并在线圈或专用电路板上数字化。然后将数字化信号与标签一起发送到重建计算机，该计算机将基于检测到的信号生成图像。除了由于硬件限制而导致的信号校正之外，这一步主要是图像两个方向上的 Fourier 变换。图像被发送到扫描控制台，在此进行显示，并最终被发送到图片存档和通信系统（PACS）进行存档。

三、磁共振成像安全：与电磁场的相互作用

由对比剂和药物（如多巴酚丁胺或腺苷）引起的安全风险将在后文中进行讨论。本章将重点介绍磁共振环境中与电磁场的相互作用。

前述 3 个电磁场中的每一个都可能带来安全风险。即使没有植入物，对患者也有安全隐患。无源植入物可能会带来额外的风险，对于有源植入物，甚至必须考虑进一步的潜在风险（表 10-1 和表 10-2）。

（一）磁场的影响

患者及任何暴露于较高场强（≥3T）的人都可能会感到眩晕、恶心、口中金属味或闪光感。在 1.5T 时，这种影响可以忽略不计。然而在 7T 下，Glover 等发现大约 30% 的志愿者报告了眩晕[1]。

对于静磁场的慢性影响，国际非电离辐射防护委员会（ICNIRP）得出结论[2]，无证据表明高达 8T 的磁场在临床上有显著的心血管或神经系统不良反应，这两方面是在静磁场时谈到的涉及限制暴露的主要潜在问题。

（二）磁力和扭矩的影响

迄今为止，已经报告了两起与磁力和扭矩效应相关的致命事故。1 名植入有脑动脉瘤夹的患者于 1992 年在扫描准备并移入磁共振成像装置的过程中死亡[3]。2001 年，铁磁性的氧气罐导致 1 名儿童伤害致死[4]。主动屏蔽磁体（常用的磁体）具有快速增加的静磁场。在距磁铁等中心点 3~4m 的距离处，磁力和扭矩影响可以忽略不计。但是，将电表移近磁铁后，任何铁磁设备都会被吸引到磁铁中。静磁场可以感应出超过重力 100 倍的磁力，并将铁磁设备变成抛射物，其速度可以在不到 2m 的距离内提高到 50km/h 以上。因此，将铁磁物体和设备留在磁体室之外绝对是必不可少的步骤。监测设备、静脉输液杆架等必须进行测试查看是否含有铁磁性材料。某些设备仅允许停留在 50mT 管线外（某些 MR 条件性安全的注射泵和通风系统），必须遵循这些规定。具有内置的磁场传感器和警报的设备是首选。

眼中（及靠近大神经和其他关键器官的地方）

055

表 10-1　临床磁共振成像潜在风险 *

类　型	场　强	潜在风险
静磁场 （一直开启）	0.5～3T	• 磁力和扭矩 　– 铁磁性植入物（如骨科植入物、有源植入物、弹片）的影响 　– 铁磁性体外物体（如氧气罐、除颤器、工具、床、清洁设备）的影像 • 磁流体动力学效应 • 干扰/损坏有源植入物（如助听器、心脏起搏器） • 导致磁性存储设备、手表、信用卡等物品损坏 • 涡流引起扭矩的影响
梯度磁场 （仅在扫描过程中）	< 100mT/m < 200mT/（m·ms）（沿各轴）	• 噪声，可能高达 120dB（A） • 外周神经刺激 • 心脏刺激 • 导电植入物中的感应电压 • 对有源植入物的干扰/损坏 • 由于涡流 [例如患者体内有植入型心律转复除颤器（ICD）] 致使具有较大导电表面的植入物加热 • 振动（主要磁场和梯度磁场共同产生的影响）
射频场 （仅在扫描过程中）	21～128MHz（对于氢为 43MHz/T） 峰值< 25kW	• 射频感应加热 　– 导电植入物 　– 身体表面的长导线或线圈 　– 患者腿部或手臂的血管环路 　– 磁体管腔接触 • 对有源植入物的干扰/损坏 • 对室内电气设备的干扰

*. 不包括 MRI 检查所需药物的风险

表 10-2　在磁共振成像环境中对特定人员的潜在风险 *

人　员	潜在风险
任何进入 MRI 检查室的人	• 铁磁抛射物的影响 • 铁磁植入物的影响 • 造成信用卡、助听器、手表等物品损坏 • 有源植入物的影响
无植入物的患者进行 MRI 扫描	• 噪声 • 外周神经刺激 • 由于监测装置、表面线圈的电缆、管腔接触或皮肤接触，引起射频灼伤
体内有无源植入物的患者进行 MRI 扫描	• 磁力和扭矩对植入物的影响 • 植入物旁边的射频感应加热 • 心脏或心脏附近植入物的心脏刺激
体内有有源植入物的患者进行 MRI 扫描	• 由于静磁场、梯度磁场和（或）射频场，对有源植入物造成干扰/损坏

*. 所有风险累加。例如，对无植入物的患者进行 MRI 扫描也需要防止其他人员进入 MR 检查室造成的风险
MRI. 磁共振成像

的铁磁碎片是磁共振成像的绝对禁忌证，因为磁力和扭矩效应会导致神经和血管受伤。

需要对所有人进行铁磁性物品检查。电磁传感器等技术设备可能有助于检测潜在的危险物品。为了评估可能带入磁体室的任何设备或物体的铁磁含量，也可以使用手持磁体，如果存在任何吸引力，则表明磁体室中存在铁磁力的风险（图10-2）。

（三）磁流体动力学效应

在磁场中流动的血液会导致电荷分离。在非常高的磁场（>10T）下，这些电压可能是磁共振成像的潜在限制。但是，在当前临床实践中使用的磁场强度下，磁流体动力学效应尚无已知的不利影响。然而，这些电压会影响表面心电图，尤其是在ST段期间，心电图会受到影响。随着磁场强度的增加，如Chakeres等的研究所示，血液流动对心电图的影响将更大[5]。

由于心电图信号改变而缺损的R波检测，可能会导致心电触发的磁共振成像的图像质量较差，尤其是在较高的场强（3T）下。此外，由于对ST段的分析可能不可靠，因此在静态磁场中进行心电监测是严重受限的。

（四）强磁场引起的损害

强磁场会删除存储设备（如信用卡、数据存储磁盘等）中的数据。此外，强磁场还会改变（破坏）将植入物/设备固定在适当位置的磁体（例如人工耳蜗中使用的磁体）。患者或医护人员携带的任何机械表都可能在强磁场中被磁化，并且可能无法继续工作。

（五）有源植入物相互作用

某些植入物会受到强磁场的影响。磁场>10mT将阻止植入型心律转复除颤器（ICD）施加治疗性电击。起搏器可能会在如此高的场强下临时或永久地更改工作模式。如果磁场>0.2T，则在较旧的起搏器和除颤器中使用的簧片开关将无法工作，并且可能会在磁共振扫描仪内部保持打开状态[6]。这对起搏器或ICD患者的磁共振成像具有重要的安全影响。此外，由于变压器的短路，无法在强磁场内为ICD的电容器充电。

（六）涡流引起的扭矩效应

大平板和长杆在强磁场中旋转会感应出涡流，从而产生扭矩效应。更快的运动将导致更高的扭矩。幸运的是，通常在磁共振扫描仪中不可能实现快速运动。但是应该考虑到这一点，例如机械阀的运动。

（七）梯度噪声

磁共振扫描仪可能会产生高达120dB（A）的声级[7]。未经保护暴露于80dB（A）以上的噪声水平可能会导致听力阈值暂时升高。因此，对于所有磁共振测量，必须戴上耳罩。最好将耳塞与耳机结合使用。如果在成像期间工作人员需

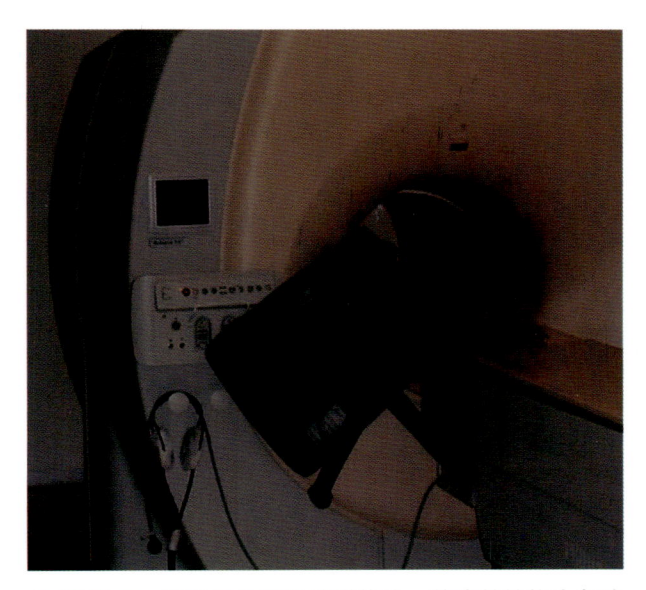

▲ 图 10-2 静磁场会吸引铁磁物体，并将其转换为危险的抛射物

要留在扫描仪室内，则也必须对他们进行耳部保护。

（八）外周神经刺激/心脏刺激

快速切换的梯度磁场会在人体中感应出电流，这可能会刺激外周神经。但是，对心脏神经的刺激需要外周神经刺激（PNS）所需的 5～10 倍的梯度[8]。因此，为避免心脏刺激，有限的外周神经刺激可能是可以接受的。

植入物可能会影响神经刺激发生的可能性，必须予以考虑，特别是此类植入物靠近或位于心脏内部时（如心脏起搏器引线）。

（九）梯度诱发的加热

具有较大平面的 ICD 由于感应涡流而导致发热的潜在风险已在既往文献[9]中有过报道。

（十）有源植入物对梯度磁场的干扰

起搏器或除颤器可以将来自梯度磁场的感应电压做为心脏信号。对于起搏器，这种错误的感应会导致抑制操作；而对于除颤器，这种错误的感应会导致检测出心律失常。

（十一）射频加热

射频场的能量将部分沉积在人体组织中。沉积非常不均匀，并且受不同组织电导率的影响非常强烈。由于体内温度的升高在患者身上是不可施加的，因此以比吸收率（specific absorption rate，SAR）表示的传输射频能量受到国际标准的限制。比吸收率是衡量人体吸收电磁能量的一种量度（通常以 W/kg 为单位）。全身比吸收率为 4W/kg 时，人体核心温度升高应限制在 < 1℃。对于体温调节受损的患者，全身比吸收率应限制为 2W/kg（常态操作模式）。孕妇的体温也不应超过常态操作模式。

植入物可能会与射频场产生强烈的相互作用，并导致局部组织剧烈发热，尤其是在长而细的植入物末端一般会有强烈的加热效果。例如，2003 年带有神经刺激器的患者在 1.0T 磁场下进行腰椎磁共振成像扫描时，在脑电极尖端造成 2～3cm 的病变，继而导致严重的永久性神经功能障碍（MAUDE 数据库 MDR 报告密钥：474005）。由于错误连接或放置的射频线圈、监测设备的导线[10]等导致射频引起的灼伤也有报道。即使双腿或双臂之间的皮肤接触或手臂与孔壁的接触也可能导致接触区域灼伤。对射频引起的热损伤的回顾研究列出了 1997—2009 年 40 例皮肤间接接触引起的热伤害[11]。据报道，分别有 60 例和 100 例由于和线圈、插孔接触而引起的热伤害。在瑞士，1 名女性因为上衣中嵌入了细金属纤维，而导致被扫描时产生了严重的皮肤灼伤。这个案例表明了患者在扫描前换上医院工作服的重要性。透皮贴剂，特别是如果它们具有金属背衬时，也可能是加热的来源。建议在 MR 扫描之前去除此类贴剂。

由于射频加热的程度大部分取决于各种参数，包括植入物的形状和大小、植入物在体内的位置、周围组织和组织边界、植入物相对于发射射频线圈的位置及类型，还有磁共振序列的类型和持续时间，因此以前安全的磁共振成像检查可能无法证明第二天的扫描也将会安全地进行。

（十二）射频场对有源植入物的干扰

类似于梯度磁场，由于整流效应，射频场也可以与有源植入物相互作用。起搏器和除颤器可能会将射频脉冲解释为心脏信号。

四、国际标准

有不同的国际标准规范人体中磁共振成像的使

用。国际电工委员会（International Electrotechnical Commission，IEC）60601-2-33[12]是MR制造商必须遵循的主要标准，以对磁共振成像设备进行认证。本标准将参考其他IEC标准。当前版本为第3版，自2015年起进行了第2次修订。在本标准中，有潜在危险磁场被限制在可接受值的范围内。为此，标准定义了3种模式，包括常态操作模式、第一级受控模式和第二级受控模式。二级受控模式仅在获得伦理委员会批准的情况下才被允许使用，而且通常在临床磁共振成像设备上不可使用。下一个较低级别的模式是第一级受控模式。要在临床扫描仪上访问此模式，用户必须在首次超过常态操作模式的限制时确认警告提示。该警告指示的是并非所有患者都被允许使用更高的电磁场和（或）某些患者可能需要额外的监视。常态操作模式定义为风险最低的模式。

不同模式的限制与以下定义的3个电磁场有关。在IEC 60601-2-33第2版的第3次修订中，增加了对静磁场的限制。高达3T的静磁场在常态工作模式内。现在最高8T的磁场处于第一级受控模式内。

梯度磁场由外周神经刺激阈值的平均值所限制，该阈值由达到50%人口能感受到外周神经刺激的梯度磁场级别（包括强度、切换速率和波形）来定义。将此梯度级别降低到其本身的80%是常态操作模式的上限。对于第一级控制模式，平均外周神经刺激阈值是上限。

目前射频场受到温度或比吸收率的限制。将来，CEM43（43℃时的累计等效分钟数）[13]可能会提供更准确的度量。机体核心温度每升高0.5℃或整个比吸收率高达2W/kg，仍保持在常态操作模式下。1℃的人体核心温度或4W/kg的全身比吸收率是第一级受控模式的上限。对于部分身体扫描、头部扫描、表面线圈和短期暴露，还存在其他限制[12]。

对于临床使用，应该清楚全身比吸收率、头部比吸收率和局部比吸收率之间的区别。全身比吸收率是整个身体的平均比吸收率。如果发射射频线圈位于头部上方，则头部比吸收率将是相关的安全参数。它是头部平均的比吸收率。为了使眼睛保持在最高1℃的最大温度上升范围内，常态操作模式和一级控制模式下的头部比吸收率均被限制为3.2W/kg。对于局部发射射频线圈，局部比吸收率非常重要。它是任何10g组织上的峰值比吸收率。

IEC标准假定没有植入物的人才会被放置在磁共振扫描仪中。植入物的额外风险需要由植入物制造商根据以下标准进行调查，对于无源植入物，可以使用美国材料试验学会（American Society for Testing and Materials，ASTM）国际标准：ASTM F2213-17（扭矩）、ASTM F2052-15（磁力）、ASTM F2182-11a（射频加热）和ASTM F2119-07（2013）（伪影）。对于有源植入物，应使用国际标准化组织（ISO）/ TS 10974：2018。为了标记植入物在磁共振成像方面的磁共振兼容性，美国食品药品管理局（FDA）在1997年开发了"MR安全"和"MR兼容"这两个术语。在2005年，ASTM国际标准重新定义了术语，并将其更新为"MR安全""MR条件性安全"和"MR不安全"。读者必须意识到，植入物的两种不同标示可能会并行使用，因为对于较旧的产品不会强制进行重新测试和重新标示。以前的"MR安全"标示可与新的"MR条件性安全"的标示相提并论。

强烈建议使用新的措词，表10-3中的符号只能用于新定义。"MR安全"的新定义非常广泛，意味着MR安全的植入物必须在任何甚至未来的磁共振条件下都是安全的。"MR条件性安全"则意味着植入物在某些条件下是安全的，必须对其进行详细说明。

表 10-3 用于植入物标示的术语

MR 安全	• 暴露于任何磁共振环境均不会引起已知危害的物品 • MR 安全物品由非导电、非金属和非磁性材料制成	
MR 条件性安全	• 规定条件下在磁共振环境中显示出安全性的物品 • 至少要解决静磁场、梯度切换磁场和射频场的条件 • 其他补充条件，包括物品特定配置的要求	
MR 不安全	• 对磁共振环境中的患者、医务人员或其他人员构成无法接受的风险的物品	

经许可转载，引自 ASTM F2503-13, *Standard Practice for Marking Medical Devices and Other Items for Safety in the Magnetic Resonance Environment*, ASTM International, West Conshohocken, PA, 2013, www.astm.org. © 2013 ASTM International 版权所有

五、场地规划

由于不同的电磁场可能会导致危险情况，因此，进行场地规划和场地限制对于防止这些情况很重要。ACR 磁共振安全实践指导文件[14]中提出的四区域模型已被广为接受。Ⅰ区是磁共振中心以外的区域，公众可以自由进入。Ⅱ区是不受控制的区域和严格控制的区域之间的过渡区域，是患者在磁共振扫描人员的监督下进行衣服更换和检查的区域。Ⅲ区是待检查患者的等候区。应当严格限制该区域的公众访问范围，只有磁共振扫描人员可以自由访问。其他人员（如清洁、技术或安全人员）只有在经过适当的教育和培训后才能自由进入。Ⅳ区是装有磁共振扫描仪磁体的房间。静磁场的 5 高斯线应保持在该区域内。当仅限维修工程师和磁共振成像人员进入时，磁振成像技术设备室可以成为一个例外。磁共振扫描人员应连续目视观察和管控磁体室的门。在Ⅳ区内，只有经过适当培训并合格的磁共振扫描人员才能进行紧急医疗干预，同时将患者从Ⅳ区紧急撤离。在紧急医疗情况下，通常不建议对（超导）磁体进行消磁，因为移除磁场可能会花费 1min 以上的时间，并且对磁体进行消磁在理论上是危险的。理想情况下，应先疏散磁体室，再进行有意的消磁。

重要的是，不能有从区域Ⅰ或Ⅱ直接到区域Ⅳ的通道。

对于拥有有源或无源植入物，使用穿戴在身体上的医疗设备（如胰岛素泵）的工作人员，或者已将其状况告知雇主的妊娠职员，可以有限制地进入Ⅳ区（欧洲议会和理事会 2013/35/EU 指令）。根据保护妊娠职工的法律（可能因国家而异，甚至在一个国家内也可能有所不同），妊娠职工在通知雇主后（例如在瑞士，自 2015 年起生效的静磁场上限是 40mT）可能不再被允许进入Ⅳ区。

心血管磁共振研究可能需要其他设备，例如监测血压和血氧饱和度的 MR 条件性安全的监测设备、MR 条件性安全的注射器泵和 MR 条件性安全的对比剂注射器。这些设备中的某些可能无法在很高的磁场强度下工作，因此在 > 50mT 的静磁场强度中被排除使用（可能还会存在其他值）。如果设备不包括磁场监测系统，无法在磁场过高时发出警报，那么适当地标记设备就尤为重要。此外，强烈建议在地板上标记（如 20mT 磁场线），以对此类设备的安全位置提供一些指

导。如果没有可用的MR条件性安全的动力注射器，则可以使用非MR条件性安全的动力注射器，但它必须留在Ⅳ区之外，并且药物需要通过从Ⅲ区到患者的延长塑料管给药。对于负荷研究和状态不稳定的患者，需要在Ⅲ区中配备应急设备（急救车）。但是，急救车中的大多数设备被视为MR不安全的，并且不允许被带入磁体间（Ⅳ区）。

六、结论

为了确保每位患者的安全，在磁共振成像科室工作的所有工作人员必须对磁共振环境中可能出现的各种安全问题有深入的了解。通过严格遵守方案，在患者进入磁共振扫描装置之前，以及在其准备和扫描期间，可以安全地解决暴露在静磁场和时变磁场中的关键安全问题。患有心血管疾病的患者可能会对磁共振扫描提出其他挑战（例如是否存在植入的设备），但是如本章所述，对安全性基本原理的充分了解将解决临床实践中遇到的大多数挑战。

推荐阅读

[1] Calamante F, Ittermann B, Kanal E; Inter-Society Working Group on MR Safety, Norris D. Recommended responsibilities for management of MR safety. *J Magn Reson Imaging*. 2016;44:1067–9.

[2] Expert Panel on MR Safety, Kanal E, Barkovich AJ, Bell C, *et al*. ACR guidance document on MR safe practices: 2013. *J Magn Reson Imaging*. 2013;37:501–30.

[3] MR safety. *J Magn Reson Imaging*. 2000;12:1–204. [Of particular interest are the following four review articles from the journal issue on static magnetic field, gradient field, RF field, and acoustic noise of MRI.]

[4] McJury M, Shellock FG. Auditory noise associated with MR procedures: A review. *J Magn Reson Imaging*. 2000;12:37–45.

[5] Schaefer DJ, Bourland JD, Nyenhuis JA. Review of patient safety in time-varying gradient fields. *J Magn Reson Imaging*. 2000;12:20–9.

[6] Schenck JF. Safety of strong, static magnetic fields. *J Magn Reson Imaging*. 2000;12:2–19.

[7] Shellock FG. Radiofrequency energy-induced heating during MR procedures: A review. *J Magn Reson Imaging*. 2000;12:30–6.

参考文献

[1] Glover PM, Cavin I, Qian W, Bowtell R, Gowland PA. Magnetic-field-induced vertigo: a theoretical and experimental investigation. *Bioelectromagnetics*. 2007;28:349–61.

[2] International Commission on Non-Ionizing Radiation Protection. Guidelines on limits of exposure to static magnetic fields. *Health Phys*. 2009;96:504–14.

[3] Klucznik RP, Carrier DA, Pyka R, Haid RW. Placement of a ferromagnetic intracerebral aneurysm clip in a magnetic field with a fatal outcome. *Radiology*. 1993;187:855–6.

[4] Chen DW. Boy, 6, dies of skull injury during MRI. *The New York Times*. 31 July 2001.

[5] Chakeres DW, Kangarlu A, Boudoulas H, Young DC. Effect of static magnetic field exposure of up to 8 Tesla on sequential human vital sign measurements. *J Magn Reson Imaging*. 2003;18:346–52.

[6] Luechinger R, Duru F, Zeijlmaker VA, Scheidegger MB, Boesiger P, Candinas R. Pacemaker reed switch behavior in 0.5, 1.5, and 3.0 Tesla magnetic resonance imaging units: are reed switches always closed in strong magnetic fields? *Pacing Clin Electrophysiol*. 2002;25:1419–23.

[7] De Wilde JP, Rivers AW, Price DL. A review of the current use of magnetic resonance imaging in pregnancy and safety implications for the fetus. *Prog Biophys Mol Biol*. 2005;87:335–53.

[8] Schaefer DJ, Bourland JD, Nyenhuis JA. Review of patient safety in time-varying gradient fields. *J Magn Reson Imaging*. 2000;12:20–9.

[9] El Bannan K, Handler W, Chronik B, Salisbury SP. Heating of metallic rods induced by time-varying gradient fields in MRI. *J Magn Reson Imaging*. 2013;38:411–16.

[10] Kugel H, Bremer C, Püschel M, *et al*. Hazardous situation in the MR bore: induction in ECG leads causes fire. *Eur Radiol*. 2003;13:690–4.

[11] Hardy PT 2nd, Weil KM. A review of thermal MR injuries.

Radiol Technol. 2010;81:606–9.

[12] International Electrotechnical Commission. *IEC 60601-2-33: 2010+AMD1:2013+AMD2:2015, edition 3.2. Medical electrical equipment – Part 2-33: particular requirements for the basic safety and essential performance of magnetic resonance equipment for medical diagnosis.* Geneva: International Electrotechnical Commission; 2018.

[13] van Rhoon GC, Samaras T, Yarmolenko PS, Dewhirst MW, Neufeld E, Kuster N. CEM43°C thermal dose thresholds: a potential guide for magnetic resonance radiofrequency exposure levels? *Eur Radiol.* 2013;23:2215–27.

[14] Expert Panel on MR Safety, Kanal E, Barkovich AJ, Bell C, et al. ACR guidance document on MR safe practices: 2013. *J Magn Reson Imaging.* 2013;37:501–30.

第 11 章 磁共振成像对比剂
MRI contrast agents

Kim-Lien Nguyen　J Paul Finn **著**
毕文伟 **译**　戴沁怡　徐 磊 **校**

一、概述

作为检查的一部分，绝大多数接受心血管磁共振检查的患者会接受静脉注射钆对比剂（gadolinium-based contrast agent，GBCA）。与所有药物化合物相似，钆对比剂具有诱发过敏反应的非特异性风险，但是该系列产品也具有部分与其分子结构有关的特定风险，并且特定于某些患者群体。

线性钆对比剂的用药与威胁生命的肾源性系统性纤维化（nephrogenic systemic fibrosis，NSF）进展有关，最近有证据表明，反复暴露于该类对比剂之下，钆元素在脑核中会沉积。这些效应要求所有的心血管磁共振操作员需要知悉所使用对比剂的一般和特殊风险。

在本章中，将讨论主要的药理问题，以便从事心血管磁共振相关工作的人员充分了解安全使用钆对比剂所需的知识。

二、钆对比剂

GBCA 应用于临床已超过 25 年。其安全性主要取决于它们在体内的稳定性。钆对比剂是紧密结合了钆离子的螯合物，因为钆不是一种生理化合物，而且游离离子对身体有毒。配体的化学结构决定了钆对比剂是环状化合物还是线性化合物，是离子化合物还是非离子化合物。根据钆对比剂的主要积累位置，它们也可以分为细胞外或血池药剂。表 11-1 概述了已被批准为诊断用磁共振成像对比剂的钆对比剂的稳定性、化学结构和肾源性系统性纤维化分类。

细胞外对比剂在血管内和间质细胞外间隙快速分布，并被肾脏消除。另一方面，血管内或血池药剂被限制在血管内空间。它们的半衰期和总血液清除率取决于它们的分子大小相对于毛细血管内皮的通透性。分子大小 > 20kDa 时，肾脏排泄受到试剂的亲脂性和极性及环境 pH 的影响。尽管人们已经关注了肾毒性、肾源性系统性纤维化、脑组织沉积和急性超敏反应，但欧洲心血管磁共振注册中心（EuroCMR）2015 年的最新报道表明，就急性不良事件而言，钆对比剂的超说明书使用已被认为是安全的[1]。

（一）钆对比剂的剂量和肾毒性

制造商建议的钆对比剂剂量为 0.05～0.1mmol/kg。对于心血管应用，有时使用 1.5 倍剂量（0.15mmol/kg）或 2 倍剂量（0.2mmol/kg）。钆对比剂静脉注射，速率为 1～5ml/s。此外，

表 11-1 心血管磁共振成像中通常用作对比剂的化合物

对比剂常用名	类型	稳定性	化学结构*	用途**	临床试验中最常见不良反应*	NSF 发生率 EMA	ACR 分组†	不良反应发生率（%）#	与 NSF 无关的死亡（2004—2009）（每 100 万剂）‡	过敏反应病例数§（1988—2012）
Gadodiamide Omniscan™ GE Healthcare	EC	低	NL	多用途	共1160 例（2—80 岁）恶心（<3%）头痛（<3%）眩晕（<3%）	高	I	0.001~0.016	0.15	40
Gadoversetamide OptiMARK™ Mallinckrodt	EC	低	NL	多用途	共1309 例（12—85 岁）头痛（9.4%）血管扩张（6.4%）味觉异常（6.2%）	高	I	0.001	0.19	4
Gadopentetate dimeglumine Magnevist™ Bayer Healthcare	EC	中等	IL	多用途	共1272 例（2—93 岁）头痛（4.8%）恶心（2.7%）注射部位疼痛（2.3%）	高	I	0.006~0.095	0.97	264
Gadoteridol ProHance™ Bracco Diagnostics	EC	高	NC	多用途	共1251 例（2—91 岁）恶心（<1.4%）味觉异常（1.4%）	低	II	0.005~0.326	0.7	105
Gadoterate meglumine Dotarem™ Guerbet	EC	高	IC	多用途	共2813 例（1月龄—97 岁）恶心（0.6%）头痛（0.5%）注射部位疼痛（0.4%）	低	II	0.099	—	6
Gadobutrol Gadavist™/Gadovost™ Bayer Healthcare	EC	高	NC	多用途	共6330 例（1周龄—93 岁）头痛（1.5%）恶心（1.2%）眩晕（0.5%）	低	II	0.099	—	15

第 11 章 磁共振成像对比剂
MRI contrast agents

（续表）

对比剂常用名	类型	稳定性	化学结构*	用途**	临床试验中最常见不良反应*	NSF 发生率 EMA	ACR 分组†	不良反应发生率（%）#	与 NSF 无关的死亡（2004—2009）（每 100 万剂）‡	过敏反应病例数§（1988—2012）
Gadobenate dimeglumine MultiHance™ Bracco Diagnostics	EC	中等	IL	多用途	共 4967 例（4 天—93 岁）恶心（1.3%）头痛（1.2%）注射部位疼痛（1.1%）	中等	II	0032~0.225	2.7	175
Gadofosveset trisodium Ablavar™/Vasovist™ Lantheus Medical	IV	中等	IL	血池	共 1676 例（18—91 岁）瘙痒（5%）头痛（4%）恶心（4%）	中等	III	0.804	—	—
Gadoxetate disodium Eovist™/Primovist™ Bayer Healthcare	EC	中等	IL	肝脏	共 1989 例（2 月龄—84 岁）恶心（1.1%）头痛（1.1%）发热（0.8%）	中等	III	0.117~0.313	—	5

ACR. 美国放射学会；EC. 细胞外；EMA. 欧洲药品管理局；IV. 血管内；NSF. 肾源性系统性纤维化

*. 化合物结构：C. 环状；I. 离子；N. 非离子；L. 线性。数据来源于药品说明书

†. ACR NSF 分类：组 I 药物与最大数量的 NSF 病例相关；组 II 药物与少数（如果有的话）未混淆的 NSF 病例相关；组 III 最近才上市

#. 引自 Prince MR, Zhang H, Zou Z, Staron RB, Brill PW. Incidence of immediate gadolinium contrast media reactions. AJR Am J Roentgenol. 2011; 196: W138–43; Jung JW, Kang HR, Kim MH, et al. Immediate hypersensitivity reaction to gadolinium-based MR contrast media. Radiology. 2012; 264: 414–22; and Aran S, Shaqdan KW, Abujudeh HH. Adverse allergic reactions to linear ionic gadolinium-based contrast agents: experience with 194, 400 injections. Clin Radiol. 2015; 70: 466–75.

‡. 引自 FDA MedWatch by Prince MR, Zhang H, Zou Z, Staron RB, Brill PW. Incidence of immediate gadolinium contrast media reactions. AJR Am J Roentgenol. 2011; 196: W138–43.

§. 引自 FDA MedWatch by Raisch DW, Garg V, Arabyat R, et al. Anaphylaxis associated with gadolinium-based contrast agents: data from the Food and Drug Administration's Adverse Event Reporting System and review of case reports in the literature. Expert Opin Drug Safety. 2014; 13: 15–23.

**. 撰写本文时，gadobutrol（Ablavar™）已停产。2015 年产，gadobutrol（Gadavist™）获得了美国 FDA 和欧盟的批准，用于 2 岁以下儿童的成像。2018 年，美国 FDA 扩大了 gadobenate（Multihance™）的儿科适用年龄范围，包括 2 岁以下儿童（含新生儿）

钆对比剂被认为是计算机断层扫描（computed tomography，CT）中使用的碘对比剂的非肾毒性替代品。然而，基于肾毒性的报道[2]，钆对比剂的使用受到了质疑。不幸的是，这些研究的质量很差，与钆对比剂相关的肾毒性的证据仍然有矛盾。许多人使用血清肌酐和（或）估算出的肾小球滤过率（estimated glomerular filtration rate，eGFR）作为肾功能的替代指标，但是与血清生物标志物［如半胱氨酸蛋白酶抑制剂 C 或中性粒细胞明胶酶相关载脂蛋白（NGAL）］相比，肌酐是急性肾损伤中较差和较晚出现的标志物。临床风险问题通常与钆对比剂相关的肾源性系统性纤维化和碘对比剂引起的肾病有关，而不是与钆对比剂引起的急性肾损伤有关。

应谨慎考虑临床获益与潜在风险，尤其是在儿童中使用钆对比剂时。早产儿和婴儿的肾功能不成熟[3]，潜在的肾小球滤过率 < 30ml/(min·1.73m^2)。因此更谨慎的建议已经提出，但是还没有具体的儿科指南。迄今为止，对于年龄 < 2 岁的儿童，仅批准了 gadobutrol（Gadovist™）和 gadobenate（Multihance™）作为磁共振成像对比剂（表 11-1）。可能有肾功能受损的其他患者包括年龄 > 60 岁及患有高血压或糖尿病的人群。此外，除非绝对必要，否则不应将钆对比剂应用于妊娠女性。使用钆对比剂后，24h 内应停止母乳喂养。

（二）钆对比剂相关组织沉积

肾组织功能受损的患者中，钆对比剂在生物组织中沉积的相关机制尚不清楚，但与螯合物的稳定性、游离钆的释放及其与组织 pH 的相互作用、金属化和延长的血管内循环有关。2006 年，肾源性系统性纤维化和钆之间的关联导致 FDA 和欧洲药品管理局（EMA）发出警告，要求在肾功能不全的患者中限制使用钆对比剂。迄今为止，关于钆沉积导致肾源性系统性纤维化的直接作用尚无共识。尸检研究报道了肾源性系统性纤维化患者的皮肤、心脏、血管、肺、淋巴结、脾脏、肝脏、肾脏和硬脑膜中存在钆[4]。肾源性系统性纤维化被描述为皮肤变色和肿胀，发展为红斑丘疹、硬皮病和皮下硬化[5]，发生于接触钆对比剂的 2~3 个月，但也迟发病例报道[6]。

可能增加肾源性系统性纤维化风险的因素，包括钆对比剂的化学结构（线性＞大环，离子＞非离子）、高于推荐剂量或高累积剂量、重复给药，以及接触时肾功能损害的程度。肾小球滤过率 < 30ml/(min·1.73m^2)（1%~7%）和急性肾衰竭的患者（12%~20%）发生与钆对比剂相关的肾源性系统性纤维化的风险最高[7]。肾功能中度衰退的患者［30~59ml/(min·1.73m^2)］风险较低，轻度肾功能不全的患者［60~89ml/(min·1.73m^2)］风险更低。尽管有大量关于与钆对比剂相关的肾源性系统性纤维化的文献报道，但要注意的是，许多暴露于高剂量钆对比剂的严重慢性肾脏病（chronic kidney disease，CKD）患者并未发展成肾源性系统性纤维化。据此认为，除了肾功能受损外，其他混杂的危险因素，例如伴随酸中毒、感染、急性促炎事件、免疫抑制、大剂量促红细胞生成素治疗、铁/钙/磷酸盐水平升高和血管病变也可能发挥作用。在肾源性系统性纤维化疾病级联的启动中起作用[7]。自 2006 年以来，还实施了其他监管措施[7-9]，相应肾源性系统性纤维化报告案例也减少了。

Zou 等[5] 在对 370 例经活检证实的肾源性系统性纤维化患者进行回顾性研究后，建议清除危险因素可以显著降低肾源性系统性纤维化的风险，而不必转向其他成像模态，其他模态反而会导致辐射和碘对比剂引起的肾病风险。这些可预防的风险因素包括使用可能的最低剂量来获得诊断结果（将钆对比剂剂量限制为< 0.1mmol/kg），避免在透析或 eGFR < 30ml/(min·1.73m²)的患者中使用非离子线性钆对比剂，透析依赖患者暴露后立即透析，在急性肾衰竭的情况下延迟使用钆对比剂，尤其是在促炎性疾病可能加剧氧化应激的情况下。欧洲泌尿生殖放射学会（ESUR）对比剂安全委员会[9]最近还发布了有关降低肾源性系统性纤维化风险的建议，其中概述了现有证据的水平并确定了针对临床实践的推荐类别。

2015 年 7 月，FDA 发布了一项安全公告，内容涉及接受过多次钆对比剂增强磁共振成像检查患者的苍白球和齿状核中钆对比剂的沉积物[10]。该声明是针对有报道称，接受过多次钆对比剂增强检查[11]（其中一些患者肾功能正常[12]）和暴露于离子线性钆对比剂（Gadopentetate Dimeglumine）的患者在非对比磁共振成像上残留钆沉积，而不是大环钆对比剂（Gadoteridol）[13]。但是，尚不清楚这些沉积物是否具有任何对人体不利的临床意义。他们的发现需要进行验证性工作，尤其是为了更好地了解某些类型的钆对比剂是否更倾向于残留沉积。2017 年，EMA 的药物警戒风险评估委员会建议暂停 4 个线性钆对比剂的上市许可，因为它们会沉积在大脑中。在撰写本文时，该建议正在受到质疑。同年，FDA 确认了其先前的立场，不建议暂停市场授权，强调没有鉴定出在使用钆对比剂后钆保留在大脑中会对健康产生不利影响。

当涉及与钆对比剂相关的组织沉积时，这些噪声中的信号可能是：谨慎使用可以降低风险，并且当需要进行对比增强的高分辨率成像时，相比钆对比剂可能有其他替代性的选择。

（三）钆对比剂相关不良反应

尽管肾源性系统性纤维化患者报告率下降了，但仍然存在与超敏反应有关的问题。在临床剂量（0.1～0.2mmol/kg）下给予的所有钆对比剂的总不良事件发生率为 0.07%～2.4%[7]（表 11-1），低于所报道的低渗碘对比剂（0.15%[14]～0.2%[7]）。超敏反应类似反应的范围为 0.004%～0.7%，严重的危及生命的过敏反应的发生率非常低（0.001%～0.01%[7]，而非离子型低渗碘对比剂为 0.04%[7]）。相比之下，根据 FDA 1990—1994 年的数据，碘对比剂的致死率为每 10 万例注射 0.9 例，每百万例使用低渗对比剂的致死率为 2.1 例[7]。离子线性钆对比剂的死亡率比非离子线性药物高 7 倍[15]，而对钆对比剂的急性不良反应发生率在先前对钆对比剂有过反应的人群中高出 8 倍。对于那些先前对钆对比剂有反应的患者，反复接触钆对比剂引起的急性反应的可能性要高 8 倍，并且禁忌使用 Gadobenate Dimeglumine[7]。急性超敏反应的其他风险因素包括哮喘病史和多种药物或食物过敏。尽管钆对比剂与碘对比剂之间没有交叉反应，但是先前对碘对比剂有反应的人群，钆对比剂相关的不良事件发生频率高 2.3～3.7 倍。

针对轻度超敏反应，如恶心、呕吐或短暂性荨麻疹的治疗可采用支持性的护理。而对于严重或长期的荨麻疹、支气管痉挛、喉头水肿或过敏反应，通常肌内注射 1：1000 的肾上腺素。也可使用抗组胺药和 β₂ 受体激动药，但可能会引起嗜睡和（或）低血压。对于低血压，根据临床情况，可以给予静脉输液和阿托品或升压药。对比剂外渗通常通过抬高肢体并在患处应用冰袋来治疗。如果症状不能很快解决，则可以让患者接受进一步监测。如果出现感觉异常，组织灌注减弱或持续疼痛长达 4h 或更长时间，则可以考虑进行手术咨询。有关对比剂反应管理的详细算法，请参阅本章"推荐阅读"中列出的欧洲泌尿生殖放射学会、皇家放射学院和（或）美国放射学院提供的指南（第 69 页）。

三、超顺磁性氧化铁纳米颗粒

2009年，用于治疗伴有非透析慢性肾脏病的缺铁性贫血的静脉注射药物纳米氧化铁（Feraheme®，AMAG，Lexington，MA，USA），其临床应用引起了人们对其超说明书应用（也就是作为对比剂）的兴趣。Ferumoxytol是一种超小型超顺磁性氧化铁纳米颗粒，一旦外部的壳聚糖降解，便会以铁的形式进入造血路径。由于纳米氧化铁被批准用于肾病患者的治疗，其在血管内具有长半衰期和高弛豫性，使得纳米氧化铁作为新型的磁共振对比剂具有重要的前景[16, 17]。更重要的是，不存在钆元素将消除有关肾毒性、肾源性系统性纤维化或其他组织沉积的担忧。

对于纳米氧化铁，每个小瓶每毫升可提供30mg铁，并且治疗剂量需要2次注射510mg铁，间隔3～8天，并在15min内注入。对于成像，使用治疗剂量的1/5～1/2。因为它被用在患有缺铁性贫血的肾衰竭患者的治疗中，所以不用担心肾毒性。尽管铁过载的问题作为最初的担忧可能会浮出水面，但铁产物的代谢却绕过了铁调素-铁转运蛋白途径[18]，铁过载也越来越不是一个问题。此外，普通人群中缺铁性贫血的患病率（老年人群中为36%，年龄<65岁的男性中为2%～5%，65岁以下的女性中为4%～12%）比铁过载的情况更为普遍。在有铁过载倾向的患者中，应仔细记录用于任何目的的纳米氧化铁的使用。

主要在上市后的治疗性临床试验中评估纳米氧化铁的安全性。迄今为止，已施用了约120万剂。根据这些数据，严重不良事件总发生率（过敏反应）为0.03%（3/10 425），范围为0.02%[19]～1.3%[20]。也报道了非透析慢性肾脏病患者发生0.2%（3/1726）的严重超敏反应和3.7%（63/1726）的其他不良反应（瘙痒、皮疹、荨麻疹等）[21]。作为一款磁共振成像对比剂，2项观察性研究报道了良好的安全性[22, 23]。

尽管较旧的静脉注射铁制剂与低血压和过敏反应有关，但在Ⅰ～Ⅲ期研究中，纳米氧化铁显示出较低的免疫原性[24]，并已证明产生最低量的游离铁。尽管纳米氧化铁的不良事件发生率略高，但重度非透析慢性肾脏病患者发生碘对比剂肾病和钆对比剂相关的肾源性系统性纤维化的风险更高且致命。纳米氧化铁作为对比剂具有巨大的潜力，无须担心肾毒性或残留的组织沉积。但需要进行与剂量、安全性和应用有关的系统性研究，并且在撰写本文时，纳米氧化铁尚未被批准用于任何可以诊断成像的适应证。

四、结论

尽管钆对比剂作为一类药物具有出色的安全性，但静脉内给药相关的一般和特定风险需要被所有心血管磁共振操作人员熟悉。超敏反应与心血管磁共振成像对比剂相关的可能性相对较低，但是由于磁共振成像环境的挑战，需要特别给予关注，并且需要对过敏反应患者如何从磁共振扫描仪中撤离进行演练。钆对比剂的特定风险，包括肾源性系统性纤维化和沉积在脑核中，似乎是对比剂（尤其是线性药物）的亚类所特有的，因此其使用正在迅速减少。

推荐阅读

[1] American College of Radiology. *Manual on contrast media* (version 10.3). 2015. https://www.acr.org/-/media/ACR/Files/Clinical- Resources/Contrast_Media.pdf (accessed 21 February 2018).

[2] European Society of Urogenital Radiology. *ESUR guidelines on contrast media* (version 8.1). 2012. http://www.esur.org/guidelines (accessed 1 July 2016).

[3] Royal College of Radiology. *Standards for intravascular contrast administration to adult patients*, 3rd ed. 2015. http://www.rcr.ac.uk/sites/default/files/Intravasc_contrast_web.pdf (accessed 1 July 2016).

[4] Thomsen HS, Morcos SK, Almen T, et al. Nephrogenic systemic fibrosis and gadolinium-based contrast media: updated ESUR Contrast Medium Safety Committee guidelines. *Eur Radiol*. 2013;23:307–18.

参考文献

[1] Bruder O, Schneider S, Pilz G, et al. 2015 update on acute adverse reactions to gadolinium based contrast agents in cardiovascular MR. Large multi-national and multi-ethnical population experience with 37788 patients from the EuroCMR Registry. *J Cardiovasc Magn Reson*. 2015;17:58.

[2] Ono-Fujisaki A, Kura-Nakamura N, et al. Rapid deterioration of renal insufficiency after magnetic resonance imaging with gadolinium- based contrast agent. *Clin Nephrol*. 2011;75:251–4.

[3] Sulemanji M, Vakili K. Neonatal renal physiology. *Semin Pediatr Surg*. 2013;22:195–8.

[4] Sanyal S, Marckmann P, Scherer S, Abraham JL. Multiorgan gadolinium (Gd) deposition and fibrosis in a patient with nephrogenic systemic fibrosis—an autopsy-based review. *Nephrol Dial Transplant*. 2011;26:3616–26.

[5] Zou Z, Zhang HL, Roditi GH, Leiner T, Kucharczyk W, Prince MR. Nephrogenic systemic fibrosis: review of 370 biopsy-confirmed cases. *JACC Cardiovasc Imaging*. 2011;4:1206–16.

[6] Larson KN, Gagnon AL, Darling MD, Patterson JW, Cropley TG. Nephrogenic systemic fibrosis manifesting a decade after exposure to gadolinium. *JAMA Dermatol*. 2015;151:1117–20.

[7] American College of Radiology. *Manual on contrast media* (version 10.3). 2015. https://www.acr.org/-/media/ACR/Files/Clinical-Resources/Contrast_Media.pdf (accessed 21 February 2018).

[8] Leiner T, Kucharczyk W. NSF prevention in clinical practice: summary of recommendations and guidelines in the United States, Canada, and Europe. *J Magn Reson Imaging*. 2009;30:1357–63.

[9] Thomsen HS, Morcos SK, Almen T, et al. Nephrogenic systemic fibrosis and gadolinium-based contrast media: updated ESUR Contrast Medium Safety Committee guidelines. *Eur Radiol*. 2013;23:307–18.

[10] United States Food and Drug Administration. *FDA Drug Safety Communication: FDA evaluating the risk of brain deposits with repeated use of gadolinium-based contrast agents for magnetic resonance imaging (MRI)*. 2015. http://www.fda.gov/Drugs/DrugSafety/ucm455386.htm (accessed 18 April 2018).

[11] Kanal E, Tweedle MF. Residual or retained gadolinium: practical implications for radiologists and our patients. *Radiology*. 2015;275:630–4.

[12] Kanda T, Fukusato T, Matsuda M, et al. Gadolinium-based contrast agent accumulates in the brain even in subjects without severe renal dysfunction: evaluation of autopsy brain specimens with inductively coupled plasma mass spectroscopy. *Radiology*. 2015;276:228–32.

[13] Kanda T, Osawa M, Oba H, et al. High signal intensity in dentate nucleus on unenhanced T1–weighted MR images: association with linear versus macrocyclic gadolinium chelate administration. *Radiology*. 2015;275:803–9.

[14] Hunt CH, Hartman RP, Hesley GK. Frequency and severity of adverse effects of iodinated and gadolinium contrast materials: retrospective review of 456,930 doses. *AJR Am J Roentgenol*. 2009;193:1124–7.

[15] Prince MR, Zhang H, Zou Z, Staron RB, Brill PW. Incidence of immediate gadolinium contrast media reactions. *AJR Am J Roentgenol*. 2011;196:W138–43.

[16] Nayak AB, Luhar A, Hanudel M, et al. High-resolution, wholebody vascular imaging with ferumoxytol as an alternative to gadolinium agents in a pediatric chronic kidney disease cohort. *Pediatr Nephrol*. 2015;30:515–21.

[17] Bashir MR, Bhatti L, Marin D, Nelson RC. Emerging applications for ferumoxytol as a contrast agent in MRI. *J Magn Reson Imaging*. 2015;41:884–98.

[18] Nemeth E, Tuttle MS, Powelson J, et al. Hepcidin regulates cellular iron efflux by binding to ferroportin and inducing its internalization. *Science*. 2004;306:2090–3.

[19] Schiller B, Bhat P, Sharma A. Safety and effectiveness of ferumoxytol in hemodialysis patients at 3 dialysis chains in the United States over a 12–month period. *Clin Ther*. 2014;36:70–83.

[20] Macdougall IC, Strauss WE, McLaughlin J, Li Z, Dellanna F, Hertel J. A randomized comparison of ferumoxytol and iron sucrose for treating iron deficiency anemia in patients with CKD. *Clin J Am Soc Nephrol*. 2014;9:705–12.

[21] AMAG Pharmaceuticals. *Feraheme?drug label 2014* (revised March 2015). http://www.amagpharma.com/products/feraheme/ (accessed 18 April 2018).

[22] Ning P, Zucker EJ, Wong P, Vasanawala SS. Hemodynamic safety and efficacy of ferumoxytol as an intravenous contrast agents in pediatric patients and young adults. *Magn Reson Imaging*. 2016;34:152–8.

[23] Muehe AM, Feng D, von Eyben R, et al. Safety report of ferumoxytol for magnetic resonance imaging in children and young adults. *Invest Radiol*. 2016;51:221–7.

[24] Provenzano R, Schiller B, Rao M, Coyne D, Brenner L, Pereira BJ. Ferumoxytol as an intravenous iron replacement therapy in hemodialysis patients. *Clin J Am Soc Nephrol*. 2009;4:386–93.

第 12 章 磁共振扫描仪与医疗设备的相互作用
MRI interactions with medical devices

Federica Censi　Eugenio Mattei　Giovanni Calcagnini　著
毕文伟　译　　戴沁怡　徐　磊　校

一、概述

植入物在接受磁共振成像检查的患者中很常见。早期磁共振成像设备制造商在其"使用说明"中排除了所有植入物。这种情况正在发生变化，现在的说法是植入物被认为是"潜在的"安全隐患，植入物制造商应承担测试和标示其产品磁共振成像安全性的责任[1]。

仅当扫描患者时遵循每个植入物的"使用说明"时，才允许磁共振成像。对于标示外的磁共振扫描，即在制造商未专门测试植入物或植入物模型未知的情况下执行磁共振成像，医生有责任根据具体情况权衡患者的益处与风险，并与患者进行讨论。

3 个磁共振成像磁场（静磁场、梯度磁场和射频场）都有可能干扰医疗设备（图 12-1）。射频与设备的相互作用可能会导致发热和热损伤，梯度磁场有可能引起设备故障。

二、有源植入式医疗器械

有源植入式医疗器械（active implantable medical devices，AIMD）是指那些设计成全部或部分进入人体并在手术后保留于体内的有源医疗器械。他们实现的功能范围在不断扩大和发展：①心脏起搏器和除颤器控制心律；②心室辅助装置用于心脏支持；③神经刺激药可用于慢性疼痛管理、震颤、癫痫和抑郁症控制；④人工耳蜗可助听；⑤输液泵控制药物输送。通常，这些设备从人体接收信号，处理信息并放电刺激神经或其他组织。

这些设备通常由包含电子电路的壳体和电子电路与人体之间的电极引线组成。鉴于磁共振成像和有源植入式医疗器械领域技术的迅速发展，人们对磁共振环境中的植入式设备安全性问题越来越关注。实际上，考虑到有源植入式医疗器械与磁共振环境之间相互作用的可能，这种设备的存在长期以来一直被认为是磁共振成像的绝对禁

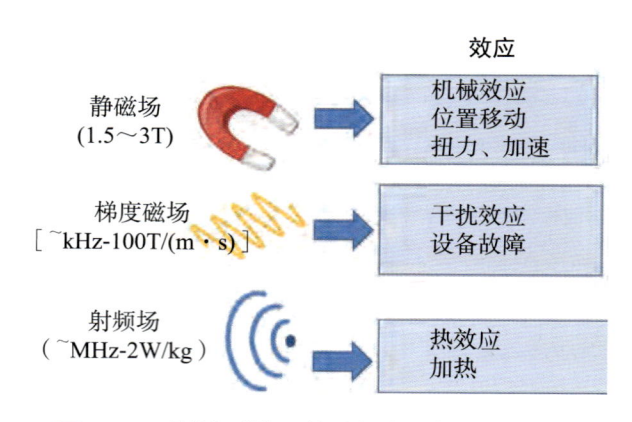

▲ 图 12-1　磁共振成像组件对其他医疗设备的潜在影响

忌。即使最近进入市场的 MR 条件性安全的设备也只有在满足制造商指定的一系列条件的情况下，才能在磁共振成像检查期间确保可接受的风险。否则，该设备将被用于"标示外"用途，并且患者的安全也无法得到保证。

（一）植入式循环记录仪

植入式循环记录仪是用于心脏活动监测的设备，被植入皮下的胸腔区域。它们不会刺激心脏，并且在心脏内部没有导管。心脏活动的监测是通过集成在设备外壳中的电极执行的。当前可用的循环记录仪可以在人体中保留几个月或长达 5 年。市场上有 MR 条件性安全的循环记录仪，允许全身比吸收率高达 4W/kg 的磁共振成像，具体取决于磁共振研究的型号和国家 / 地区。某些设备只允许在 1.5T 下进行扫描。环路记录仪制造商要求在扫描之前下载数据，因为不能保证磁振成像不会更改 / 删除存储的数据。

（二）起搏器和植入式除颤器

除了引论中报道的影响外，在本章中，对于起搏器或除颤器，静磁场可能会导致不可预测的磁传感器激活和簧片开关闭合从而可能在开关闭合时变成异步起搏，或错误地将电磁干扰归类为心脏活动并抑制开关断开时所需要起搏支持。

起搏导线由 MP35N、硅树脂或聚氨酯、铂 / 铱（Pt/Ir）和钛等非磁性材料制成。在设备中，仍然存在由强顺磁性甚至铁磁性材料制成的较小零件，但是现在起搏器设备的总重力仍然大于磁力[2]。

射频脉冲与起搏器设备的交互作用可能会导致感应过度（导致超出起搏器速率限制的高速率起搏）、感应不足、起搏器复位，在极少数情况下也会导致危及生命的心律失常。射频能量的主要问题是心脏组织发热和热损伤。由磁共振扫描仪产生的射频场可以与植入物（特别是与导线）耦合，导致感应电流表现为集中在植入人体组织中的导线尖端的加热。组织中感应的电流与导线耦合，形成电阻最小的路径，在电极 / 组织界面处电流密度增加，成为有损耗介质中的天线。由于起搏导线的高导电性金属组件与人体相对低电导率的组织之间存在阻抗不匹配而导致的欧姆损耗，会导致发热。此外，快速变化的梯度磁场有可能在导线上感应电压，这可能会导致感应过度、感应不足、抑制或产生不必要的刺激，也可能会叠加设备产生的脉冲，从而无法进行适当的刺激[3, 4]。梯度磁场在导线系统内感应的电压取决于梯度磁场脉冲的变化率（dB/dT），以及硬件相对于梯度线圈的位置和方向。

使用专门的磁共振成像专用编程渠道为起搏器选择合适的起搏和传感参数（例如，以异步模式对起搏器进行编程，以使起搏率固定为特定值，并且不会根据心脏测量值而改变设定值）是减少此类危害的典型的优秀策略。

射频功率沉积在导线电极 – 组织界面处而引起的发热也是一大问题。磁共振成像脉冲序列的能量［以比吸收率（SAR）表示］、起搏器导线环路在扫描仪中的位置、导线的配置及导线模型[5-8]如何导致不同程度的感应加热也已被证明。最近几年的文献数据显示，体外温度升高的幅度为 0.1~63.1℃，具体取决于所使用的具体设置（图 12-2）。导线配置的微小变化会导致射频加热发生强烈变化。

射频场和梯度磁场产生的感应电压也可能影响脉冲发生器的运行，但脉冲发生器也可以停止激发以作为安全应对措施，这会发生暂时的系统重置，丢失编程过的参数，甚至被永久性损坏。

当前，MR 条件性安全的起搏器和除颤器的广泛使用。每个制造商都会指出特定条件，以确保在每一种设备型号的磁共振扫描过程中都能确

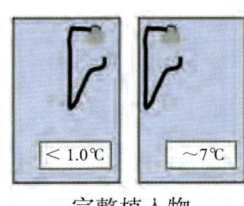

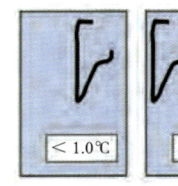

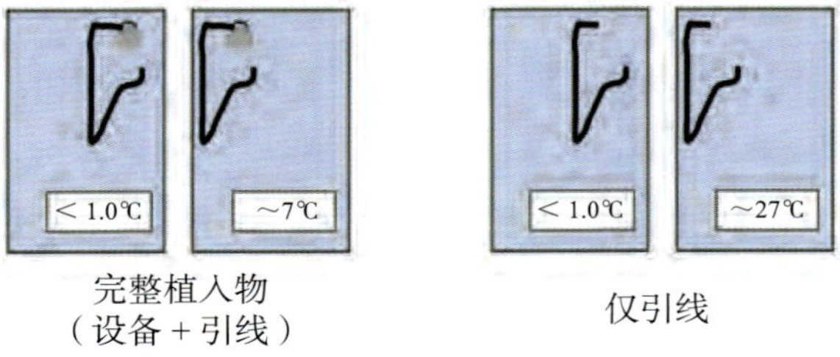

▲ 图 12-2 由于植入物的配置/位置不同，磁共振扫描仪会在引线尖端产生不同的热量

保患者的安全。这样的条件是具体到特定设备，并且涉及患者在检查时的身体状况（如存在多个植入设备、患者的体温、患者的最小体重等）、磁共振扫描的设置（例如特定的磁共振系统类型、受限的比吸收率、受限的梯度磁场切换速率、特定的射频线圈类型等）、设备的编程参数，以及进行磁共振扫描的临床结构的某些要求（例如在检查期间持续监测患者）。因此，强烈建议了解植入患者体内的设备型号，仔细阅读并遵循制造商指示的最新条件，以确保磁共振扫描期间的患者安全。有关扫描起搏器患者的更多指南，请参见德国伦琴学会关于对心脏起搏器患者进行磁共振成像的声明（参阅 Sommer 等 2015 年的研究）。

（三）心室辅助装置

心室辅助装置（ventricular assist device，VAD）是一种机械泵，可帮助心脏泵送血液。但与移植不同，它不能代替心脏。之所以称为心室辅助装置，是因为它可以辅助心脏的心室（泵腔）泵血。

通过磁共振成像技术评估心室辅助装置内部的血流特性，可以提供对心室辅助装置植入后高血栓栓塞事件发生率的潜在机制的深入了解。此外，这些研究可能会成为优化设备设计及其抗凝需求的基础[9]。但是，植入的心室辅助装置通常不适合磁共振成像使用，关于心室辅助装置与磁共振成像之间兼容性的文献很少。对于 MR 条件性安全的心室辅助装置，必须注意制造商指示的条件。

（四）神经刺激器

在过去的几年中，接受植入的神经刺激或神经调节系统来治疗神经系统疾病和其他疾病的患者的发病率迅速增加，并且这种趋势将来可能还会继续。术语"神经刺激器"（NS）通常用于不同类型的有源植入设备，包括用于深部脑刺激（deep brain stimulation，DBS）、脊髓刺激（spinal cord stimulation，SCS）和迷走神经刺激（vagus nerve stimulation，VNS）的设备。

一般来说，神经刺激器系统由 3 部分组成，包括植入式脉冲发生器（IPG）、导线、连接植入式脉冲发生器与导线的扩展接口。该设备在外科手术过程中被皮下植入，并产生编程好的电刺激脉冲，该电刺激脉冲通过导线传递到体内特定靶位。

在深部脑刺激程序中，电刺激被传递到大脑（脑核）中的特定靶位。自 20 世纪 90 年代开始用于治疗帕金森病和原发性震颤以来，慢性深部脑刺激一直是神经治疗领域中发展迅速的领域。如今，深部脑刺激还用于治疗其他运动障碍（如肌张力障碍），以及其他神经系统疾病（例如发声和多种运动联合抽动障碍、癫痫、偏头痛、抑郁症和强迫症）。最近，深部脑刺激已实现通过改变唤醒水平来恢复处于营养状态的患者的意识，并已在严重的颅脑损伤后行为反应的改善方面进行了试验。

在迷走神经刺激治疗中，迷走神经被电刺激以减轻某些临床状况。

脊髓刺激系统主要用于治疗疼痛，如神经性、根源性和缺血性疼痛综合征。

有以下几种情况需要对植入神经刺激器的患者进行影像学检查：①确认导线位置；②神经刺

激临床预后不良或恶化和（或）出现明显的不良反应，或者没有效果时亟待确认电极相对于靶标的精确位置；③需要更换神经刺激器电极或放置额外的神经刺激器电极；④需要评估与神经刺激有关或无关的其他病理。

不幸的是，由于神经刺激系统的固有设计和预期功能，针对安装神经刺激器患者的磁共振成像对其构成了潜在的问题和危害[10-19]。因此，在可能的情况下，应考虑使用替代磁共振成像的方法。

对于起搏器，磁共振成像相关的加热是神经刺激器的最大问题。另一个安全问题是由于梯度磁场引起的过度神经刺激。

当前的 MR 条件性安全的标示仍然集中在头部成像上，并且其中一些设备会将心血管磁共振应用排除。如果批准将设备用于胸部磁共振成像，则必须小心地遵循标示，例如在起搏器的情况下所见。不建议将标示外用途应用于心血管磁共振，因为电极直接与神经接触，会导致神经被多余的射频加热所损伤。

（五）人工耳蜗

人工耳蜗（cochlear implant, CI）用于通过直接电刺激听觉神经来治疗重度至极重度双耳性耳聋。人工耳蜗系统由一个外部声音处理设备和一个内部部件组成，该内部部件通过多个电极刺激内耳。内部和外部部件通过磁铁保持对齐，并通过射频信号进行通信。全球范围内，人工耳蜗安装者的数量现已 > 30 万，并且还在迅速增加。

与其他有源植入物不同，磁体的存在会引起其他安全问题，例如发生极性反转的磁体扭转、减弱的磁体强度，以及磁体从其外壳中移位出来。磁共振扫描仪中在植入物上产生的力主要是由静磁场的作用引起的，这是磁共振成像对人工耳蜗最值得关注的影响。

迄今为止，磁共振扫描期间的电流感应是多个小组迄今尚在重点解决的一个问题。但是，未发现意外输出或植入物损坏。一些患者可能会额外感觉到听觉。另外，由射频场引起的电磁感应引起的植入物的加热似乎没有发生到足够显著的程度，以至于患者不易察觉或导致装置故障。在过去的 15 年中，几位作者在磁场强度 ≤ 1.5T 的磁共振成像检查中未发现重大事件[20-30]。

磁共振成像中任何磁体的潜在风险之一是将此类磁体消磁。例如 Jansson 等的研究（2014）所示，只有当磁体材料的保磁力高于磁共振扫描仪所用的磁场时，才能防止保持磁体消磁[44]。

目前市场上出售的人工耳蜗主要是 MR 条件性安全的，而有些则是 MRI 不安全的。磁共振成像安全性的条件可能包括在检查之前取出磁铁并在检查之后重新插入磁铁或使用保护性的头部绷带以减轻磁铁位移。其他可能只允许使用低场系统（0.2T 或 0.3T）。几位作者得出的结论是，如果遵循严格的指导原则，对于携带不可移动磁体的人工耳蜗的患者进行磁共振扫描，最高达 1.5T 是安全的[31-33]。科学文献中的一些报道已经描述了即使使用头部绷带，在磁共振扫描过程中由于磁铁移位还是会发生不适或疼痛。

人工耳蜗可能会影响头部扫描中磁共振成像的图像质量。

在进行磁共振扫描之前，应对有人工耳蜗的患者充分告知他们在扫描过程中可能会遇到的不适感。应当严格遵守有关人工耳蜗的说明和安全信息。

（六）输液泵

植入式输液泵旨在提供长期连续性或间歇性的药物输注。可能的给药途径包括静脉内、动脉内、皮下、腹膜内、鞘内、硬膜外和心室内。植入式输液泵通过外科手术放置在体内，导管插入所需位置。

磁共振成像和输液泵之间的相互作用主要涉及可能会导致输液停止的电子设备和电路的故障。但也不能排除患者将获得过高剂量的药物。

一些当前可用的植入式输液泵是 MR 条件性安全的。

MR 条件性安全的输液泵可以在暴露磁共振成像过程期间暂时停止泵的电动机并暂停药物输注。因此，如果不能安全地中止患者的药物输送，则应在磁共振所需的扫描时间内使用其他药物输送方法。此外，可以在磁共振成像检查后获取对泵的控制，以确保正确恢复治疗。

三、无源植入式医疗器械

（一）心脏瓣膜

人工心脏瓣膜可以代替天然瓣膜。瓣环成形术环用于改善二尖瓣的病变和形变并重建生理形态，同时保留正常的环状动力学。这些装置将瓣膜小叶拉在一起，以便于对合并帮助重新建立二尖瓣功能。

心脏瓣膜和瓣环成形术环由多种材料组成。生物人工心脏瓣膜主要由非金属材料制成（如猪组织或牛心包），其中一些可能仍包含少量金属。机械心脏和瓣环成形术环由不同的金属制成。

文献中的数据表明，在 MR 检查期间设备作用在这些阀和环上的力小于重力所施加的力，并且显著小于心脏运动所施加的力。磁共振射频能量产生的热量低至 0.8℃ [34-36]。

大多数心脏瓣膜和瓣环成形术环均标有 MR 条件性安全的。某些设备可能会受限于常态操作模式（全身比吸收率＜ 2W/kg），并且多数阀门仅测试了 1.5T，而未测试 3T。植入后通常需要等待 6 周的时间。

（二）支架

支架通常由镍钛、其他钛合金、钽合金和不锈钢制成，它们仅显示出有限的铁磁特性。为了发挥其功能，支架推靠在血管壁上，因此支架立即被锚定。由于周围组织向内生长，在 6～8 周还会发生其他锚定。

体外研究数据表明，缺乏铁磁相互作用会造成支架迁移，以及加热低至 2℃的风险 [37-41]。

血管支架可能更长一些，因此可能会产生更高的热量，这要求比吸收率限制在＜ 2W/kg。

射频加热在很大程度上取决于支架的长度。单个支架可能仅出现有限的加热，但是如果多个支架重叠，则可能需要限制全身比吸收率以保持在限定的范围内。

支架大多被标记为 MR 条件性安全的。一些支架（或支架长度）需要限制全身比吸收率。

支架引起的伪影使得在支架内可能无法获得图像。当前的 MR 条件性安全的标示应包括此伪影在内的扩展。

（三）关节置换装置

全关节置换是一种切除受损关节的一部分并用假体代替的外科手术。假体由钛或不锈钢制成，部分还插入有塑料或陶瓷制品，旨在模仿自然健康关节的形状和运动。最常用的是用于膝盖和臀部的假体。不同植入物差异很大，比如髋关节植入物的股骨柄可能＞ 20cm。

并非所有关节置换设备都经过磁共振成像安全性测试。一些设备需要降低全身比吸收率，以限制射频加热效果。科学文献主要集中在理解由于植入物引起的图像伪影，以及增强周围软组织成像的新协议和脉冲序列的开发 [42, 43]。但是，这些协议通常不包含在安全使用 MR 条件性安全的关节置换装置的情况。因此，为了采集医学诊断级别质量的图像，必须以标示外的方式执行扫描。

（四）骨科植入物

骨科植入物包括任何用于替换缺失的关节、骨骼或固定受损骨骼的植入物。除关节置换设备外还包括骨板、骨螺钉、骨钉、骨针、胸骨线、克氏针和脊柱植入物。骨科植入物通常由不锈钢或钛合金制成，部分还由塑料和陶瓷制成。磁力和扭矩的影响通常较少受到关注，因为所使用的材料不是铁磁性材料，或者铁磁性材料很弱。此外，植入物已很好地固定在骨骼上。射频加热现象更为严重，类似克氏针的植入物被植入到肱骨中。像射频发射线圈附近20～30cm长的针线会被强烈加热，而由于体内缺少对温度敏感的神经，患者可能不会感觉到这一点。对于长度＞5～8cm且较薄的植入物可能需要限制比吸收率，甚至禁止磁共振成像，所以需要格外小心。

（五）牙科植入物

牙科材料在患者中很常见。但是，此类植入物通常缺少MR安全的标示和（或）有关植入物类型的信息。绝大多数材料是顺磁性或反磁性的。因此，磁力和力矩的影响不应成为安全隐患。在某些牙科植入物中插入磁体来将其他牙科植入物（牙桥等）固定在铁磁性对应物上。磁性和铁磁性部件将与静磁场产生强烈的相互作用。然而，由于其良好地固定在头骨中，作用力不是主要风险，但是磁共振的强磁场可能破坏牙科植入物的磁体磁性，并且将失去其功能。

由于其有限的尺寸，除了长而细的线状结构植入物之外，射频加热对于牙科植入物的影响较小。此外，由于存在窒息危险，在进行磁共振成像检查之前必须注意将所有可移动的牙科植入物从口腔中取出。

四、结论

由于医学不断进步，植入了医疗设备的患者数量在持续增加，而与此同时，这些患者中的许多人将在人生中的某个时刻需要进行磁共振检查。此外，某位患者身上可能同时有MR兼容的、MR条件性安全的设备，还有MR不兼容的设备，这种可能性强调了对准确而有效的筛选程序的需要。有必要在本地实施严格的筛查程序，并让在磁共振环境中工作的所有专业团体（医生、护士、技术人员等）参与进来，以保护患者和操作者免受伤害。

推荐阅读

[1] Expert Panel on MR Safety, Kanal E, Barkovich AJ, Bell C, et al. ACR guidance document on MR safe practices: 2013. *J Magn Reson Imaging*. 2013;37:501–530.

[2] Levine GN, Gomes AS, Arai AE, et al. Safety of magnetic resonance imaging in patients with cardiovascular devices. *Circulation*. 2007;116:2878–2891.

[3] Shellock FG. *Reference Manual for Magnetic Resonance Safety, Implants, and Devices: Edition 2017*. Playa Del Rey, CA: Biomedical Research Publishing Group; 2017.

[4] Sommer T, Luechinger R, Barkhausen J, Gutberlet M, Quick HH, Fischbach K; Working Group on Cardiovascular Imaging, German Roentgen Society (DRG). German Roentgen Society Statement on MR imaging of patients with cardiac pacemakers. *Rofo*. 2015;187:777–787.

参 考 文 献

[1] ASTM, International. *ASTM F2503-13. Standard Practice for Marking Medical Devices and Other Items for Safety in the Magnetic Resonance Environment*. West Conshohocken, PA: ASTM International; 2013.

[2] Luechinger R, Duru F, Scheidegger MB, Boesiger P, Candinas R. Force and torque effects of a 1.5–Tesla MRI scanner on cardiac pacemakers and ICDs. *Pacing Clin Electrophysiol*. 2001;24: 199–205.

[3] Mollerus M, Albin G, Lipinski M, Lucca J. Ectopy in patients with permanent pacemakers and implantable cardioverter-defibrillators undergoing an MRI scan. *Pacing Clin Electrophysiol*. 2009;32:772–778.

[4] Gimbel JR. Unexpected asystole during 3T magnetic resonance imaging of a pacemaker-dependent patient with a 'modern' pacemaker. *Europace*. 2009;11:1241–1242.

[5] Calcagnini G, Triventi M, Censi F, et al. In vitro investigation of pacemaker lead heating induced by magnetic resonance imaging: role of implant geometry. *J Magn Reson Imaging*. 2008;28: 879–886.

[6] Mattei E, Triventi M, Calcagnini G, et al. Complexity of MRI induced heating on metallic leads: experimental measurements of 374 configurations. *Biomed Eng Online*. 2008;7:11.

[7] Nordbeck P, Weiss I, Ehses P, et al. Measuring RF-induced currents inside implants: impact of device configuration on MRI safety of cardiac pacemaker leads. *Magn Reson Med*. 2009;61:570–578.

[8] Mattei E, Calcagnini G, Censi F, Triventi M, Bartolini P. Role of the lead structure in MRI-induced heating: in vitro measurements on 30 commercial pacemaker/defibrillator leads. *Magn Reson Med*. 2012;67:925–935.

[9] Markl M, Benk C, Klausmann D, Stalder AF, et al. Threedimensional magnetic resonance flow analysis in a ventricular assist device. *J Thorac Cardiovasc Surg*. 2007;134:1471–1476.

[10] Spiegel J, Fuss G, Backens M, et al. Transient dystonia following magnetic resonance imaging in a patient with deep brain stimulation electrodes for the treatment of Parkinson disease. Case report. *J Neurosurg*. 2003;99:772–774.

[11] Henderson JM, Tkach J, Phillips M, Baker K, Shellock FG, Rezai AR. Permanent neurological deficit related to magnetic resonance imaging in a patient with implanted deep brain stimulation electrodes for Parkinson's disease: case report. *Neurosurgery*. 2005;57:E1063; discussion E1063.

[12] Vasques X, Cif L, Hess O, Gavarini S, Mennessier G, Coubes P. Stereotactic model of the electrical distribution within the internal globus pallidus during deep brain stimulation. *J Comput Neurosci*. 2009;26:109–118.

[13] Tagliati M, Jankovic J, Pagan F, Susatia F, Isaias IU, Okun MS; National Parkinson Foundation DBS Working Group. Safety of MRI in patients with implanted deep brain stimulation devices. *Neuroimage*. 2009;47 Suppl 2: T53–T57.

[14] Kovacs N, Nagy F, Kover F, et al. Implanted deep brain stimulator and 1.0–Tesla magnetic resonance imaging. *J Magn Reson Imaging*. 2006;24:1409–1412.

[15] Larson PS, Richardson RM, Starr PA, Martin AJ. Magnetic resonance imaging of implanted deep brain stimulators: experience in a large series. *Stereotact Funct Neurosurg*. 2008;86:92–100.

[16] Chhabra V, Sung E, Mewes K, Bakay RA, Abosch A, Gross RE. Safety of magnetic resonance imaging of deep brain stimulator systems: a serial imaging and clinical retrospective study. *J Neurosurg*. 2010;112:497–502.

[17] Fraix V, Chabardes S, Krainik A, et al. Effects of magnetic resonance imaging in patients with implanted deep brain stimulation systems. *J Neurosurg*. 2010;113:1242–1245.

[18] Weise LM, Schneider GH, Kupsch A, Haumesser J, Hoffmann KT. Postoperative MRI examinations in patients treated by deep brain stimulation using a non-standard protocol. *Acta Neurochir (Wien)*. 2010;152:2021–2027.

[19] Zrinzo L, Yoshida F, Hariz MI, et al. Clinical safety of brain magnetic resonance imaging with implanted deep brain stimulation hardware: large case series and review of the literature. *World Neurosurg*. 2011;76:164–172.

[20] Pollo C, Villemure JG, Vingerhoets F, Ghika J, Maeder P, Meuli R. Magnetic resonance artifact induced by the electrode Activa 3389: an in vitro and in vivo study. *Acta Neurochir (Wien)*. 2004;146:161–164.

[21] Chou CK, McDougall JA, Can KW. Absence of radiofrequency heating from auditory implants during magnetic resonance imaging. *Bioelectromagnetics*. 1995;16:307–316.

[22] Heller JW, Brackmann DE, Tucci DL, Nyenhuis JA, Chou CK. Evaluation of MRI compatibility of the modified nucleus multichannel auditory brainstem and cochlear implants. *Am J Otol*. 1996;17:724–729.

[23] Teissl C, Kremser C, Hochmair ES, Hochmair-Desoyer IJ. Cochlear implants: in vitro investigation of electromagnetic interference at MR imaging: compatibility and safety aspects. *Radiology*. 1998;208:700–708.

[24] Teissl C, Kremser C, Hochmair ES, Hochmair-Desoyer IJ. Magnetic resonance imaging and cochlear implants: compatibility and safety aspects. *J Magn Reson Imaging*. 1999;9:26–38.

[25] Vincent C, Ruzza I, Vaneecloo FM, Dubrulle F. Magnetic resonance imaging with the Digisonic SP Neurelec cochlear implant. *Eur Arch Otorhinolaryngol*. 2008;265:1043–1046.

[26] Graham J, Lynch C, Weber B, Stollwerck L, Wei J, Brookes G. The magnetless Clarion cochlear implant in a patient with neurofibromatosis 2. *J Laryngol Otol*. 1999;113:458–463.

[27] Weber BP, Neuburger J, Goldring JE, et al. Clinical results of the CLARION magnetless cochlear implant. *Ann Otol Rhinol Laryngol Suppl*. 1999;177:22–26.

[28] Wackym PA, Michel MA, Prost RW, Banks KL, Runge-Samuelson CL, Firszt JB. Effect of magnetic resonance imaging on internal magnet strength in Med-El Combi 40+ cochlear implants. *Laryngoscope*. 2004;114:1355–1361.

[29] Gubbels SP, McMenomey SO. Safety study of the Cochlear Nucleus 24 device with internal magnet in the 1.5 Tesla magnetic resonance imaging scanner. *Laryngoscope*. 2006;116:865–871.

[30] Youssefzadeh S, Baumgartner W, Dorffner R, Gstöttner W, Trattnig S. MR compatibility of Med EL cochlear implants: clinical testing at 1.0 T. *J Comput Assist Tomogr*. 1998;22: 346–350.

[31] Schmerber S, Reyt E, Lavieille JP. Is magnetic resonance imaging still a contraindication in cochlear implanted patients?

[32] Fritsch MH, Mosier KM. MRI compatibility issues in otology. *Curr Opin Otolaryngol Head Neck Surg.* 2007;15:335–340.

[33] Hochmair ES. MRI safety of MED-EL C40/C40+ cochlear implants. *Cochlear Implants International.* 2001;2:98–114.

[34] Edwards MB, Taylor KM, Shellock FG. Prosthetic heart valves: evaluation of magnetic field interactions, heating, and artifacts at 1.5 T. *J Magn Reson Imaging.* 2000;12:363–369.

[35] Soulen RL, Budinger TF, Higgins CB. Magnetic resonance imaging of prosthetic heart valves. *Radiology.* 1985;154:705–707.

[36] Edwards MB, Draper ER, Hand JW, Taylor KM, Young IR. Mechanical testing of human cardiac tissue: some implications for MRI safety. *J Cardiovasc Magn Reson.* 2005;7:835–840.

[37] Hug J, Nagel E, Bornstedt A, Schnackenburg B, Oswald H, Fleck E. Coronary arterial stents: safety and artifacts during MR imaging. *Radiology.* 2000;216:781–787.

[38] Friedrich MG, Strohm O, Kivelitz D, *et al.* Behaviour of implantable coronary stents during magnetic resonance imaging. *Int J Cardiovasc Intervent.* 1999;2:217–222.

[39] Scott NA, Pettigrew RI. Absence of movement of coronary stents after placement in a magnetic resonance imaging field. *Am J Cardiol.* 1994;73:900–901.

[40] Shellock FG, Shellock VJ. Metallic stents: evaluation of MR imaging safety. *AJR Am J Roentgenol.* 1999;173:543–547.

[41] Syed MA, Carlson K, Murphy M, Ingkanisorn WP, Rhoads KL, Arai AE. Long-term safety of cardiac magnetic resonance imaging performed in the first few days after bare-metal stent implantation. *J Magn Reson Imaging.* 2006;24:1056–1061.

[42] Fritz J, Lurie B, Potter HG. MR imaging of knee arthroplasty implants. *Radiographics.* 2015;35:1483–1501.

[43] Koff MF, Shah P, Potter HG. Clinical implementation of MRI of joint arthroplasty. *AJR Am J Roentgenol.* 2014;203:154–161.

[44] Jansson KJ, Håkansson B, Reinfeldt S, Taghavi H, Eeg-Olofsson M. MRI induced torque and demagnetization in retention magnets for a bone conduction implant. *IEEE Trans Biomed Eng.* 2014;61:1887–1893.

第三篇

心脏磁共振成像方法
CMR methodology

第 13 章	形态学	080
第 14 章	整体和局部心功能评价	093
第 15 章	动态对比增强灌注心脏磁共振成像	105
第 16 章	心脏磁共振早期和延迟强化成像	122
第 17 章	心脏磁共振 mapping 定量成像技术	137
第 18 章	血流和相位对比心脏磁共振	151
第 19 章	冠状动脉成像	171

第 13 章 形态学
Morphology

A John Baksi　Milind Y Desai　Raad H Mohiaddin　著
童　延　译　杨　琳　徐　磊　校

一、概述

心脏磁共振（CMR）特别适合评估心脏形态。无论患者的体型如何，它都可提供一个不受限制的成像视野。图像可以在特定的平面上采集，允许高度标准化地显示心血管系统及邻近结构。CMR 方法所提供的高空间分辨率和组织对比度可以对心脏和主要血管进行详细的评估，并且能够获取具有不同信号特征的图像，以及支持组织的特征分析。

了解正常的心血管形态（形态和结构关系），以及如何用 CMR 对其进行识别和确认是 CMR 使用的基础，为明确 CMR 检查是否正常提供了依据。CMR 对心脏形态的评估是基于在标准成像平面上采集的静态和电影图像。这种标准化的方法有助于理解正常的概念，并提供适当的参考框架来帮助比较和量化。本章将概述如何识别和观察心血管形态，并描述正常表现。还将描述主要心脏结构和大血管的特征，以及用于观测的成像序列。

二、一般原理及正常解剖

界定和鉴别正常的心血管解剖结构是辨别和认识结构异常的基础。在检查心脏和血管时，我们要确认心脏的主要结构是否存在形态、连接和功能的异常。正如医学上的许多经验积累一样，对正常结构和表现的经验使得异常很容易被发现。然而，有序的分析方法对于确认正常、不漏诊异常是非常重要的。

虽然 CMR 的一大优势是可以在任何平面上成像，但在包括 CMR 在内的心血管成像中定义和使用标准的成像平面[1]，对识别正常解剖[2]、结构和功能非常重要。其中许多成像平面在不同的成像方式中是通用的，不仅有利于成像的可重复性，而且有利于在这些方式间进行交流和比较。

通过对心脏的三大构成部分——心房、心室和动脉干的顺序分析来评估心脏，有助于识别和描述较复杂的异常，在先天性心脏病中提倡应用该方法。

心脏通常被描述为右侧心腔和左侧心腔。然而，正常心脏的长轴并不与人体的长轴平行。心脏斜置于胸腔内，右侧心腔的位置通常较左侧心腔更偏前。如果心脏位于左半胸腔的正常位置，则称为左位；如果心脏位于中间位置，则称为中位；如果心脏位于右半胸腔，则称为右位（图 13-1）。心尖通常指向左下方（描述为左位心），但也可以指向右侧（右位心）或中间（中位心）。肺动

第 13 章 形态学
Morphology

▲ 图 13-1 心脏的位置

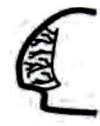

右心房
- 宽基底三角形的心耳
- 短小、垂直分支状排列

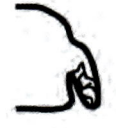

左心房
- 狭窄的管状心耳
- 长、水平分支状排列

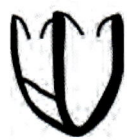

右心室
- 小梁
- 连接三尖瓣，三尖瓣附着于间隔壁调节束

左心室
- 光滑壁
- 连接二尖瓣，二尖瓣附着于乳头肌

▲ 13-2 心房和心室的解剖特点

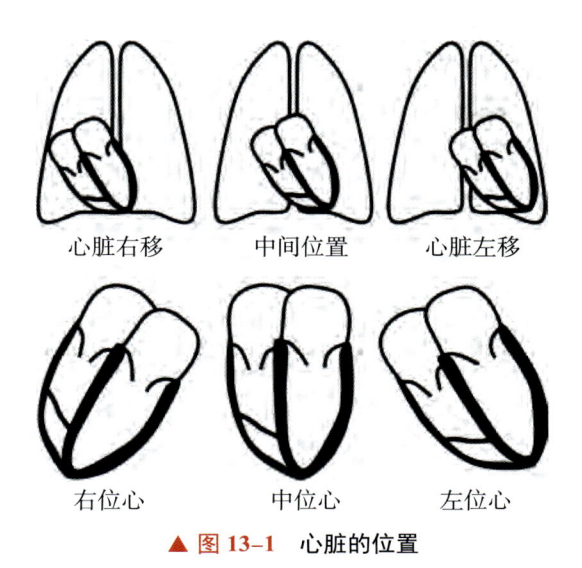

脉干起自右心室，位于主动脉根部左侧。这是由于动脉干之间正常的螺旋形空间关系所致。右心室流出道（right ventricular outflow tract，RVOT）斜跨于左心室流出道（left ventricular outflow tract，LVOT）之上。主动脉瓣虽然连接于左心室，但相对于肺动脉瓣，主动脉瓣位于右下方，在心脏内处于中心位置。在 CMR 上，若发现动脉干之间存在平行空间关系，则很可能是由于大动脉转位或右位主动脉弓等情况所导致。

在先天性异常的心脏中，通常被描述为"右侧"的心腔结构可能实际位于左侧，反之亦然，因此在先天性心脏病中，将这些心腔描述为形态学上的右侧或形态学上的左侧是有帮助的。胸腹腔脏器也可以用类似的方法来考虑，通常不同器官与心腔位置具有一致的方向性。

通过心耳形态可以很好地鉴别左、右心房。心耳长而窄的心房为左心房（图 13-2 和图 13-3）。左、右心室中，每个心室都有一个流入道、具有小梁结构的心尖部和一个流出道，通过心尖部小梁结构可以很好地辨别左心室和右心室，右心室的小梁成分更明显，且右心室具有调节束。通过动脉干的分支模式可以辨别主动脉与肺动脉。房室瓣通常与心室联系在一起，即左侧房室瓣（二尖瓣）与左心室相连，右侧房室瓣（三尖瓣）与右心室相连。主动脉瓣、肺动脉瓣和三尖瓣通常都是三叶瓣结构，而二尖瓣则由两个瓣叶组成。

心血管的基本形态和主要血管连接通常可以从一系列轴位黑血或亮血电影图像中进行识别。

（一）形态学右心房

形态学右心房由 4 个解剖部分构成（静脉部分、前庭、间隔和心耳）。静脉部分包括上腔静脉（SVC）、下腔静脉（IVC）和冠状窦（CS）。下腔静脉瓣（Eustachian 瓣）位于下腔静脉入口处，冠状窦瓣（Thebesian 瓣）位于冠状窦入口处，两瓣膜间通常由纤维组织连接。若不能正确识别正常的右心房结构，这些结构会被误认为是肿块。右心房的静脉部分与三角形的房耳之间由界嵴分开，并由此宽阔连接处发出梳状肌分布于房耳内。三尖瓣瓣叶附着于光滑的右心房前庭壁上，而三尖瓣前庭区域周向分布的梳状肌是形态学右心房的特征。右心房的间隔壁是由卵圆窝底及其周围肌肉组织构成。形态学右心房宽大的三角形房心耳与界嵴在 CMR 上很容易识别，而广泛的梳状肌是一个在解剖标本上更易识别的额外标志物。

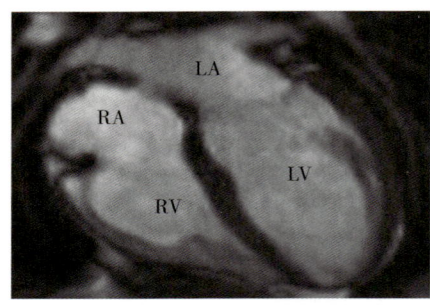

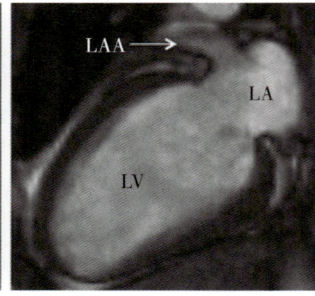

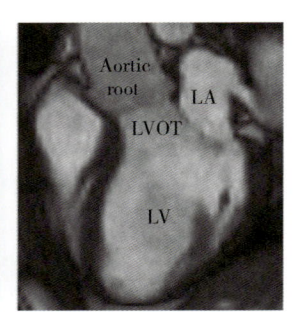

▲ 图 13-3 心房和心室的解剖特征

心脏的 SSFP 电影单帧图像，从中可观察到一些特征性心脏形态学结构。左图为四腔心视图，显示了形态学右心房（RA）宽大的心耳，右心室（RV）心尖部的小梁结构，左心房（LA）没有宽大的心耳，左心室（LV）的心肌结构更厚、更紧密。中间图像（垂直长轴切面）中，可以看到 LA 的特征是其窄管状的左心耳（LAA）。右侧图像（LVOT 视图）中可显示左心室流出道（LVOT）和主动脉根部（Aortic root）

（二）形态学左心房

左心房是心腔中最靠后的部分。与右心房相似，形态学左心房有相同的 4 个组成部分（静脉部分、前庭、间隔和心耳）。壁光滑的静脉部分为肺静脉（通常为 4 条，有时为 5 条）。左心房的间隔面形成卵圆窝的活瓣结构，可在左心房压力超过右心房压力时形成完整的房间隔以防止异常分流。左心房的前庭是光滑的。与右心房不同的是，在左心房中，梳状肌主要存在于房耳内，其结构比右心房耳更似管状。左心房耳与左心房其他部位的交界处比右心房与其房耳之间的交界处窄得多，且没有界嵴。与右心房一样，CMR 上显示的房耳形态可用于识别形态学左心房。Coumadin 嵴位于左心耳开口处（图 13-4）。通常左上肺静脉最靠近左心耳。

（三）形态学右心室

CMR 优于其他成像方式的优势之一是它能够可靠地评估形态多变的右心室。众所周知，右心室可以较左心室大，这是一种正常表现[3, 4]。

右心室心尖部的小梁结构是其特征。除了心尖部，右心室包括有流入道和流出道两部分。隔缘肉柱沿间隔壁下部延伸为调节束和前组乳头肌

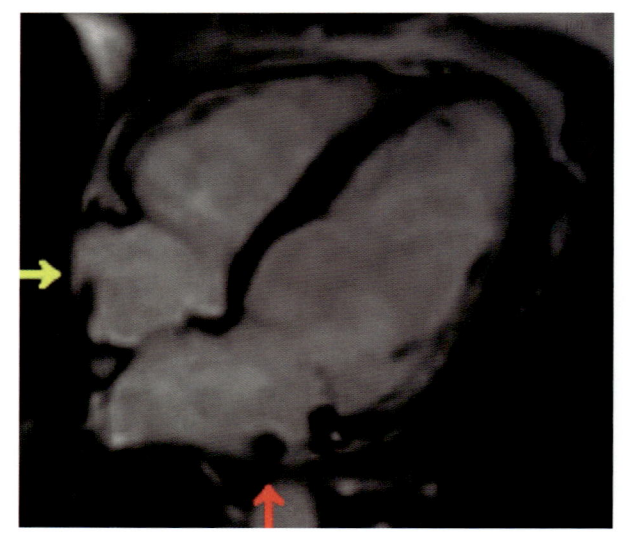

▲ 图 13-4 下腔静脉瓣和 Coumadin 嵴

四腔心平面 SSFP 电影单帧图像显示，右心房内正常的下腔静脉瓣（黄箭）和左心房内的左上肺静脉与左心耳之间的 Coumadin 嵴（红箭）。这些正常表现可能被误认为是病理改变

附着部。尽管 CMR 检查比超声心动图更容易将隔缘肉柱与室间隔肌壁区分开来，但在测量室间隔厚度时，隔缘肉柱可能会导致测量误差。调节束横穿心室腔，可能有助于识别右心室。三尖瓣与间隔壁存在连接可成为鉴别形态学右心室的另一特征。

（四）形态学左心室

与形态学右心室一样，形态学左心室也由流

入道、心尖小梁部和流出道构成。但左心室的小梁一般比右心室的小梁结构细得多，间隔壁心肌一般比较光滑。左心室心肌比右心室更厚（健康状态下可达 12mm）、更紧密。心肌厚度向心尖方向逐渐变薄。与三尖瓣不同的是，二尖瓣与室间隔没有腱索连接，仅与乳头肌连接。左心室内无调节束。与间隔壁无附着物连接有助于识别形态学左心室。对左心室小梁形态的解释具有挑战性，并可能引起混淆。虽然明显的过度小梁化是心肌致密化不全的主要表现特征，但显著的小梁结构或过度小梁化也可以是一种继发表现或为一种正常表现[5]。

左心室的单个心肌隐窝可能属于一种正常变异[6]。然而，在有肥厚型心肌病家族史的情况下，如果出现多发隐窝，则应怀疑该患者携带家族性肌小节基因变异[7]。电影成像对鉴别隐窝很有价值。鉴别这些是很重要的，因为在心肌延迟强化研究中隐窝中的血池可能被误认为是延迟强化信号。有趣的是，可能有一些小的心肌隐窝在常规场强下表现不明显，但在 7T 场强下可以看到，因此，在目前临床应用的场强（1.5T 和 3T）下进行钆对比剂成像研究时，这些心肌隐窝给人以心肌纤维化的印象[8]。

通常有两组乳头肌支撑二尖瓣结构，包括前外侧乳头肌和后内侧乳头肌。乳头肌的正常形态表现多样。此外，乳头肌的附着和排列变化与肥厚型心肌病表型高度相关[9]，也与许多其他疾病有关。

（五）主动脉瓣及胸主动脉

主动脉瓣位于心脏内的中心位置。重要的是，主动脉瓣的功能是由主动脉根部的结构来维持的，包括 3 个主动脉窦（Valsalva 窦）和窦管交界。主动脉根部完整性的丧失，例如窦管交界的消失，可引起主动脉瓣功能障碍和主动脉瓣反流。无冠窦通常与房间隔相邻（图 13-5），在正常心脏中右冠窦最靠前。冠状动脉应起源于左、右冠窦。

正常主动脉除发出冠状动脉外，还发出体循环动脉分支。主动脉起自心底部的中心区域，上行至主动脉弓，从那里发出头臂动脉（"头颈部血管"）。首先发出右侧头臂动脉（或称无名动脉），然后分别发出左侧颈总动脉和左侧锁骨下动脉。主动脉弓发出的牛型血管分支是常见的正常解剖变异。

（六）肺动脉瓣和肺动脉干

与主动脉瓣一样，肺动脉瓣也是三叶瓣。肺动脉干分为左肺动脉和右肺动脉。正常的肺动脉干不应该发出任何冠状动脉。左肺动脉的走向是肺动脉主干的延续，而右肺动脉则向右急转弯曲。在多层图像上通常不能清楚地看到段级和亚段级分支。对比增强血管成像更适合显示这部分肺血管树形态。

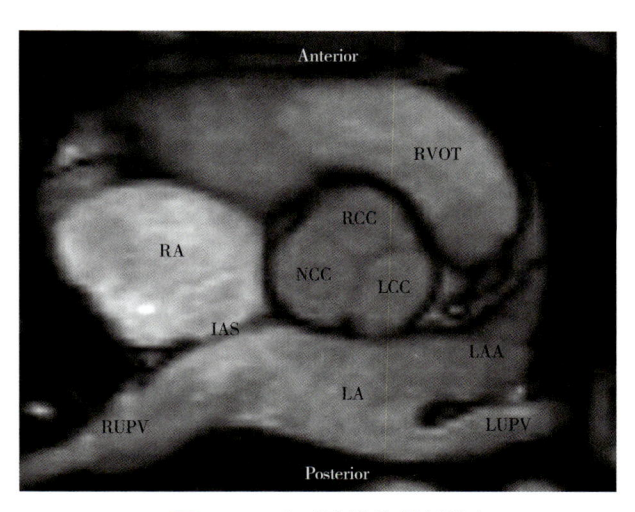

▲ 图 13-5 主动脉瓣的解剖特点

亮血 SSFP 电影单帧图像显示正常三叶主动脉瓣。3 个冠状瓣可以通过其周围结构来识别，无冠瓣（NCC）与房间隔（IAS）相邻，右冠瓣（RCC）最靠前，左冠瓣（LCC）最靠近左心耳（LAA）。可见左上肺静脉（LUPV）与 LAA 相邻。还可见右上肺静脉（RUPV）回流入左心房（LA）

RA. 右心房；RVOT. 右心室流出道；Anterior. 前；Posterior. 后

（七）静脉解剖

体静脉：体静脉经 SVC 和 IVC 回流入右心房。左、右头臂静脉通常连接在一起形成 SVC，SVC 通常位于右侧。半奇静脉在下部胸腔与奇静脉汇合，后者在右主支气管上环绕，经奇静脉弓回流至 SVC。左、右髂静脉汇合形成 IVC。左、右肾静脉在肾门水平回流至 IVC，而肝静脉在回流至右心房前与 IVC 的肾上部分汇合。持续的左上腔静脉回流至冠状窦是常见的先天性上腔静脉发育异常，而下腔静脉缺如伴奇静脉延续或下腔静脉重复在先天性心脏病患者中并不少见。

肺静脉：正常的肺静脉解剖由两条右肺静脉和两条左肺静脉组成，并有各自单独的开口。左心房和肺静脉的解剖结构和大小可有不同变化。上肺静脉一般引流上、中肺叶，而下肺静脉来源于下肺叶。左侧短共干是左侧肺静脉常见的分支变异，而右中叶肺静脉单独开口于左心房是右侧肺静脉回流的常见变异。CMR 是评估异常肺静脉回流和评价心房颤动消融手术前后肺静脉解剖结构的重要成像技术。

体、肺静脉的形态、大小和连接很容易通过 CMR 进行描述，可采用稳态自由进动（SSFP）序列进行多层的 2D 成像、电影采集或 3D 成像。3D 对比增强 MRA 为评估小静脉和外周静脉提供了额外的价值，相位对比血流图提供了可靠的腔静脉和肺静脉流速和流量的测量。正常的血流模式在心室收缩期和舒张期有两个正向峰值，随后在心房收缩期有反向血流，但这种模式会被疾病扰乱。任何导致右心室充盈障碍的疾病都会降低舒张峰，这种模式见于缩窄性和限制性心脏病。三尖瓣反流减弱了腔内血流的收缩期峰值，有时甚至出现逆流。静脉狭窄导致口径缩小、流速加快（> 1m/s）、失去正常搏动性。严重的静脉狭窄或阻塞常导致侧支静脉的形成，其管径细小，在 CMR 上常不可见。

三、采集和脉冲序列

（一）扫描方案

CMR 研究包括采用基础扫描方案获得的一组标准平面图像，从中可以确定心血管形态。根据特定临床指征，对这些标准图像进行修正，并获得额外的图像。心血管磁共振学会已经为成人[1]和患有先天性心脏病的儿童及成人提供了采集方案和序列的建议[10]。

一个标准的 CMR 检查从多层定位像开始，通常是在正交平面（横轴、矢状面和冠状面），以检查心脏是否位于磁场中心来获得最佳信号。随后可沿身体长轴方向采集一组静态黑血或亮血横轴位解剖图像（图 13-6 至图 13-8）。采集范围最好从胸廓入口至膈肌。大多数的心血管特征可以从这些图像中识别出来，尽管质量可能不足以发现细微的异常。从这些初始图像中，可以确定一些标准的心脏成像平面以更准确地评估心脏结构和功能（详见第 14 章）。

常规采集从二尖瓣环到左心室心尖部的左心室短轴位电影图像，以便于进行心室容积分析，也提供了一个详细的形态学概貌。其他的多层电影成像，如横轴位平面，可提供进一步的形态、连接关系和运动（如心肌、瓣膜或射血）的信息。电影成像提供了结合形态、运动和功能的综合信息。

轴位电影成像在评估局部无运动、运动障碍、室壁瘤形成或肌壁变薄方面也很有价值，可支持与右心室扩张和（或）受损相关的致心律失常性右心室心肌病（arrhythmogenic right ventricular cardiomyopathy，ARVC）的 CMR 诊断[11]。

斜位电影成像在先天性心脏病中具有额外的

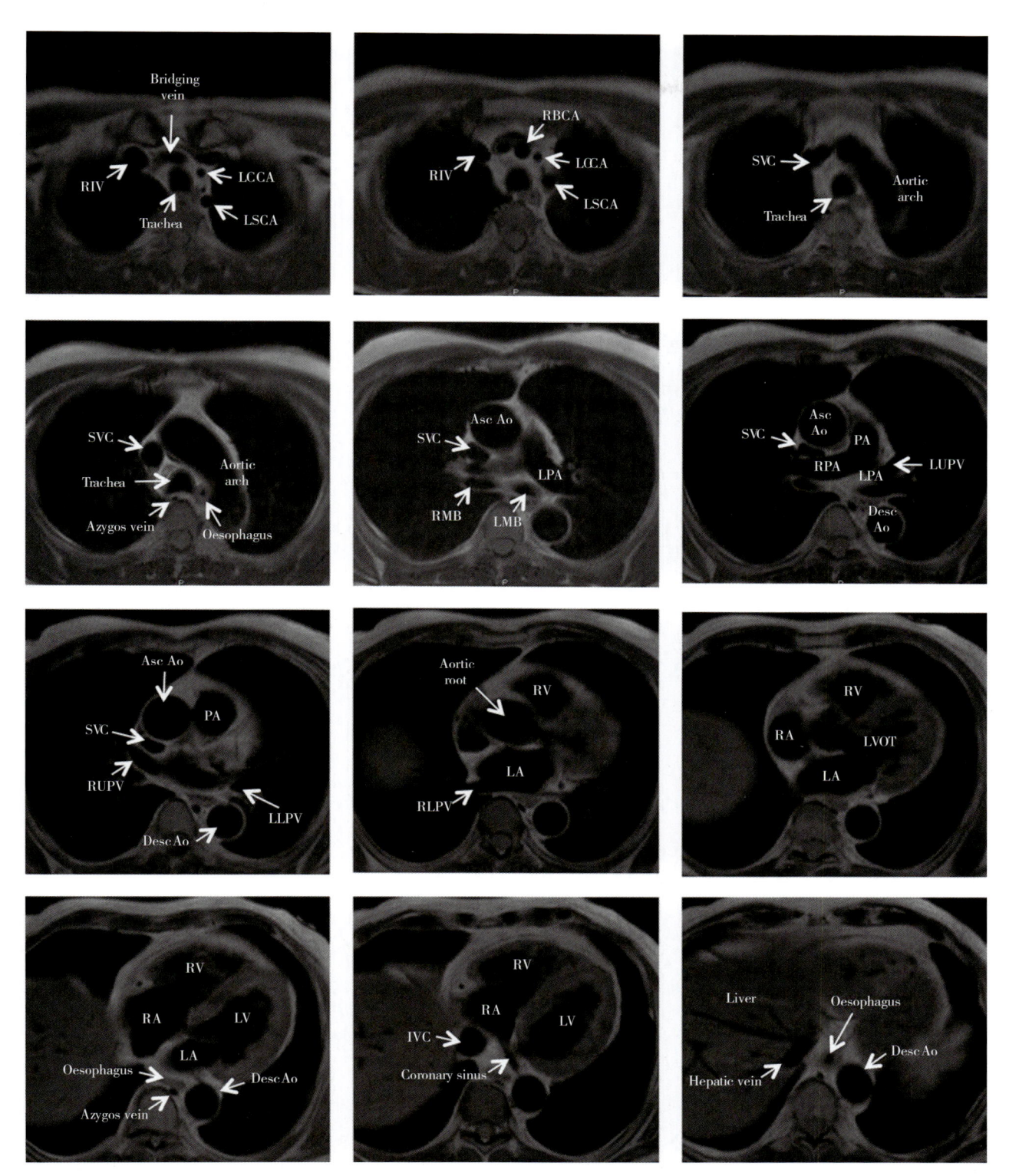

第 13 章 形态学
Morphology

▲ 图 13-6 轴位解剖

HASTE 黑血成像横轴位系列图像，从上纵隔至膈肌下方

Asc Ao. 升主动脉；Desc Ao. 降主动脉；IVC. 下腔静脉；LA. 左心房；LCCA. 左颈总动脉；LLPV. 左下肺静脉；LMB. 左主支气管；LPA. 左肺动脉；LSCA. 左锁骨下动脉；LUPV. 左上肺静脉；LV. 左心室；LVOT. 左心室流出道；PA. 肺动脉；RA. 右心房；RBCA. 右头臂动脉；RIV. 右无名静脉（头臂静脉）；RLPV. 右下肺静脉；RMB. 右主支气管；RPA. 右肺动脉；RUPV. 右上肺静脉；RV. 右心室；SVC. 上腔静脉；Bridging vein. 桥静脉；Trachea. 气管；Aortic arch. 主动脉弓；Azygos vein. 奇静脉；Oesophagus. 食管；Aortic root. 主动脉根；Coronary sinus. 冠状窦；Hepatic vein. 肝静脉；Liver. 肝脏

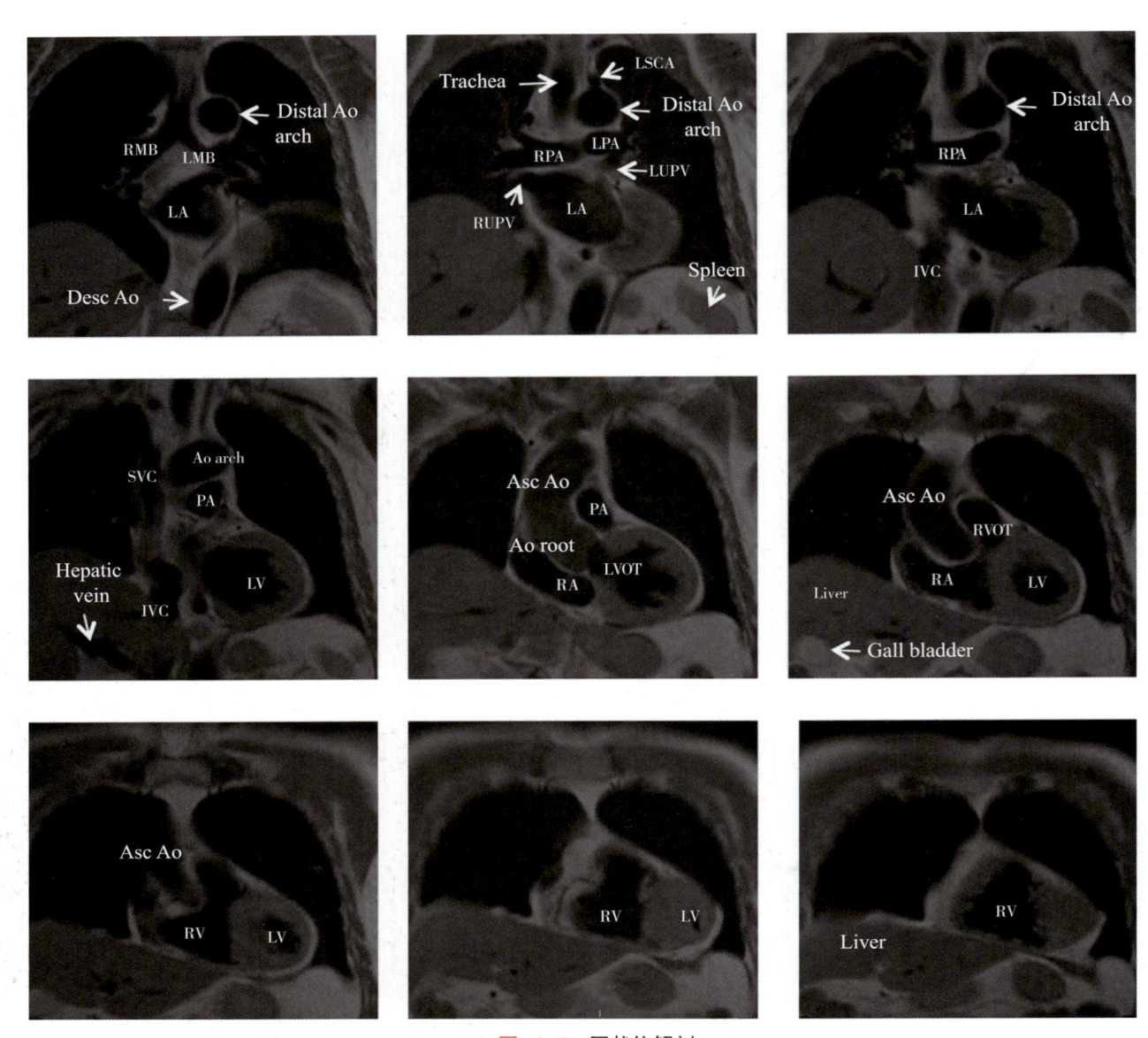

▲ 图 13-7 冠状位解剖

HASTE 黑血成像冠状位系列图像，从前胸至背部
RMB. 右主支气管；LMB. 左主支气管；LA. 左心房；RPA. 右肺动脉；LPA. 左肺动脉；RUPV. 右上肺静脉；LUPV. 左上肺静脉；IVC. 下腔静脉；SVC. 上腔静脉；PA. 肺动脉；LVOT. 左心室流出道；RVOT. 右心室流出道；Distal Ao arch. 远端主动脉弓；Ao root. 主动脉根；Desc Ao. 降主动脉；Trachea. 气管；Spleen. 脾脏；LSCA. 左锁骨下动脉；LV. 左心室；Hepatic vein. 肝静脉；Ao arch. 主动脉弓；Asc Ao. 升主动脉；RA. 右心房；RV. 右心室；Liver. 肝脏；Gall bladder. 胆囊

价值，例如可以通过斜位采集同时对流入道和流出道进行成像。

（二）脉冲序列

对心脏的形态学评估可以在几种不同类型的图像中进行，这些图像部分提供相似信息，部分提供互补信息。这些成像方法大致可分为黑血法和亮血法。此外，血管成像方法还可用于显示大血管的形态。

1. 自旋回波序列 / 黑血成像

以往认为黑血 SE 脉搏序列获得的 CMR 图像是真正的"形态学图像"，而 GRE 电影图像则是"功能性图像"。这种分类现在已不再适用，现在的亮血电影图像同样适用于心脏的形态学评估，

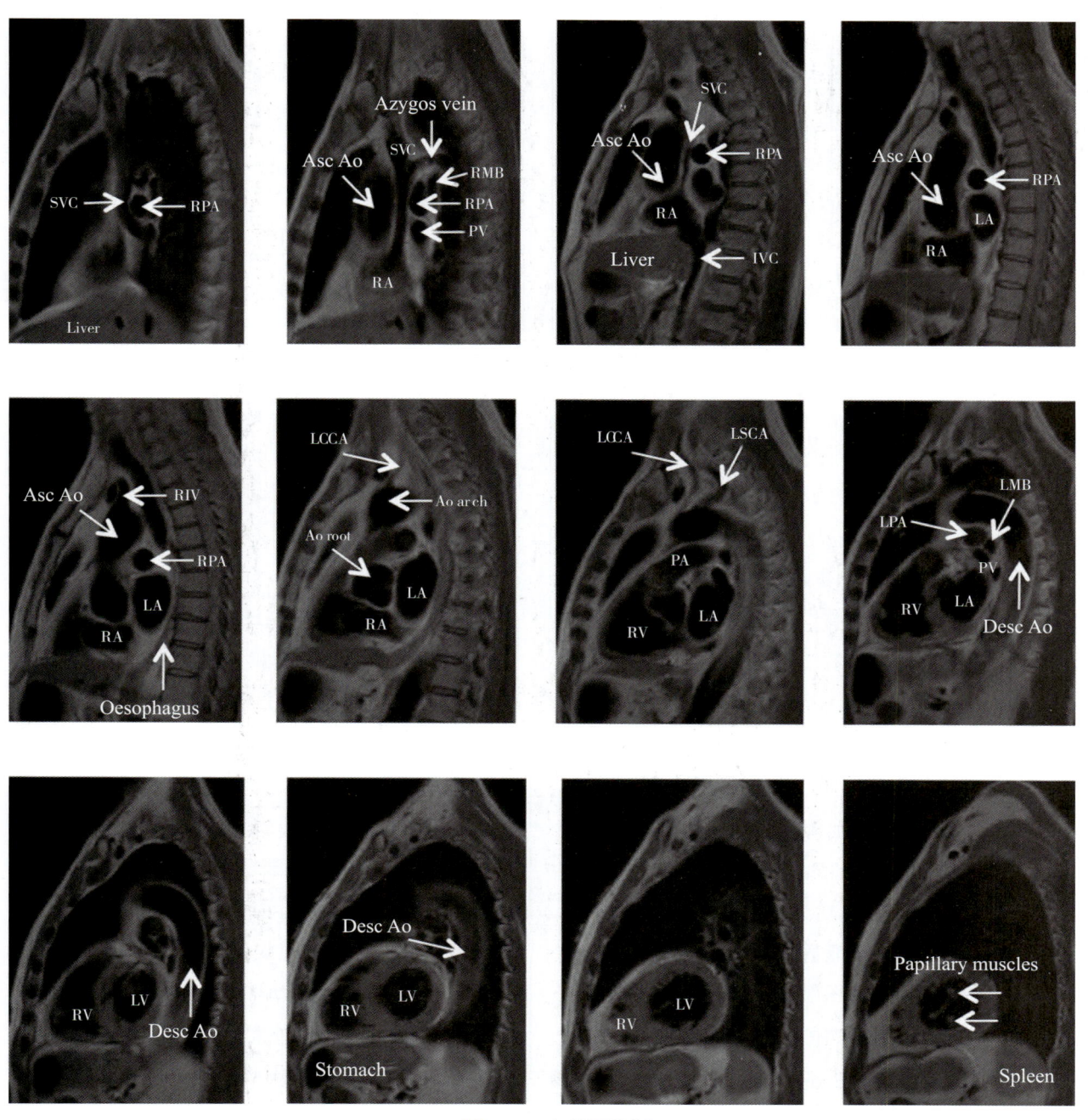

第 13 章 形态学
Morphology

▲ 图 13-8 矢状面解剖

HASTE 黑血成像矢状位系列图像，从左侧至右侧
PV. 肺静脉；SVC. 上腔静脉；RPA. 右肺动脉；RMB. 右主支气管；RA. 右心房；IVC. 下腔静脉；LA. 左心房；RIV. 右无名静脉（头臂静脉）；LCCA. 左颈总动脉；LSCA. 左锁骨下动脉；RV. 右心室；LMB. 左主支气管；LPA. 左肺动脉；LV. 左心室；Liver. 肝脏；Azygos vein. 奇静脉；Asc Ao. 升主动脉；Oesophagus. 食管；Ao arch. 主动脉弓；Ao root. 主动脉根；PA. 肺动脉；Desc Ao. 降主动脉；Stomach. 胃；Papillary muscles. 乳头肌；Spleen. 脾脏

甚至在某些情况下优于 SE 序列。但黑血 SE 序列仍是常用的采集方式，有助于识别正常和病理细节，对识别组织特征有重要贡献。

多层黑血成像可以识别大多数结构，通常对于显示主要心血管结构的连接关系很有价值。为了快速了解形态特征，可采用快速黑血 SE 采集方式，例如半 Fourier 采集的单次激发自旋回波序列（HASTE），通常在自由呼吸过程中使用多个平均值（通常为 3 个）采集图像。在舒张末期采集图像可以减少心脏运动的影响。该方式提供的图像具有相对较低的空间分辨率，但与 bSSFP 多层图像采集相比，通常不太容易受运动伪影和金属伪影的影响。较细小的解剖结构可能无法很好地显示，或可能由于部分容积效应出现异常连接的表现。但是，多层成像可有助于建立对解剖学的 3D 评估，尽管成像技术的进步已越来越多的允许进行 3D 重建、采集和查询数据。

T_1 加权黑血 SE 图像（短 T_E 和短 T_R）或质子密度加权图像（短 T_E 和相对较长的 T_R）被用于识别发育不良心脏中的脂肪浸润或需要确定心脏肿块时。

反转恢复图像 [三重反转恢复、短时反转恢复（STIR）、光谱预饱和反转恢复（SPIR）] 最常用于获得 T_2 图像（长 T_E 和长 T_R）和（或）脂肪抑制图像。

此外，不同的脉冲 [如精准频率反转恢复（SPAIR）] 可以添加到 SPIR 等黑血图像中。SPIR/SPAIR 可选择性地抑制脂肪，而 STIR 可抑制所有 T_1 值与脂肪相近的组织；SPIR/SPAIR 只能在高度均匀的磁体中应用，而 STIR 对所有场强和不同磁场均匀性都适用。STIR 只能用于产生具有 T_2 样对比度的图像，而 SPIR/SPAIR 可用于任何权重的序列。SPIR/SPAIR 序列比 STIR 具有更高的信噪比（图 13-9）。

2. 亮血成像

亮血序列，无论是静态还是电影采集，越来越多地被用于形态学观察，其优点是可以很好地区分血管与含气腔，这一点很重要，例如在寻找肺静脉异常连接时。最常用的亮血成像方法是 bSSFP，它比以前使用的梯度回波（GRE）方法速度更快，信噪比更好，但可能更容易受到金属伪影和磁场不均匀性的影响。该方法可以在自由呼吸状态下采集一个心动周期的图像，但采用与随后采集电影图像相同的屏气状态下完成图像采集更为有利（通常在呼气末屏气采集，除非这样做比较困难。在这种情况下，对于一些人来说，可能在吸气末屏气会更为容易），这样可以保证所选扫描层面的准确性。此外，在舒张末期采集图像可以减轻心脏运动的影响，获得清晰的图像，并能够更准确地测量舒张末期的心腔大小。一般来说，采用 5mm 左右的层厚来采集这些连续图像是合适的。

综合亮血（SSFP）图像和黑血 SE 图像的信息，对发现心脏以外的病变特别有帮助。例如囊性肿物在 SSFP 图像上显示为高亮信号，而在 SE 图像（及 LGE 图像）上显示为低信号。

亮血电影图像可以提供心肌、瓣膜及血管的结构和功能的高分辨率图像。目前，SSFP 电影成像仍是成人心脏 MR 检查中使用的主要成像序列。除了能够清晰地观察到室壁的运动外，电

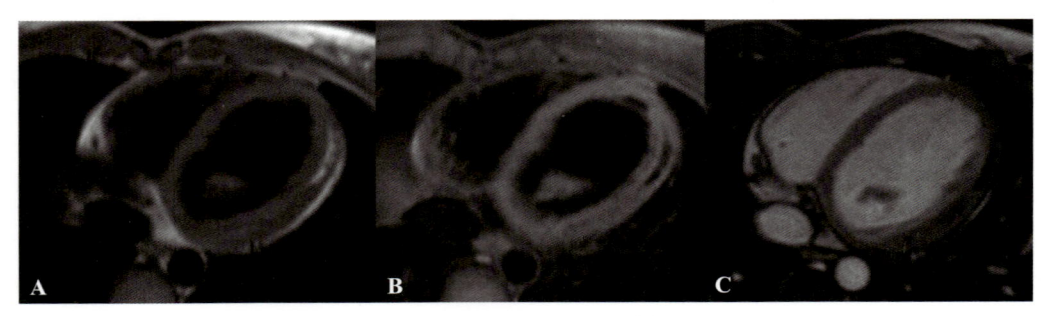

▲ 图 13-9 CMR 组织特征
A. 在轴位上获得的 T_1 加权黑血快速自旋回波序列图像，心肌侧壁内见高亮信号；B. T_1 加权黑血快速自旋回波序列脂肪抑制图像显示同一区域内信号减低；C. 同一平面的平衡稳态自由进动电影图像显示心肌同一区域内由于强化学移位而出现低信号

影成像还能显示血管狭窄和瓣膜反流。旧的扰相 GRE 技术也仍在使用，特别是在伪影影响 SSFP 成像的情况下。然而，高分辨率的 SSFP 电影成像是首选技术，它提供了出色的空间和时间分辨率。回顾性心电门控使得对整个心动周期室壁运动的研究成为可能。

呼吸导航下的静态 3D SSFP 采集可以提供详细的解剖图像，而不需要钆对比剂或屏气。这些方法现在已被常规使用，特别是在先天性心脏病的检查中，也用于对主动脉的研究和评估冠状动脉走行。对于后者，这些方法较传统的屏气采集能更好地显示冠状动脉起源和近段走行。虽然可以论证 3D SSFP 能够进行任意斜切面图像的后处理重建，但它不能很好地显示功能或血流。由于静态组织和静脉系统高信号的影响，很难从这些图像中生成最大密度投影（MIP）图像，而更适合进行多平面重组或有针对性的 MIP 重建。

3. 磁共振血管成像

断层成像对于展示迂曲、分支血管并不理想，通常需要 3D 成像方法。近年来，人们对 MRA 产生了相当大的兴趣，它是一种不在周围固定组织中获取细节而产生血管图像的方法。MRA 技术可分为三大类，包括 TOF、相位对比（PC）和对比增强（CE）。了解 MRI 中血流敏感性的基本物理原理对正确应用和解释 MRA 非常重要。

（1）时间飞跃法 MRA：快速 GRE 成像通常用于进行 2D 或 3D 时间飞跃法（TOF）MRA。前者，一次采集一个薄层图像，而后者，通过射频脉冲激发可采集整个容积的图像。当快速 GRE 序列用于单层或薄层成像时，进入成像层面的血流未暴露于先前的射频脉冲，称为不饱和。另一方面，成像层面内的静态组织反复暴露于射频脉冲而呈部分饱和状态，使得成像层面内的不饱和血流较静态组织产生更多的信号。这种现象被称为"血流相关增强"。预饱和技术通常用于消除静脉血的信号，使成像层面上游的静脉血处于饱和状态。

（2）相位对比法 MRA：PC-MRA 依靠的是双极血流敏感梯度引起的横向磁化相位的变化，这种梯度在静态组织和流动血液之间产生相位差。PC 技术只对施加梯度方向的血流敏感，根据所观察血管的结构，可进行 2D 或 3D 数据的采集。PC-MRA 具有有效的背景抑制作用，可提供定量的血流测量，但采集时间较长，且该技术仅对一定范围的血流速度敏感。

（3）对比增强 MRA：由于可以单次屏气采集，对比增强（contrast enhanced，CE）MRA 近年来已成为越来越受欢迎的血管成像技术，特别是在呼吸运动显著的区域，如胸腔和腹部。CE-MRA 依赖于在弹丸式注射钆-二乙烯三胺五乙酸（Gd-DTPA）期间快速采集预选容积内的图像（采用扰相 GRE 序列）。静脉注射适量 Gd-DTPA 导致血液 T_1 弛豫时间缩短，使得局部血液信号显著增强。当对比剂到达目标血管时进行数据采集，特别是 k 空间中心部分的采集，才能获得最佳的图像，因此，对于静脉注射对比剂，采集时机的选择非常重要。虽然不是所有区域同时显示，但动态增强血管成像采集可以直观地顺序显示各结构及其连接关系（图 13-10）。

四、分析与后处理

形态学分析需要系统地认识心腔的形态及其与其他结构的关系。首先要考虑心房的排列。正常心房排列（内脏正位）为形态学右心房位于右侧，形态学左心房位于左侧（图 13-11），且正常情况下其排列与其他胸腔和腹腔脏器的位置排列方向一致。如果存在镜像心房排列（内脏反位），则有可能存在其他脏器的镜像排列。房耳异构是

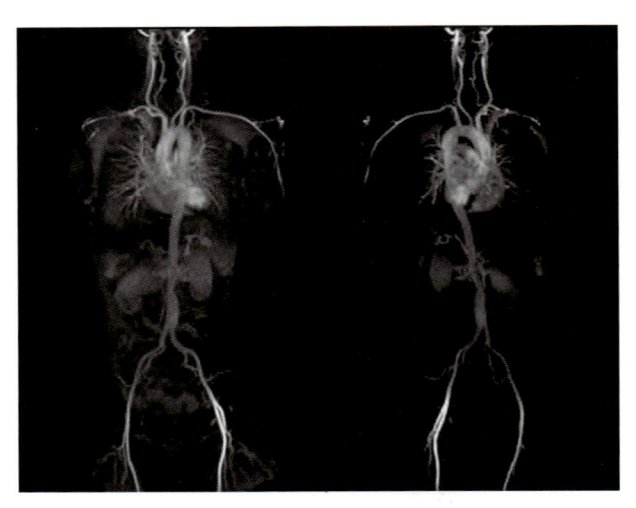

▲ 图 13-10 磁共振血管成像

对比增强磁共振减影前（左）及减影后（右）的血管树图像

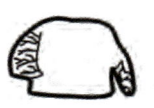

心房正位
- 右心房在前（图中右侧）
- 左心房在后（图中左侧）

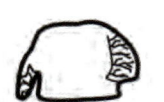

心房反位
- 右心房在后（图中左侧）
- 左心房在前（图中右侧）

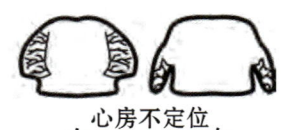

心房不定位
右　　　左
- 右心房或左心房异构

▲ 图 13-11　心房排列

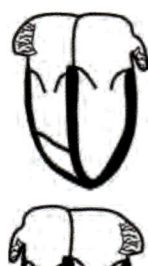

正常房室连接
- 右心房连接右心室，左心房连接左心室

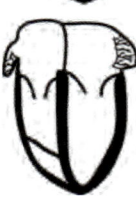

异常房室连接
- 右心房连接左心室，左心房连接右心室

▲ 图 13-12　房室连接

指两房耳的形态相同，在这种情况下，很少存在正常的胸、腹腔脏器位置关系。当两心房均为左心房形态（左心房异构）时，通常可见多脾，而右心房异构时则表现为无脾。

如果形态学右心房与形态学右心室相连，且左侧心腔也是如此连接，则为双侧心室连接一致（图 13-12）。分析房室间连接关系后，可进一步分析心室 - 动脉间的连接关系。

在观察原始解剖图像时，需要对心血管连接进行系统性的顺序分析，这对于确认正常血管和解剖连接，以及识别异常很有价值。可根据正常血流方向在轴位连续多层图像上进行系统性分析，从血流自下腔静脉进入右心房开始，进而确认上腔静脉与右心房的连接；应确认上腔静脉是由头臂静脉形成，且只有奇静脉汇入上腔静脉；读者可以沿着心脏解剖结构进行观察，从右心房进入右心室，而后进入肺动脉干；对肺静脉回流到左心房可通过左、右肺静脉的识别来确认；而后依次观察左心房到左心室再到主动脉的解剖连接，并沿血流依次观察胸廓中升主动脉、主动脉弓和降主动脉的走行。主动脉弓左侧不应该有血管结构，如果存在，可能提示永存左上腔静脉，应该追踪其走行以确定它是通过冠状静脉窦回流至右心房，还是可能通过无顶的冠状静脉窦直接回流至左心房。通过这种对心血管解剖连接的观察，可能会发现明显的结构异常，并在随后获得的图像中进行更具体地考虑。

对先天性异常的观察往往需要扫描额外的图像，了解如何最好地展示病理结构有助于确保获得最合适观察病变的图像，而不会过度延长检查时间。这里需要强调的一点就是，应根据病变的不同考虑如何采集图像，以获得最全面的信息。

在临床背景下考虑 CMR 结果是很重要的。了解以前的外科手术或干预措施的细节对于评估预期结果和确保对相关并发症进行评价是非常有价值的。

五、技巧与误区

（一）普遍问题

- 转诊 CMR 时提供的临床信息不足，可能导致采用不理想或不充分的检查方案进行图像采集，从而限制了 CMR 提供所需诊断信息的能力。
- 不注意切面位置的选择和对确保最佳成像层面的关注不足，可能导致获取到非诊断性或误导性的图像。
- 缺乏对心脏以外区域的系统性观察，可能导致无法识别潜在的重要心外发现，特别是肺、乳腺、肝脏和脊柱。
- 各种各样的伪影可能会影响形态学特征的观察。靠近心脏的电子设备所产生的金属伪影可能会造成很大问题，有可能会导致一些心肌区域显示不清。

（二）分析和测量

- 理想情况下，测量是标准化的，并基于已达成一致公开的最佳实践结果。有许多对于心腔的大小和功能，以及其他血管结构的参考范围已公开发表[3,4,12]，但并非所有都适用于 CMR 测量。
- 正常范围需要针对性别和年龄制定，甚至对于某些参数，还需要针对不同的种族群体。患者个体的测量结果应在最合适的参考范围内进行评估。
- 通常，在测量或追踪观察任何 CMR 图像时，最好尽可能地放大图像，以最大限度地提高所获测量值的准确性。
- 对于容积分析，软件分析越来越自动化。然而，手动划分感兴趣的区域和结构和（或）手动设定阈值仍然是许多技术的一部分。容积分析中的潜在缺陷包括未能完全纳入舒张末期和收缩末期的基底段血池。
- 最好使用短轴切面图像测量左心室壁厚度。
- 主动脉直径的测量始终存在主观偏差，包括测量所用图像的类型（黑血 SE、亮血电影或 MRA）和测量习惯（管壁内缘或外缘、扫描平面等）。主动脉测量通常应在舒张末期进行，因为主动脉可能在其他期相会扩张，从而得出更大的测量结果。虽然轴位系列图像可以用于测量，但应该考虑主动脉是垂直还是切线位通过这一平面。在轴位图像中测量主动脉时，由于主动脉是斜行通过图像，从而可导致对真实主动脉直径的高估。采用 3D 采集有助于避免这一问题。
- 对于所有的测量，无论是个人进行的还是机构内的，都应该商定一个系统的测量技术，并明确记录测量结果是如何得出的，有助于测量结果的可重复性和将来的比较。

六、结论

通过 CMR 可以全面了解心血管的形态。识别正常是辨别异常的基础。在目前 CMR 检查中，有多种磁共振序列可供选择。虽然本章详细介绍了常用的成像方法，而且指出标准化视图的使用对这一观测过程很重要，但个别 CMR 从业者的选择方案带有一定程度的主观性。无论选择哪种方案，随着经验的积累，人们会了解到哪些序列可以获得最佳的图像效果，以及在不同序列中适宜观察哪些结构。尽管如此，系统的成像方法仍然是有价值的。

心脏病学实践越来越需要对 3D 心脏解剖学的深刻理解。虽然不断发展的成像能力提供了更多解剖学的详细数据[13]，但将其与迅速发展的新技术（如 3D 打印）相结合，可能会有力地补充对 CMR 数据的视觉解读，以帮助了解患者个体的心脏形态，并有可能为最佳和个性化的患者管理提供信息。

推荐阅读

[1] CardiacMorphology.com. http://www.cardiacmorphology.com/ (accessed 18 April 2018).
[2] El-Khoury GY, Bergman RA, Montgomery WJ. *Sectional Anatomy by MRI*. New York, NY: Churchill Livingstone; 1995.
[3] Fratz S, Chung T, Greil GF, et al. Guidelines and protocols for cardiovascular magnetic resonance in children and adults with congenital heart disease: SCMR expert consensus group on congenital heart disease. *J Cardiovasc Magn Reson*. 2013;15:51.
[4] Ho SY, Ernst S. *Anatomy for Cardiac Electrophysiologists: A Practical Handbook*. Minneapolis, MN: Cardiotext Publishing; 2012.
[5] Kramer CM, Barkhausen J, Flamm SD, Kim J, Nagel E; Society for Cardiovascular Magnetic Resonance Board of Trustees Task Force on Standardized Protocols. Standardized cardiovascular magnetic resonance (CMR) protocols 2013 update. *J Cardiovasc Magn Reson*. 2013;15:91.
[6] Syed MA, Mohiaddin RH (eds). *Magnetic Resonance Imaging of Congenital Heart Disease*. London: Springer-Verlag; 2012.

参考文献

[1] Kramer CM, Barkhausen J, Flamm SD, Kim J, Nagel E; Society for Cardiovascular Magnetic Resonance Board of Trustees Task Force on Standardized Protocols. Standardized cardiovascular magnetic resonance (CMR) protocols 2013 update. *J Cardiovasc Magn Reson*. 2013;15:91.
[2] El-Khoury GY, Bergman RA, Montgomery WJ. *Sectional Anatomy by MRI*. New York, NY: Churchill Livingstone; 1995.
[3] Kawel-Boehm N, Maceira A, Valsangiacomo-Buechel ER, et al. Normal values for cardiovascular magnetic resonance in adults and children. *J Cardiovasc Magn Reson*. 2015;17:29.
[4] Foppa M, Arora G, Gona P, et al. Right ventricular volumes and systolic function by cardiac magnetic resonance and the impact of sex, age, and obesity in a longitudinally followed cohort free of pulmonary and cardiovascular disease: The Framingham Heart Study. *Circ Cardiovasc Imaging*. 2016;9:e003810.
[5] Arbustini E, Favalli V, Narula N, Serio A, Grasso M. Left ventricular noncompaction a distinct genetic cardiomyopathy? *J Am Coll Cardiol*. 2016;68:949–66.
[6] Petryka J, Baksi AJ, Prasad SK, Pennell DJ, Kilner PJ. Prevalence of inferobasal myocardial crypts among patients referred for cardiovascular magnetic resonance. *Circ Cardiovasc Imaging*. 2014;7:259–64.
[7] Maron MS, Rowin EJ, Lin D, et al. Prevalence and clinical profile of myocardial crypts in hypertrophic cardiomyopathy. *Circ Cardiovasc Imaging*. 2012;5:441–7.
[8] Prothmann M, von Knobelsdorff-Brenkenhoff F, Töpper A, et al. High spatial resolution cardiovascular magnetic resonance at 7.0 Tesla in patients with hypertrophic cardiomyopathy—first experiences: lesson learned from 7.0 Tesla. *PLoS ONE*. 2016;11:e0148066.
[9] To AC, Dhillon A, Desai MY. Cardiac magnetic resonance in hypertrophic cardiomyopathy. *JACC Cardiovasc Imaging*. 2011;4:1123–37.
[10] Fratz S, Chung T, Greil GF, Samyn MM, Taylor AM, Valsangiacomo Buechel ER, Yoo SJ, Powell AJ. Guidelines and protocols for cardiovascular magnetic resonance in children and adults with congenital heart disease: SCMR expert consensus group on congenital heart disease. *J Cardiovasc Magn Reson*. 2013;15:51.
[11] Marcus FI, McKenna WJ, Sherrill D, et al. Diagnosis of arrhythmogenic right ventricular cardiomyopathy/dysplasia proposed modification of the Task Force Criteria. *Circulation*. 2010;121:1533–41.
[12] Le Ven F, Bibeau K, De Larochellière E, et al. Cardiac morphology and function reference values derived from a large subset of healthy young Caucasian adults by magnetic resonance imaging. *Eur Heart J Cardiovasc Imaging*. 2016;17:981–90.
[13] Mori S, Spicer DE, Anderson RH. Revisiting the anatomy of the living heart. *Circ J*. 2016;80:24–33.

第 14 章 整体和局部心功能评价
Global and regional cardiac function

Alicia M Maceira　Alistair A Young　著
童　延　译　　杨　琳　徐　磊　校

一、概述

对整体和局部心功能的评估在所有心脏疾病中具有重要的临床意义。心力衰竭影响着 0.4%~2% 的普通人群，由于人口老龄化和冠状动脉性心脏病事件后生存率的提高，心力衰竭的发病率持续上升。心力衰竭主要是由于左心室（LV）收缩功能障碍，超过 60% 的患者无症状，但相当一部分患者有舒张功能障碍，而射血分数（EF）保留，这也会带来不良预后。在左心室功能障碍中发生右心室（RV）功能障碍极为常见，但也可能由其他疾病引起，如右心室心肌病、瓣膜性心脏病、先天性心脏病或右心室梗死，或者像肺动脉高压一样由 RV 压力超负荷引起。因此，随着所有这些诱发条件的增加，急性和慢性右心衰竭的发病率也在增加。心房容积和功能的变化反映了心室舒张功能随时间发生的变化，被认为是判断舒张功能障碍持续时间和严重程度的可靠指标。这些指标为普通人群和心脏病患者提供了重要的预后信息。

廉价、快速、准确、可重复且无须受到电离辐射或注射对比剂的理想心功能评价成像技术应得到广泛应用。不幸的是，没有一种技术能满足所有这些要求。与其他用于心功能评价的成像技术相比，心脏磁共振（CMR）具有一些优势。它可以在任何需要的平面上提供高空间分辨率和时间分辨率的电影图像，而无须暴露于对比剂或电离辐射中。CMR 是目前测量双心室整体和局部收缩功能[1]，以及舒张和心房功能最准确和可重复的方法。此外，利用 CMR 可以直观地评价和量化局部室壁运动。它也是测量右心室功能的最佳技术，因为右心室复杂、高度小梁化的三角形结构无法用 2D 技术精确建模[2]。由于这些原因，CMR 已成为许多临床中心测量心室容积、功能和质量的参考方法，并被用于临床试验和大型流行病学研究的终点指标。它也是先天性心脏病患者的首选评估方法，目前 90% 的先天性心脏病患者可存活到成年，往往需要多次影像学检查来监测心脏功能障碍的进展。

除了质量和容积可以提供泵功能的有价值信息外，心肌收缩和舒张可以用于直接测量组织功能。最近，一种组织追踪技术，即特征追踪 CMR（feature tracking CMR，CMR-FT），已成为一种有用的工具，可通过定量测量心肌变形来定量评估整体和局部心功能。CMR-FT 是一种很有前途的技术，可用于评价收缩期和舒张期的整体和局部功能，但在采集的标准化、不同分析软件间评估结果的可重复性和加快分析速度方面还需要做更多的工作。

在此，我们将回顾整体和局部心功能评估的一般原则，总结推荐的采集方案，然后概述以往的验证研究、分析和后处理的方法，以及常见的适应证和应用领域。

二、一般原则

（一）整体收缩功能

有许多参数被用于测量整体收缩功能（表14-1），但在临床实践中普遍使用的参数是EF，尽管它有一定的局限性。通常情况下，采用辛普森规则的容积法，即采集一组包含整个左心室的连续断层图像，从中计算出心室容积，与几何学假设无关[3]。也有人提出旋转长轴切面作为基于短轴切面测量法的替代方法，因为这种方法受部分容积效应的影响较小，且耗时较少[4]，但该方法至今未得到广泛接受。目前，几乎所有专业从事CMR的地方都采用短轴图像测量法。

（二）局部收缩功能

CMR为局部心功能的无创评估提供了独特的工具（表14-1）。室壁运动分析通常在静息状态下进行，但也可在使用低剂量[5]和高剂量多巴酚丁胺时进行[6]。可通过肉眼观察循环播放的电影图像进行定性分析，这类似于2D和3D超声心动图，但具有更好的图像质量和可以显示几乎所有心肌节段的优势。在半定量方法中，也与超声心动图类似，可将每个节段归属于一个冠状动脉供血区域[7]，并根据室壁增厚率给每个节段评分（图14-1），最终以总分除以节段数得出室壁运动评分指数。静息态室壁运动评分指数和负荷态室壁运动评分指数均可用于冠状动脉性心脏病的诊断和预后评估[8]。

表14-1 整体和局部收缩功能、舒张功能和心房功能的主要CMR测量参数

	参数	计算	成像技术
	收缩功能		
整体	左心室、右心室搏出量（SV）	EDV-ESV	Cine, PC
	搏出量指数（SVi）	SV/BSA	Cine, PC
	左心室、右心室射血分数（EF）	SV/EDV	Cine
	心排血量（CO）	SV×心率	Cine, PC
	心脏指数（CI）	SV/BSA	Cine, PC
	每搏做功指数	SBP×SV/BSA	Cine, PC
	整体纵向应变		Tagging, CMR-FT
局部	定性（肉眼分析）		Cine, tagging, PC, CMR-FT
	半定量、室壁运动评分（WMS）		Cine, tagging, PC, CMR-FT
	半定量、室壁运动评分指数（WMSi）	WMS/BSA	Cine, tagging, PC, CMR-FT
	室壁增厚率		Cine, tagging, PC, CMR-FT
	局部应变率（纵向、周向、径向）		tagging, CMR-FT
	舒张功能		
	周向应变、应变率		tagging, CMR-FT
	峰值解旋率		
	二尖瓣流入的E/A比	E/A	Cine, PC
	舒张末期肺静脉前向血流		PC
	心房功能		
贮血池功能	总射血分数（TEF）	TAEV/Volmax	Cine
管道功能	被动排空分数	(Volmax-Volp)/Volmax	Cine
泵功能	主动排空分数	(Volp-Volmin)/Volp	Cine

EDV. 舒张末期容积；ESV. 收缩末期容积；BSA. 体表面积；Cine. 电影序列；tagging. 标记；PC. 相位对比；FT. 特征追踪；E. 早期心室峰值充盈速度；A. 晚期心室峰值充盈速度；TAEV. 心房总空隙容积；Volmax. 最大心房容积；Volp. 心房收缩前心房容积；Volmin. 最小心房容积

左心室节段

室壁运动	评分
运动过度	0
正常	1
运动减退	2
运动不能	3
运动障碍	4

1. 心底前壁
2. 心底前间壁
3. 心底下壁间隔
4. 心底下壁
5. 心底下侧壁
6. 心底前侧壁
7. 中部前壁
8. 中部前间壁
9. 中部下壁间隔
10. 中部下壁
11. 中部下侧壁
12. 中部前侧壁
13. 心尖前壁
14. 心尖间隔
15. 心尖下壁
16. 心尖侧壁
17. 心尖

室壁运动评分（WMS）= ∑16 分
WMS 指数 = WMS/16

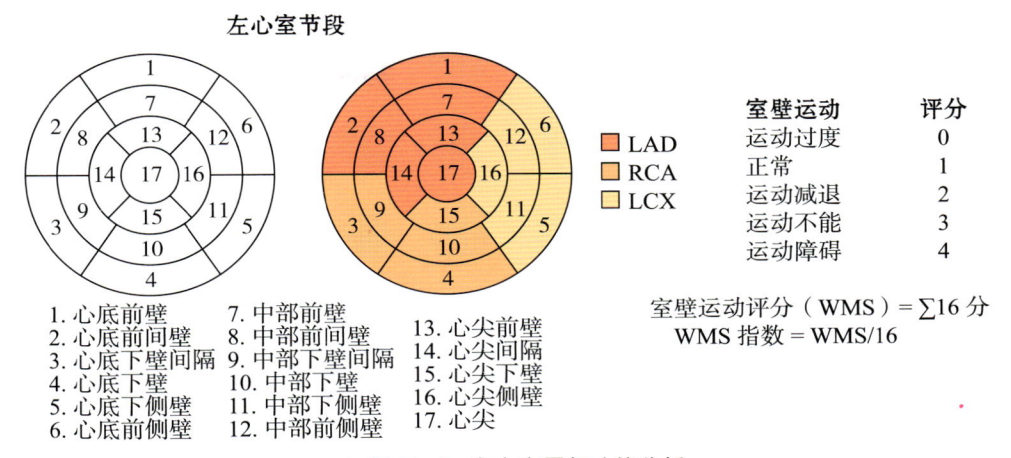

▲ 图 14-1 左心室局部功能分析

左心室分段共识和室壁运动评分系统。LAD. 左前降支；RCA. 右冠状动脉；LCX. 左回旋支（经许可引自 American Heart Association Writing Group on Myocardial Segmentation and Registration for Cardiac Imaging：Manuel D. Cerqueira, Neil J. Weissman, Vasken Dilsizian, Alice K. Jacobs, Sanjiv Kaul, Warren K. Laskey, Dudley J. Pennell, John A. Rumberger, Thomas Ryan, Mario S. Verani. Standardized Myocardial Segmentation and Nomenclature for Tomographic Imaging of the Heart. *Circulation* 2002；105：539–542. © 2002 American Society of Echocardiography. 版权所有. Mosby, Inc 出版）

由于心肌动力学涉及收缩、舒张、扭转和经平面运动的复杂相互作用，因此局部功能的量化是很困难的。基于电影 CMR 的几种方法已被用于定量评估室壁运动和增厚率，但最好的方法是组织标记[9] 或位移编码相位对比成像[10]。这些方法使用磁化准备脉冲来标记心肌，并与心电图信号相匹配。这些标记在收缩过程中跟随心肌运动，并可被 MRI 检测到。虽然组织标记被认为是定量评估局部室壁运动的金标准，但对图像的分析可能是费力和耗时的。此外，由于标记线会因 T_1 弛豫而消失，因此可能无法正确评估舒张运动。有理由认为 CMR-FT 与心肌标记具有一致性[11]，也可对局部心肌形变进行定量评估，在心肌缺血和活性的检测研究中具有潜在的适用性[12]。

（三）舒张功能

舒张功能通常通过超声心动图进行无创检查，而 CMR 可以通过多种方式评估舒张功能（表 14-1）。相位对比 CMR 可用于测量二尖瓣和肺静脉血流，以及二尖瓣环处的心肌速度，类似于多普勒超声心动图[13]。但是，由于不可能在整个心动周期中测量同一个点（二尖瓣瓣叶或瓣环）的速度，而且缺乏专门的肺静脉血流定量分析的后处理工具，使得这种方法的应用仍然受到限制。其他技术，如标记、波谱或弹性成像，已被用于评估心肌松弛和（或）僵硬度。CMR-FT 有可能量化舒张期的心肌力学，左心房扩张是慢性舒张功能障碍的良好标志[14]。然而，由于目前的分析软件可以测量整个心动周期的心室容积，因此，对左心室和右心室舒张功能的评估通常是通过评估时间 – 流量曲线来完成的，而时间 – 流量曲线是由容积分析中获得的容积 – 时间曲线得出的（图 14-2）。

（四）心房功能

技术进步使得 CMR 可以对左心房功能进行无创的定性和定量评价。面积 – 长度法在临床实践中应用较多，但它依赖于几何学假设，重复性较差。容积分析可以对心房功能进行完整的分析，提供多个参数来表征心房功能的各个阶段（图 14-3），但这种分析比较耗时，主要限于研究。最近，CMR-FT 分析被引入，它能更快地评估左心房功能，不过它也依赖于面积 – 长度法[15]。

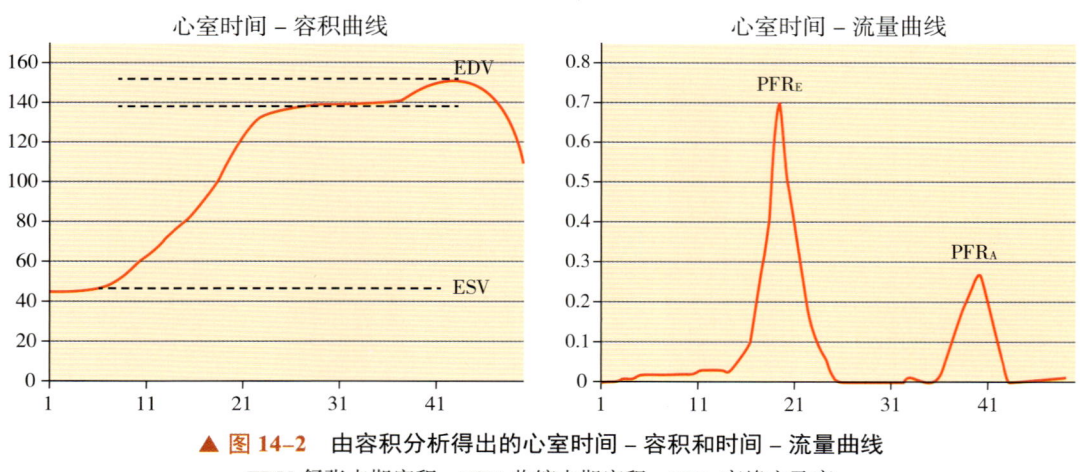

▲ 图 14-2 由容积分析得出的心室时间 – 容积和时间 – 流量曲线
EDV. 舒张末期容积；ESV. 收缩末期容积；PFR. 高峰充盈率

三、采集与脉冲序列

（一）心室功能

目前推荐的心室功能评估的脉冲序列是 SSFP 的电影成像，这是一种快速的成像方案，具有良好的信噪比[16]。SSFP 中的信号取决于 T_2 与 T_1 的比值，产生出的亮血图像可以很好地对比出心内膜的边界。通常情况下，2D 多层采集是在多次屏气状态下进行的，每次屏气采集一层图像。该方法在 1.5T 和 3T 场强下表现良好，但必须注意避免在较高的场强下出现饱和伪影和患者发热。1.5T 的常规扫描参数，包括视野 =300~400mm，T_R=3ms，T_E=1.6ms，翻转角 =60°，图像矩阵 = 256×200，每层电影图像采集 25~50 帧，屏气持续时间 =8~15s，连续短轴切面层厚 7mm、间距 3mm。

评估心功能的 CMR 检查通常从多层黑血形态学系列成像开始，以提供解剖学概况。在此基础上，由轴位图像中选择一个显示左心室的中间层面，依此设定经二尖瓣中心至心尖部的垂直长轴切面定位像。再在此切面基础上设定经二尖瓣中心至心尖部的水平长轴切面定位像。而后，借助这两个互相垂直的切面，分别在心房、房室和心室水平上进行 3 个连续的短轴切面定位像成像（图 14-4）。

这些定位像被用来确定电影图像的采集方案。通过二尖瓣中心、心尖部、前壁和下壁设定两腔心切面（图 14-5）。通过二尖瓣和三尖瓣的中心至心尖部设定四腔心切面（图 14-6）。最后，通过二尖瓣中心、左心室流出道至心尖部设定三腔心切面（图 14-7）。

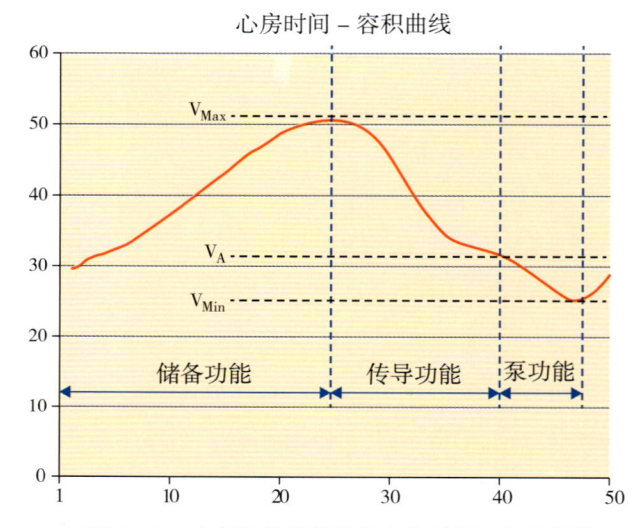

另外，可以将定位像层面采集为电影图像，以缩短整体扫描时间。

接下来进行全心图像数据集的采集，通常采用左心室短轴方向进行系列采集，并通过水平和垂直位定位像进行采集层面设定。如果只采集心室容积，则短轴位第一个层面应设定在经左、

▲ 图 14-3 由容积分析得出的心房时间 – 容积曲线
V_{Max}. 最大心房容积；V_A. 房前收缩容积；V_{Min}. 最小心房容积

右、前、下房室沟的层面（图14-8），然后平行此切面向心尖部逐层采集。如果同时分析房室容积，则沿此第一层面，分别向心房后壁和心尖部方向平行采集，以包括整个心脏。如果要获得轴位系列图像，应先采集右心室流出道层面作为定位像，第一个轴位层面设定在肺动脉瓣水平，然后平行此切面向下逐层采集，直到覆盖整个右心室（图14-9）。

在许多中心，特别是在先天性疾病检查中，需要额外采集一系列覆盖右心的轴位电影图像。轴位系列图像可以更好地显示二尖瓣和三尖瓣，从而更好地显示心底部结构，并且在右心室测量方面具有更好的可重复性[17]，但它很大程度上会

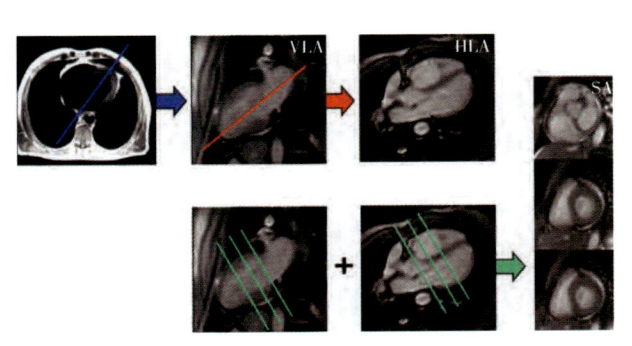

▲ 图14-4 垂直长轴（VLA）、水平长轴（HLA）和短轴（SA）定位像采集流程

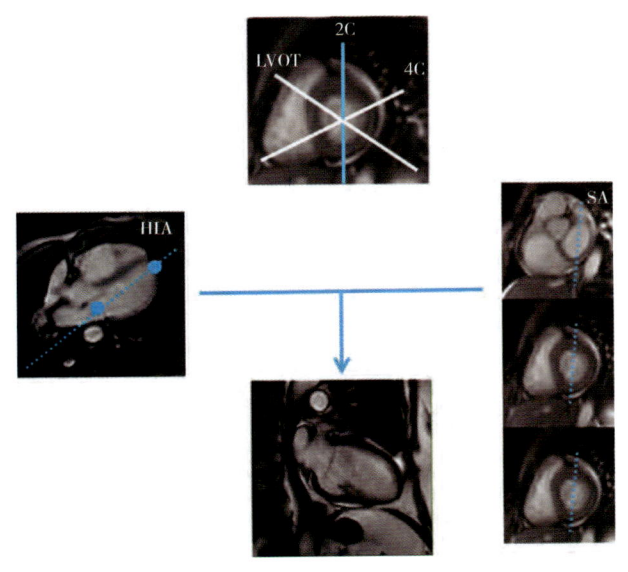

▲ 图14-5 两腔心层面电影图像采集

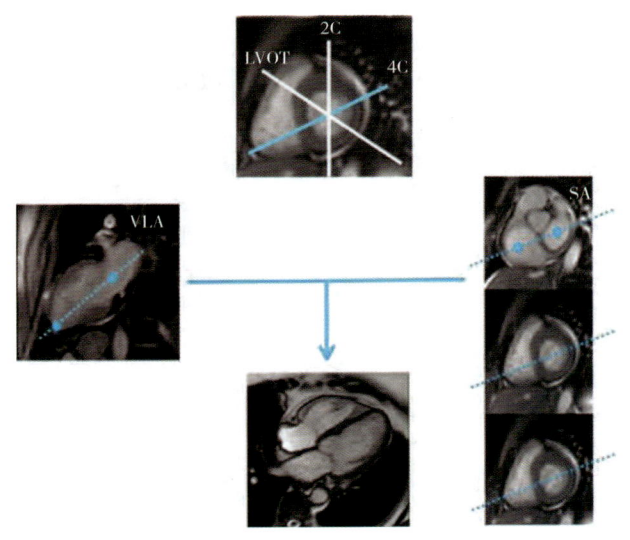

▲ 图14-6 四腔心层面电影图像采集

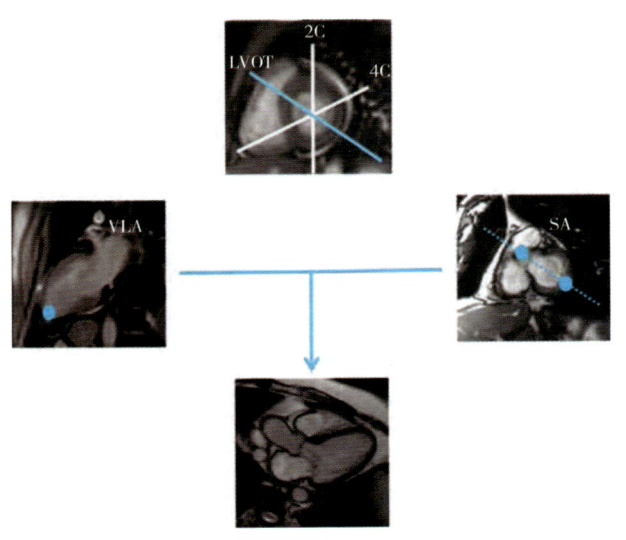

▲ 图14-7 三腔心层面电影图像采集

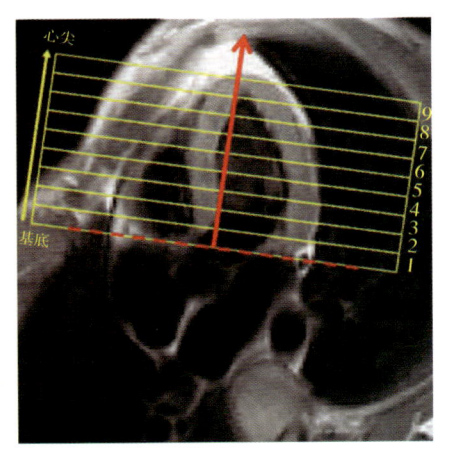

▲ 图14-8 短轴电影图像采集

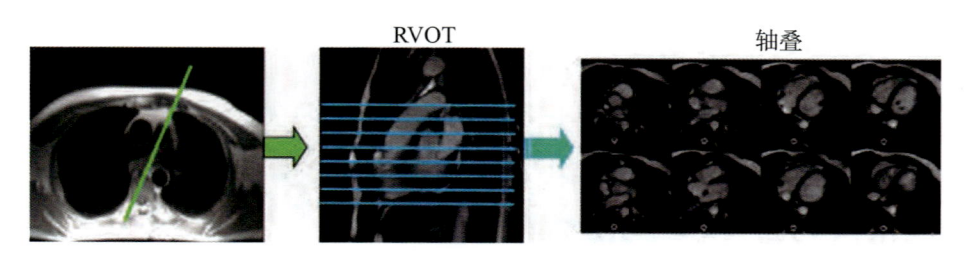

图 14-9 轴位电影系列图像采集

受到部分容积效应的影响。另一方面，短轴方向左心室和右心室测量结果的相互研究的可重复性良好[2]，选择短轴方向进行测量的优点是可以同时测量两个心室。

为了达到最佳的准确性和可重复性，所有的定位像和电影序列应设定在舒张末期和呼吸的同一阶段，最好是在呼气末。另外，在所有患者中应使用相同的层厚和间隔。最后，如果要评估心房功能和（或）舒张功能，必须采用回顾性心电图门控。

（二）应变和扭转

有几种 CMR 方法可用于心肌应变的量化。目前最广泛使用的参考标准是用非选择性饱和脉冲进行组织标记[18]。然而，目前应变成像中分辨率最高的是受激回波位移编码（DENSE）方法，它提供了心肌在每个像素的位移[10]。该方法对应变的跨壁梯度和细微的局部变化具有更好的分辨率。

最近，CMR-FT 方法已和标准 SSFP 电影图像一起用于心肌应变的评估。将图像特征跟踪方法用于 SSFP CMR 图像，可以准确估计短轴位层面的心肌平均周向应变[11]。这种方法的优点是避免了单独的标记采集，但对局部应变评估的可靠性较低。

四、验证性研究

多项研究已经证明了 CMR 测量质量和容积的准确性和可重复性。动物实验显示其测量结果与尸检左心室质量结果有很好的一致性[19]。左心室测量结果在观察者间和研究间的变异性非常好（收缩末期容积为 4%～9%、EF 为 2%～7%、质量为 3%～5%、舒张末期容积为 3%～5%）[1]。有报道右心室测量结果的研究间变异性，舒张末期容积为 6%、收缩末期容积为 14%、EF 为 8%、右心室质量为 9%[2]。

许多分析软件包可用于自动后处理，可快速分析大多数患者的心室功能，包括收缩和舒张功能，对于左心室[20]和右心室[21]的正常参考范围已有报道。

用 CMR 进行心肌应变测量的验证性研究表明，在模型和动物研究中的准确性很高[22]。因此，标记法被用作对其他方法（如 CMR-FT）进行验证的参考标准。然而，最近的研究表明，DENSE 可以提供更好的可靠性和分辨率，特别是在应变不均匀的跨壁或径向方向上[22]。

使用 CMR-FT 对标准 CMR SSFP 电影图像进行应变评价，其结果在所有层面上与组织标记结果间显示出极好的整体一致性。然而，局部应变往往与标记结果显示出较大的差异[11]。对短轴切面平均周向应变测量结果进行研究间、观察者间和观察者内的变异性评价，显示出很好的一致性[12]。与标记技术相比，舒张期应变参数测量结果也具有良好的一致性[23]。健康志愿者的参考值已经公布[24]。局部应变评估可能会受到经平面心肌以外的运动和结构特征的影响[25]。但该方法可用于有明显局部病变的患者[26]。

五、分析与后处理

通常情况下，心室功能的分析包括在舒张末期和收缩末期手动或半自动地勾勒内外（心外膜和心内膜）边界的轮廓。左心室质量和容积的量化需要准确划分血池和心肌。尽管 SSFP 图像中流动的血液和心肌之间的对比度通常很好，但对轮廓精确位置的确定取决于阅片者的主观判断，因此，强烈建议对阅片者进行培训。最近一项来自 7 个 CMR 中心的研究显示，内外边界划分的细微偏差会导致总质量和容积的整体差异[27]。虽然每个中心的测量结果都是一致、可重复的，但在比较不同中心之间的患者结果时应该谨慎。

CMR 衍生的心室功能参数的分析和报告有标准指南[28]。通常情况下，在短轴位图像中勾勒出每个层面的计算区域并逐层叠加整合，从而产生出容积和质量的估测值。通过对电影图像逐帧勾勒轮廓，可获得射血和充盈速率用于获得舒张功能的终点。轮廓的绘制应按照 CMR 图像的标准化图像解读和后处理指南进行[28]。质量和容积值的主要误差来源是对邻近房室瓣和流出道的基底部边界的划分，这是因为心室和心房的心肌难以分离，且基底部在短轴平面的运动幅度较大（通常为 6～10mm）。这在右心室分析中尤为棘手，因为在右心室分析中，心室基底部的范围很难划分[29]。短轴图像由于通过厚层图像中心肌曲率变化较大，在基底部和心尖部会产生显著的部分容积效应（一个体素内混合有不同组织）。纳入长轴位切面（通常为两腔心、四腔心和三腔心切面）可以更好地划分心尖和基底部，目前这些信息包含在了几个软件包中。此外，可以采用非刚性配准（或特征追踪）方法，以追踪整个心脏周期内的边界位置，使质量和容积测量具有更好的可重复性[30]。

容积和质量分析的未来发展将侧重于通过全自动分割技术提高可重复性[31]。3D CMR 也可以降低差异性，特别是在靠近心尖和心底的地方，部分容积效应导致了较大的差异。短轴和长轴位切面信息可以整合起来，实现对泵功能的交互式评估[30]。可以采用非刚性配准方法，全心动周期内追踪边界，从而获得更好的可重复性[30]。目前，大多数软件包在勾勒血池时包含了肌小梁和乳头肌。在不久的将来，可能会有自动的方法来准确识别心肌中的这些结构[32]。

心脏局部功能可以通过将心脏分为标准节段来量化，大致与冠状动脉解剖结构相对应，可以进行局部室壁运动异常评分[33]或节段性室壁增厚和容积变化的评价[34]。不同步测量，即量化不同节段达到射血峰值所需时间的变化，已被证明可以预测心脏再同步化治疗（cardiac resynchronization therapy，CRT）后的死亡率[35]。最近研究显示，基于图集的方法能够更精确地分析局部形态和功能的差异[36]。

通过采用几种图像处理方法，可对标记图像进行半自动化的心肌应变评价。一种基于谐波相位（HARP）图像的快速分析方法可用于 MR 标记图像分析，它通过在频率空间中过滤图像数据，以隔离标记产生的谐波峰值[22]。但这种方法的分辨率受到所用滤波器大小的限制。一般使用 DENSE[10] 可以获得更好的分辨率。它是一种相位对比方法，能给出每个像素的位移。现在已有快速处理方法用于分析这些图像的应变和位移[22]。

六、适应证与应用

收缩期和舒张期左心室功能的评估对影响左心室的多种疾病具有重要的诊断、治疗和预后意义[37]。同样，右心室功能评估对先天性心脏病[38]、心力衰竭[39]、心肌梗死[40]和肺血管疾病[41]也有预后价值。早期发现右心室功能障碍可对治疗决策和预后产生影响。因此，心功能的测量是无创心脏影像学检查的关键因素。

在几乎所有的心脏影像学技术中，左心室整体收缩功能的测量都是报告的重要组成部分，而对右心室功能的评估可能并不常规纳入报告中，心房功能也很少进行常规评估。CMR测量左心室功能特别适用于心力衰竭、冠状动脉性心脏病、复杂的先天性心脏病、非缺血性心肌病、心肌炎和瓣膜性心脏病患者，或其他影像学技术不能确定或评估结果不一致的受检者[42]（表14-2）。右心室功能的测量特别适用于怀疑致心律失常性右心室心肌病的患者、复杂的先天性心脏病、右侧瓣膜性心脏病的患者，以及任何需要准确测量右心室功能的情况。心房功能的测量通常用于研究目的。临床上可用于肺静脉消融术前和（或）消融术后的患者，但目前对其预测效用尚未达成共识。

应变分析，特别是纵向应变，已被证明是心脏功能障碍的敏感标志，在EF发生变化之前就可出现应变异常[43]。已经在多种心脏疾病中进行了整体和局部应变的研究，包括肥厚型心肌病、主动脉瓣狭窄、高血压、心肌缺血、心肌梗死、舒张功能障碍和无症状的临床前病理状态[22]。在负荷CMR研究中，与未标记的室壁运动相比，组织标记技术对检测冠状动脉性心脏病和结局方面具有更高的敏感性[44]。

在流行病学研究中，动脉粥样硬化的多种族研究（MESA）结果显示，心肌组织标记技术在亚临床动脉粥样硬化早期就可发现亚临床功能障碍[45]。同样在MESA研究中，与传统的舒张参数相比，应变松弛能更好地预测心力衰竭和心房颤动8年事件发生风险[46]。在EF保留的个体中，左心室肥厚与局部舒张功能障碍相关[47]。也有研究使用改良的Look-Locker反转-恢复序列进行检查，发现较严重的收缩功能障碍与较低的对比增强后T_1值（纤维化指标）相关[48]。

左心室扭转的量化可以通过心尖部和基底部短轴位层面的相对旋转来计算，提供了除标准泵功能之外的重要心肌力学信息。健康心脏中肌纤维方向的正常分布使纤维收缩和纤维应力在室壁中达到平衡，因此肌细胞从心外膜到心内膜均匀收缩[22]。在肌纤维结构被破坏的情况下，扭转情况明显不同。例如，在完全性内脏反位时，心尖和心外膜基底部纤维方向正常，但较深的基底部纤维的方向倒置，导致从心尖到心底的扭转特征发生改变。扭转-缩短比（TSR）可作为局部功能的指标，与收缩力、后负荷和前负荷无关。主动脉瓣狭窄患者的TSR增加，正常年龄和高血压患者的TSR增加较小，可能是由于心内膜下纤维缩短减少所致。在室壁厚度正常的肥厚型心肌病突变基因携带者中发现扭转和TSR增加，可能提示临床前心内膜下功能障碍[22]。

最后，需要指出的是，CMR在临床实践中也存在一些缺点。第一，相对于CT或超声而言，图像采集速度相对较慢。第二，强磁场使得植入除颤器或起搏器等设备的患者难以成像。第三，由于扫描间必须屏蔽外部射频能量以检测设备产生的微弱信号，因此需要进行大量的基础设施建设。

七、技巧与误区

在勾勒用于容积分析的轮廓位置时，应注意将对比度和亮度设置为一致的水平。通常情况下，分析人员每周应阅读一定数量的参考患者作为其工作量的一部分，以便每周回顾分析结果并纠正偏移。应具备常规的质量评估程序，以确保扫描层面设定的一致性和成像参数的正确性。

表 14-2　CMR 对左心室和右心室功能分析的适应证

左心室功能分析		
心力衰竭（HF）	新近怀疑的 / 潜在的 HF	心力衰竭的症状和表现
		目前或计划进行心脏毒性治疗，且之前没有过影像学评估
		家族性或遗传性扩张型心肌病（DCM）
		已知的成人先天性心脏病（ACHD）
		急性心肌梗死
	疑似缺血性病因（应激功能），与症状无关	
	植入型心律转复除颤器（ICD）/ 心脏再同步化治疗（CRT）之前，以确定患者是否适合植入 ICD 或 CRT	
	确定患者是否适合使用 ICD 或 CRT	
	如果出现新的或加重的 HF 或心绞痛症状，重复评估 HF	
缺血性心脏病	局部功能	缺血的静息和负荷态功能（多巴胺）评价
		活性的静息和负荷态功能（多巴胺）评价
	整体、局部功能评估	心肌梗死后
		如果有轻度到中度甚至严重的 EF 降低
瓣膜性心脏病（±负荷），如果超声心动图技术有限或信息不一致 / 不完整		
复杂的先天性心脏病，如果超声心动图技术有限或信息不一致 / 不完整		
心肌炎、非缺血性心肌病或治疗相关的心肌毒性，作为 CMR 方案的一部分		
评估左心室功能，如果超声心动图技术有限或信息不一致 / 不完整		
右心室功能分析		
评价晕厥、室性心律失常患者的致心律失常性右心室心肌病（ARVC）		
右心室心肌病		
右心室受累的瓣膜性心脏疾病，如果超声心动图技术有限或信息不一致 / 不完整		
复杂的先天性心脏病，如果超声心动图技术有限或信息不一致 / 不完整		
评估右心室功能，如果超声心动图技术有限或信息不一致 / 不完整		

经许可引自 Hundley W G，et al. ACCF/ACR/AHA/NASCI/SCMR 2010 expert consensus document on cardiovascular magnetic resonance：a report of the American College of Cardiology Foundation Task Force on Expert Consensus Documents. American College of Cardiology Foundation Task Force on Expert Consensus Documents. *J Am Coll Cardiol*，2010，55：2614–62. © 2010 American College of Cardiology Foundation and the American Heart Association，Inc. 版权所有，Elsevier Inc. 出版；Hendel R C，et al. ACCF/ACR/SCCT/SCMR/ASNC/NASCI/SCAI/SIR 2006 Appropriateness Criteria for Cardiac Computed Tomography and Cardiac Magnetic Resonance Imaging. *J Am Coll Cardiol* 2006，48：1475–97. © 2006 American College of Cardiology Foundation 版权所有，Elsevier 出版；White R D，et al. 2013 ACCF/ACR/ASE/ASNC/SCCT/SCMR Appropriate Utilization of Cardiovascular Imaging in Heart Failure. *J Am Coll Cardiol* 2013，61：2207–2231. © 2013 American College of Radiology 版权所有，Elsevier Inc. 出版

八、未来发展方向

虽然节段性室壁功能通常是根据美国心脏协会（AHA）的 17 节段模型进行量化的[33]，但室壁运动的定性评估容易产生主观解释，而通过自动图像处理可以提高可重复性。采用 3D 图集绘制心脏可以进行更为定量的分析[34, 36]。不同步测量，例如节段性容积变化，可以量化不同节段

达到射血峰值所需时间的变化。在不久的将来，健康和病变区域室壁运动的心脏图集将能够根据人群定量评价节段性心功能。例如，在 MESA 研究中，基于图集的形状指数比传统的重塑指数（如质量和容积）受心血管危险因素的影响更显著[36]。

推荐阅读

[1] Clarke CJ, Gurka MJ, Norton PT, Kramer CM, Hoyer AW. Assessment of the accuracy and reproducibility of RV volume measurements by CMR in congenital heart disease. *JACC Cardiovasc Imaging*. 2012;5:28–37

[2] Kawel-Boehm N, Maceira A, Valsangiacomo-Buechel ER, et al. Normal values for cardiovascular magnetic resonance in adults and children. *J Cardiovasc Magn Reson*. 2015;17:29

[3] Kramer C, Barkhausen J, Flamm SD, Kim RJ, Nagel E; Society for Cardiovascular Magnetic Resonance Board of Trustees Task Force on Standardized Protocols. Standardized cardiovascular magnetic resonance (CMR) protocols 2013 update. *J Cardiovasc Magn Reson*. 2013;15:91

[4] Petitjean C, Dacher JN. A review of segmentation methods in shortaxis cardiac MR images. *Med Image Anal*. 2011;15:169–84

[5] Suinesiaputra A, Bluemke DA, Cowan BR, et al. Quantification of LV function and mass by cardiovascular magnetic resonance: multicenter variability and consensus contours. *J Cardiovasc Magn Reson*. 2015;17:63

参考文献

[1] Grothues F, Smith GC, Moon JC, et al. Comparison of interstudy reproducibility of cardiovascular magnetic resonance with two-dimensional echocardiography in normal subjects and in patients with heart failure or left ventricular hypertrophy. *Am J Cardiol*. 2002;90:29–34.

[2] Grothues F, Moon JC, Bellenger NG, Smith GS, Klein HU, Pennell DJ. Interstudy reproducibility of right ventricular volumes, function, and mass with cardiovascular magnetic resonance. *Am Heart J*. 2004;147:218–23.

[3] Longmore DB, Klipstein RH, Underwood SR, et al. Dimensional accuracy of magnetic resonance in studies of the heart. *Lancet*. 1985;1:1360–2.

[4] Childs H, Ma L, Ma M, et al. Comparison of long and short axis quantification of left ventricular volume parameters by cardiovascular magnetic resonance, with ex-vivo validation. *J Cardiovasc Magn Reson*. 2011;13:4.

[5] Dendale PA, Franken PR, Waldman GJ, et al. Low-dosage dobutamine magnetic resonance imaging as an alternative to echocardiography in the detection of viable myocardium after acute infarction. *Am Heart J*. 1995;130:134–40.

[6] Nagel E, Lehmkuhl HB, Bocksch W, et al. Noninvasive diagnosis of ischemia induced wall motion abnormalities with the use of high dose dobutamine stress MRI: comparison with dobutamine stress echocardiography. *Circulation*. 1999;99:763–70.

[7] Cerqueira MD, Weissman NJ, Dilsizian V, et al.; American Heart Association Writing Group on Myocardial Segmentation and Registration for Cardiac Imaging. Standardized myocardial segmentation and nomenclature for tomographic imaging of the heart. A statement for healthcare professionals from the Cardiac Imaging Committee of the Council on Clinical Cardiology of the American Heart Association. *Circulation*. 2002;105:539–42.

[8] Dall'Armellina E, Morgan TM, Mandapaka S, et al. Prediction of cardiac events in patients with reduced left ventricular ejection fraction with dobutamine cardiovascular magnetic resonance assessment of wall motion score index. *J Am Coll Cardiol*. 2008;52:279–86.

[9] Axel L, Shimakawa A, MacFall J. A time-of-flight method of measuring flow velocity by magnetic resonance imaging. *Magn Reson Imaging*. 1986;4:199–205.

[10] Kim D, Gilson WD, Kramer CM, Epstein FH. Myocardial tissue tracking with two-dimensional cine displacement-encoded MR imaging: development and initial evaluation. *Radiology*. 2004;230:862–71.

[11] Augustine D, Lewandowski AJ, Lazdam M, et al. Global and regional left ventricular myocardial deformation measures by magnetic resonance feature tracking in healthy volunteers: comparison with tagging and relevance of gender. *J Cardiovasc Magn Reson*. 2013;15:8.

[12] Schuster A, Morton G, Hussain ST, et al. The intra-observer reproducibility of cardiovascular magnetic resonance myocardial feature tracking strain assessment is independent of field strength. *Eur J Radiol*. 2013;82:296–301.

[13] Bollache E, Redheuil A, Clément-Guinaudeau S, et al. Automated left ventricular diastolic function evaluation from phase-contrast cardiovascular magnetic resonance and comparison with Doppler echocardiography. *J Cardiovasc Magn Reson*. 2010;12:63.

[14] Maceira AM, Cosin-Sales J, Roughton M, Prasad SK, Pennell DJ. Reference left atrial dimensions and volumes by steady state free precession cardiovascular magnetic resonance. *J Cardiovasc Magn Reson*. 2010;12:65.

[15] Zareian M, Ciuffo L, Habibi M, et al. Left atrial structure and functional quantitation using cardiovascular magnetic resonance and multimodality tissue tracking: validation and reproducibility assessment. *J Cardiovasc Magn Reson*. 2015;17:52.

[16] Carr JC, Simonetti O, Bundy J, Li D, Pereles S, Finn JP. Cine

MR angiography of the heart with segmented true fast imaging with steady-state precession. *Radiology.* 2001;219:828–34.

[17] Clarke CJ, Gurka MJ, Norton PT, Kramer CM, Hoyer AW. Assessment of the accuracy and reproducibility of RV volume measurements by CMR in congenital heart disease. *JACC Cardiovasc Imaging.* 2012;5:28–37.

[18] Axel L, Dougherty L. MR imaging of motion with spatial modulation of magnetization. *Radiology.* 1989;171:841–5.

[19] Fieno DS, Jaffe WC, Simonetti OP, Judd RM, Finn JP. TrueFISP: assessment of accuracy for measurement of left ventricular mass in an animal model. *J Magn Reson Imaging.* 2002;15:526–31.

[20] Maceira AM, Prasad SK, Khan M, Pennell DJ. Normalized left ventricular systolic and diastolic function by steady state free precession cardiovascular magnetic resonance. *J Cardiovasc Magn Reson.* 2006;8:417–26.

[21] Maceira AM, Prasad SK, Khan M, Pennell DJ. Reference right ventricular systolic and diastolic function normalized to age, gender and body surface area from steady-state free precession cardiovascular magnetic resonance. *Eur Heart J.* 2006;27:2879–88.

[22] Young AA, Prince JL. Cardiovascular magnetic resonance: deeper insights through bioengineering. *Annu Rev Biomed Eng.* 2013;15:433–61.

[23] Moody WE, Taylor RJ, Edwards NC, et al. Comparison of magnetic resonance feature tracking for systolic and diastolic strain and strain rate calculation with spatial modulation of magnetization imaging analysis. *J Magn Reson Imaging.* 2015;41:1000–12.

[24] Taylor RJ, Moody WE, Umar F, et al. Myocardial strain measurement with feature-tracking cardiovascular magnetic resonance: normal values. *Eur Heart J Cardiovasc Imaging.* 2015;16:871–81.

[25] Cowan BR, Peereboom SM, Greiser A, Guehring J, Young AA. Image feature determinants of global and segmental circumferential ventricular strain from cine CMR. *JACC Cardiovasc Imaging.* 2015;8:1465–6.

[26] Schuster A, Kutty S, Padiyath A, et al. Cardiovascular magnetic resonance myocardial feature tracking detects quantitative wall motion during dobutamine stress. *J Cardiovasc Magn Reson.* 2011;13:58.

[27] Suinesiaputra A, Bluemke DA, Cowan BR, et al. Quantification of LV function and mass by cardiovascular magnetic resonance: multi-center variability and consensus contours. *J Cardiovasc Magn Reson.* 2015;17:63.

[28] Schulz-Menger J, Bluemke DA, Bremerich J, et al. Standardized image interpretation and post processing in cardiovascular magnetic resonance: Society for Cardiovascular Magnetic Resonance (SCMR) Board of Trustees Task Force on Standardized Post Processing. *J Cardiovasc Magn Reson.* 2013;15:35.

[29] Hudsmith LE, Petersen SE, Francis JM, Robson MD, Neubauer S. Normal human left and right ventricular and left atrial dimensions using steady state free precession magnetic resonance imaging. *J Cardiovasc Magn Reson.* 2005;7:775–82.

[30] Li B, Liu Y, Occleshaw CJ, Cowan BR, Young AA. In-line automated tracking for ventricular function with magnetic resonance imaging. *JACC Cardiovasc Imaging.* 2010;3:860–6.

[31] Petitjean C, Dacher JN. A review of segmentation methods in short axis cardiac MR images. *Med Image Anal.* 2011;15:169–84.

[32] Captur G, Muthurangu V, Cook C, et al. Quantification of left ventricular trabeculae using fractal analysis. *J Cardiovasc Magn Reson.* 2013;15:36.

[33] Cerqueira MD, Weissman NJ, Dilsizian V, et al. Standardized myocardial segmentation and nomenclature for tomographic imaging of the heart: a statement for healthcare professionals from the Cardiac Imaging Committee of the Council on Clinical Cardiology of the American Heart Association. *J Nucl Cardiol.* 2002;9:240–5.

[34] Chan J, Khafagi F, Young AA, Cowan BR, Thompson C, Marwick TH. Impact of coronary revascularization and transmural extent of scar on regional left ventricular remodelling. *Eur Heart J.* 2008;29:1608–17.

[35] Chalil S, Stegemann B, Muhyaldeen S, et al. Intraventricular dyssynchrony predicts mortality and morbidity after cardiac resynchronization therapy: a study using cardiovascular magnetic resonance tissue synchronization imaging. *J Am Coll Cardiol.* 2007;50:243–52.

[36] Medrano-Gracia P, Cowan BR, Ambale-Venkatesh B, et al. Left ventricular shape variation in asymptomatic populations: The Multi-Ethnic Study of Atherosclerosis. *J Cardiovasc Magn Reson.* 2014;16:56.

[37] Rahimi K, Bennett D, Conrad N, et al. Risk prediction in patients with heart failure: a systematic review and analysis. *JACC Heart Fail.* 2014;2:440–6.

[38] Tobler D, Motwani M, Wald RM, et al. Evaluation of a comprehensive cardiovascular magnetic resonance protocol in young adults late after the arterial switch operation for d-transposition of the great arteries. *J Cardiovasc Magn Reson.* 2014;16:98.

[39] Gulati A, Ismail TF, Jabbour A, et al. The prevalence and prognostic significance of right ventricular systolic dysfunction in nonischemic dilated cardiomyopathy. *Circulation.* 2013;128:1623–33.

[40] Di Bella G, Siciliano V, Aquaro GD, et al. Right ventricular dysfunction: an independent and incremental predictor of cardiac deaths late after acute myocardial infarction. *Int J Cardiovasc Imaging.* 2015;31:379–87.

[41] van de Veerdonk MC, Kind T, Marcus JT, et al. Progressive right ventricular dysfunction in patients with pulmonary arterial hypertension responding to therapy. *J Am Coll Cardiol.* 2011;58:2511–19.

[42] American College of Cardiology Foundation Task Force on Expert Consensus Documents; Hundley WG, Bluemke DA, Finn JP, et al. ACCF/ACR/AHA/NASCI/SCMR 2010 expert consensus document on cardiovascular magnetic resonance: a report of the American College of Cardiology Foundation Task Force on Expert Consensus Documents. *J Am Coll Cardiol.* 2010;55:2614–62.

[43] Fallah-Rad N, Walker JR, Wassef A, et al. The utility of cardiac biomarkers, tissue velocity and strain imaging, and cardiac magnetic resonance imaging in predicting early left ventricular dysfunction in patients with human epidermal growth factor receptor II-positive breast cancer treated with adjuvant trastuzumab therapy. *J Am Coll Cardiol.* 2011;57:2263–70

[44] Kuijpers D, Ho KY, van Dijkman PR, Vliegenthart R, Oudkerk M. Dobutamine cardiovascular magnetic resonance for the detection of myocardial ischemia with the use of myocardial

tagging. *Circulation*. 2003;107:1592–7.

[45] Fernandes VR, Polak JF, Edvardsen T, *et al*. Subclinical atherosclerosis and incipient regional myocardial dysfunction in asymptomatic individuals: the Multi-Ethnic Study of Atherosclerosis (MESA). *J Am Coll Cardiol*. 2006;47:2420–8.

[46] Ambale-Venkatesh B, Armstrong AC, Liu CY, *et al*. Diastolic function assessed from tagged MRI predicts heart failure and atrial fibrillation over an 8-year follow-up period: the multiethnic study of atherosclerosis. *Eur Heart J Cardiovasc Imaging*. 2014;15:442–9.

[47] Edvardsen T, Rosen BD, Pan L, *et al*. Regional diastolic dysfunction in individuals with left ventricular hypertrophy measured by tagged magnetic resonance imaging—the Multi-Ethnic Study of Atherosclerosis (MESA). *Am Heart J*. 2006;151:109–14.

[48] Donekal S, Venkatesh BA, Liu YC, *et al*. Interstitial fibrosis, left ventricular remodeling, and myocardial mechanical behavior in a population-based multiethnic cohort: the Multi-Ethnic Study of Atherosclerosis (MESA) study. *Circulation Cardiovasc Imaging*. 2014;7:292–302.

第 15 章　动态对比增强灌注心脏磁共振成像
Dynamic contrast-enhanced perfusion CMR

Eike Nagel　Juerg Schwitter　Andrew Arai　**著**
童　延　**译**　杨　琳　徐　磊　**校**

一、概述

动态对比增强灌注心脏磁共振（CMR）涉及外周静脉注射对比剂，并评估其通过心脏的情况。虽然该方法最常用于评估心肌灌注，但它对其他方面也有诊断价值，例如描述肿瘤和其他心脏肿块的血管特征。

对比增强灌注 CMR 方法使用心电门控的快速 T_1- 敏感脉冲序列来检测弹丸式注射对比剂快速通过时引起的信号变化。在冠状动脉性心脏病（CAD）中，药物负荷首过心肌灌注 CMR 用于检测血流受限的冠状动脉狭窄，最常使用的药物是血管扩张药。该方法同时具有较高的空间分辨率和组织对比度，可检测心内膜下缺血。在临床常规工作中，灌注 CMR 数据多为直观解读，但也可通过描述信号强度曲线的特征进行半定量分析，或定量得出心肌血流的绝对估计值。

在临床研究中，心肌灌注 CMR 对检测显著的冠状动脉狭窄有很高的准确性。首过灌注 CMR 与电影和心肌延迟强化（LGE）成像相结合，可对已知或疑似 CAD 患者进行全面评估和风险分层，因此在国际实践指南中发挥越来越大的作用。

二、首过灌注 CMR 的一般原则

对于首过心肌灌注 CMR，需经外周静脉弹丸式注射可缩短 T_1 值的对比剂，并追加生理盐水。注射的对比剂首次流经心脏时采集图像，即为"首过"成像。采用心电门控冻结心脏运动，采用呼吸补偿方法冻结呼吸运动，使得动态系列图像中出现的主要变化与对比剂通过相关，不受心脏运动和呼吸影响。然后以电影方式对系列图像进行观察，以显示对比剂随时间推移流经心脏的过程，信号增强的速度和幅度与组织的血供情况相对应。

首过灌注 CMR 可以在静息态和（或）负荷态进行。心肌梗死或纤维化患者在静息态时就可出现心肌供血的减少。在心脏肿块中，低血供提示为血栓或纤维性肿块，而肿块病变在首过灌注时表现为高信号摄取，则通常提示病变血管化良好，如血管瘤。

对于心肌缺血的检测，首过灌注 CMR 必须在运动或药物负荷状态下进行。在 MR 扫描间内进行运动是一项挑战，尽管有报道称在扫描间可使用安装在扫描仪上的跑步机和里程表，但运动负荷成像的应用仍然仅限于少数专业中心。更为常见的是，使用正性肌力 / 变时性药物或血管扩张药的药物负荷心肌灌注 CMR。正性肌力 / 变时性药物负荷，如使用多巴酚丁胺，可引起最大的血管扩张，诱发真正的心肌缺血，但高心率和明显的不良反应可导致图像质量受损，并有发生室性心律失常的危险。血管扩张药可诱导正常与明显狭窄的冠状动脉供血区域的心肌灌注差异。这些灌注差异表现为首过对比剂在心肌中局部信号强度的差异。与正性肌力药物负荷相比，使用血管扩张药风险更小，因为它们通常不会诱发缺血，且较少引起心率变化，因此血管扩张药负荷时的图像质量一般较好。因此在临床实践中，血管扩张药负荷一般是灌注成像的首选方法。

三、采集和脉冲序列

绝大多数灌注脉冲序列都采用心电门控触发，以最大限度地减少心脏运动伪影，而且需要在屏气状态（或采用了运动校正方法的自由呼吸状态）采集，以最大限度地减少呼吸伪影。

首过灌注 CMR 的采集方法必须满足以下几个关键要求。

- T_1 敏感度高，可在首过期间采集到远高于噪声水平的心肌信号变化。
- 高空间分辨率（平面内 < 3mm×3mm），以检测心内膜下区域的低灌注。
- 高时间分辨率（理想情况下，在一个 RR 间期内可完成一层图像的采集），以便可靠地跟踪快速通过的对比剂，特别是在负荷状态下。
- 足够的扫描覆盖范围（心肌灌注 CMR 扫描至少要设定 3 个短轴层面），为判断缺血范围提供信息。

为了满足这些要求，常规灌注 CMR 脉冲序列使用饱和 - 恢复脉冲序列，其中应用 90° 磁化强度准备来诱导 T_1 加权，从而使脉冲序列对 T_1 缩短的对比剂敏感（图 15-1）。90° 脉冲使磁化强度变为 0，根据组织中对比剂浓度，弛豫回全磁化状态的速度快（组织中对比剂浓度高），则信号强度高；弛豫缓慢（低对比剂浓度），则导致信号强度较低。为了最大限度提高正常心肌与低灌注心肌之间的对比，需在 90° 脉冲后延迟 100～150ms [1] 再执行信号读取（图 15-1）。

对于多层采集，每个层面应采用独立的 90° 饱和准备脉冲进行准备，以确保所有层面中对比剂与心肌信号的关系一致。已有替代准备方案提出，即在不同层面的读出阶段之前进行 90° 磁化强度准备（"锯齿状脉冲方法"）（图 15-1）；或者在单个饱和脉冲后读取多个层面，但这些方法很少用于临床实践[2]。

在首过灌注 CMR 中，最常用于信号读取的脉冲序列是快速扰相 GRE、bSSFP、EPI 或这些方法的混合。所有这些都为灵敏的灌注成像提供了所需的 T_1 灵敏度、SNR 和 CNR。一般来说，bSSFP 可提供最高的 SNR，是 1.5T 场强下灌注 CMR 最广泛使用的脉冲序列。在 3T 场强下，bSSFP 比其他方法更容易产生伪影，因此更倾向于使用扰相 GRE 方法。

在进行负荷灌注 CMR 期间，可能会遇到心率达到 100 次 / 分或 > 100 次 / 分的情况。为了获得 3 个层面的心脏图像，每个层面均采用独立的 90° 饱和准备脉冲，并在延迟 100～150ms 后读取信号，需要非常快的数据采集速度。因此，首过灌注 CMR 脉冲序列通常使用非常快的读取策略。其中很多都利用了 k 空间中的数据几乎是对称的这一事实，因此只需要采集一部分（1/2 或 1/4）的 k 空间数据就可重建出完整的图像。或者，可以在单个射频激发后获取多行 k 空间数据，这也加快了采集速度（即所谓的混合平面回波脉冲序列）[1, 3-5]。常用具有 2～3 倍空间欠采样的并行成像技术与这些采集方案相结合，以进

第 15 章　动态对比增强灌注心脏磁共振成像
Dynamic contrast-enhanced perfusion CMR

A 每个心动周期 3 个 2D 层面

B 每 2 个心动周期 4 个 2D 层面

C 每个心动周期切口预制备 7 个 2D 层面

D 每个心动周期一次 3D 采集

E 高剂量单次弹丸式注射序列

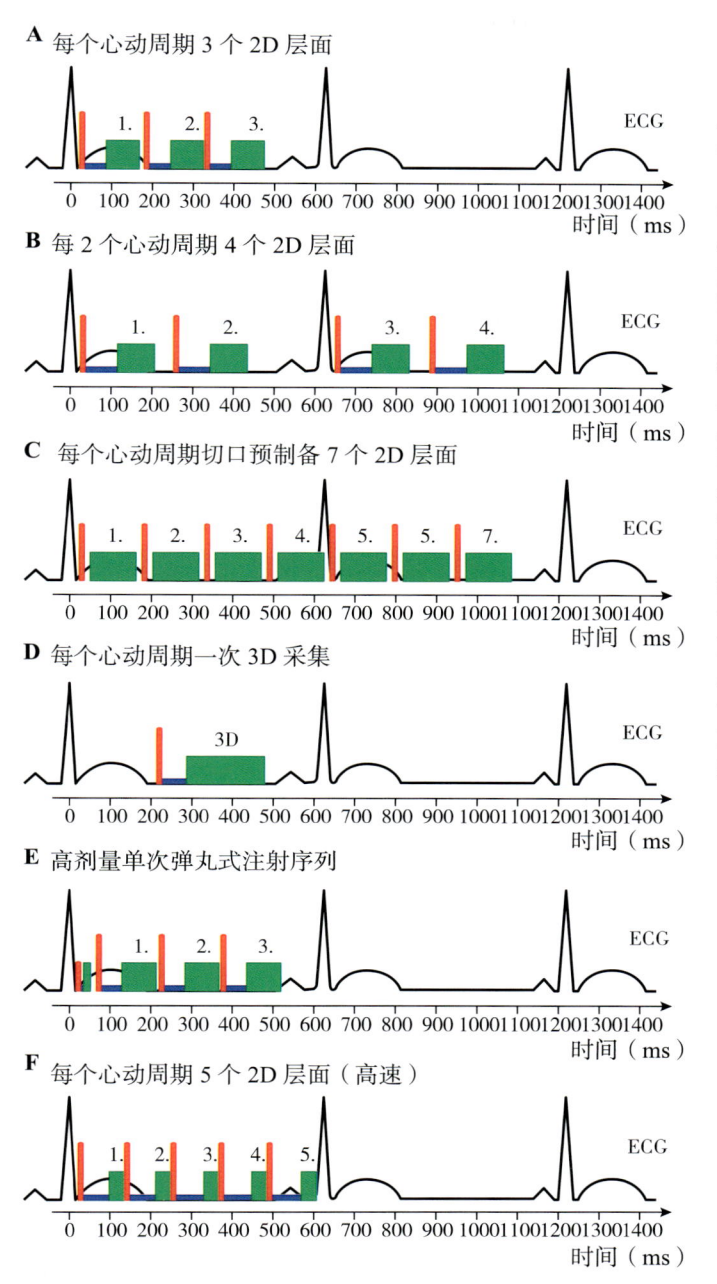

F 每个心动周期 5 个 2D 层面（高速）

▮ 90°准备脉冲：使脉冲序列对 CM 敏感（使磁化强度变为 0）

▬ 等待时间，即饱和恢复时间，允许磁化（信号）恢复（建议 100~150ms）

▮ 被读取和采集的信号存储于 k 空间中，使用 k 空间数据重建图像。读取应发生在心脏最小运动阶段。读取和重建策略定义了空间分辨率和采集的持续时间（采集窗口）。高加速技术允许高空间分辨率、短的采集窗口和良好的心脏覆盖（多个层面）

◀ 图 15-1　脉冲序列

A. 采集第 2 层面可与舒张早期的快速心脏运动相吻合，特别是在高心率时（充血状态）；B. 采集 4 个层面可比图 A 所示序列更好地覆盖心脏。"等待"时间和读取时间被优化，可将第 2 和第 4 层面设置在舒张中期。每 2 次心搏才能完成一组图像采集，因此需要更高的对比剂用量，以保证信号强度上升曲线上有足够的数据点，并可改善心肌信号。C. "锯齿状"脉冲序列，可很好地覆盖心脏（每 2 个心动周期可获得高达 7 个层面）。90°磁化强度准备与上一个层面的读取同时进行。但在快速的心脏运动过程中可能会采集过多的层面，因为一次心电触发采集中包括了 2 次心搏。这种技术对临床意义不大。D. 高度加速读取和复杂重建方案允许在一个相对较短的采集窗内采集 3D 数据。用于重建的时空相关性可能会使序列在对比剂首次通过期间容易受到呼吸运动的影响。E. 高剂量单次弹丸式注射序列可用于定量灌注。在常规灌注采集之前，额外采集一个低分辨率读取和短准备脉冲延迟的层面。该额外层面用于测量动脉输入函数，因为在左心室血池中呈高对比剂浓度时，对比剂 – 信号强度具有更线性的关系。这种双序列法原则上可以应用于任何类型的灌注序列。F. 将高度加速读取和复杂的重建方案"投资"在更短的采集窗采集更多具有较高空间分辨率的层面，以减少伪影并增加心脏覆盖范围

107

一步缩短采集时间[6-9]。

其他更复杂的加速扫描方案则是利用了 k 空间中数据的时间相关性，或结合了空间和时间欠采样[10]。基于这种时空相关性的采集是目前 2D 采集中最快的技术[11]，它们甚至可以允许进行单次心搏覆盖整个心脏的 3D 采集策略（图 15-1）[12, 13]。所有这些方案都是基于 MR 灌注图像中发现的数据冗余。由于在灌注研究中，从一个动态灌注到下一个动态灌注图像的主要差异是对比剂进入或流出产生的差异，心脏的几何形状没有变化，因此每个灌注图像与邻近图像非常相似，图像的大部分甚至是相同的。k 空间和时间广义线性采集加速技术（k-t BLAST）和相关的 k-t 敏感性编码技术（k-t SENSE）方案利用这种时间上的相似性，通过获取非常低分辨率的"训练"数据集，对变化进行定位（即由于对比剂到达而导致亮度变化的区域），并将数据采集中在这些区域，而图像中未变化的部分不重新采样。这种方法可以使数据采集缩短 10 倍[11, 14]。由于 k-t BLAST 和 k-t SENSE 实现的加速是高信噪比效率的，它可以使空间分辨率提高（通过获取额外的 k 空间线），允许平面内的体素尺寸为 1mm 或以下。这样的高空间分辨率已被证明是有益的，可以减少黑边伪影（这是 1 个体素的宽度），以及更好地描述透壁或灌注缺损的确切范围。另外，快速的采集速度允许在一次心搏中完成覆盖整个心脏的 3D 图像采集[12, 13]。缺点是，k-t SENSE 采集对运动高度敏感，例如来自呼吸或早搏，因为这些运动成分没有被训练数据集接收，因此无法在图像重建过程中进行校正。对原始 k-t BLAST 和 k-t SENSE 方法的后续改进，例如 k-t 主成分分析（k-t PCA），旨在解决这一局限性[15]，而与螺旋图像采集的结合被证明可以进一步加快数据采集[16]。

缩短成像时间的另一种方法是基于一种被称为"压缩感知"的方法，该方法以随机方式对数据进行欠采样，并通过优化待定线性系统的数学解来提取数据。这种方法的优点是能够克服最小数据要求的经典限制，换言之，它比经典物理所允许的速度更快。缺点是它的复杂性，即使是参数的微小变化也会产生不同的结果，以及需要非常高的计算能力，这可能需要额外的硬件。时间欠采样和压缩感知相结合是可能的（如 k-t SPARSE），并且可以克服上述的一些限制，并允许更快速的成像[17]。

（一）方法设计中的实际考虑

同时实现平面内高空间分辨率、高时间分辨率和覆盖全心的多层面采集的目标，导致灌注 CMR 采集方法的设计要有所取舍。一般来说，每次心搏采集一次首过灌注图像是最佳的，可以进行可靠的数据可视化分析和定量数据分析。每隔一次心搏的采集则被用于使心肌覆盖范围增加 1 倍[5, 18]或改善其他图像质量参数。如果使用这样的方法，需要注意在对比剂首次通过时采集足够数量的数据点，这需要心电触发的有力保障。

心动周期内每一层的采集持续时间也是可以变化的。较长的采集持续时间能够获得更高的空间分辨率（因为更多的 k 空间线可以被采集），但会降低采集的时间分辨率，并导致更多的运动伪影和暗带伪影。相反，较短的采集窗口需要使用高度加速的数据采集，这可能会降低 SNR 或导致成像伪影。大多数灌注方法使用每层 ≤ 100～150ms 的采集持续时间，以达到空间分辨率、运动和 SNR 之间的相对平衡。

SNR 也受到采集层厚的影响。灌注 CMR 方法中的层厚通常在 8～10mm，这使得在获得较高 SNR 的同时又减小了较厚层厚产生部分容积效应的风险。

灌注 CMR 多层面采集的一个实际挑战是，每个层面都是在心动周期的不同期相采集的。一般来说，在左心室快速舒张充盈期获取的数据会受到血流和运动伪影的影响，因此诊断率较低，而在收缩末期（心脏运动相对较少，心肌最厚）获取的图像，往往具有最高的诊断率[5, 18]。此外，由于心尖部心肌相对较薄，且由于心尖的锥形形态很可能造成部分容积效应，因此，心尖部短轴层面的成像具有挑战性。在灌注 CMR 方法的设计中，由于心室中间部的短轴位层面包含了最多的诊断信息，因此通常在收缩期进行该层面的采集。

最后，对比剂的注射也会影响灌注 CMR 方法的诊断性能。首过心肌灌注 CMR 的对比剂推荐剂量为 0.05～0.1mmol/kg。注射应使用自动注射泵，注射速度为 3～4ml/s。较高的注射速度和对比剂用量可导致更突出的黑线伪影。对比剂注射后立即以相同的注射速度冲洗≥ 20ml 生理盐水。

（二）负荷灌注成像方案

心肌负荷灌注 CMR 最广泛使用的血管扩张药是腺苷、双嘧达莫和瑞加德松。均可通过激活 A2A 受体，使大多数血管（包括冠状动脉和心肌阻力血管）达到最大的扩张状态。然而，这些药物在药代动力学、给药方法和不良反应方面有所不同。腺苷是腺苷受体的无差别激活药，生物半衰期很短，约 20s，因此需要持续输注，但停止输注后不良反应容易控制。双嘧达莫通过抑制细胞内腺苷的再摄取和脱氨，增加血管内腺苷水平，半衰期比腺苷长。可进行弹丸式注射，其不良反应与腺苷相似。但由于需要在肝脏中激活前体药物，因此，其效果取决于肝功能。此外，其不良反应持续时间比腺苷长。瑞加德松是一种选择性较强的 A2A 腺苷受体激动药，对 A1、A2B 和 A3 受体的影响较小，且半衰期很长，约 20min，可进行与体重无关的弹丸式注射。弹丸式注射（双嘧达莫或瑞加德松）只需 1 次静脉注射，因此，可与对比剂通过同一套注射管给药。但不良反应持续时间较长的可能需要用拮抗药（如氨茶碱）逆转，并会影响负荷模式后的图像扫描。

血管扩张药最常见的不良反应是房室传导阻滞（使用腺苷时有 7% 发生一度房室传导阻滞，使用瑞加德松时有 3% 发生）、外周血管扩张（引起潮红感）、支气管痉挛（引起胸闷）。在药物负荷过程中，无论何种影像学方式，使用双嘧达莫或腺苷的主要不良事件发生率均小于 1∶1000。

多巴酚丁胺静脉注射，一般以 5～10μg/(kg·min) 的剂量递增，最高可达 30 或 40μg/(kg·min)。与血管扩张药不同，多巴酚丁胺可诱发心肌缺血，而诱发室性心律失常（室性心动过速和室颤）的风险很小，为 3～4/1000。

（三）常规首过灌注 CMR 采集方案

鉴于上述需考虑的内容，心肌灌注 CMR 的常规脉冲序列应具备以下特点。

- 有心电门控触发。
- 屏气或有运动校正的自由呼吸。
- 采集每一层面都使用 90° 饱和恢复准备。
- 一次心搏采集 3 个短轴层面（如果心率允许，可辅以长轴位）。
- 快速读取 GRE 脉冲序列（bSSFP、扰相梯度回波或 EPI 混合），结合并行成像（如 SENSE 或 GRAPPA 因子 2）或更复杂的加速采集方法。
- 平面内空间分辨率＜ 3mm×3mm。层厚 8～10mm。
- 心动周期内的采集窗口＜ 150 ms。
- 注射缩短 T_1 的钆对比剂，使用自动注射泵，剂量为 0.05～0.1mmol/kg，注射速度 3～4ml/s，而后以同样速度注射 20ml 生理盐水冲洗。
- 对于缺血的检测，在持续静脉输注腺苷期间或弹丸式注射双嘧达莫或瑞加德松后采集[1,20]。

对于血管扩张药负荷灌注检查，患者应在检查前 24h 内避免使用咖啡因、茶氨酸和尼古丁。需要在整个负荷检查中进行血压和心率监测。在注射对比剂之前，先进行非增强的"虚拟扫描"，以确保采集处于正确位置，且没有主要伪影。而后开始使用负荷药物，并在适当的延迟时间后采集负荷灌注图像。如果使用腺苷作为负荷源，患者应备有 2 条静脉通路（一条用于对比剂，另一条用于负荷药物），并在注射 3～4min 后达到稳定的血管扩张状态时进行成像。对标准剂量腺苷[140μg/(kg·min)]缺乏症状性或血流动力学反应的患者，可以增加剂量至 170μg/(kg·min) 和 210μg/(kg·min)。

四、验证性研究

有多种脉冲序列可用于评估心肌灌注，许多研究已经评估了这些不同的采集方法（图 15-1）。

临床验证研究中已将首过灌注 CMR 与其他影像学检查和有创性检查进行了比较。几项单中心研究和一些多中心研究报告了心肌灌注 CMR 对有创 X 线冠状动脉造影（CXA）显示直径狭窄 >50%～70% 病变的检测敏感性和特异性分别在 87%～94% 和 71%～90%[3,5-9,11,20-24]（表 15-1）。与血流储备分数（FFR）相比，心肌灌注 CMR 的敏感性和特异性分别为 82%～91% 和 90%～94%[25-27]，两项 Meta 分析[28,29]对此进行了总结（表 15-2）。一项单中心研究对高分辨率灌注 CMR 进行了验证，其检测 >50% 狭窄的敏感性和特异性分别为 88%～94% 和 74%～81%[30]。最近，一项首个多中心单供应商研究评估了 3T 场强下 3D 灌注方法的诊断性能，其检测缺血（FFR < 0.80）的敏感性和特异性分别为 85% 和 91%[13]。

心肌灌注 CMR 也被用于 CAD 患者预后和患者管理的评估。在欧洲 CMR 注册研究中，对位于欧洲 18 个国家的 59 个中心因疑似 CAD 而招募的 3647 名患者进行了 1 年以上的随访，结果显示 6.2% 的患者进行了血供重建，整个人群有很好的预后结果，心因死亡和原因不明的死亡占 0.6%，非致命性心肌梗死占 0.3%，心脏骤停占 0.3%[31]。同样，冠状动脉性心脏病磁共振成像临床评价（CE-MARC）研究也显示了很好的随访结果，且好于单光子发射计算机体层摄影（SPECT）[32]。在 MR-INFORM 试验中，918 名接受最佳药物治疗的稳定型心绞痛和中高危 CAD 患者被随机分配到心肌灌注 CMR 或 FFR 支持的血管造影的初始管理方案中。研究显示，在 1 年的随访中，CMR 不劣于有创管理，两种方案都是安全的，且总事件发生率低。将 CMR 作为一线检查，减少了近 50% 的有创血管造影次数。

定量灌注方法已在多种动物模型中得到开发和验证。Wilke 等在猪模型中同时测量血容量和心肌灌注，并与放射性微球和 I-标记的白蛋白进行比较[33]。Kraitchman 等利用多巴酚丁胺负荷标记的电影 MRI 和首过灌注成像检测犬模型的中度冠状动脉狭窄，并与微球对比进行了验证[34]。Wilke 等研究表明，与微球相比，首过灌注可以估测猪的心肌灌注储备。他们还记录了 8 名患者的类似结果，并与冠状动脉内多普勒血流测量进行了验证[35]。Jerosch-Herold 等通过分析猪模型中细胞外和血管内对比剂动力学，进一步研究心肌灌注和血容量的关系。血管扩张时心肌血容量增加 8%～10%[36]。Christian 等的研究表明，半定量的灌注指数明显低估了血管扩张的心

第 15 章 动态对比增强灌注心脏磁共振成像
Dynamic contrast-enhanced perfusion CMR

表 15-1 CMR 灌注与冠状动脉狭窄的研究

第一作者	发表年	N	TP	FP	FN	TN	敏感度	特异性	准确性	PPV	NPV	参 考	标 准	使用的负荷药物
Doyle	2003	184	14	26	6	138	0.70	0.84	0.83	0.35	0.96	QCA	70%	双嘧达莫
Nagel	2003	84	38	4	5	37	0.88	0.90	0.89	0.90	0.88	ICA	75%	腺苷
Paetsch	2004	79	47	5	6	21	0.89	0.81	0.86	0.90	0.78	QCA	50%	腺苷
Takase	2004	102	71	4	5	22	0.93	0.85	0.91	0.95	0.81	ICA	50%	双嘧达莫
Plein	2005	92	52	6	7	27	0.88	0.82	0.86	0.90	0.79	ICA	70%	腺苷
Klem	2006	92	33	8	4	47	0.89	0.85	0.87	0.80	0.92	QCA	70%	腺苷
Pilz	2006	171	109	10	4	48	0.96	0.83	0.92	0.92	0.92	QCA	70%	腺苷
Cheng	2007	61	36	7	4	14	0.90	0.67	0.82	0.84	0.78	QCA	50%	腺苷
Merkle	2007	228	160	8	12	48	0.93	0.86	0.91	0.95	0.80	QCA	50%/QCA 70%	腺苷
Doesch	2008	141	103	6	11	21	0.90	0.78	0.88	0.94	0.66	QCA	75%	腺苷
Gebker	2008	414	241	23	44	106	0.85	0.82	0.84	0.91	0.71	ICA	70%	多巴酚丁胺
Gebker	2008	101	63	9	7	22	0.90	0.71	0.84	0.88	0.76	ICA	50%	腺苷
Kitagawa	2008	50	32	3	4	11	0.89	0.79	0.86	0.91	0.73	QCA	50%	三磷酸盐
Klem	2008	136	31	12	6	87	0.84	0.88	0.87	0.72	0.94	QCA	70%	腺苷
Schwitter	2008	225	150	19	27	37	0.85	0.66	0.80	0.89	0.58	QCA	50%	腺苷
Klein	2009	78	36	3	11	28	0.77	0.90	0.82	0.92	0.72	ICA	50%	腺苷
Stolzmann	2011	60	28	3	8	21	0.78	0.88	0.82	0.90	0.72	QCA	50%	腺苷
Greenwood	2012	676	230	68	36	342	0.86	0.83	0.85	0.77	0.90	QCA	70%	腺苷
Greulich	2012	68	17	3	3	45	0.85	0.94	0.91	0.85	0.94	QCA	70%	腺苷
Motwani	2012	100	64	6	6	24	0.91	0.80	0.88	0.91	0.80	QCA	50%	腺苷
Schwitter	2013	425	138	85	68	134	0.67	0.61	0.64	0.62	0.66	QCA	50%	腺苷
Mordini	2014	67	20	3	3	41	0.87	0.93	0.91	0.87	0.93	QCA	70%	双嘧达莫
统计汇总		3634	1713	321	287	1321	0.86	0.80	0.83	0.84	0.82			

FN. 假阴性；FP. 假阳性；ICA. 有创冠状动脉影；N. 样本量；NPV. 阴性预测值；PPV. 阳性预测值；QCA. 定量有创冠状动脉造影；TN. 真阴性；TP. 真阳性

肌血流，而完全定量分析则在从 0 到最大充血量的整个预期值范围内保持线性[37]。该研究还引入了双弹丸式注射对比剂的方案，可以在低浓度对比剂的情况下准确成像动脉输入功能，随后获取高浓度弹丸式注射对比剂后的高 SNR 心肌灌注图像。Schuster 等开发了一个移植猪心模型用于灌注验证研究[38]，发现解卷积 Fermi 函数比其他量化模型效果更好[39]。Hsu 等在犬模型中验证了像素级的完全定量灌注分析，并与微球进行了比较[40]。该研究也初步显示了在 CAD 患者中进行像素级灌注量化的可行性。由此可见，该领域的临床前验证研究和生理学测量用益于指导此类方

表 15-2　负荷灌注 CMR 与血流储备分数（FFR）的研究

第一作者	年　份	N	TP	FP	FN	TN	敏感度	特异性	准确性	PPV	NPV	参考标准
Watkins	2009	101	74	2	4	21	0.95	0.91	0.94	0.97	0.84	FFR＜0.75
Kirschbaum	2011	75	31	17	1	26	0.97	0.60	0.76	0.65	0.96	FFR＜0.80（每支血管）
Jogiya	2012	53	31	2	3	17	0.91	0.89	0.91	0.94	0.85	FFR＜0.75
Manka	2012	120	62	9	7	42	0.90	0.82	0.87	0.87	0.86	FFR＜0.75
Bettencourt	2013	103	40	8	5	50	0.89	0.86	0.87	0.83	0.91	FFR＜0.80
Chiribiri	2013	67	50	2	5	10	0.91	0.83	0.90	0.96	0.67	FFR＜0.75
Ebersberger	2013	116	34	10	6	66	0.85	0.82	0.86	0.77	0.92	FFR＜0.80
Grotheus	2013	88	22	11	2	53	0.92	0.83	0.85	0.67	0.96	FFR＜0.75
Pereira	2013	80	30	3	7	40	0.81	0.93	0.88	0.91	0.85	FFR＜0.80
Manka	2015	150	72	6	13	59	0.85	0.91	0.87	0.92	0.82	FFR＜0.80
Pan	2015	71	35	3	4	29	0.90	0.91	0.90	0.92	0.88	FFR＜0.75
统计汇总	—	1024	481	73	57	413	0.89	0.85	0.87	0.87	0.88	

FN. 假阴性；FP. 假阳性；N. 样本量；NPV. 阴性预测值；PPV. 阳性预测值；TN. 真阴性；TP. 真阳性
统计汇总列出的是 TP、FP、FN 和 TN 的列平均值。准确性是在二元决策断点上定义的，即准确性 =（TP+TN）/（TP+FP+FN+TN）

法向人类应用方向转化。

五、分析与后处理

（一）视觉评估

对首过灌注检查最常用的解读方法是对图像视频进行简单的视觉评估。目前心血管磁共振学会的解读建议[41]中特别指出，定量分析可以提供额外的灌注信息，但不是强制进行的。因此，对负荷和静息态心肌灌注的主要解读还是依赖于对心脏各区域的视觉检测，并从中发现那些对比剂到达慢于其他心肌区域的异常区域。

由于大多数灌注采集使用重 T_1 加权方法进行首过灌注成像，心肌和血池在对比剂到达之前显得很暗。对比剂经静脉注射后，首先到达右心室，因此右心室是心室短轴图像上第一个增强的心室。对比剂经肺循环后，左侧心腔出现强化。左心室通常会在右心室增强后 5 个心动周期左右开始出现增强。由于对比剂在进入心肌之前必须从左心室进入主动脉根部和冠状动脉，因此左心室心肌在 2 个心搏的时间内仍保持低信号。图 15-2 显示了一个无明显 CAD 的受试者，对比剂到达不同心腔和心肌的时间顺序。时间 - 信号强度曲线显示了对比剂在右心室腔、左心室腔和左心室心肌中的相对持续时间。

心肌灌注 CMR 图像解读时应将负荷和静息态灌注图像并排显示，以便比较两种生理状态之间的差异。在查看灌注图像[42]之前或同时显示心肌延迟强化（LGE）图像也很有帮助。根据当前情况建议，应仔细调整计算机显示器的窗宽和窗位，使得对比增强前图像中的心肌几乎呈黑色，使右心室中的血液呈亮灰色，而不是纯白色。所有灌注图像都应使用相同的窗宽、窗位进行显示，除非图像重建导致了层与层之间的明显信号强度差异。

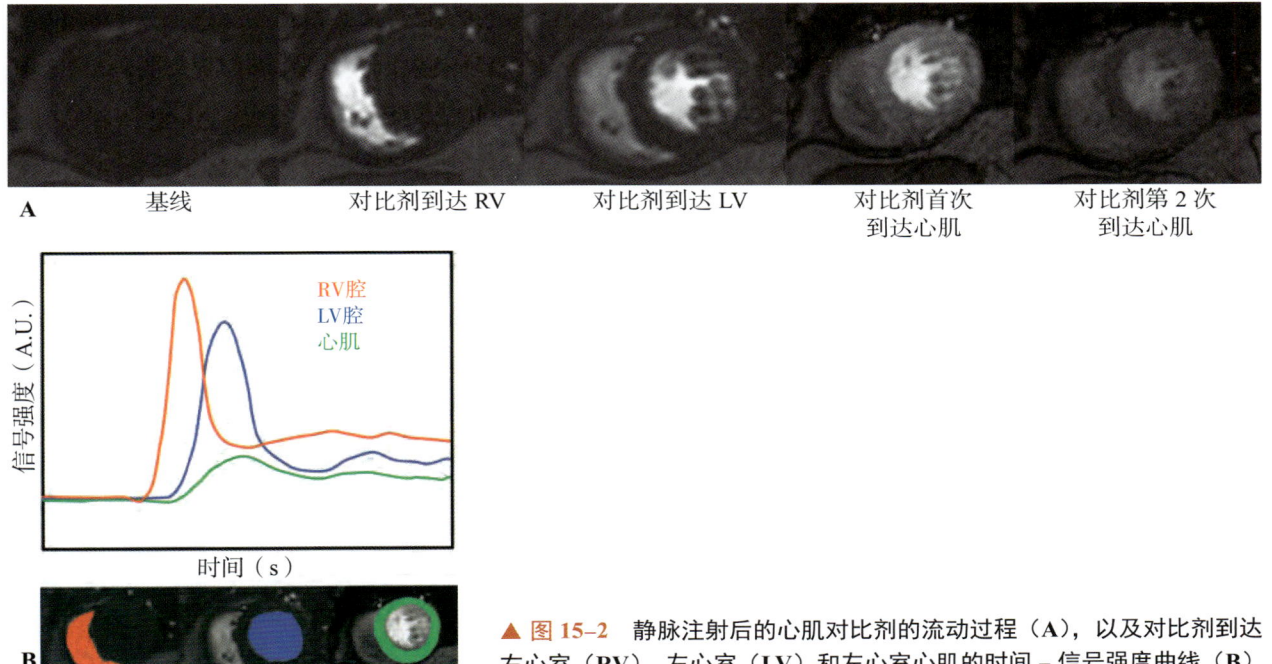

第 15 章 动态对比增强灌注心脏磁共振成像
Dynamic contrast-enhanced perfusion CMR

| A 基线 | 对比剂到达 RV | 对比剂到达 LV | 对比剂首次到达心肌 | 对比剂第 2 次到达心肌 |

▲ 图 15-2 静脉注射后的心肌对比剂的流动过程（A），以及对比剂到达右心室（RV）、左心室（LV）和左心室心肌的时间 - 信号强度曲线（B）

最符合诱发灌注缺损的标准包括如下几个方面。

- 当对比剂到达左心室心肌时首先发生。
- 持续时间超过心肌增强峰值，可达数个 RR 间期（通常＞ 4 个）。
- ＞ 1 个像素宽度。
- 通常在心肌内膜下更为明显。
- 通常左心室壁表现为跨壁的信号强度梯度变化，而非突然的信号变化。
- 向心内膜下减退。
- 在负荷状态下存在，而非静止状态下。
- 符合冠状动脉分布。

其中，灌注缺损的关键诊断特征是对比剂首次通过心肌时到达（转运）较慢。人们可以直接观察有 3 种相对灌注水平。最可靠的诊断是发现与冠状动脉分布一致的心肌的某一区域出现对比剂的延迟到达。在某些情况下，在一个切面上，如心尖部相对于心脏的其他部位，对比剂到达的时间相对较晚，就像在其他图像上看到的那样。如果真的是弥漫性 CAD，如三支病变，则必须依靠心内膜相对于心外膜对比剂到达较晚这一特征，几乎所有三支病变患者都存在心外膜对比剂到达的局部差异。大多数局部灌注缺损在心内膜看起来比在心外膜更严重。最后，对比剂到达较晚还意味着心脏该区域的信号比灌注较正常的区域更低。

负荷灌注研究的假阳性可能是血管扩张不足的结果。在 CMR 扫描过程中应始终记录对负荷药物的血流动力学和症状反应，并在分析数据时予以考虑。缺乏血流动力学反应（即没有或有限地心率增加和血压下降）或没有任何症状（如胸闷或呼吸困难）必须提醒检查者注意负荷反应不足的可能性。此外，检查脾脏的信号摄取（几乎总能在≥ 1 个短轴采集图像上见到）对腺苷负荷扫描是有用的。在一个合适的负荷灌注检查中，脾脏对对比剂的摄取应该低于静息状态。这种现象称为"脾关闭"，与腺苷受体在心脏与脾脏中分布不同有关[43]。它也适用于双嘧达莫负荷检查，但不适用于瑞加德松，因为后者具有心脏 A2A 受体特异性。另一个相关的现象是在腺苷负

113

荷充分的情况下出现胃蠕动减少。

并排显示静息灌注图像有助于突出负荷诱发的灌注缺损，并最大限度地减少对黑边伪影的过度解读。如果心脏某区域在静息灌注图像上没有看到任何灌注缺损，而在负荷状态出现低信号或对比剂到达较晚，则符合负荷诱发的灌注缺损。如果在静息态和负荷态都发现相似的明显的灌注缺损，若在相应的LGE图像上也能看到异常表现则认为是瘢痕，若LGE未见异常表现，则考虑为伪影。

以下总结了最常见的临床情况下灌注和LGE的基本表现模式。

- 表现正常的负荷灌注图像和正常的LGE图像相结合，应解释为负荷检查阴性。但必须考虑一种可能性，即血管扩张药负荷不充分，并由此在该患者中产生了误导性的正常图像。检查腺苷负荷状态下的"脾关闭"现象有助于区分这一情况。
- 在没有已知心肌梗死或CAD的患者中，即使负荷灌注图像没有显示明显的灌注缺损，发现心肌梗死也应解释为显著的CAD（图15-3，患者1）。本患者的诊断依赖于具有高度特异性的符合冠状动脉分布模式的基于心内膜的LGE表现检测到心肌梗死。
- 在没有心肌梗死的情况下，出现负荷诱发的局部灌注缺损，且不能用静息灌注扫描中表现类似的伪影解释，则提示有血流受限的心外膜冠状动脉狭窄（图15-3，患者2）。
- 负荷灌注缺损与静息灌注缺损表现相似，但无相匹配的LGE表现，则很可能是伪影（图15-3，患者3）。
- 在LGE图像上，负荷诱发的灌注缺损范

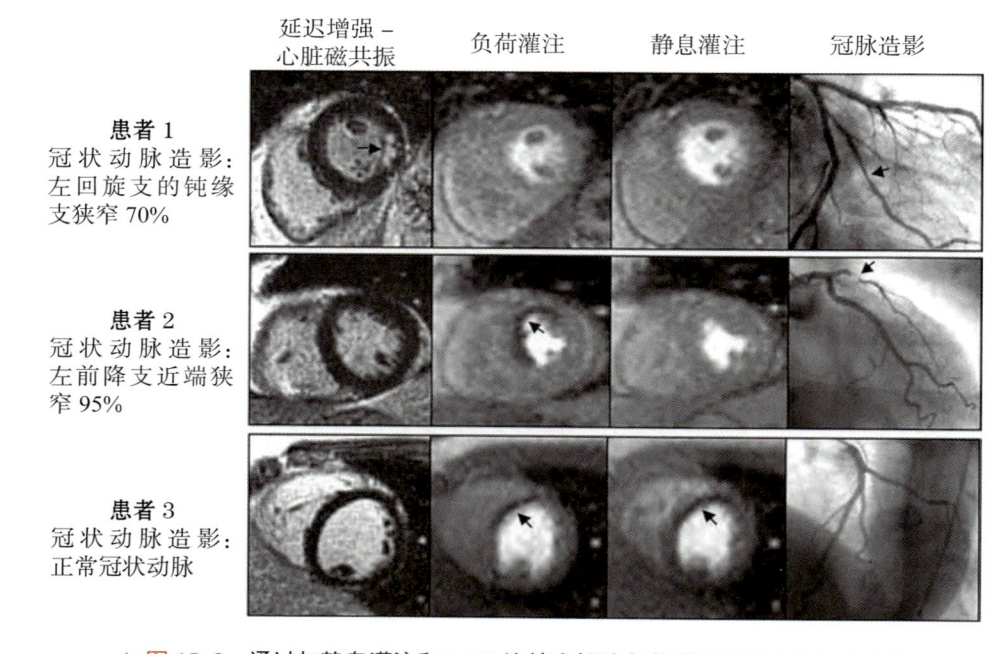

▲ 图15-3 通过与静息灌注和LGE比较来解读负荷灌注可提高诊断准确性

无已知CAD的患者，即使没有观察到明显的负荷灌注缺损，LGE出现与心肌梗死一致的表现对诊断明显的CAD有很高的特异性（患者1）。LGE未提示心肌梗死的患者，静息灌注无缺损，而有负荷灌注缺损表现，提示为负荷诱发的灌注缺损（患者2）。然而，在LGE没有提示心肌梗死的情况下，静息和负荷态出现位置相匹配的灌注缺损，应考虑为伪影［经许可引自 Plein S, Ryf S, Schwitter J, Radjenovic A, Boesiger P, Kozerke S. Dynamic contrast-enhanced myocardial perfusion MRI accelerated with *k-t* sense. *Magn Reson Med*. 2007 Oct; 58（4）: 777-85. © 2007 Wiley-Liss, Inc 版权所有］

围大于梗死,则代表心肌梗死伴梗死周围缺血(图15-4)。

- 在所有冠状动脉分布区域见到弥漫心内膜下灌注缺损代表近端严重的三支血管病变或严重的左主干狭窄,以及严重的微血管病变(图15-5)。通常在三支病变患者中,不同区域之间对比剂到达心外膜的情况会有所不同,灌注缺损会显得不均匀。相反,微血管病变患者通常表现为对比剂同时到达所有心肌节段并伴有心内膜灌注延迟。

(二)与 SPECT 对比的灌注和 LGE CMR 解读

CMR 中的静息和负荷灌注图像与心脏核医学中的有本质不同。与 SPECT 解读方法不同,CMR 中不使用"固定灌注缺损"这一术语来代表心肌梗死。与静息灌注图像相比,LGE 图像对心肌梗死或瘢痕更为敏感。两种成像方法的静息灌注缺损背后的生理学机制不同。为了使 sestamibi SPECT 显示正常灌注,必须注入足够的示踪剂(即灌注)并且有存活的心肌细胞将示踪剂带入细胞内间隙(即活性)。在 SPECT 中,再灌注的透壁梗死在理论上会表现出严重的静息(和负荷)灌注缺损,即使心外膜的冠状动脉已被开通,且没有微血管阻塞,因为这个理论是基于没有存活细胞构造的。同样的患者在 CMR 中,钆对比剂可以在没有微血管阻塞的情况下,沿着开通的冠状动脉注入心肌,表现为灌注相对均匀。尽管静息灌注图像无特殊表现(即无灌注缺损),但 LGE 图像能够显示严重的透壁心肌梗死。

| 电影序列 | 心肌延迟强化 | 腺苷负荷灌注 |

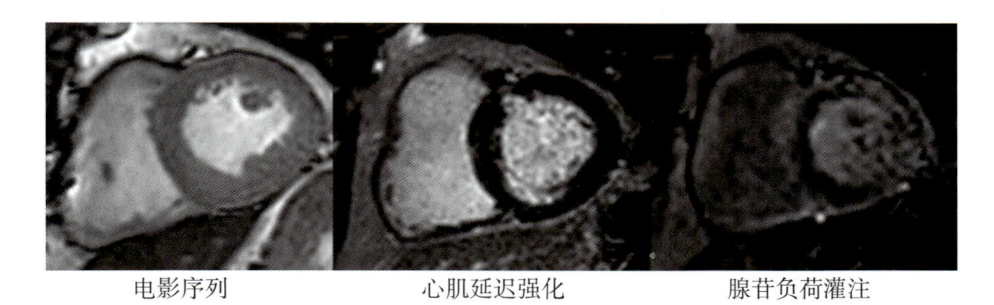

▲ 图 15-4 与小范围的下壁心肌梗死相比,腺苷负荷灌注发现下壁和下间隔壁出现更大范围的灌注缺损,这是提示存在显著的残余或新发冠状动脉狭窄的良好证据

| 电影序列 | 心肌延迟强化 | 静息灌注 | 腺苷负荷灌注 |

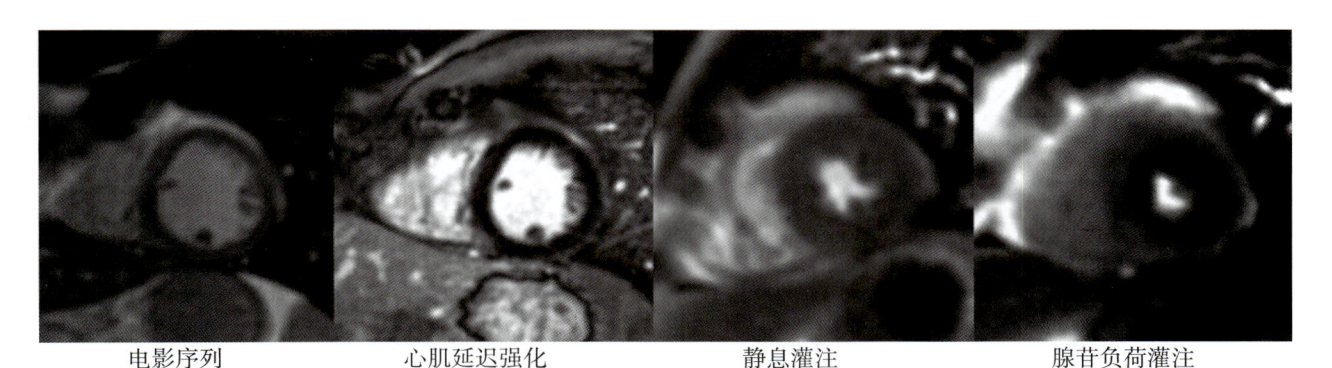

▲ 图 15-5 广泛缺血的表现

该患者的整体和局部左心室功能正常,心肌延迟强化(LGE)图像显示正常,静息灌注正常,但在采集的 3 个层面上的所有心肌节段都有严重的腺苷负荷灌注缺损。有创冠状动脉造影证实左主干严重狭窄,右冠状动脉弥漫严重狭窄。这样的弥漫性灌注异常也可能由微血管病变引起,三支病变时通常表现为各区域对比剂注入的时间存在明显差异,而微血管病变则表现为均匀一致的灌注

因此，一般最好结合 LGE 图像所见来解读 CMR 灌注图像。

（三）影像报告

使用 AHA 的标准化 17 节段模型可提供一种总结定性评估、灌注程度和心肌梗死程度的快速方法。应特别注意是否有任何延伸到心肌梗死边缘之外的灌注缺损，这种区别有时是存在于不同部分的，因此需要在报告中进行文字描述。报告中应包括对血管扩张负荷（症状 / 脾关闭）是否充分的评价。还应认识到，三层面首过灌注成像仅对 17 节段模型中的 16 个节段进行了采样。

（四）半定量及全定量分析

首过灌注 CMR 数据中观察到的信号强度变化可以用来绘制不同感兴趣区的信号强度随时间变化的曲线，然后通过描述信号强度变化的特征（"半定量分析"）或通过使用建模得出心肌血流的绝对值（"定量分析"）进一步分析所得的信号强度 / 时间曲线。定量分析的优点，包括评估更客观、更不依赖观察者、分析可能更简单、更好地检测多血管或微血管心肌疾病。半定量和全定量灌注分析之所以仍是一种辅助诊断工具，主要原因与进行这些测量所需的时间有关。与视觉评估相比，仍缺乏测量正常值，且验证文献也相对有限。然而，这些分析可能有助于 CAD 的诊断，最近，心肌灌注数据定量分析的自动化工具已经可用，这可能会大大增加定量分析的临床实用性。

1. 半定量分析

所谓首过心肌灌注 CMR 图像的"半定量"分析，主要是关注对比剂到达感兴趣区时信号强度变化的特点。虽然这些类型的分析并不能测量血流绝对值或灌注储备，但它们仍然提供了正常范围和临界值，以及为后续研究提供可对比的数据。

可以进行多种与灌注相关的半定量测量。对比增强比，定义为心肌信号强度峰值除以基线信号强度，灌注缺损心肌的对比增强比应低于正常心肌。灌注缺损时，心肌增强的上升斜率或上升斜率积分应低于正常灌注区域。由于大多数 MR 图像的信号强度是以任意单位（不是一个有物理意义的数值）报告的，半定量测量最好解读为相对测量。半定量测量常被标准化为左心室腔内信号强度的上升斜率，但需要注意脉冲序列和对比剂剂量应在线性范围内，这样的测量值才具有普适性[5]。

所有的半定量指标都低估了血管扩张血流的上限范围[37]，这与公认的 SPECT 示踪剂和大多数 PET 示踪剂低估心肌灌注的范围类似[44]。

一种新的半定量分析是基于绘制心肌周围的灌注相关梯度图。其概念是，心内膜附近的灌注缺损比心外膜附近更严重。Chiribiri 等将显著异常的跨壁灌注梯度（transmural perfusion gradient，TPG）定义为从心内膜的灌注信号强度 20% 重新分布[45]。这种分析比完全定量分析简单。TPG 分析不需要测量动脉输入功能。作为一种仅在负荷态进行采集的方法，TPG 无须静息灌注图像。由于 TPG 是标准化为平均跨壁心肌信号强度，因此它对表面线圈相关信号强度的不均匀性相对不敏感。它也被认为与各种对比剂、场强和脉冲序列相兼容。

2. 全定量分析

全定量灌注分析试图将 CMR 图像的时间序列转换为心肌血流的估计值，单位为 ml/（min·g）。这种估测需要使用一个描述动脉输入和心肌对比剂摄取之间关系的模型。这些模型大多基于指示剂稀释法的基本原理[46]，Axel[47] 和 Jerosch-Herold 等[48] 分别在断层成像和 CMR 中进行了改进。我们回顾了这些方法在首过灌注

CMR 中应用的细节[49]。定量灌注分析的基本要求包括以下几点。

- 一组精确的对比剂输送至心脏的图像，一般称为动脉输入函数（AIF）。
- 准确描述对比剂通过心肌的图像。
- 一种解释对比剂非瞬时传递到心脏的方法，通常以一种称为解卷积的数学程序来实现。

由于实际原因，AIF 通常在左心室腔基底部短轴层面测量。虽然理想情况下，AIF 应在心肌组织感兴趣区的供血动脉中进行测量，但已有研究显示在左心室中和在冠状动脉中进行测量的结果差别很小，实际应用中在左心室中测量更为容易和可靠。

AIF 和心肌"精准成像"概念的提出引起了许多争论和许多方法学的研究[19, 33-38]。最终，指示剂稀释法要求 AIF 和心肌的信号强度与钆的浓度成线性比例。而目前的心肌灌注 CMR 序列中观察到的信号强度与对比剂的浓度不是线性关系，特别是在较高的对比剂剂量下，这可能导致定量分析出现偏差。

相比于心肌，由较高的对比剂浓度产生的非线性影响对 AIF 尤为明显。为了减轻这一影响，已经提出了几种方法，即在常规弹丸式注射对比剂之前，先用很低浓度的对比剂采集一组单独的图像（"双弹丸式注射"法）。低浓度的图像用于计算 AIF，而常规弹丸式注射图像用于得出心肌组织信号强度。这种方法在实际应用中的挑战包括需要多次注射对比剂，更长更复杂的扫描方案，以及两次弹丸式注射对比剂之间屏气幅度的变化所产生的潜在偏差。此外，两次弹丸式注射需要以相同的剂量和注射速度注射以保证弹丸式注射形态的一致。

这种"双弹丸式注射"方法的另一种替代方法是"双序列"法，即用低 T_1 敏感性序列采集

及获取 AIF，通常采用的方法是以很短的饱和脉冲延迟采集 LVOT 内的一个额外层面，从而降低信号，减少非线性影响。这种方法的优点是更容易融入临床实践中，但它延长了整体采集时间，且技术要求更高。

可以采用多种不同的方法对采集到的数据进行解卷积，得出心肌血流量（myocardial blood flow，MBF）值。基于模型的方法依赖于动力学模型，通常假设心肌由多个功能空间组成，对比剂在这些空间中瞬时混合，并在固定参数值范围内穿行。另一方面，不依赖模型的方法认为心肌是一个单一的区间，对比剂在此区间的穿越时间有一定的分布。这些方法将心肌对比剂的增强表现为动脉输入与心肌组织反应的卷积。由于这些模型在数学上可能是不稳定的，因此需要对其进行约束，例如使用 Fermi 函数，这是一个基于对比剂通过形状的经验模型，并将其表示为一条参数化曲线。

从定量分析中得出的 MBF 值可以是分节段的，也越来越多地作为心肌灌注的像素图。这些图像的生成越来越自动化，使其更有可能在未来的临床实践中被应用（图 15-6）。

六、适应证与应用

在所有主要的国际指南中，首过心肌灌注 CMR 的适应证都包含有检测 CAD。在 2014 年欧洲心脏病学会（ESC）/欧洲心胸外科协会（EACTS）心肌血管重建指南中，CMR 与 SPECT、负荷超声心动图、正电子发射断层显像（PET）一起，被赋予 I 类推荐（即适应证），证据级别为 A，适用于 CAD 中等概率（15%～85%）的有症状的患者（表 15-3）[50]。

2013 年 ESC 关于稳定型 CAD 管理的指南建议，如果当地有专业人员，建议进行影像学

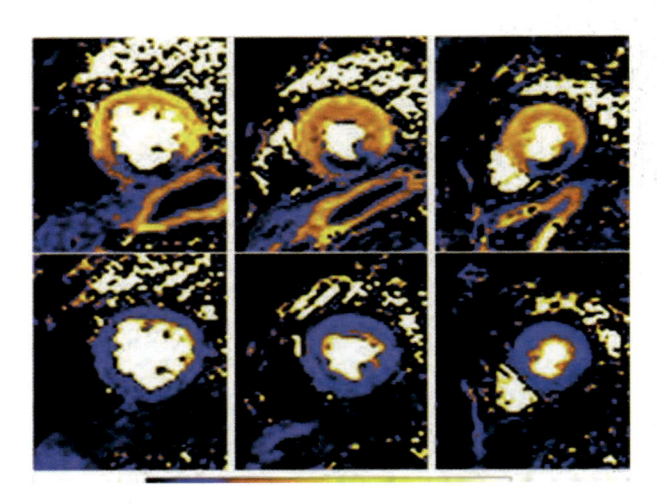

▲ 图15-6 灌注像素图

上方为药物负荷状态采集的3个层面的图像,显示有下壁灌注缺损。下方为静息态灌注图像,可见较低但均匀的心肌血流(经许可引自 Xue, H., Hansen, M.S., Nielles-Vallespin, S. et al. Correcting T_2^* effects in the myocardial perfusion arterial input function avoids overestimation of myocardial blood flow. *J Cardiovasc Magn Reson*, (2016) 18(Suppl 1): Q14. ©2016 Xue H, et al.; licensee BioMed Central, Ltd. 版权所有)

表15-3 2014年ESC/EACTS心肌血管重建指南中总结的疑似CAD和症状稳定患者的诊断性检查的适应证

	显著病变的概率[a]					
	低(<15%)		中(15%~85%)		高(>85%)	
	类型[b]	等级[c]	类型	等级	类型	等级
CAD的解剖学检测						
有创性血管造影	Ⅲ	A	Ⅱb	A	Ⅰ	A
CT血管成像[d,e]	Ⅲ	C	Ⅱa	A	Ⅲ	B
功能检查						
负荷超声心动图	Ⅲ	A	Ⅰ	A	Ⅲ	A
核素成像	Ⅲ	A	Ⅰ	A	Ⅲ	A
负荷磁共振成像	Ⅲ	C	Ⅰ	A	Ⅲ	B
PET灌注	Ⅲ	C	Ⅰ	A	Ⅲ	B
综合或混合影像检查						
	Ⅲ	C	Ⅱ A	B	Ⅲ	B

CAD.冠状动脉性心脏病;CT.计算机断层扫描;MRI.磁共振成像;PET.正电子发射断层显像

对于特定的高危患者,如糖尿病患者,可考虑筛查无症状心肌缺血
a. CAD的验前概率:低,0%~15%;中,15%~85%;高,>85%;使用基于欧洲心脏学会(ESC)指南的稳定CAD的标准评估
b. 推荐等级
c. 证据级别
d. CT血管成像(而非钙化积分)
e. CT被认为在较低的验前概率范围内(15%~50%)表现最好[52]
本表在ESC指南的基础上进行了简化,去除了与无症状患者相对应的内容,因为所有的检查都被认为是不适合的(Ⅲ类)。参考文献也被省略[50]

经许可引自 Windecker S, Kolh P, Alfonso F, Collet J-P, Cremer J, Falk V, Filippatos G et al. 2014 ESC/EACTS Guidelines on myocardial revascularization: The Task Force on Myocardial Revascularization of the European Society of Cardiology (ESC) and the European Association for Cardio-Thoracic Surgery (EACTS). Developed with the special contribution of the European Association of Percutaneous Cardiovascular Interventions (EAPCI), *European Heart Journal*, Volume 35, Issue 37, 1 October 2014, Pages 2541–2619, https://doi.org/10.1093/eurheartj/ehu278. © 2014 Oxford University Press 版权所有

负荷试验,包括CMR,而不是负荷心电图,并直接建议对CAD验前概率为66%~85%的患者,以及静息心电图异常,无法准确解释负荷时心电图变化的患者进行影像学负荷试验。对于既往做过血管重建手术[经皮冠状动脉介入治疗(percutaneous coronary intervention,PCI)或冠状动脉旁路移植术(coronary artery bypass grafting,CABG)]的有症状患者,也建议进行影像学负荷试验。

在撰写此文时,美国心脏病学院(ACC)/AHA关于管理稳定的冠状动脉性心脏病的指南正在重写,无法提供。最新的ACC/AHA指南于2012年发布,其中包括对不能运动的患者进行CMR的2a级推荐,SPECT、超声心动图和CMR都被认为适用于确定正在考虑进行血供重建的狭窄的生理学意义(Ⅰ级推荐)。

最后,美国心脏病学院基金会(ACCF)关于稳定冠状动脉性心脏病的检测和风险评估的合理使用标准[51]列出了CMR的几个合理适应证,包括中等CAD验前概率、心电图无法解释或不能参加运动的有症状的患者。与ESC指南有所偏离的是,ACCF的合理使用标准包括了CAD验前

表 15-4 最常见的伪影和可能的解决方案

伪影	解决方案
呼吸伪影	良好的屏气。需注意应在对比剂流经心肌时进行屏气。因此，屏气应在注射对比剂后约 10s 开始 将卷褶（相位编码）方向改为足到头 虽然这需要更大的视野（FOV），但由于有更多的机会卷褶，呼吸伪影就不那么明显了
卷褶伪影	手动调整 FOV 和卷褶方向
层面设定	使用系统的方法进行设定扫描层面。在收缩末期将心脏沿长轴进行 4 等分，将 3 个层面分别设定在心尖部和二尖瓣间距的 25%、50% 和 75% 位置上 在虚拟扫描（无对比剂）中，确保采集层面真正覆盖心脏的基底、中间和心尖部 常见的错误是将基底层面设定得离左心室流出道太近，导致基底部前间隔壁的心肌灌注信息缺失
黑边伪影	当一个非常高的信号（例如含对比剂的血流）和一个非常低的信号（例如没有对比剂的心肌）共享一个像素时，就会出现黑边伪影。它在运动和较低的空间分辨率下会更严重。为了尽量减少伪影，应尽可能提高空间分辨率和缩短采集时间。该伪影的信号始终低于对比剂到达前的心肌信号，其宽度为 1 个体素，非常清晰锐利，且持续时间短

概率较高的患者，无论其心电图是否可解释或是否可以参与运动。在无症状的患者中，有些时候负荷 CMR "可能是合适的"，但没有明确列为合理的适应证。负荷 CMR 也被认为适合评估新发心力衰竭和严重心律失常的患者。负荷 CMR 被认为适用于评估潜在的缺血性心电图改变［左束支传导阻滞（LBBB）或 T 波倒置］。负荷 CMR 也适用于对冠状动脉 CT 成像（CCTA）诊断的狭窄的生理学意义进行评价，但仅"可能适合"随访冠状动脉钙化积分＞ 100 分的患者。

目前尚无心脏肿瘤和肿物的影像学指南，但心肌灌注 CMR 是综合 CMR 方案的重要组成部分，可用于评估肿瘤的血供情况，并帮助确定其病因。

七、技巧与误区

首过灌注成像是一种实时技术，由于所有的图像数据都是在每次心搏中的特定部分采集的，因此它比采集速度较慢的技术（如瘢痕成像或功能成像），更容易产生伪影。

八、结论

动态对比增强灌注 CMR 用于评估外周静脉注入的对比剂通过心肌的情况，常与血管扩张药负荷相结合。其主要优点是时间和空间分辨率高，可检测心内膜下缺血和微血管病变。灌注 CMR 最常见的临床应用是检测功能意义上显著的 CAD，该方法在国际实践指南中的作用越来越大。其他应用包括评估肿物和肿瘤的血供情况。

推荐阅读

[1] Greenwood JP, Maredia N, Younger JF, et al. Cardiovascular magnetic resonance and single-photon emission computed tomography for diagnosis of coronary heart disease (CE-MARC): a prospective trial. *Lancet*. 2012;379:453–60.

[2] Jerosch-Herold M. Quantification of myocardial perfusion by cardiovascular magnetic resonance. *J Cardiovasc Magn Reson*. 2010;12:57.

[3] Morton G, Chiribiri A, Ishida M, et al. Quantification of absolute myocardial perfusion in patients with coronary artery disease: comparison between cardiovascular magnetic resonance and positron emission tomography. *J Am Coll Cardiol*. 2012;60:1546–55.

[4] Schwitter J, Wacker CM, Wilke N, et al. MR-IMPACT II: Magnetic Resonance Imaging for Myocardial Perfusion Assessment in Coronary artery disease Trial: perfusion-cardiac magnetic resonance vs. single-photon emission computed tomography for the detection of coronary artery disease: a comparative multicentre, multivendor trial. *Eur Heart J*. 2013;34:775–81.

[5] Takx RA, Blomberg BA, Aidi El H, et al. Diagnostic accuracy of stress myocardial perfusion imaging compared to invasive coronary angiography with fractional flow reserve meta-analysis. *Circ Cardiovasc Imaging*. 2015;8:pii:e002666.

参考文献

[1] Bertschinger KM, Nanz D, Buechi M, et al. Magnetic resonance myocardial first-pass perfusion imaging: parameter optimization for signal response and cardiac coverage. *J Magn Reson Imaging*. 2001;14:556–62.

[2] Wolff SD, Schwitter J, Coulden R, et al. Myocardial first-pass perfusion magnetic resonance imaging: a multicenter dose-ranging study. *Circulation*. 2004;110:732–7.

[3] Schwitter J, Nanz D, Kneifel S, et al. Assessment of myocardial perfusion in coronary artery disease by magnetic resonance: a comparison with positron emission tomography and coronary angiography. *Circulation*. 2001;103:2230–5.

[4] Ding S, Wolff SD, Epstein FH. Improved coverage in dynamic contrast-enhanced cardiac MRI using interleaved gradient-echo EPI. *Magn Reson Med*. 1998;39:514–19.

[5] Nagel E, Klein C, Paetsch I, et al. Magnetic resonance perfusion measurements for the noninvasive detection of coronary artery disease. *Circulation*. 2003;108:432–7.

[6] Saeed M, Wendland MF, Sakuma H, et al. Coronary artery stenosis: detection with contrast-enhanced MR imaging in dogs. *Radiology*. 1995;196:79–84.

[7] Plein S, Radjenovic A, Ridgway JP, et al. Coronary artery disease: myocardial perfusion MR imaging with sensitivity encoding versus conventional angiography. *Radiology*. 2005;235:423–30.

[8] al-Saadi N, Nagel E, Gross M, et al. Noninvasive detection of myocardial ischemia from perfusion reserve based on cardiovascular magnetic resonance. *Circulation*. 2000;101:1379–83.

[9] Lauerma K, Virtanen KS, Sipil?LM, Hekali P, Aronen HJ. Multislice MRI in assessment of myocardial perfusion in patients with single-vessel proximal left anterior descending coronary artery disease before and after revascularization. *Circulation*. 1997;96:2859–67.

[10] Kellman P, Arai AE. Imaging sequences for first pass perfusion— a review. *J Cardiovasc Magn Reson*. 2007;9:525–37.

[11] Plein S, Ryf S, Schwitter J, Radjenovic A, Boesiger P, Kozerke S. Dynamic contrast-enhanced myocardial perfusion MRI accelerated with k-t sense. *Magn Reson Med*. 2007;58:777–85.

[12] Manka R, Jahnke C, Kozerke S, et al. Dynamic 3–dimensional stress cardiac magnetic resonance perfusion imaging: detection of coronary artery disease and volumetry of myocardial hypoenhancement before and after coronary stenting. *J Am Coll Cardiol*. 2011;57:437–44.

[13] Manka R, Paetsch I, Kozerke S, et al. Whole-heart dynamic three-dimensional magnetic resonance perfusion imaging for the detection of coronary artery disease defined by fractional flow reserve: determination of volumetric myocardial ischaemic burden and coronary lesion location. *Eur Heart J*. 2012;33:2016–24.

[14] Jogiya R, Schuster A, Zaman A, et al. Three-dimensional balanced steady state free precession myocardial perfusion cardiovascular magnetic resonance at 3T using dual-source parallel RF transmission: initial experience. *J Cardiovasc Magn Reson*. 2014;16:90.

[15] Schmidt JF, Wissmann L, Manka R, Kozerke S. Iterative k-t principal component analysis with nonrigid motion correction for dynamic three-dimensional cardiac perfusion imaging. *Magn Reson Med*. 2014;72:68–79.

[16] Yang Y, Kramer CM, Shaw PW, Meyer CH, Salerno M. First-pass myocardial perfusion imaging with whole-heart coverage using L1–SPIRiT accelerated variable density spiral trajectories. *Magn Reson Med*. 2016;76:1375–87.

[17] Otazo R, Kim D, Axel L, Sodickson DK. Combination of compressed sensing and parallel imaging for highly accelerated first-pass cardiac perfusion MRI. *Magn Reson Med*. 2010;64:767–76.

[18] Giang TH, Nanz D, Coulden R, et al. Detection of coronary artery disease by magnetic resonance myocardial perfusion imaging with various contrast medium doses: first European multi-centre experience. *Eur Heart J*. 2004;25:1657–65.

[19] Kramer CM, Barkhausen J, Flamm SD, Kim RJ, Nagel E; Society for Cardiovascular Magnetic Resonance Board of Trustees Task Force on Standardized Protocols. Standardized cardiovascular magnetic resonance (CMR) protocols 2013 update. *J Cardiovasc Magn Reson*. 2013;15:91.

[20] Ishida N, Sakuma H, Motoyasu M, et al. Noninfarcted myocardium: correlation between dynamic first-pass contrastenhanced myocardial MR imaging and quantitative coronary angiography. *Radiology*. 2003;229:209–16.

[21] Greenwood JP, Maredia N, Younger JF, et al. Cardiovascular magnetic resonance and single-photon emission computed tomography for diagnosis of coronary heart disease (CE-MARC): a prospective trial. *Lancet*. 2012;379:453–60.

[22] Greenwood JP, Motwani M, Maredia N, et al. Comparison of cardiovascular magnetic resonance and single-photon emission computed tomography in women with suspected coronary artery disease from the Clinical Evaluation of Magnetic Resonance Imaging in Coronary Heart Disease (CE-MARC) Trial. *Circulation*. 2014;129:1129–38.

[23] Schwitter J, Wacker CM, Wilke N, et al. MR-IMPACT II: Magnetic Resonance Imaging for Myocardial Perfusion Assessment in Coronary artery disease Trial: perfusion-cardiac magnetic resonance vs. single-photon emission computed tomography for the detection of coronary artery disease: a comparative multicentre, multivendor trial. *Eur Heart J*. 2013;34:775–81.

[24] Schwitter J, Wacker CM, Wilke N, et al. Superior diagnostic performance of perfusion-cardiovascular magnetic resonance versus SPECT to detect coronary artery disease: the secondary endpoints of the multicenter multivendor MR-IMPACT II (Magnetic Resonance Imaging for Myocardial Perfusion Assessment in Coronary Artery Disease Trial). *J Cardiovasc Magn Reson*. 2012;14:61.

[25] Rieber J, Huber A, Erhard I, et al. Cardiac magnetic resonance perfusion imaging for the functional assessment of coronary artery disease: a comparison with coronary angiography and fractional flow reserve. *Eur Heart J*. 2006;27:1465–71.

[26] Lockie T, Ishida M, Perera D, et al. High-resolution magnetic resonance myocardial perfusion imaging at 3.0–Tesla to detect hemodynamically significant coronary stenoses as determined by fractional flow reserve. *J Am Coll Cardiol*. 2011;57:70–5.

[27] Watkins S, McGeoch R, Lyne J, et al. Validation of magnetic resonance myocardial perfusion imaging with fractional flow reserve for the detection of significant coronary heart disease.

Circulation. 2009;120:2207–13.

[28] Takx RA, Blomberg BA, El Aidi H, et al. Diagnostic accuracy of stress myocardial perfusion imaging compared to invasive coronary angiography with fractional flow reserve meta-analysis. *Circ Cardiovasc Imaging.* 2015;8:pii:e002666.

[29] Li M, Zhou T, Yang L-F, Peng Z-H, Ding J, Sun G. Diagnostic accuracy of myocardial magnetic resonance perfusion to diagnose ischemic stenosis with fractional flow reserve as reference: systematic review and meta-analysis. *JACC Cardiovasc Imaging.* 2014;7:1098–105.

[30] Plein S, Kozerke S, Suerder D, et al. High spatial resolution myocardial perfusion cardiac magnetic resonance for the detection of coronary artery disease. *Eur Heart J.* 2008;29:2148–55.

[31] Moschetti K, Petersen SE, Pilz G, et al. Cost-minimization analysis of three decision strategies for cardiac revascularization: results of the 'suspected CAD' cohort of the European cardiovascular magnetic resonance registry. *J Cardiovasc Magn Reson.* 2016;18:3.

[32] Greenwood JP, Herzog BA, Brown JM, et al. Prognostic value of cardiovascular magnetic resonance and single-photon emission computed tomography in suspected coronary heart disease: long-term follow-up of a prospective, diagnostic accuracy cohort study. *Ann Intern Med.* 2016.doi: 10.7326/M15–1801.[Epub ahead of print]

[33] Wilke N, Kroll K, Merkle H, et al. Regional myocardial blood volume and flow: first-pass MR imaging with polylysine-Gd-DTPA. *J Magn Reson Imaging.* 1995;5:227–37.

[34] Kraitchman DL, Wilke N, Hexeberg E, et al. Myocardial perfusion and function in dogs with moderate coronary stenosis. *Magn Reson Med.* 1996;35:771–80.

[35] Wilke N, Jerosch-Herold M, Wang Y, et al. Myocardial perfusion reserve: assessment with multisection, quantitative, first-pass MR imaging. *Radiology.* 1997;204:373–84.

[36] Jerosch-Herold M, Wilke N, Wang Y, et al. Direct comparison of an intravascular and an extracellular contrast agent for quantification of myocardial perfusion. Cardiac MRI Group. *Int J Card Imaging.* 1999;15:453–64.

[37] Christian TF, Rettmann DW, Aletras AH, et al. Absolute myocardial perfusion in canines measured by using dual-bolus first-pass MR imaging. *Radiology.* 2004;232:677–84.

[38] Schuster A, Grunwald I, Chiribiri A, et al. An isolated perfused pig heart model for the development, validation and translation of novel cardiovascular magnetic resonance techniques. *J Cardiovasc Magn Reson.* 2010;12:53.

[39] Schuster A, Zarinabad N, Ishida M, et al. Quantitative assessment of magnetic resonance derived myocardial perfusion measurements using advanced techniques: microsphere validation in an explanted pig heart system. *J Cardiovasc Magn Reson.* 2014;16:82.

[40] Hsu LY, Groves DW, Aletras AH, Kellman P, Arai AE. A quantitative pixel-wise measurement of myocardial blood flow by contrast-enhanced first-pass CMR perfusion imaging: microsphere validation in dogs and feasibility study in humans. *JACC Cardiovasc Imaging.* 2012;5:154–66.

[41] Schulz-Menger J, Bluemke DA, Bremerich J, et al. Standardized image interpretation and post processing in cardiovascular magnetic resonance: Society for Cardiovascular Magnetic Resonance (SCMR) Board of Trustees Task Force on Standardized Post Processing. *J Cardiovasc Magn Reson.* 2013;15:35.

[42] Klem I, Heitner JF, Shah DJ, et al. Improved detection of coronary artery disease by stress perfusion cardiovascular magnetic resonance with the use of delayed enhancement infarction imaging. *J Am Coll Cardiol.* 2006;47:1630–8.

[43] Manisty C, Ripley DP, Herrey AS, et al. Splenic switch-off: a tool to assess stress adequacy in adenosine perfusion cardiac MR imaging. *Radiology.* 2015;276:732–40.

[44] Salerno M, Beller GA. Noninvasive assessment of myocardial perfusion. *Circ Cardiovasc Imaging.* 2009;2(5):412–24.

[45] Chiribiri A, Hautvast GL, Lockie T, et al. Assessment of coronary artery stenosis severity and location: quantitative analysis of transmural perfusion gradients by high-resolution MRI versus FFR. *JACC Cardiovasc Imaging.* 2013;6:600–9.

[46] Zierler K. Indicator dilution methods for measuring blood flow, volume, and other properties of biological systems: a brief history and memoir. *Ann Biomed Eng.* 2000;28:836–48.

[47] Axel L. Tissue mean transit time from dynamic computed tomography by a simple deconvolution technique. *Invest Radiol.* 1983;18:94–9.

[48] Jerosch-Herold M, Wilke N, Stillman AE. Magnetic resonance quantification of the myocardial perfusion reserve with a Fermi function model for constrained deconvolution. *Med Phys.* 1998;25:73–84.

[49] Jerosch-Herold M. Quantification of myocardial perfusion by cardiovascular magnetic resonance. *J Cardiovasc Magn Reson.* 2010;12:57.

[50] Authors/Task Force members, Windecker S, Kolh P, Alfonso F, et al. 2014 ESC/EACTS Guidelines on myocardial revascularization: The Task Force on Myocardial Revascularization of the European Society of Cardiology (ESC) and the European Association for Cardio-Thoracic Surgery (EACTS). Developed with the special contribution of the European Association of Percutaneous Cardiovascular Interventions (EAPCI). *Eur Heart J.* 2014;35:2541–619.

[51] Wolk MJ, Bailey SR, Doherty JU, et al.; American College of Cardiology Foundation Appropriate Use Criteria Task Force. ACCF/AHA/ASE/ASNC/HFSA/HRS/SCAI/SCCT/SCMR/STS 2013 multimodality appropriate use criteria for the detection and risk assessment of stable ischemic heart disease: a report of the American College of Cardiology Foundation Appropriate Use Criteria Task Force, American Heart Association, American Society of Echocardiography, American Society of Nuclear Cardiology, Heart Failure Society of America, Heart Rhythm Society, Society for Cardiovascular Angiography and Interventions, Society of Cardiovascular Computed Tomography, Society for Cardiovascular Magnetic Resonance, and Society of Thoracic Surgeons. *J Am Coll Cardiol.* 2014;63:380–406.

[52] Task Force Members, Montalescot G, Sechtem U, Achenbach S, et al. 2013 ESC guidelines on the management of stable coronary artery disease: the Task Force on the management of stable coronary artery disease of the European Society of Cardiology. *Eur Heart J.* 2013;34:2949–3003.

第 16 章 心脏磁共振早期和延迟强化成像

Early and late gadolinium enhancement

Joseph Selvanayagam Gaetano Nucifora 著
童 延 译 杨 琳 徐 磊 校

一、概述

1984 年，钆对比剂（GBCA）对比增强心脏磁共振（CMR）成像首次在犬急性心肌梗死（MI）模型中被描述，显示受损心肌在增强后的 T_1 值缩短明显大于正常心肌[1]。然而，由于技术和序列的限制，这些最初的研究因正常心肌和受损心肌之间的图像对比度不足而受阻。20 世纪 90 年代末，反转恢复（inversion recovery，IR）技术的发展极大地改善了对比-噪声比，为今天的早期和心肌延迟强化（EGE 和 LGE）成像奠定了基础[2-4]。该方法基于 GBCA 的血管外-细胞外分布（即正常心肌和瘢痕/纤维化心肌之间的流入/廓清动力学、分布容积和弛豫率 R1 的差异），并且使以下应用成为可能：①瘢痕/纤维化心肌和正常心肌之间的鉴别；②在接受 PCI 或溶栓治疗的急性 MI 患者中识别微血管阻塞区域；③识别附壁血栓。因此，EGE 和 LGE 成像在缺血性和非缺血性心肌病的鉴别诊断，以及急性 MI 患者及其并发症的评估中起着关键作用。在本章中，我们将重点介绍 EGE 和 LGE 成像的技术方面，以及一些临床应用的参考，临床应用方面的内容在本书的其他章节有更全面的介绍。

二、一般原则

EGE 和 LGE 技术依赖于最常用的 GBCA 的特定特征。弹丸式注射后，这些对比剂从血管内转移到血管外-细胞外间隙（流入）；随后廓清并经肾脏清除。正常心肌具有快速流入/廓清对比剂的血流动力学特征。心脏疾病导致血管外-细胞外间隙增加（例如缺血性或非缺血性心肌病，导致心肌间质间隙扩张）或导致心肌细胞膜破裂（如急性 MI），为 GBCA 提供了更大的分布容积，并使其在瘢痕/纤维化心肌中积聚；静脉引流不畅可能会促进对比剂的进一步积聚，并延迟其廓清[2, 5]。不同的对比剂动力学导致正常心肌和瘢痕/纤维化心肌之间弛豫率 R1 的差异，利用 T_1 加权成像技术转化为特定的信号强度。注射对比剂数分钟后，当血液和心肌中的浓度达到平衡时，GBCA 分布容积的差异最明显。

EGE 和 LGE 图像的采集采用 T_1 加权脉冲序列，非选择性 180° 反转恢复准备脉冲，随后在图像读出前有延迟［或反转时间（TI）］。定时 LGE 图像采集，使正常心肌的磁化率越过零点；此时，正常心肌和瘢痕/纤维化心肌的信号强度差异最大，因为正常心肌对 MR 信号的贡献为 0 或无贡献，呈低信号，而病变心肌的磁化率为正，呈亮或高增强信号（图 16-1）[6]。总的来说，通过适当清除正常心肌信号，可使正常心肌与瘢痕/纤维化心肌之间的对比度提高 10 倍，可识别出少至 0.16g 的瘢痕/纤维化区域，且具有很高的观察者内和观察者间的可重复性[7]。然而，着重要记住的是，最佳的 TI 和正常心肌的归零取决于几个因素，包括所使用的 GBCA 的剂量和类型、注射对比剂和图像采集之间的时间、所使用的脉冲序列和磁场强度（表 16-1）。

在 1.5T 场强下，LGE 成像通常在注射 GBCA 后 10~20min 进行，剂量为 0.1~0.2mmol/kg，使用的 TI 在 250~350ms。在急性 MI 中，由于水肿但存活心肌的增强，过早成像可导致血池和心肌之间的辨别较差，并且会高估梗死范围。对比剂用量也很重要，因为低剂量（＜0.1mmol/kg）时，获取 LGE 图像的窗口可能很短且不足，而高剂量（＞0.2mmol/kg）则可能过度增亮血池，妨碍心内膜下瘢痕的识别，并可能增加发生不良反应的风险。

在注射对比剂后的早期（0~2min）应用与 LGE 相同的成像技术称为 EGE 成像。由于急性心肌炎或急性 MI 引起的水肿性心肌组织在注射对比剂后会出现快速的早期增强，因此很容易用这种技术检测出来。此外，使用较长的 TI 值（450~600ms），可以将正常心肌与微血管阻塞或附壁血栓区域区分开来，后者由于 GBCA 未流入而呈低信号（图 16-2）。

表 16-1　LGE 成像中影响正常心肌最佳 TI 和归零的主要因素

钆对比剂的相关因素
－ 较高的对比剂弛豫率（R1）导致较短的 TI
－ 较高的对比剂注射量导致较短的 TI
磁场场强（B_0）的相关因素
－ 场强越高导致 TI 越长
对比剂注射至采集间隔时间的相关因素
－ 间隔时间越短导致 TI 越短

经许可引自 Laura Jimenez Juan, Andrew M.Crean and Bernd J.Wintersperger. Late Gadolinium Enhancement Imaging in Assessment of Myocardial Viability:Techniques and Clinical Applications. *Radiologic Clinics of North America*, Volume 53, Issue 2, March 2015, Pages 397–411. © 2015 Elsevier 版权所有

三、采集与脉冲序列

LGE 成像通常作为多参数 CMR 检查的一部分。标准方案通过从二尖瓣环到左心室心尖部的连续短轴位，以及四腔心、两腔心和三腔心方向的长轴位，采集可提供覆盖整个左心室的图像。这一扫描覆盖范围可通过复制电影 SSFP 成像时所用的层面位置来实现，并需要 5min 的时间来完成。当处理特殊的临床适应证（如致心律失常性右心室心肌病或先天性心脏病）时，还需要使用轴位切面对右心室进行综合评估。

20 世纪 80 年代早期提出的第一个用于评估左心室瘢痕的 MR 脉冲序列是非门控 T_1 加权翻转准备自旋回波序列和快速（turbo）自旋回波序列，其提供的图像 CNR 和空间分辨率较低，

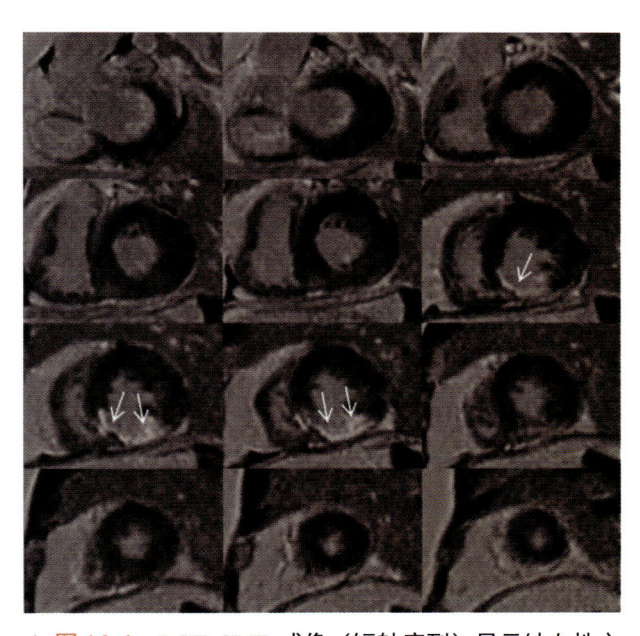

▲ 图 16-1　LGE CMR 成像（短轴序列）显示缺血性心肌瘢痕，累及下间隔壁和下壁（白箭）；瘢痕心肌呈高信号，而正常心肌被归零呈低信号

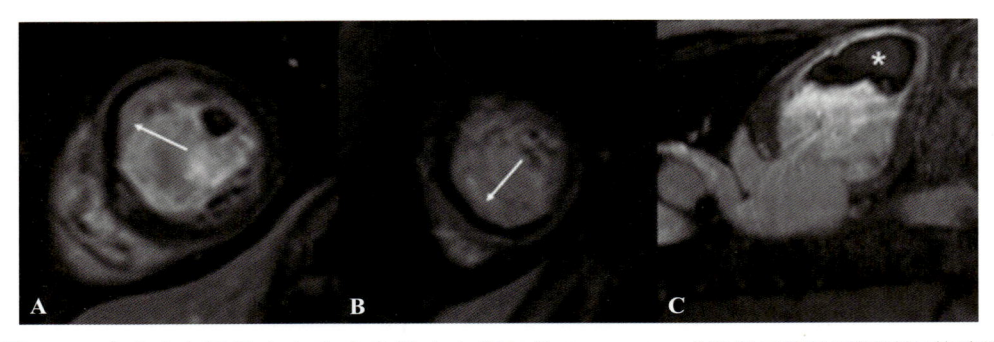

▲ 图 16-2　左心室中间部（A）和心尖部（B）短轴位 CMR EGE 成像显示累及间隔壁和前壁的微血管阻塞区域（白箭）。两腔心长轴位 CMR EGE 图像（C）显示心尖部的巨大血栓（*）。由于图像采集的时间（注射对比剂后 0～2min）和使用的 TI（450～600ms），微血管阻塞和血栓区域比其他区域的心肌信号更低

且因长时间屏气而产生呼吸伪影[1]。后来引入的 T₁ 加权反转恢复梯度回波（GRE）序列是一个重要的突破，因为与其他可用的 T₁ 加权技术相比，它能够提供具有更好的 CNR 和对比-增强比的图像，并且具有较高的空间分辨率（即 1.4mm×1.9mm×6.0mm）；因此，它很快就成为 LGE 成像中最广泛使用的方法[2, 3]。bSSFP 读取可作为使用 GRE 脉冲序列的替代方法，但由于 IR-bSSFP 中使用了更大的带宽来优化 TR，因此 CNR 可能较低[8]。这两种技术都需要适当地选择 TI 以优化正常心肌的归零，心电门控最好是在舒张中晚期每隔一个心搏采集一次数据（以使反转脉冲之间有足够的弛豫），并进行分段数据采样，每个心搏采集 n 条 k 空间线（其中 n 取决于舒张期的持续时间）[3]。用于每个 k 空间线的射频激发的翻转角度很浅（20°～30°），以保持反转脉冲和 TI 延迟导致的磁化区域差异。

（一）传统 LGE 成像的主要局限性和可能的解决方案

该技术的主要局限性之一是需要确定正确的 TI 来抑制正常心肌的信号。如果 TI 太短，正常心肌在 k 空间数据采集时将处于零交叉点以下，磁化向量为负。由于图像信号强度与磁化向量的大小相对应，所以随着 TI 的不断缩短，正常心肌的图像信号强度会不断增加，而梗死心肌的图像强度则会不断降低，直至达到自身的零交叉点。另一个极端是，如果 TI 设置的时间过长，正常心肌的磁化程度会高于 0，呈现灰色。虽然梗死区域的图像强度会很高，但梗死和正常心肌之间的对比度会降低。每个层面需要多心动周期屏气采集（通常为 12 次单独的屏气，每次持续 12～16s）是另一个相关的局限性，可能导致心律失常患者或屏气困难患者图像质量较差。为了克服这些局限性，后来开发了几种方法，并可能在临床实践中实施。

在大多数中心，使用 TI 搜索或 Look-Locker 序列来选择 TI，它可以获得一系列不同 TI 的图像，从中识别心肌归零点（图 16-3）。

然而，需要注意的是，大多数 TI 搜索序列都是 IR-SSFP（即在不同的心脏期相以分段方式获取 TI）；因此，使用搜索序列确定的最佳 TI 可能与 IR GRE 序列所需的最佳 TI 不同[4]。

使用 TI 搜索的另一种方法是相位敏感图像重建（PSIR）。PSIR 技术结合了反转恢复数据和参考相位图的采集，随后减去相位图以纠正图像的信号极性；由于这一过程，PSIR 技术可以优化正常心肌归零和正常心肌与病变心肌之间的 CNR，而不需要设置 TI，从而大大降低了对操作者的依赖性[9]。该序列目前已被广泛使用，在处

理心肌淀粉样变性患者时尤其有帮助，因为即使使用 TI 搜索序列也很难使"正常"心肌归零，这与本病心肌和血池钆动力学异常有关（图 16-4）[10]。

通过使用单次激发 IR 或 PSIR 序列与 SSFP 数据读取可促进 LGE 成像在有心律失常或屏气受限的患者中的应用。这些技术允许在单次心搏内采集单一层面，并可以在几次屏气之内甚至浅呼吸状态下完成覆盖整个左心室的成像。与分段的 IR 或 PSIR 序列相比，这种方法的主要缺点是 SNR、CNR、空间和时间分辨率较低[11]。Sievers 及其同事研究表明，与标准分段反转恢复 GRE 技术相比，使用这种方法导致检测左心室瘢痕的敏感性降低（分别为 87%、98%），原因是无法识别小的或心内膜下的梗死，而特异性仍然很好（分别为 96%、100%）[12]。即使多次重复测量的平均值和使用加速度系数较高的并行成像可以部分克服该技术的一些局限性[4]，但这种方法的应用仍仅限于无法充分屏气的患者。

（二）3D LGE 成像

3D 技术可以采用屏气或呼吸门控的方法采集覆盖整个心脏的容积数据[13, 14]。单次屏气 3D 采集通常使用反转恢复 GRE 序列进行，每次心搏都会触发反转脉冲[13]。与标准的 2D 反转恢复 GRE 序列相比，这种方法允许快速的 LGE 成像与连续的心室覆盖；屏气持续时间较长（通常约 20ms）；层厚相同的情况下（6～8mm），CNR 较低，因为每次心搏都触发导致不完全的磁化恢

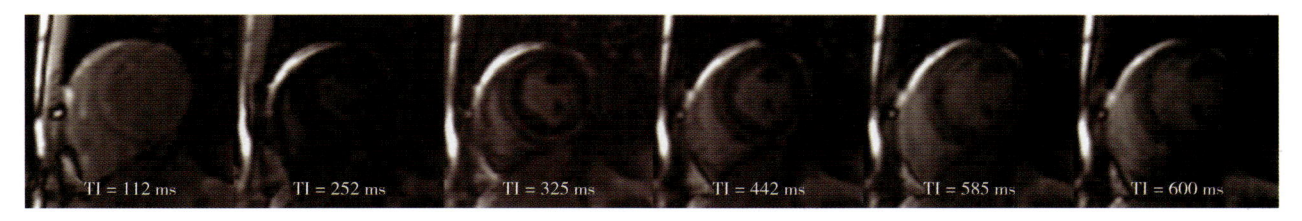

▲ 图 16-3 临床使用 TI 搜索序列确定使正常心肌信号归零的最佳 TI
使用该序列，在疑似心肌炎的患者注射 GBCA 10min 内获得具有不同 TI 的相同短轴位图像。正常心肌的最佳归零值发生在 325ms。在较低或较高的数值下，由于信号强度差异较小，对正常心肌和瘢痕心肌之间的识别能力较差

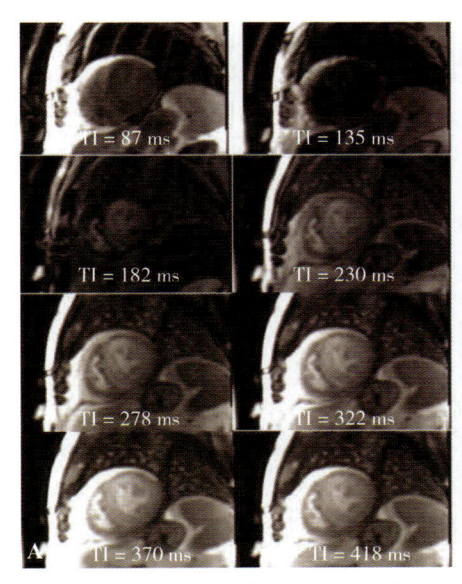

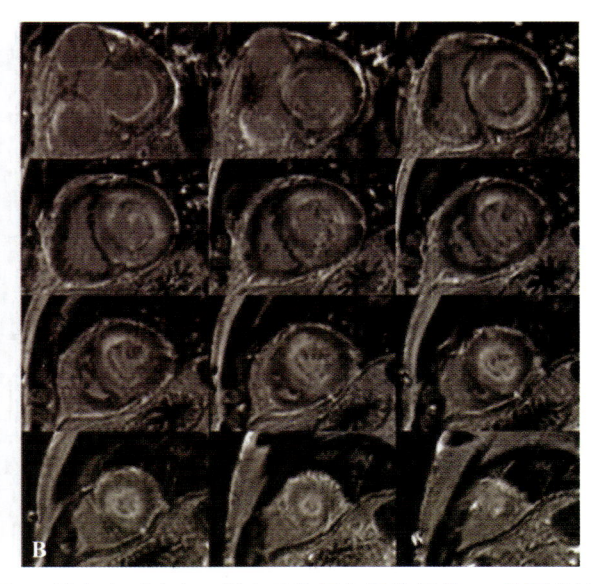

▲ 图 16-4　A. 在疑似心肌淀粉样变性的患者中，使用 TI 搜索序列确定正常心肌信号归零的最佳 TI 是困难的；B. 应用 PSIR 序列可以对正常心肌进行最佳的归零化处理，从而可以识别出心肌淀粉样变性中典型的心肌环形显著强化

复[4]。因此，该技术的主要局限性是在存在心律失常和（或）患者无法适当屏气的情况下，会出现图像质量的下降。呼吸门控 3D IR GRE 序列可以提供具有优越的空间和时间分辨率及图像质量的图像，特别是如果使用高场 MR 扫描仪[14]。如果在数分钟内获取数据，可以达到 < 2mm 的层厚，那么即使在非常薄的结构（如心房）中也可以实现瘢痕的可视化，或者更好地定义一些瘢痕特征，如梗死周围区或乳头肌瘢痕[14]。然而，3D 呼吸门控 LGE 成像中使用的最佳心肌归零存在问题，因为在长时间的数据采样过程中会发生对比剂廓清，从而改变心肌归零的最佳 TI，导致对比剂的缺失和图像质量下降[4]。3D PSIR 已经被提出用来克服这一局限性[15]；然而，PSIR 通常需要每隔一次心搏进行采集，从而进一步延长了采集时间[4]。

（三）LGE 新技术

黑血 LGE 成像和 Kellman 及其同事开发的多对比延迟增强（multi-contrast delayed enhancement，MCODE）方法，旨在改善心肌和血池之间的对比度[4, 16-18]。有人提出了不同的方法来产生黑血 LGE 图像。Farrelly 及其同事将层面选择性反转脉冲与非选择性反转脉冲相结合，而 Basha 等则采用反转脉冲与 T_2 准备的复合脉冲的优化组合。两种方法同时将健康心肌和血液信号都归于无效，从而产生黑血图像，便于区分血池和心内膜下梗死[16, 17]。在 MCODE 方法中，T_1 加权 PSIR 和 T_2 加权图像在同一舒张期相同时采集并进行融合，以增强心内膜下边界的显示[4, 18]。采集黑血 LGE 的一个简单的替代方法是通过 TI 搜索确定使血池信号归零的 TI，然后用这个 TI 时间进行 PSIR 采集。由此产生的图像由于仍为 PSIR 方法，在使心肌归零的同时也使血池信号减低。

在心肌周围有丰富的脂肪组织或患有以心肌脂肪浸润为特征的疾病（例如缺血性和非缺血性心肌病中的致心律失常性右室心肌病）的受试者中区分心肌纤维化和脂肪具有特别的意义；然而，在传统的 LGE 成像上，这种区分是困难的，因为纤维化和脂肪的 T_1 值都很低，而且看起来很亮。心肌纤维化和脂肪之间的区分可以通过应用波谱预饱和的 IR 方法或水脂分离成像来实现[19, 20]。

同时评估心肌纤维化和室壁运动可能会减少检查时间，简化图像解读，更容易区分有活性但处于休眠状态的心肌和无活性的心肌。由 Setser 及其同事开发的电影 -LGE 序列，采用在单一固定 TI 下的单次激发读取方式采集图像，但从 R 波触发的延迟时间不同，从而产生时间分辨率为 300ms 的电影图像[21]。与之相反的，在后来由 Connelly 及其同事提出的多对比延迟强化成像（MCLE），则保持了电影 SSFP 室壁运动成像的时间分辨率（50ms）。该序列通过在每个 RR 间期应用一次反转脉冲，然后进行分段 SSFP 采集，可以同时评价 LGE 和室壁运动；它可以在多个 TI 处，以及整个心动周期的所有期相中产生图像，改善梗死与血液边界的显示，从而潜在的缩短扫描时间[22]。

四、验证性研究

20 世纪 80 年代初，Wesbey 及其同事利用犬急性 MI 模型证明 GBCA 对正常和梗死心肌弛豫时间的影响有差异和时变性，与邻近正常心肌相比，梗死心肌的 T_1 缩短幅度更大[1]。10 年后，Judd 等在急性再灌注前壁 MI 的犬模型中评估了磁共振对比增强模式与心肌损伤程度和类型的关系[23]。再灌注 2d 后，在 1.5T 场强下进行 CMR 成像，随后在左心室注射荧光染料硫黄素 S，划定无复流区域。通过使用放射性微球测定局部血流。然后用 2, 3, 5- 氯化三苯基四氮唑（2, 3,

5-triphenyltetrazolium chloride，TTC）染色（心肌坏死的组织学"金标准"）、紫外线照射硫黄素和微球计数的局部血流对体外心脏进行分析。总的来说，对比剂使用后，CMR 观察到 3 种不同的心肌增强模式：①远离梗死区域的正常心肌组织图像中心肌信号强度在 1min 内均匀增强，随后强度下降；②梗死区的心内膜下中央区域呈低强化，在注射对比剂后的前 2min 最为明显；③注射对比剂 5min 后可与正常心肌区分开的高强化区域，且在 15min 的成像时间内持续存在。低强化区域与硫黄素勾勒的无复流区域高度相关，而高强化区域与 TTC 染色显示的梗死范围高度相关，约占微球计数测量的风险区域的一半。重要的是，注射对比剂后心肌高强化区域的透壁范围符合 Reimer 及其同事[24]最初描述的"波前坏死现象"；如果冠状动脉血流迅速恢复，则很少或没有高强化，但如果心肌缺血持续，心肌损伤变得不可逆，则会出现波前高强化，并从心内膜下向心外膜下延伸（图 16-5）[25]。

目前仍争论不清的是，在 MI 后的早期（＜1 周），LGE 成像观察到的延迟强化是完全反映了不可逆的心肌损伤，还是也涉及风险区域内缺血但有活性的心肌。Kim 及其同事赞成第一种假说[26]。他们在犬心肌模型中研究了 LGE 在急性 MI、严重但可逆的缺血性损伤和慢性 MI 中的病理生理相关性。CMR 的 LGE 成像显示急性 MI 和慢性梗死区域的高强化，但未显示可逆性缺血损伤区域的高强化，CMR 成像上的高强化与组织病理学之间有近乎完美的相关性。同一研究组的其他动物研究进一步证明，在注射 GBCA 后，高危心肌内缺血但有活性的心肌不会增强[27, 28]。而其他研究者支持的观点则认为，GBCA 强化区域包括了缺血损伤心肌的活性和无活性部分，因此导致梗死范围的高估[29-31]。进一步的研究还表明，急性 MI 后早期发生的心肌组织在 LGE 成像

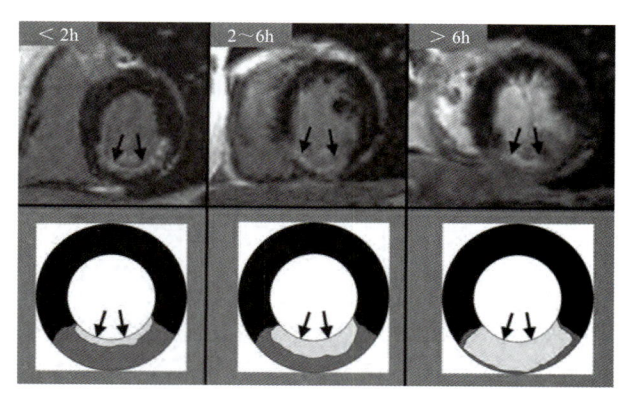

▲ 图 16-5　以缺血的病理生理学解释急性 MI 后观察到的典型 LGE 表现

如果冠状动脉血流迅速恢复，可观察到很少或没有高强化（左），但如果心肌缺血持续，心肌损伤变得不可逆，则会出现波前高强化，从心内膜下向心外膜下延伸（中间和右）。下方示意图中，黑色心肌代表无缺血心肌；灰色心肌代表缺血但有活性的心肌；白色心肌代表坏死（经许可引自 Mahrholdt H, Wagner A, Judd RM, Sechtem U, Kim RJ. Delayed enhancement cardiovascular magnetic resonance assessment of non-ischaemic cardiomyopathies. *Eur Heart* J 2005；26：1461-1474. © 2005 Oxford University Press 版权所有）

上的特征变化是动态的、复杂的，在随后的数周至数月内会出现高强化区域的缩小[32]，这与心肌水肿吸收、致密胶原纤维沉积和成纤维细胞取代大的心肌细胞有关。

虽然 LGE 成像无法区分急性（坏死）和慢性（瘢痕）心肌梗死，因为两者的特点都是细胞外间隙的扩大，因此需要通过其他 MR 成像技术（例如 T_2 加权成像和 EGE 成像）获得的信息来辅助鉴别诊断，使其可以区分缺血性和非缺血性的心肌坏死/瘢痕（图 16-6）。非缺血性的强化模式与任何心外膜冠状动脉分布区无关，可能位于心肌中层、心外膜下或弥漫心内膜下。

五、分析与后处理

在评估 LGE 图像时，需要合适的窗宽和窗位，以保证仍然可以检测到噪声，且 LGE 区域不会被剪切（即它们不会以单一的图像信号强度出现）[34]。最重要的是将 LGE 图像与紧邻的

电影图像一起进行解读，因为电影图像为每个区域的舒张期室壁厚度、心外膜脂肪及室壁运动情况提供了参考。对于大多数临床指征，在仔细排除伪影后，可以对 LGE 的存在（定义为与左心室血池一样亮度的高信号强化区域）进行定性评估，并使用 AHA 推荐的 17 节段模型进行报告[35]。因此，需要对 LGE 的模式进行评价（图 16-6）。与冠状动脉分布一致的心内膜下和透壁的 LGE 区域被认为符合 CAD 的表现，而中层或心外膜分布的 LGE 区域，以及位于室间隔与右心室游离壁连接部或左心室心内膜环形受累的 LGE 区域被认为是非缺血性的[25, 33]。在缺血性 LGE 患者中，采用 5 分制目测各节段内高强化组织的信号程度，即 0 分表示无强化；1 分表示高强化占该节段的 1%～25%；2 分表示高强化占该节段的 26%～50%；3 分表示高强化占该节段的 51%～75%；4 分表示高强化占该节段的 76%～100%[34]。

除了通过目测定性评估是否存在高强化区域外，还可以定量评估左心室 LGE 的范围；为此，需要手动勾勒左心室的心内膜和心外膜轮廓，确定心肌高强化区域；然后用左心室质量百分比表示 LGE 的范围。目前已经提出了几种描绘高强化心肌的技术，包括：①手动平面测量法，即观察者手动勾勒出高强化区域的轮廓；②手动阈值法，即操作者调整阈值条以包括受影响的心肌；③心肌信号强度标准差法（STRM），该技术分析高强化区域的信号强度，并与远处未受损的心肌进行比较［为此采用了几个分界值，即比远处心肌信号平均值高 6 个、5 个、4 个和 2 个标准差（SD）］；④半高全宽（FWHM）技术，该技术从远处心肌中估算出一个信号强度阈值，该阈值介于远处区域内的平均信号强度和受累组织内的最大信号强度之间；⑤基于 Otsu 算法的自动阈值（OAT）技术，该技术从所有信号强度的直方图中估算出信号强度阈值，以获得阈值上下的最小

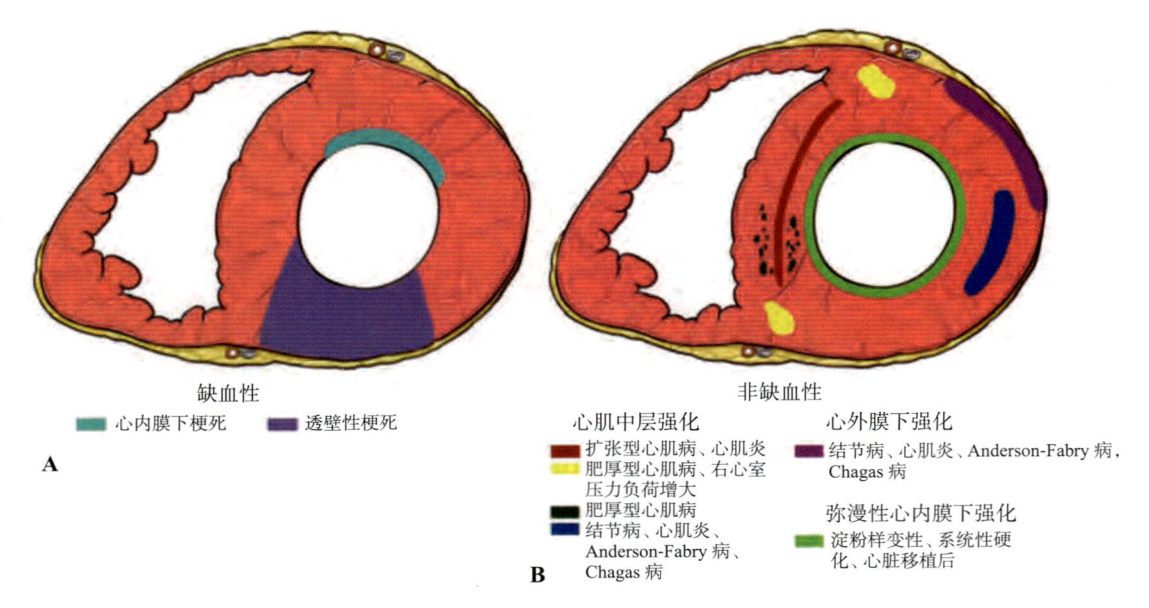

▲ 图 16-6 LGE 的缺血性（A）和非缺血性（B）模式

缺血性强化是符合冠状动脉分布的心内膜下至透壁强化。非缺血性强化可为心肌中层、心外膜下或弥漫心内膜下强化。心肌中层强化可呈线状或斑片状，或出现在室间隔的右心室插入部

（经许可引自 Rajiah P, Desai MY, Kwon D, Flamm SD. MR imaging of myocardial infarction. *RadioGraphics* 2013；33：1383–1412. © 2013 RSNA 版权所有）

方差（图 16-7）[36-38]。

然而，需要注意的是，这些方法都不能被认为是"金标准"，也不能认为是定量评估左心室瘢痕/纤维化的最佳方法；将人机交互减少到最低程度的技术，特别是 FWHM 技术（已被证实与动物模型中的尸检梗死范围相关性最高），似乎更受青睐，主要是因为它们提供了较好的测量可重复性，尽管它们容易受到表面线圈敏感的空间变化的影响[36, 37]。

重要的，LGE、EGE 和 T_2 加权图像提供的信息是互补的，需要联合评估。对于有 MI 病史的患者，在 EGE 和 LGE 图像上观察到的心内膜下和心肌中层高强化区域中的低强化区域是微血管阻塞的表现，必须将其视为梗死范围的一部分，而心腔内的低强化区域并伴有相邻的心肌节段室壁运动消失或瘤样扩张则考虑符合血栓表现。在近期 MI 患者中，T_2 加权短反转时间 IR（T_2w-STIR）图像上出现高信号的心肌代表水肿心肌或高危心肌；因此，通过应用以下公式[（高危心肌范围—梗死范围）/高危心肌范围]，可以量化再灌注治疗后的挽救心肌[39]。

六、适应证与应用

LGE-CMR 的发展彻底改变了 CMR 在心脏病患者评估中的作用。目前，包含 LGE 成像的综合 CMR 方案能够为大多数临床场景提供关键的诊断和预后信息，其使用被心脏病学和放射学学会推荐[40]。在本节中，我们将根据临床综合征讨论 LGE 成像的应用。

（一）急性和慢性 MI

在这组患者中，CMR LGE 成像提供的诊断和预后信息，多于且优于使用其他成像方式获得的信息。多位学者一致证明 LGE 成像在检测非透壁 MI 方面较闪烁成像技术具有优势[41, 42]。此外，LGE 成像在检测小的左心室血栓方面也优于非增强和对比增强的经胸超声心动图；因此，当具有高怀疑指数时，应将其作为首选诊断方式[43]。值得注意的是，左心室血栓的存在与心肌抢救能力下降、更大的梗死面积、更显著的再灌注损伤，以及随访一年发生的主要心脏不良事件有关[44]。

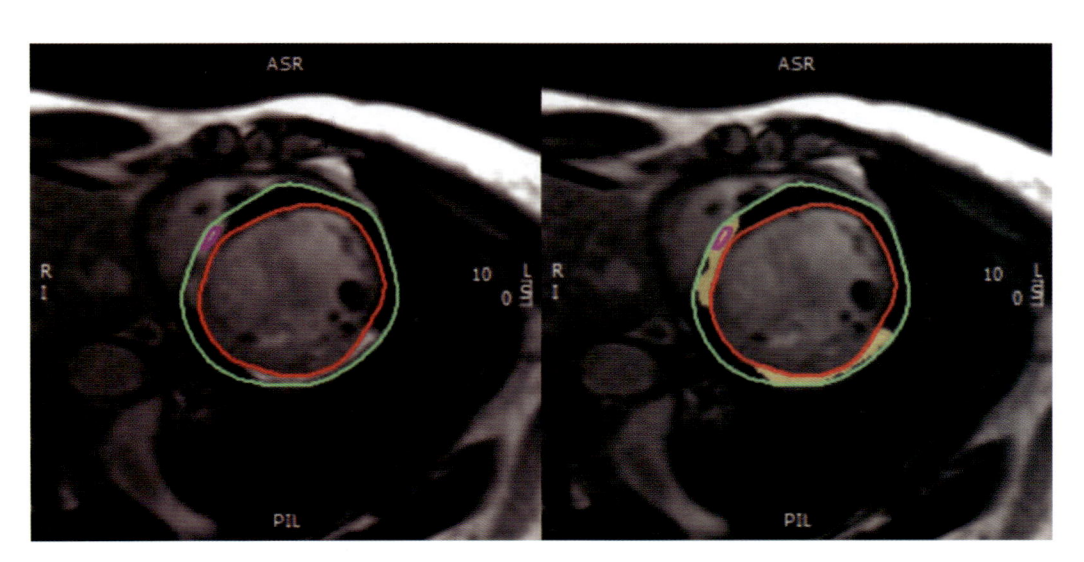

▲ 图 16-7　在商用软件上采用半自动方法（如 FWHM）描绘 LGE 图像上的高强化心肌
心内膜（红线）和心外膜（绿线）轮廓由人工勾勒，并在心肌高强化区域画出感兴趣区（本例中为紫色）。软件会自动识别高强化的心肌（黄色）并量化其范围

许多研究表明，在急性和慢性心肌损伤的情况下，基于心肌节段的高强化程度是决定心肌壁增厚率和左心室整体收缩功能恢复的关键因素[45-48]。尽管 LGE-CMR 对中等程度（25%~75%）透壁瘢痕节段的预测价值存在一定的不确定性，但总的来说，LGE-CMR 的主要优点是无须对患者施加负荷即可评估活性，因此已成为此类适应证的常规 CMR 检查程序。小剂量多巴胺研究可能对不确定的患者有帮助，但在实践中很少需要使用。

同样，大量的证据支持这样一个观点，即急性期的梗死范围和慢性期的心肌活性程度可以提供独立的预后信息。急性梗死范围的大小及其透壁性已被证实可以预测 MI 后收缩功能的恢复、不良重塑的发生和临床结局[49, 50]。慢性梗死范围的大小提供了独立的预后信息，且强于其他已知的风险标志物（包括 LVEF）；CAD 和收缩功能受损患者心肌活性的存在与否和存活程度与药物治疗和接受不完全血供重建治疗的患者的生存率较差有关[51-53]。同样，存在微血管阻塞和心肌挽救能力差也与加重急性 MI 后心室重塑和不良心血管事件有关[39, 49, 50]。在临床上怀疑有 CAD 但没有 MI 病史的患者，即使是识别出少量（平均 LV 质量占比 1.4%）的 LGE，也有较高的未来发生心脏事件的风险，其预后价值超越了常见的临床、血管造影和功能预测指标[54]。

CMR LGE 成像正成为一种有潜在变革性的成像技术，用于有急性 MI 症状和体征，但血管造影未见冠状动脉阻塞的患者[55]。对于血管造影中冠状动脉正常的 MI 患者，仅根据心电图、冠状动脉造影和超声心动图在临床上建立正确的诊断仍是一个挑战，而 CMR 已被证明可以区分急性心肌炎、MI 和 Takotsubo 综合征。此外，在疑似 ST 段抬高的 MI 且冠状动脉正常的患者中，进行了 CMR 检查的患者更容易得到明确诊断，并对治疗有重要影响；正确的诊断也对提供适当的咨询、保险、门诊随访管理和未来的风险分层有意义[55]。

（二）心力衰竭

鉴别缺血性和非缺血性伴左心室收缩功能受损的心力衰竭的病因是临床实践中经常遇到的挑战；血管造影显示冠状动脉正常往往不足以排除 CAD 作为心力衰竭的潜在致病原因。多项研究证实，LGE 成像作为一种强有力的工具，可以根据是否存在潜在的 CAD 对左心室收缩功能障碍患者进行分类，对管理和临床决策有重要影响，并具有潜在节约成本的意义[56, 57]。Assomull 及其同事已证实，使用 CMR LGE 成像作为有创冠状动脉造影的看门人，可以使 75% 的新近诊断的 LVEF 降低的心力衰竭患者避免冠状动脉造影检查[56]。最近，Abbasi 等研究表明，尽管超声心动图已普遍使用，但 CMR LGE 成像对 65% 的 LVEF 降低的心力衰竭患者的管理、决策和诊断具有显著的附加临床影响；30% 的患者被重新诊断，52% 的患者在治疗管理方面发生了改变[57]。LGE 影像学检查也有助于正确识别那些有心肌炎病程的患者作为左心室功能障碍的潜在原因；尽管 CMR 对伴有心肌病症状的急性心肌炎的诊断敏感性不高，但 CMR 引导下的心内膜活检可使诊断准确率提高[58, 59]。

目前也已明确，CMR 对左心室瘢痕的量化不仅在缺血性心肌病患者群体中提供了预后信息[48, 52, 53]，而且在非缺血性扩张型心肌病患者中也提供了预后信息[60-62]；尤其是 Gulati 等的研究表明，非缺血性扩张型心肌病患者中存在心肌中层纤维化与无纤维化的患者，无论其 LVEF 值情况如何，其风险特征都存在相当大的差异[62]。

LGE 成像还可以改善心内除颤器植入和心脏再同步化治疗患者的风险分层评估，引导左心室电极放置远离瘢痕心肌，从而使心脏再同步化治疗获得更好的临床效果[60, 63-65]。

LGE 成像在保留收缩功能的心力衰竭中也有一定的作用，因为它能够识别许多可能具有这种临床表现的心肌病中特殊的心肌纤维化和瘢痕模式（图 16-8）；这种区别是至关重要的，因为不同疾病的靶向治疗和预后影响是不同的[66]。以往的研究已经证实 LGE 成像量化心肌局灶性纤维化对射血分数保留心力衰竭、肥厚型心肌病、心肌淀粉样变性和高血压心脏病患者的预后价值[10, 67-69]。

（三）心脏传导疾病和室性心律失常

传导障碍，如完全性房室传导阻滞，可能是由于传导疾病的特发性退行性变的结果，也可能代表心脏疾病的并发症，包括心肌缺血和梗死、心肌炎和心肌病。最近的一项研究表明，心脏结节病和巨细胞性心肌炎可以解释 25% 的中青年人中出现的最初无法解释的房室传导阻滞；对于这类患者，CMR LGE 成像可提供关键线索，推进进一步的诊断程序（包括心内膜活检）和适当的药物治疗[70]。

LGE 成像对瘢痕的存在、位置和形态的评估可以帮助识别室性心律失常患者的致心律失常基础病因，较其他影像学检查方式更有价值；LGE 成像确实能够识别心肌结构异常，即使常规诊断检查（包括超声心动图）为阴性[71]。无论潜在的心脏结构性疾病如何，CMR LGE 成像都有助于规划合适的消融策略和路线；LGE 图像可以与电生理研究得出的电位图融合，从而促进和缩短

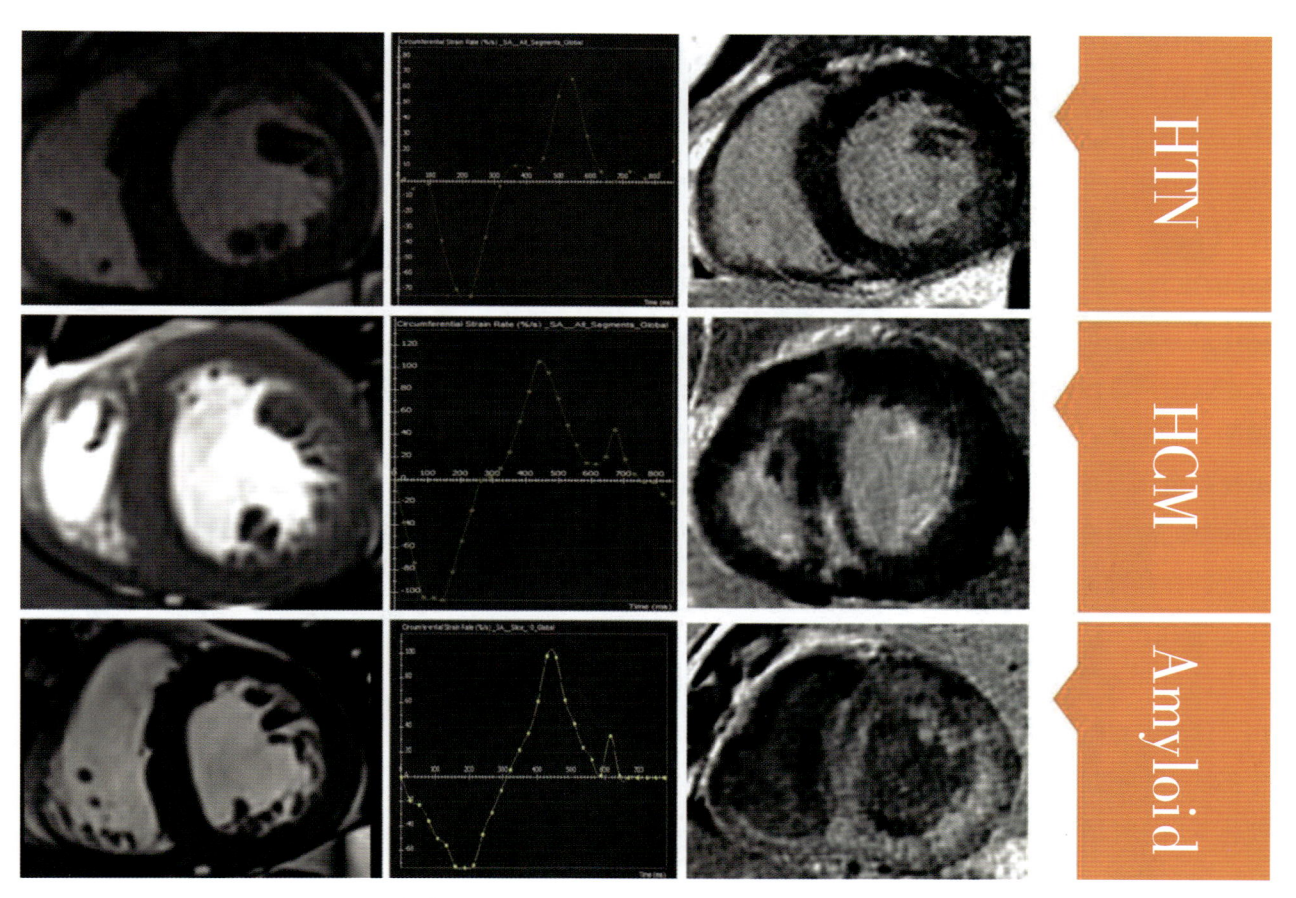

▲ 图 16-8 3 名患者出现心力衰竭症状而保留正常左心室射血分数（LVEF）
室壁增厚程度相似并有舒张功能障碍表现（左和中间）；但纤维化和瘢痕的模式不同（右），分别提示为高血压心脏病（HTN）、肥厚型心肌病（HCM）和心肌淀粉样变性（Amyloid)

消融手术时间，尤其是在血流动力学不稳定的情况下[72, 73]。

（四）LGE 成像对治疗方法的评价及临床试验中的应用

CMR 成像技术可用于研究治疗方法对再灌注损伤、心肌梗死范围、危险区域和可挽救心肌的影响。特别是，与其他技术相比，LGE 成像评估的梗死面积是临床试验的一个有用的替代终点，因为其测量具有很高的可重复性，可以大大减少研究样本量[74]。到目前为止，确实有几项多中心试验实施了 LGE 成像的梗死范围的测量。这些试验大多研究了特定治疗程序对最终梗死范围的影响，或研究了急性 MI 时梗死范围对左心室功能恢复的预测价值[75-77]。例如，在 CvLPRIT（Complete Versus Lesion-Only Primary PCI trial）多中心前瞻性、随机、开放标签、终点盲法的临床试验中进行的 CMR 分项研究旨在确定，与单纯治疗梗死相关动脉的策略相比，对正在接受直接 PCI 治疗的有多支血管病变并出现 ST 段抬高 MI 的患者，进行住院完全血供重建是否与 CMR LGE 成像评估的总梗死范围的增加相关[76]。在接受多支血管直接 PCI 治疗的患者中观察到，CMR 检测到的非梗死相关动脉的 MI 小幅增加，但其总梗死范围与单纯进行梗死相关动脉血管重建策略的梗死范围没有显著差异。

选择性抑制 δ-蛋白激酶 C 减少急性心肌梗死的梗死范围（PROTECTION-AMI）的 CMR 子研究的目的在于多中心、多厂商的环境下，确定用于预测多支血管直接 PCI 治疗的前壁 MI 患者发生不良 LV 重塑的最佳 CMR 参数[77]；梗死范围和梗死不均一性结果与 90d LVEF 显著独立相关。

更多的多中心随机试验仍在进行中，以评估 LGE 成像衍生参数在缺血性和非缺血性心肌病中的价值[78, 79]。特别是 CMR 引导下的轻-中度左心室收缩性心力衰竭管理（CMR GUIDE HF）的研究正在测试以下假设：在有轻-中度收缩性左心室功能障碍（即 LVEF 在 36%～50%）的缺血性和非缺血性病因的患者中，常规 CMR 引导下植入除颤器的管理策略优于标准治疗的保守策略[79]。

七、技巧与误区

正常心肌的最佳归零在 LGE 成像中至关重要，TI 选择不正确将导致正常心肌和病变心肌之间的对比度缺失和伪影。如果 TI 过短，则会出现血池变暗。心肌呈斑点状或位于低信号强度的心内膜与心外膜边界之间的中层心肌呈灰色改变，这是由于 TI 设置略低于最佳心肌归零所需的 TI 值。另一方面，TI 设置过高会导致 LGE 区域呈现灰色，瘢痕、正常心肌和血池之间的区分度较差。

导致 LGE 成像质量下降的其他重要原因是患者不能屏气和存在心律不齐。对于心律失常或屏气受限的患者，使用单次激发技术可以改善 LGE 成像，该技术允许在单次心搏中获取单一层面的图像，因此可以在几次屏气甚至在浅呼吸的情况下完全覆盖左心室[4]。采集每次心搏的图像、平均多次重复测量、使用更高加速因子的并行成像以减少总采集时间，而使用自由呼吸导航方法有助于不能充分屏气的患者[4]。

部分容积效应也可导致对 LGE 成像的解读出现问题，主要是在主动脉流出道水平、右心室隔缘肉柱，以及右心室插入部近心尖处[80]。心肌裂隙和左前降支发出的粗大间隔支也可出现类似 LGE 图像中心肌瘢痕的表现[80]。为避免将伪影和解剖学特征误解为 LGE，可采用以下方法：①改变相位编码方向（真正的 LGE 是独立存在的，与相位编码方向无关）；②在两幅连续的短轴图像，以及 90° 交叉切面图像中确认 LGE 区域；③比较 LGE 图像与电影 CMR 图像的心肌厚度，以区分心内膜下心肌强化与血池，以及区分心外膜下强化与心外膜和心包脂肪[80]。

八、结论

LGE 成像的发展使 CMR 在心脏病患者中的应用发生了革命性的变化，因为它能够提供诊断和预后信息并改变患者的临床管理。一些技术和临床方面的问题（例如合理选择 TI，处理心律失常和屏气问题，区分真正的 LGE 区域和伪影）可能会使 LGE 图像的采集和解读变得困难，因此需要足够的 CMR 成像专业知识来优化图像质量。持续的技术发展将继续使 LGE 成像减少对操作者的依赖性，更加方便用户使用，甚至是对较难成像的患者也是如此。

推荐阅读

[1] Dall'Armellina E, Karia N, Lindsay AC, et al. Dynamic changes of edema and late gadolinium enhancement after acute myocardial infarction and their relationship to functional recovery and salvage index. *Circ Cardiovasc Imaging*. 2011;4:228–36.

[2] Eitel I, de Waha S, Wöhrle J, et al. Comprehensive prognosis assessment by CMR imaging after ST-segment elevation myocardial infarction. *J Am Coll Cardiol*. 2014;64:1217–26.

[3] Flett AS, Hasleton J, Cook C, et al. Evaluation of techniques for the quantification of myocardial scar of differing etiology using cardiac magnetic resonance. *JACC Cardiovasc Imaging*. 2011;4:150–6.

[4] Gulati A, Jabbour A, Ismail TF, et al. Association of fibrosis with mortality and sudden cardiac death in patients with nonischemic dilated cardiomyopathy. *JAMA*. 2013;309:896–908.

[5] Kellman P, Arai AE. Cardiac imaging techniques for physicians: late enhancement. *J Magn Reson Imaging*. 2012;36:529–42.

参考文献

[1] Wesbey GE, Higgins CB, McNamara MT, et al. Effect of gadolinium- DTPA on the magnetic relaxation times of normal and infarcted myocardium. *Radiology*. 1984;153:165–9.

[2] Kim RJ, Chen EL, Lima JA, Judd RM. Myocardial Gd-DTPA kinetics determine MRI contrast enhancement and reflect the extent and severity of myocardial injury after acute reperfused infarction. *Circulation*. 1996;94:3318–26.

[3] Simonetti OP, Kim RJ, Fieno DS, et al. An improved MR imaging technique for the visualization of myocardial infarction. *Radiology*. 2001;218:215–23.

[4] Kellman P, Arai AE. Cardiac imaging techniques for physicians: late enhancement. *J Magn Reson Imaging*. 2012;36:529–42.

[5] Mahrholdt H, Wagner A, Judd RM, Sechtem U. Assessment of myocardial viability by cardiovascular magnetic resonance imaging. *Eur Heart J*. 2002;23:602–19.

[6] Kim RJ, Shah DJ, Judd RM. How we perform delayed enhancement imaging. *J Cardiovasc Magn Reson*. 2003;5:505–14.

[7] Mahrholdt H, Wagner A, Holly TA, et al. Reproducibility of chronic infarct size measurement by contrast-enhanced magnetic resonance imaging. *Circulation*. 2002;106:2322–7.

[8] Viallon M, Jacquier A, Rotaru C, et al. Head-to-head comparison of eight late gadolinium-enhanced cardiac MR (LGE CMR) sequences at 1.5 tesla: from bench to bedside. *J Magn Reson Imaging*. 2011;34:1374–87.

[9] Kellman P, Arai AE, McVeigh ER, Aletras AH. Phase-sensitive inversion recovery for detecting myocardial infarction using gadolinium-delayed hyperenhancement. *Magn Reson Med*. 2002;47:372–83.

[10] Fontana M, Pica S, Reant P, et al. Prognostic value of late gadolinium enhancement cardiovascular magnetic resonance in cardiac amyloidosis. *Circulation*. 2015;132:1570–9.

[11] Huber A, Hayes C, Spannagl B, et al. Phase-sensitive inversion recovery single-shot balanced steady-state free precession for detection of myocardial infarction during a single breathhold. *Acad Radiol*. 2007;14:1500–8.

[12] Sievers B, Elliott MD, Hurwitz LM, et al. Rapid detection of myocardial infarction by subsecond, free-breathing delayed contrast-enhancement cardiovascular magnetic resonance. *Circulation*. 2007;115:236–44.

[13] Goetti R, Kozerke S, Donati OF, et al. Acute, subacute, and chronic myocardial infarction: quantitative comparison of 2D and 3D late gadolinium enhancement MR imaging. *Radiology*. 2011;259:704–11.

[14] Peters DC, Appelbaum EA, Nezafat R, et al. Left ventricular infarct size, peri-infarct zone, and papillary scar measurements: a comparison of high-resolution 3D and conventional 2D late gadolinium enhancement cardiac MR. *J Magn Reson Imaging*. 2009;30:794–800.

[15] Kino A, Zuehlsdorff S, Sheehan JJ, et al. Three-dimensional

phase-sensitive inversion-recovery turbo FLASH sequence for the evaluation of left ventricular myocardial scar. *AJR Am J Roentgenol*. 2009;193:W381–8.

[16] Farrelly C, Rehwald W, Salerno M, *et al*. Improved detection of subendocardial hyperenhancement in myocardial infarction using dark blood-pool delayed enhancement MRI. *AJR Am J Roentgenol*. 2011;196:339–48.

[17] Basha T, Roujol S, Kissinger KV, Goddu B. Black blood late gadolinium enhancement using combined T2 magnetization preparation and inversion recovery. *J Cardiovasc Magn Reson*. 2015;17:O14.

[18] Kellman P, Chung Y-C, Simonetti OP, McVeigh ER, Arai AE. Multicontrast delayed enhancement provides improved contrast between myocardial infarction and blood pool. *J Magn Reson Imaging*. 2005;22:605–13.

[19] Tanaka YO, Ohtsuka S, Shindo M, Katsumata Y, Oyake Y, Minami M. Efficacy of spectral presaturation of inversion recovery in evaluating delayed myocardial enhancement. *Magn Reson Imaging*. 2005;23:893–7.

[20] Kellman P, Hernando D, Shah S, *et al*. Multiecho dixon fat and water separation method for detecting fibrofatty infiltration in the myocardium. *Magn Reson Med*. 2009;61: 215–21.

[21] Setser RM, Kim JK, Chung Y-C, *et al*. Cine delayed-enhancement MR imaging of the heart: initial experience. *Radiology*. 2006;239:856–62.

[22] Connelly KA, Detsky JS, Graham JJ, *et al*. Multicontrast late gadolinium enhancement imaging enables viability and wall motion assessment in a single acquisition with reduced scan times. *J Magn Reson Imaging*. 2009;30:771–7.

[23] Judd RM, Lugo-Olivieri CH, Arai M, *et al*. Physiological basis of myocardial contrast enhancement in fast magnetic resonance images of 2–day-old reperfused canine infarcts. *Circulation*. 1995;92:1902–10.

[24] Reimer KA, Lowe JE, Rasmussen MM, Jennings RB. The wavefront phenomenon of ischemic cell death. 1.Myocardial infarct size vs. duration of coronary occlusion in dogs. *Circulation*. 1977;56:786–94.

[25] Mahrholdt H, Wagner A, Judd RM, Sechtem U, Kim RJ. Delayed enhancement cardiovascular magnetic resonance assessment of non-ischaemic cardiomyopathies. *Eur Heart J*. 2005;26:1461–74.

[26] Kim RJ, Fieno DS, Parrish TB, *et al*. Relationship of MRI delayed contrast enhancement to irreversible injury, infarct age, and contractile function. *Circulation*. 1999;100:1992–2002.

[27] Fieno DS, Kim RJ, Chen EL, Lomasney JW, Klocke FJ, Judd RM. Contrast-enhanced magnetic resonance imaging of myocardium at risk: distinction between reversible and irreversible injury throughout infarct healing. *J Am Coll Cardiol*. 2000;36:1985–91.

[28] Rehwald WG, Fieno DS, Chen E-L, Kim RJ, Judd RM. Myocardial magnetic resonance imaging contrast agent concentrations after reversible and irreversible ischemic injury. *Circulation*. 2002;105:224–9.

[29] Saeed M, Lund G, Wendland MF, Bremerich J, Weinmann H, Higgins CB. Magnetic resonance characterization of the peri-infarction zone of reperfused myocardial infarction with necrosis-specific and extracellular nonspecific contrast media. *Circulation*. 2001;103:871–6.

[30] Engblom H, Hedström E, Heiberg E, Wagner GS, Pahlm O, Arheden H. Rapid initial reduction of hyperenhanced myocardium after reperfused first myocardial infarction suggests recovery of the peri-infarction zone: one-year follow-up by MRI. *Circ Cardiovasc Imaging*. 2009;2:47–55.

[31] Ibrahim T, Hackl T, Nekolla SG, *et al*. Acute myocardial infarction: serial cardiac MR imaging shows a decrease in delayed enhancement of the myocardium during the 1st week after reperfusion. *Radiology*. 2010;254:88–97.

[32] Dall'Armellina E, Karia N, Lindsay AC, *et al*. Dynamic changes of edema and late gadolinium enhancement after acute myocardial infarction and their relationship to functional recovery and salvage index. *Circ Cardiovasc Imaging*. 2011;4:228–36.

[33] Rajiah P, Desai MY, Kwon D, Flamm SD. MR imaging of myocardial infarction. *RadioGraphics*. 2013;33:1383–1412.

[34] Schulz-Menger J, Bluemke DA, Bremerich J, *et al*. Standardized image interpretation and post processing in cardiovascular magnetic resonance: Society for Cardiovascular Magnetic Resonance (SCMR) Board of Trustees Task Force on Standardized Post Processing. *J Cardiovasc Magn Reson*. 2013;15:35.

[35] Cerqueira MD, Weissman NJ, Dilsizian V, *et al*.; American Heart Association Writing Group on Myocardial Segmentation and Registration for Cardiac Imaging. Standardized myocardial segmentation and nomenclature for tomographic imaging of the heart. A statement for healthcare professionals from the Cardiac Imaging Committee of the Council on Clinical Cardiology of the American Heart Association. *Circulation*. 2002;105:539–42.

[36] Flett AS, Hasleton J, Cook C, *et al*. Evaluation of techniques for the quantification of myocardial scar of differing etiology using cardiac magnetic resonance. *JACC Cardiovasc Imaging*. 2011;4:150–6.

[37] Vermes E, Childs H, Carbone I, Barckow P, Friedrich MG. Auto-threshold quantification of late gadolinium enhancement in patients with acute heart disease. *J Magn Reson Imaging*. 2013;37:382–90.

[38] McAlindon E, Pufulete M, Lawton C, Angelini GD, Bucciarelli- Ducci C. Quantification of infarct size and myocardium at risk: evaluation of different techniques and its implications. *Eur Heart J Cardiovasc Imaging*. 2015;16: 738–46.

[39] Masci PG, Ganame J, Strata E, *et al*. Myocardial salvage by CMR correlates with LV remodeling and early ST-segment resolution in acute myocardial infarction. *JACC Cardiovasc Imaging*. 2010;3:45–51.

[40] Hundley WG, Bluemke DA, Finn JP, *et al*. ACCF/ACR/ AHA/ NASCI/SCMR 2010 expert consensus document on cardiovascular magnetic resonance: a report of the American College of Cardiology Foundation Task Force on Expert Consensus Documents. *J Am Coll Cardiol*. 2010;55:2614–62.

[41] Klein C, Nekolla SG, Bengel FM, *et al*. Assessment of myocardial viability with contrast-enhanced magnetic resonance imaging: comparison with positron emission tomography. *Circulation*. 2002;105:162–7.

[42] Wagner A, Mahrholdt H, Holly TA, *et al*. Contrast-enhanced MRI and routine single photon emission computed tomography (SPECT) perfusion imaging for detection of subendocardial myocardial infarcts: an imaging study. *Lancet*. 2003;361: 374–9.

[43] Roifman I, Connelly KA, Wright GA, Wijeysundera HC. Echocardiography vs. cardiac magnetic resonance imaging for

the diagnosis of left ventricular thrombus: a systematic review. *Can J Cardiol.* 2015;31:785–91.
[44] Pöss J, Desch S, Eitel C, de Waha S, Thiele H, Eitel I. Left ventricular thrombus formation after ST-segment-elevation myocardial infarction: insights from a cardiac magnetic resonance multicenter study. *Circ Cardiovasc Imaging.* 2015;8:e003417.
[45] Kim RJ, Wu E, Rafael A, et al. The use of contrast-enhanced magnetic resonance imaging to identify reversible myocardial dysfunction. *N Engl J Med.* 2000;343:1445–53.
[46] Choi KM, Kim RJ, Gubernikoff G, Vargas JD, Parker M, Judd RM. Transmural extent of acute myocardial infarction predicts long-term improvement in contractile function. *Circulation.* 2001;104:1101–7.
[47] Selvanayagam JB, Kardos A, Francis JM, et al. Value of delayedenhancement cardiovascular magnetic resonance imaging in predicting myocardial viability after surgical revascularization. *Circulation* 2004;110:1535–41.
[48] Pegg TJ, Selvanayagam JB, Jennifer J, et al. Prediction of global left ventricular functional recovery in patients with heart failure undergoing surgical revascularisation, based on late gadolinium enhancement cardiovascular magnetic resonance. *J Cardiovasc Magn Reson.* 2010;12:56.
[49] de Waha S, Eitel I, Desch S, et al. Prognosis after ST-elevation myocardial infarction: a study on cardiac magnetic resonance imaging versus clinical routine. *Trials.* 2014;15:249.
[50] Eitel I, de Waha S, Wöhrle J, et al. Comprehensive prognosis assessment by CMR imaging after ST-segment elevation myocardial infarction. *J Am Coll Cardiol.* 2014;64:1217–26.
[51] Lønborg J, Vejlstrup N, Kelbaek H, et al. Final infarct size measured by cardiovascular magnetic resonance in patients with ST elevation myocardial infarction predicts long-term clinical outcome: an observational study. *Eur Heart J Cardiovasc Imaging.* 2013;14:387–95.
[52] Kwon DH, Hachamovitch R, Popovic ZB, et al. Survival in patients with severe ischemic cardiomyopathy undergoing revascularization versus medical therapy: association with endsystolic volume and viability. *Circulation.* 2012;126:S3–8.
[53] Gerber BL, Rousseau MF, Ahn SA, et al. Prognostic value of myocardial viability by delayed-enhanced magnetic resonance in patients with coronary artery disease and low ejection fraction: impact of revascularization therapy. *J Am Coll Cardiol.* 2012;59:825–35.
[54] Kwong RY, Chan AK, Brown KA, et al. Impact of unrecognized myocardial scar detected by cardiac magnetic resonance imaging on event-free survival in patients presenting with signs or symptoms of coronary artery disease. *Circulation.* 2006;113:2733–43.
[55] Pathik B, Raman B, Mohd Amin NH, et al. Troponin-positive chest pain with unobstructed coronary arteries: incremental diagnostic value of cardiovascular magnetic resonance imaging. *Eur Heart J Cardiovasc Imaging.* 2016;17:1146–52.
[56] Assomull RG, Shakespeare C, Kalra PR, et al. Role of cardiovascular magnetic resonance as a gatekeeper to invasive coronary angiography in patients presenting with heart failure of unknown etiology. *Circulation.* 2011;124:1351–60.
[57] Abbasi SA, Ertel A, Shah RV, et al. Impact of cardiovascular magnetic resonance on management and clinical decision-making in heart failure patients. *J Cardiovasc Magn Reson.* 2013;15:89.

[58] Mahrholdt H, Goedecke C, Wagner A, et al. Cardiovascular magnetic resonance assessment of human myocarditis: a comparison to histology and molecular pathology. *Circulation.* 2004;109:1250–8.
[59] Francone M, Chimenti C, Galea N, et al. CMR sensitivity varies with clinical presentation and extent of cell necrosis in biopsy-proven acute myocarditis. *JACC Cardiovasc Imaging.* 2014;7:254–63.
[60] Leyva F, Taylor RJ, Foley PWX, et al. Left ventricular midwall fibrosis as a predictor of mortality and morbidity after cardiac resynchronization therapy in patients with nonischemic cardiomyopathy. *J Am Coll Cardiol.* 2012;60:1659–67.
[61] Neilan TG, Coelho-Filho OR, Danik SB, et al. CMR quantification of myocardial scar provides additive prognostic information in nonischemic cardiomyopathy. *JACC Cardiovasc Imaging.* 2013;6:944–54.
[62] Gulati A, Jabbour A, Ismail TF, et al. Association of fibrosis with mortality and sudden cardiac death in patients with nonischemic dilated cardiomyopathy. *JAMA.* 2013;309:896–908.
[63] Klem I, Weinsaft JW, Bahnson TD, et al. Assessment of myocardial scarring improves risk stratification in patients evaluated for cardiac defibrillator implantation. *J Am Coll Cardiol* 2012;60:408–20.
[64] Delgado V, van Bommel RJ, Bertini M, et al. Relative merits of left ventricular dyssynchrony, left ventricular lead position, and myocardial scar to predict long-term survival of ischemic heart failure patients undergoing cardiac resynchronization therapy. *Circulation.* 2011;123:70–8.
[65] Leyva F, Foley PW, Chalil S, et al. Cardiac resynchronization therapy guided by late gadolinium-enhancement cardiovascular magnetic resonance. *J Cardiovasc Magn Reson.* 2011;13:29.
[66] Leong DP, De Pasquale CG, Selvanayagam JB. Heart failure with normal ejection fraction: the complementary roles of echocardiography and CMR imaging. *JACC Cardiovasc Imaging.* 2010;3:409–20.
[67] Kato S, Saito N, Kirigaya H, et al. Prognostic significance of quantitative assessment of focal myocardial fibrosis in patients with heart failure with preserved ejection fraction. *Int J Cardiol.* 2015;191:314–19.
[68] Chan RH, Maron BJ, Olivotto I, et al. Prognostic value of quantitative contrast-enhanced cardiovascular magnetic resonance for the evaluation of sudden death risk in patients with hypertrophic cardiomyopathy. *Circulation.* 2014;130:484–95.
[69] Krittayaphong R, Boonyasirinant T, Chaithiraphan V, et al. Prognostic value of late gadolinium enhancement in hypertensive patients with known or suspected coronary artery disease. *Int J Cardiovasc Imaging.* 2010;26 Suppl 1:123–31.
[70] Kandolin R, Lehtonen J, Kupari M. Cardiac sarcoidosis and giant cell myocarditis as causes of atrioventricular block in young and middle-aged adults. *Circ Arrhythm Electrophysiol.* 2011;4:303–9.
[71] Nucifora G, Muser D, Masci PG, et al. Prevalence and prognostic value of concealed structural abnormalities in patients with apparently idiopathic ventricular arrhythmias of left versus right ventricular origin: a magnetic resonance imaging study. *Circ Arrhythm Electrophysiol.* 2014;7:456–62.
[72] Nazarian S, Bluemke DA, Lardo AC, et al. Magnetic resonance assessment of the substrate for inducible ventricular tachycardia

in nonischemic cardiomyopathy. *Circulation*. 2005;112:2821–5.

[73] Dickfeld T, Tian J, Ahmad G, *et al*. MRI-guided ventricular tachycardia ablation: integration of late gadolinium-enhanced 3D scar in patients with implantable cardioverter-defibrillators. *Circ Arrhythm Electrophysiol*. 2011;4:172–84.

[74] Desch S, Eitel I, de Waha S, *et al*. Cardiac magnetic resonance imaging parameters as surrogate endpoints in clinical trials of acute myocardial infarction. *Trials*. 2011;12:204.

[75] Patel MR, Smalling RW, Thiele H, *et al*. Intra-aortic balloon counterpulsation and infarct size in patients with acute anterior myocardial infarction without shock: the CRISP AMI randomized trial. *JAMA*. 2011;306:1329–37.

[76] McCann GP, Khan JN, Greenwood JP, *et al*. Complete Versus Lesion-Only Primary PCI: The Randomized Cardiovascular MR CvLPRIT Substudy. *J Am Coll Cardiol*. 2015;66:2713–24.

[77] Grover S, Bell G, Lincoff M, *et al*. Utility of CMR markers of myocardial injury in predicting LV functional recovery: results from PROTECTION AMI CMR Sub-study. *Heart Lung Circ*. 2015;24:891–7.

[78] Paterson I, Wells GA, Ezekowitz JA, *et al*. Routine versus selective cardiac magnetic resonance in non-ischemic heart failure— OUTSMART-HF: study protocol for a randomized controlled trial (IMAGE-HF (heart failure) project 1–B). *Trials*. 2013;14:332.

[79] Selvanayagam J, Prasad SK, McGavigan AD, Hillis G, Jung W, Krum H. Cardiovascular Magnetic Resonance GUIDEd management of mild-moderate left ventricular systolic Heart Failure (CMR GUIDE HF): study protocol for a randomised controlled trial. *J Cardiovasc Magn Reson*. 2015;17:P 191.

[80] Turkbey EB, Nacif MS, Noureldin RA, *et al*. Differentiation of myocardial scar from potential pitfalls and artefacts in delayed enhancement MRI. *Br J Radiol*. 2012;85:e1145–54.

第 17 章 心脏磁共振 mapping 定量成像技术

Mapping techniques

Vanessa M Ferreira　Daniel Messroghli　**著**

杨　光 **译**　张丽君　徐　磊 **校**

一、概述

心肌组织定量是心脏磁共振相对于其他心脏成像方式的主要优势之一。继电影磁共振成像之后，钆对比剂延迟增强成像成为该领域的第二大进展，它可以根据钆对比剂延迟增强成像在心肌内的模式和分布，区分心肌疾病的缺血性和非缺血性病因。T_2 加权成像可以无创地观察到心肌水肿和炎症引起的信号变化。更高级的组织表征可以通过心脏磁共振 mapping 定量成像技术获得，例如基于逐个像素 mapping 上组织的 T_1、T_2 和 T_2^* 弛豫时间的量化[1]。心脏磁共振 mapping 定量成像技术的主要优势包括组织变化的绝对量化和对弥漫性心肌异常的检测，包括对细胞外容积的评估，这在以前是不可能的。因此，心脏磁振 mapping 定量成像可以更精细地探查心肌，并对疾病过程进行定量和纵向监测。心脏磁共振 mapping 定量成像被广泛认为是心脏磁共振的第四个时代，它有望将心脏疾病诊断领域推进到一个新的水平。本章将回顾心脏磁共振 mapping 定量成像技术，包括纵向弛豫时间定量成像（T_1 mapping）、细胞外容积（ECV）量化、横向弛豫时间定量成像（T_2 mapping）和 T_2^* 定量成像及其临床应用。

二、一般原则

（一）初始 T_1 mapping 成像

T_1 是组织的纵向、自旋晶格弛豫时间（见第一篇），简称 T_1 弛豫时间或 T_1 值。T_1 值可以通过获取多个 T_1 加权图像，并将所得信号拟合到一个适当的指数恢复曲线上来估计。心肌 T_1 弛豫时间反映了细胞内（主要是心肌细胞）和细胞外间隙（包括间质和血管内腔）的复合信号。每种组织类型都有一个特定的正常 T_1 值范围，偏离这个范围可能表明疾病或生理学的变化。在体内，测量的心肌 T_1 值受技术因素影响，例如磁场强度和脉冲序列设计，以及生理因素影响，包括心率、温度、年龄、性别和疾病等[1]。T_1 mapping 是由采集到的一系列 T_1 加权图像生成的，这样弛豫时间定量成像图的每个像素都有一个特定的 T_1 值，可以在高分辨率下对组织特征进行绝对量化[1]。T_1 mapping 可以使用色标或基于阈值的叠加来显示，以突出组织差异，有利于识别病变。

初始 T₁ mapping 可以在不需要钆对比剂（GBCA）的情况下进行组织类型的区分。

（二）增强后 T₁ mapping

T₁ mapping 也可以在注射钆对比剂（GBCA）后进行，缩短 T₁ 时间。增强后的 T₁ 值受多种因素的影响，包括初始 T₁、使用的钆对比剂（GBCA）类型和剂量、增强后其再分布过程中的获取时间、体脂率、血细胞比容和肾小球滤过率[1]。这使得直接比较受试者之间和受试者内部随时间变化的增强后 T₁ mapping 具有挑战性。当与组织学和细胞外容积定量成像进行比较时，它对于 ECV 的估计也是不够的[2]。因此，心肌 T₁ 定量的首选是初始 T₁ mapping 和 ECV 定量成像[1]。

（三）细胞外容积定量成像

心肌 ECV（心肌间隙和血管内腔）可以用 T₁ mapping、细胞外 GBCA 和血细胞比容（haematocrit）来测量。细胞外 GBCA 的 T₁-缩短效应与其组织浓度直接相关。对于血液来说，ECV 可以通过简单的血液检测轻松确定。

$$ECV_{blood} = 100 - haematocrit\ (\%)$$

当在心肌（myo）和血液（blood）中测量 T₁ 时，无论是在使用细胞外钆对比剂（GBCA）之前（native）还是之后（postGD），心肌 ECV 与血液 ECV 的关系按以下公式计算。注意公式中的血细胞比容和 ECV 以百分比（%）表示。

$$ECV = \frac{\left(\frac{1}{T_1 myo_{postGD}} - \frac{1}{T_1 myo_{native}}\right)}{\left(\frac{1}{T_1 blood_{postGD}} - \frac{1}{T_1 blood_{native}}\right)} \times (100 - haematocrit)$$

另一种无须抽血就能估算 ECV 的方法是所谓的"合成"ECV 技术，根据血细胞比容值与初始 T₁ 值的关系，可以估算出血细胞比容值[3]。

在活体内，心肌 ECV 可采用平衡 EQ-CMR 技术进行量化，该技术假设血管内和间质空间之间为严格的两室模型，处于平衡稳态。同时需要不断输注对比剂以达到稳态，耗时长，在临床常规中不实用。通过弹丸式注射对比剂技术并延迟 15min 测量钆对比剂的方式可近似达到这一稳定的平衡状态，即所谓的动态平衡（DynEq）心脏磁共振，这似乎足以满足大多数心肌 ECV 的应用[1]。

ECV 量化可以纠正一些混淆孤立的增强后 T₁ mapping 的变量，并且比初始 T₁ 值对磁场强度的依赖性小。ECV 量化的准确性依赖于这样的假设，在快速交换条件下，对比剂在纯双室模型中的影响是相等的[4]。额外的混杂因素包括不完全动态平衡、对比剂转移到其他腔室，以及比腔室间交换率更快的肾脏清除率[2]。重要的是，与初始 T₁ 弛豫时间一样，ECV 的扩张是非特异性的，可以是弥漫性间质纤维化以外的原因，如间质性心肌水肿或心肌淀粉样变性等浸润性疾病[1]。此外，在缺血时，由于冠状动脉血管扩张，心肌血容量增加，使初始 T₁ 值增加[5, 6]，也可使 ECV 扩大。因此，在排除混杂因素后，ECV 可作为心肌间质纤维化的代用指标，但不能直接测量。

（四）T₂ mapping 成像

T₂ 即横向（自旋-自旋）弛豫时间，是管理横向磁化指数衰减的时间常数（见第一篇）。类似于 T₁ 值，一个组织的 T₂ 值代表了来自细胞内和细胞外的全局信号。每种组织类型都有一个正常的 T₂ 值范围，T₂ 值增加通常表示含水量增加。

（五）T₂* 定量成像

T₂ 弛豫过程伴随着局部磁场不均匀性引起的额外失相，T₂* 弛豫是观察到的相干性损失（失相）的包涵性术语（见第一篇第 2 章）。顺磁性分子，如铁和氧，会引起局部磁场不均匀性，缩短 T₂*。因此，T₂* 通常用于检测心肌铁负荷。

三、采集与脉冲序列

（一）纵向弛豫时间定量成像（T_1 mapping）和细胞外容积（ECV）定量成像

纵向弛豫时间定量成像的生成需要在90°或180°预脉冲后纵向磁化恢复的不同状态下获取一组图像。纵向弛豫时间定量成像最省时的脉冲序列方案是基于Look-Locker序列[7]提出的波谱法，后来被用于成像。其原理是在一个预脉冲（通常是180°反转脉冲）之后，随时间获取多个数据集（图像或片段）。然而，当应用于心脏时，这种方法会获取来自心动周期不同阶段的原始图像，这就妨碍了直接的逐像素mapping成像。此外，常见的基于Look-Locker的心脏脉冲序列（所谓的T_1 scouts）不允许在采集之间进行完全的信号恢复，因此在信号特征中存在心率依赖性的显著变化。

校正后的Look-Locker反转恢复（MOLLI）序列对心脏T_1 mapping有两项改进[8]（图17-1）。首先，180°反转脉冲后的多次采集是间歇性的（心电门控），而不是连续进行的，从而得到心脏周期（通常是舒张末期）的一个预选部分的原始图像。其次，这个心电门控的采集序列以不同的延迟时间重复进行，提供额外的时间点的额外数据。由此产生的图像数据按反转时间分组，然后通过采用三参数曲线拟合计算T_1图。

最初的MOLLI 3（3）3（3）5方案包括3个采集列队，分别有3个、3个和5个原始图像，每个采集列队之间间隔三个心动周期，以允许信号恢复，结果共有11个原始图像，扫描时间为17个心搏。随后的发展集中在更短的扫描时间，以避免由于屏气不理想而导致原始图像的错误配

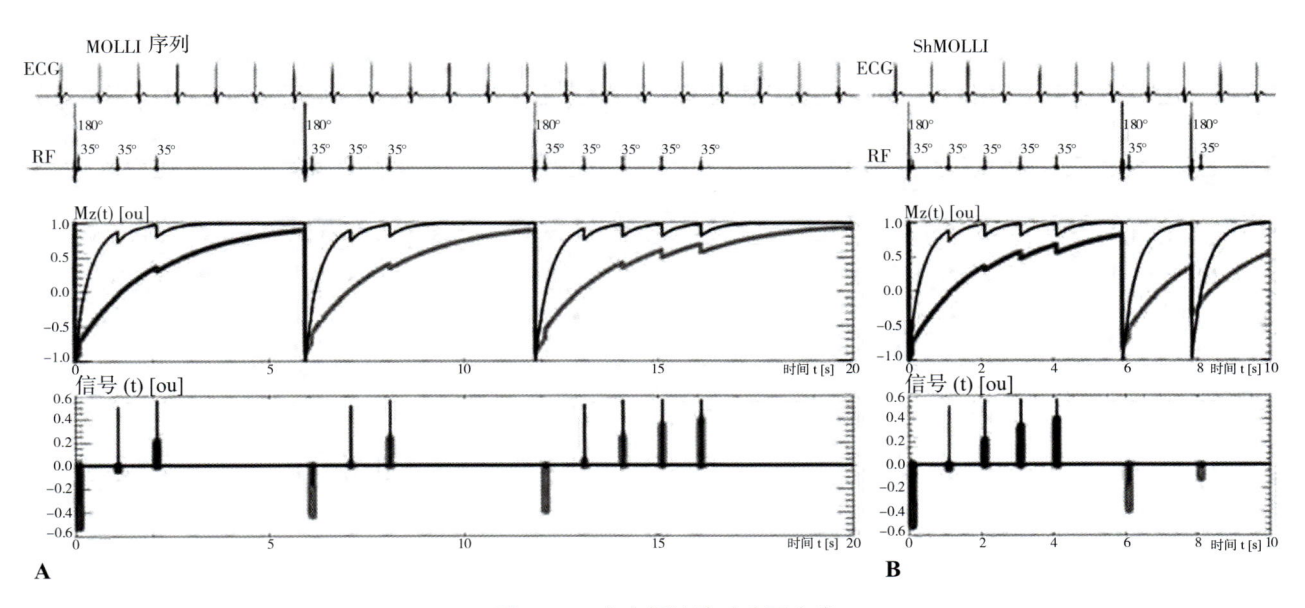

▲ 图17-1 心电门控脉冲序列方案

用于模拟MOLLI（A）和ShMOLLI（B）（心率60次/分）。稳态自由进动序列读出被简化为一个出现在每个R波前固定延迟时间TD的单一的35°脉冲。在连续反转恢复(IR)试验中，180°反转脉冲根据反转恢复数进行移位，以达到预期的第一个TI为100ms、180ms和260ms。下方图像反映出短T_1（400ms，细线）和长T_1（2000ms，粗线）的纵向磁化（Mz）的演变。需要注意的是，没有信号采集的长时段，最大限度地减少了MOLLI中不完整Mz恢复的影响，因此，所有采集的样品可以汇集在一起进行T_1重建。在ShMOLLI中，来自第二和第三翻转恢复的额外信号采集是由渐进式非线性估计确定的［经许可引自Piechnik SK, Ferreira VM, Dall'Armellina E, Cochlin LE, Greiser A, Neubauer S and Robson MD. Shortened Modified Look-Locker Inversion recovery（ShMOLLI）for clinical myocardial T1 mapping at 1.5 and 3 T within a 9 heartbeat breathhold. *J Cardiovasc Magn Reson*. 2010；12：69.© 2010 Piechnik SK, et al.; licensee BioMed Central, Ltd 版权所有］

准。缩短的 MOLLI（ShMOLLI）[9]从 9 个心搏内获得的 5~7 幅原始图像生成 T_1 mapping（图 17-1）。图像 6 和 7 只考虑到短 T_1 值（"条件数据处理"），以避免心率依赖性，特别是对于长 T_1（例如来自原始心肌或血液）和快速心率。5s（3s）3s 变体[10]，与 MOLLI 相比，它获取了 5s 和 3s 的两组原始图像，并由 3s 的停顿隔开，旨在减少心率依赖性，并限制低心率时的屏气时间。有人提出采用对比前和对比后 T_1 mapping 的独立采样方案，以进一步优化 MOLLI 的 T_1 测量。

使用饱和预脉冲而不是反转预脉冲，可以降低磁化变化的幅度和动态范围，从而转化为较低的对比噪声比。另一方面，饱和预脉冲可以紧接着应用，而无须等待信号完全恢复，避免了等待周期的需要。饱和恢复单次采集（SASHA）[11]是基于饱和恢复的 T_1 纵向弛豫时间定量成像的一个典型的例子。无论是在理论上还是在实践中，基于反转恢复的技术都表现出更高的重复性，而基于饱和恢复的方法则实现了更高的 T_1 测量技术精度。结合饱和与反转脉冲以实现高精度和高准确度的混合方法（如饱和脉冲准备心率独立反转恢复 SAPPHIRE[12]）已显示出有希望的初步结果，正在进一步研究中。所有这些技术的图像质量和方法特性都被认为是非常高的，但对于临床应用目的预计只有小的改进。

（二）横向弛豫时间定量成像（T_2 mapping）

T_2 mapping 成像收集多个具有不同 T_2 加权的原始图像，为指数信号衰减模型的拟合提供沿 T_2 衰减曲线的多个点。这些可以从基于自旋回波序列的多个不同回波时间的采集或从不同 T_2 准备脉冲的多个采集中获得[13]。T_2 mapping 成像技术表现出心率依赖性，T_1 恢复不完全，导致 T_1 加权和低估 T_2 弛豫时间，尽管增加采样间隔可以减少这种影响[14]。

（三）T_2^* 定量成像

T_2^* 定量成像需要依赖磁场不均匀性。由于场不均匀性在自旋回波成像中被 180° 脉冲所消除，因此设计了多次屏气的梯度回波序列用于心脏 T_2^* 测量，后来改进为单次屏气技术[15]。但心肌 T_2^* 测量也容易出现心脏运动和亮血伪影。因此，后来开发了双反转恢复黑血序列，在舒张晚期获取多回波 T_2^* 图像。该序列最大限度地减少了心脏运动和亮血造成的伪影，提高了心肌边界的清晰度、灵敏度、图像配准和观察者之间的一致性[15]。

四、验证性研究

（一）纵向弛豫时间定量成像（T_1 mapping）和细胞外容积（ECV）定量成像

人类在体心肌 T_1 和 ECV 值表现出严格的正常范围，并且在使用相同的方法和平台进行测量时具有高度的可重复性。不同的 mapping 技术利用计算机模拟、模型中的硅片测量，以及动物和人体的体内测量都有不同程度的临床前和临床验证证据。MOLLI 和 ShMOLLI 是目前应用最广泛、验证度最高的 T_1 mapping 技术，包括临床应用和多中心研究[16, 17]。众所周知，饱和恢复技术（如 SASHA）在体模中测量初始 T_1 表现出良好的技术准确性，而基于 MOLLI 的技术则被认为在计算机仿真中低估了 T_1。这在一定程度上可以解释为 T_2 和磁化转移效应的影响，这是由于存在一个生理性的，但磁共振不可见的质子池[18]。虽然这可能会影响基于 MOLLI 技术的准确性，但磁化转移效应可能会提高其在体内检测疾病的灵敏度，从而达到临床应用的目的。

体内测量的初始 T_1 在 3T 时较长，而 1.5T 时较短[19]。在序列设计中，影响初始 T_1 的技术参数包括翻转角、所使用的前脉冲类型，以及是否使用 FLASH 或平衡稳态自由进动序列进行图像读取。对于基于 MOLLI 的技术，短轴图像中整个左心室心肌的节段性 T_1 值存在一定的区域性差异[9, 19]。生理因素可能会影响测量的 T_1 值，包括心率和性别，一项研究表明，< 45 岁的女性显示出较长的初始 T_1 值[16]。女性的 ECV 似乎也略高，并随年龄增加而增加[19]。

初始 T_1 mapping 对心肌水肿和游离水含量的检测高度敏感，这在急性梗死的动物模型和急性心肌水肿的人体研究中均有体现[20, 21]。临床验证的阈值，例如用于检测心肌水肿[21]，可以在图像分析上确定心肌受累的程度。基于阈值的初始 T_1 mapping 也已被证实与梗死动物模型密切相关，与组织病理学相比，以及在人类中与钆对比剂延迟增强成像相比[22, 23]，初始 T_1 和 ECV 的增加与心肌间质纤维化的活检证据有良好的相关性[24, 25]。

合成 ECV，即根据其与初始血 T_1 值的关系来估计血细胞比容，已显示出与标准 ECV 定量成像的良好相关性[3]（图 17-2）。

（二）横向弛豫时间定量成像（T_2 mapping）

目前，验证心肌 T_2 mapping 成像的研究较少。一般来说，心肌 T_2 弛豫时间表现出可重复性和严格的正常范围[26]。一项研究显示，女性的心肌 T_2 值较高，心肌 T_2 值随年龄增长而增加[27]。在动物实验中，心肌 T_2 值与心肌含水量和水肿密切相关[20, 28]。心肌 T_2 弛豫时间的增加与急性心肌炎活检时心肌损伤的区域，以及急性心脏移植排斥的活检证据相对应[29]。

（三）T_2^* 定量成像

由于心肌活检的有创性，心肌 T_2^* 尚未直接与心肌组织铁进行验证，但在重症地中海贫血患者中，肝脏 T_2^* 与活检时的肝脏铁浓度密切相关，心肌 T_2^* 与左心室射血分数的进行性下降相关；所有左心室功能障碍患者的心肌 T_2^* 均 < 20ms（1.5T）[30]。心肌铁负荷不能通过血清铁蛋白或铁来预测。T_2^* 的测量结果具有良好的受试者间重复性，已被用于采用标准化的采集和分析技术的国际多中心研究。目前正在进行更多的多中心验证研究，以证明 T_2^* 的普遍适用性。

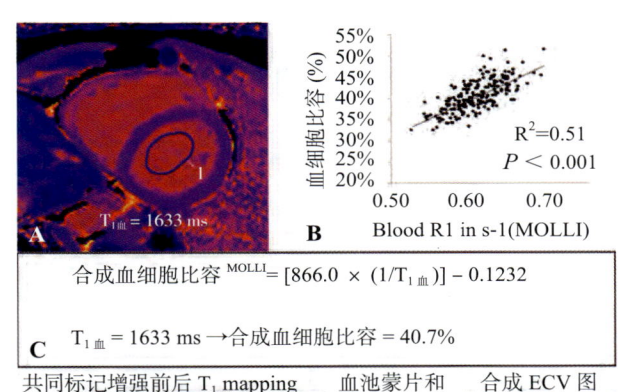

▲ 图 17-2 合成 ECV

用来自初始血池 T_1 的"合成血细胞比容"代替实验室血细胞比容。在左心室血池中绘制初始 T_1 mapping（A）的感兴趣区域（例如 $T_{1血}$=1633ms）。合成血细胞比容可通过公式来计算（B），并由 Treibel 等[3] 验证（C）。合成血细胞比容可用于分析增强前和增强后 T_1 图像的 ECV。这个过程可以在扫描仪上自动在线实行（D）。在线合成 ECV 模块生成自动合成 ECV 图像（即时），因为增强后 T_1 mapping 被采集，通过对增强前和增强后的 T_1 mapping 成像数据执行图像配准，并在初始 T_1 mapping 中生成一个血液成像，以提取血液 T_1 的合成 ECV 图。用户可以通过在扫描仪控制台上画出感兴趣区域来立即分析图像，其中像素值代表 ECV 的百分比（图片由 Dr. Thomas Treibel and Prof. James Moon from the University College of London，United Kingdom 提供）

五、分析与后处理

定量图可以使用不同的方法，通过各种内部和商用的软件进行分析。重要的是要认识到，某些 mapping 技术需要特定的后处理步骤（如条件重建），以产生准确的恢复时间[9]。即使已经应用了运动校正和重新配准算法，以及使用质量控制措施，如曲线拟合、R^2 或残差图，在接受后处理、分析和解释之前，审查原始图像的伪影和运动，有利于评估重建图的图像质量和可靠性[1]（图 17-3）。放置在室间隔中段的感兴趣区域可以提供受试者 $T_1/T_2/T_2^*$ 值的可重复性估计，对于弥漫和均匀的心肌可能是足够的，但这种方法并不能最大限度地利用像素化图的信息。心内膜和心外膜轮廓可以显示在图中（通常是短轴位），并对所有可用的短轴图像进行平均，以提供一个受试者的单一平均值。定量测量容易受到参数化图上部分容积效应的影响，尤其是在组织交界面（如下侧壁）和运动处，可导致假阳性结果[16, 31, 32]，因此放置感兴趣区域时应谨慎。高级图像分析可能涉及使用临床验证的阈值来检测某些疾病、最大值、像素异质性和叠加来突出心肌异常区域和急性心肌损伤模式（图 27-8）[33, 34]。对于 ECV 而言，确保增强前和增强后的 T_1 成像采集的参数、期相和位置上的匹配是非常重要的[1]。

T_2^* 测量时，应在短轴位心室中间段室间隔内放置感兴趣区域，避免侧壁肺 – 心肌界面的磁敏感伪影，并小心避开血池和心外膜心脏血管，以减少 T_2^* 测量的误差。在图像后处理过程中，选择截断法拟合 T_2 衰减曲线，排除在较高 T_E 处获得的数据点，以获得更理想的曲线拟合和更准确的 T_2^* 值，特别是在铁负荷严重，心肌信号强度迅速衰减的情况下[15]（图 17-4）。

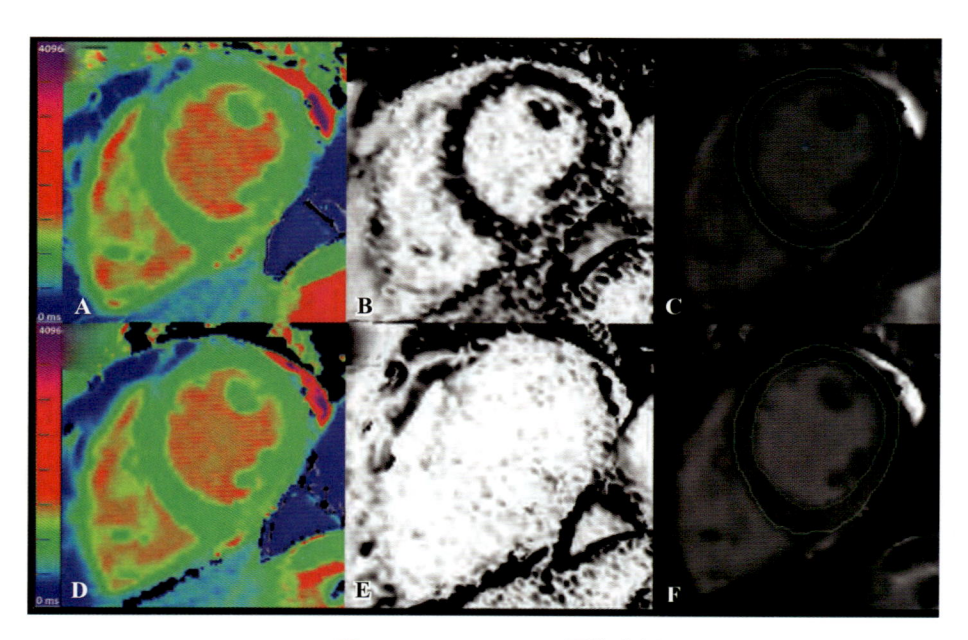

▲ 图 17-3 T_1 mapping 图像分析

急性心肌炎患者的初始 T_1 mapping（在 1.5T 场强下使用 ShMOLLI 序列，A）。该 T_1 mapping 采集在快速心率时出现了误触发，导致 R^2 图像（B）显示出较差的 T_1 拟合度（左心室心肌内的黑色像素），且在使用外延和心内膜轮廓（绿线）进行心肌分割后（C），左心室心肌 T_1 的平均值被低估，标准差较大［T_1=（928 ± 118）ms］。在不理想的 R^2 图像下，操作者通过缩短触发延迟（TD）来规避误触发，重复采集，产生了一个高质量的初始 T_1 mapping 纵向弛豫时间定量成像图（D）。R^2 图像（E）显示出良好的 T_1 拟合（左心室心肌内的像素均为白色），以及准确的平均左心室心肌 T_1 值［T_1=（991 ± 86）ms］（F）。在图像采集和分析过程中，确保良好的数据拟合度是成像技术临床应用的重中之重

第 17 章　心脏磁共振mapping定量成像技术
Mapping techniques

六、适应证与应用

（一）初始 T_1 mapping 成像

初始 T_1 mapping 成像在多种心脏疾病中表现出良好的临床应用。由于 T_1 弛豫时间对检测游离水含量的增加很敏感，因此在各种形式的急性心肌损伤（图 17-5）中，包括急性心肌梗死[35, 36]、各种病因的心肌炎[37-41]和应激诱导的心肌病[21]，T_1 值都会显著增加。初始 T_1 mapping 成像可以确定急性心肌梗死的危险区域[36]，以及急性心肌炎的损伤程度和非缺血模式[33]。慢性心肌梗死的区域经常显示出较高的 T_1 值[6, 23]，这可能是由于心肌细胞损失和替代纤维化导致细胞外间隙扩大的结果，尽管瘢痕组织的脂肪化生可导致较低或极高的 T_1 值，这是由于在反转和饱和恢复技术中看到的心肌内脂肪引起的偏差，而这种技术取决于脂肪占据一个体素的百分比[42, 43]。心肌淀粉样变性明显扩大心肌间隙，导致初始 T_1

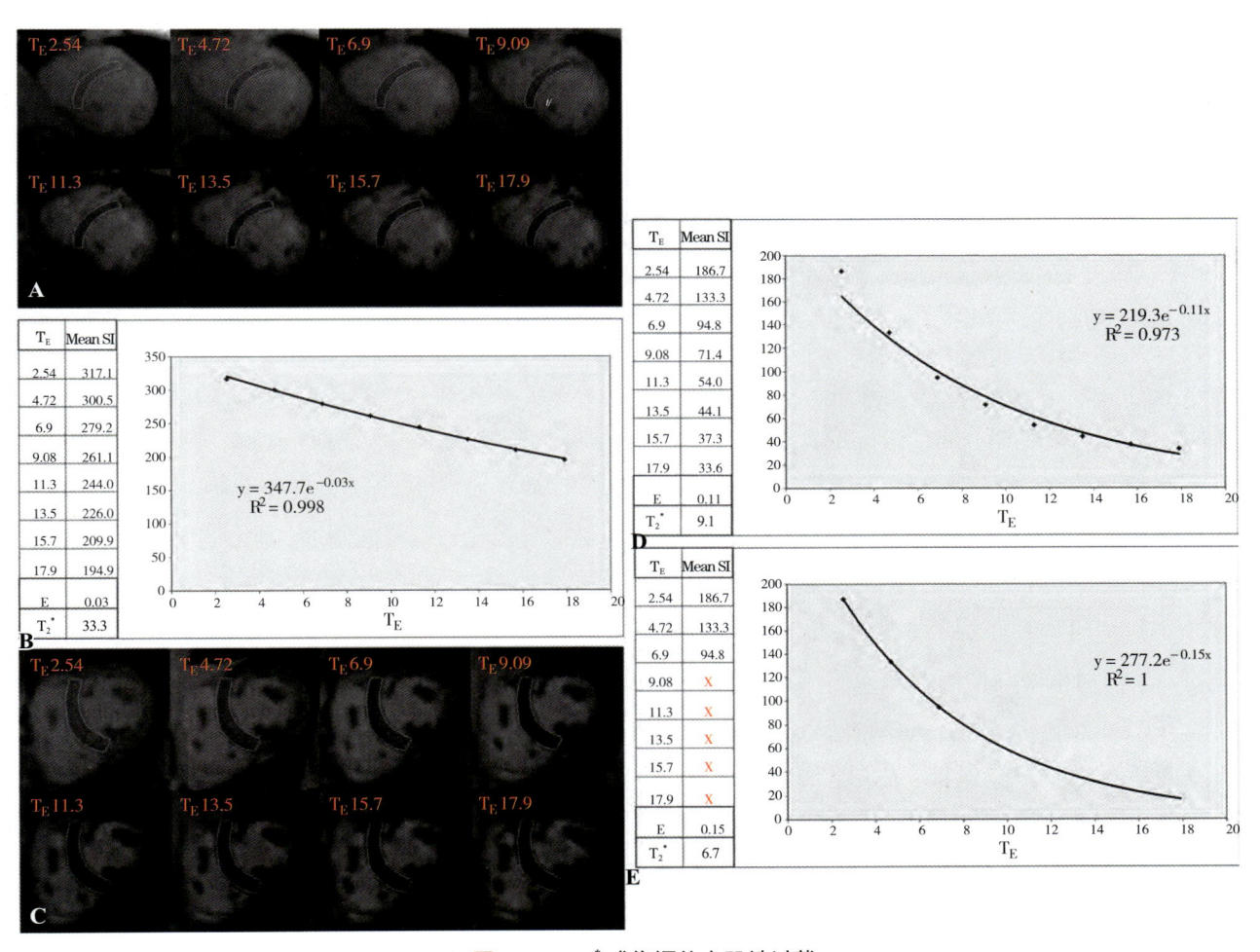

▲ 图 17-4　T_2^* 成像评估心肌铁过载

A. 正常心脏 T_2^* 扫描显示，随着 T_E 的增加，信号损失缓慢；B. 正常心脏的衰减曲线，T_2^*=33.3ms；C. 重度铁过载的心脏（注意：在 T_E= 9.09 时有大量信号丢失）；D. 重度铁过载心脏的衰减曲线显示随 T_E 的增加，信号快速丢失，当心肌信号强度低于背景噪声时，曲线趋于平缓；E. 去除较高 T_E 值（截断法），使曲线拟合度更好，T_2^* 值更低

经许可引自 Schulz-Menger J, Bluemke DA, Bremerich J, Flamm SD, Fogel MA, Friedrich MG, Kim RJ, von Knobelsdorff-Brenkenhoff F, Kramer CM, Pennell DJ, Plein S and Nagel E. Standardized image interpretation and post processing in cardiovascular magnetic resonance: Society for Cardiovascular Magnetic Resonance (SCMR) Board of Trustees Task Force on Standardized Post Processing. *J Cardiovasc Magn Reson.* 2013；15：1-19，© 2013 Schulz-Menger J, et al.；licensee BioMed Central，Ltd 版权所有

143

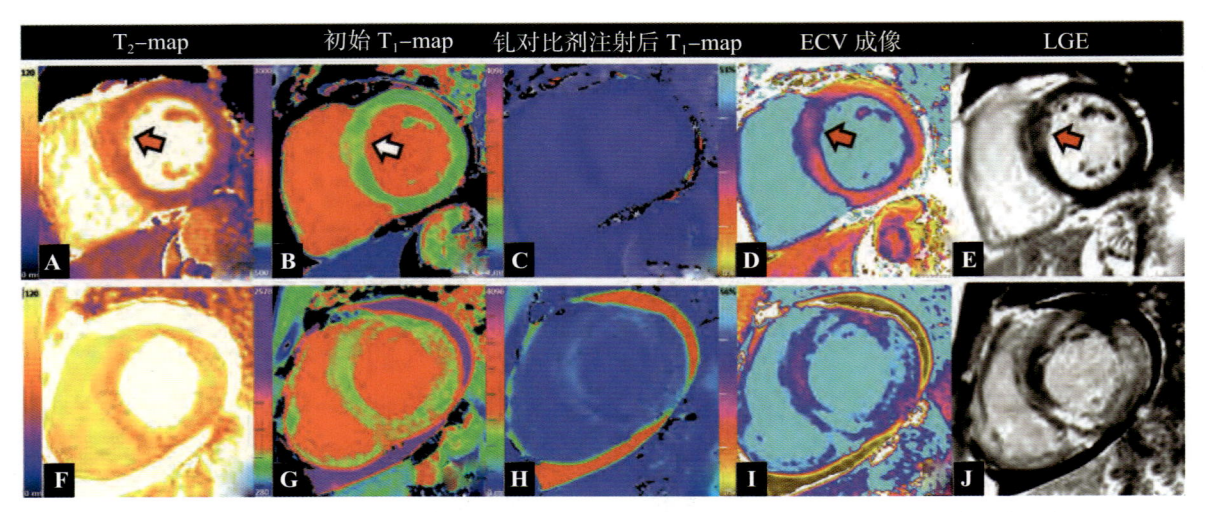

▲ 图17-5 心脏磁共振mapping定量成像和钆对比剂延迟增强成像在急性心肌病变中的应用

1名因左前降支冠状动脉梗阻性病变而导致前室间隔急性心肌梗死的患者的心脏磁共振（3T）图像（A至E）。A. T_2 mapping显示前室间隔（红箭）T_2值增加［为（61±3）ms，而远端心肌为（44±3）ms］；B. 初始T_1图像（ShMOLLI）显示前室间隔T_1值增加［为（1335±24）ms，正常则为（1166±60）ms，白箭］；C. 注射钆对比剂后的T_1 mapping；D.ECV定量成像显示前室间隔ECV稍增加（为32%，远端心肌为28%，红箭）；E. 钆对比剂延迟增强成像显示前室间隔心内膜下心肌强化（红箭）。1名急性重症病毒性心肌炎患者的心脏磁共振（1.5T）图像（F至J）。F. T_2 mapping显示心肌T_2值增加［（89±7）ms］，与水肿一致；G. 使用ShMOLLI方法绘制的初始T_1 mapping图像显示整体心肌T_1值显著增加［为（1048±79）ms，正常则为（962±25）ms］，在以中层或心外膜下为主的病灶损伤区域，T_1值可达1240ms；H. 注射钆对比剂后T_1 mapping图像显示钆对比剂延迟强化区域的T_1非常低；I. ECV定量成像显示ECV显著扩大43%［正常为（27±3）%］；J. 钆对比剂延迟增强成像显示多处心肌中层、心外膜下和非冠状动脉分布的斑片状强化区域

值明显升高[44,45]（图17-6）。其他心肌病，如扩张型心肌病和肥厚型心肌病，一般仅表现为轻度至中度的心肌T_1均值升高[46]，尽管先进的图像分析技术可以提供更多的心肌组织特征，以区分心肌病的类型和单一疾病的严重程度。在弥漫性心肌纤维化（DMF）的模型中，初始T_1值通常会增加，并已被证明与心内膜活检的胶原蛋白体积分数有一定的相关性[24]。脂肪和铁的初始T_1值通常会降低（图17-7和图17-8）。因此，在鉴别诊断左心室肥厚时，初始T_1 mapping成像有助于鉴别Anderson-Fabry综合征[47,48]（图17-7），在高达30%的常规T_2^*影像报告为正常值的患者中[49,50]，通过初始T_1值可检测到心肌铁过载或血栓形成（图17-8）。由于初始T_1对心肌含水量的增加很敏感，最近有人提出将T_1 mapping作为检测应激诱导的心肌缺血的新工具（图17-9和图17-10）。显著的冠状动脉狭窄会导致下游冠状动脉血管扩张和该区域的心肌血容量增加。这可以通过静息心肌T_1的增加来检测，在腺苷血管扩张应激时，心肌T_1也不会进一步增加，因为冠状动脉储备已经达到最大限度，而正常人的应激T_1反应增加6%。腺苷应激和静息T_1 mapping成像能够区分缺血、梗死和正常心肌，并可能成为一种不需要钆对比剂即可检测缺血的新兴应用[6]（图17-10）。作为一种具有潜力的新兴方法，初始T_1 mapping正在获得越来越多的证据证明其在风险分层中的预后价值，包括在急性心肌梗死[51]、心肌淀粉样变性[52]和扩张型心肌病[53]患者中。

（二）ECV定量成像

大多数心脏疾病的ECV都是由于细胞外间隙的扩大而增加，包括间质和血管内腔的扩大（图17-9）。ECV扩大可能是由于间质（非细胞）水肿、浸润、纤维化（局灶性或弥漫性）或由于

冠状动脉血管扩张（如缺血）导致血管内腔扩大的结果。由于钆对比剂延迟增强成像在检测弥漫性心肌纤维化方面受到限制，ECV 的吸引力之一是在排除潜在混杂因素后，能够量化伴随弥漫性心肌纤维化扩大的间质空间，从而成为评价弥漫性心肌纤维化的代用标志物。在心肌梗死、心肌炎、心肌淀粉样变性、心肌病、瓣膜性心脏病和其他以弥漫性心肌纤维化为特征的心脏疾病中，表现为心肌 ECV 的增加[25]。在 Anderson-Fabry 综合征中，病理是细胞内而非细胞外的鞘糖脂堆积，ECV 不会扩大，除非伴有局灶性替代性纤维化（典型见于基底段下侧壁）（图 17-7）。ECV 和初始 T_1 mapping 可突出显示钆对比剂延迟增强以外的单一疾病心肌内组织特征的这些差异，对辅助鉴别诊断左心室肥厚（包括运动员心脏）尤其有用。ECV 的预后价值已在不同疾病的大型患者队列中得到证实，包括糖尿病和心肌淀粉样变性，一般显示 ECV 增加与较差的预后和死亡率增加有关[25]。

（三）T_2 mapping

T_2 mapping 成像可检测心肌水肿和炎症（图 17-5）。T_2 mapping 成像可用于确定急性心肌梗死的危险区域、诊断心肌炎和检测心脏移植排斥反应[14, 29, 34, 54]。T_2 弛豫时间在扩张型心肌病中增加，可帮助区分运动员心脏的生理适应性[55]。

（四）T_2^* 定量成像

T_2^* 定量成像在临床上最广泛地用于评估心肌铁过载（图 17-4）。这通常发生在可能需要定

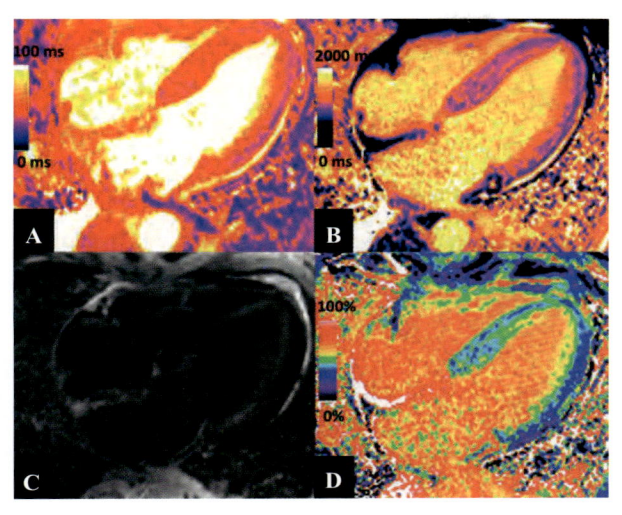

▲ 图 17-6 来自甲状腺素转运蛋白淀粉样变性心肌病患者心脏磁共振图像（1.5T）

A. T_2 mapping 显示心肌 T_2 平均值为 46ms，在该技术的正常范围内；B. 初始 T_1 图（MOLLI）显示平均心肌 T_1 为 1110ms；C. 钆对比剂延迟增强成像显示心肌淀粉样变性的典型特征，包括暗血池和心内膜下环形增强；D. 细胞外容积定量成像示细胞外容积扩大 43%（图片由 Dr. Marianna Fontana from the Royal Free Hospital，University College of London，United Kingdom 和 Dr. Peter Kellman from the National Institute of Health，Bethesda，MD，USA 提供）

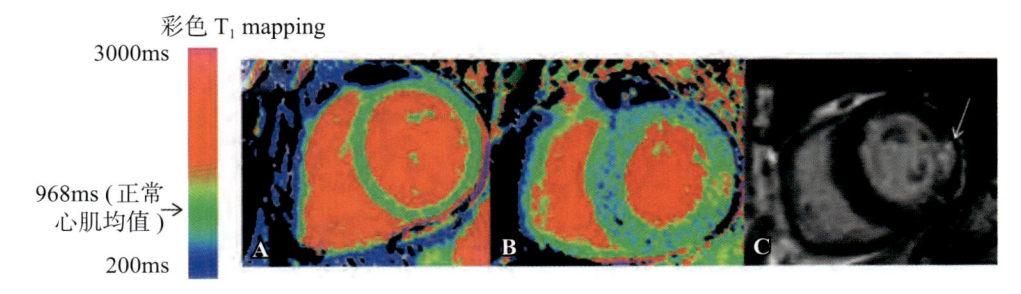

▲ 图 17-7 健康志愿者（A）和 Anderson-Fabry 综合征患者（B）的初始 T_1 mapping 图像（基底段短轴）。蓝色区域（T_1 降低）可见于 Anderson-Fabry 综合征左心室心肌，红色区域（T_1 增加）见于下侧壁，与同一患者的钆对比剂延迟增强成像区域相关（C，白箭）

经许可引自 Sado DM, White SK, Piechnik SK, Banypersad SM, Treibel T, Captur G and Moon JC. Identification and assessment of Anderson-Fabry disease by cardiovascular magnetic resonance noncontrast myocardial T_1 mapping. *Circulation Cardiovascular Imaging*. 2013；6.

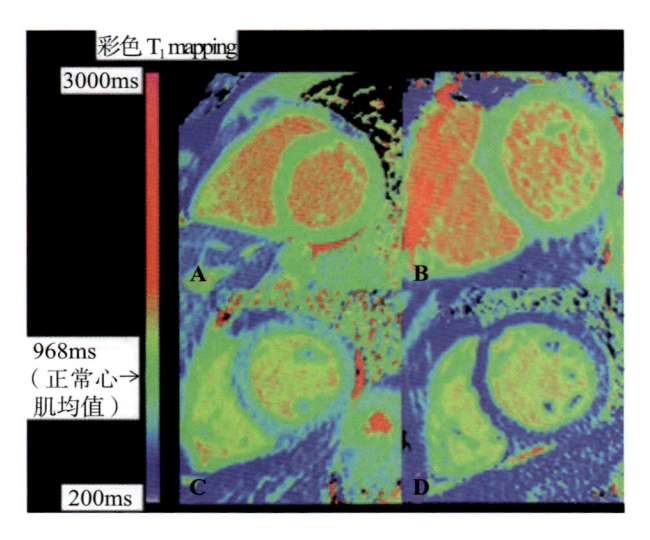

▲ 图 17-8 心电门控 T_1 mapping, 基于 ShMOLLI 采集与迭代条件重建算法, 序列细节见 Piechnik 等[9] 的报道

图像包括健康志愿者图像（A），以及轻度（B）、中度（C）和重度（D）铁负荷的患者（铁负荷的严重程度由心脏 T_2^* 决定）。患者的心肌在铁的作用下会变成蓝色。注意：所有心肌节段的图像质量都很好（经许可引自 Sado DM, Maestrini V, Piechnik SK, Banypersad SM, White SK, Flett AS, Robson MD, Neubauer S, Ariti C, Arai A, Kellman P, Yamamura J, Schoennagel BP, Shah F, Davis B, Trompeter S, Walker M, Porter J and Moon JC. Noncontrast myocardial T_1 mapping using cardiovascular magnetic resonance for iron overload. *J Magn Reson Imaging*. 2015；41：1505–1511.）

期输血的血液病患者身上，如镰状细胞贫血、地中海贫血和骨髓增生异常综合征，这些疾病可导致肝脏和心脏等器官的铁过载[15, 30]。T_2^* 值＜20ms 已被证实可检测明显的心脏铁负荷，并可指导铁螯合治疗的启动。心脏铁负荷与肝脏铁负荷不相关，且与较差的预后相关。T_2^* 定量成像是第一个成功转化为广泛的临床实践的定量成像技术，为大幅降低重症地中海贫血患者的死亡率做出了贡献。在研究环境中，T_2^* 定量成像可用于急性心肌梗死中评估心肌内出血和再灌注损伤[56]。通过血氧水平依赖性（blood oxygen level-dependent, BOLD）成像，T_2^* 可评估组织氧合、心肌灌注储备或血管扩张功能[56]。

七、技巧与误区

（一）T_1 mapping 和 ECV 定量成像

根据其不同的正常范围，目前有一系列的 T_1 mapping 成像方法。根据场强、序列设计、软硬件平台和图像采集参数的不同，所测得的心肌初

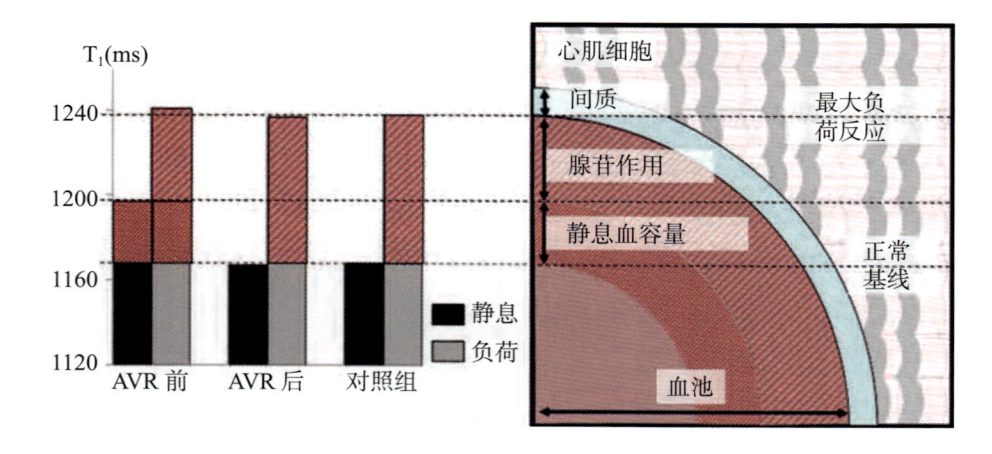

▲ 图 17-9 主动脉瓣狭窄的心肌水室模式图

主动脉瓣膜置换术前和置换术后的主动脉瓣狭窄患者和对照组（左）在静息和负荷时心肌水室的变化。腺苷的 T_1 反应主要是由血管反应贡献的，而非可忽略不计的间质间隙扩大。注意：T_1 和血管横断面的体积仅用于定性比较，并不是等比例定量比较（经许可引自 Mahmod M, Piechnik SK, Levelt E, Ferreira VM, Francis JM, Lewis A, Pal N, Dass S, Ashrafian H, Neubauer S and Karamitsos TD. Adenosine stress native T_1 mapping in severe aortic stenosis: evidence for a role of the intravascular compartment on myocardial T_1 values. *J Cardiovasc Magn Reson*. 2014；16：1–8. © 2014 Mahmod M, et al.；licensee BioMed Central, Ltd 版权所有）

第 17 章 心脏磁共振mapping定量成像技术
Mapping techniques

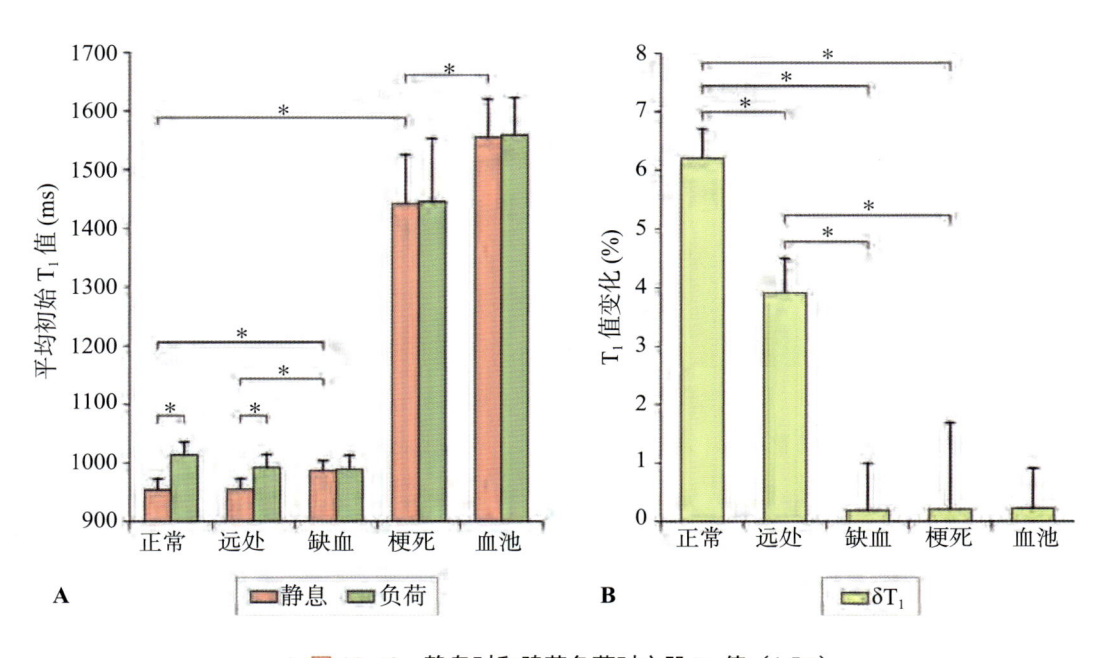

▲ 图 17-10 静息时和腺苷负荷时心肌 T_1 值（1.5T）

A. 正常组织和远处组织静息时的 T_1 值相似，明显低于缺血区。梗死心肌 T_1 在所有心肌组织中最高，但低于患者的左心室参考血池。腺苷负荷期间，正常和远端心肌 T_1 较基线明显增加，而缺血和梗死区域的 T_1 相对不变。B. 与正常人相比，患者的远端心肌相对 T_1 反应性（δT_1）明显钝化，而缺血和梗死区域的 T_1 反应性则完全消失。所有数据以平均值 ± SD 表示。*. $P < 0.05$

经许可引自 Liu A，Wijesurendra RS，Francis JM，Robson MD，Neubauer S，Piechnik SK and Ferreira VM. Adenosine Stress and Rest T_1 Mapping Can Differentiate Between Ischemic, Infarcted, Remote, and Normal Myocardium Without the Need for Gadolinium Contrast Agents. *JACC：Cardiovascular Imaging*. 2016；9：27–36.

始 T_1 正常值会发生变化，因此，在设定的参数下，必须了解某一特定 T_1 mapping 成像方法的既定正常范围，并确保现场正常值与公认的规范相当。在整个研究过程中保持相同的方法和图像采集参数的稳定是很重要的，尤其是对于纵向随访比较。在磁共振系统升级或软硬件平台发生任何变化后，谨慎的做法是通过使用专用模型，以及健康人对照，重新检查 T_1 正常值的稳定性，与硅片测量相比，体内 T_1 测量可能会受到不同的内在和外在影响。在图像采集过程中，误触发的心脏跳动可能会导致低估的 T_1 值；即时质量控制可能有助于现场识别不良的 T_1 mapping 成像图（图 17-3），允许重新采集，以获得最佳质量的数据，然后再用于解释诊断。即使内置运动校正算法，适当屏气仍有益于逐个像素的参数图采集，因为运动校正只能纠正平面内的运动，而不能纠正穿平面的运动；自由呼吸的成像方法需要进一步验证和评估可能影响诊断的像素错误配准。如果在预期到心率范围发生动态变化的负荷状态下进行 T_1 mapping 成像，选择心率依赖性最小或无心率依赖性的 T_1 mapping 技术以获得最佳诊断性能非常重要。影像学上检测到的 T_1 和 ECV 信号是非特异性的，可能因各种病理生理条件而导致异常，包括心肌水肿、浸润性疾病、局灶性或弥漫性纤维化和缺血；因此 ECV 只能作为弥漫性心肌间质纤维化的替代指标，而不是直接测量，且其他混杂因素已被排除。与其他心脏磁共振组织特征成像一样，定量成像图必须在个体患者的临床背景下进行解释。

（二）T_2 mapping

前面讨论的与 T_1 mapping 有关的类似原则也

适用于 T_2 mapping 成像。目前的 T_2 mapping 定量成像技术表现出心率依赖性；在较高的心率期间，不完全的 T_1 恢复将导致 T_1 加权和 T_2 弛豫时间测量的误差，尽管这种影响可以通过增加采样间隔来减少[14]。

（三）T_2^* 定量成像

对于 T_2^* 的测量，在图像采集过程中，不良的屏气和心脏运动可能会显著影响图像和数据质量。在图像后处理过程中，建议采用截断法进行曲线拟合，以获得更准确和可重复的 T_2^* 值（图 17-4）。

关于定量成像方法的设置和使用的进一步建议，可以在心血管磁共振学会和欧洲心脏病学会等科学机构联合发表的共识声明中找到，这些机构可能会在这个快速发展的领域发布更新[1, 57]。

八、结论

定量成像技术包括 T_1、ECV、T_2 和 T_2^* 定量成像。它们可以在像素水平上对心肌进行定量检查，以无创方式检测心肌变化。定量成像大大推进了心肌组织的定量评价，超越了传统的心脏磁共振技术，在多种心脏疾病中具有明显的临床应用价值。随着更快、更高分辨率成像技术的创新，mapping 技术可能描述更精细的结构（如右心室和心房壁），从而实现整个心脏的详细测量。先进的图像分析方法和更高效的后处理将充分发挥定量成像技术的潜力，提供直观的心脏诊断图像，使这项技术成为患者管理的前沿。随着更多的诊断和预后证据的积累，预计在不久的将来，定量成像技术将成为无创组织表征的临床标准。

推荐阅读

[1] Ferreira VM, Piechnik SK, Robson MD, Neubauer S, Karamitsos TD. Myocardial tissue characterization by MRI: novel applications of T_1 and T_2 mapping. *J Thorac Imaging*. 2014;29:147–54.

[2] Messroghli DR, Moon JC, Ferreira VM, *et al*. Clinical recommendations for cardiovascular magnetic resonance mapping of T_1, T_2, T_2^* and extracellular volume: A consensus statement by the Society for Cardiovascular Magnetic Resonance (SCMR) endorsed by the European Association for Cardiovascular Imaging (EACVI). *J Cardiovasc Magn Res*. 2017;19:75.

[3] Moon J, Messroghli D, Kellman P, *et al*. Myocardial T_1 mapping and extracellular volume quantification: a Society for Cardiovascular Magnetic Resonance (SCMR) and CMR Working Group of the European Society of Cardiology consensus statement. *J Cardiovasc Magn Reson*. 2013;15:92.

[4] Schelbert EB, Messroghli DR. State of the art: clinical applications of cardiac T_1 mapping. *Radiology*. 2016;278:658–76.

[5] Treibel TA, White SK, Moon JC. Myocardial tissue characterization: histological and pathophysiological correlation. *Curr Cardiovasc Imaging Rep*. 2014;7:9254.

参考文献

[1] Moon J, Messroghli D, Kellman P, *et al*. Myocardial T_1 mapping and extracellular volume quantification: a Society for Cardiovascular Magnetic Resonance (SCMR) and CMR Working Group of the European Society of Cardiology consensus statement. *J Cardiovasc Magn Reson*. 2013;15:92.

[2] Miller CA, Naish JH, Bishop P, *et al*. Comprehensive validation of cardiovascular magnetic resonance techniques for the assessment of myocardial extracellular volume. *Circ Cardiovasc Imaging*. 2013;6:373–83.

[3] Treibel TA, Fontana M, Maestrini V, *et al*. Automatic measurement of the myocardial interstitium: synthetic extracellular volume quantification without hematocrit sampling. *JACC Cardiovasc Imaging*. 2016;9:54–63.

[4] Coelho-Filho OR, Mongeon FP, Mitchell R, *et al*. Role of transcytolemmal water-exchange in magnetic resonance measurements of diffuse myocardial fibrosis in hypertensive heart disease. *Circ Cardiovasc Imaging*. 2013;6:134–41.

[5] Mahmod M, Piechnik SK, Levelt E, *et al*. Adenosine stress native T_1 mapping in severe aortic stenosis: evidence for a role of the intravascular compartment on myocardial T_1 values. *J Cardiovasc Magn Reson*. 2014;16:1–8.

[6] Liu A, Wijesurendra RS, Francis JM, *et al*. Adenosine stress and

rest T$_1$ mapping can differentiate between ischemic, infarcted, remote, and normal myocardium without the need for gadolinium contrast agents. *JACC Cardiovasc Imaging.* 2016;9:27–36.

[7] Look DC, Locker DR. Time saving in measurement of NMR and EPR relaxation times. *Rev Sci Instrum.* 1970;41:250–1.

[8] Messroghli DR, Radjenovic A, Kozerke S, Higgins DM, Sivananthan MU, Ridgway JP. Modified look-locker inversion recovery (MOLLI) for high-resolution T$_1$ mapping of the heart. *Magn Reson Med.* 2004;52:141–6.

[9] Piechnik SK, Ferreira VM, Dall'Armellina E, *et al.* Shortened modified Look-Locker inversion recovery (ShMOLLI) for clinical myocardial T$_1$-mapping at 1.5 and 3 T within a 9 heartbeat breathhold. *J Cardiovasc Magn Reson.* 2010;12:69.

[10] Kellman P, Hansen MS. T$_1$-mapping in the heart: accuracy and precision. *J Cardiovasc Magn Reson.* 2014;16:1–20.

[11] Chow K, Flewitt JA, Green JD, Pagano JJ, Friedrich MG, Thompson RB. Saturation recovery single-shot acquisition (SASHA) for myocardial T$_1$ mapping. *Magn Reson Med.* 2014;71:2082–95.

[12] Weingärtner S, Akçakaya M, Basha T, *et al.* Combined saturation/ inversion recovery sequences for improved evaluation of scar and diffuse fibrosis in patients with arrhythmia or heart rate variability. *Magn Reson Med.* 2014;71:1024–34.

[13] Giri S, Chung YC, Merchant A, *et al.* T$_2$ quantification for improved detection of myocardial edema. *J Cardiovasc Magn Reson.* 2009;11:56.

[14] Thavendiranathan P, Walls M, Giri S, *et al.* Improved detection of myocardial involvement in acute inflammatory cardiomyopathies using T$_2$ mapping. *Circ Cardiovasc Imaging.* 2011;5:102–10.

[15] He T. Cardiovascular magnetic resonance T$_2$* for tissue iron assessment in the heart. *Quant Imaging Med Surg.* 2014;4: 407–12.

[16] Piechnik S, Ferreira V, Lewandowski A, *et al.* Normal variation of magnetic resonance T$_1$ relaxation times in the human population at 1.5 T using ShMOLLI. *J Cardiovasc Magn Reson.* 2013;15:13.

[17] Dabir D, Child N, Kalra A, *et al.* Reference values for healthy human myocardium using a T$_1$ mapping methodology: results from the International T$_1$ Multicenter cardiovascular magnetic resonance study. *J Cardiovasc Magn Reson.* 2014;16:1–12.

[18] Robson MD, Piechnik SK, Tunnicliffe EM, Neubauer S. T$_1$ measurements in the human myocardium: the effects of magnetization transfer on the SASHA and MOLLI sequences. *Magn Reson Med.* 2013;70:664–70.

[19] Kawel-Boehm N, Maceira A, Valsangiacomo-Buechel ER, *et al.* Normal values for cardiovascular magnetic resonance in adults and children. *J Cardiovasc Magn Reson.* 2015;17:1–33.

[20] Higgins CB, Herfkens R, Lipton MJ. Nuclear magnetic resonance imaging of acute myocardial infarction in dogs: alterations in magnetic relaxation times. *Am J Cardiol.* 1983;52:184–8.

[21] Ferreira V, Piechnik S, Dall'Armellina E, *et al.* Non-contrast T$_1$-mapping detects acute myocardial edema with high diagnostic accuracy: a comparison to T$_2$-weighted cardiovascular magnetic resonance. *J Cardiovasc Magn Reson.* 2012;14:42.

[22] Kali A, Cokic I, Tang RLQ, *et al.* Determination of location, size and transmurality of chronic myocardial infarction without exogenous contrast media using cardiac magnetic resonance imaging at 3 T. *Circ Cardiovasc Imaging.* 2014;7:471–81.

[23] Kali A, Choi E-Y, Sharif B, *et al.* Native T$_1$ mapping by 3-T CMR imaging for characterization of chronic myocardial infarctions. *JACC Cardiovasc Imaging.* 2015;8:1019–30.

[24] Bull S, White SK, Piechnik SK, Flett AS, Ferreira VM, Loudon M. Human non-contrast T$_1$ values and correlation with histology in diffuse fibrosis. *Heart.* 2013;99:932–7.

[25] Schelbert EB, Messroghli DR. State of the art: clinical applications of cardiac T$_1$ mapping. *Radiology.* 2016;278: 658–76.

[26] Wassmuth R, Prothmann M, Utz W, *et al.* Variability and homogeneity of cardiovascular magnetic resonance myocardial T$_2$-mapping in volunteers compared to patients with edema. *J Cardiovasc Magn Reson.* 2013;15:27.

[27] Bonner F, Janzarik N, Jacoby C, *et al.* Myocardial T$_2$ mapping reveals age- and sex-related differences in volunteers. *J Cardiovasc Magn Reson.* 2015;17:9.

[28] Fernandez-Jimenez R, Sanchez-Gonzalez J, Aguero J, *et al.* Fast T$_2$ gradient-spin-echo (T$_2$-GraSE) mapping for myocardial edema quantification: first *in vivo* validation in a porcine model of ischemia/reperfusion. *J Cardiovasc Magn Reson.* 2015;17:92.

[29] Usman AA, Taimen K, Wasielewski M, *et al.* Cardiac magnetic resonance T$_2$ mapping in the monitoring and follow-up of acute cardiac transplant rejection: a pilot study. *Circ Cardiovasc Imaging.* 2012;5:782–90.

[30] Anderson LJ, Holden S, Davis B, *et al.* Cardiovascular T$_2$-star (T$_2$*) magnetic resonance for the early diagnosis of myocardial iron overload. *Eur Heart J.* 2001;22:2171–9.

[31] von Knobelsdorff-Brenkenhoff F, Prothmann M, Dieringer M, *et al.* Myocardial T$_1$ and T$_2$ mapping at 3T: reference values, influencing factors and implications. *J Cardiovasc Magn Reson.* 2013;15:53.

[32] Ferreira VM, Wijesurendra RS, Liu A, *et al.* Systolic ShMOLLI myocardial T$_1$-mapping for improved robustness to partial-volume effects and applications in tachyarrhythmias. *J Cardiovasc Magn Reson.* 2015;17:77.

[33] Ferreira V, Piechnik S, Dall'Armellina E, *et al.* Native T$_1$-mapping detects the location, extent and patterns of acute myocarditis without the need for gadolinium contrast agents. *J Cardiovasc Magn Reson.* 2014;16:36.

[34] Baeßler B, Schaarschmidt F, Dick A, *et al.* Mapping tissue inhomogeneity in acute myocarditis: a novel analytical approach to quantitative myocardial edema imaging by T$_2$-mapping. *J Cardiovasc Magn Reson.* 2015;17:115.

[35] Messroghli DR, Niendorf T, Schulz-Menger J, Dietz R, Friedrich MG. T$_1$ mapping in patients with acute myocardial infarction. *J Cardiovasc Magn Reson.* 2003;5:353–9.

[36] Dall'Armellina E, Piechnik S, Ferreira V, *et al.* Cardiovascular magnetic resonance by non contrast T$_1$ mapping allows assessment of severity of injury in acute myocardial infarction. *J Cardiovasc Magn Reson.* 2012;14:15.

[37] Ferreira VM, Piechnik SK, Dall'Armellina E, *et al.* T$_1$ mapping for the diagnosis of acute myocarditis using CMR: comparison to T$_2$-weighted and late gadolinium enhanced imaging. *JACC Cardiovasc Imaging.* 2013;6:1048–58.

[38] Ferreira VM, Marcelino M, Piechnik SK, *et al.* Pheochromocytoma is characterized by catecholamine-mediated myocarditis, focal and diffuse myocardial fibrosis, and myocardial dysfunction. *J Am Coll*

[39] Ntusi N, Piechnik S, Francis J, et al. Subclinical myocardial inflammation and diffuse fibrosis are common in systemic sclerosis—a clinical study using myocardial T_1–mapping and extracellular volume quantification. *J Cardiovasc Magn Reson*. 2014;16:21.

[40] Ntusi NA, Piechnik SK, Francis JM, et al. Diffuse myocardial fibrosis and inflammation in rheumatoid arthritis: Insights from CMR T_1 mapping. *JACC Cardiovasc Imaging*. 2015;8:526–36.

[41] Puntmann VO, D'Cruz D, Smith Z, et al. Native myocardial T_1 mapping by cardiovascular magnetic resonance imaging in subclinical cardiomyopathy in patients with systemic lupus erythematosus. *Circ Cardiovasc Imaging*. 2013;6:295–301.

[42] Kellman P, Bandettini WP, Mancini C, Hammer-Hansen S, Hansen MS, Arai AE. Characterization of myocardial T_1–mapping bias caused by intramyocardial fat in inversion recovery and saturation recovery techniques. *J Cardiovasc Magn Reson*. 2015;17:33.

[43] Mozes FE, Tunnicliffe EM, Pavlides M, Robson MD. Influence of fat on liver T_1 measurements using modified Look-Locker inversion recovery (MOLLI) methods at 3T. *J Magn Reson Imaging*. 2016;44:105–11.

[44] Karamitsos TD, Piechnik SK, Banypersad SM, et al. Noncontrast T_1 mapping for the diagnosis of cardiac amyloidosis. *JACC Cardiovasc Imaging*. 2013;6:488–97.

[45] Fontana M, Banypersad SM, Treibel TA, et al. Native T_1 mapping in transthyretin amyloidosis. *JACC Cardiovasc Imaging*. 2014;7:157–65.

[46] Dass S, Suttie JJ, Piechnik SK, et al. Myocardial tissue characterization using magnetic resonance noncontrast T_1 mapping in hypertrophic and dilated cardiomyopathy. *Circ Cardiovasc Imaging*. 2012;5:726–33.

[47] Thompson RB, Chow K, Khan A, et al. T_1 mapping with CMR is highly sensitive for Fabry disease independent of hypertrophy and sex. *Circ Cardiovasc Imaging*. 2013;6:637–45.

[48] Sado DM, White SK, Piechnik SK, et al. Identification and assessment of Anderson-Fabry disease by cardiovascular magnetic resonance noncontrast myocardial T_1 mapping. *Circ Cardiovasc Imaging*. 2013;6:392–8.

[49] Feng Y, He T, Carpenter J-P, et al. In vivo comparison of myocardial T_1 with T_2 and T_2^* in thalassaemia major. *J Magn Reson Imaging*. 2013;38:588–93.

[50] Sado DM, Maestrini V, Piechnik SK, et al. Noncontrast myocardial T_1 mapping using cardiovascular magnetic resonance for iron overload. *J Magn Reson Imaging*. 2015;41:1505–11.

[51] Carrick D, Haig C, Rauhalammi S, et al. Prognostic significance of infarct core pathology revealed by quantitative non-contrast in comparison with contrast cardiac magnetic resonance imaging in reperfused ST-elevation myocardial infarction survivors. *Eur Heart J*. 2016;37:1044–59.

[52] Banypersad SM, Fontana M, Maestrini V, et al. T_1 mapping and survival in systemic light-chain amyloidosis. *Eur Heart J*. 2015;36:244–51.

[53] Puntmann VO, Carr-White G, Jabbour A, et al. T_1–mapping and outcome in nonischemic cardiomyopathy: all-cause mortality and heart failure. *JACC Cardiovasc Imaging*. 2016;9:40–50.

[54] Verhaert D, Thavendiranathan P, Giri S, et al. Direct T_2 quantification of myocardial edema in acute ischemic injury. *JACC Cardiovasc Imaging*. 2011;4:269–78.

[55] Mordi I, Carrick D, Bezerra H, Tzemos N. T_1 and T_2 mapping for early diagnosis of dilated non-ischaemic cardiomyopathy in middle- aged patients and differentiation from normal physiological adaptation. *Eur Heart J Cardiovasc Imaging*. 2016;17:797–803.

[56] Friedrich MG, Karamitsos TD. Oxygenation-sensitive cardiovascular magnetic resonance. *J Cardiovasc Magn Reson*. 2013;15:1–11.

[57] Messroghli DR, Moon JC, Ferreira VM, et al. Clinical recommendations for cardiovascular magnetic resonance mapping of T_1, T_2, T_2^* and extracellular volume: A consensus statement by the Society for Cardiovascular Magnetic Resonance (SCMR) endorsed by the European Association for Cardiovascular Imaging (EACVI). *J Cardiovasc Magn Res*. 2017;19:75.

第 18 章 血流和相位对比心脏磁共振
Blood flow and phase contrast CMR

Walter RT Witschey Michael Markl 著
杨 光 译   张丽君 徐 磊 校

一、概述

心血管系统的基本功能是向器官输送氧气和营养物质。心脏跳动产生的压力阶差使血液在整个系统中流动。在动脉中，血流具有脉动性，在心室收缩期有较高的压力阶差和流速，在舒张期则有相反的压力阶差和流速减慢[1]。动脉的流量脉动性随着血液流经小动脉而逐渐减弱。与动脉不同的是，静脉系统的脉动性降低，整个心动周期内的流量比较均匀。在多种心血管疾病中，正常的血流动力学受到干扰，详细评估心脏和血管血流的变化对诊断和治疗管理非常重要。例如，在主动脉瓣疾病中，血流峰值速度是病理压力阶差的标志，或者净血流量的改变可表明异常分流、侧支血流或反流。

心脏磁共振成像技术提供了无创和非电离辐射的方法，可以准确地描绘心脏和血管在整个心脏周期的解剖结构。此外，心脏磁共振对运动的固有敏感性提供了独特的能力，可以在一次测量中同时获得空间记录血流和形态学数据[2-9]。另外，多普勒超声也可用于评估区域血流速度。与心脏磁共振相比，多普勒超声技术在众多的应用和心血管病理中得到了广泛和常规的应用，并且具有许多优势，包括广泛的可用性、易用性，以及在心脏起搏器或金属植入物的情况下没有禁忌证。然而，多普勒超声也受到观察者之间差异性的限制，而且它只能检测到朝向或背离换能器的血流速度成分。

心脏磁共振无创血流评价在临床上有许多重要的应用，目前已广泛用于心血管疾病患者的评估[8, 10-14]。本章介绍了利用相位对比（PC）原理进行编码梯度血流成像的基本原理。特别关注分辨率和扫描时间之间的关系，以及这些参数如何在血流成像心脏磁共振方案的设计中发挥作用。近年来，心脏磁共振在血流动态表征方面已经取得了相当大的进展。在此背景下，本章涵盖了先进的成像加速技术和心脏磁共振 4D 血流等主题。本章最后讨论了该领域未来的发展方向。

二、相位对比心脏磁共振的基本原理

（一）历史

20 世纪 40 年代末发现磁共振后，Herman Carr 和 Edwin Purcell 观察到磁共振信号受运动影响[15]。1960 年，Erwin Hahn 用流敏磁共振记录了海水的运动[16]。20 世纪 70 年代发现磁共振成像后，80 年代初产生了流动血液的图像[7, 17-19]。

后来的发现将心电门控时间分辨（即电影）心脏磁共振与流速编码相结合，产生了血流的时间分辨图像[8, 14]。术语"相位对比"一般指在磁共振信号相位中编码运动的技术。自20世纪80年代以来，相位对比心脏磁共振已成为临床评估血流的普遍方法，是所有现代磁共振成像系统的一个特征[3, 5-7, 20]。

（二）流动编码的原理

心脏磁共振的血流成像是基于PC技术，在一次心脏磁共振测量中同时获得血流速度和形态图像，其基本原理是应用双极流速编码梯度对心脏磁共振信号中的运动进行编码[8, 11-14, 21]。血流编码的基本原理是应用双极流速编码梯度将运动编码为心脏磁共振信号相位的信息[8, 11-14, 21]。磁共振心脏血流成像产生两种图像，包括幅值图像和相位图像（图18-1）。幅值图像是典型的解剖图像，信号强度（亮度）反映了心脏和血管的基本解剖特性。相位图像中的信号强度代表了对应血流速度的从 $-\pi$ 到 π 的 ϕ 值。

一个简单的实验有助于我们理解流速编码，这个实验的对象是由两个并排的舱室组成的静止的组织和血管。为了简化分析，运动被限制在一个单一的方向（X），采用沿着它的流速编码梯度。在心脏磁共振数据采集过程中，射频激励首先产生横向磁化矢量预处理（在Mx-My平面上旋转）。重要的是，磁化矢量所看到的局部磁场将决定它们的旋转速度，从而决定信号相位（=Mx-My平

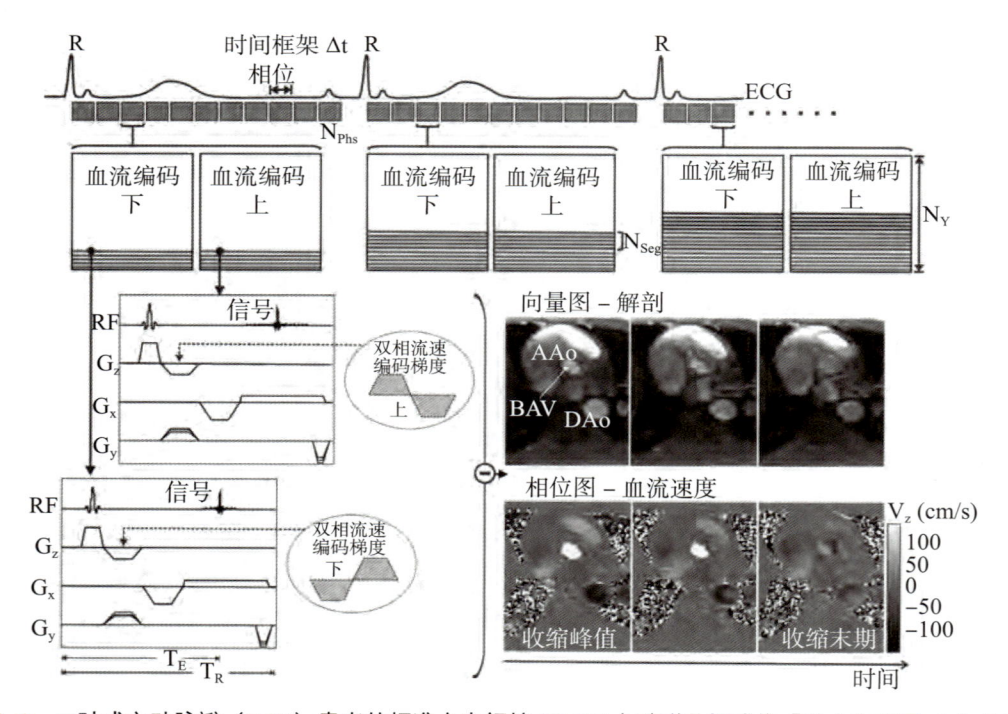

▲ 图18-1 二叶式主动脉瓣（BAV）患者的标准心电门控2D PC心脏磁共振成像［单方向穿层（z）流速编码］

对于每个心脏时间框架（相位，灰色方块），两个流速编码扫描"上"和"下"双极流速编码梯度）直接连续采集。减去相位图像从两个数据集提供相位差图像，其中包含定量的血流速度，如升主动脉（AAo）和降（DAo）主动脉正常的2D层面所示。在这个例子中，相位差图像中明亮的信号强度代表血液向主动脉弓移动，黑暗区域代表血液向足方向移动。由于时间限制，磁共振数据不能在一次心搏中采集，相位对比心脏磁共振成像数据是在几个心脏周期内采集的。使用心电门控k空间分段数据采集，测量与心脏周期同步。对于每个心动周期和时间框架，只有所有所需的（N_y）相位编码步骤的子集（N_{seg}）测量（k空间分段）。该过程是重复的，直到完整的原始数据集的采集，时间分辨率（电影磁共振）的图像可以描绘脉动的穿层血流的动态变化。相位编码线子集数量的选择决定了时间分辨率（收集数据的单个时间帧，$\Delta t = 2T_R N_{seg}$）和总扫描时间 $T_{acq} = N_y/N_{seg} T_{ECG}$ 的采集（T_{ECG} = 一个心脏周期的持续时间）。对于一个典型的 T_R 在5ms的间隔和 N_{seg} 为3~4，测量可以在屏住呼吸和30~40ms的时间分辨率进行

面的旋转角度）。最初，流速编码梯度关闭，整个物体中磁场（B_0）是相同的。因此，静止的组织和移动的血液最初具有相同的相位 ϕ_0（图 18-2 左图）。

接下来，流速编码梯度的前半部分被打开（+G），并引入磁场 $B(x) = B_0 + Gx$ 的空间变化。磁场 B（x）将对静止的（如骨骼组织、脂肪）和运动的物体（如流动的血液）产生不同的影响（图 18-2 中图）。移动的自旋沿 X 方向移动，因此感应到一个连续变化的磁场 B（x）。因此，其相位变化是非线性的。即使静止物体和运动物体具有相同的初始相位 ϕ_0，但在流速编码梯度(+G)被关闭后，它们不再具有相同的相位。

最后，极性相反的流速编码梯度的后半部分被打开（-G）。静止的物体现在感受到的是一个与初始场完全相反的场。因此，静止物体的相位变化与其在实验前半部分的变化完全相反，（图 18-2 右图）。同前一样，运动物体沿 X 方向感应到的磁场 $B(x) = B_0 - Gx$ 不断变化，其相位变化是非线性的。实验结束时，流速编码梯度被关闭。静止物体回到初始相位 ϕ_0，因为它在前半部分获得了一些相位，在后半部分失去了相同的相位。关键的是，运动的自旋并没有恢复其初始相位，而是出现了新的相位 $\phi_{流量}$，它与速度成正比。相位 $\phi_{流量}$ 与速度 v 之间的关系如下。

$$\phi_{流量} = \gamma G v t^2$$

其中 γ 为旋磁比，是氢核磁极化能力的量度，G 为梯度磁场振幅，t 为双极场一半的持续时间。旋磁比、磁场和持续时间都是已知的，而相位则是由图像测量出来的。因此，可以根据测量到的动旋的相位变化来计算速度。

使用双极流速编码梯度，潜在的血流速度因此直接编码到磁共振信号相位。然而，血流编码信号相位包括非零的未知背景相位 ϕ_0，由磁场或射频场的不均匀性引起。为了消除 ϕ_0，有必要进行 ≥ 2 次心脏磁共振扫描（具有不同的流速编码

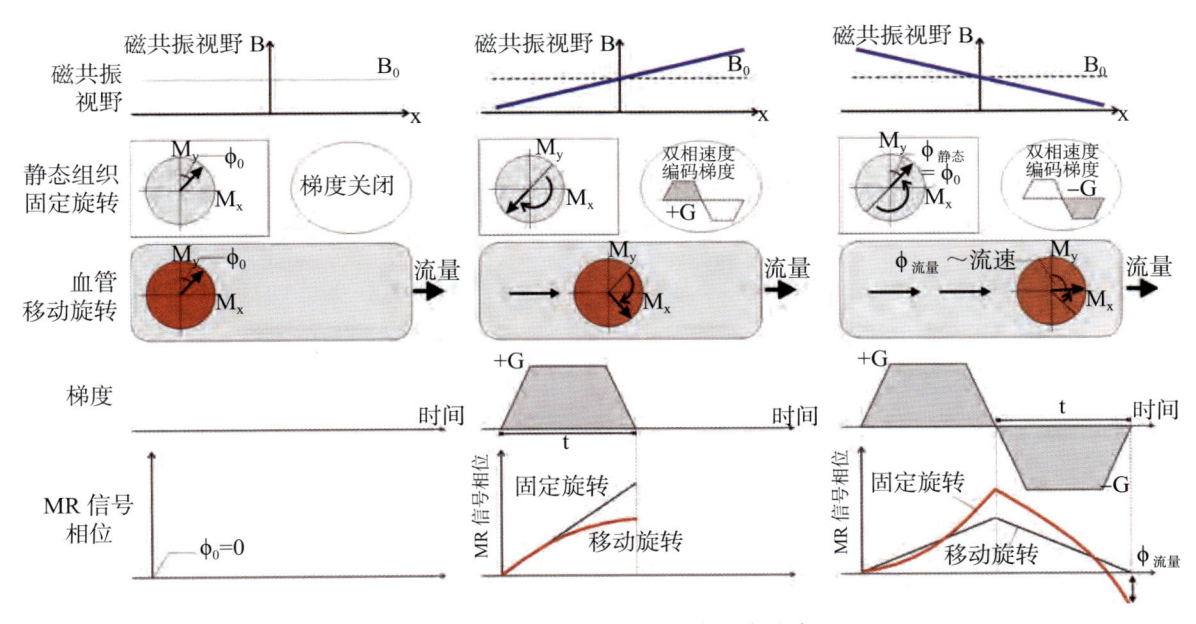

▲ 图 18-2 使用双极性流速编码梯度的流动编码原理

左图为实验开始时，梯度是关闭的，静止和移动的旋转具有相同的初始相位 ϕ_0。中图为流速编码梯度的前半部分（+G）被打开，并产生一个空间变化的磁场，其振幅随 X 方向呈线性变化。静止和移动的旋转经历了不同的磁场强度［静止旋转的磁场强度恒定，移动旋转的磁场沿运动方向（X）变化］，导致静止与移动旋转的信号相位积累不同。右图为流速编码梯度的后半部分（-G，倒置磁场）被发挥出来。静止的物体回到初始相位，但运动的物体有不同的相位 $\phi_{流量}$ 与其运动 / 流速成正比

梯度）并减去相位信息。减去两个相位图像（即计算相位差图像 Δϕ）可以消除未知的背景相位和计算速度图像。这种方法一般称为 PC 心脏磁共振、血流敏感心脏磁共振或磁共振相位速度图。例如，考虑在一次实验中，流速编码和背景相位为正。如果进行第二个实验，双极场反转（+G 和 –G 反转为 –G 和 +G），第二个图像将具有负的速度相位信息，但同样具有正的背景相位。通过减去这两幅图像，结果是具有 2 倍流速编码相位的单幅相位差图像，但没有任何背景相位信息[22]。

三、2D 电影相位对比心脏磁共振的采集和脉冲序列

（一）数据采集

在目前的临床实践中，最常见的血流编码扫描类型是单方向流速编码的 2D 电影 PC 心脏磁共振。利用心电门控的电影成像技术，在多个心脏周期内采集数据，测量时间分辨的脉搏性血流。磁共振采集的速度不够快，无法在一次心搏中收集所有需要的数据（图 18-1）。作为一个粗略的估计，采集一个单一的图像将需要＞240ms，比理想的时间分辨率长近 8 倍。为了解决这个限制，周期性的流量评估通过从几个心脏周期采集的数据重建图像。对于每个心搏和时间框架，需要采集所有所需的相位编码步骤的子集（k 空间分段或多次激发成像）。对于心脏磁共振原始数据的不同原始数据子集（k 空间）重复该程序，直到获取所有时间框架的数据。数据采集通常包括单方向速度测量，在大多数情况下，采用正交的 2D 成像（穿层编码）。对于单方向流速编码，2 个原始数据线（分别与"上"和"下"的流速编码梯度）必须被每个相位编码步骤获得。

这种方法产生一系列图像（幅度和相位差，图 18-1），显示整个心动周期的血流速度，可以测量先天性和后天性心脏病的正向血流、反流和分流。平面内流速编码可用于评估血流模式，例如狭窄或反流的位置和范围。

（二）分辨率和扫描时间

2D 电影 PC 心脏磁共振在扫描时间和空间、时间分辨率之间有许多权衡因素。在下面，我们将更详细地解释这些权衡因素，首先定义一些术语（图 18-1）。

- 扫描时间（T_{acq}）：在屏气扫描中，总扫描时间应少于患者屏气所需的时间，以限制呼吸运动伪影。呼吸困难的患者可能需要缩短扫描时间。

- k 空间线（N_y）：k 空间线的数量是指形成图像所需采集的原始数据线的数量。N_y 部分决定了图像的空间分辨率，增加 N_y 可以提高空间分辨率，但要以扫描时间为代价（在固定的视野范围下）。

- 节段数（N_{seg}）：k 空间节段数是指 RR 持续时间 T_{ECG} 每一次心搏时采集的数据线数。总扫描时间为 $T_{acq} = T_{ECG} N_y/N_{seg}$。如果需要 N_y=100 条线，并且在 60 次 / 分的心搏中收集 $N_{seg} = 10$ 个片段，那么总扫描时间为 $T_{acq} = 10s$。

- 心脏时间帧数（N_{phs}）：一个心脏周期中的时间帧数（也称为"相"）。一个时间帧数的持续时间由扫描的时间分辨率（Δt）给出。如果 $N_{seg} = 4$ 段获得给定的重复时间（T_R）为 5ms，相位持续时间和时间分辨率由 $\Delta t = 2T_R N_{seg} = 40ms$。因数 2 说明了产生单方向流速编码的相位差图像需要 2 次扫描。

对于给定的重复时间（T_R）和心脏周期（T_{ECG}），不同的成像序列可以构建基于时间分辨

率（Δt），空间分辨率（N_y 每层的相位编码线），和总采集时间 T_{acq} 之间的权衡。段数 N_{seg} 的选择，然后确定时间分辨率 $\Delta t = 2T_R N_{seg}$ 和总扫描时间 $T_{acq} = T_{ECG} N_y / N_{seg}$。典型的测量参数（空间分辨率：1.5~2.5mm，时间分辨率：30~60ms，层厚：5~8mm）允许在 10~20s 的屏息期间采集 2D 电影相位对比心脏磁共振数据。对于患者成像，需要考虑扫描时间和空间、时间分辨率之间的关系。在不增加扫描时间或降低时间分辨率的情况下不可能增加空间分辨率（图 18-3）。同样，如果不增加扫描时间或降低空间分辨率，也不可能增加时间分辨率。

（三）流速敏感性

用户可定义的一个重要的电影 PC 心脏磁共振参数是流速编码敏感性（venc），它是由双极流速编码梯度的幅度和持续时间定义的，代表了在不遇到速度混叠的情况下可以获得的最大流速。当基础速度＞venc 时，可能会出现速度混叠，典型的表现为速度从正向突然变为负向（流向反转假象；图 18-4 左图）。如果出现混叠假象，准确的流量可视化和量化可能会受到影响，除非能成功地进行抗卷褶校正。另外，venc 也可以增加，以避免速度混叠。然而，需要注意的是，速度噪声与 venc 直接相关。因此，选择较高的 venc 可以减少速度混叠，但也会增加流速图像中的速度噪声水平[23]。因此，venc 的选择最好是越高越好，以避免出现混叠，但也要尽可能地降低速度噪声。如果血流缓慢，如静脉循环或舒张后期，则需要降低 venc 以正确评估低流速。

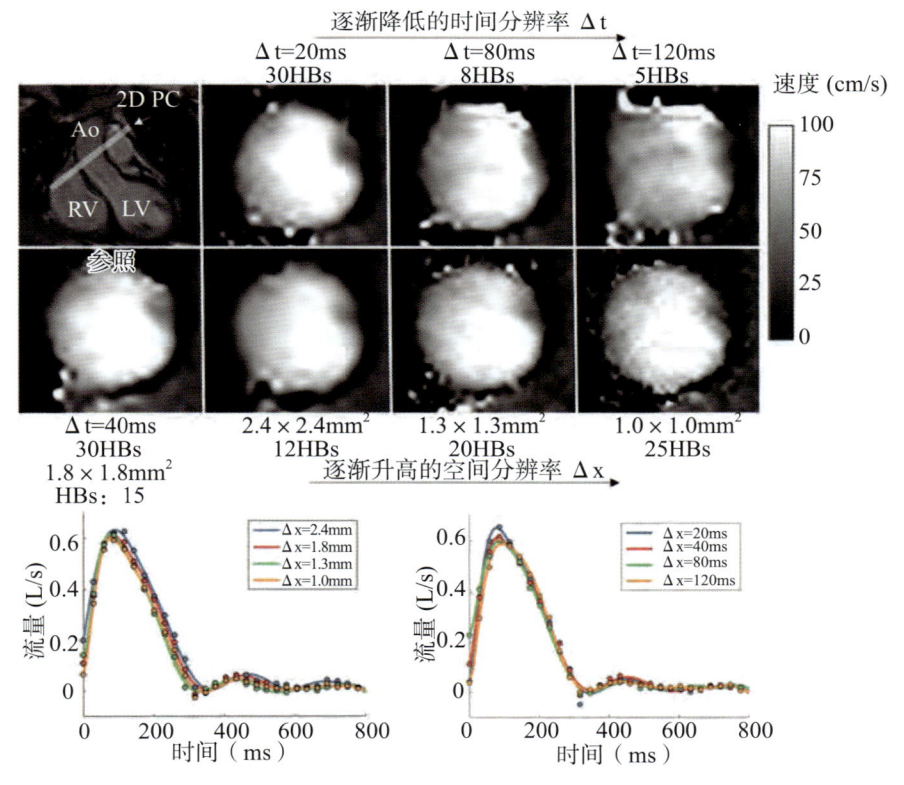

▲ 图 18–3 空间和时间分辨率对 2D 电影 PC 心脏磁共振图像质量的影响

扫描参数的选择应平衡空间、时间分辨率和扫描时间。空间和时间分辨率应足以测量峰值速度，而不产生部分容积效应。注意：随着空间分辨率的增加，速度噪声比降低。此外，当时间分辨率降低时，峰值速度和时间的准确性较低（20ms 与 140ms）。扫描时间随着空间或时间分辨率的增加而延长（更多次心脏搏动）
HBs. 获取 PC 心脏磁共振数据所需的心脏搏动次数

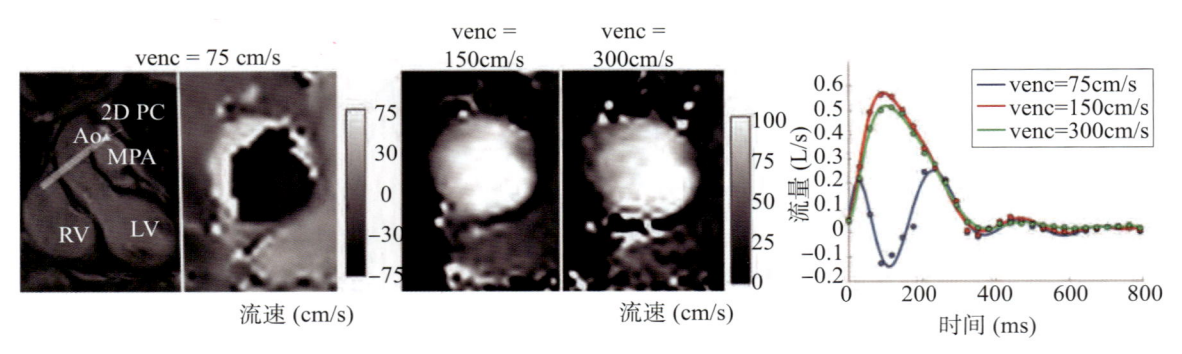

▲ 图 18-4　流速敏感性（venc）对 2D 电影 PC 心脏磁共振图像质量的影响

健康受试者升主动脉的 2D 电影 PC 心脏磁共振有 3 种 venc 设置。venc=75cm/s，低于峰值速度，流向头部的血流被不恰当地混叠为流向左心室的血流；venc=300cm/s，远高于峰值速度，速度噪声比受到影响，测量的准确性降低；venc=150cm/s，稍高于峰值速度，通常是相对合适的设置。一般来说，venc 的设置应根据每个患者的预期峰值速度来确定

（四）血流编码方向

心脏磁共振扫描仪配备了 3 个正交磁场梯度（X、Y 和 Z），通过沿所需的流向切换双极流速编码梯度，使速度能够在任意方向上进行编码。按照惯例，在 X 方向的磁场是整个患者从左到右的方向，Y 方向是沿着患者的前部到后部，Z 方向是头到脚。倾斜的方向，例如与二尖瓣或升主动脉正交的几何形状，需要同步激活双极磁场的组合。

一个关键的概念是磁共振图像的方向和血流编码方向之间的关系。磁共振图像是一个断层扫描图像，有两个平面内维度和一个垂直平面方向。流动编码与图像方向平行（平面内）或正交（穿平面）进行，每种编码有不同的应用。需要测量每搏输出量、狭窄或反流容积的应用，将图像方向与流动编码方向（穿平面）正交。

（五）心脏门控和同步

2D 电影 PC 心脏磁共振数据的采集需要心电门控（图 18-1）。有两种选择：前瞻性和回顾性门控。每种方法都有优点和缺点，应针对每个患者进行考虑。在这两种方法中，生理监测装置连续分析心电图波形，并检测 R 波，使数据采集与心脏和周期内的搏动性血流同步。

- 前瞻性门控（图 18-1）：根据节段数（N_{seg}）和时间分辨率（Δt），提前确定心脏时间帧数（相位，N_{phs}）。R 波检测后，扫描仪在下一个 R 波之前收集每个心脏时间帧的 N_{seg} k 空间线。由于心脏时间 N_{phs} 的数量是预先确定的，扫描发生在 RR 间期总持续时间的 80%~90%，以允许在扫描期间可能的心率变化。因此，这种前瞻性的门控方法的一个限制是无法获得舒张后期的数据，这对于应用很重要，例如通过二尖瓣或三尖瓣的心房室血液运输。此外，心率的不规则性可能会导致在随后的心脏跳动的数据采集不一致（例如，如果有一个 RR 间隔大幅缩短，一个或多个心脏时间 N_{phs} 可能无意中与下一个心脏跳动重叠）。

- 回顾性门控：在整个心动周期中连续采集数据。为了完成这项任务，重建的心脏时间帧数（相位，N_{phs}）和时间分辨率（Δt）之间的关系是解耦的。用户指定所需的心脏时间框架的数量，有效的时间分辨率是平均 RR 间隔除以心脏时间框架的数量。请注意，有效的时间分辨率与真正的基础

获得的时间分辨率（$2T_R N_{seg}$）不同。通常回顾性心电门控可以通过更多的心动周期来实现更高的有效时间分辨率。回顾性门控的一个局限性是 RR 间期的变化没有太多灵活性，因此对于心律失常患者来说可能很麻烦。

四、分析与后处理

（一）残余背景相位误差的修正

误差的几个来源（例如涡流的背景相位）或方法特有的问题（如速度混叠和噪声），都会影响磁共振相位速度图，需要在数据处理或可视化之前解决。相位偏移误差的主要来源包括涡流效应[24]、Maxwell 场[25]和非线性磁场梯度[26]。对这些相位偏移误差源的详细描述和讨论超出了本章的范围。尽管如此，在进一步处理 3D 可视化或流量量化的数据之前，应用适当的校正策略来补偿这些潜在的误差源是很重要的。虽然对 Maxwell 场和梯度磁场非线性的校正可以在图像重建过程中自动进行，但涡流校正不容易自动进行，必须整合到数据分析工作流程中。最常用的涡流校正策略是基于 Walker 等在 1993 年提出的方法[24]。该方法是基于阈值来识别具有静态组织的区域。然后，这些区域被用来估计涡流引起的线性变化的相位偏移误差，随后从整个图像中减去。一个替代的策略，需要扫描一个大的球形（静态）体模后，采用相同的成像参数进行相位对比血流成像，然后是从体内相位对比血流数据减去所产生的相位差图像。然而，执行额外的体模扫描所需的额外扫描时间和设备，使得这种方案不那么理想，所以基于图像的校正是最常用的。不幸的是，在不同的磁共振系统供应商和 PC 血流心脏磁共振应用中，不存在统一的策略、算法或软件。

（二）血流量化

临床上常见的血流测量方法是采用垂直于血管方向切面的 2D PC 心脏磁共振来评估净流和反流量、峰值速度和压力阶差[27-29]。血管以横截面出现，通过计算血管的横截面积和单位时间内通过血管的总血容量来量化。利用这个原理，流速 dQ/dt（单位时间内的体积）与血管面积 A 上积分的速度成正比。

$$dQ(t)/dt = \int v(t)dA$$

血管净流量是指一个心动周期内整合的流量。可以通过下列公式计算。

$$Q = \int_0^{RR} \frac{dQ}{dt} dt$$

如果成像平面没有完全正交对准血管，可以看出，对于通过圆柱形结构的血流，横截面积的增加部分被减少的观察流量所抵消。对于非圆柱形或小的血管，包含流动的血液和静止的背景组织的体素可能会被无意中合并，低估了净流量。常规得出的其他流量参数有前向血流、反向血流、反流分数和峰值速度。这就是所谓的部分容积效应。重要的是，研究表明，至少需要 5~6 个横跨血管腔的体素来避免部分容积效应，并确保准确的血流容积量化[30, 31]。

流量参数的测量通常通过血管壁轮廓（分段）和流速相加来进行。在脉动血流下，血管壁位置的变化需要为每个心动周期重新绘制轮廓。峰值速度（vpeak）是所有心动周期的等高线内的最大速度，但等高线应在血管壁边界内谨慎地重新绘制，以防止由于壁边界的噪声而产生虚假的峰值速度[32]。基于这些峰值速度的测量，峰值和平均压降（Δp，单位为 mmHg），即梯度，可以通过简化的 Bernoulli 方程 $\Delta p = 4 v peak$ 来估计[2, 33-35]。

五、验证性研究

2D 电影 PC 心脏磁共振已被其他有创和无创血流定量技术广泛验证。最早的体内验证实验表明，主动脉每搏输出量与多层磁共振断层扫描（左心室容积）高度相关，在健康受试者中具有较高的准确性[5]。2D 电影 PC 心脏磁共振的验证已经使用模拟系统血流动力学的校准脉冲流系统进行[36, 37]，并已证明与多普勒超声独立测量的流量[38]和流体物理学的计算模型（Navier-Stokes 方程）[39, 40]具有较高的准确性和可重复性。2D 电影 PC 心脏磁共振有一些重要的局限性，与空间和时间分辨率有关，可能导致流量量化不准确。早期比较 2D PC 心脏磁共振图与多普勒超声心动图的验证研究表明，2D PC 心脏磁振图存在负偏倚，但这种偏倚可能是由于超声心动图的空间分辨率不够。通过将成像平面精确地垂直于血流喷射的方向，以足够的平面内分辨率（$< 1.2 \times 1.2 mm^2$）和层厚 $< 6mm$ 进行成像，可以最大限度地减少部分容积效应。主动脉瓣狭窄（aortic stenosis，AS）患者的血流加速也可以是非常迅速的，因此，重要的是尽可能地提高时间分辨率（$< 30 \sim 40ms$）。尽管如此，2D 电影 PC 心脏磁共振方法的准确性和可重复性使其成为流量量化的无创性临床参考标准。

几项研究比较了使用 4D 血流心脏磁共振估计的血流动力学指数（见第八篇）和从标准 2D 电影 PC 心脏磁共振序列得出的血流动力学指数[41-48]，普遍发现，当只编码 1 个而不是 3 个速度向量时，主动脉和肺动脉流量和速度指数可能被低估。因此，4D 血流心脏磁共振在识别和量化峰值血流速度方面普遍优于单方向流速编码的标准 2D 电影 PC 心脏磁共振[41]，而标准 2D 电影 PC 心脏磁共振则低估了这些峰值血流速度。另一方面，无论是通过 2D 层面还是基于 4D 血流心脏磁共振的 3D 容积采集，三方向流速编码序列之间都有良好的一致性。这些结果表明三方向流速编码对估计血流动力学指数的重要性，特别是在考虑峰值速度的量化时。

六、2D 电影相位对比心脏磁共振的临床应用

2D 电影 PC 心脏磁共振最常见的一些适应证包括主动脉瓣狭窄、主动脉缩窄和血流分流患者的血流定量（见后述）。对所有可能的临床应用进行详尽描述超出了本章的范围。本书其他章节介绍的心血管应用的例子包括多种形式的瓣膜性心脏病（二尖瓣、三尖瓣、肺动脉瓣和主动脉瓣）和相关的瓣膜功能不全，以及反流分数的量化、复杂先天性心脏病的流量分布量化（如单心室患者的腔静脉、肺动脉和主动脉流量参数），或肺动脉狭窄患者的射流和峰值速度的评估。2D 电影 PC 心脏磁共振对肥厚型心肌病的左心室流出道梗阻也很有意义。

根据欧盟相关指南建议，在超声心动图检查不充分的情况下，可将 2D 电影 PC 心脏磁共振作为更全面的心脏磁共振检查的一部分，用来评估瓣膜病，或者作为主动脉疾病和先天性心脏病影像检查的一线工具。

（一）主动脉瓣狭窄

流速编码心脏磁共振对于主动脉瓣狭窄（AS）[49]严重程度的评估或瓣膜修复和置换的术后评估非常有用[10, 11, 50-53]。电影 PC 心脏磁共振可用于评估临床参数，如前向速度峰值、压力阶差和瓣膜面积（图 18-5）。主动脉瓣狭窄分期的指南包括瓣膜解剖学和血流动力学，采用心脏磁共振很容易量化这些指标。典型的分期包括评估峰值速度（vpeak），并将 AS 患者分为 4 期，包括 $< 2m/s$

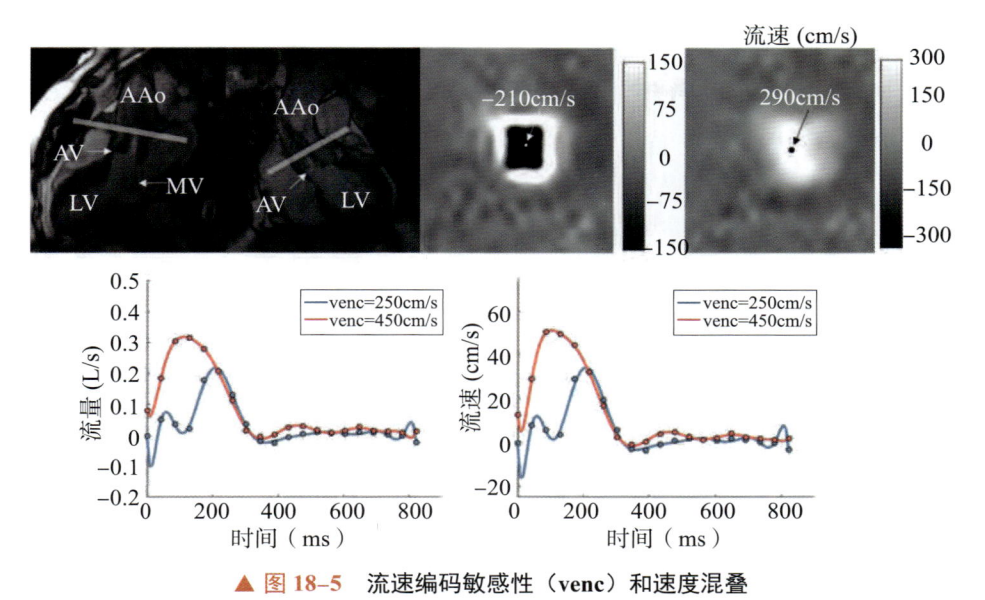

▲ 图 18-5 流速编码敏感性（venc）和速度混叠

1 名中度主动脉瓣狭窄患者的流速编码 2D 电影 PC 心脏磁共振显示真正的收缩期峰值速度是 290cm/s，但不适当的 venc 设置会导致不准确的峰值速度和混叠（venc=250cm/s），这可以通过选择高于预期收缩期峰值速度的速度灵敏性（venc=450cm/s）来纠正

AAo. 升主动脉；AV. 主动脉瓣；MV. 二尖瓣；LV. 左心室

（无 AS）、2～2.9m/s（轻度 AS）、3～3.9m/s（中度 AS）和＞ 4m/s（重度 AS）。2D 电影 PC 心脏磁共振与穿层流速编码在血管缩窄处进行成像，以确定峰值速度。瓣膜口面积也可以通过使用连续性方程的流速编码心脏磁共振来确定。与必须从多个高空间分辨率断层扫描中计算出的解剖性瓣口面积相比，这可能是有利的。

在严重的 AS 患者中，峰值速度可以＞ 400cm/s，流速编码必须设置得足够高，以避免混叠（在严重的主动脉瓣狭窄患者中，＞ 250～400cm/s）。为了最大限度地提高速度噪声比，流速编码设置的流速不应该比狭窄射流的预期峰值速度高很多。一个解决方案是使用所谓的 venc 多个预扫描序列快速、低分辨率的 2D 相位对比扫描不同的 venc。预扫描序列可以用来选择合适的 venc 进行更高分辨率的扫描，以避免速度混叠。这种方法的一个挑战是，在低空间分辨率的图像中，由于部分容积效应，峰值速度可能被低估。

部分容积效应是低空间分辨率扫描的伪影，必须尽可能地消除，以准确测量峰值速度[30]。主动脉瓣狭窄的典型特征是断面缩流，重度主动脉瓣狭窄患者其直径≤ 5～10mm。如果磁共振扫描空间分辨率过低，那么主动脉瓣狭窄峰值流速在收缩期就会混杂在一个体素中，射流束外的血液运动较慢，净速度显得较低。

（二）主动脉缩窄

主动脉缩窄可发生在主动脉弓下方的降主动脉，通常在动脉导管的附着区和左锁骨下动脉的远端[54]。主动脉瓣狭窄会加重主动脉弓和降主动脉之间的收缩压差，是造成左心室后负荷过载和心肌肥厚的直接原因。磁共振可清晰描述解剖梗阻的严重程度和位置，PC 心脏磁共振可提供严重程度的功能评估（图 18-6）[35, 55-59]。峰值速度和压力梯度（使用简化的 Bernoulli 方程）可以直接用 2D 相位对比心脏磁共振确定，并在缩窄最窄处进行穿层血流编码。

相位对比心脏磁共振也可以通过量化形成的

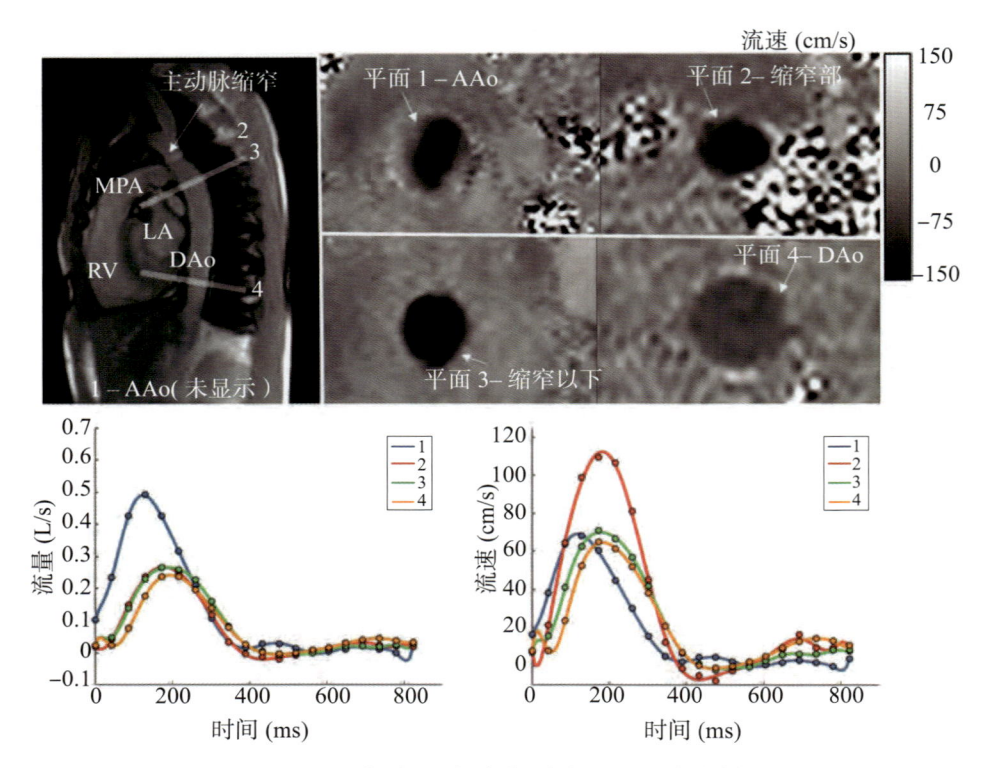

▲ 图 18-6 用 2D 电影 PC 心脏磁共振评估主动脉缩窄的严重性

近端和远端分析平面之间的净流量差异可用于计算通过侧支循环的流量。在缩窄的平面 2 中可以检测到升高的峰值速度

侧支循环来评估缩窄的严重程度[57, 59]。侧支循环是指通过其他主要动脉（如肋间动脉和胸廓内动脉）绕过缩窄的血流。在正常人的生理过程中，下半身的大部分净血量是通过降主动脉供应的。剩余的血液由肋间动脉和胸廓内动脉等动脉供应，这些动脉的压力低、流量小。但是，对于重度主动脉缩窄的患者，通过主动脉的净血量大大减少，而侧支循环输送的血量明显增加。

侧支循环的发展程度至少需要 2 次相位对比成像扫描来评估。使用降主动脉的斜矢状视图作为指导（图 18-6），一个平面定位在近端到缩窄，另一个定位在降主动脉的远端部分。单向血流编码时，两个平面的位置必须与主动脉血流垂直，才能准确量化总血流。通过两个平面的血量被量化，并比较两个扫描位置的净流量。降主动脉远端和近端位置之间的血量差异用于量化通过发达的侧支循环的血流。

（三）分流流量

分流是指血液在左心和右心之间的病理性流动，将含氧和脱氧的血液混合，扰乱人体正常的供氧。在左向右分流中，含氧血液从左侧输送到右侧。在右向左分流中，脱氧的血液从右侧输送到左侧。通过分流输送的总血量表明其大小和严重程度。

心脏磁共振可以从心脏解剖结构和血流中直接或间接检测分流的严重程度[60-64]。心脏解剖切面可直接检测分流，包括肺动脉、肺静脉和全身循环的异常，或者确定因容量超负荷而导致的心室和心房大小。用相位对比心脏磁共振比较输送到肺部和体循环的血量是间接检测分流严重程度的方法（图 18-7）。肺循环（Qp）和体循环（Qs）的总流量可提示分流严重程度。两个 2D 相位对比成像平面与穿层流速编码定位正交于肺动脉主干和升主动脉建立 Qp（肺循环流量）和 Qs（体

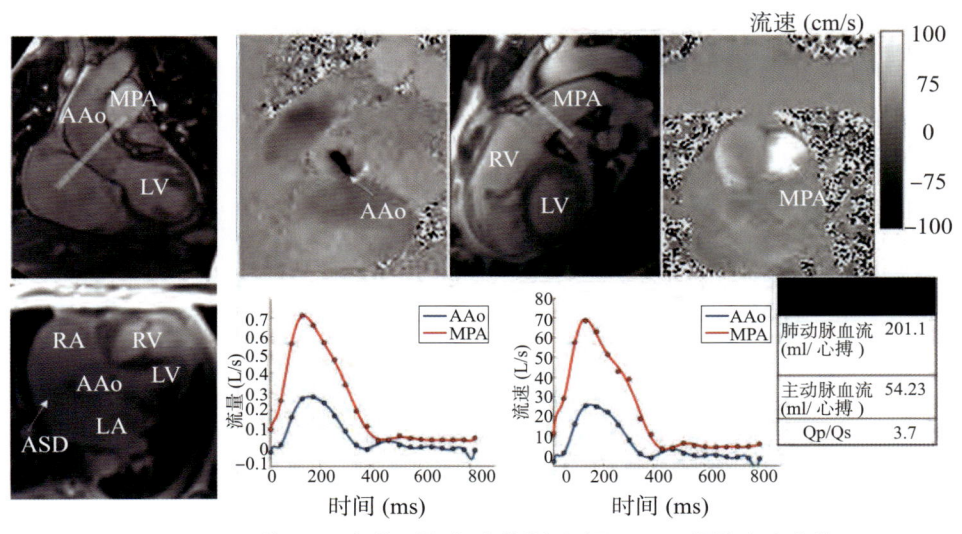

▲ 图 18-7 使用 2D 相位对比心脏磁共振测量 Qp/Qs 评估心内分流

观察到肺动脉主干中的肺循环净流量（Qp）和 AAo 中的体循环流量（Qs）不匹配（Qp/Qs=3.7）。由于房间隔缺损，血液从左心房输送到右心房

AAo. 升主动脉；MPA. 肺动脉主干；LV. 左心室；LA. 左心房；RA. 右心房；RV. 右心室；ASD. 房间隔缺损

循环流量）。分流容积为净血量之差（Qp－Qs），分流分数（Qp/Qs）为两种血量之比。Qp/Qs 的比值＜1 表示为右向左分流，＞1 表示为左向右分流。严重的左向右分流 Qp/Qs＞2，提示左向右血流高度紊乱，容量超负荷，右心压力增高。瓣膜反流和室间隔缺损是可能限制 2D 相位对比成像间接分流检测准确性的因素。

七、注意事项

本章的目的是说明 2D 相位对比心脏磁共振临床应用的扫描参数选择。其目的是以主动脉瓣狭窄的患者为例，指导磁共振技术人员和医生应该如何调整扫描参数来测量病理血流。本章并没有提供所有情况下扫描参数的完整描述，而是为了展示在选择扫描参数以进行准确的血流测量和量化时的注意事项。

- 一个心率为 80 次 / 分的患者（即 T_{ECG}=0.75s）进行 2D 相位对比心脏磁共振扫描，使用视野 y× 视野 x=270 mm×360 mm 的矩形视野。所需的平面内空间分辨率为 $2.5×2.5mm^2$，需要收集 $N_y = 108\ k$ 空间线（= 视野 y/2.5mm）。扫描仪收集的 $N_{Seg} = 4$ 段 $T_R = 5ms$，则时间分辨率 $\Delta t = 2T_R N_{Seg} = 40ms$。收集所有数据所需的心脏跳动的总数量，$N_y /N_{Seg} = 27$，总扫描时间 $T_{acq} = T_{ECG} N_y /N_{Seg} = 20.3s$，心脏扫描的帧数是 $N_{phs} = T_{ECG} /\Delta t = 18$（四舍五入到最接近的最小整数）。

- 初步扫描表明，这个患者可能有主动脉瓣狭窄。为了得到狭窄的射流峰值速度和准确量化的净流量，需要采集 $1.5×1.5\ mm^2$ 高空间分辨率的图像。由于视野是相同的，扫描将需要 $N_y = 180\ k$ 空间线（= 270mm/1.5mm）。为了达到相同的时间分辨率，需要总共 $N_y /N_{Seg} = 45$ 次的心搏来采集数据，对于 80 次 / 分的心率，总扫描时间 $T_{acq} = T_{ECG} N_y /N_{Seg} + 33.8s$。可以预见的是这作为患者屏气的时间太长了，因此一个解决方案是通过采集 $N_{Seg} = 6$ 段将

时间分辨率 Δt 从 40ms 减少到 60ms。需要采集的心搏总数减少到 $N_y/N_{Seg}=30$ 次，总的扫描时间 $T_{acq}=T_{ECG}N_y/N_{Seg}=22.5s$，心脏扫描的帧数为 $N_{phs}=T_{ECG}/\Delta t=12$（四舍五入到最接近的最小整数）。

需要注意的是，这些例子并不包括并行采集成像。并行采集成像是临床实践中用来加速数据采集的方法。这些技术可以显著降低 N_y，同时保留空间分辨率。可以减少 Δt 或 T_{acq}（或两者），这取决于所需要的应用。

八、相位对比心脏磁共振：从 2D 至 4D

（一）多方向的 2D 相位对比心脏磁共振

穿层或层内血流编码的 2D PC 心脏磁共振已成为评估血流动力学的有力临床工具，但通过多方向血流编码可以获得更多信息[20, 65-67]。对于常规使用的 2D PC 心脏磁共振，血流速度通常是沿单一方向通过 2D 层面进行编码的（图 18-8 左图）。

然而，采集平面的选择仍然具有挑战性，如果错位或血流不正交，可能导致峰值速度的低估。这常见于复杂的血流中，血流方向的变化发生在整个心动周期，例如瓣膜狭窄、瓣膜反流，或复杂的先天性心脏病。这些可以通过在感兴趣层面编码 3 个速度方向来改善峰值的低估（图 18-8）。

获得多方向信息有两种选择。一个直接的方法是在 3 个独立的扫描中依次对两个平面内方向和一个垂直平面方向的流动进行编码。只要每次扫描之间没有血流动力学的变化，就可以合理地将各个扫描组合起来，以获得速度矢量的所有 3 个组成部分。另一种选择是在一次扫描中交错血流编码方向。事实证明，通过同时对正交的血流进行编码，使后一种方案比前一种方案效率更高[68]。顺序血流编码需要 6 条数据线（2 个交替的双极梯度 ×3 个方向），而交错血流编码只需 4 条就可以进行。利用相位减法，可以证明该方案可以提供多方向流速编码所需的所有信息，且扫描效率较高。为了保持交错扫描的时间分辨率，应减少段数，同时增加整体扫描时间。

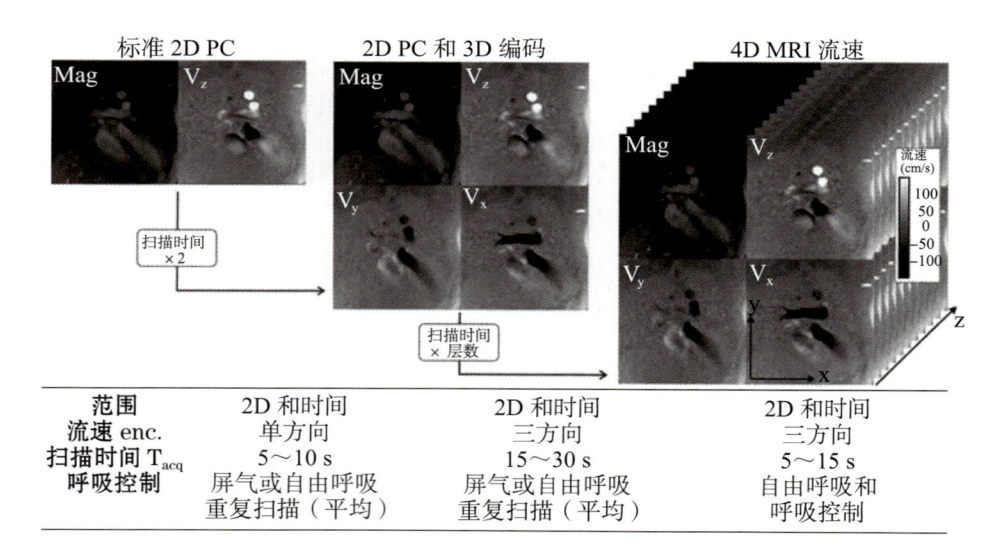

范围	标准 2D PC	2D PC 和 3D 编码	4D MRI 流速
流速 enc.	2D 和时间 单方向	2D 和时间 三方向	2D 和时间 三方向
扫描时间 T_{acq}	5～10 s	15～30 s	5～15 s
呼吸控制	屏气或自由呼吸 重复扫描（平均）	屏气或自由呼吸 重复扫描（平均）	自由呼吸和呼吸控制

▲ 图 18-8 从 2D 相位对比心脏磁共振到 4D 血流心脏磁共振成像
单一层面中单方向流速编码的 2D 相位对比心脏磁共振，可以在屏气或自由呼吸时通过重复扫描（平均）获得。三方向流速编码可以测量血流的所有成分，生成速度矢量。4D 血流心脏磁共振成像结合了 3D 空间编码和 3D 流速编码。每一次进展，都需要自由呼吸和呼吸导航扫描来补偿呼吸运动

第 18 章 血流和相位对比心脏磁共振
Blood flow and phase contrast CMR

(二) 4D 血流心脏磁共振成像

血流编码的讨论到目前为止仅限于单个层面，但需要额外的空间信息来描述更复杂的血流模式或从多个不同的血管和器官获得血流信息。4D 血流心脏磁共振成像解决了这一问题（3D 相位对比心脏磁共振具有三方向流速编码，图 18-8 右图），并能对 3D 体积内任何位置的血流进行事后时间分辨的 3D 可视化和回顾性量化[69-74]，将多方向血流编码与 3D 空间编码进行整合（图 18-8）[75-80]。

与标准的 2D 技术或超声心动图相比，多方向编码和（或）容积覆盖的 4D 血流数据复杂性增加，为获得更全面、更完善的心血管疾病血流复杂变化信息提供了机会。3D 速度场的可视化可以快速识别病理生理血流[72, 76, 81, 82]。3D 流线和时间分辨的 3D 路径线是描述复杂流场结构的可视化技术[81]。3D 流线是流场的可视化表现，描述了每个心动周期的流场空间结构。图 18-9 是一个大动脉转位的患者 3D 流线可视化的示例。通过使用流场中路径线可显示血流的时间特征，而不能显示空间特征[76]。复杂流动的可视化可能有助于术前的规划或评估瓣膜修复或置换后的血流动力学变化[83-85]。

此外，4D 血流心脏磁共振成像所提供的全容积覆盖允许对整个心血管系统多个位置的血流参数进行回顾性量化。相比之下，2D 相位对比心脏磁共振扫描可能很耗时，并且必须患者在心脏磁共振成像扫描仪中时进行。尽管有额外的扫描时间，但规划一个单一的 4D 血流心脏磁共振成像扫描更简单，可能包含整个感兴趣的心血管网络，并防止由于复杂的血管病理而导致的规划错误。因此，可以在多个位置和方向上回顾性地查看血流状况，以同时评估多个瓣膜的功能及其运动情况[86]。

然而，由于增加了扫描时间（沿所有 3 个维度采集流速编码的额外数据，图 18-8），无法在短时间内和（或）在屏气期间进行数据采集，因此将 4D 血流心脏磁共振成像整合到常规临床方案中仍然具有挑战性。用 4D 血流采集的数据量远高于 2D 相位对比心脏磁共振，和以前一样，应该考虑扫描时间和时间、空间分辨率之间的权衡。考虑以 32 个 2mm 层厚（64mm 层体积厚度）进行 4D 血流扫描。与 2D 相位对比心脏磁共振相比，空间覆盖率大大增加，但扫描时间增加了 64 倍（=32 层 ×2 个额外的分段 ×2 个额外的扫描需要 3 个方向的流速编码）。基于高效数据读出、并行成像和高效呼吸控制的最新发展，可以在 5~10min 获取心血管 4D 血流心脏磁共振成像数据（取决于空间覆盖率、分辨率、心率和呼吸控制的效率）。

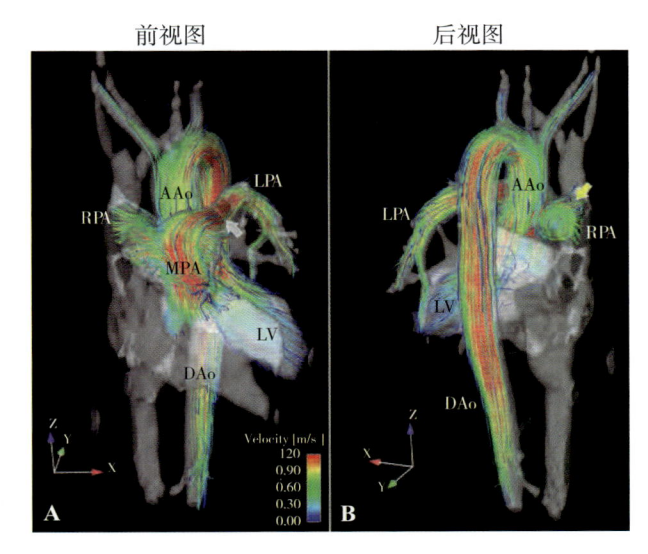

▲ 图 18-9 大动脉转位患者的全心覆盖 4D 血流心脏磁共振成像

应注意修复后的解剖结构，肺动脉位于主动脉前方。基于彩色编码的收缩期流线的 3D 血流可视化提供了一个主动脉和肺部血流动力学的概述。还应注意左肺动脉（LPA，A，灰箭）中异常高的收缩期流速，表明肺动脉这个分支的狭窄和加速流动，这是此类患者常见的并发症。此外，应注意右肺动脉（RPA，B，黄箭）的异常血流模式，修复后血管解剖结构的改变可导致异常的流动特征，这可能与血管重构有关，有可能发展为继发性并发症

LV. 左心室；AAo. 升主动脉；DAo. 降主动脉；MPA. 肺动脉主干

163

(三) 呼吸运动

有几种策略可以消除与呼吸有关的伪影。在标准的 2D 相位对比心脏磁共振中，通常采用屏气或平均法来消除呼吸的影响。在大多数应用中，10～15s 的单次屏气就足够了。在其他应用程序中，如 3D、多方向或多流速编码，可能无法在一个单一的屏息期内采集数据以保持足够的空间或时间分辨率。在自由呼吸过程中重复扫描数次并求取平均值是这些应用程序或屏气困难患者的一种选择。其原理是，综合多个不同呼吸阶段获得的数据将消除呼吸中的不连贯运动，同时提高连续血流运动的速度噪声比。当心脏和血管解剖运动受到限制时，平均法可以非常有效地消除由于呼吸变化引起的流量变化。随着轻微的解剖运动，血管壁和心脏结构会有点模糊，对血流的影响有限。呼吸对心脏功能有影响，应予以考虑，特别是在屏气应用中。

由于 4D 血流心脏磁共振成像扫描持续时间非常长，屏气已不可行。为了消除呼吸运动伪影，一种选择是同时执行心脏和呼吸门控[87-89]。呼吸运动跟踪可以通过放置在胸部的波纹管传感器来实现。另外，使用呼吸导航的技术，心脏磁共振扫描可以快速获得显示上腹部和膈肌位置的信号。无论哪种情况，都允许扫描时有一个可接受的呼吸运动窗口，在这个范围之外，数据不会被收集（或丢弃后重新获取）。窗口的大小决定了总的扫描效率和扫描时间。通过向患者提供有关呼吸的指示、在呼气末而不是吸气末获取图像，或者根据当前呼吸位置重新安排数据采集顺序，可以提高扫描效率[78, 90, 91]。带导航的呼吸运动跟踪有缺点，包括上腹部和呼吸引起的心功能之间的间接关系[92, 93]和扫描效率的降低[94]。此外，直接从 4D 血流数据中获取呼吸信息的自门控方法即将问世，可能允许对自由呼吸时的血流场进行回顾性分析[79, 94-96]。

九、成像加速及先进的数据采集策略

(一) 缩短扫描时间的方法

缩短扫描时间能提高患者的舒适度，并确保所有相关临床数据的收集。一般来说，心脏磁共振会因切换梯度磁场产生巨大的噪声，而且密闭空间会导致幽闭恐惧症而带来不适，患者可能难以完成和重复进行屏气。除了患者的舒适度外，扫描时间的缩短也使与患者运动有关的伪影降到最低。典型的心脏磁共振伪影包括非生理位置的解剖学重复（伪影）、解剖学的错误配准、测量精度降低和图像失真。虽然缩短扫描时间有很多好处，但它降低了速度噪声比，在低速度或高空间分辨率的小血管成像时，应考虑到这一点。减少扫描时间的几种常见方法是视野不对称、部分 Fourier 成像、视图共享、并行成像和欠采样。

- 视野不对称或矩形视场是一种直接和容易实现的方法，以减少扫描时间。整体扫描时间与扫描线的数量 N_y 成正比。矩形视野减少了 N_y，是有益的，因为它在不影响空间或时间分辨率的情况下减少了扫描时间。为了尽可能减少扫描时间，相位编码方向应定位在解剖学的最窄的位置。对于瘦小的患者，通过旋转视野可以减少 40% 的扫描时间。

- 部分 Fourier 成像是 Cartesian 数据采样中减少扫描时间的另一种方法。由于 k 空间对称性只需要采样数据的一部分——对称部分可以从先前采样的数据中获得。总扫描时间的减少与这种方式获得的对称部分的比例成正比。

- 视图共享使用邻近心脏期相的节段来减少

总扫描时间，是减少总扫描时间或提高有效时间分辨率的有效方法[97]。

- 一种强大的缩短扫描时间的方法——并行成像——利用来自多个接收线圈单元的空间信息来代替一些梯度空间编码（图18-10）。基本概念是，定位在不同位置的接收线圈单元将从患者身上感知不同的局部信号信息。给定本地检测器灵敏度的事先信息，就可以将检测器信号组合起来，以恢复空间信息。这种方法的有效性取决于检测器的空间灵敏度，当每个检测器感应到来自患者的独特信号时，可以获得最佳的扫描时间缩短。最著名的两种并行成像方法被称为 SENSE[98] 和 GRAPPA[99]，尽管 SENSE 和 GRAPPA 是不同的方法，有不同的优缺点。一般来说，这两种技术都能获得参考数据，提供关于探测器空间特性的额外信息。并行成像的几种变化已被用于加速相位对比心脏磁共振扫描[100-102]。
- 欠采样可用于通过收集比图像重建所需的更少的数据来减少扫描时间。欠采样的 Cartesian 数据将导致心脏磁共振中的折叠式混叠，使两个不同的解剖位置出现在同一位置。取而代之的是在直线网格中取样数据，梯度可以被调节以获得沿径向投影[103]或 k 空间中螺旋轨迹[104]的原始数据。非 Cartesian 数据欠采样的优点是，不存在传统意义上的叠加伪影，而是会造成采样模式特有的条纹。在许多情况下，尽管有条纹，但仍有可能用高度的欠采样来解释解剖特征。

（二）新兴方法：压缩感知、实时血流、超短回波时间

最近逐渐发展的稀疏采样技术，如压缩感知或多维并行成像、k-t GRAPPA，已经显示出加速数据采集和缩短整体扫描时间的巨大潜力[102, 105-111]。例如，压缩感知是一种用比通常需要量少得多的数据获得高质量图像的技术[112]。其想法是以一种产生不连贯的混叠的方式来获得有限的数据量，这些混叠看起来像图像噪声。如果图像数据具有稀疏表示，那么可以从这些有限的数据中获得高质量的图像。许多磁共振图像具有稀疏表示，例如，血管造影是在一个空的背景中由几条血管组成。与血管造影不同的是，许多磁共振图像并不具有空间稀疏性的特征，而是具有另一种类型的稀疏性[101, 113]。例如，心脏图像通常以时间稀疏性为特征[101]，这意味着许多连

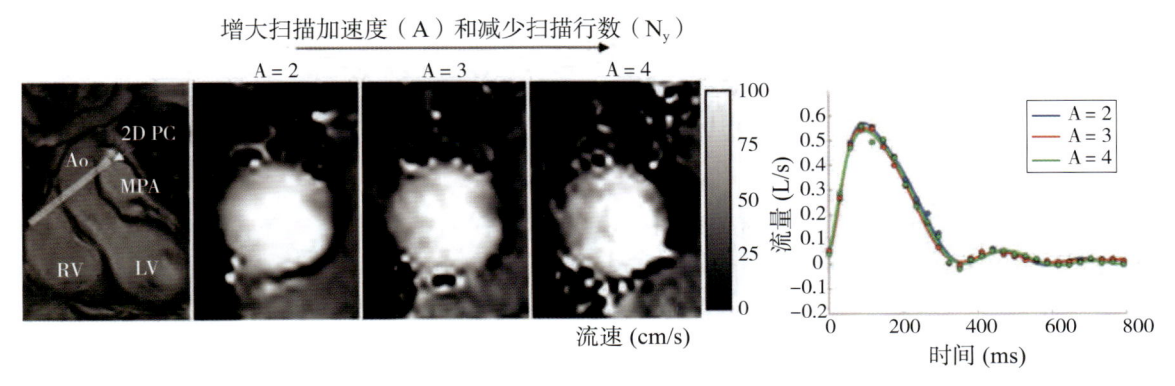

▲ 图 18-10 3 种不同加速因子（A）下并行成像对 2D 电影相位对比心脏磁共振图像质量的影响

并行成像利用多个探测器的空间灵敏度来替代梯度空间编码，以减少 2D 电影相位对比心脏磁共振的扫描时间。由于扫描加速也会降低速度噪声比，因此减少扫描时间的程度是有限的

续的图像帧共享相似的信息，而差异则归因于运动。对比剂分布到组织中的可视化具有类似的时间稀疏性，尽管组织对比度发生变化，而不是运动。压缩感知可以利用几乎任何类型的稀疏性来重建比通常需要的更少的数据。相位对比心脏磁共振具有相当大的时间稀疏性。因此，采样和图像重建可以通过压缩感知来减少扫描时间[108]。

在脉冲序列设计和图像重建方面的进步，结合平行成像和压缩感知，使得相位对比心脏磁共振数据的加速效果显著。加速因子最近已经达到了较高水平，可以在患者身上获得实时血流波形。为了实现实时流量采集所需的足够高的帧率，已经开发了优化和加速的 2D 流量成像脉冲序列，它结合了高效的数据读出模块（如平面回波成像）与数据欠采样和并行成像数据重建（如压缩感知、空间和时间维度的 k-t 加速）。此外，还提出了共享流速编码，以进一步提高时间分辨率，并基于在相邻时间帧之间共享全 k 空间数据集的概念，以使有效帧率加倍。基于这些发展，可以进行穿层流速编码的 2D 实时血流成像，时间更新率在 30～50ms。实时心脏磁共振将具有许多优势，包括改善心脏磁共振运动生理学和评估心房颤动和心律失常情况下的血流。此外，该技术非常适合评估重要的呼吸作用对血流的影响（例如吸气与呼气时 Fontan 循环中静脉血流的变化），而标准的 2D 相位对比血流方法不容易评估。

超短回波时间（UTE）相位对比心脏磁共振成像是一种评估严重狭窄和反流量有价值的方法。狭窄会产生射流，其特点是峰值速度高和混乱的射流倾斜角。流动加速、湍流和混合会导致流速编码相位的分散和净流量和峰值速度的不准确。早期的实验表明，较短的回波时间对血流编码具有优势[50, 114-116]。超短回波时间成像以尽可能快的速度对运动进行编码，限制了相位的分散，提高了速度噪声比[117, 118]。

十、结论

相位对比心脏磁共振成像的血流成像是对人体血流速度和流量进行非侵入性表征所不可缺少的。运动是以双极流速编码梯度的相位信息编码的，梯度的幅度和持续时间决定了运动的敏感性（venc）和速度噪声比。梯度振幅和持续时间决定了运动敏感性（venc）和速度噪声比，应根据应用和患者进行调整。相位对比图像是通过几个心动周期与心电同步获得的，应考虑空间和时间分辨率和扫描时间之间的权衡。几个典型的应用是评估主动脉瓣狭窄的严重程度、主动脉缩窄，以及心内分流。后处理用于纠正残留的背景相位信息，并测量峰值速度、净血流量和压力阶差。缩短扫描时间的几种方法是减少扫描线和并行成像，而压缩感知、实时成像、超短回波时间和 4D 血流心脏磁共振成像等新技术可能很快就会成为对医生有利的影像学工具，以实现更准确、更快速的扫描。可见，血流成像的前景良好，时机成熟。

推 荐 阅 读

[1] Bernstein MA, Zhou XJ, Polzin JA, et al. Concomitant gradient terms in phase contrast MR: analysis and correction. *Magn Reson Med*. 1998;39:300–8.

[2] Gatehouse PD, Keegan J, Crowe LA, et al. Applications of phase-contrast flow and velocity imaging in cardiovascular MRI. *Eur Radiol*. 2005;15:2172–84.

[3] Hom JJ, Ordovas K, Reddy GP. Velocity-encoded cine MR imaging in aortic coarctation: functional assessment of hemodynamic events. *Radiographics*. 2008;28:407–16.

[4] Hope MD, Sedlic T, Dyverfeldt P. Cardiothoracic magnetic resonance flow imaging. *J Thorac Imaging*. 2013;28:217–30.

[5] Markl M, Kilner PJ, Ebbers T. Comprehensive 4D velocity

mapping of the heart and great vessels by cardiovascular magnetic resonance. *J Cardiovasc Magn Reson*. 2011;13:7.

[6] Nayak KS, Nielsen JF, Bernstein MA, et al. Cardiovascular magnetic resonance phase contrast imaging. *J Cardiovasc Magn Reson*. 2015;17:71.

[7] Pelc NJ, Herfkens RJ, Shimakawa A, Enzmann DR. Phase contrast cine magnetic resonance imaging. *Magn Reson Q*. 1991;7:229–54.

[8] Sommer G, Bremerich J, Lund G. Magnetic resonance imaging in valvular heart disease: clinical application and current role for patient management. *J Magn Reson Imaging*. 2012;35:1241–52.

[9] Walker PG, Cranney GB, Scheidegger MB, Waseleski G, Pohost GM, Yoganathan AP. Semiautomated method for noise reduction and background phase error correction in MR phase velocity data. *J Magn Reson Imaging*. 1993;3:521–30.

参 考 文 献

[1] Nichols WW, O'Rourke MF, McDonald DA. *McDonald's Blood Flow in Arteries: Theoretical, Experimental and Clinical Principle*, 6th ed. London: Hodder Arnold; 2011.

[2] Atkinson DJ, Edelman RR. Cineangiography of the heart in a single breath hold with a segmented turboFLASH sequence. *Radiology*. 1991;178:357–60.

[3] Bryant DJ, Payne JA, Firmin DN, Longmore DB. Measurement of flow with NMR imaging using a gradient pulse and phase difference technique. *J Comput Assist Tomogr*. 1984;8:588–93.

[4] Burt CT. NMR measurements and flow. *J Nucl Med*. 1982; 23:1044–5.

[5] Firmin DN, Nayler GL, Klipstein RH, Underwood SR, Rees RS, Longmore DB. *In vivo* validation of MR velocity imaging. *J Comput Assist Tomogr*. 1987;11:751–6.

[6] Moran PR. A flow velocity zeugmatographic interlace for NMR imaging in humans. *Magn Reson Imaging*. 1982;1:197–203.

[7] Nayler GL, Firmin DN, Longmore DB. Blood flow imaging by cine magnetic resonance. *J Comput Assist Tomogr*. 1986;10: 715–22.

[8] Pelc NJ, Herfkens RJ, Shimakawa A, Enzmann DR. Phase contrast cine magnetic resonance imaging. *Magn Reson Q*. 1991;7:229–54.

[9] Underwood SR, Firmin DN, Rees RS, Longmore DB. Magnetic resonance velocity mapping. *Clin Phys Physiol Meas*. 1990;11: 37–43.

[10] Rebergen SA, van der Wall EE, Doornbos J, de Roos A. Magnetic resonance measurement of velocity and flow: technique, validation, and cardiovascular applications. *Am Heart J*. 1993;126:1439–56.

[11] Dall'Armellina E, Hamilton CA, Hundley WG. Assessment of blood flow and valvular heart disease using phase-contrast cardiovascular magnetic resonance. *Echocardiography*. 2007;24:207–16.

[12] Kilner PJ, Gatehouse PD, Firmin DN. Flow measurement by magnetic resonance: a unique asset worth optimising. *J Cardiovasc Magn Reson*. 2007;9:723–8.

[13] Nayak KS, Nielsen JF, Bernstein MA, et al. Cardiovascular magnetic resonance phase contrast imaging. *J Cardiovasc Magn Reson*. 2015;17:71.

[14] Chai P, Mohiaddin R. How we perform cardiovascular magnetic resonance flow assessment using phase-contrast velocity mapping. *J Cardiovasc Magn Reson*. 2005;7:705–16.

[15] Carr HY, Purcell EM. Effects of diffusion on free precession in nuclear magnetic resonance experiments. *Phys Rev*. 1954;94:630–8.

[16] Hahn E. Detection of sea water motion by nuclear precession. *J Geophys Res*. 1960;65:776–7.

[17] Moran PR. A flow velocity zeugmatographic interlace for NMR imaging in humans. *Magn Reson Imaging*. 1982;1:197–203.

[18] Bryant DJ, Payne JA, Firmin DN, Longmore DB. Measurement of flow with NMR imaging using a gradient pulse and phase difference technique. *J Comput Assist Tomogr*. 1984;8:588–93.

[19] van Dijk P. Direct cardiac NMR imaging of heart wall and blood flow velocity. *J Comput Assist Tomogr*. 1984;8:429–36.

[20] Feinberg DA, Crooks LE, Sheldon P, Hoenninger J, 3rd, Watts J, Arakawa M. Magnetic resonance imaging the velocity vector components of fluid flow. *Magn Reson Med*. 1985;2:555–66.

[21] Bernstein MA, Shimakawa A, Pelc NJ. Minimizing TE in moment-nulled or flow-encoded two- and three-dimensional gradient-echo imaging. *Magn Reson Med*. 1992;2:583–8.

[22] Bernstein MA, Ikezaki Y. Comparison of phase-difference and complex-difference processing in phase-contrast MR angiography. *J Magn Reson Imaging*. 1991;1:725–9.

[23] Andersen AH, Kirsch JE. Analysis of noise in phase contrast MR imaging. *Med Phys*. 1996;23:857–69.

[24] Walker PG, Cranney GB, Scheidegger MB, Waseleski G, Pohost GM, Yoganathan AP. Semiautomated method for noise reduction and background phase error correction in MR phase velocity data. *J Magn Reson Imaging*. 1993;3:521–30.

[25] Bernstein MA, Zhou XJ, Polzin JA, et al. Concomitant gradient terms in phase contrast MR: analysis and correction. *Magn Reson Med*. 1998;39:300–8.

[26] Markl M, Bammer R, Alley MT, et al. Generalized reconstruction of phase contrast MRI: analysis and correction of the effect of gradient field distortions. *Magn Reson Med*. 2003;50:791–801.

[27] Caroff J, Biere L, Trebuchet G, Nedelcu C, et al. Applications of phase-contrast velocimetry sequences in cardiovascular imaging. *Diagn Interv Imaging*. 2012;93:159–70.

[28] Lew CD, Alley MT, Bammer R, Spielman DM, Chan FP. Peak velocity and flow quantification validation for sensitivity- encoded phase-contrast MR imaging. *Acad Radiol*. 2007;14:258–69.

[29] Pelc NJ. Flow quantification and analysis methods. *Magn Reson Imaging Clin N Am*. 1995;3:413–24.

[30] Tang C, Blatter DD, Parker DL. Accuracy of phase-contrast flow measurements in the presence of partial-volume effects. *J Magn Reson Imaging*. 1993;3:377–85.

[31] Hofman MB, Visser FC, van Rossum AC, Vink QM, Sprenger M, Westerhof N. *In vivo* validation of magnetic resonance blood volume flow measurements with limited spatial resolution in small vessels. *Magn Reson Med*. 1995;33:778–84.

[32] Lee VS, Spritzer CE, Carroll BA, et al. Flow quantification using fast cine phase-contrast MR imaging, conventional cine

[33] Firstenberg MS, Vandervoort PM, Greenberg NL, et al. Noninvasive estimation of transmitral pressure drop across the normal mitral valve in humans: importance of convective and inertial forces during left ventricular filling. *J Am Coll Cardiol*. 2000;36:1942–9.

[34] DeGroff CG, Shandas R, Kwon J, Valdes-Cruz L. Accuracy of the Bernoulli equation for estimation of pressure gradient across stenotic Blalock-Taussig shunts: an *in vitro* and numerical study. *Pediatr Cardiol*. 2000;21:439–47.

[35] Oshinski JN, Parks WJ, Markou CP, et al. Improved measurement of pressure gradients in aortic coarctation by magnetic resonance imaging. *J Am Coll Cardiol*. 1996;28:1818–26.

[36] Evans AJ, Iwai F, Grist TA, et al. Magnetic resonance imaging of blood flow with a phase subtraction technique. In vitro and in vivo validation. *Invest Radiol*. 1993;28:109–15.

[37] Bock J, Frydrychowicz A, Lorenz R, et al. *In vivo* noninvasive 4D pressure difference mapping in the human aorta: phantom comparison and application in healthy volunteers and patients. *Magn Reson Med*. 2011;66:1079–88.

[38] Powell AJ, Maier SE, Chung T, Geva T. Phase-velocity cine magnetic resonance imaging measurement of pulsatile blood flow in children and young adults: *in vitro* and *in vivo* validation. *Pediatr Cardiol*. 2000;21:104–10.

[39] Frayne R, Steinman DA, Ethier CR, Rutt BK. Accuracy of MR phase contrast velocity measurements for unsteady flow. *J Magn Reson Imaging*. 1995;5:428–31.

[40] Casas B, Lantz J, Dyverfeldt P, Ebbers T. 4D flow MRI-based pressure loss estimation in stenotic flows: evaluation using numerical simulations. *Magn Reson Med*. 2016;75:1808–21.

[41] Nordmeyer S, Riesenkampff E, Messroghli D, et al. Fourdimensional velocity-encoded magnetic resonance imaging improves blood flow quantification in patients with complex accelerated flow. *J Magn Reson Imaging*. 2013;37:208–16.

[42] Stalder AF, Russe MF, Frydrychowicz A, Bock J, Hennig J, Markl M. Quantitative 2D and 3D phase contrast MRI: optimized analysis of blood flow and vessel wall parameters. *Magn Reson Med*. 2008;60:1218–31.

[43] Brix L, Ringgaard S, Rasmusson A, Sorensen TS, Kim WY. Three dimensional three component whole heart cardiovascular magnetic resonance velocity mapping: comparison of flow measurements from 3D and 2D acquisitions. *J Cardiovasc Magn Reson*. 2009;11:3.

[44] Nordmeyer S, Riesenkampff E, Crelier G, et al. Flow-sensitive four-dimensional cine magnetic resonance imaging for offline blood flow quantification in multiple vessels: a validation study. *J Magn Reson Imaging*. 2010;32:677–83.

[45] Frydrychowicz A, Wieben O, Niespodzany E, Reeder SB, Johnson KM, Francois CJ. Quantification of thoracic blood flow using volumetric magnetic resonance imaging with radial velocity encoding: *in vivo* validation. *Invest Radiol*. 2013;48:819–25.

[46] Harloff A, Zech T, Wegent F, Strecker C, Weiller C, Markl M. Comparison of blood flow velocity quantification by 4D flow MR imaging with ultrasound at the carotid bifurcation. *AJNR Am J Neuroradiol*. 2013;34:1407–13.

[47] Wentland AL, Grist TM, Wieben O. Repeatability and internal consistency of abdominal 2D and 4D phase contrast MR flow measurements. *Acad Radiol*. 2013;20:699–704.

[48] Hanneman K, Sivagnanam M, Nguyen ET, et al. Magnetic resonance assessment of pulmonary (QP) to systemic (QS) flows using 4D phase-contrast imaging: pilot study comparison with standard through-plane 2D phase-contrast imaging. *Acad Radiol*. 2014;21:1002–8.

[49] Carabello BA, Paulus WJ. Aortic stenosis. *Lancet*. 2009;373:956–66.

[50] Spielmann RP, Schneider O, Thiele F, Heller M, Bucheler E. Appearance of poststenotic jets in MRI: dependence on flow velocity and on imaging parameters. *Magn Reson Imaging*. 1991;9:67–72.

[51] Weininger M, Sagmeister F, Herrmann S, et al. Hemodynamic assessment of severe aortic stenosis: MRI evaluation of dynamic changes of vena contracta. *Invest Radiol*. 2011;46:1–10.

[52] Gatehouse PD, Keegan J, Crowe LA, et al. Applications of phasecontrast flow and velocity imaging in cardiovascular MRI. *Eur Radiol*. 2005;15:2172–84.

[53] Sommer G, Bremerich J, Lund G. Magnetic resonance imaging in valvular heart disease: clinical application and current role for patient management. *J Magn Reson Imaging*. 2012;35:1241–52.

[54] Clagett OT, Kirklin JW, Edwards JE. Anatomic variations and pathologic changes in coarctation of the aorta; a study of 124 cases. *Surg Gynecol Obstet*. 1954;98:103–14.

[55] Hom JJ, Ordovas K, Reddy GP. Velocity-encoded cine MR imaging in aortic coarctation: functional assessment of hemodynamic events. *Radiographics*. 2008;28:407–16.

[56] Cantinotti M, Hegde S, Bell A, Razavi R. Diagnostic role of magnetic resonance imaging in identifying aortic arch anomalies. *Congenit Heart Dis*. 2008;3:117–23.

[57] Pujadas S, Reddy GP, Weber O, Tan C, Moore P, Higgins CB. Phase contrast MR imaging to measure changes in collateral blood flow after stenting of recurrent aortic coarctation: initial experience. *J Magn Reson Imaging*. 2006;24:72–6.

[58] Eichhorn JG, Fink C, Delorme S, Hagl S, Kauczor HU, Ulmer HE. Magnetic resonance blood flow measurements in the follow-up of pediatric patients with aortic coarctation—a reevaluation. *Int J Cardiol*. 2006;113:291–8.

[59] Julsrud PR, Breen JF, Felmlee JP, Warnes CA, Connolly HM, Schaff HV. Coarctation of the aorta: collateral flow assessment with phase-contrast MR angiography. *AJR Am J Roentgenol*. 1997;169:1735–42.

[60] Rajiah P, Kanne JP. Cardiac MRI: Part 1, cardiovascular shunts. *AJR Am J Roentgenol*. 2011;197:W603–20.

[61] Debl K, Djavidani B, Buchner S, et al. Quantification of left-to-right shunting in adult congenital heart disease: phasecontrast cine MRI compared with invasive oximetry. *Br J Radiol*. 2009;82:386–91.

[62] Korperich H, Gieseke J, Barth P, et al. Flow volume and shunt quantification in pediatric congenital heart disease by realtime magnetic resonance velocity mapping: a validation study. *Circulation*. 2004;109:1987–93.

[63] Beerbaum P, Korperich H, Gieseke J, Barth P, Peuster M, Meyer H. Rapid left-to-right shunt quantification in children by phasecontrast magnetic resonance imaging combined with sensitivity encoding (SENSE). *Circulation*. 2003;108:1355–61.

[64] Petersen SE, Voigtlander T, Kreitner KF, et al. Quantification of

shunt volumes in congenital heart diseases using a breath-hold MR phase contrast technique—comparison with oximetry. *Int J Cardiovasc Imaging*. 2002;18:53–60.

[65] Kilner PJ, Yang GZ, Mohiaddin RH, Firmin DN, Longmore DB. Helical and retrograde secondary flow patterns in the aortic arch studied by three-directional magnetic resonance velocity mapping. *Circulation*. 1993;88:2235–47.

[66] Mohiaddin RH, Yang GZ, Kilner PJ. Visualization of flow by vector analysis of multidirectional cine MR velocity mapping. *J Comput Assist Tomogr*. 1994;18:383–92.

[67] Bogren HG, Mohiaddin RH, Yang GZ, Kilner PJ, Firmin DN. Magnetic resonance velocity vector mapping of blood flow in thoracic aortic aneurysms and grafts. *J Thorac Cardiovasc Surg*. 1995;110:704–14.

[68] Pelc NJ, Bernstein MA, Shimakawa A, Glover GH. Encoding strategies for three-direction phase-contrast MR imaging of flow. *J Magn Reson Imaging*. 1991;1:405–13.

[69] Markl M, Kilner PJ, Ebbers T. Comprehensive 4D velocity mapping of the heart and great vessels by cardiovascular magnetic resonance. *J Cardiovasc Magn Reson*. 2011;13:7.

[70] Markl M, Frydrychowicz A, Kozerke S, Hope M, Wieben O. 4D flow MRI. *J Magn Reson Imaging*. 2012;36:1015–36.

[71] Hope MD, Sedlic T, Dyverfeldt P. Cardiothoracic magnetic resonance flow imaging. *J Thorac Imaging*. 2013;28:217–30.

[72] Rodriguez Munoz D, MarklM, MoyaMur JL, et al. Intracardiac flow visualization: current status and future directions. *Eur Heart J Cardiovasc Imaging*. 2013;14:1029–38.

[73] Frydrychowicz A, Francois CJ, Turski PA. Four-dimensional phase contrast magnetic resonance angiography: potential clinical applications. *EurJ Radiol*. 2011;80:24–35.

[74] Johnson KM, Lum DP, Turski PA, Block WF, Mistretta CA, Wieben O. Improved 3D phase contrast MRI with off-resonance corrected dual echo VIPR. *Magn Reson Med*. 2008;60:1329–36.

[75] Wigstrom L, Sjoqvist L, Wranne B. Temporally resolved 3D phase-contrast imaging. *Magn Reson Med*. 1996;36:800–3.

[76] Wigstrom L, Ebbers T, Fyrenius A, *et al*. Particle trace visualization of intracardiac flow using time-resolved 3D phase contrast MRI. *Magn Reson Med*. 1999;41:793–9.

[77] Bogren HG, Buonocore MH. 4D magnetic resonance velocity mapping of blood flow patterns in the aorta in young vs. elderly normal subjects. *J Magn Reson Imaging*. 1999;10:861–9.

[78] Markl M, Harloff A, Bley TA, *et al*. Time-resolved 3D MR velocity mapping at 3T: improved navigator–gated assessment of vascular anatomy and blood flow. *J Magn Reson Imaging*. 2007;25:824–31.

[79] Uribe S, Beerbaum P, Sorensen TS, Rasmusson A, Razavi R, Schaeffter T. Four-dimensional (4D) flow of the whole heart and great vessels using real-time respiratory self-gating. *Magn Reson Med*. 2009;62:984–92.

[80] Gu T, Korosec FR, Block WF, *et al*. PC VIPR: a high-speed 3D phase-contrast method for flow quantification and high-resolution angiography. *AJNR Am J Neuroradiol*. 2005;26: 743–9.

[81] Buonocore MH. Visualizing blood flow patterns using streamlines, arrows, and particle paths. *Magn Reson Med*. 1998;40:210–26.

[82] Napel S, Lee DH, Frayne R, Rutt BK. Visualizing threedimensional flow with simulated streamlines and three-dimensional phase-contrast MR imaging. *J Magn Reson Imaging*. 1992;2:143–53.

[83] Kozerke S, Hasenkam JM, Pedersen EM, Boesiger P. Visualization of flow patterns distal to aortic valve prostheses in humans using a fast approach for cine 3D velocity mapping. *J Magn Reson Imaging*. 2001;13:690–8.

[84] Witschey WR, Zhang D, Contijoch F, *et al*. The influence of mitral annuloplasty on left ventricular flow dynamics. *Ann Thorac Surg*. 2015;100:114–21.

[85] Frydrychowicz A, Harloff A, Jung B, *et al*. Time-resolved, 3–dimensional magnetic resonance flow analysis at 3 T: visualization of normal and pathological aortic vascular hemodynamics. *J Comput Assist Tomogr*. 2007;31:9–15.

[86] Roes SD, Hammer S, van der Geest RJ, *et al*. Flow assessment through four heart valves simultaneously using 3–dimensional 3–directional velocity-encoded magnetic resonance imaging with retrospective valve tracking in healthy volunteers and patients with valvular regurgitation. *Invest Radiol*. 2009;44:669–75.

[87] Ehman RL, Felmlee JP. Adaptive technique for high-definition MR imaging of moving structures. *Radiology*. 1989;173: 255–63.

[88] Wang Y, Rossman PJ, Grimm RC, Riederer SJ, Ehman RL. Navigator-echo-based real-time respiratory gating and triggering for reduction of respiration effects in three-dimensional coronary MR angiography. *Radiology*. 1996;198:55–60.

[89] McConnell MV, Khasgiwala VC, Savord BJ, *et al*. Comparison of respiratory suppression methods and navigator locations for MR coronary angiography. *AJR Am J Roentgenol*. 1997;168:1369–75.

[90] Bailes DR, Gilderdale DJ, Bydder GM, Collins AG, Firmin DN. Respiratory ordered phase encoding (ROPE): a method for reducing respiratory motion artefacts in MR imaging. *J Comput Assist Tomogr*. 1985;9:835–8.

[91] Felmlee JP, Ehman RL, Riederer SJ, Korin HW. Adaptive motion compensation in MR imaging without use of navigator echoes. *Radiology*. 1991;179:139–42.

[92] Wang Y, Riederer SJ, Ehman RL. Respiratory motion of the heart: kinematics and the implications for the spatial resolution in coronary imaging. *Magn Reson Med*. 1995;33:713–19.

[93] Nehrke K, Bornert P, Manke D, Bock JC. Free-breathing cardiac MR imaging: study of implications of respiratory motion—initial results. *Radiology*. 2001;220:810–15.

[94] Buehrer M, Curcic J, Boesiger P, Kozerke S. Prospective self-gating for simultaneous compensation of cardiac and respiratory motion. *Magn Reson Med*. 2008;60:683–90.

[95] Baltes C, Kozerke S, Atkinson D, Boesiger P. Retrospective respiratory motion correction for navigated cine velocity mapping. *J Cardiovasc Magn Reson*. 2004;6:785–92.

[96] Larson AC, White RD, Laub G, McVeigh ER, Li D, Simonetti OP. Self-gated cardiac cine MRI. *Magn Reson Med*. 2004;51:93–102.

[97] Foo TK, Bernstein MA, Aisen AM, Hernandez RJ, Collick BD, Bernstein T. Improved ejection fraction and flow velocity estimates with use of view sharing and uniform repetition time excitation with fast cardiac techniques. *Radiology*. 1995;195:471–8.

[98] Pruessmann KP, Weiger M, Scheidegger MB, Boesiger P. SENSE: sensitivity encoding for fast MRI. *Magn Reson Med*. 1999;42:952–62.

[99] Griswold MA, Jakob PM, Heidemann RM, *et al.* Generalized autocalibrating partially parallel acquisitions (GRAPPA). *Magn Reson Med.* 2002;47:1202–10.

[100] Jung B, Ullmann P, Honal M, Bauer S, Hennig J, Markl M. Parallel MRI with extended and averaged GRAPPA kernels (PEAK-GRAPPA): optimized spatiotemporal dynamic imaging. *J Magn Reson Imaging.* 2008;28:1226–32.

[101] Jung H, Sung K, Nayak KS, Kim EY, Ye JC. k-t FOCUSS: a general compressed sensing framework for high resolution dynamic MRI. *Magn Reson Med.* 2009;61:103–16.

[102] Baltes C, Kozerke S, Hansen MS, Pruessmann KP, Tsao J, Boesiger P. Accelerating cine phase-contrast flow measurements using k-t BLAST and k-t SENSE. *Magn Reson Med.* 2005;54:1430–8.

[103] Thompson RB, McVeigh ER. Flow-gated phase-contrast MRI using radial acquisitions. *Magn Reson Med.* 2004;52:598–604.

[104] Pike GB, Meyer CH, Brosnan TJ, Pelc NJ. Magnetic resonance velocity imaging using a fast spiral phase contrast sequence. *Magn Reson Med.* 1994;32:476–83.

[105] Stankovic Z, Fink J, Collins JD, *et al.* K-t GRAPPA-accelerated 4D flow MRI of liver hemodynamics: influence of different acceleration factors on qualitative and quantitative assessment of blood flow. *MAGMA.* 2015;28:149–59.

[106] Knobloch V, Boesiger P, Kozerke S. Sparsity transform k-t principal component analysis for accelerating cine three-dimensional flow measurements. *Magn Reson Med.* 2013;70:53–63.

[107] Giese D, Schaeffter T, Kozerke S. Highly undersampled phasecontrast flow measurements using compartment-based k-t principal component analysis. *Magn Reson Med.* 2013;69:434–43.

[108] Kim D, Dyvorne HA, Otazo R, Feng L, Sodickson DK, Lee VS. Accelerated phase-contrast cine MRI using k-t SPARSE-SENSE. *Magn Reson Med.* 2012;67:1054–64.

[109] Stadlbauer A, van der Riet W, Crelier G, Salomonowitz E. Accelerated time-resolved three-dimensional MR velocity mapping of blood flow patterns in the aorta using SENSE and k-t BLAST. *Eur J Radiol.* 2010;75:e15–21.

[110] Jung B, Honal M, Ullmann P, Hennig J, Markl M. Highly k-tspace- accelerated phase-contrast MRI. *Magn Reson Med.* 2008;60:1169–77.

[111] Huang F, Akao J, Vijayakumar S, Duensing GR, Limkeman M. k-t GRAPPA: a k-space implementation for dynamic MRI with high reduction factor. *Magn Reson Med.* 2005;54:1172–84.

[112] Lustig M, Donoho D, Pauly JM. Sparse MRI: The application of compressed sensing for rapid MR imaging. *Magn Reson Med.* 2007;58:1182–95.

[113] Feng L, Otazo R, Jung H, *et al.* Accelerated cardiac T_2 mapping using breath-hold multiecho fast spin-echo pulse sequence with k-t FOCUSS. *Magn Reson Med.* 2011;65:1661–9.

[114] Nayak KS, Hu BS, Nishimura DG. Rapid quantitation of highspeed flow jets. *Magn Reson Med.* 2003;50:366–72.

[115] Schmalbrock P, Yuan C, Chakeres DW, Kohli J, Pelc NJ. Volume MR angiography: methods to achieve very short echo times. *Radiology.* 1990;175:861–5.

[116] Stahlberg F, Sondergaard L, Thomsen C, Henriksen O. Quantification of complex flow using MR phase imaging—a study of parameters influencing the phase/velocity relation. *Magn Reson Imaging.* 1992;10:13–23.

[117] O'Brien KR, Myerson SG, Cowan BR, Young AA, Robson MD. Phase contrast ultrashort TE: a more reliable technique for measurement of high-velocity turbulent stenotic jets. *Magn Reson Med.* 2009;62:626–36.

[118] Kadbi M, Negahdar M, Traughber M, Martin P, Amini AA. Assessment of flow and hemodynamics in the carotid artery using a reduced TE 4D flow spiral phase-contrast MRI. *Conf Proc IEEE Eng Med Biol Soc.* 2013;2013:1100–3.

第 19 章 冠状动脉成像
Coronary imaging

Claudia Prieto René M Botnar Hajime Sakuma Masaki Ishida Marcus R Makowski 著
杨 光 译 张丽君 徐 磊 校

一、概述

冠状动脉性心脏病（CAD）仍是西方国家和发展中国家死亡的主要病因[1]。斑块进展和破裂导致的冠状动脉狭窄可导致心绞痛、心力衰竭、急性心肌梗死和猝死。冠状动脉造影的参考标准仍然是有创 X 线血管造影，该方法存在大量电离辐射暴露。此外，在临床实践中，有创 X 线血管造影显示冠状动脉经常是正常的，这证明了采用无创替代检查的合理性。心脏磁共振成像（CMR）在无电离辐射的情况下，提供了高软组织对比度和高空间分辨率，因此是一种很有前途的无创性冠状动脉成像的替代方式。非对比剂和对比剂增强的 3D 冠状动脉 CMR 成像可以提供整个冠状动脉树的高分辨率图像，从中可以追踪动脉的解剖走向，同时检测冠状动脉狭窄的准确度较高。然而，冠状动脉磁共振血管成像（MRA）是一种具有挑战性的 CMR 成像方法，因为采集整个冠状动脉树的高分辨率数据集需要较长的扫描时间，有可能出现心脏和呼吸运动的成像伪影。这些局限性部分可以通过心脏和呼吸门控和基于导航的方法克服，但在临床实践中，CMR 成像很少用于冠状动脉腔内成像，尤其是 CT 冠状动脉血管造影已经成为比心脏磁共振成像更快和技术难度更低的替代方法。目前的实践指南推荐 CMR 成像用于冠状动脉旁路移植、冠状动脉瘤和冠状动脉起源异常的成像，但不用于检测冠状动脉狭窄。

CMR 成像也被证明是对冠状动脉壁、冠状动脉斑块和冠状动脉血栓进行成像的有用工具。这些方法在未来可能成为 CMR 成像的独特应用。

二、冠状动脉解剖

人类的冠状动脉树是由动脉及其分支组成的非冗余的终端系统。右冠状动脉和左冠状动脉分别起自右主动脉窦和左主动脉窦。右冠状动脉（right coronary artery，RCA）贯穿于右心房室沟内的脂肪组织中。在 50%~60% 的人中，其第一分支是圆锥支，供应右心室流出道。间隔壁漏斗部由下间隔支动脉供应，下间隔支动脉通常起源于 RCA 或圆锥支的近端。在供应右心室游离壁剩余部分的右冠状动脉的众多分支中，最大的分支从心底部沿着锐缘走行至心尖。在至少 70% 的人类心脏中，后降支起自 RCA 远端。RCA 优势型的后降支和左心室后支供应基底段至中央段的下壁、基底段的下间隔壁、右束支、房室结、房室束（His）、左束支的后部和二尖瓣后内侧乳头肌。

左主干在肺动脉干和左心房之间沿心外膜走行很短的距离，然后分为左前降支（LAD）和左回旋支（LCX）。中间支也可在此分界处出现，从而形成三分叉，而非双分叉，并沿钝缘支的方向走行。

LAD 在前室间沟的心外膜脂肪内走行，绕过心尖，沿下室间沟向心底走行一段距离。其间隔支供应前室间隔和心尖部室间隔。第一间隔支供应房室束和近端左束支。LAD 的心外膜对角支供应左心室前游离壁、二尖瓣前外侧乳头肌的一部分和右心室前游离壁的内侧 1/3。

LCX 在左心房室沟的脂肪组织内走行，通常终止于大的钝缘支之外。它供应左心室外侧游离壁和部分前外侧二尖瓣乳头肌。

沿着心底部，RCA 的长度与 LCX 的长度成反比。穿过心脏交叉点并发出后降支以代表冠状动脉的优势型。70% 的人的冠状动脉是右优势型，10% 是左优势型，20% 是均衡型。

三、一般原则

（一）冠状动脉 MR 血管造影

冠状动脉主干近段的直径为 3～5mm，远端的直径为 1～2mm。为了能够对冠状动脉进行详细评估，需要获取覆盖大视野的亚毫米空间分辨率的数据集。原则上，这可以通过重复定向采集单个冠状动脉来实现，但在实践中，覆盖整个心脏的 3D 成像通常是首选（图 19-1）。

定向扫描通常是各向异性的，平面内分辨率为 0.5mm×0.5mm，层厚约为 2.5mm。扫描视野与 RCA 对齐，其走行比较直。与 LAD 和 LCX 对齐可能更具挑战性。3D 全心扫描通常可获得 8～12cm 层厚的冠状位或轴位容积图像，以及典型的 1.1～1.3mm³ 的各向同性空间分辨率。

（二）磁共振冠状动脉血管壁成像

除了管腔狭窄的逐渐加重（称为"血管负性重塑"），动脉粥样硬化也可以导致血管外壁的扩张（"血管正性重塑"），这与心血管疾病的风险密切相关[2]。这种类型的动脉粥样硬化相关重塑常常被 X 线血管造影所忽略，除非应用其他附加方法，如血管内超声。CMR 血管壁成像可用于检测正性和负性血管重塑，并计算冠状动脉斑块总体负荷（图 19-2）。

（三）冠状动脉血栓成像

冠状动脉血栓的 CMR 成像利用了血栓中含有高铁血红蛋白，导致 T_1 弛豫时间显著缩短的特点，因此可以采用 T_1 敏感的 CMR 方法检测。血管血栓首先在缺血性脑卒中后患者的颈动脉中发现[3]。与这种血管床相比，由于冠状动脉中的血栓体积较小，且受呼吸和心脏运动的影响，其

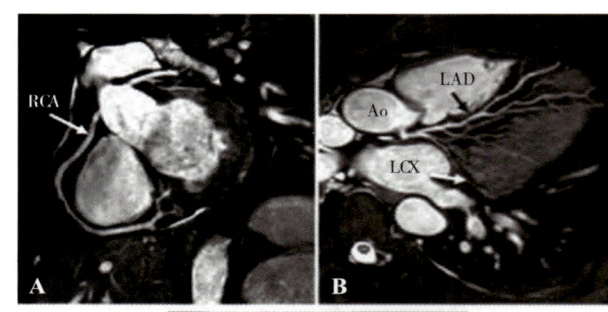

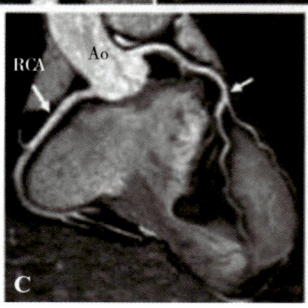

▲ 图 19-1 3D 靶扫描（A 和 B）和 3D 全心冠状动脉血管成像（C），以实现左、右冠状动脉的可视化
RCA. 右冠状动脉；LAD. 左前降支；LCX. 左回旋支；Ao. 主动脉

成像更具挑战性。最近，心脏磁共振成功显示了急性冠状动脉综合征患者中的冠状动脉血栓[4]（图 19-3）。

（四）对比增强冠状动脉心脏磁共振

CMR 的 LGE 成像是基于血管外钆对比剂会外渗到细胞外间隙的原理。这一原理对动脉粥样硬化斑块的血管外间隙也同样适用。因此，LGE 成像方法可用于检测冠状动脉斑块。对比剂在动脉粥样硬化斑块中的积聚与斑块内新生血管增加和整体 ECV 的增加有关。冠状动脉增强的程度与 X 线血管造影和 CT 上显示的冠状动脉粥样硬化的程度相关[5]。在急性心肌梗死中，对比剂增强可能与急性炎症有关，并在 3 个月的时间内消退[6]（图 19-4）。

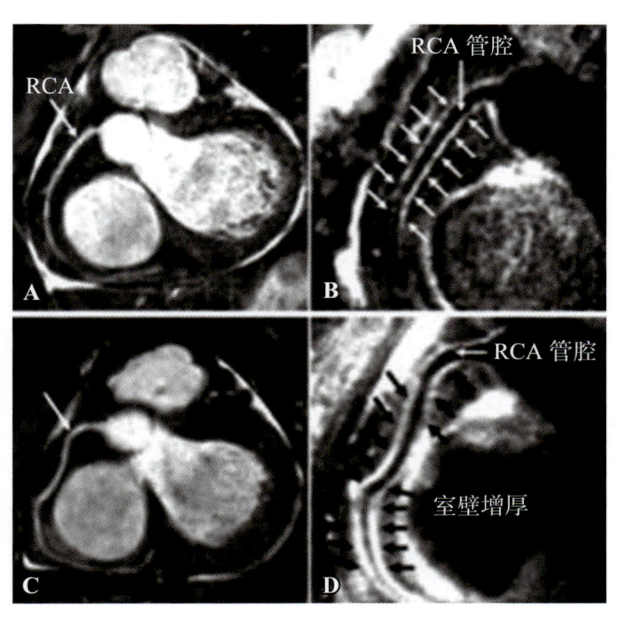

▲ 图 19-2　右冠状动脉的 MRA 和冠状动脉管壁成像示例

A 和 B. 正常的冠状动脉管腔和管壁；C 和 D. 正常的冠状动脉管腔，而冠状动脉管壁增厚，以及正性血管重塑相关的斑块负荷增加

RCA. 右冠状动脉（经许可引自 Kim WY, et al. Subclinical Coronary and Aortic Atherosclerosis Detected by Magnetic Resonance Imaging in Type 1 Diabetes With and Without Diabetic Nephropathy. *Circulation* 2007；115：228–235.© 2007 Wolters Kluwer Health，Inc 版权所有）

四、数据采集和脉冲序列

（一）运动补偿

由于冠状动脉心脏磁共振成像方法都要求覆盖面积大、空间分辨率高，导致扫描时间长，可达数分钟，这就需要针对心脏和呼吸运动的补偿技术。

冠状动脉 CMR 的数据采集通常通过定时采集心电图来与运动最小的心动周期同步[7]。图像采集通常在舒张中期进行，此时冠状动脉"相对静止期"最长，提供了最长的采集窗口。对于高心率的患者，舒张中期的静止期通常较短，收缩末期的静止期可作为成像窗口[8]。

常规呼吸时膈肌的运动对心脏的变形有复杂的影响。心脏主要是受呼吸作用而在头足方向发生移位和变形。但也有非线性因素的影响，每个受试者的情况不同[9]。

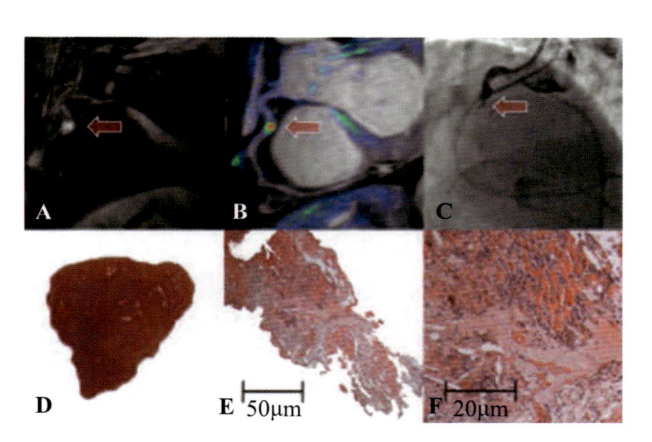

▲ 图 19-3　通过使用 T_1 加权序列的磁共振成像评估冠状动脉血栓的形成

A. 1 名心肌梗死患者的 RCA（右冠状动脉）中的局灶性高信号血栓（红实箭）；B. 图像与 MRA 的共同定位证实了血栓（红实箭）的位置；C. 有创血管造影显示右冠状动脉狭窄（红实箭）；D 至 F. 从右冠状动脉中取出血栓后的图像［经许可引自 Ehara S, Hasegawa T, Nakata S, et al. Hyperintense plaque identified by magnetic resonance imaging relates to intracoronary thrombus as detected by optical coherence tomography in patients with angina pectoris. *European Heart Journal Cardiovascular Imaging*. 2012；13（5）：394–399. doi: 10.1093/ehjci/jer305. © 2012 Oxford University Press 版权所有］

为了最大限度地减少呼吸运动的影响，最简单和早期使用的方法之一是在屏气时进行心脏磁共振图像采集。虽然这种方法在健康个体中可能是成功的，但在患者中并不可靠，而且也与 3D 成像方法不兼容。另外，使用自由呼吸成像方法，数据采集定时到呼吸周期中横膈膜的特定位置，以尽量减少呼吸运动的影响。可以使用不同的技术来实现这一点。一种方法是使用呼吸带或气动呼吸带，根据胸壁和膈肌的位置连续估计呼吸周期[10]。另一种方法是使用一维导航来精确评估呼吸过程中膈肌的位置[11]。一维导航从一个长而窄的体积中获取信号，一般朝向足头方向，以监测肺-肝交界的位置（图 19-5）。这种一维导

航信号可以使用 2D 选择性射频脉冲（铅笔型波束导航）或使用斜向排列的激发和再聚焦平面的自旋回波技术来实现，因此信号仅从两个平面的交叉点获取。导航束的连续和重复采集可以高度精确地监测膈肌的运动和时间（图 19-2）。从成像导航获得的信息随后被用于门控图像采集。为了最大限度地减少呼吸运动，使用一个特定的预定义接受窗口。这个接受窗口通常被放置在较长的呼气末期。所有其他数据都被排除，需要在下一个心搏中重新采集，增加采集时间。门控窗口通常有 2~5mm，取决于采集的类型，所需减少的运动伪影，以及可用的扫描时间。

另外，还有自导航方法，可以从采集的影像数据中直接估计呼吸诱导的心脏运动，而不需要导航信号。这些技术在自由呼吸下采集所有数据，并在采集过程中纠正呼吸运动，避免数据剔除，从而缩短整体采集时间。呼吸诱导的心脏运动可以通过重复采集对应视野的一维和零维投影的中心 k 空间线或中心 k 空间点获取[12]。与常规导航方法相比，自导航方法通常只估计足头平移呼吸运动，用以控制数据采集。考虑到心脏复杂的 3D 运动，最近开发了基于图像的导航技术。这些技术依赖于在主磁共振成像采集之前直接采集每一次心脏跳动的低分辨率 2D 或 3D 图像。

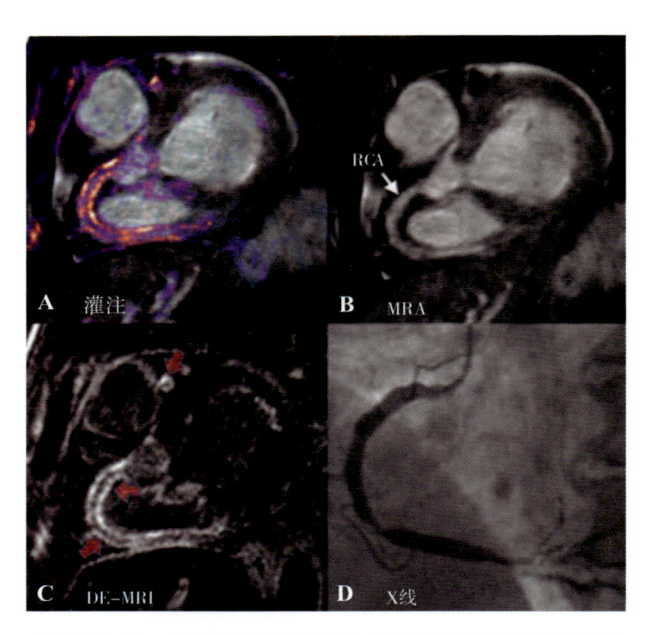

▲ 图 19-4　心肌梗死后患者对比剂增强的冠状动脉磁共振成像（MRA）的示例

A. 冠状动脉磁共振血管成像和冠状动脉壁的钆对比剂延迟增强成像融合；B. 冠状动脉 MRA 成像；C. 冠状动脉壁的钆对比剂延迟增强成像。在使用对比剂后有明显的增强，表明炎症程度和对比剂增强之间有关联；D.X 线血管造影显示右冠状动脉管壁明显不规则［经许可引自 Ibrahim, et al. Serial Contrast-Enhanced Cardiac Magnetic Resonance Imaging Demonstrates Regression of Hyperenhancement Within the Coronary Artery Wall in Patients After Acute Myocardial Infarction. *JACC Cardiovascular Imaging*. 2009；2（5）：580-8. © 2009 American College of Cardiology Foundation 版权所有. Elsevier 出版］

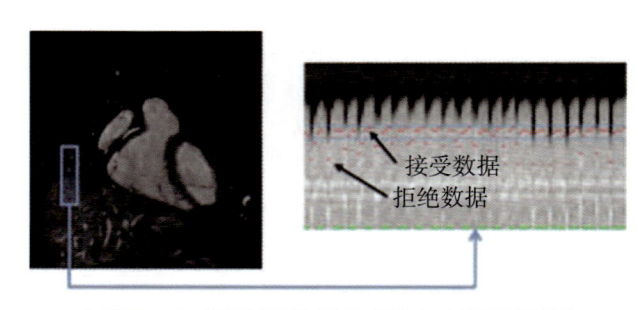

▲ 图 19-5　"铅笔束"导航定位在右半膈穹窿处

为了从这样的导航束中获得最高的信号，一维导航通常被放置在肺-肝交界位置的足头方向。从成像导航中得到的信息用于将磁共振成像采集门控到一个特定的预定义接受窗口。接受窗口外的数据会被排除，需要在下一个心搏中重新采集，延长了采集时间

这种技术的优点是，完全运动的心脏可以在空间上与周围的不动或静态组织分开。随后，心脏运动可以在不同的呼吸位置通过基于刚性或非线性图像的配准来估计[13]。这些基于图像的导航技术可以用来把控数据采集，但更重要的是，可以在采集过程中校正运动，避免数据剔除，使得采集时间缩短。这些技术大多估计和纠正呼吸和心搏引起的心脏运动。为了纠正复杂的非线性心脏运动，最近引入了呼吸分群技术[14-20]。这些技术的原理是将冠状动脉成像数据集在呼吸周期内分为几个呼吸运动状态或分仓。然后将每个仓重建的图像配准到一个共同的呼吸位置（通常是呼气末），以估计由呼吸诱导的心脏 3D 运动。估计的运动可以被纳入重建，以纠正采集过程中的运动（图 19-6）。

（二）磁共振冠状动脉血管成像

脉冲序列

磁共振冠状动脉血管成像最早采用 2D 梯度回波技术，在约 16s 的屏气中完成单层成像采集[21]。随着监测呼吸运动的一维导航技术的成功开发和引进，自由呼吸的 3D 采集协议变得可行，并迅速发展成为临床成像的首选技术。与 2D 成像方法相比，3D 方法的主要优势是大幅提高信噪比和对比噪声比。这可用于实现更高空间分辨率的成像。3D 技术的主要局限性是由于流入效应的降低，导致腔内血液和心肌之间的对比度降低。为了克服这种限制，开发了特定的对比增强自旋准备与平衡稳态自由进动序列成像相结合的技术。这些技术的发展提高了冠状动脉管腔的信噪比和对比噪声比，从而提高了冠状动脉系统的可视化程度[22]。特别是在 1.5T 系统下，平衡稳态自由进动序列技术更受青睐，因为它能以更高的信噪比和更高的血液 - 心肌对比度进行成像[23]。3T 与 1.5T 系统相比，平衡稳态自由进动序列的使用与更高的磁场不均匀性有关，这可能会导致显著的成像伪影。此外，由于特定的 SAR 限制，增加的射频能量沉积在体内，导致扫描时间延长。因此，在 3T 系统下，T_1 加权的梯度回波序列是目前首选的磁共振成像序列[24]（图 19-7）。

脂肪抑制和 T_2 准备等不同的磁共振预脉冲可以进一步提高信噪比和血液 - 心肌对比度。所谓 T_2 准备，即 T_2 预处理，是基于 90° 射频脉冲。T_2 预处理可以抑制 T_2 弛豫时间相对较短的

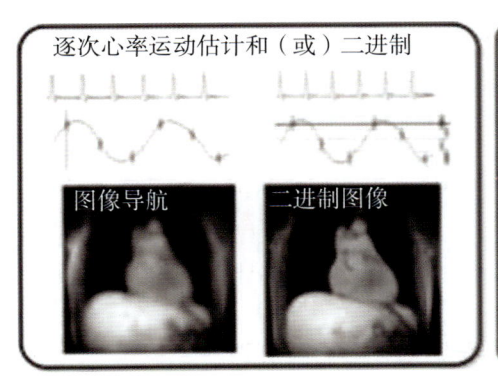

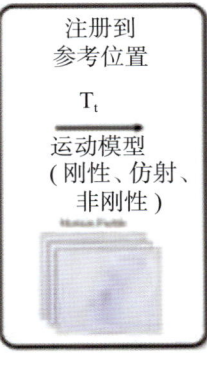

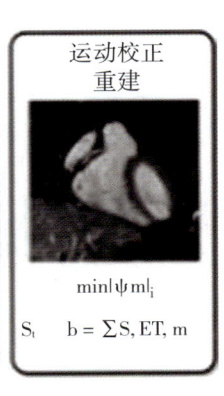

▲ 图 19-6 为了实现高达 100% 的高扫描效率，已经引入了新型的自导航和基于图像的导航方法
这些技术在自由呼吸的情况下采集所有数据，并在采集过程中纠正呼吸运动，避免数据剔除，从而相应缩短了采集时间。这些技术中的大多数都估计和纠正心搏呼吸引起的运动，然而，它们仅限于一维、2D 或 3D 的平移运动。为了纠正复杂的非线性心脏运动，最近引入了呼吸分群技术。本图演示了运动校正压缩感知重建的一般非线性运动校正的公式
b. 获取的运动损坏数据；T_t. 运动状态 t 的非线性运动场；E. 编码矩阵；m. 运动校正后的重建图像；S_t. 运动状态 t 的采样模式；ψ. 稀疏域

组织。这些类型的组织包括心肌（1.5T 磁共振时 T_2=50ms）、心脏静脉（1.5T 磁共振和 20% 氧饱和度时 T_2 =35ms）与脱氧血、心外膜脂肪[25]。具有相对较长的 T_2 弛豫时间的组织不受相关影响，如动脉血（1.5T 磁共振时 T_2 = 250ms）。使用 T_2 预脉冲，可以增加冠状动脉和周围心肌之间的对比度噪声比，因为血液和心肌具有相似的 T_1 弛豫时间，但 T_2 弛豫时间明显不同。化学或波谱脂肪抑制技术也可用于改善冠状动脉的可视化，因为它们大部分嵌入心外膜脂肪中。通过使用外源性对比剂可以进一步改善冠状动脉中血液的信噪比和对比噪声比。腔外和腔内对比剂均有应用[26]。

（三）磁共振冠状动脉血管成像数据的加速采集技术

近 10 年来，已经有不同的技术用来加速冠状动脉 CMR 的数据采集。这些技术包括基于欠采样的重建技术、快速轨迹，以及高级运动校正的方法使得扫描效率得以提高。

基于欠采样的重建技术包括 GRAPPA 和 SENSE 等扫描技术[8,27]。使用这些技术，图像采集可以加速 2～4 倍，同时仍然可以获得高质量的图像。目前推出的进一步的欠采样技术包括压缩感知技术[28]。但这些技术的优越性及其成功的临床应用还有待证明。

使用快速轨迹，包括径向和螺旋采集，有几个优点。这些优点包括降低对运动的敏感性，更有效的 k 空间填充，以及不连贯的欠采样伪影[29]。然而，这些技术尚未被广泛引入临床应用，因为它们与冠状动脉血管成像有不同的局限性。螺旋成像的一个主要限制是偏共振敏感性。径向成像与信噪比的降低有关。3D 径向采集技术的引入，结合自导航方法，在最近的研究中显示出非常有希望的结果[15]。更高级的技术是使用多相位 3D 径向（4D 径向）的采集。这样的采集方法可以在全心扫描中实现冠状动脉的可视化，包括左心功能的评估[30]。

典型的磁共振冠状动脉血管成像脉冲序列

典型的磁共振冠状动脉血管成像序列如图 19-8 所示。这种序列通常由 4 个主要部分组成：①心电触发，通过使图像数据采集与心动周期同步来减少心脏运动；②呼吸导航，以补偿图像采集过程中膈肌的移动；③磁化准备，以增强冠状动脉与周围组织的对比度。典型的预脉冲包括脂肪抑制和 T_2 准备；④主成像序列。

（四）冠状动脉血管壁成像

在冠状动脉成像的早期，最早的冠状动脉血管壁图像是基于 2D 脂肪饱和快速自旋回波序列获取的[31]。还发展了不同的序列技术，如双反转恢复，以生成黑血图像，提高腔内血液与冠状动脉壁之间的信噪比和对比噪声比[32]。进一步引入的序列包括双反转恢复与快速梯度回波序列结合的技术，以及径向与螺旋轨迹的结合的技术[33]。在图 19-9 中，显示了一个带有双反转恢复准备的横断面冠状动脉壁图像的例子。

这些冠状动脉黑血成像方法的一个潜在缺点是它们依赖于冠状动脉的血流。特别是在冠状动脉粥样硬化斑块高度狭窄和钙化的患者中，血流可能不足。此外，这些类型的成像序列的覆盖面

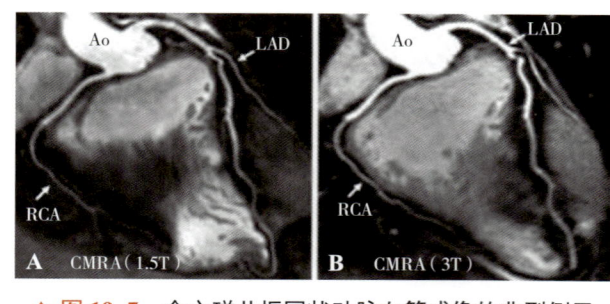

▲ 图 19-7 全心磁共振冠状动脉血管成像的典型例子
1.5T（A）（分辨率 1mm×1mm×2mm，平衡稳态自由进动序列）和 3T（B）（分辨率 1.2mm 各向同性，T_1 加权梯度回波序列），结合 T_2 准备脉冲。LAD. 左前降支；RCA. 右冠状动脉；Ao. 主动脉

第 19 章 冠状动脉成像
Coronary imaging

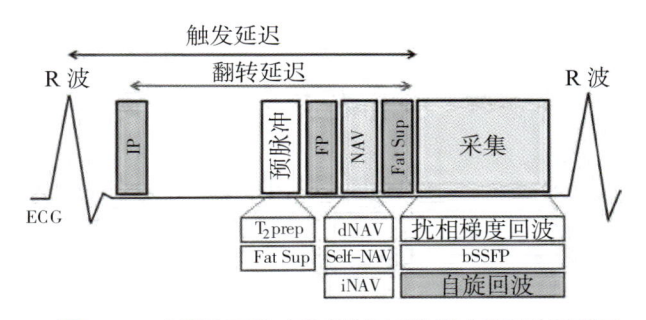

▲ 图 19-8 典型的冠状动脉磁共振成像脉冲序列的示意图
通过同步图像采集与心电图（ECG），并使用从 R 波到舒张中期的触发延迟来补偿心脏运动。对于亮血成像（白色和条纹框），应用脂肪抑制（Fat Sup）和 T_2 准备（T_2 prep）脉冲来增强冠状动脉和周围组织之间的对比度。黑血成像（灰色和条纹框）可以通过反转准备（IP）来实现，其中反转延迟用于使来自血液的信号无效，或者使用流动准备（FP），其中来自流动血液的信号使用去相梯度或小射频脉冲和梯度的组合来破坏。运动补偿是为了补偿图像采集过程中呼吸引起的心脏运动，使用膈肌导航束（dNAV）、自导航方法（Self-NAV）或基于图像的导航（iNAV）。影像采集通常采用平衡稳态自由进动或扰相梯度回波序列（SGE）序列进行亮血成像，自旋回波序列进行黑血成像

有限，可以作为 2D 采集序列或目标 3D 扫描。

最近的一项研究显示，冠状动脉壁成像成功地使用了一种 3D 不依赖于血流的技术。这种成像序列基于交错采集和减去平衡稳态自由进动序列扫描的数据（附带和不附带 T_2 准备预脉冲）[34]。这使得冠状动脉腔内动脉血的信号显著减少，同时仍能提供冠状动脉壁的强信号。这种方法的优点是在一次扫描中就能提供冠状动脉腔和冠状动脉壁的图像。其局限性是必须进行减法，对呼吸和心脏运动特别敏感。图 19-10 展示了这种全心冠状动脉扫描。

（五）冠状动脉血栓成像

冠状动脉血栓 CMR 多采用靶向图像采集。在 3D 定位扫描中，采用双斜面成像平行于左或右冠状动脉。这可以使用所谓的三点平面扫描工具，根据定位在冠状动脉近端、中端和远端的 3 个点计算成像平面。用于血栓检测的方法是呼吸导航引导和心电触发，类似于磁共振冠状动脉血管成像，采用 T_1 加权 3D 梯度回波序列反转恢

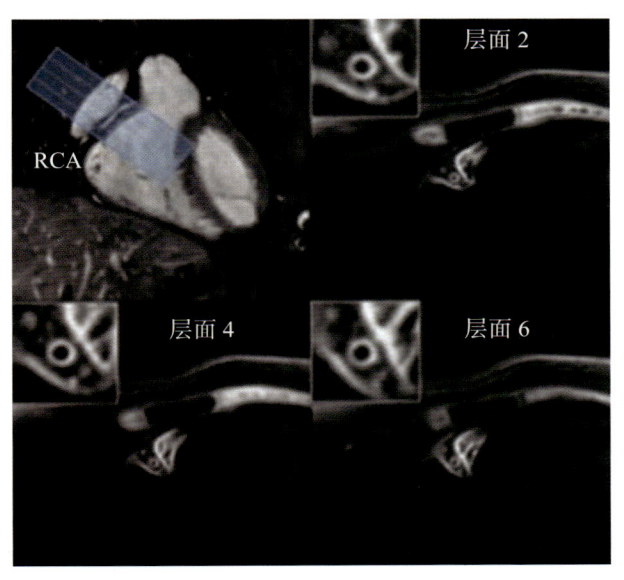

▲ 图 19-9 磁共振（3T）的双反转恢复准备的横断面冠状动脉壁成像的示例
平面内空间分辨率为 0.6mm×0.6mm，层厚为 3mm（经许可引自 Peel SA, Hussain T, Schaeffter T, Greil GF, Lagemaat MW and Botnar RM. Cross-sectional and In-plane coronary vessel wall imaging using a local inversion prepulse and spiral read-out: A comparison between 1.5 and 3 tesla. J Magn Reson Imaging. 35：969–975. © 2012 Wiley Periodicals, Inc 版权所有）

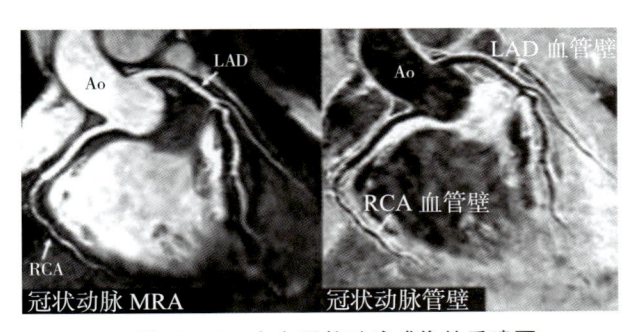

▲ 图 19-10 全心冠状动脉成像的重建图
使用 1.5T 的交错 T_2 准备采集技术，该成像序列是基于使用和不使用 T_2 准备预脉冲的稳态自由进动序列的交错采集和数据减影。这使得冠状动脉腔内动脉血的信号显著减少，同时仍能提供冠状动脉壁的强信号。这种方法的优点是它能在一次扫描内提供冠状动脉腔和冠状动脉壁的图像。局限性是必须进行减影，对呼吸和心脏运动特别敏感（AO. 主动脉；LAD. 左前降支；RCA. 右冠状动脉）

复脉冲序列结合脂肪抑制。平面内空间分辨率通常为 1.25mm×1.25mm，层厚为 3mm。从 Look-Locker 预扫描序列（TI SCOUT）获得抑制血液信号的患者特定的反转时间，类似于钆对比剂 LGE 成像。通常情况下，采集血栓图像后，通过

177

冠状动脉磁共振血管成像将结果与正确的解剖位置相关联。

五、验证性研究

大多数验证性研究都比较了磁共振冠状动脉血管成像和X线冠状动脉造影对于检测冠状动脉狭窄的能力。初期的研究[35, 36]使用多种的方法预测X线血管造影冠状动脉狭窄，得出的灵敏度（50%～96%）和特异性（42%～97%）范围很广。随着方法学的成熟，冠状动脉MRA的结果更加一致，诊断效能也有所提高。2001年发表的第一项多中心研究，采用靶向自由呼吸、导航引导的3D扰相梯度回波脉冲序列冠状动脉MRA对109名疑似冠状动脉性心脏病患者进行评估[37]，MRA结果显示，84%（636/759）冠状动脉的近段和中段可以显示，冠状动脉MRA识别患者是否有显著冠状动脉性心脏病的敏感性和特异性分别为93%和42%。在左主干或三支病变的亚组中，冠状动脉MRA敏感性和特异性分别为100%和85%，表明自由呼吸3D冠状动脉MRA对排除重度冠状动脉性心脏病的价值。

一项3D全心冠状动脉MRA的初步研究表明，39名患者中有34名（87.2%）采集成功，平均采集时间为13.8±3.8min[38]。此外，所有冠状动脉主干的长段，包括远段，都能成像。在这项初步研究中，20名接受选择性冠状动脉造影的患者中，1.5T全心冠状动脉MRA检测患者至少有1条冠状动脉狭窄的敏感性和特异性分别为83.3%和75.0%。

为了进一步提高冠状动脉性心脏病的检测效果，通过优化采集窗口，对131名患者进行全心冠状动脉MRA采集[39]。与初始研究不同的是，根据右冠状动脉在CMR电影图像上的最小运动期相，将患者特定的采集窗口设置在收缩期或舒张期。83名患者的冠状动脉MRA在舒张期采集（R波触发后延迟，627±64ms），48名患者在收缩期采集（R波触发后延迟，259±39ms）。无论是在收缩期还是舒张期，使用优化的患者特异性采集窗口都没有提高全心冠状动脉MRA成像的成功率（86%）。然而，全心冠状动脉MRA检测显著狭窄的敏感性、特异性、阳性预测值和阴性预测值分别为82%、90%、88%和86%，高于以往仅在舒张期使用特定采集窗的研究结果。

最近的一项多中心研究显示，在1.5T的非对比增强全心冠状动脉MRA中，采用5通道心脏线圈，并行采集因子为2，可以检测出显著的冠状动脉性心脏病，具有较高的敏感性（88%）和中等特异性（72%）。尤其是88%的阴性预测值说明全心冠状动脉MRA可以有效地用于排除冠状动脉性心脏病[40]（图19-11）。值得注意的是，该多中心研究报告的阴性预测值与CORE-64冠状动脉CTA多中心研究的阴性预测值相似[41]。

32通道心脏线圈的应用，使得更高的并行成像因子成为现实，大大缩短了扫描时间及采集窗口，提高了自由呼吸全心3D冠状动脉MRA的成功率。在一项采用32通道心脏线圈、并行成像因子为4和腹带的研究中，1.5T下全心冠状动脉MRA的敏感性、特异性、阳性预测值和阴性预测值分别为87%、86%、89%和83%，与采用5通道线圈的全心冠状动脉MRA所获得的诊断准确率相当，但采集时间减半。

对比增强的3T全心冠状动脉MRA是一种能够更准确评估冠状动脉性心脏病的方法。在最近的一项单中心研究中，在69名连续的疑似冠状动脉性心脏病患者中，缓慢输注双倍剂量的白蛋白结合对比剂时采用反转恢复准备的梯度回波序列获取3T MRA数据。3T全心冠状动脉MRA对冠状动脉狭窄>50%患者的检测灵敏度和特异性分别为94%和82%[26]。同一研究小组最近又

第 19 章 冠状动脉成像
Coronary imaging

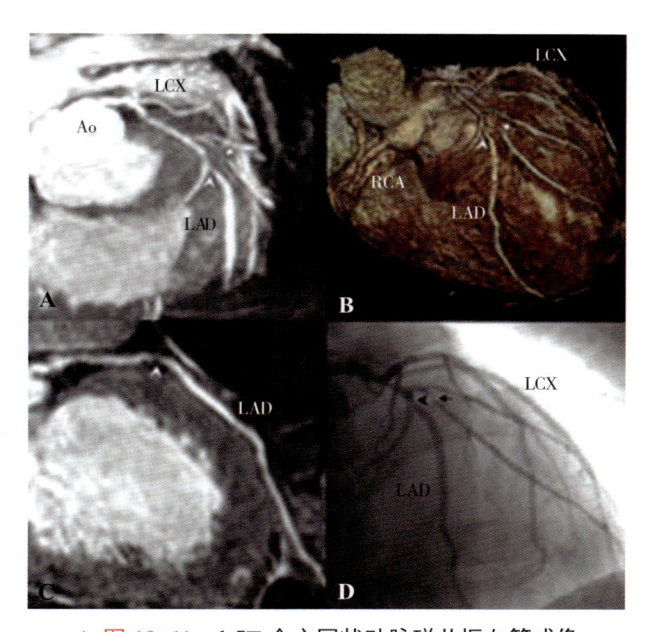

▲ 图 19-11 1.5T 全心冠状动脉磁共振血管成像
冠状动脉左前降支（箭头）和对角支（箭）管腔狭窄（A）。容积重建图像（B）和曲面重组图像（C）表现与 X 线血管造影（D）表现一致
RCA. 右冠状动脉；LAD. 左前降支；LCX. 左回旋支；Ao. 主动脉（经许可引自 Kato S, et al. Assessment of coronary artery disease using magnetic resonance coronary angiography: a national multicenter trial. *J Am Coll Cardiol.* 2010; 56: 983–91. © 2010 American College of Cardiology Foundation 版权所有 Elsevier 出版）

进行了一项单中心研究，在缓慢输注双剂量相同的白蛋白结合对比剂时，用 32 通道心脏线圈采集 3T MRA 数据。110 名患者中的 101 名（92%）获得了诊断质量的 MRA 图像，平均成像时间为 7.0 ± 1.8min。基于患者的分析，3T 对比增强全心冠状动脉 MRA 的敏感性、特异性、阳性预测值和阴性预测值分别为 95.9%、86.5%、87.0% 和 95.7%，表明 3T 对比增强全心冠状动脉 MRA 的诊断效能可与 64 层 CT 相似 [44]。

最近的一项 Meta 分析，选取了 24 项研究中的 1638 名患者，结果显示，对于常规冠状动脉造影证实＞ 50% 的冠状动脉狭窄，每名患者的综合敏感性为 89%[95% 置信区间（CI）：86%～92%]，每名患者的综合特异性为 72%（63%～79%）[45]。亚组分析显示，对比增强冠状动脉 MRA 的敏感性（95%，90%～97%）高于非对比增强的冠状动脉 MRA（87%，83%～90%）（P=0.005），而非对比增强的冠状动脉 MRA（69%，60%～77%）与对比增强冠状动脉 MRA（77%，61%～87%；P=0.350）的特异性无显著差异。全心法（78%，72%～84%）的特异性高于靶容积扫描法（57%，45%～69%；P=0.006），但全心法（89%）和靶容积扫描法（90%）的敏感性没有显著差异（P=0.565）。磁场强度不影响诊断效能，即 3T 和 1.5T 的敏感度分别为 93%（86%～96%）和 88%（85%～91%）（P=0.197），而特异性分别为 83%（69%～92%）和 68%（60%～76%）（P=0.067）。

关于冠状动脉狭窄的评价，不同的研究表明，磁共振血管成像中高估了狭窄的程度。这可能是由于信号衰减，而信号衰减的原因是狭窄腔内存在湍流。

六、冠状动脉血管壁成像

CMR 冠状动脉血管壁成像的验证研究比较有限。基于心脏磁共振的斑块负荷的评估与不同的侵入性技术［如血管内超声（IVUS）］进行了验证 [46, 47]。在一项 16 名受试者的小型研究中，CMR 和血管内超声显示血管横截面积（15.94 ± 9.75 vs. 16.64 ± 7.88；r = 0.79；P＜0.01）、腔内血管横截面积（5.57 ± 4.53 vs. 8.46 ± 5.67；r = 0.74；P＜0.01），以及斑块负荷（0.65 ± 0.14 vs. 0.54 ± 0.20；r = 0.58；P＜0.01）呈中度相关。第二项由 17 名受试者参与的小型研究报道，CMR 检测 IVUS 显示的斑块的敏感性为 94%，特异性为 76%，IVUS 和 CMR 在定性评估方面的总体一致性良好。然而，IVUS 和 CMR 在壁厚测量结果存在显著差异（0.48mm vs. 1.24mm；P＜0.001）。

冠状动脉血管壁成像也与临床结局相关。在

早期的一项冠状动脉 CMR 研究中，显示在亚临床冠状动脉粥样硬化患者中可以检测到正性血管重构[48]。这些结果在随后的一项大型多种族无症状受试者的研究（MESA）中得到了证实。在这项研究中，证明了大量参与研究的受试者出现了冠状动脉血管正性重构，即使之前没有已知的冠状动脉性心脏病史[49, 50]。这些研究强调了 CMR 作为无症状受试者无创性筛查工具的潜力，可用于评估血管正性重构和整体斑块负荷。在 1 型糖尿病患者中，CMR 血管壁成像的价值也得到了证明。在该患者队列中，与没有肾病的患者相比，发现肾病患者的斑块负荷较大[51]（图 19-2）。研究表明，非对比剂增强 T_1 加权 CMR 检测到的冠状动脉高信号斑块（HIP）的存在与 IVUS 上冠状动脉正性重构、冠状动脉 CTA 上的低密度，以及 X 线血管造影上的短暂冠状动脉血流减少有关[52]。最近一项评估高信号斑块与后续冠状动脉事件之间关系的研究表明，非对比增强 T_1 加权 CMR 识别的高信号斑块与冠状动脉事件显著相关，可能是一个有力的预测因子[53]。该研究测定了每个冠状动脉斑块与心肌信号强度比值（PMR）。多因素分析显示，经冠状动脉性心脏病（危险比 3.56；95%CI：1.76～7.20；$P < 0.001$）和其他传统危险因素校正后，存在斑块 – 心肌信号强度比值为 1.4 的斑块是冠状动脉性心脏病事件的显著独立预测因子（危险比：3.96；95%CI：1.92～8.17；$P < 0.001$）。冠状动脉血管壁成像也被证明对评估治疗反应有用。一项研究调查了患者在 6 个月抗动脉粥样硬化治疗之前和之后的情况。在这项研究中，评估了整体斑块负荷的显著下降[54]。最近，有研究表明，强化他汀类药物治疗可以降低高信号斑块的斑块 – 心肌信号强度比值[55]。在本研究中，对 48 名接受强化他汀治疗的冠状动脉性心脏病患者在基线和 12 个月后进行非对比增强 T_1 加权 CMR 成像。在 48 名未接受他汀治疗的冠状动脉性心脏病对照组中，斑块 – 心肌信号强度比值显著增加（从 1.22 增加到 1.49，增加 19.2%；$P < 0.001$）。相反，12 个月的他汀类药物治疗可显著降低斑块 – 心肌信号强度比值（从 1.38 降至 1.11，降低 18.9%；$P < 0.001$）。目前冠状动脉血管壁成像的主要局限性仍然是评估整个冠状动脉树的扫描时间相对较长。

七、分析

冠状动脉 CMR 图像一般是通过目测分析来判断冠状动脉的走行和检测是否存在狭窄。直接查看源图像，通过后处理生成多平面重组图像、薄层最大密度投影图像或容积重建图像。常用的方法是通过薄层最大密度投影，层厚约 2mm。使用美国心脏协会的冠状动脉节段模型（右冠状动脉编号 1、2 和 3；左主干编号 5；左前降支编号 6 和 7；左回旋支编号 11 和 13）来描述研究结果。

为了比较不同成像技术获得的血管结构数据，还可以应用定制的分析工具，如"肥皂泡（Soap Bubble）"。这个工具可以定量分析不同的参数，如对比噪声比和血管长度、锐度和面积。利用 Deriche 算法计算局部血管的锐度。

八、临床适应证

冠状动脉磁共振血管成像

冠状动脉 MRA 的临床应用主要有两个方面：① Ⅰ 级适应证：评价冠状动脉起源异常；② Ⅱ 级适应证：评估主动脉冠状动脉旁路移植[56]。用自旋回波或梯度回波序列技术获取这些旁路移植物通常比冠状动脉成像的挑战性小，因为冠状动脉旁路移植物的管腔通常有较大的直径，并呈线性走行。冠状动脉 MRA 对检测冠状动脉瘤也很有价值。由于动脉瘤的直径明显增大，因此冠状动脉瘤的检测不像腔内狭窄的检测和定量那样具有挑战性。对于患有川崎病等疾病的儿童和青壮年来说，冠状动脉 MRA 是一种特别有前景的方法，因为它不依赖于使用电离辐射。图 19-12 所示为这种扫描的一个典型例子。

九、技巧与误区

对于冠状动脉的成像，重要的是要考虑到，与右冠状动脉系统相比，左冠状动脉系统的相对静止期较长。在 3D 全心采集中，3D 全心冠状动脉扫描采集窗口的长度应根据右冠状动脉确定。对于心律失常的患者，可以应用实时校正算法，剔除心律失常的心搏[57]。在心动周期中，可以采用不同的技巧和手段来优化冠状动脉成像的时间点。应进行高时间分辨率的自由呼吸的四腔心电影的扫描，以确定最佳静止期。由于在整个采集过程中，患者的心搏和呼吸周期略有不同，因此应在冠状动脉扫描之前直接进行四腔心扫描，以最准确地评估静止期。3D 冠状动脉磁共振血管成像序列应根据心率的变化进行特殊调整。如果患者的心率较高（> 90 次 / 分），建议在收缩末期进行扫描，采集窗口应限制在使用的序列参数可以达到的最短持续时间。

十、结论

CMR 对冠状动脉的成像需要较高的空间分

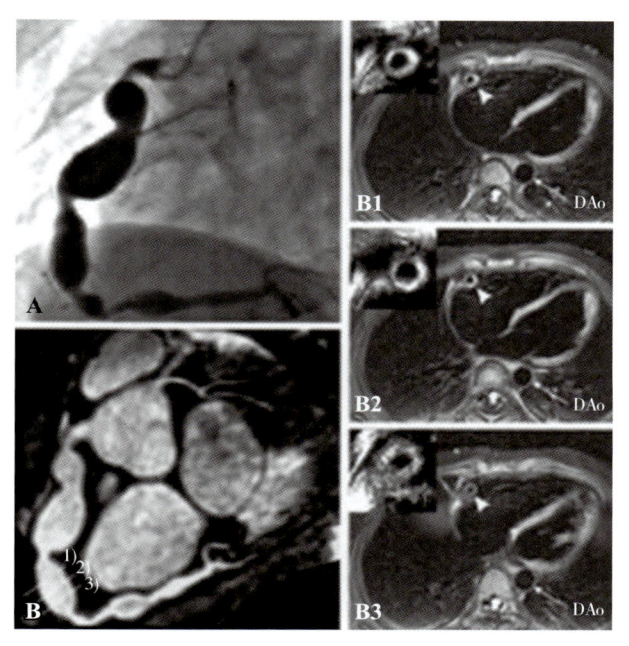

▲ 图 19-12　川崎病患儿的冠状动脉磁共振血管成像

X 线血管造影（A）和冠状动脉磁共振血管成像（B）之间有良好的一致性。冠状动脉磁共振血管成像采用 3D 全心稳态自由进动序列方法进行。不需要应用对比剂。B1 至 B3. 动脉瘤壁的横断面显示动脉壁增厚。血管壁图像采用 2D 双反转技术获取（经许可引自 Greil GF，Seeger A，Miller S，et al. Coronary magnetic resonance angiography and vessel wall imaging in children with Kawasaki disease. *Pediatr Radiol*. 2007；37：666–673. © 2007 Springer-Verlag 版权所有）

辨率和全心覆盖，导致采集时间相对较长。因此在临床实践中，一般采用心电门控和呼吸导航进行图像采集。冠状动脉心脏磁共振常见的适应证，包括冠状动脉的起源走行异常和冠状动脉瘤的影像学检查，而冠状动脉狭窄的检测是一个很有前景的应用，但目前在临床实践指南中并不推荐。新兴的心脏磁共振应用包括冠状动脉血管壁和冠状动脉斑块成像，以及冠状动脉血栓的检测。

推荐阅读

[1] Makowski MR, Henningsson M, Spuentrup E, et al. Characterization of coronary atherosclerosis by magnetic resonance imaging. *Circulation*. 2013;128:1244–55.

[2] Noguchi T, Kawasaki T, Tanaka A, et al. High-intensity signals in coronary plaques on noncontrast T_1–weighted magnetic resonance imaging as a novel determinant of coronary events. *J Am Coll Cardiol*. 2014;63:989–99.

[3] Yoon YE, Kitagawa K, Kato S, et al. Prognostic value of coronary magnetic resonance angiography for prediction of cardiac events in patients with suspected coronary artery disease. *J Am Coll Cardiol*. 2012;60:2316–22.

参考文献

[1] Go AS, Mozaffarian D, Roger VL, et al. Heart disease and stroke statistics—2014 update: a report from the American Heart Association. *Circulation*. 2014;129:e28–292.

[2] Virmani R, Burke AP, Farb A, Kolodgie FD. Pathology of the vulnerable plaque. *J Am Coll Cardiol*. 2006;47:C13–18.

[3] Moody AR, Allder S, Lennox G, Gladman J, Fentem P. Direct magnetic resonance imaging of carotid artery thrombus in acute stroke. *Lancet*. 1999;353:122–3.

[4] Jansen CH, Perera D, Makowski MR, et al. Detection of intracoronary thrombus by magnetic resonance imaging in patients with acute myocardial infarction. *Circulation*. 2011;124:416–24.

[5] Yeon SB, Sabir A, Clouse M, et al. Delayed-enhancement cardiovascular magnetic resonance coronary artery wall imaging comparison with multislice computed tomography and quantitative coronary angiography. *J Am Coll Cardiol*. 2007;50:441–7.

[6] Ibrahim T, Makowski MR, Jankauskas A, et al. Serial contrastenhanced cardiac magnetic resonance imaging demonstrates regression of hyperenhancement within the coronary artery wall in patients after acute myocardial infarction. *JACC Cardiovasc Imaging*. 2009;2:580–8.

[7] Kim WY, Stuber M, Kissinger KV, Andersen NT, Manning WJ, Botnar RM. Impact of bulk cardiac motion on right coronary MR angiography and vessel wall imaging. *J Magn Reson Imaging*. 2001;14:383–90.

[8] Nagata M, Kato S, Kitagawa K, et al. Diagnostic accuracy of 1.5–T unenhanced whole-heart coronary MR angiography performed with 32–channel cardiac coils: initial single-center experience. *Radiology*. 2011;259:384–92.

[9] Nehrke K, Bornert P, Manke D, Bock JC. Free-breathing cardiac MR imaging: study of implications of respiratory motion—initial results. *Radiology*. 2001;220:810–15.

[10] McConnell MV, Khasgiwala VC, Savord BJ, et al. Comparison of respiratory suppression methods and navigator locations for MR coronary angiography. *AJR Am J Roentgenol*. 1997;168:1369–75.

[11] Ehman RL, Felmlee JP. Adaptive technique for high-definition MR imaging of moving structures. *Radiology*. 1989;173:255–63.

[12] Piccini D, Littmann A, Nielles-Vallespin S, Zenge MO. Respiratory self-navigation for whole-heart bright-blood coronary MRI: methods for robust isolation and automatic segmentation of the blood pool. *Magn Reson Med*. 2012;68:571–9.

[13] Luo J, Addy NO, Ingle RR, et al. Nonrigid motion correction with 3D image-based navigators for coronary MR angiography. *Magn Reson Med*. 2017;77:1884–93.

[14] Bhat H, Ge L, Nielles-Vallespin S, Zuehlsdorff S, Li D. 3D radial sampling and 3D affine transform-based respiratory motion correction technique for free-breathing whole-heart coronary MRA with 100% imaging efficiency. *Magn Reson Med*. 2011;65:1269–77.

[15] Pang J, Sharif B, Arsanjani R, et al. Accelerated whole-heart coronary MRA using motion-corrected sensitivity encoding with three-dimensional projection reconstruction. *Magn Reson Med*. 2015;73:284–91.

[16] Pang J, Bhat H, Sharif B, et al. Whole-heart coronary MRA with 100% respiratory gating efficiency: self-navigated three-dimensional retrospective image-based motion correction (TRIM). *Magn Reson Med*. 2014;71:67–74.

[17] Aitken AP, Henningsson M, Botnar RM, Schaeffter T, Prieto C. 100% efficient three-dimensional coronary MR angiography with two-dimensional beat-to-beat translational and bin-to-bin affine motion correction. *Magn Reson Med*. 2015;74:756–64.

[18] Cruz G, Atkinson D, Henningsson M, Botnar RM, Prieto C. Highly efficient nonrigid motion-corrected 3D wholeheart coronary vessel wall imaging. *Magn Reson Med*. 2017;77:1894–908.

[19] Henningsson M, Prieto C, Chiribiri A, Vaillant G, Razavi R, Botnar RM. Whole-heart coronary MRA with 3D affine motion correction using 3D image-based navigation. *Magn Reson Med*. 2014;71:173–81.

[20] Prieto C, Doneva M, Usman M, et al. Highly efficient respiratory motion compensated free-breathing coronary MRA using golden-step Cartesian acquisition. *J Magn Reson Imaging*. 2015;41:738–46.

[21] Manning WJ, Li W, Boyle NG, Edelman RR. Fat-suppressed breath-hold magnetic resonance coronary angiography. *Circulation*. 1993;87:94–104.

[22] Deshpande VS, Shea SM, Laub G, Simonetti OP, Finn JP, Li D. 3D magnetization-prepared true-FISP: a new technique for imaging coronary arteries. *Magn Reson Med*. 2001;46:494–502.

[23] Spuentrup E, Bornert P, Botnar RM, Groen JP, Manning WJ, Stuber M. Navigator-gated free-breathing three-dimensional balanced fast field echo (TrueFISP) coronary magnetic resonance angiography. *Invest Radiol*. 2002;37:637–42.

[24] Nezafat M, Henningsson M, Ripley DP, et al. Coronary MR angiography at 3T: fat suppression versus water–fat separation. *MAGMA*. 2016;29:733–8.

[25] Botnar RM, Stuber M, Danias PG, Kissinger KV, Manning WJ. Improved coronary artery definition with T_2–weighted, freebreathing, three-dimensional coronary MRA. *Circulation*.

1999;99:3139–48.

[26] Yang Q, Li K, Liu X, et al. Contrast-enhanced whole-heart coronary magnetic resonance angiography at 3.0–T: a comparative study with X-ray angiography in a single center. *J Am Coll Cardiol*. 2009;54:69–76.

[27] Griswold MA, Jakob PM, Heidemann RM, et al. Generalized autocalibrating partially parallel acquisitions (GRAPPA). *Magn Reson Med*. 2002;47:1202–10.

[28] Akcakaya M, Basha TA, Chan RH, Manning WJ, Nezafat R. Accelerated isotropic sub-millimeter whole-heart coronary MRI: compressed sensing versus parallel imaging. *Magn Reson Med*. 2014;71:815–22.

[29] Bornert P, Aldefeld B, Nehrke K. Improved 3D spiral imaging for coronary MR angiography. *Magn Reson Med*. 2001;45:172–5.

[30] Coppo S, Piccini D, Bonanno G, et al. Free-running 4D wholeheart self-navigated golden angle MRI: initial results. *Magn Reson Med*. 2015;74:1306–16.

[31] Botnar RM, Stuber M, Kissinger KV, Kim WY, Spuentrup E, Manning WJ. Noninvasive coronary vessel wall and plaque imaging with magnetic resonance imaging. *Circulation*. 2000;102:2582–7.

[32] Edelman RR, Chien D, Kim D. Fast selective black blood MR imaging. *Radiology*. 1991;181:655–60.

[33] Katoh M, Spuentrup E, Buecker A, Manning WJ, Gunther RW, Botnar RM. MR coronary vessel wall imaging: comparison between radial and spiral k-space sampling. *J Magn Reson Imaging*. 2006;23:757–62.

[34] Andia ME, Henningsson M, Hussain T, et al. Flow-independent 3D whole-heart vessel wall imaging using an interleaved T_2–preparation acquisition. *Magn Reson Med*. 2013;69:150–7.

[35] Regenfus M, Ropers D, Achenbach S, et al. Noninvasive detection of coronary artery stenosis using contrast-enhanced three-dimensional breath-hold magnetic resonance coronary angiography. *J Am Coll Cardiol*. 2000;36:44–50.

[36] Jahnke C, Paetsch I, Schnackenburg B, et al. Coronary MR angiography with steady-state free precession: individually adapted breath-hold technique versus free-breathing technique. *Radiology*. 2004;232:669–76.

[37] Kim WY, Danias PG, Stuber M, et al. Coronary magnetic resonance angiography for the detection of coronary stenoses. *N Engl J Med*. 2001;345:1863–9.

[38] Sakuma H, Ichikawa Y, Suzawa N, et al. Assessment of coronary arteries with total study time of less than 30 minutes by using whole-heart coronary MR angiography. *Radiology*. 2005;237:316–21.

[39] Sakuma H, Ichikawa Y, Chino S, Hirano T, Makino K, Takeda K. Detection of coronary artery stenosis with whole-heart coronary magnetic resonance angiography. *J Am Coll Cardiol*. 2006;48:1946–50.

[40] Kato S, Kitagawa K, Ishida N, et al. Assessment of coronary artery disease using magnetic resonance coronary angiography: a national multicenter trial. *J Am Coll Cardiol*. 2010;56:983–91.

[41] Miller JM, Rochitte CE, Dewey M, et al. Diagnostic performance of coronary angiography by 64–row CT. *N Engl J Med*. 2008;359:2324–36.

[42] Sakuma H. Coronary CT versus MR angiography: the role of MR angiography. *Radiology*. 2011;258:340–9.

[43] Priest AN, Bansmann PM, Mullerleile K, Adam G. Coronary vessel-wall and lumen imaging using radial k-space acquisition with MRI at 3 Tesla. *Eur Radiol*. 2007;17:339–46.

[44] Yang Q, Li K, Liu X, et al. 3T whole-heart coronary magnetic resonance angiography performed with 32–channel cardiac coils: a single-center experience. *Circ Cardiovasc Imaging*. 2012;5:573–9.

[45] Di Leo G, Fisci E, Secchi F, et al. Diagnostic accuracy of magnetic resonance angiography for detection of coronary artery disease: a systematic review and meta-analysis. *Eur Radiol*. 2016;26:3706–18.

[46] He Y, Zhang Z, Dai Q, et al. Accuracy of MRI to identify the coronary artery plaque: a comparative study with intravascular ultrasound. *J Magn Reson Imaging*. 2012;35:72–8.

[47] Gerretsen S, Kessels AG, Nelemans PJ, et al. Detection of coronary plaques using MR coronary vessel wall imaging: validation of findings with intravascular ultrasound. *Eur Radiol*. 2013;23:115–24.

[48] Kim WY, Stuber M, Bornert P, Kissinger KV, Manning WJ, Botnar RM. Three-dimensional black-blood cardiac magnetic resonance coronary vessel wall imaging detects positive arterial remodeling in patients with nonsignificant coronary artery disease. *Circulation*. 2002;106:296–9.

[49] Miao C, Chen S, Macedo R, et al. Positive remodeling of the coronary arteries detected by magnetic resonance imaging in an asymptomatic population: MESA (Multi-Ethnic Study of Atherosclerosis). *J Am Coll Cardiol*. 2009;53:1708–15.

[50] Macedo R, Chen S, Lai S, et al. MRI detects increased coronary wall thickness in asymptomatic individuals: the multi-ethnic study of atherosclerosis (MESA). *J Magn Reson Imaging*. 2008;28:1108–15.

[51] Kim WY, Astrup AS, Stuber M, et al. Subclinical coronary and aortic atherosclerosis detected by magnetic resonance imaging in type 1 diabetes with and without diabetic nephropathy. *Circulation*. 2007;115:228–35.

[52] Kawasaki T, Koga S, Koga N, et al. Characterization of hyperintense plaque with noncontrast $T(1)$–weighted cardiac magnetic resonance coronary plaque imaging: comparison with multislice computed tomography and intravascular ultrasound. *JACC Cardiovasc Imaging*. 2009;2:720–8.

[53] Noguchi T, Kawasaki T, Tanaka A, et al. High-intensity signals in coronary plaques on noncontrast T_1–weighted magnetic resonance imaging as a novel determinant of coronary events. *J Am Coll Cardiol*. 2014;63:989–99.

[54] Fernandes JL, Serrano CV, Jr, Blotta MH, et al. Regression of coronary artery outward remodeling in patients with non-ST-segment acute coronary syndromes: a longitudinal study using noninvasive magnetic resonance imaging. *Am Heart J*. 2006;152:1123–32.

[55] Noguchi T, Tanaka A, Kawasaki T, et al. Effect of intensive statin therapy on coronary high-intensity plaques detected by noncontrast T_1–weighted imaging: the AQUAMARINE pilot study. *J Am Coll Cardiol*. 2015;66:245–56.

[56] Hundley WG, Bluemke DA, Finn JP, et al. ACCF/ACR/AHA/ NASCI/SCMR 2010 expert consensus document on cardiovascular magnetic resonance: a report of the American College of Cardiology Foundation Task Force on Expert Consensus Documents. *J Am Coll Cardiol*. 2010;55:2614–62.

[57] Leiner T, Katsimaglis G, Yeh EN, et al. Correction for heart rate variability improves coronary magnetic resonance angiography. *J Magn Reson Imaging*. 2005;22:577–82.

第四篇

缺血性心脏病
Ischaemic heart disease

第20章　慢性缺血性心脏病 …………………………………… 186
第21章　急性缺血性心脏病 …………………………………… 211

第 20 章 慢性缺血性心脏病
Chronic ischaemic heart disease

Bernhard L Gerber　Mouaz H Al-Mallah　Joao AC Lima　Mohammad R Ostovaneh　著
王　琼　译　　张丽君　徐　磊　校

一、概述

缺血性心脏病（ischaemic heart disease，IHD）仍然是欧洲最常见的单一死亡原因，占男性死亡的 19%，女性死亡的 20%[1]，在美国每 7 人中就有 1 人死于缺血性心脏病[2]。尽管对 IHD 患者的护理有了显著改善，降低了死亡率，提高了生活质量，但 IHD 发病率仍然很高，可能与肥胖及相关的糖尿病和高脂血症的流行有关。

慢性 IHD 的死亡率与急性心肌梗死、心脏性猝死（通常由急性缺血性事件引起）、心力衰竭和其他血管疾病（如脑卒中）的原因有关，因此识别可治疗的疾病对于患者的最佳护理和风险分层至关重要。目前有多种检查手段有助于这些决策的制定，包括有创性和无创性方法。

在无创性成像方式中，CMR 是唯一适用于评估慢性 IHD 的方法。CMR 可精准地评估整体和局部心脏功能，直观和定量地评估心肌灌注，并可对心肌梗死进行最详细的成像（图 20-1）。CMR 结合 mapping 成像为慢性 IHD 提供了一个避免电离辐射暴露的综合、可靠的评估方法。因此，CMR 在国际实践指南中有更广泛的适应证，作为已知和可疑稳定型 IHD 的首选检查，并用于识别可能从血管重建中获益的患者。

二、解剖与病理

慢性 IHD 是一种以心外膜冠状动脉或微循环解剖和（或）功能减低为特征的一种疾病，可诱发心肌缺血，即心肌供氧量与需求不匹配。"慢性 IHD"也包括慢性心肌梗死和随之发生的缺血性心肌病。

（一）慢性 IHD 病因学

慢性 IHD 通常是由于心外膜冠状动脉进行性的动脉粥样硬化疾病引起的。经过早期的偏心重构，心外膜冠状动脉粥样硬化会导致冠状动脉内径的逐渐减小。这种横截面积的减小导致狭窄处的压力下降，而压降与横截面面积的平方和狭窄长度呈反比。管腔直径狭窄程度 < 50% 通常不会引起血流动力学的改变（图 20-2）。冠状动脉直径狭窄 > 50%~75% 可能会对血流动力学产生显著影响，并在狭窄部位产生足以干扰心肌灌注自动调节的动脉压降。为了补偿冠状动脉灌注压力的降低和维持静息态心肌灌注，远端冠状动脉阻力小动脉松弛。然而，这就降低了血管在运动状态下增加血流量的能力，造成运动诱发的缺血。当冠状动脉管腔直径狭窄程度 > 90% 时，静息灌注可能也会减低，这将导致静息态心肌缺血。然

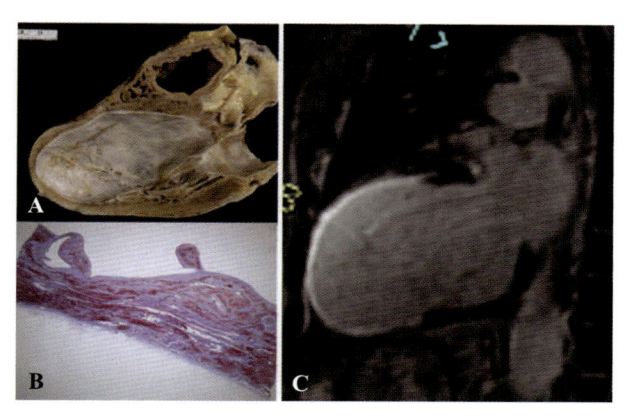

▲ 图 20-1 A. 慢性 IHD，心脏长轴切面显示前间隔壁变薄和心内膜纤维增厚；B. 慢性 IHD，左心室壁组织切片（三色染色）显示广泛心肌纤维化和心内膜纤维化；C.LGE-CMR，左心室长轴成像

经许可转载，图片由 the Cardiovascular Pathology Registry, University of Padua, Italy 提供

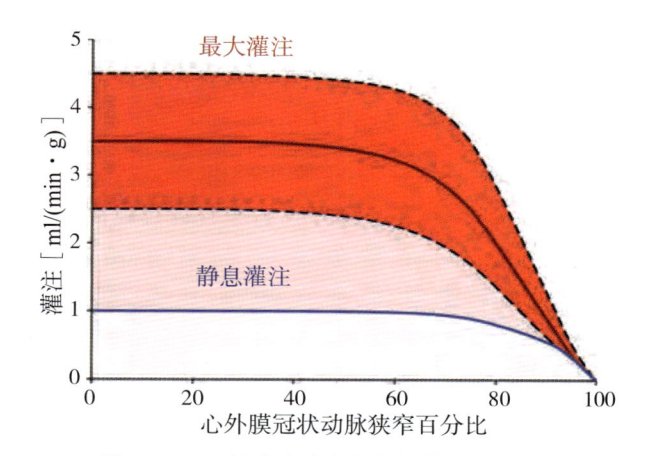

▲ 图 20-2 冠状动脉狭窄程度与灌注储备的关系

经许可引自 Gould KL, Lipscomb K, Hamilton GW. Physiologic basis for assessing critical coronary stenosis. Instantaneous flow response and regional distribution during coronary hyperemia as measures of coronary flow reserve. *Am J Cardiol* 1974；33：87-94. © 1974 Elsevier 版权所有

而缺血性心脏病的严重程度和血流动力学结果和缺血程度的关系变化很大。事实上，对于给定的冠状动脉狭窄程度，冠状动脉血流储备的差异巨大，并且慢性 IHD 心肌缺血的严重程度也由其他因素决定。微血管功能或阻力小动脉扩张的能力在缺血严重程度中也起着重要作用。微血管功能障碍存在于增加冠状动脉风险的疾病中，如高血压、糖尿病、高胆固醇血症和吸烟，这是由于参与调节心内膜血管舒张的成分（如一氧化氮）减少所致。微血管功能障碍可能解释心肌缺血在心外膜冠状动脉无显著狭窄的情况中出现。更罕见的是，在没有冠状动脉狭窄的情况下，由于心外膜冠状动脉痉挛可能会导致心肌缺血发生。

（二）慢性 IHD 急性心肌缺血的影响

心脏对心肌缺血有着不同的急性反应。由于心肌收缩的高代谢要求，正常心肌代谢主要是氧化代谢，并缺乏高能磷酸盐储备，心肌缺血和由此导致的供氧量下降会导致三磷酸腺苷（ATP）水平迅速下降和心肌收缩和膜功能的中断。缺血期间 ATP 的降解也导致腺苷释放到细胞外间隙。腺苷刺激心脏传入神经末梢的 A1 受体会诱导以改善血流灌注为目标的小动脉扩张，但也会引起心绞痛。急性心肌缺血的一系列事件（灌注减少、收缩功能改变、电生理变化和胸痛）被称为"缺血级联反应"（图 20-3）。心肌灌注减低是第一事件，紧接着是收缩功能障碍的发展。只有当缺血更严重和持续时间更长时，才会导致电生理变化和由此产生的心电图变化，而胸痛是急性心肌缺血的最新事件。因此，在心肌缺血的检测中，心肌灌注和收缩功能的评估通常比负荷 ECG 改变和胸痛更为敏感。

（三）慢性心肌缺血的影响

IHD 患者长期心肌缺血会导致心肌细胞死亡或心肌坏死。由于心内膜下的应力最大，相应区域的耗氧量通常较高，因此它们最容易受到缺血的影响。因此，在大多数缺血性疾病中，瘢痕在心内膜下区域更常见，随着缺血的持续加重，可通过波前现象经过组织传播到心外膜下。

在慢性 IHD 中，瘢痕是收缩功能障碍最常见的原因，随着梗死透壁程度的增加心肌收缩功能逐渐受损。在某些情况下，功能障碍和缺血心肌在血管重建后可能存活并恢复功能。当冠状动脉

▲ 图 20-3 缺血级联反应

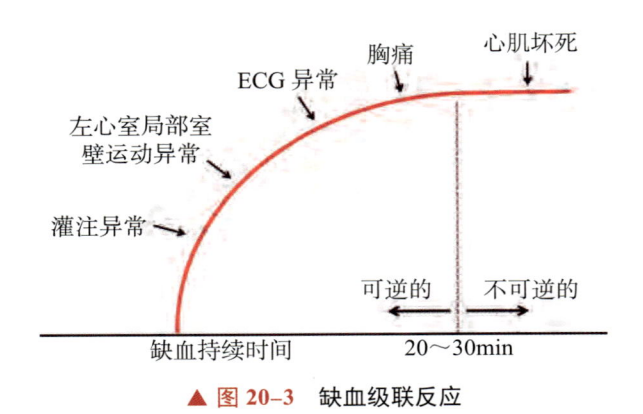

慢性闭塞，侧支循环可维持心肌的静息灌注，心肌可能存活。心肌缺血时间足够短的情况下可避免坏死发生，再灌注后，可导致急性左心室功能障碍，称为"心肌顿抑"。缺血和再灌注的反复发作可导致慢性收缩功能障碍，称为"心肌冬眠"。根据定义，顿抑是自发可逆性的，而冬眠作为心肌去分化和下调的一种适应性状态，通过血管重建是可逆的。

局部收缩功能障碍也可能是由纯机械因素引起的，诸如左心室整体重构引起的拉伸或邻近瘢痕区域的局部束缚[3]。由于 QRS 增宽和束支传导阻滞引起的机电不同步也可能导致节段性和整体性左心室功能障碍，需要再同步化，而不是再灌注治疗。这些引起慢性 CAD 功能障碍的各种病理生理状态很少单一存在，通常在个体患者中处于共存和重叠的状态。

三、临床背景

慢性 IHD 最常见的症状是胸痛。然而，只有少量的胸痛患者被诊断为显著狭窄的缺血性心脏病，因此胸痛的评估成为一项临床面临的挑战。国内和国际实践指南纳入了几种在胸痛患者中识别 IHD 的诊断路径。

大多数指南采用基于概率的方法对疑似心源性胸痛患者进行初步评估，该方法基于风险评估模型，如 Diamond/Forrester 提出的模型。2013 年 ESC 指南关于稳定型 CAD 管理推荐进行临床评估以确定典型心绞痛的存在，然后使用改良的 Diamond/Forrester 分类评估验前概率法[4]。基于这种验前概率，他们建议如果 CAD 的概率较低则不进行试验，或者进行冠状动脉计算机断层扫描血管造影（CTA）或功能性负荷检查（如果当地专业技能可达到），以获得中等概率（15%～85%），并对高概率＞ 85% 的患者进行 CAD 风险分层。2014 年 ESC/EACTS 心肌血供重建指南也建议对证据水平为 A 的中度（15%～85%）CAD 风险的有症状患者进行功能成像，包括负荷超声心动图、SPECT 心肌灌注成像、负荷 CMR 或 PET 扫描[5]。2012 年 ACC/AHA 指南与 ESC 指南大致相似，除了包括单独运动心电图，或与 SPECT 或超声心动图结合的更强适应证。这些指南的新版本有望出台[6]。

在这些国际指南里比较特殊的是 2016 年更新的英国国家健康与临床卓越研究所（NICE）指南，该指南针对近期发作的胸痛进行评估和诊断[7]。指南建议将 CTA 作为所有临床评估显示典型或不典型心绞痛，或非心绞痛性胸痛但伴有静息 ECG 异常患者的一线检查。

稳定型 IHD 的评估具有挑战，这在一定程度上解释了指南之间的差异，包括冠状动脉狭窄和冠状动脉血流减少之间的关系差异很大，一些严重冠状动脉狭窄的患者既没有症状也没有缺血的征象。而一些患者出现典型的心绞痛，但只有轻微或非梗阻性的 CAD（管腔直径狭窄＜ 50%）。因此，在已知或疑似 CAD 患者管理中，冠状动脉狭窄和心肌缺血是相关的，但两者不匹配。

慢性 IHD 的第二个常见表现是由于收缩功能降低而导致的心力衰竭。因为慢性 IHD 引起的心力衰竭患者的预后和治疗与非缺血性心肌病患者有着根本的不同，所以准确检测心力衰竭的病因很重要。在 2016 年 ESC 指南中，关于急性和慢性心力衰竭的诊断和治疗，将 CMR 列为Ⅱa 类（证据等级 C）适应证[8]。虽然心肌缺血的检测在这项研究中至关重要，但同样有价值的是心肌延迟强化（LGE）成像反映出的心肌组织特征。在患有心力衰竭的 CAD 患者中，心肌存活可能有助于决定是否需要血管重建术来改善功能障碍。

最后，风险分层是慢性 IHD 病患者的另一个重要临床问题。通常情况下，慢性 IHD 预后相对较好，其死亡率和 MI 的总体风险很低，但个体风险差异较大。预后主要受收缩功能和缺血严重程度的影响。因此，重要的是要确定高危患者，即患有多支血管病变，或左主干，或左前降支近段疾病的患者，特别是有大面积缺血的患者，以及有明显左心室射血分数受损或心力衰竭症状的患者。在这些高危患者中，可以通过血管重建术来改善临床结果。

四、慢性 IHD 影像

无论是有创的还是无创的影像学在慢性 IHD 患者的诊断和管理中均起着至关重要的作用。如今有许多经过充分验证的检查，它们提供了部分相似和部分互补的诊断信息。有创冠状动脉 X 线血管造影仍然是稳定性胸痛和计划介入治疗的患者显示冠状动脉动脉解剖最常用的决定性检查。然而，在那些接受有创冠状动脉造影术的患者中，检测到明显冠状动脉狭窄的发生率相对较低（大多数公布的数据＜ 40%）。目前，有创血管造影术通常与血流储备分数 FFR 测量相结合，用于对任何观察到的冠状动脉狭窄进行功能评估。FFR 已经过广泛的临床验证，为临床管理和风险分层提供了良好的指导。然而，所有有创性检查都有导致严重并发症的相关风险，并使患者暴露于电离辐射。也可采用无创成像方法，包括冠状动脉 CTA、SPECT、多巴酚丁胺负荷超声心动图、PET 和 CMR。所有这些都有确凿的证据基础，可用于诊断 CAD，指导临床决策并提供预后信息。尤其是 CTA，作为有创冠状动脉造影术的低风险替代方法，在冠状动脉解剖显示方面迅速获得临床应用。冠状动脉狭窄涉及的功能研究可以使用计算建模的 CT-FFR 或对比增强心肌灌注 CT 来估计。其他无创成像方法通常仅限于心肌评估，临床实践中特定方法的选择通常由当地专家和可用性或个人选择决定，而不是基于确凿的证据。

（一）慢性 IHD 心血管磁共振

CMR 对慢性 IHD 的评估具有很高的准确度，有助于解决慢性 IHD 患者管理中的 3 个关键临床问题：①检测心肌缺血以确认胸痛患者中慢性 IHD 的存在；②左心室功能障碍患者心肌瘢痕和存活心肌的检测；③风险分层。

1. 慢性 IHD 心肌缺血的 CMR 检测

负荷 CMR 可用于检测疑似或已知 CAD 患者的心肌缺血，其应用逐渐增多。在欧洲心血管磁共振（EuroCMR）登记中，推荐 CMR 的最常见原因是心肌炎 / 心肌疾病的诊断检查（32%），其次是疑似 CAD/ 缺血的风险分层，包括负荷检查（31%）[9, 10]。CMR 结果也影响了患者治疗，在 16% 的患者中，基于 CMR 的最终诊断不同于最初的诊断，导致治疗决策的完全改变。

目前有 3 种不同类型的负荷方法（图 20-4）。采用冠状动脉血管扩张药（通过腺苷、双嘧达莫或瑞加德松）的负荷灌注成像是最常用的方式。它可以显示血管扩张过程中局部灌注减少的情况，并且与 SPECT 或 PET 扫描相比，CMR 具有更高的空间分辨率，可以显示非透壁缺血。

多巴酚丁胺负荷成像通过揭示负荷诱发的室壁运动异常来记录缺血。最近，也报道了运动负

▲ 图 20-4 负荷 CMR 方法总结

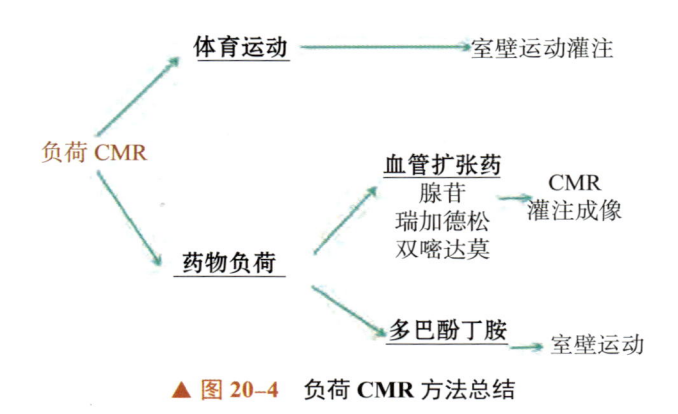

荷 CMR 结合灌注或室壁运动分析的方法。由于需要有磁共振兼容的跑步机或自行车，目前这种方法仅限于个别中心。

欧洲指南为 CMR 和其他无创成像模式推荐了相同的适应证和证据水平[4, 5]。对稳定型 IHD[11] 检测和风险评估 ACCF 给出了恰当的使用标准，列出了几个 CMR 合适的适应证，包括心电图无法解释的 CAD 中度验前概率或运动受限的有症状患者、左束支传导阻滞（LBBB）患者、新发心力衰竭和严重心律失常患者，以及用于确定冠状动脉 CTA 狭窄生理意义的患者。

2. CMR 成像的扫描方案

(1) 负荷 CMR 系列准备：任何类型的负荷检查，包括负荷 CMR，都有发生心律失常或心搏骤停等危及生命事件的潜在风险。因此，心电监测系统、除颤器和复苏用品必须靠近 CMR 检查室。为了能够连续监测生命体征，必须使用磁兼容的监测系统。如果出现严重的不良事件，必须立即将患者从扫描仪中转移到安全的非磁性房间，在那里可以进行复苏。人员必须接受复苏和疏散程序的培训。最后，所有药物输液泵必须是磁兼容的，或者放置在房间外，并配备长线路以进入扫描室。

(2) 受检者选择：选择合适的患者进行负荷成像是检查成功的关键。负荷 CMR 适用于稳定胸痛和 CAD 验前概率中度的有症状患者。症状不稳定或 CAD 验前概率非常高的患者适合直接进行冠状动脉造影，而不适用于诊断性负荷检查。负荷 CMR 也可用于检测已知 CAD 患者血管重建治疗后的残余缺血。目前的指南不鼓励对无症状患者或 CAD 验前概率极低（＜10%）的患者进行缺血检测。

在进行负荷 CMR 之前，应评估患者是否有 CMR 的一般禁忌证，例如幽闭恐惧症和不能进行磁共振成像的金属植入物、装置、除颤器（ICD）或永久起搏器（PPM）。值得注意的是，虽然许多中心现在可对磁兼容植入式装置的患者进行磁共振检查，但这些装置的伪影可能会降低研究的敏感性和特异性。应评估患者的病史和特征以选择负荷 CMR 最佳的方法。在肾功能严重下降的患者中，由于磁共振对比剂的应用与肾源性系统性纤维化相关，应尽量避免 CMR 对比剂增强灌注成像[3]。哮喘或晚期肺病患者，以及高度传导异常（二度或三度房室传导阻滞，或二度 Ⅱ 型房室传导阻滞）患者也应避免使用血管扩张药。多巴酚丁胺不可用于未经治疗的高血压或心律失常控制不佳的患者。晚期前列腺肥大或青光眼患者禁用阿托品。

(3) 受检者准备：在血管扩张药负荷 CMR 之前，患者应停用含咖啡因的饮料、巧克力和氨茶碱/茶碱 24h，在多巴酚丁胺负荷 CMR 之前，β 受体拮抗药和负变时性钙通道阻滞药应停用至少 24~48h（取决于药物），因为这些药物可能会限制目标心率（最大预测心率的 85%）的实现，从而影响负荷试验诊断的准确性。硝酸盐类药物应该在检查当天停用。一些中心建议使用胰岛素的患者应该只服用正常胰岛素剂量的一半。所有其他药物，包括口服降糖药，都可以服用。到达 CMR 室后，CMR 团队将对上述内容进行核实。需要 2 条静脉通道来分别给予对比剂和血管扩张药。对于多巴酚丁胺负荷 CMR，根据当地的实际情况，使用 1~2 条静脉通道。在负荷检查之前进行基线心电图检查。在整个检查过程中，患者的生命体征需用磁兼容的心电图和血压监测仪进行监测。

(4) CMR 方案：图 20-5 总结了经典的负荷灌注和多巴酚丁胺负荷方案。这两项检查都可以在 45min 内完成。

对于负荷灌注成像，在心脏定位后，应用血管扩张药负荷药物。以 140μg/（kg·min）腺苷注射 3~6min，以 0.56mg/kg 的剂量输注双嘧达莫 4min，随后以 0.28mg/kg 的剂量输注 2min 或 0.86mg/kg 的剂量输注 6min，或静脉注射瑞加德松（快速静脉注射 0.4mg）。弹丸式注射（0.05~0.1mmol/kg）对比剂后，进行首过灌注成像（参见第 15 章）。每个心动周期通常可以采集 3 个短轴切面。最新研究显示全心 3D 法可以在每个心动周期进行采集。负荷灌注成像之后通常是电影成像，如果负荷灌注成像异常，建议注射第二次对比剂后进行静息灌注扫描，然后进行 LGE 成像。如果负荷灌注成像和电影功能正常，可以从方案中省略静息灌注成像以加快扫描。

停止灌注负荷试验的指征包括频发或复杂的心律失常、非一过性的房室传导阻滞或严重心动过缓、血压下降 > 40mmHg，以及患者要求。

多巴酚丁胺负荷 CMR 主要依赖于峰值负荷期间室壁运动的评估。这项测试的原理类似于负荷超声心动图——多巴酚丁胺以不同剂量[5μg/（kg·min）、10μg/（kg·min）、20μg/（kg·min）、30μg/（kg·min）和 40μg/（kg·min）或类似的分级方案]每阶段 3~5min 逐步输注，直到达到最大预测心率（220 —年龄）的 85%。如果没有达到目标心率，可以增加阿托品的剂量（根据心率增加 0.5mg 或 1mg），直到达到目标心率。在每个阶段和恢复期间采集 3 个长轴和几个短轴切面的电影图像。尽管在多巴酚丁胺负荷期间高心率的情况下获取高质量图像存在挑战，但一些中心在多巴酚丁胺负荷峰值时采集首过心肌灌注图像以补充室壁运动研究，这需要快速的数据采

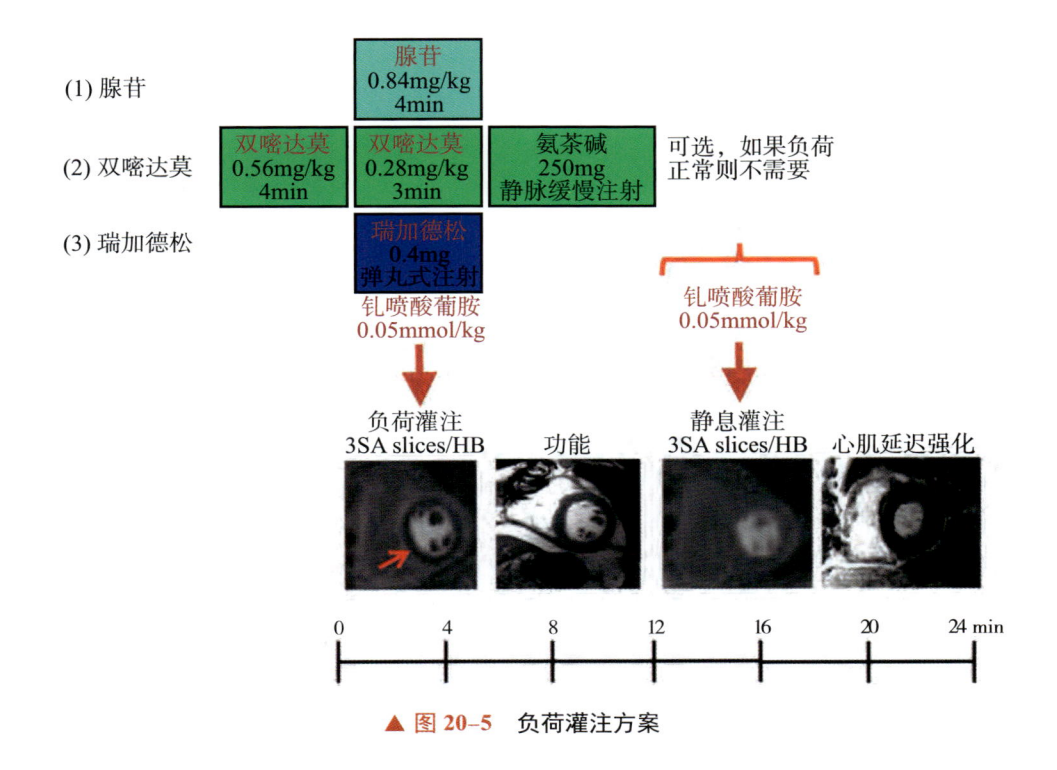

▲ 图 20-5　负荷灌注方案

集，同时对屏气的要求很高。

停止多巴酚丁胺负荷试验的指征是达到目标心率、不能忍受的胸痛或呼吸困难、复杂的心律失常、收缩压降低＞40mmHg、高血压＞240/120mmHg、出现新的或更严重的1个以上的节段室壁运动异常，以及患者的要求。

3. 负荷 CMR 影像分析

与其他负荷检查类似，建议使用 AHA17 节段法来分析局部灌注和室壁运动负荷试验。

(1) 灌注负荷 CMR 解读：CMR 负荷灌注检查在对比剂第一次通过时心肌灌注减低，提示心肌缺血（图 20-6）。然而，在 CMR 首过灌注中可能会出现一些伪影，为了正确解释图像，必须识别这些伪影。最突出和最麻烦的伪影是暗边伪影，这是一种在对比剂通过时在心内膜下可见的短暂低信号区域，可以类似低灌注区域。识别暗边伪影和其他伪影产生的原因有助于调整成像参数，将其影响降至最低。Klem 等将腺苷负荷和静息灌注 CMR 与 LGE 联合用于诊断 CAD[12]，在静息和负荷状态下检测到灌注缺损，而在 LGE 图像上的相应区域没有检测到梗死，这应该解释为伪影。因此，负荷灌注减低（而非静息灌注减低）或存在 LGE 被认为是缺血的迹象，而静息和负荷同时缺失为假象。灌注负荷评分是通过将静止和负荷状态下出现异常的节段总数相加来计算的。当 16 个节段中同一冠状动脉支配区的 2 个节段及以上显示出负荷诱导的缺血时，灌注负荷检查为阳性。

(2) 多巴酚丁胺负荷 CMR 解读：多巴酚丁胺负荷 CMR 是通过静息和负荷状态下每个期相的图像来解读的（图 20-7 和图 20-8）。与基线状态相比，采用标准 AHA17 节段法评估心肌的收缩反应。通常，使用三级半定量 Likert 量表对室壁运动进行半定量分级，1 分表示室壁运动正常，2 分表示运动减低，3 分表示无运动。通过将每个阶段所有节段的室壁运动评分相加，理论上可以计算出在 17（最佳）和 51（最差）范围之间的室壁运动分数。当室壁运动在负荷状态下减低时，认为存在缺血。在静息和最大负荷状态下计算室壁整体运动得分。当 17 个 AHA 区域中的同一冠状动脉分布区有 2 个或以上的节段存在室壁运动异常，并且当患者的总室壁运动分数相对于静息分数增加＞2 个水平时，认为负荷试验为阳性。

(3) 安全性：与其他方式相比，负荷灌注 CMR 通常是一种安全的检查方法，不会增加显著的额外风险。在一项对 574 名接受腺苷负荷 CMR 的患者进行的研究中，检查期间和腺苷输注期间没有观察到重大并发症。总共观察到 173 名轻微并发症（如一过性房室传导阻滞、轻度胸痛、呼吸困难和恶心）。没有任何并发症需要进

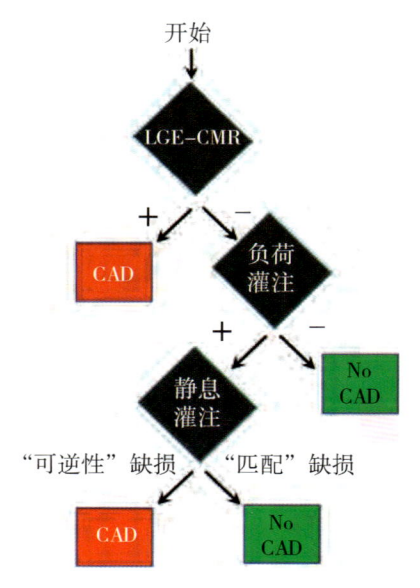

▲ 图 20-6 灌注负荷解读

LGE-CMR. 心肌延迟强化 - 心血管磁共振；CAD. 缺血性心脏病；No CAD. 无缺血性心脏病（经许可引自 Klem, et al. Improved Detection of Coronary Artery Disease by Stress Perfusion Cardiovascular Magnetic Resonance With the Use of Delayed Enhancement Infarction Imaging. *JACC* 2006; 47: 1630–8. © 2006 American College of Cardiology Foundation 版权所有，Elsevier 出版）

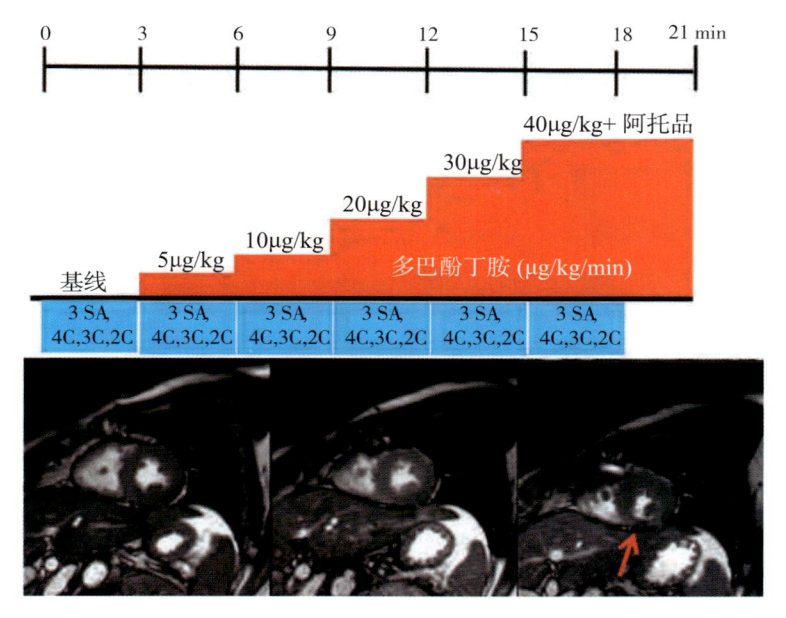

▲ 图 20-7 多巴酚丁胺负荷方案

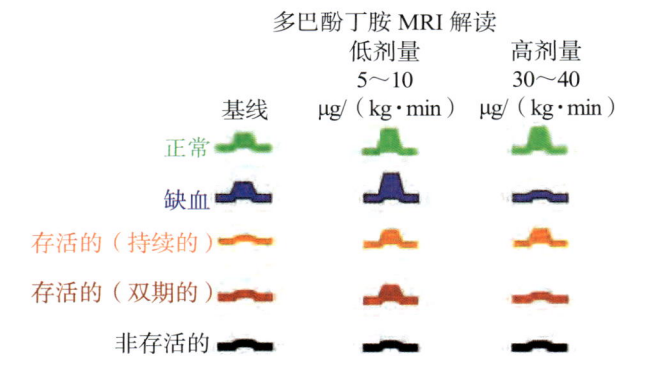

▲ 图 20-8 多巴酚丁胺反应示例（缺血方案和存活方案）

一步特殊治疗[13]。

多项研究也检验了多巴酚丁胺负荷 CMR 检查的安全性[14]。总之，与血管扩张药负荷灌注 CMR 相比，多巴酚丁胺负荷 CMR 与更多的不良事件相关，但是多巴酚丁胺负荷 CMR 期间重大不良事件的发生率仅为 1/1000，与多巴酚丁胺负荷超声检查相当。在这些研究中 0%~6% 的患者报道了主要并发症，包括严重症状性低血压、急性 MI、持续性室性心动过速、心室颤动、左心室游离壁破裂或左心室间隔缺损、短暂性缺血发作和死亡，而 2/3 的患者报告了轻微的并发症，包括焦虑、恶心和阿托品中毒[15, 16]。

4. 慢性 IHD 负荷 CMR 诊断效能

(1) CMR 心肌灌注：心肌灌注 CMR 的诊断效能已经在许多小型临床研究和一些较大的单中心和多中心研究中得到了证实。

在对涉及 2125 名患者的 26 项较小研究的 Meta 分析中，灌注 CMR 对血管造影确定的 CAD 的敏感性为 89%（95%CI：88%~91%），特异性为 80%（95%CI：78%~83%）。CAD 累及左前降支的诊断准确率高于回旋支和右冠状动脉。总的来说，负荷 CMR 的诊断准确率曲线下面积（AUC）为 0.9232。腺苷负荷灌注 CMR 的敏感性优于双嘧达莫 [90%（88%~92%）vs. 86%（80%~90%）；P=0.022]，并显示出更好的特异性趋势 [81%（78%~84%）vs. 77%（71%~82%）；P=0.065][17]。

最大的单中心研究是 CE-MARC 研究，该研究评估了多参数 CMR 检查和 SPECT 与有创 X 线冠状动脉造影术相比的诊断准确性，后者作为诊断 CAD 的参考标准 [定义为直径 > 2mm 血管，狭窄 > 70% 和（或）左主干狭窄 > 50%][18]。本研究的所有患者均在胸痛诊所进行前瞻性招募，所有研究检查（包括有创血管造影术）均作为研究的一部分进行。SPECT 和 CMR 按随机顺序进行。这项研究设计消除了其他大多数研究中存在的一个重要的偏倚，大多数研究的招募患者已经进行了有创血管造影术或其他检查。总共招募了 752 名疑似心绞痛和至少一种心血管危险因素的患者，628 名患者完成了所有 3 项研究检查。CMR 包括静息和腺苷负荷灌注、电影成像、LGE 和 MR 冠状动脉成像。对于多参数 CMR，在 X 线血管造影术中检测明显冠状动脉狭窄患者的敏感性为 86.5%（95%CI：81.8%～90.1%），特异性为 83.4%（79.5%～86.7%），阳性预测值为 77.2%（72.1%～81.6%），阴性预测值为 90.5%（87.1%～93.0%）。CE-MARC 研究的次要终点是 CMR 灌注部分和 SPECT 单独比较。SPECT 的敏感性为 66.5%（95%CI：60.4%～72.1%），特异性为 82.6%（78.5%～86.1%），阳性预测值为 71.4%（65.3%～76.9%），阴性预测值为 79.1%（74.8%～82.8%）。与 SPECT 比较，灌注 CMR 检测 CAD 的敏感性更高，而特异性没有差异。在检测 CAD 方面，灌注 CMR 也优于 SPECT，ROC 曲线下面积（AUC）（分别为 0.89 和 0.74；$P < 0.001$），这种差异在不同的冠状动脉狭窄判定标准，以及单支或多支 CAD 中持续存在。这项研究还证明了 CMR 在男性和女性中检测 CAD 具有同样高的诊断效能（AUC 分别为 0.89 和 0.90），且优于 SPECT（与男性和女性 CMR 相比，AUC 分别为 0.74 和 0.67；$P < 0.001$）[19]。图像质量差、三支病变和血流动力学反应不充分与 CMR 灌注检查假阴性没有显著关系[20]。此外，当负荷 CMR 检查的所有方面（电影、灌注或 LGE）都用于解读时，CMR 检测典型 CAD 的灵敏度最高。在灌注/功能/LGE 联合的多参数方案中使用冠状动脉 MRA 不能提高诊断效能（总体准确性为 84.6% vs. 84.2%）。LGE 是单独诊断 CAD 的最佳方案[21]。值得注意的是，单支病变和多支病变诊断的准确性都很高，且与病变位置无关[19]。

与 SPECT 相比，CMR 也可用于急性胸痛的评估。一项纳入 87 名急性胸痛患者的负荷 CMR 和 SPECT 成像的对比研究显示 CMR 在诊断上更具优势。CAD 定义为冠状动脉造影显示管腔狭窄 ≥ 50%，或在随访期间（平均 2.6 ± 1.1 年）发生心脏事件（心脏死亡、MI 或血管重建）。CMR 诊断 CAD 的敏感性、特异性和准确性分别为 85%、93% 和 89%。负荷 SPECT 诊断 CAD 的敏感性、特异性和准确性分别为 84%、91% 和 88%[22]。

在多中心研究中，耐受剂量 MR-IMPACT 研究包括 18 个中心的 225 名患者，他们被随机分配到 0.01mmol/kg、0.025mmol/kg、0.05mmol/kg、0.075mmol/kg 或 0.1mmol/kg 含钆对比剂的灌注 CMR 检查中。所有患者都进行了冠状动脉造影，在定量分析和 SPECT 中，梗阻性 CAD 被定义为直径狭窄 ≥ 50%[23]。视觉分析在双盲核心实验室进行。基于 ROC 分析，对比剂剂量为 0.1mmol/kg 时的负荷灌注 CMR 表现与非门控 SPECT 最为相近；然而，CMR 与 SPECT 检查的整体样本相比诊断性能更好（AUC：$0.67 ± 0.05$，$n=212$；$P=0.013$）。随后的 MR-IMPACT II 研究纳入了更大的样本量，并将 CMR 与门控 SPECT 进行了对比[24, 25]。欧洲和美国有 33 个中心参与试验，该试验记录了 5.6% 的退出率，原因是质量不佳（在 465 名患者中）。灌注 CMR 检测 CAD 的 AUC 明显优于 SPECT（$n=425$；$P=0.0004$）和门控 SPECT（$n=253$；$P=0.018$）。在多支病变（$P=0.003$，与所有 SPECT 比较；$P=0.04$，与门控 SPECT 比较），男性群体（$n=313$；$P=0.004$），女性群体（$n=112$；$P=0.03$），以及无梗死患者（$n=186$；$P=0.005$）等研究中均显示灌注 CMR 检测 CAD

优于 SPECT。

前面提到的所有研究的局限性是将冠状动脉严重的解剖学狭窄作为主要终点。众所周知，功能性狭窄与解剖狭窄没有直接关系，因此功能试验（如负荷灌注 CMR）的更好终点是有创性 FFR。几项研究将负荷灌注 CMR 与该终点进行了比较，总结为对 761 名患者的 12 项研究的 Meta 分析，结果显示基于患者的敏感性为 89.1%（95%CI：84%～93%），特异性为 84.9%（95%CI：76.6%～91.1%），基于冠状动脉的敏感性为 87.7%（95%CI：84.4%～90.6%），特异性为 88.6%（95%CI：86.7%～90.4%）[26]。

(2) 多巴酚丁胺负荷 CMR：多巴酚丁胺负荷 CMR 比负荷灌注 CMR 研究更少。一项纳入 754 名患者的 14 项单中心研究的 Meta 分析表明，多巴酚丁胺负荷 CMR 对血管造影确定的 CAD 的检测具有很高的诊断准确性，总灵敏度为 0.83（95%CI：0.79～0.88），特异性为 0.86（95%CI：0.81～0.91）[27]。在小型单中心研究中，多巴酚丁胺负荷 CMR 比负荷超声心动图的诊断效能更高[28]。然而，这项研究使用了过时的超声心动图技术，因为没有使用谐波成像或对比剂。近期没有关于多巴酚丁胺负荷 CMR 和多巴酚丁胺负荷超声心动图之间直接比较的报道，但是假设两种试验中的图像质量均比较高时，它们的诊断效能可能是相似的。另一个单中心研究比较了多巴酚丁胺负荷 CMR 和负荷灌注 CMR，显示了相似的诊断准确性[29]。

(3) 心肌血流定量分析：如第 16 章所述，可以进一步分析心肌灌注 CMR 数据，以获得心肌血流量（MBF）和 MBF 储备的定量指标。这些方法包括 Fermi 约束反卷积、吸收模型、单室模型和模型无关反卷积方法。在对 MBF 的评估中，一项对 CE-MARC 研究的亚组研究发现这些模型或视觉评估之间没有显著差异[30]。已经进行了一些基于灌注 CMR 的定量 MBF 评估的诊断准确性研究，并且显示出与视觉解读相当的诊断准确性。Patel 等比较了 30 名患者的视觉和定量 CMR 灌注分析［心肌灌注储备（MPR）][31]。通过视觉检测血管造影确定狭窄＞ 50% 的 CAD 的灵敏度、特异度和准确性的分别为 79%、83% 和 80%，CMR 定量分析诊断 CAD 的灵敏度、特异度和准确性的分别为 88%、67% 和 83%。他们还报道了随着冠状动脉狭窄程度的增加 MPR 逐步减少，对于＜ 50% 的冠状动脉狭窄 MPR 为 2.42±0.94，对于 50%～70% 的狭窄 MPR 为 2.14±0.87，对于＞ 70% 的冠状动脉狭窄 MPR 为 1.85±0.77。MPR 的分析显示三支病变比单支病变的缺血负荷显著增加（60%±38% vs. 25%±41%），表明定量分析在这种情况下具有潜在作用。

(4) 临床疗效比较：负荷 CMR 对患者管理和下游资源利用的影响是许多正在进行或计划进行的试验的主题。最近，CE-MARC2 试验检验了这样的假设，即在疑似 CAD 患者中，CMR 引导的治疗在减少不必要的血管造影方面优于英国 NICE 指南指导的治疗和核素 SPECT 引导的治疗[32]。这是一项多中心、3 个平行组的随机临床试验，采用了实用的疗效比较设计，共纳入 1202 名有症状的中度疑似缺血性心脏病的患者。主要终点是不必要的冠状动脉造影。经过 12 个月的随机分组，NICE 指南组中有创冠状动脉造影术的患者人数为 102 例（42.5%；95%CI：36.2%～49.0%，CMR 组 85 例（17.7%；95%CI：14.4%～21.4%），SPECT 组为 78 例（16.2%；95%CI：13.0%～19.8%）。在 NICE 指南组中，研究决定的不必要的血管造影术是最高的，在核素 SPECT 和 CMR 组之间没有显著差异。因此，在疑似缺血性心脏病患者中，CMR 检查指导的 12 个月内不必要血管造影术的概率低于 NICE 指南指导的治疗，CMR 和核素 SPECT 策略之间没有统计学上的显著差异[33]。

（二）慢性 IHD 心肌活性 CMR 评价

CMR 目前是检测心肌梗死和活性的首选方法。主要有两种方法，包括 LGE 和低剂量多巴酚丁胺负荷 CMR。采用灌注负荷指数评估不同程度的心肌活性，LGE-CMR 用以显示坏死和残余存活心肌的程度。多巴酚丁胺 CMR 可以检测功能障碍节段在负荷状态下改善局部室壁运动的能力，无论节段内是否存在心肌坏死及其程度。还阐述了其他方法，包括室壁厚度测量，以及最新的非增强的 T_1 mapping 和 T_2 mapping。

1. CMR 方案

(1) 受检者选择：心肌活性的概念在确诊 CAD 的患者中很有意义，这些患者存在局部心肌功能障碍并且考虑进行血管重建治疗。检查的选择取决于患者的情况。LGE 成像的禁忌证包括严重的肾功能不全和既往对 GBCA 存在过敏反应。在这类患者中，无强化低剂量多巴酚丁胺负荷 CMR 是首选试验。一些中心将低剂量多巴酚丁胺与 LGE 联合用于更全面的活性和功能储备评估。如前所述，患者应停用 β 受体拮抗药和降低心率的钙通道阻滞药以避免多巴酚丁胺负荷试验的假阴性。

(2) CMR 成像方案：用于心肌活性检测的简单而快速的 CMR 成像方案可能仅包括静息状态下长轴和短轴的 SSFP 电影，以评估整体和区域性左心室功能，以及在注射对比剂后 10～15min 进行的 LGE 成像以进行活性评估。低剂量多巴酚丁胺负荷成像［高达 10μg/（kg·min）］可以通过多个短轴和长轴平面上进行重复电影成像补充心肌功能评价。

如前所述，通常将心肌活性评估与缺血成像相结合，其中 LGE 评估为负荷/静息灌注 CMR 研究的一部分，收缩储备评估为分阶段多巴酚丁胺负荷方案的一部分。

(3) 心肌活性 CMR 分析：CMR 提供了几种评估心肌活性的方法，包括形态学和功能评估（表 20-1）。

(4) 舒张期室壁厚度测量：左心室舒张末期壁厚的测量是基于慢性瘢痕导致心肌逐渐变薄的现象。Baer 等认为功能障碍节段的舒张末期室壁厚度＜5.5mm（正常志愿者的平均厚度 -2 倍标准差）提示无存活心肌，并报道了其与氟脱氧葡萄糖（^{18}F-FDG）和多巴酚丁胺 TOE 的良好比较[34]。然而，由于舒张期室壁厚度不能直接测量存活心肌细胞，而是非存活心肌的间接替代参考标准，因此它已经被 LGE 的瘢痕直接显像所取代。

(5) 心肌延迟强化：LGE 的基本原理在第 17

表 20-1 慢性缺血性心脏病心肌功能障碍的病因

心肌活性	病理生理	血管重建后恢复的可能性	灌注（静息）	灌注（负荷）	坏死（LGE）	肌力反应（低剂量）	肌力反应（高剂量）
非存活	梗死（瘢痕）	不可逆	下降	多变	存在	缺如	缺如
存活	典型慢性冬眠	可逆	"下降"	多变	缺如	提高	两相（缺血）
存活	慢性心肌顿抑	可逆	保存	下降	缺如	提高	持续
存活	机械相关	可逆?	保存	保存	缺如	提高	持续
存活	机电不同步	重新同步时可逆	保存	保存	缺如	提高	持续

LGE. 心肌延迟强化

章中有所描述。在慢性 IHD 的背景下，LGE 显示了梗死的瘢痕区域，即无存活的心肌。LGE 被证明与慢性 MI 的组织病理学有很好的一致性，是检测心肌瘢痕或无存活心肌的参考标准[35]。相反，LGE 缺失是瘢痕缺失的标志，表明正常或功能障碍心肌的心肌活性得以保存。由于其高空间分辨率，CMR 可以精确地显示慢性 CAD 患者中瘢痕的复杂分布，并将缺血后遗症显示为具有不同透壁程度的心肌瘢痕[36]。然而，可视化瘢痕的能力使得 LGE-CMR 对活性的解读更加复杂。CAD 患者通过 LGE-CMR 检查很少没有瘢痕，经常出现不同程度和透壁分布的瘢痕（图 20-9）。与检测心肌活性的其他方法不同，CMR 并不将心肌瘢痕显示为二分类变量（存在或不存在），而是显示为功能障碍节段中 LGE 透壁程度的连续变量。功能障碍节段中没有节段性瘢痕或仅有少量心内膜下瘢痕（＜ 25% 透壁性）表明仍有大量存活的心肌。或者，高度透壁瘢痕（＞ 75% 透壁性）表明几乎没有残余存活心肌[37, 38]。虽然 LGE 现已被公认为检测心肌瘢痕（从而检测非存活心肌）的金标准，但在精确测量 LGE 的范围和透壁性方面仍存在一些分歧[39]。早期研究对瘢痕的透壁性进行了视觉分级；后来的研究试图通过定量技术半自动或全自动测量 LGE，并提出了几种不同的算法来检测 LGE，如远离梗死区信号强度的平均值 +（2～5）SD、FWHM 方法和 Orsu 方法。在患有急性心肌梗死的犬中，平均值 + 5SD 和 FWHM 方法被发现是量化 LGE 最准确的方法，然而在慢性梗死中，这样的数据是缺乏的[40]。由于 GBCA 在急性梗死中的分布量高于慢性梗死，因此 LGE 的临界值应考虑梗死时间，慢性瘢痕的 LGE 的临界值可能低于急性瘢痕。由于功能障碍的恢复可能更多地取决于存活心肌的数量而不是非存活心肌的数量，并且为了校正室壁厚度的混杂效应，建议报告 LGE 的透壁性程度，即测量无活性心肌，并将无 LGE 的心肌的绝对值或相对厚度百分比来表示心肌活性。

LGE-CMR 已经可以和核素成像技术相媲美，如 MIBI SPECT 和 ^{13}N-FDG PET[41]。在检测透壁瘢痕方面，LGE 与 PET 和 SPECT 一致性均较高，但由于 SPECT 空间分辨率较低，容易漏诊心内膜下瘢痕，因此敏感度低于 LGE[42]。

（6）心肌收缩力反应：低剂量多巴酚丁胺注射期间的心肌收缩力反应的测量是用于检测心肌活性的第三种方法。对正性肌力药物输注的反应和改善收缩力是功能障碍但心肌存活的公认特征。多巴酚丁胺负荷 CMR 利用这种方法，通过评估功能障碍节段（图 20-8）对低剂量 [5～10μg/（kg·min）]，以及随后的高剂量 [30～40μg/（kg·min）] 多巴酚丁胺输注的收缩反应来检测缺血，从而识别存活心肌。区域水平提高一个等级或整体室壁运动评分的提高被认为是心肌存活的标志。共有 4 种不同的反应模式。功能障碍但存活的心肌可以在低剂量多巴酚丁胺输注过程中改善收缩功能，而无活性的瘢痕组织在多巴酚丁胺输注过程中不会改善功能。在高剂量多巴酚丁胺输注时，由于叠加缺血，存活心肌有持续反应

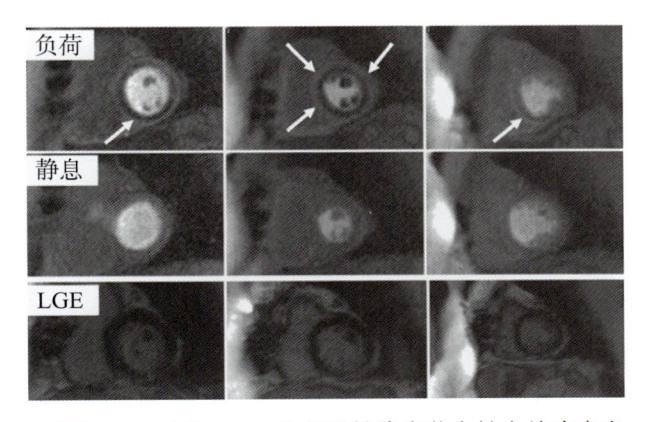

▲ 图 20-9 未知 CAD 和复发性稳定劳力性心绞痛患者的影像学策略

1 名 82 岁的患者，曾接受冠状动脉旁路手术，术后数年心绞痛复发。血管扩张负荷和静息灌注 CMR 图像显示三支血管供血区的缺血，提示多支病变。心肌延迟强化（LGE）成像显示没有明显的陈旧性心肌梗死

（室壁运动改善而无随后的运动减低）或双相反应（对低剂量多巴酚丁胺输注的初始反应，随后在高剂量时室壁运动减低）。最后，试验证明静息状态下功能正常的节段在大剂量多巴酚丁胺输注时出现新的室壁运动异常，为可诱导性心肌缺血。通过肉眼分析或定量应变分析的标记成像，可以改善室壁运动异常的检测。

使用多巴酚丁胺 MR 评估心肌活性有很大的局限性。最重要的限制是室壁运动分数的视觉分级和二分类评估，这使得检查显得随意且重复性较差。组织病理学活性（如 LGE 所示）和多巴酚丁胺反应检测到的收缩反应之间也有显著差异。事实上，并非所有组织学上存活的心肌都对多巴酚丁胺有反应，例如潜在的心肌细胞改变和去分化、肌丝和收缩蛋白丢失、MPR 损伤、β 受体密度降低和机械束缚等其他机制的存在都可能会损害组织学上存活的心肌的收缩储备[43]。

2. CMR 心肌活性成像的诊断效能

心肌活性的检测可能有不同的目标和临床终点。虽然血管重建后缺血的逆转可以通过 CMR 显示（图 20-10），但传统的心肌存活概念是指血供重建后可逆的局部和整体功能障碍的识别，大多数研究都评估了这一终点。与患者相关重要的终点包括存活率、心力衰竭症状的改善和功能状态的改善。

通过 CMR 对心肌活性的评估也可用于其他重要目的。它可用于预测对再同步化治疗的反应（图 20-11 和图 20-12），其中瘢痕负荷与反应的可能性和功能性二尖瓣反流的改善成反比。最后，心肌活性的评估也可用于显示围术期或围治疗期梗死等治疗的损伤和危害。

(1) 局部功能障碍的恢复：血供重建后局部心肌功能障碍的恢复和整体射血分数的改善是评价心肌存活性最常用的终点。4 项研究的 Meta 分析表明，室壁厚度 < 5.5mm 预测血供重建后功能恢复的敏感性高（96%），但特异性差（38%）[44]。最近，Shah 等在一项纳入 3 个中心的 1055 名患者的前瞻性研究中证明，虽然血管重建后功能恢复与室壁厚度之间存在相关性，但这种相关性很弱，因为每一层室壁厚度的瘢痕程度差异很大[45]。此外，18% 的变薄节段具有有限的瘢痕负荷，并且在局部变薄的心肌节段中没有瘢痕与血管重建后收缩功能的改善和室壁变薄的消退相关。这一发现反映了室壁厚度作为间接性的心肌存活标志，而不能直接检测心肌是否存活。尽管

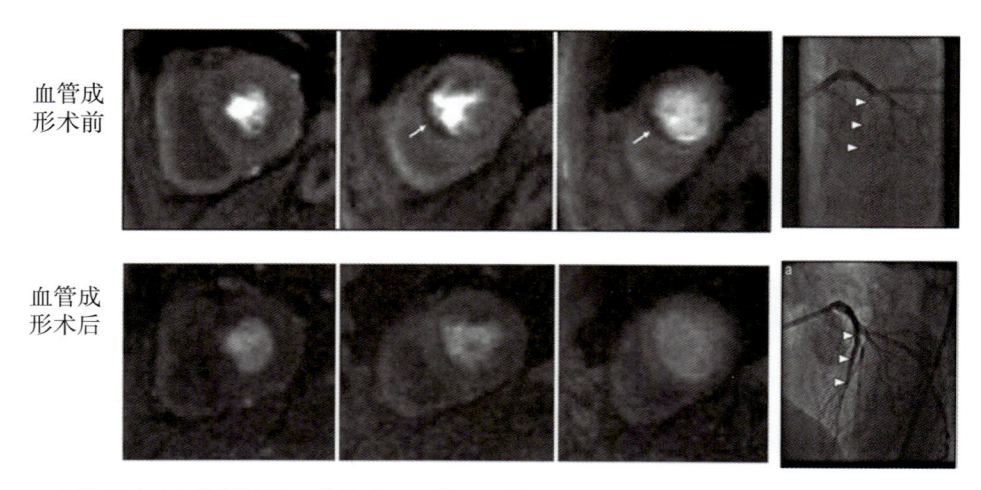

▲ 图 20-10 血管重建后负荷诱导的可逆性缺血图像显示前壁和室间隔明显缺血。冠状动脉造影显示左前降支动脉闭塞。患者接受了左前降支血管成形术。血管成形术后复查负荷灌注 CMR 显示前壁和室间隔缺血消失

透壁瘢痕的存在和功能的不可逆在变薄的节段中是常见的，但是瘢痕和存活心肌的存在与否不能从壁厚的状态来推断。

Kim 等首次提出节段功能恢复和 LGE 显示的心肌坏死透壁程度之间呈负相关（图 20-13）[38]。在他们对慢性 IHD 患者的开创性研究中，无心肌坏死节段的功能恢复概率较高（78%），而在坏死透壁程度＞ 75% 的节段功能恢复概率＜ 2%。急性 MI 患者的 LGE 程度也有类似的预测值[46]。对 11 项评估 LGE 预测局部功能恢复的研究进行的 Meta 分析表明，LGE 透壁程度 50% 预测节段功能恢复的敏感性为 91%，但特异性有限（51%）[44]。

LGE 的主要限制是具有中等透壁程度（25%～75%）的 LGE 节段具有中等的恢复功能的可能性（50%），因此 LGE-CMR 预测功能恢复的准确性较低。Welnhofer 等提出，多巴酚丁胺 CMR 能较好地预测 LGE 中等透壁程度节段的功能恢复，而 Meta 分析显示多巴酚丁胺 CMR 预测局部功能恢复的敏感性（81%）低于 LGE，但特异性（91%）更高 [44, 47]。因此，LGE 联合小剂量多巴酚丁胺可以进一步指导慢性左心室功能障碍患者的血供重建治疗。

LGE 阴性显示的心肌存活与功能恢复可能无关，导致这一现象的可能有几种原因。事实上，冬眠心肌表现为去分化状态。因此，在预测血供重建后功能障碍的恢复中，以形态学为基础的心肌活性试验（如 LGE）具有更高的敏感性，功能试验（如多巴酚丁胺负荷 MR）具有更高的特异性[48]。这些发现类似于其他检测心肌活性的检查，如 PET 和 SPECT，并说明了 LGE 所显示的代谢活性与由功能障碍恢复评估的功能存活之间的复杂关系。由于冬眠心肌的恢复是一个缓慢的过程，在血供重建后可能需要长达 1 年才能完成，

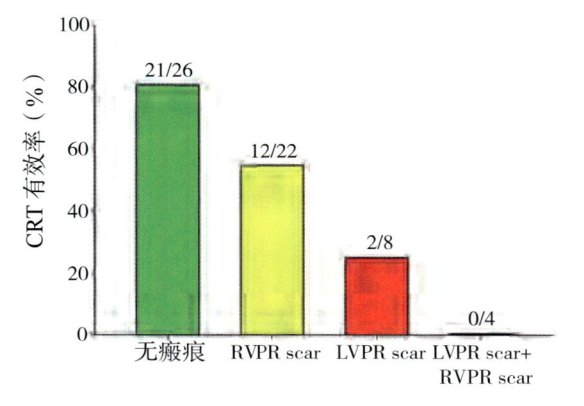

▲ 图 20-11 基于起搏区域［左心室（LV）或右心室（RV）］和起搏部位瘢痕的存在，图示心脏再同步化治疗（CRT）的 6 个月有效率。无瘢痕的起搏区有效率最高，其次是右心室起搏区瘢痕，然后是左心室起搏区瘢痕，两个起搏区均有瘢痕的患者无效

RVPR scar. 右心室起搏区瘢痕；LVPR scar. 左心室起搏区瘢痕（经许可引自 Wong, et al, Influence of Pacing Site Characteristics on Response to Cardiac Resynchronization Therapy. *Circ Cardiovasc Imaging*.2013；6：542–550.© 2013 Wolters Kluwer Health, Inc 版权所有）

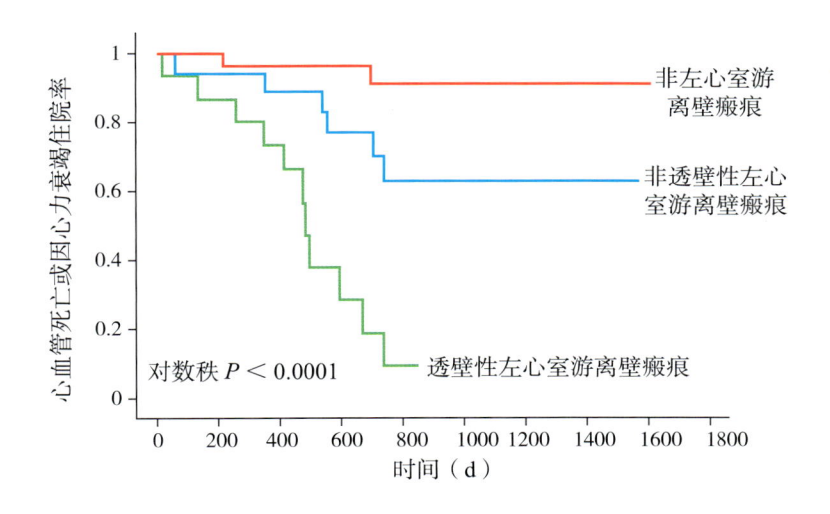

◀ 图 20-12 基于左心室游离壁瘢痕程度的 LGE 对预测心脏再同步化治疗结果的益处

经许可引自 Chalil, S, Stegemann, B, Muhyaldeen SA, Khadjooi K, Foley PW, Smith REA, Leyva, F. Effect of Posterolateral Left Ventricular Scar on Mortality and Morbidity following Cardiac Resynchronization Therapy. *Pacing and Clinical Electrophysiology*, 30：1201–1209. © 2007 John Wiley and Sons 版权所有

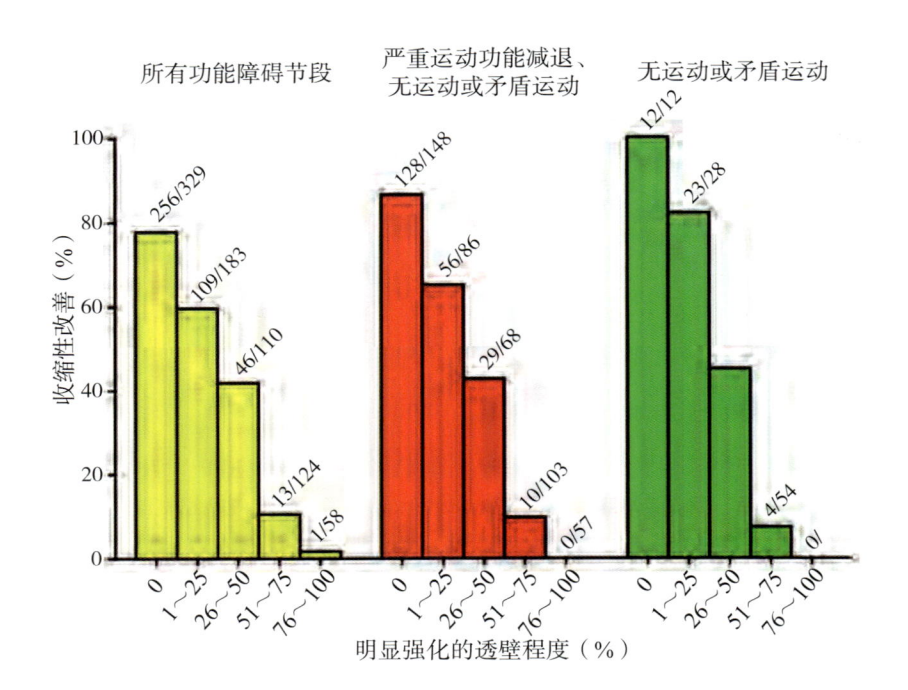

▲ 图 20-13 根据术前 LGE 的透壁程度显示功能障碍恢复的概率

经许可引自 Kim, et al. The Use of Contrast-Enhanced Magnetic Resonance Imaging to Identify Reversible Myocardial Dysfunction. *NEJM* 2000；343（20）：1445-53.

随访时间不足是 LGE-CMR 预测非梗死节段功能恢复敏感性较低的一个原因，与多巴酚丁胺反应节段相反（多巴酚丁胺反应节段可能有更多的收缩成分，恢复更快）。在一些存在心内膜下瘢痕，但心外膜心肌存活的病例中，残存的存活心肌细胞的数量可能不足以促进功能的恢复，或者心内膜下致密瘢痕的存在可能影响功能恢复。由于相邻的透壁坏死节段的影响（如梗死边缘区）或极度 LV 重塑可能会阻止某些节段的收缩功能改善。最后，功能障碍但仍存活的心肌在围术期或围治疗期梗死或不完全血供重建可能导致术后功能改善失败。这些因素在大多数研究中没有得到系统的评估。

LGE 评估的形态学活性和功能改善之间的差异的另一个解释是，功能障碍心肌的恢复通常使用半定量 Likert 量表以二元方式进行评估。功能障碍节段局部应变的定量改善和坏死的透壁程度之间的关系是复杂的[49]。采用半定量方法评估功能障碍恢复的情况可能是 LGE 在中等透壁梗死节段中评估功能恢复准确性较低的原因。

（2）血供重建后整体功能障碍的恢复和左心室重塑：与评估局部功能障碍恢复的终点相比，整体功能障碍的恢复（即 EF 的改善）和反向重构（LV 容积的改善）可能是评估每个患者心肌活性的更重要的终点（图 20-14）。几项研究证明了 LGE 存活节段数（＜ 50% 透壁性）与整体收缩功能恢复之间的线性关系[38, 50]。Pegg 等在一项纳入 51 名患者的研究中发现，至少 10 个存活的正常节段的存在预测整体功能显著恢复 ＞ 3%，阳性重构的敏感性为 95%，特异性为 75%[50]。在使用 LGE 和低剂量多巴酚丁胺 CMR 的唯一研究中[45]，作者发现单独的 LGE 可预测 LVEF 改善，而低剂量多巴酚丁胺 CMR 不能提供预测 LVEF 改善的额外信息。虽然几项研究表明，通过 CMR 对功能障碍的存活节段进行血供重建后也能显著改善 LV 容积，但这一终点尚未在诊断准确性方面进行严格评估。

（3）存活心肌血供重建对生存率的影响：根据 LGE 进行血供重建从而改善生存率的研究很少，争议也很大。一项使用核素成像技术或多巴酚丁胺负荷试验的回顾性研究的 Meta 分析表明，存活心肌的血供重建显著提高了存活率，但血供

存活心肌

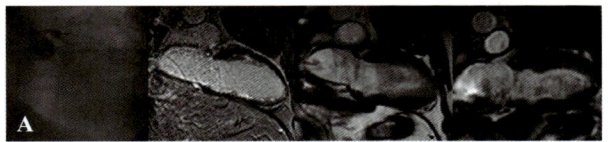

射血分数 28%　射血分数 38%

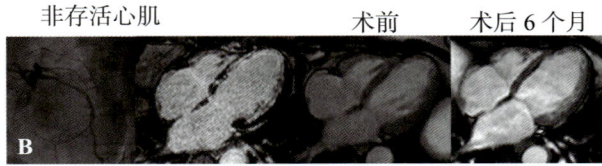

非存活心肌　　　术前　　　术后 6 个月

射血分数 36%　射血分数 36%

▲ 图 20-14　CMR 预测的存活和非存活心肌患者血供重建后左心室功能和 EF 改善的示例

重建后的 PET 和恢复（PARR-2）试验[51]、心力衰竭血供重建试验[52]，以及重要的缺血性心力衰竭的外科治疗（STICH）试验[53] 等 3 项前瞻性随机试验未能证明在最佳药物治疗的基础上进行血供重建能显著改善存活率。而且，这些研究没有使用目前心肌活性的金标准 LGE-CMR，因此有明显的局限性。关于这些结果应该如何进行临床解释，争议较大。

只有一项回顾性的、非随机的研究评估了 LGE-CMR 检测到的存活心肌血供重建对生存率的影响[54]。在连续纳入 144 名接受 LGE-CMR 的 CAD 和严重 LV 功能障碍患者（EF 24%±7%）中，经药物治疗的心肌存活而功能障碍患者的 3 年中位生存率明显低于非存活心肌患者（分别为 48% 和 77%；$P=0.02$）。相比之下，在血供重建患者中，无论心肌是否存活，生存率都是相似的（分别为 88% 和 71%；没有统计学意义）。接受药物治疗的存活心肌患者与完全血供重建患者的死亡风险比为 4.56（95%CI：1.93～10.8）。Cox 多变量分析表明，经纽约心脏协会（New York heart association，NYHA）等级、室壁运动评分和外周动脉疾病等基线因素校正后，血供重建和心肌活性的相互作用为预测基线生存率提供了显著的附加价值（$\chi^2=13.1$；$P=0.004$）尽管这是一项纳入人群相对较少的回顾性试验，但证实了对 CMR 显示为存活心肌的患者进行血供重建可能改善生存率的观点。其他 CMR 相关参数，如 RVEF 的预后价值，也可能影响接受血供重建术和低 EF 值接受冠状动脉旁路移植术（CABG）的患者的生存率。

(4) 血供重建损伤表现：最后，LGE-CMR 的一个重要用途是它能够显示血供重建的损伤。几项研究表明，CMR 可以检测经皮冠状动脉介入治疗（PCI）或 CABG 后的散在的微梗死灶，并且这些心肌损伤与肌钙蛋白水平相关[55]。

五、慢性 IHD 的 CMR 临床结局

CMR 在慢性 IHD 病的预测中也发挥着越来越重要的作用。除了对 LVEF 的评估之外，许多基于 CMR 的参数决定了慢性 IHD 患者的预后，例如 LGE 的存在和程度、梗死的分布特点和某些组织特征。

（一）左心室容积和射血分数的预后价值

CMR 可以准确测量 LVEF，而 LVEF 是 LV 收缩功能最常用的替代指标。它对心肌梗死后、心力衰竭、心脏瓣膜疾病和缺血性心肌病患者死亡率的预测价值早已得到认可[56]。无症状 LV 收缩功能障碍［定义为无心血管疾病史的无症状个体的 LVEF 低于正常（＜50%）］与心力衰竭、心血管疾病和死亡事件相关[57]。此外，LV 增大是无心血管疾病史且无症状个体发生心力衰竭事件的独立危险因子[58]。

然而，EF 作为一个独立的预后指标应用于临床具有较大的局限性。既往的大型研究表明，NYHA Ⅱ 级或 Ⅲ 级患者的预后比无症状患者差，但这两组患者的平均 LVEF 非常相似[59, 60]。坎地沙坦降低心力衰竭死亡率（CHARM）试验招

募了 7599 名具有各种各样症状性心力衰竭的患者，并证明了 LVEF 在预测有症状性心力衰竭患者的心血管事件方面具有非常高的效能，但这仅表现在中度至重度收缩功能障碍的患者中，而在 EF＞45% 的患者中预测事件的能力有限[61]。因此，LVEF 为 45% 似乎是 EF 未能区分未来心脏事件高风险患者的阈值。LVEF 负荷依赖性很强，在不同条件下可能低估或高估实际心肌功能。此外，它只代表收缩功能，不能很好地衡量舒张障碍。由于慢性 MI 情况下的反向重构，大多数 MI 幸存者保留或仅中度降低了 EF，不幸的是，大多数猝死发生在 EF 保留组[62]。多中心持续性心动过速试验（Multicentre Unsustained Tachycardia Trial，MUSTT）的结果表明，尽管 EF＜30% 与死亡风险增加相关，但 EF 为 30%～40% 的患者（取决于其他风险因素的存在）的死亡风险可能超过 EF＜30% 的患者[63]。此外，马斯特里赫特循环停止注册研究（Maastricht Circulatory Arrest Registry）中 51% 的猝死发生在 EF＞40% 的人群中[64]。在另一项对 2130 名 MI 后患者的研究中，67% 的猝死患者的 EF＞35%[65]。导致这种结果的原因可能是缺血性心力衰竭患者的心肌瘢痕具有致心律失常的潜力，可导致危及生命的心律失常和猝死。其中许多患者的 EF 值并不低，因此根据目前的指南，他们没有植入 ICD 的指征。因此，在缺血性心肌病患者中，心肌瘢痕可能具有更高的预后价值。

（二）灌注和多巴酚丁胺 CMR 对慢性 IHD 患者缺血的预后价值

在疑似或确诊 CAD 的患者中，通过灌注或多巴酚丁胺 MR 确诊心肌缺血者较无缺血者预后更差。在几项预后研究的 Meta 分析中，正常灌注或多巴酚丁胺负荷 CMR 对非致命性 MI 和心脏性死亡的阴性预测值为 98.12%，试验阴性的预估事件发生率为 1.88%[66]。多巴酚丁胺或负荷灌注 CMR 确诊为缺血的患者比无缺血患者 MI 发生率［比值比（OR）：7.7；$P＜0.0001$］，心血管死亡率（OR：7.0；$P＜0.0001$），以及两种事件联合终点的发生率（OR：6.5；$P＜0.0001$）均较高。负荷 CMR 阳性组总的年化事件发生率高于负荷阴性组（4.9% vs. 0.8%，$P＜0.0001$），阳性组的心血管死亡率高于阴性组（2.8% vs. 0.3%，$P＜0.0001$），阳性组的心肌梗死发生率也高于阴性组（2.6% vs. 0.4%，$P＜0.0005$）[67]。在另一项 Meta 分析中，在疑似或已知 CAD 患者中，室壁运动异常［调整后的危险比（HR）：1.87～2.99］，可诱导灌注缺损(调整后的HR：3.02～7.77)，LVEF(每 10% 增加的调整后的 HR：0.72～0.82）和梗死（调整后的 HR：2.82～9.43）与不良事件独立相关，可诱导灌注减低的存在与主要心血管不良事件（MACE）相关（调整后的 HR：1.76～3.21）[68]。疑似或已知 CAD 患者未来心血管事件的独立预测因子是室壁运动异常、诱发性灌注缺损、LVEF 和心肌梗死。负荷灌注 CMR 的高危标志包括大面积灌注缺损［16 个节段中＞5 个节段存在灌注缺损（包括缺血和梗死）］，相应的事件发生率每年约为 14%[69, 70]。相反，负荷 CMR 灌注正常的事件发生率非常低，每年约为 1%，这与负荷超声心动图或负荷核素成像正常的研究结果相似[71]。在一项大型单中心研究中 CE-MARC 研究直接比较了 CMR 和 SPECT 的预后价值，经心血管危险因素、血管造影结果或患者初始治疗等因素校正后，发现负荷 CMR 在 5 年随访 MACE 事件方面比 SPECT 具有更高的预测价值[72]（图 20-15）。正在进行的 MR-INFORM 试验将直接比较负荷灌注 CMR 和有创 FFR 在检测临床重要缺血方面的预测价值。正在进行的 ISCHEMIA 试验旨在确定与单独的最佳药物治疗相比，血供重建是否能减少中、重度负荷缺血患者的不良临

第 20 章 慢性缺血性心脏病
Chronic ischaemic heart disease

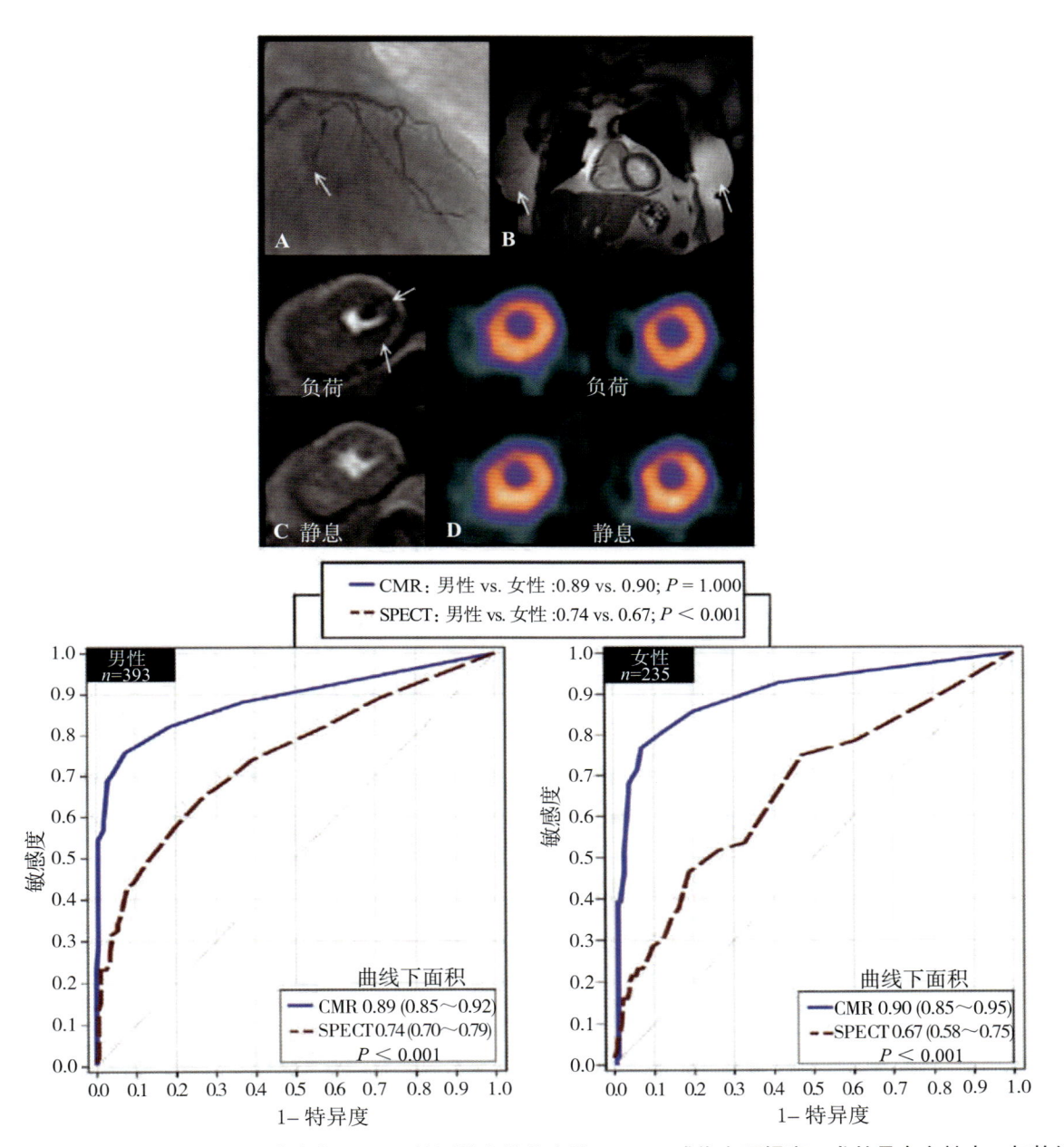

▲ 图 20-15 在 CE-MARC 试验中，CMR 检测缺血的能力比 SPECT 成像有所提高，尤其是在女性中。与软组织或肥胖相关的 SPECT 伪影可通过 CMR 得到改善

CMR. 心血管磁共振；SPECT. 单光子发射计算机断层成像［经许可引自 Greenwood，et al. Comparison of cardiovascular magnetic resonance and single-photon emission computed tomography in women with suspected coronary artery disease from the Clinical Evaluation of Magnetic Resonance Imaging in Coronary Heart Disease（CE-MARC）Trial. *Circulation*. 2014 Mar 11；129（10）：1129–38. © 2014 Wolters Kluwer Health, Inc 版权所有］

床终点。在本研究中，CMR 发现的中重度缺血被定义为 16 个节段中使用血管扩张药负荷的灌注缺损节段≥ 2 个或多巴酚丁胺诱导的功能障碍节段≥ 3 个[73]。

此外，负荷 CMR 可以对 CAD 患者进行风险评估及分类。在一个连续纳入 815 名接受心肌缺血评估的队列研究中发现诱发性缺血提高了识别重大心脏不良事件的能力（C 值，0.81～0.86；P=0.04；调整后的 HR：7.37；$P < 0.0001$）并对 91.5% 中度验前概率的患者进行了重新分类

（65.7% 为低风险，25.8% 为高风险）[74]。这也见于糖尿病患者，其中无诱导性缺血的年化事件率为 1.4%，而诱导性缺血患者的年化事件率为 8.2%（$P=0.0003$）。在一项纳入 908 名患者的研究中，在调整混杂因素后，可逆负荷灌注缺损发生事件的风险增加了 1.8 倍。基于瘢痕（LGE）的再分类为 8.9%，基于负荷灌注的再分类为 3.5%[75]。因此，负荷灌注 CMR 提供了一种独立的预后工具，并有效地对接受缺血评估的糖尿病患者的风险进行了重新分类。

最后，心肌功能障碍的患者对多巴酚丁胺的收缩反应的现象提示心肌存活，可预测主要心血管事件的风险[69]。

（三）LGE 的预后价值

在急性 MI 中，LGE 高强化可能提示纤维化和水肿，与急性 MI 不同，在慢性缺血性心肌病中，高强化区域可能仅提示心肌瘢痕。与其他成像方式相比，LGE-CMR 的主要优势是具有很高的空间分辨率，能够清晰地描绘瘢痕的透壁性和检测心内膜下瘢痕。虽然心肌高强化的透壁性与收缩功能呈反比关系，但一些研究表明，LGE-CMR 显示的梗死程度和 LGE 高强化的透壁性是死亡率的独立预测因子，并优于 LVEF 和 LV 容积[76-79]。在接受药物治疗的已知 CAD 患者中，与低剂量多巴酚丁胺负荷下的收缩储备相比，LGE-CMR 显示的心肌梗死程度更能预测预后。然而，在瘢痕较大（＞6 个高强化节段）的患者中，低剂量多巴酚丁胺负荷引起的收缩储备的存在在血供重建后具有更大的预后价值（图 20-16）[80]。即使是在临床上仅怀疑 CAD 且没有已知 MI 病史的患者中，LGE 也可以预测心血管事件[81]。这些患者的 LGE 不具有特征性，通常是局灶性的，不属于特定的冠状动脉区域[82]。根据血供重建组织的活性，完全性血管重建对结果也有影响

（图 20-17）。

LGE-CMR 的一个新作用是识别有心脏性猝死风险的心力衰竭患者，这些患者将从 ICD 植入获益。目前的 ICD 植入指南主要基于受损的 LVEF，但很大一部分植入的 ICD 从不放电。既往的研究表明，没有 LGE 患者的 ICD 放电率明显低于有 LGE 的患者[83]。对于缺血性和非缺血性心肌病患者，在 ICD 植入指南中使用 LGE-CMR 可以降低相关成本，也可以降低 ICD 植入的并发症风险（图 20-18）。

LGE-CMR 能够显示缺血性心肌病患者的灰色区域，其特征是核心瘢痕区域周围存在存活的心肌细胞和胶原沉积的增加（与正常组织相比）

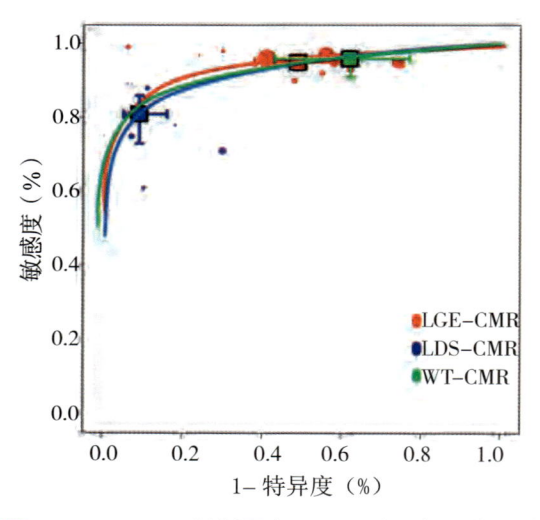

▲ 图 20-16 LGE、低剂量多巴酚丁胺和舒张末期壁厚 CMR 方法对心肌活性评估的诊断准确性

对 24 项使用 CMR 的心肌活性评估研究进行的 Meta 分析的 ROC 曲线。方框代表 3 种不同方法的平均灵敏度和特异性，包括心肌延迟强化（LGE-CMR）、低剂量多巴酚丁胺负荷（LDS-CMR）和舒张末期室壁厚度（WT-CMR）。LGE 的敏感性和阴性预测值最高，而 LDS 的特异性和阳性预测值最高。这两种方法的结合可以提高心肌活性预测的诊断准确性

LGE-CMR. 心肌延迟强化 -CMR；LDS-CMR. 低剂量多巴酚丁胺负荷 -CMR；WT-CMR. 舒张末期室壁厚度 -CMR（经许可引自 Romero J，Xue X，et al. CMR Imaging Assessing Viability in Patients With Chronic Ventricular Dysfunction Due to Coronary Artery Disease A Meta-Analysis of Prospective Trials. *JACC CV Im* 2012；494–508. © 2012 Elsevier 版权所有）

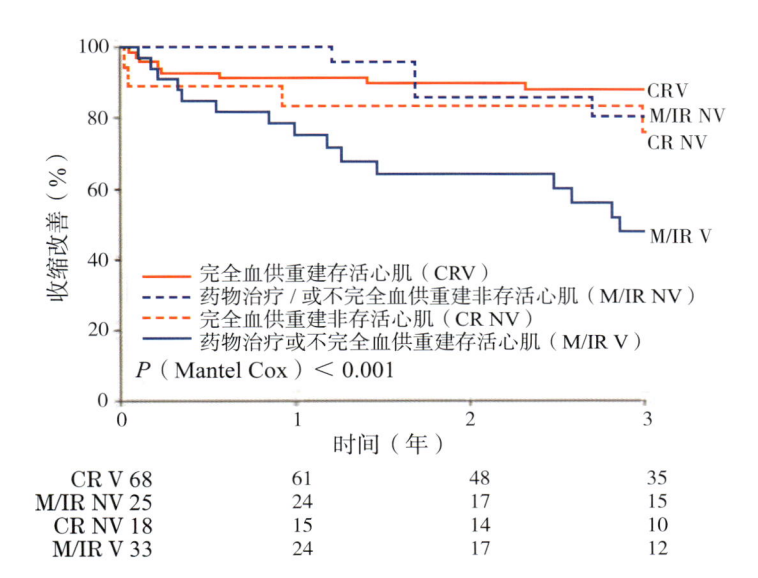

▲ 图 20-17 根据 LGE 预测的心肌活性和完全与不完全血供重建的存活率

CR. 完全血供重建；IR. 不完全血供重建不包括功能障碍区域；M. 药物治疗；NV. 非存活心肌；V. 存活心肌

经许可引自 Gerber BL, Rousseau MF, Ahn SA, le Polain de Waroux JB, Pouleur AC, Phlips T, Vancraeynest D, Pasquet A, Vanoverschelde JL, Prognostic value of myocardial viability by delayed-enhanced magnetic resonance in patients with coronary artery disease and low ejection fraction: impact of revascularization therapy. *J Am Coll Cardiol*. 2012 Feb 28; 59（9）: 825–35. © 2012 American College of Cardiology Foundation 版权所有，Elsevier 出版

（图 20-19）。LGE-CMR 灰色地带的范围与死亡率有关[84]。灰色地带 CMR 包含多个潜在折环回路的组织，并与心室易激惹、自发性室性心律失常和随后的 ICD 放电相关[84, 85]。

LGE-CMR 还可用于检测治疗性临床试验的效果。以前的缺血性心肌病的临床试验使用 LVEF 作为主要终点。然而，大多数试验（特别是干细胞试验）未能显示出治疗对 EF 的显著改善，部分与 EF 作为终点的局限性有关[86]。随着最近对再灌注策略的改进，入组低 EF 的患者变得越来越困难，这使得作为试验疗法终点的 EF 的改善空间非常小[87]。EF 的敏感性不足以检测治疗干预的效果，代偿机制倾向于在 MI 后以心室重塑为代价保留 EF，这导致收缩末期和舒张末期容积的平行变化。因此，EF 的变化可能是模糊的[88]。LGE-CMR 作为临床试验的主要终点是一种可靠的替代方案，并且已经在几项临床试验中证明可以检测治疗效果，即使在 EF 没有变化的情况下也是如此[89, 90]。例如，一项评估自体骨髓来源干细胞治疗 MI 效果的试验表明，治疗后瘢痕减少，但未能显示 EF 的改善[91]。

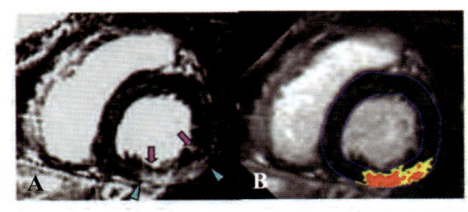

	非缺血	缺血
灰色区域质量 (g)	3.4 ± 8.7	16.3 ± 11.2
核心质量 (g)	3.5 ± 7.4	22.2 ± 13.1
左心室射血分数	24 ± 10	29 ± 8
事件发生率（P=ns）	6.6%	6.4%

▲ 图 20-18 原始 T_1 mapping 作为 LGE 心肌活性测试的一种替代方法。这些非增强技术可以在不需要静脉注射对比剂的情况下评估心肌组织的瘢痕程度

经许可引自 Wu, KC, G Gerstenblith, E Guallar et al. Combined cardiac magnetic resonance imaging and c-reactive protein levels identify a cohort at low risk for defibrillator firings and death. *Circ Cardiovasc Imaging* 5: 178–186, https://doi.org/10.1161/CIRCIMAGING.111.968024.© 2012 Wolters Kluwer Health, Inc 版权所有

六、前景展望

（一）mapping 成像

mapping 成像，尤其是 T_1 mapping，在 IHD 的 CMR 成像中发挥越来越大的作用。最近的研究表明纤维瘢痕的初始 T_1 时间较正常心肌增加，并评估了初始 T_1 mapping 识别心肌坏死的能力。

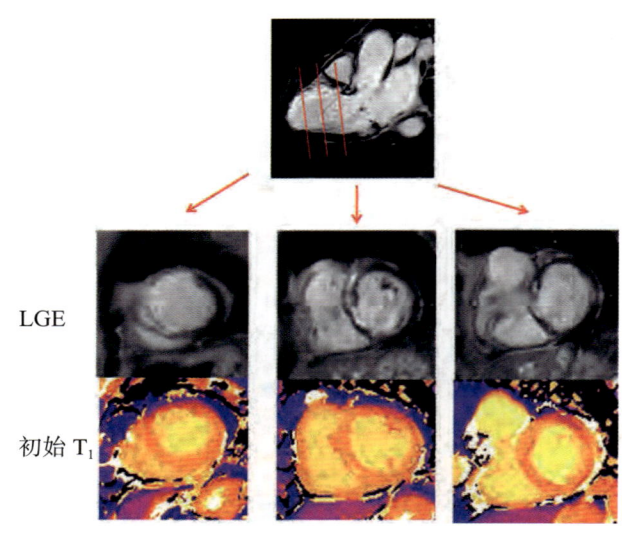

▲ 图 20-19 缺血性与非缺血性心肌病灰色地带示例

A.Friedreich 共济失调相关的非缺血性心肌病的患者的图像；B. 相应的不均匀灰色区域图，该区域混合了密集和不密集的 LGE 效应。基于灰色地带异质性，缺血性与非缺血性心肌病的事件发生率相似，尽管缺血性队列中灰色地带和瘢痕核心质量较大

这种方法的可行性已经在患有再灌注慢性 MI 的犬和 LGE 阳性的慢性梗死患者中得到证实[92, 93]。这种方法具有避免注射对比剂的优势。然而，该方法受限于慢性 MI 和远端心肌之间低对比度噪声比和诊断瘢痕的特异性差，因为 T_1 时间的增加也可能是由于心肌中其他物质（如淀粉样蛋白）的沉积。

在不使用钆对比剂的情况下，静息和腺苷负荷的 T_1 mapping 也可能成为检测缺血的新方法。对 10 名 CAD 患者和 20 名对照组进行的一项小型试验表明，对照组的静息 T_1 值正常，腺苷负荷 T_1 值少量增加，但差异显著；而心肌缺血的 CAD 患者静息 T_1 值较对照组高，但腺苷负荷期间 T_1 值没有显著的变化[94]。梗死心肌显示出一种更明显的模式，即静息时 T_1 值升高，负荷时 T_1 值变化小。学者们推测这些发现与严重冠状动脉狭窄时静态血管扩张导致的血液聚集增加有关。虽然需要进一步的研究，但这种非对比剂增强的方法有良好的应用前景，如在肾功能受损的患者中。

T_1 mapping 还可以量化弥漫性心肌间质纤维化和 ECV（图 20-19）。该技术在第三篇第 18 章中有详细描述。与只能检测大于成像体素的局灶性纤维化的 LGE-CMR 不同，T_1 mapping 和 ECV 计算可用于 LGE-CMR 检测不到的弥漫性心肌纤维化。T_1 mapping 主要应用于非缺血性病变，已证明其具有诊断和预后相关性。T_1 mapping 衍生的弥漫性纤维化指标在慢性 IHD 和 MI 中也增加。然而，与 LGE 心肌瘢痕相比，它们的预后价值仍有待证实[95, 96]。由于 T_1 mapping 和 ECV 可以检测慢性 IHD 的局灶性纤维化、瘢痕和梗死异质性，因此与 LGE 相似，初始 T_1 mapping 和 ECV 可以预测慢性缺血性心肌病的风险。

（二）血氧水平依赖成像

另一个有前景的方法是血氧水平依赖性（BOLD）CMR，这种方法在慢性 IHD 的应用可能会越来越多。这种方法通过利用脱氧血红蛋白的顺磁性来测量组织氧合。血液中脱氧血红蛋白含量的增加导致 T_2 或 T_2^* 时间的缩短和在加权图像上信号的减低[97]。BOLD 效应的大小取决于静态磁场强度，从 1.5T～3T 呈指数增长；因此，大多数研究使用了 3T。到目前为止，BOLD 与定量冠状动脉 X 线血管造影术和常规 CMR 灌注成像已显示出良好的相关性，但是研究规模通常很小且为单中心试验，限制了其临床有效性[98, 99]。

七、结论

CMR 在慢性 IHD 中起着重要作用，使临床医生能够诊断缺血、检测心肌存活，并在这种情况下提供重要的预后信息。负荷灌注和多巴酚丁胺 CMR 灌注是评估疑似或已知 CAD 患者的安全和准确的临床工具。对于血管造影确定的冠状动脉狭窄的检测，CMR 负荷成像已被证明比核素扫描更准确，并且更具成本效益。LGE-CMR 目前被认为是检测心肌活性的参考标准。它对预测心肌功能障碍的恢复具有高敏感性，但特异性有限。结合 LGE 和低剂量多巴酚丁胺负荷试验可以提高预测功能障碍恢复的特异性。慢性 IHD 患者的 CMR 测量显示了较高的预后价值，特别是低 EF、广泛缺血的存在、瘢痕的程度，以及 LGE-CMR 显示的瘢痕异质性。

所有这些特征使得 CMR 成为慢性 IHD 患者的一种重要和有价值的评估方法。T_1 mapping 等新的方法提供了新的诊断和预后评估手段，目前正应用于临床评估。

推荐阅读

[1] Dastidar AG, Rodrigues JC, Baritussio A, Bucciarelli-Ducci C. MRI in the assessment of ischaemic heart disease. *Heart*. 2016;102:239–52
[2] Dweck MR, Williams MC, Moss AJ, Newby DE, Fayad ZA. Computed tomography and cardiac magnetic resonance in ischemic heart disease. *J Am Coll Cardiol*. 2016;68:2201–16
[3] Gotschy A, Niemann M, Kozerke S, Lüscher TF, Manka R. Cardiovascular magnetic resonance for the assessment of coronary artery disease. *Int J Cardiol*. 2015;193:84–92

参考文献

[1] World Health Organization. *The top 10 causes of death*. 2017. http://www.who.int/mediacentre/factsheets/fs310/en/ (accessed 18 April 2018).
[2] Townsend N, Nichols M, Scarborough P, Rayner M. Cardiovascular disease in Europe—epidemiological update 2015. *Eur Heart J*. 2015;36:2696–705.
[3] Lima JA, Becker LC, Melin JA, et al. Impaired thickening of nonischemic myocardium during acute regional ischemia in the dog. *Circulation*. 1985;71:1048–59.
[4] Montalescot G, Sechtem U, Achenbach S, et al. 2013 ESC guidelines on the management of stable coronary artery disease: the Task Force on the management of stable coronary artery disease of the European Society of Cardiology. *Eur Heart J*. 2013;34:2949–3003.
[5] Windecker S, Kolh P, Alfonso F, et al. 2014 ESC/EACTS guidelines on myocardial revascularization: the Task Force on myocardial revascularization of the European Society of Cardiology (ESC) and the European Association for Cardio-Thoracic Surgery (EACTS) developed with the special contribution of the European Association of Percutaneous Cardiovascular Interventions (EAPCI). *Eur Heart J*. 2014;35:2541–619.
[6] Fihn SD, Gardin JM, Abrams J, et al. 2012 ACCF/AHA/ACP/ AATS/PCNA/SCAI/STS guideline for the diagnosis and management of patients with stable ischemic heart disease: executive summary: a report of the American College of Cardiology Foundation/American Heart Association task force on practice guidelines, and the American College of Physicians, American Association for Thoracic Surgery, Preventive Cardiovascular Nurses Association, Society for Cardiovascular Angiography and Interventions, and Society of Thoracic Surgeons. *Circulation*. 2012;126:3097–137.
[7] National Institute for Health and Care Excellence. *Chest pain of recent onset: asssessment and diagnosis*. Clinical guideline [CG95]. 2010.https://www.nice.org.uk/guidance/cg95 (accessed 18 April 2018).
[8] Ponikowski P, Voors AA, Anker SD, et al. 2016 ESC guidelines for the diagnosis and treatment of acute and chronic heart failure: the Task Force for the diagnosis and treatment of acute and chronic heart failure of the European Society of Cardiology (ESC) developed with the special contribution of the Heart Failure Association (HFA) of the ESC. *Eur Heart J*. 2016;37:2129–200.
[9] Bruder O, Schneider S, Nothnagel D, et al. EuroCMR (European Cardiovascular Magnetic Resonance) registry: results of the German pilot phase. *J Am Coll Cardiol*. 2009;54:1457–66.
[10] Bruder O, Wagner A, Lombardi M, et al. European Cardiovascular Magnetic Resonance (EuroCMR) registry—multi national results from 57 centers in 15 countries. *J Cardiovasc Magn Reson*. 2013;15:9.
[11] Wolk MJ, Bailey SR, Doherty JU, et al. ACCF/AHA/ASE/ASNC/ HFSA/HRS/SCAI/SCCT/SCMR/STS 2013 multimodality appropriate use criteria for the detection and risk assessment of stable ischemic heart disease: a report of the American College of Cardiology Foundation Appropriate Use Criteria Task Force, American Heart Association, American Society of Echocardiography, American Society of Nuclear Cardiology, Heart Failure Society of America, Heart Rhythm Society, Society for Cardiovascular Angiography and Interventions, Society of Cardiovascular Computed Tomography, Society for Cardiovascular Magnetic Resonance, and Society of Thoracic Surgeons. *J Am Coll Cardiol*. 2014;63:380–406.
[12] Klem I, Heitner JF, Shah DJ, et al. Improved detection of coronary artery disease by stress perfusion cardiovascular magnetic resonance with the use of delayed enhancement

[13] Bernhardt P, Steffens M, Kleinertz K, et al. Safety of adenosine stress magnetic resonance imaging using a mobile cardiac magnetic resonance system. *J Cardiovasc Magn Reson*. 2006;8:475–8.

[14] Charoenpanichkit C, Hundley WG. The 20-year evolution of dobutamine stress cardiovascular magnetic resonance. *J Cardiovasc Magn Reson*. 2010;12:59.

[15] Kuijpers D, Janssen CH, van Dijkman PR, Oudkerk M. Dobutamine stress MRI. Part I. Safety and feasibility of dobutamine cardiovascular magnetic resonance in patients suspected of myocardial ischaemia. *Eur Radiol*. 2004;14:1823–8.

[16] Wahl A, Paetsch I, Gollesch A, et al. Safety and feasibility of high-dose dobutamine-atropine stress cardiovascular magnetic resonance for diagnosis of myocardial ischaemia: experience in 1000 consecutive cases. *Eur Heart J*. 2004;25:1230–6.

[17] Hamon M, Fau G, Nee G, Ehtisham J, Morello R, Hamon M. Meta-analysis of the diagnostic performance of stress perfusion cardiovascular magnetic resonance for detection of coronary artery disease. *J Cardiovasc Magn Reson*. 2010;12:29.

[18] Greenwood JP, Maredia N, Younger JF, et al. Cardiovascular magnetic resonance and single-photon emission computed tomography for diagnosis of coronary heart disease (CE-MARC): a prospective trial. *Lancet* 2012;379:453–60.

[19] Greenwood JP, Motwani M, Maredia N, et al. Comparison of cardiovascular magnetic resonance and single-photon emission computed tomography in women with suspected coronary artery disease from the Clinical Evaluation of Magnetic Resonance Imaging in Coronary Heart Disease (CE-MARC) trial. *Circulation*. 2014;129:1129–38.

[20] Kidambi A, Sourbron S, Maredia N, et al. Factors associated with false-negative cardiovascular magnetic resonance perfusion studies: a clinical evaluation of magnetic resonance imaging in coronary artery disease (CE-MARC) substudy. *J Magn Reson Imaging*. 2016;43:566–73.

[21] Ripley DP, Motwani M, Brown JM, et al. Individual component analysis of the multi-parametric cardiovascular magnetic resonance protocol in the CE-MARC trial. *J Cardiovasc Magn Reson*. 2015;17:59.

[22] Ahmad IG, Abdulla RK, Klem I, et al. Comparison of stress cardiovascular magnetic resonance imaging (CMR) with stress nuclear perfusion for the diagnosis of coronary artery disease. *J Nucl Cardiol*. 2016;23:287–97.

[23] Schwitter J, Wacker CM, van Rossum AC, et al. MR-IMPACT. Comparison of perfusion cardiac magnetic resonance with single photon emission computed tomography for the detection of coronary artery disease in a multicenter, multivendor randomized trial. *Eur Heart J*. 2008;29:480–9.

[24] Schwitter J, Wacker CM, Wilke N, et al. MR-IMPACT II: Magnetic Resonance Imaging for Myocardial Perfusion Assessment in Coronary Artery Disease Trial: perfusion-cardiac magnetic resonance vs. single-photon emission computed tomography for the detection of coronary artery disease: a comparative multicentre, multivendor trial. *Eur Heart J*. 2013;34:775–81.

[25] Schwitter J, Wacker CM, Wilke N, et al. Superior diagnostic performance of perfusion-cardiovascular magnetic resonance versus SPECT to detect coronary artery disease: The secondary endpoints of the multicenter multivendor MR-IMPACT II (Magnetic Resonance Imaging for Myocardial Perfusion Assessment in Coronary Artery Disease Trial). *J Cardiovasc Magn Reson*. 2012;14:61.

[26] Desai RR, Jha S. Diagnostic performance of cardiac stress perfusion MRI in the detection of coronary artery disease using fractional flow reserve as the reference standard: a meta-analysis. *AJR Am J Roentgenol*. 2013;201:W245–52.

[27] Nandalur KR, Dwamena BA, Choudhri AF, Nandalur MR, Carlos RC. Diagnostic performance of stress cardiac magnetic resonance imaging in the detection of coronary artery disease: a meta-analysis. *J Am Coll Cardiol*. 2007;50:1343–53.

[28] Nagel E, Lehmkuhl HB, Bocksch W, et al. Noninvasive diagnosis of ischemia-induced wall motion abnormalities with the use of high-dose dobutamine stress MRI: comparison with dobutamine stress echocardiography. *Circulation*. 1999;99:763–70.

[29] Manka R, Jahnke C, Gebker R, Schnackenburg B, Paetsch I. Head-to-head comparison of first-pass MR perfusion imaging during adenosine and high-dose dobutamine/atropine stress. *Int J Cardiovasc Imaging*. 2011;27:995–1002.

[30] Biglands JD, Magee DR, Sourbron SP, Plein S, Greenwood JP, Radjenovic A. Comparison of the diagnostic performance of four quantitative myocardial perfusion estimation methods used in cardiac MR imaging: CE-MARC substudy. *Radiology*. 2015;275:393–402.

[31] Patel AR, Antkowiak PF, Nandalur KR, et al. Assessment of advanced coronary artery disease: advantages of quantitative cardiac magnetic resonance perfusion analysis. *J Am Coll Cardiol*. 2010;56:561–9.

[32] Ripley DP, Brown JM, Everett CC, et al. Rationale and design of the Clinical Evaluation of Magnetic Resonance Imaging in Coronary heart disease 2 trial (CE-MARC 2): a prospective, multicenter, randomized trial of diagnostic strategies in suspected coronary heart disease. *Am Heart J*. 2015;169:17–24.

[33] Greenwood JP, Ripley DP, Berry C, et al. Effect of care guided by cardiovascular magnetic resonance, myocardial perfusion scintigraphy, or NICE guidelines on subsequent unnecessary angiography rates: The CE-MARC 2 randomized clinical trial. *JAMA*. 2016;316:1051–60.

[34] Baer FM, Theissen P, Schneider CA, et al. Dobutamine magnetic resonance imaging predicts contractile recovery of chronically dysfunctional myocardium after successful revascularization. *J Am Coll Cardiol*. 1998;31:1040–8.

[35] Kim RJ, Fieno D, Parrish RB, et al. Relationship of MRI delayed contrast enhancement to irreversible injury, infarct age, and contractile function. *Circulation*. 1999;100:1992–2002.

[36] Ortiz Pérez JT, Meyers SN, Lee DC, et al. Angiographic estimates of myocardium at risk during acute myocardial infarction: validation study using cardiac magnetic resonance imaging. *Eur Heart J*. 2007;28:1750–8.

[37] Hillenbrand HB, Kim RJ, Parker MA, Fieno DS, Judd RM. Early assessment of myocardial salvage by contrast-enhanced magnetic resonance imaging. *Circulation*. 2000;102:1678–83.

[38] Kim RJ, Wu E, Rafael A, et al. The use of contrast-enhanced magnetic resonance imaging to identify reversible myocardial dysfunction. *N Engl J Med*. 2000;343:1445–53.

[39] Mcalindon E, Pufulete M, Lawton C, Angelini GD, Bucciarelli-Ducci C. Quantification of infarct size and myocardium at risk: evaluation of different techniques and its implications. *Eur Heart J Cardiovasc Imaging*. 2015;16:738–46.

[40] Amado LC, Gerber BL, Gupta SN, et al. Accurate and objective infarct sizing by contrast-enhanced magnetic resonance

imaging in a canine myocardial infarction model. *J Am Coll Cardiol.* 2004;44:2383–9.

[41] Klein C, Nekolla SG, Bengel FM, et al. Assessment of myocardial viability with contrast-enhanced magnetic resonance imaging: comparison with positron emission tomography. *Circulation.* 2002;105:162–7.

[42] Wagner A, Mahrholdt H, Holly TA, et al. Contrast-enhanced MRI and routine single photon emission computed tomography (SPECT) perfusion imaging for detection of subendocardial myocardial infarcts: an imaging study. *Lancet.* 2003;361:374–9.

[43] Vanoverschelde J-LJ, Wijns W, Depré C, et al. Mechanisms of chronic regional postischemic dysfunction in humans: new insights from the study of noninfarcted collateral dependent myocardium. *Circulation.* 1993;87:1513–23.

[44] Romero J, Xue X, Gonzalez W, Garcia MJ. CMR imaging assessing viability in patients with chronic ventricular dysfunction due to coronary artery disease: a meta-analysis of prospective trials. *JACC Cardiovasc Imaging.* 2012;5:494–508.

[45] Shah DJ, Kim HW, James O, et al. Prevalence of regional myocardial thinning and relationship with myocardial scarring in patients with coronary artery disease. *JAMA.* 2013;309:909–18.

[46] Choi KM, Kim RJ, Gubernikoff G, Vargas JD, Parker M, Judd RM. Transmural extent of acute myocardial infarction predicts long-term improvement in contractile function. *Circulation.* 2001;104:1101–7.

[47] Wellnhofer E, Olariu A, Klein C, et al. Magnetic resonance lowdose dobutamine test is superior to scar quantification for the prediction of functional recovery. *Circulation.* 2004;109:2172–4.

[48] Vanoverschelde JL, Wijns W, Borgers M, et al. Chronic myocardial hibernation in humans. From bedside to bench. *Circulation.* 1997;95:1961–71.

[49] Gerber BL, Darchis J, le Polain de Waroux JB, et al. Relationship between transmural extent of necrosis and quantitative recovery of regional strains after revascularization. *JACC Cardiovasc Imaging.* 2010;3:720–30.

[50] Pegg TJ, Selvanayagam JB, Jennifer J, et al. Prediction of global left ventricular functional recovery in patients with heart failure undergoing surgical revascularisation, based on late gadolinium enhancement cardiovascular magnetic resonance. *J Cardiovasc Magn Reson.* 2010;12:56.

[51] Beanlands RS, Nichol G, Huszti E, et al. F-18–fluorodeoxyglucose positron emission tomography imaging-assisted management of patients with severe left ventricular dysfunction and suspected coronary disease: a randomized, controlled trial (PARR-2). *J Am Coll Cardiol.* 2007;50:2002–12.

[52] Cleland JG, Calvert M, Freemantle N, et al. The Heart Failure Revascularisation Trial (HEART). *Eur J Heart Fail.* 2011;13:227–33.

[53] Bonow RO, Maurer G, Lee KL, et al. Myocardial viability and survival in ischaemic left ventricular dysfunction. *N Engl J Med.* 2011;364:1617–25.

[54] Gerber BL, Rousseau MF, Ahn SA, et al. Prognostic value of myocardial viability by delayed-enhanced magnetic resonance in patients with coronary artery disease and low ejection fraction: impact of revascularization therapy. *J Am Coll Cardiol.* 2012;59:825–35.

[55] Selvanayagam JB, Porto I, Channon K, et al. Troponin elevation after percutaneous coronary intervention directly represents the extent of irreversible myocardial injury: insights from cardiovascular magnetic resonance imaging. *Circulation.* 2005;111:1027–32.

[56] Chan W, Duffy SJ, White DA, et al. Acute left ventricular remodeling following myocardial infarction: coupling of regional healing with remote extracellular matrix expansion. *JACC Cardiovasc Imaging.* 2012;5:884–93.

[57] Yeboah J, Rodriguez CJ, Stacey B, et al. Prognosis of individuals with asymptomatic left ventricular systolic dysfunction in the multi-ethnic study of atherosclerosis (MESA). *Circulation.* 2012;126:2713–19.

[58] Yeboah J, Bluemke DA, Hundley WG, Rodriguez CJ, Lima JA, Herrington DM. Left ventricular dilation and incident congestive heart failure in asymptomatic adults without cardiovascular disease: multi-ethnic study of atherosclerosis (MESA). *J Card Fail.* 2014;20:905–11.

[59] Pfeffer MA, Braunwald E, Moye LA. Effect of captopril on mortality and morbidity in patients with left ventricular dysfunction after myocardial infarctions. Results of the Survival and Ventricular Enlargement Trial. *N Engl J Med.* 1992;327:669–77.

[60] SOLVD Investigators. Effect of enalapril on mortality and the development of heart failure in asymptomatic patients with reduced left ventricular ejection fractions. *N Engl J Med.* 1992;327:685–91.

[61] Solomon SD, Anavekar N, Skali H, et al. Influence of ejection fraction on cardiovascular outcomes in a broad spectrum of heart failure patients. *Circulation.* 2005;112:3738–44.

[62] Dagres N, Hindricks G. Risk stratification after myocardial infarction: is left ventricular ejection fraction enough to prevent sudden cardiac death? *Eur Heart J.* 2013;34:1964–71.

[63] Buxton AE, Lee KL, Hafley GE, et al. Limitations of ejection fraction for prediction of sudden death risk in patients with coronary artery disease: lessons from the MUSTT study. *J Am Coll Cardiol.* 2007;50:1150–7.

[64] Gorgels AP, Gijsbers C, de Vreede-Swagemakers J, Lousberg A, Wellens HJ. Out-of-hospital cardiac arrest—the relevance of heart failure. The Maastricht Circulatory Arrest Registry. *Eur Heart J.* 2003;24:1204–9.

[65] Makikallio TH, Barthel P, Schneider R, et al. Prediction of sudden cardiac death after acute myocardial infarction: role of Holter monitoring in the modern treatment era. *Eur Heart J.* 2005;26:762–9.

[66] Gargiulo P, Dellegrottaglie S, Bruzzese D, et al. The prognostic value of normal stress cardiac magnetic resonance in patients with known or suspected coronary artery disease: a meta-analysis. *Circ Cardiovasc Imaging.* 2013;6:574–82.

[67] Lipinski MJ, McVey CM, Berger JS, Kramer CM, Salerno M. Prognostic value of stress cardiac magnetic resonance imaging in patients with known or suspected coronary artery disease: a systematic review and meta-analysis. *J Am Coll Cardiol.* 2013;62:826–38.

[68] El AH, Adams A, Moons KG, et al. Cardiac magnetic resonance imaging findings and the risk of cardiovascular events in patients with recent myocardial infarction or suspected or known coronary artery disease: a systematic review of prognostic studies. *J Am Coll Cardiol.* 2014;63:1031–45.

[69] Jahnke C, Nagel E, Gebker R, et al. Prognostic value of cardiac magnetic resonance stress tests: adenosine stress perfusion and dobutamine stress wall motion imaging. *Circulation.* 2007;115:1769–76.

[70] Steel K, Broderick R, Gandla V, et al. Complementary

prognostic values of stress myocardial perfusion and late gadolinium enhancement imaging by cardiac magnetic resonance in patients with known or suspected coronary artery disease. *Circulation*. 2009;120:1390–400.

[71] Shah R, Heydari B, Coelho-Filho O, et al. Stress cardiac magnetic resonance imaging provides effective cardiac risk reclassification in patients with known or suspected stable coronary artery disease. *Circulation*. 2013;128:605–14.

[72] Greenwood JP, Herzog BA, Brown JM, et al. Prognostic value of cardiovascular magnetic resonance and single-photon emission computed tomography in suspected coronary heart disease: long-term follow-up of a prospective, diagnostic accuracy cohort study. *Ann Intern Med*. 2016 May 10.doi: 10.7326/ M15–1801.[Epub ahead of print]

[73] Shaw LJ, Berman DS, Picard MH, et al. Comparative definitions for moderate-severe ischaemia in stress nuclear, echocardiography, and magnetic resonance imaging. *JACC Cardiovasc Imaging*. 2014;7:593–604.

[74] Bingham SE, Hachamovitch R. Incremental prognostic significance of combined cardiac magnetic resonance imaging, adenosine stress perfusion, delayed enhancement, and left ventricular function over preimaging information for the prediction of adverse events. *Circulation*. 2011;123:1509–18.

[75] Heydari B, Juan YH, Liu H, et al. Stress perfusion cardiac magnetic resonance imaging effectively risk stratifies diabetic patients with suspected myocardial ischaemia. *Circ Cardiovasc Imaging*. 2016;9:e004136.

[76] Lima JA, Judd RM, Bazille A, Schulman SP, Atalar E, Zerhouni EA. Regional heterogeneity of human myocardial infarcts demonstrated by contrast-enhanced MRI. Potential mechanisms. *Circulation*. 1995;92:1117–25.

[77] Krittayaphong R, Saiviroonporn P, Boonyasirinant T, Udompunturak S. Prevalence and prognosis of myocardial scar in patients with known or suspected coronary artery disease and normal wall motion. *J Cardiovasc Magn Reson*. 2011;13:2.

[78] Bello D, Einhorn A, Kaushal R, et al. Cardiac magnetic resonance imaging: infarct size is an independent predictor of mortality in patients with coronary artery disease. *Magn Reson Imaging*. 2011;29:50–6.

[79] Roes SD, Kelle S, Kaandorp TA, et al. Comparison of myocardial infarct size assessed with contrast-enhanced magnetic resonance imaging and left ventricular function and volumes to predict mortality in patients with healed myocardial infarction. *Am J Cardiol*. 2007;100:930–6.

[80] Kelle S, Roes SD, Klein C, et al. Prognostic value of myocardial infarct size and contractile reserve using magnetic resonance imaging. *J Am Coll Cardiol*. 2009;54:1770–7.

[81] Kwong RY, Chan AK, Brown KA, et al. Impact of unrecognized myocardial scar detected by cardiac magnetic resonance imaging on event-free survival in patients presenting with signs or symptoms of coronary artery disease. *Circulation*. 2006;113:2733–43.

[82] Turkbey EB, et al. Prevalence and correlates of myocardial scar in a US cohort. *J Am Med Assoc*. 2015;314(18):1945–54.

[83] Iles L, Pfluger H, Lefkovits L, et al. Myocardial fibrosis predicts appropriate device therapy in patients with implantable cardioverter- defibrillators for primary prevention of sudden cardiac death . *J Am Coll Cardiol*. 2011;57:821–8.

[84] Wu KC, Gerstenblith G, Guallar E, et al. Combined cardiac magnetic resonance imaging and C-reactive protein levels identify a cohort at low risk for defibrillator firings and death. *Circ Cardiovasc Imaging*. 2012;5:178–86.

[85] Schmidt A, Azevedo CF, Cheng A, et al. Infarct tissue heterogeneity by magnetic resonance imaging identifies enhanced cardiac arrhythmia susceptibility in patients with left ventricular dysfunction. *Circulation*. 2007;115:2006–14.

[86] Hare JM, Sanina C. Bone marrow mononuclear cell therapy and granulocyte colony-stimulating factor for acute myocardial infarction: is it time to reconsider? *J Am Coll Cardiol*. 2015;65:2383–7.

[87] San Roman JA, Sanchez PL, Villa A, et al. Comparison of different bone marrow-derived stem cell approaches in reperfused STEMI. A multicenter, prospective, randomized, open-labeled TECAM trial. *J Am Coll Cardiol*. 2015;65:2372–82.

[88] Williams AR, Trachtenberg B, Velazquez DL, et al. Intramyocardial stem cell injection in patients with ischaemic cardiomyopathy: functional recovery and reverse remodeling. *Circ Res*. 2011;108:792–6.

[89] Hare JM, Fishman JE, Gerstenblith G, et al. Comparison of allogeneic vs. autologous bone marrow-derived mesenchymal stem cells delivered by transendocardial injection in patients with ischaemic cardiomyopathy: the POSEIDON randomized trial. *JAMA*. 2012;308:2369–79.

[90] Makkar RR, Smith RR, Cheng K, et al. Intracoronary cardiosphere- derived cells for heart regeneration after myocardial infarction (CADUCEUS): a prospective, randomised phase 1 trial. *Lancet*. 2012;379:895–904.

[91] Janssens S, Dubois C, Bogaert J, et al. Autologous bone marrowderived stem-cell transfer in patients with ST-segment elevation myocardial infarction: double-blind, randomised controlled trial. *Lancet*. 2006;367:113–21.

[92] Kali A, Cokic I, Tang RL, et al. Determination of location, size, and transmurality of chronic myocardial infarction without exogenous contrast media by using cardiac magnetic resonance imaging at 3 T. *Circ Cardiovasc Imaging*. 2014;7:471–81.

[93] Kali A, Choi EY, Sharif B, et al. Native T_1 mapping by 3–T CMR imaging for characterization of chronic myocardial infarctions. *JACC Cardiovasc Imaging*. 2015;8:1019–30.

[94] Liu A, Wijesurendra RS, Francis JM, et al. Adenosine stress and rest T_1 mapping can differentiate between ischemic, infarcted, remote, and normal myocardium without the need for gadolinium contrast agents. *JACC Cardiovasc Imaging*. 2016;9:27–36.

[95] Ugander M, Oki AJ, Hsu LY, et al. Extracellular volume imaging by magnetic resonance imaging provides insights into overt and sub-clinical myocardial pathology. *Eur Heart J*. 2012;33:1268–78.

[96] Sado DM, Flett AS, Banypersad SM, et al. Cardiovascular magnetic resonance measurement of myocardial extracellular volume in health and disease. *Heart*. 2012;98:1436–41.

[97] Friedrich MG, Karamitsos TD. Oxygenation-sensitive cardiovascular magnetic resonance. *J Cardiovasc Magn Reson*. 2013;15:43.

[98] Jahnke C, Gebker R, Manka R, Schnackenburg B, Fleck E, Paetsch I. Navigator-gated 3D blood oxygen level-dependent CMR at 3.0–T for detection of stress-induced myocardial ischemic reactions. *JACC Cardiovasc Imaging*. 2010;3:375–84.

[99] Arnold JR, Karamitsos TD, Bhamra-Ariza P, et al. Myocardial oxygenation in coronary artery disease: insights from blood oxygen level-dependent magnetic resonance imaging at 3 tesla. *J Am Coll Cardiol*. 2012;59:1954–64.

第 21 章 急性缺血性心脏病
Acute ischaemic heart disease

Holger Thiele　Nuno Bettencourt　Michael Salerno　Erica Dall'Armellina　著
王　琼　王宏伟　译　张丽君　徐　磊　校

一、概述

在发达国家，尽管在过去的几十年里由于机械性再灌注的广泛使用和梗死后药物治疗的改善，使死亡率显著降低，但急性心肌梗死仍然是主要的死亡原因之一。然而，许多以进一步降低死亡率和发病率为目标的研究仍在进行，例如，包括旨在减少再灌注损伤的方法。在临床试验中用作替代终点的成像方法需要证明其有效性、可靠性，以及观察者之间和观察者内部的一致性。CMR 具有以上所有的特征，因此成为急性冠状动脉综合征成像的参考标准，并越来越多地应用于临床试验。

此外，影像学在急性冠状动脉综合征中的重要作用如下。

- 了解病理生理学。
- 获取预后信息。
- 鉴别急性冠状动脉综合征与其他良性病变。
- 鉴别冠状动脉正常的 MI 的原因。
- MI 并发症的影像表现。

CMR 在急性冠状动脉综合征中的作用逐渐扩大，因为它是唯一一种可以同时评估几个相关参数的无创性方法，包括如下几个方面。

- LV 和 RV 整体和区域功能。
- 危险区域。
- 微血管阻塞。
- 出血。
- 梗死面积。
- 梗死并发症。

因此，CMR 在急性 IHD 表现中的作用继续扩大，并在国际指南实践中得到越来越多的认可。

二、解剖与病理

为了更好地理解急性冠状动脉综合征背景下的 CMR 成像，有必要对冠状动脉解剖和 CAD 及 AMI 的病理生理学进行简要回顾。只有考虑到冠状动脉解剖和冠状动脉循环的局部血流，急性缺血事件期间 CMR 成像的一些独特特征才能得到充分解释。

（一）冠状动脉解剖

心肌供血由冠状动脉系统提供。在人类中，冠状动脉树由动脉及其分支的终端系统组成。冠状动脉解剖在第三篇第 29 章中有详细描述。简而言之，右冠状动脉（RCA）通常起源于右冠状窦，在右心房室沟内穿行。左主干（LMS）起源于左冠状窦，并分为左前降支（LAD）和左旋支（LCX）。LAD 走行于前室间沟至心尖和下室间沟。LCX 走行于左心房室沟，供应左心室外侧游离壁和部分二尖瓣前外侧乳头肌。在 70% 的人类心脏中，冠状动脉优势通常是右优势，在 10% 的心脏中是左优势，在 20% 的心脏中是均衡的[1]。

（二）动脉命名法

美国心脏协会（American heart association，AHA）建立了最常用的术语来描述冠状动脉解剖，定义了 3 个主要冠状动脉（LAD、LCX 和 RCA）的 17 个节段[2]。这种分割模型后来被更新和修正，以适用于更好的无创性成像方法（图 21-1）[3]。另一种可选的最优模型是 28 节段模型，被用于冠状动脉研究（CASS）中的 MI 和死亡率[4]。

（三）心脏节段和局部冠状动脉供应

因为节段性心肌灌注或收缩性的分析是 CMR 和其他断层成像技术［负荷超声心动图、SPECT 和正电子发射断层显像（PET）］的基础，所以建议结合断层扫描和节段性方法进行冠状动脉解剖分析[5]。

根据长度将左心室（LV）基底至心尖分为 3 部分（即基底段、中央段和心尖段）。基底段包括二尖瓣环和乳头肌尖端之间的部分。心室中央段包括乳头肌起点到乳头肌于左心室游离壁的靠近心尖部的插入点。心尖段包括心室的其余部分，从乳头肌的插入点到左心室心尖。类似的方法可以应用于右心室（RV）。

室间隔可分为前间隔壁和下间隔壁，LV 游离壁在心室基底段和中央段水平分为前壁、前外侧壁、下外侧壁和下壁。LV 心尖段水平由 4 个部分组成（即间隔壁、下壁、侧壁和前壁）（图 21-2）[5]。

根据这个系统，有 16 个左心室节段可以评估区域异常。这种区域性方法也可用于评估透壁梗死面积，因为任何特定区域的左心室质量百分比不会因对称性肥厚或扩张而显著改变。

心室区域往往与冠状动脉分布的常见模式

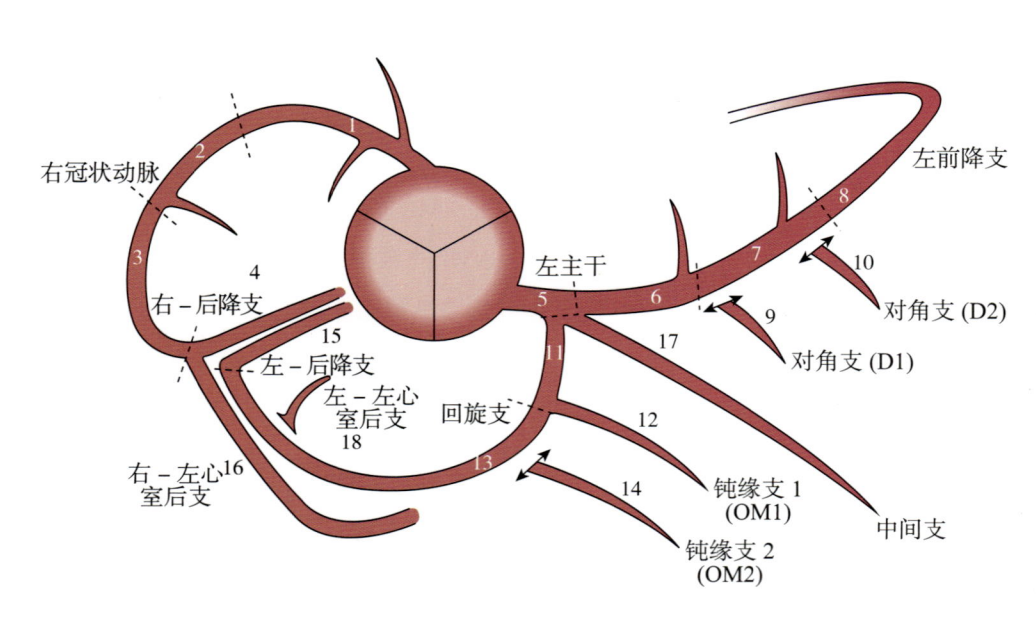

▲ 图 21-1 SCCT 冠状动脉分段图

经许可引自 Raff GL，et al. SCCT guidelines for the interpretation and reporting of coronary computed tomographic angiography. *Journal of Cardiovascular Computed Tomography*，2009.3（2）：122-136.©2009 Elsevier 版权所有

第 21 章　急性缺血性心脏病
Acute ischaemic heart disease

左心室节段

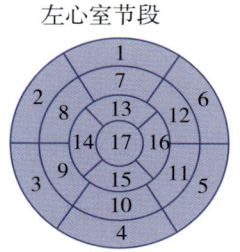

1. 基底段前壁　　7. 中央段前壁　　13. 心尖段前壁
2. 基底段前间隔壁　8. 中央段前间隔壁　14. 心尖段间隔壁
3. 基底段下间隔壁　9. 中央段下间隔壁　15. 心尖段下壁
4. 基底段下壁　　10. 中央段下壁　　16. 心尖段侧壁
5. 基底段下侧壁　11. 中央段下侧壁　17. 心尖
6. 基底段前侧壁　12. 中央段前侧壁

▲ 图 21-2　在圆周极坐标图上显示 17 个心肌节段和推荐的心脏断层成像命名

经许可引自 Cerqueira, M.D., et al. Standardized myocardial segmentation and nomenclature for tomographic imaging of the heart: a statement for healthcare professionals from the Cardiac Imaging Committee of the Council on Clinical Cardiology of the American Heart Association. *Circulation*, 105（4）: 539-42. © 2002 Wolters Kluwer Health, Inc 版权所有

冠状动脉分区

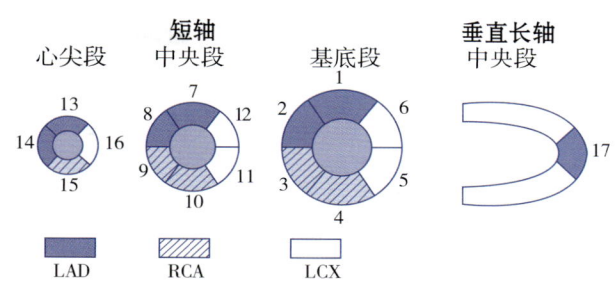

短轴　　　　　　　　垂直长轴
心尖段　中央段　基底段　中央段

LAD　　RCA　　LCX

▲ 图 21-3　17 个心肌节段在冠状动脉的左前降支（LAD）、右冠状动脉（RCA）和左旋支（LCX）区域的分配

经许可引自 Cerqueira, M.D., et al. Standardized myocardial segmentation and nomenclature for tomographic imaging of the heart: a statement for healthcare professionals from the Cardiac Imaging Committee of the Council on Clinical Cardiology of the American Heart Association. *Circulation*, 105（4）: 539-42. © 2002 Wolters Kluwer Health, Inc 版权所有

密切相关。任何特定的心外膜冠状动脉通常都会供应一定的心肌区域。例如，在典型的右优势型中，LAD 动脉将供应心室中央段和基底段的前壁和前侧壁、前间隔壁和所有心尖段。LCX 动脉供应心室中央段和基底段下外侧壁，RCA 供应心室中央段和基底段下壁及下间隔壁（图 21-3）。然而，由于冠状动脉分布的模式变化很大，冠状动脉血流和局部解剖之间的这些相关性并不精确，在某些人身上，任何给定的心肌区域都可以从两个独立的心外膜大动脉的分支获得血液供应。

（四）心肌灌注的生理学和病理生理学

冠状动脉在心外膜部分的主要作用是输送血液。随后心外膜动脉分支成较小的穿通动脉，灌注从心外膜到心内膜致密心肌壁内血管网。冠状微循环的解剖结构是满足其高氧需求的最佳结构。心肌中氧或其他底物交换的相对毛细血管表面积是骨骼肌中的 15 倍，是由于毛细血管密度更高，毛细血管之间的距离更小，心肌细胞的直径也更小[6]。在阻塞性或闭塞性 CAD 的情况下，

人类心脏具有在不同血管区域之间形成吻合的能力，该吻合可作为血液到达闭塞远端心肌区域的自然旁路，从而防止或减轻 MI 的影响。这种功能性侧支可以在两个冠状动脉的末端延伸部之间、两个动脉的侧支之间、同一动脉的分支之间或同一分支内形成。这些最常见于室间隔（前降支和后降支的室间隔支之间）、心尖（前降支室间隔支之间）、右心室前侧游离壁（LAD 和 RCA 或动脉圆锥之间）、左心室前外侧游离壁（LAD 对角支和 LCX 钝缘支之间）、心脏十字交叉和心房表面（RCA 和 LCX 动脉之间）。在正常情况下，冠状动脉血流量与心肌耗氧量和收缩性能密切相关。冠状动脉压力是冠状动脉血流量的驱动力，但是当冠状动脉耗氧量恒定时，这种压力的有限变化几乎不会影响冠状动脉血流量——这种机制被称为冠状动脉自动调节。心动周期中的压缩效应和代偿性血管床在 LV 壁上分布不均匀——阻力的压缩成分主要作用于心内膜下，使得心内膜下心肌比心外膜下更容易受到循环引起的缺血的影响。综上所述，解剖和生理原因共同导致了典型的心内膜下缺血性事件，如 AMI [7]。每当氧气

供需失衡时，心内膜下层将受到主要影响，并且"缺血波前"将总是以心内膜为起点。这种典型模式可以与主要涉及其他心肌层的心肌损伤源进行区分。CMR 极高的空间分辨率可以检测到其他检查技术可能遗漏得心内膜下缺血和（或）瘢痕，并且这已被用于诊断和预后评估[8-11]。

（五）冠状动脉疾病和急性心肌梗死的病理生理学

缺血性心脏病是一个复杂的过程，涉及对促氧化剂应激源的炎症、血管生成和纤维增生反应，导致细胞外基质和脂质堆积，以及冠状动脉粥样硬化斑块的形成。虽然斑块逐渐增大可能导致进行性腔内损害，从而引起心绞痛症状和稳定CAD，但 AMI 通常与斑块破裂或斑块表面侵蚀引起的血栓形成有关。

新形成的局部血管内血栓可能会溶解，导致斑块愈合，但通常会导致突然的管腔闭塞，从而导致严重缺血和急性缺血综合征。

当氧供应满足不了心肌需求时发生心肌缺血，缺血严重且持续时间长时发生坏死或梗死。虽然生化和功能异常几乎在缺血发作时立即开始，但心肌收缩力的严重丧失发生在 60s 内，而不可逆损伤发生在血流完全阻断后至少 20～40min。在冠状动脉完全闭塞后 40min 发生心内膜下梗死，而在梗死 3h 内如果能得到再灌注治疗梗死面积仍然较小，而无再灌注治疗（永久闭塞）的心肌将变成透壁梗死（图 21-4）[12]。

心肌损伤分为两个区域，中心区无血流或血流非常低，边缘区有侧支血管。由于间质水肿和一定程度的心肌细胞坏死，这两个区域的细胞外成分增加。边缘区的存活取决于缺血程度和持续时间。在尸检心脏中，AMI 周围缺血区的大小与细胞凋亡的增加和梗死相关动脉的闭塞程度有关[13]。

冠状动脉侧支血流的范围是梗死面积的主要决定因素之一。事实上，在尸检中，冠状动脉慢性完全闭塞而该动脉分布区无 MI 的情况并不少见。因为梗死面积是决定存活，以及充血性心力衰竭的重要因素，因此人们已经致力于通过早期再灌注、降低心肌耗氧量和预防再灌注损伤来减小梗死面积[14]。

除了侧支循环的存在，影响梗死面积的因素包括预处理（可大大减少梗死面积）和再灌注治疗。然而，再灌注减少梗死面积和再灌注损伤之间存在平衡，这取决于发病时间。一般来说，如果在缺血开始后 2～3h 内进行再灌注，心肌挽救的程度大大超过再灌注引起的自由基和钙负荷损伤。

1. 心室重塑

在最初事件后数周内透壁性梗死可能会增大，导致心室扩张（心室重塑），这种扩张的程度与生存率的降低有关。心外膜下区存活心肌岛的存在与心肌重构或梗死范围的缩小有关[15]。

2. 无复流区域

AMI 后无复流区的存在也与生存率下降有关，并与充血性心力衰竭、恶性心律失常和心源

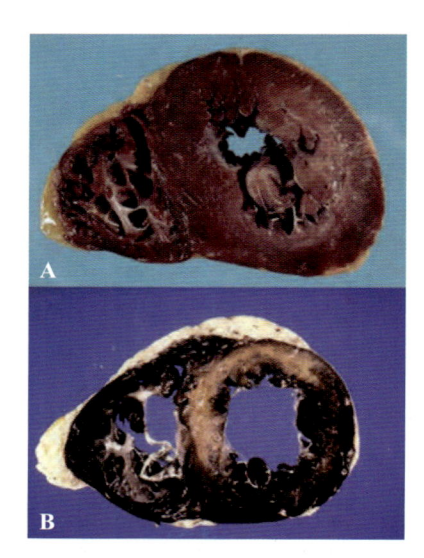

▲ 图 21-4 TTC 染色显示梗死和非梗死组织之间的区别
A. 心内膜下外侧；B. 前间隔透壁心肌梗死（经许可转载，图片由 Cardiovascular Pathology Registry，University of Padua，Italy 提供）

性死亡有关[16]。无复流现象最初是由 Kloner 和 Jennings 在实验性犬 MI 模型中描述的[17]。在缺血和再灌注 40min 后，心肌染色分布均匀。然而，在缺血 90min 后，无复流区域主要在心内膜下区域，即为无染色区域。电镜下，这些区域内皮细胞肿胀突起，导致红细胞、中性粒细胞、血小板和纤维蛋白血栓堵塞毛细血管。未染色区域表现出局部心肌血流量低的特点[18]。

（六）急性心肌梗死的大体病理表现

在 AMI 的演变过程中，在不可逆缺血发作后 12h 或更晚，肉眼可以观察到最早期改变——心肌苍白。通过使用四唑盐溶液可以增强梗死的肉眼检测，在脱氢酶介导的活性存在时，四唑盐溶液在新鲜心脏组织的大体切片上形成有色沉淀。在人类中，通过将新鲜心脏切片浸入四唑盐溶液［硝基蓝四唑盐（NBT）或 2，3，5- 氯化三苯基四氮唑（TTC）］，可以在梗死后 2~3h 内检测到坏死心肌（图 21-4）[19]。

在不可逆缺血发作后约 24h，苍白色加重。然而，在这个再灌注治疗的时代，大多数住院患者将接受再灌注策略，包括溶栓、支架植入和恢复梗死区域的血流。因此，在再灌注梗死中，梗死区域将因红细胞滞留和坏死毛细血管破裂出血而呈现红色（图 21-5）。然而，如果没有再灌注，梗死区域在 2~3d 时更好界定，表现为中心区域变黄色，被高度血管化充血的薄边缘包围。在第 5~7 天，这些区域更加明显，表现为中心软区域周围绕以低充血边缘。1~2 周后，梗死灶开始愈合，早期梗死边缘处有巨噬细胞和成纤维细胞浸润。与此同时，梗死灶开始变得更加凹陷，特别是梗死的边缘，边缘呈白色。小面积梗死的愈合可能最早在 4~6 周完成，而大面积梗死的愈合则可能需要 2~3 个月的时间。瘢痕愈合后的梗死部位呈白色，心室壁可能变薄或不变薄（室壁

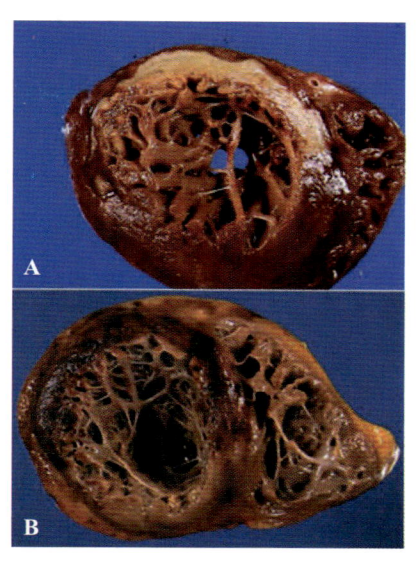

▲ 图 21-5 再灌注和非再灌注急性心肌梗死
A. 白色代表缺血性心肌梗死；B. 红色代表出血性心肌梗死（经许可引自 Modified with permission from Basso C，Rizzo S，Thiene G. The metamorphosis of myocardial infarction following coronary recanalization. *Cardiovasc Pathol*，19：22–8. © 2010 Elsevier 版权所有）

瘤形成）。通常情况下，透壁和融合的梗死可能导致心肌变薄，而心内膜下和非融合的梗死则不会导致心肌变薄[19]。

修复和愈合的程度不仅取决于梗死面积，还取决于局部和全身因素。如果局部有良好的侧支血流，则愈合将相对较快，尤其是在正常心肌与坏死心肌相互交错的边界处[19]。由于冠状动脉狭窄程度不一而引起的相邻血流的差异，梗死灶内可能出现不同程度的愈合。根据血流的区域变化，边界区域可能出现出血和收缩带坏死。影响急性缺血性心肌病心肌修复的全身因素是血压和心排血量，在多器官衰竭的患者中这两项指标严重下降。

可挽救心肌的数量取决于供应梗死区域的动脉完全闭塞的时间长短。在人类中，如果在胸痛发作或 ECG 改变后 4~6h 发生再灌注，则很可能挽救心肌，并且梗死很可能仅局限于心内膜下而非透壁性。梗死心肌内可见近汇合处心肌出血。出血的程度取决于梗死再灌注的程度以及毛

细血管坏死的程度。梗死面积越大，梗死持续时间越长，出血量就越大[19]。

心内膜下梗死最少需要 2～3 周时间才能完全愈合。较大的梗死和 6h 后再灌注的梗死需要更长的时间才能愈合。尽管在冠状动脉闭塞后 6h 内进行再灌注治疗可最大程度得挽救心肌细胞，但无论冠状动脉闭塞的时间多长，开通动脉似乎都有一定的益处。

三、CMR 标准成像方案

急性冠状动脉综合征成像的扫描方案中有多种选择。因此，协议取决于成像的目的，以及与研究潜在相关的问题。有针对 CMR 的标准化协议的建议，这些建议构成了图像采集的理想基础[20]。在临床实践中可在 1.5T 或 3T 上进行成像。通常情况下，成像应包括如下不同的模块。

- 用于评估 RV 和 LV 功能的解剖和功能模块。
- 高级的组织表征模块，用于评估代表危险区域的水肿和评估可能代表心肌出血的低信号核心。
- LGE 模块，用于评估梗死面积和微血管阻塞。

下列简短的 3 种模块成像协议可以作为可选项。

- 用于评估早期增强和早期微血管阻塞的首过灌注模块。
- 带有 T_2^* 的高级组织表征模块，用于评估心肌出血。
- 具有 T_1 mapping 和 T_2 mapping 的高级组织表征模块，用于评估危险区及微血管阻塞。

图 21-6[21-27] 显示了已在多个临床试验及最大的随机多中心试验中使用的经典方案。

心肌梗死的大小和微血管阻塞通常是在目标事件发生后的早期确定的。但是，在最初的 10d 内水肿反应，以及相应的危险区的面积并不统一。动物实验表明，水肿多变，常以双峰出现。第一个峰可能代表危险区域，而第二个峰可能代表愈合或炎症反应，而不是危险区域[28, 29]。潜在的病理机制尚未完全了解，需要进一步研究。临床研究未能重现类似的结果，双峰水肿的合理性存疑[30, 31]。

LV 功能通常通过标准短轴和长轴 SSFP 图像进行评估[32]。

对于急性梗死的确定，可以使用黑血 T_2 加权快速自旋回波序列采集覆盖整个心室的短轴图像，以评估危险区域及在大多数情况下代表出血的低信号核心[33-35]。心肌内出血仅发生在急性梗死并再灌注的心肌中，这些区域的 T_2 值取决于两个相反机制的相对作用：①组织水肿 / 心肌损伤导致 T_2 升高；②由脱氧血红蛋白的顺磁作用或在出血或血栓中的血红蛋白降解产物引起的 T_2 降低。在 T_2 加权图像上看到的组织水肿区域内产生的低信号核心已被证明与动物和部分患者出血的组织学证据相对应。然而，尽管有几项使用 T_2 加权成像检测出血的研究显示即使没有出血，晚期微血管阻塞也可能表现为信号减低。因此，T_2 加权图像中的低信号核心可能并非出血的特异性表现[36]。

为了更全面地评估梗死区域内是否存在出血，除 T_2 加权外，T_2^* mapping 技术也用于检测铁的顺磁效应，从而显示出血[37]。T_2^* 成像技术已在动物和离体研究中进行了病理组织学验证，是定量再灌注出血及心肌铁超负荷的有效方法，并已成功应用于人类[38]。T_2^* CMR 比自旋回波序列成像检测出血的敏感性更高。但 T_2^* 成像需要相对较长的回波时间，这可能会降低图像质量，并会延长总体采集时间。因此，T_2^* mapping 通常只作为可选项。

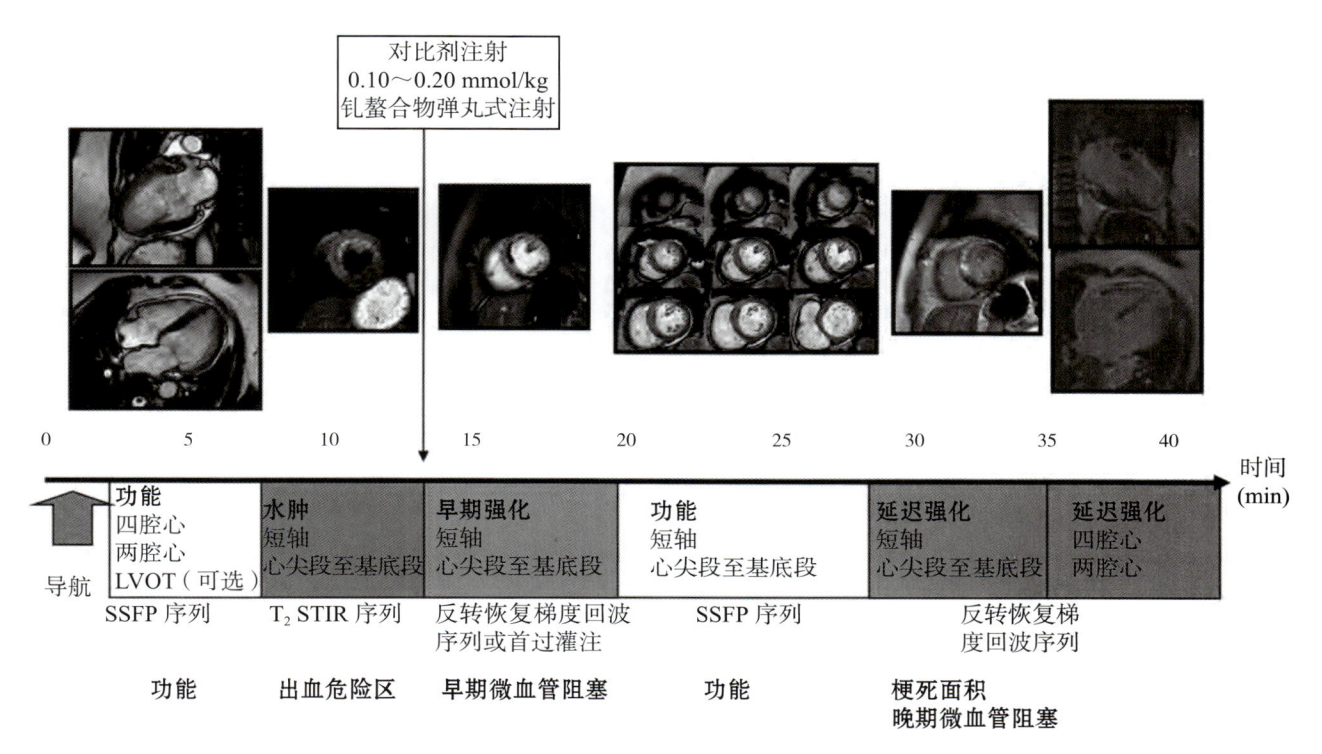

第 21 章 急性缺血性心脏病
Acute ischaemic heart disease

▲ 图 21-6 多个随机临床试验中使用的经典扫描方案

使用反转恢复 GRE 序列，静脉注射钆对比剂（0.10～0.20mmol/kg）后 1min 和 15min，可以获取覆盖整个心室的早期和晚期延迟强化图像[39]。这可用于评估早期和晚期的微血管阻塞。在一些医学中心，使用首过灌注来评估早期微血管阻塞[40, 41]。在反转恢复 GRE 序列中，当前的标准是在正常心肌受抑制时设定反转时间。与晚期微血管阻塞相比，由于早期微血管阻塞不会增加预后信息，因此可以取消该成像步骤，以实现更快的整体扫描[42]。

图 21-7 显示了更复杂的扫描方案，包括用于评估心肌水肿的 T_1 和 T_2 mapping 及用于评估 ECV 的增强后 T_1 mapping 技术。这些技术测量了心肌组织与其组成有关的磁性能的变化，即 T_1 和 T_2 弛豫时间。Mapping 技术的优势在于能够提供毫秒级别的体素定量测量。然而，目前的 T_1 mapping 和 T_2 mapping 主要应用于科研，还需要进一步的临床验证。

四、CMR 图像后处理

心血管成像技术（CMR）使我们对 AMI 的病理生理学有了更深入的了解。众所周知，梗死面积与 LV 重塑、心力衰竭和临床结局密切相关[43, 44]。因此，CMR 检测和量化心肌坏死和瘢痕的能力是其在 IHD 急性发作期间临床应用的最强适应证之一[45]。此外，CMR 是心室容积定量和功能评估的参考标准。它具有识别水肿和检测微血管阻塞的能力，并可量化（梗死）危险区域和"可挽救"心肌的质量（通过使用再灌注方法）。在 AMI 的早期阶段（事件发生后 2～10d）使用 CMR 获得的信息已被证实具有重要的预后价值，可能有助于治疗决策的制订[46, 47]。

LGE 技术具有高空间分辨率和良好的组织对比度，因此是坏死和瘢痕检测的参考标准[48]。它利用了钆螯合剂的药代动力学，这些试剂在细胞外成分中积聚。虽然在稳定的梗死中，这些区域

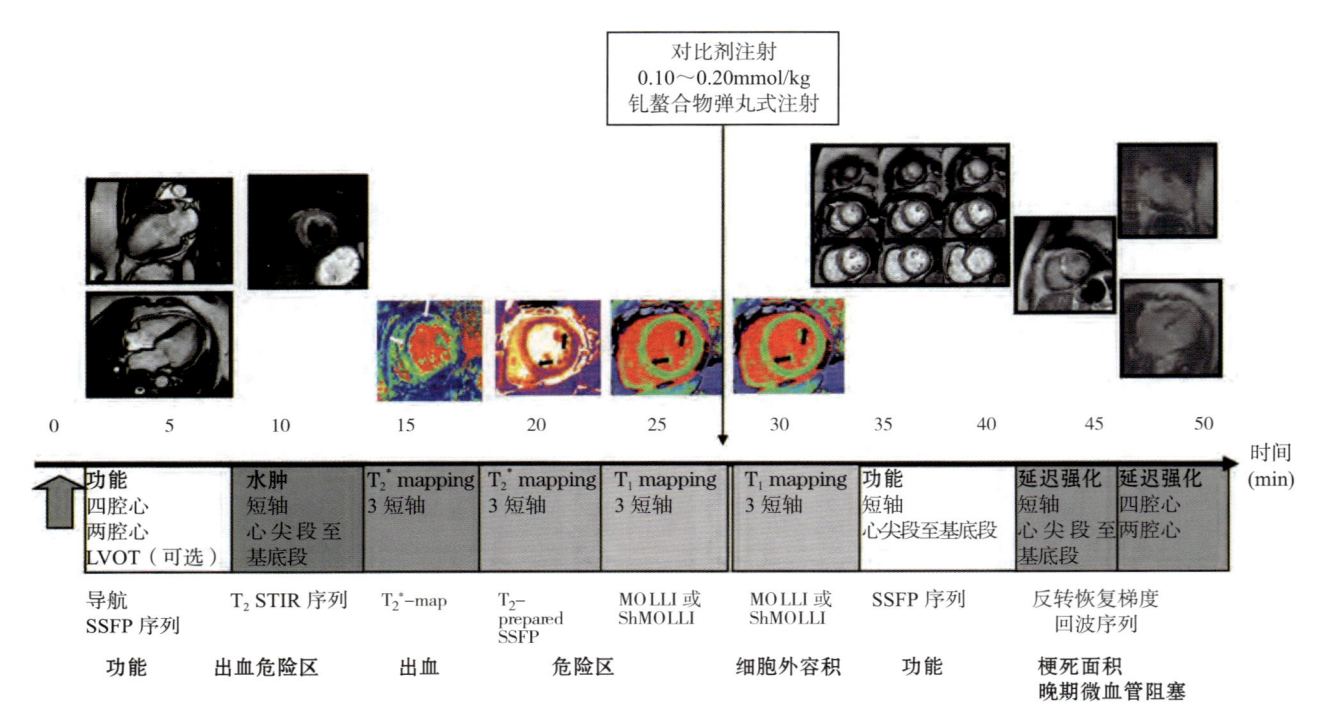

▲ 图 21-7 包括 T_1、T_2 和 T_2^* mapping 的更复杂的扫描协议

对应于替代性纤维化（瘢痕），但在 AMI 中，这种螯合剂也积聚在细胞膜不完整且注定要死亡（坏死）的区域。钆的积聚会缩短 T_1，导致受影响区域在 T_1 加权图像上呈现高信号（白色）[49]。这种成像方法显示的梗死心肌与离体动物研究中的组织学标本匹配精准[48、50、51]，并且在多项人类研究中显示具有预测预后的价值[43]。在 AMI 的边缘处，可能会出现"灰色区域"，反映出部分容积效应（混合高信号的"白色"梗死心肌与低信号的"黑色"正常心肌），即存活细胞和非存活心肌细胞的混合物，以及扩大的细胞外间隙[52]。这些区域可能是心肌梗死后不良事件的潜在重要病理生理学基础，为心律失常（如电生理诱导的室性心动过速）提供了基础[53、54]。

T_2 加权成像可检测心肌水肿，并可能有助于区分陈旧病灶和新发病灶，因为心肌水肿在急性缺血事件尤为重要[33]。缺血区域与心肌内水肿的发生有关，可以使用 T_2 加权序列对其进行检测和定量。T_2 和 LGE 图像的直接比较有助于区分坏死和危险心肌（梗死），并应与电影成像相结合进行分析，以确定这种心肌变化对功能的影响[55]。

（一）视觉评估

对于大多数临床适应证，LGE 图像的视觉评估是足够的，并且经过适当的训练后，是 CMR 中重复性最好的诊断技术之一，观察者内和观察者之间的一致性良好[56, 57]。但是，为了正确使用 LGE 图像，不应忽略一些重要步骤；应修改窗宽和窗位，以使正常心肌和 LGE 区域图像信号强度不一致，而应由相应的图像信号频谱表示（仍应检测到一些噪声）。另外，如果正常心肌在边缘处看起来最暗，中心图像强度稍高，则表明采集的反转时间太短，这将低估 LGE 真实范围。通常，反转时间略长优于略短的时间[58]（图 21-8）。

应注意 LGE 的存在高信号的区域，可能与 LV 血池一样明亮。应该考虑两种不同的 LGE 模式：①"CAD 型"，累及心内膜下并与冠状动脉供血区域一致；②"非 CAD 型"，通常不累及

第 21 章 急性缺血性心脏病
Acute ischaemic heart disease

心内膜下层，仅累及中壁或心外膜；但是，如果心内膜下受累是弥漫性的，如在淀粉样变性等浸润性疾病中，也应考虑非 CAD 类型[59, 60]。在急性 IHD 的情况下，预期会出现 CAD 型模式。此功能可用于急性胸痛原因的鉴别诊断［请参阅本章中的 CMR 以排除急性冠状动脉综合征和具有正常冠状动脉的心肌梗死的 CMR（MINOCA）］。具有 LGE 的区域在改变读出方向后，应至少在另一个正交平面和（或）在同一平面上成像，高信号伪影可能是由于心电图门控不良，屏气不良和成像平面中的物质 T_1 过长（如脑脊液、胸腔积液、胃液等）导致的[61]。此外，应将所有 LGE 图像与电影和灌注图像（如果已获得）进行比较，以明确缺血和存活心肌的分型[62]。应使用 AHA 17 节段模型描述缺血和 LGE 的位置和范围，并估计每个节段内 LGE 的平均透壁程度（0％、1％～25％、26％～50％、51％～75％、76％～100％）[5, 58]。对于患有 AMI 的患者，可能会有特殊征象 – 无钆对比剂进入的微血管阻塞区（对应于无复流区），并可能表现为 LGE 高信号强度区域中的心内膜下和心肌中部低增强区。在定量评估中，应将这些微血管阻塞区域视为梗死面积的一部分[63]。有时，在存活心肌中很难区分无复流区和附壁血栓。增强后电影序列在这方面可能会有所帮助（图 21-9）。

T_2 加权成像的视觉分析应旨在检测或排除信号强度显著增加（表明自由水含量增加）的区域。在急性冠状动脉综合征／梗死中，因为存在

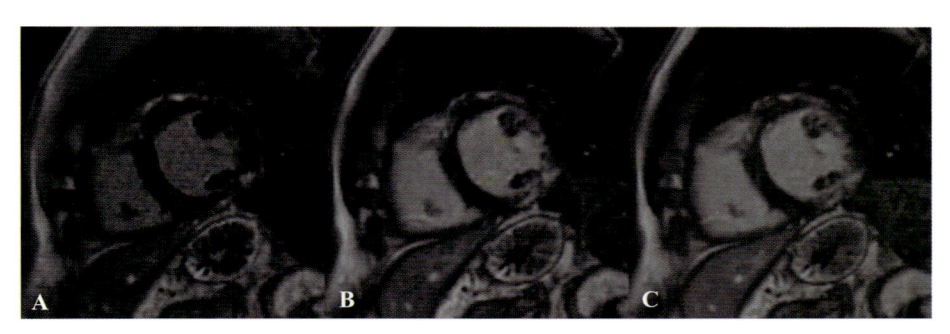

▲ 图 21-8 反转时间在延迟强化成像中的作用
A. 正常心肌在边界处最暗，中心图像强度更高，这表明反转时间设置得太短，将低估延迟强化区域；B. 以更长的反转时间重复图像，并在下壁／下外侧壁显示出较大的延迟强化区域；C. 更长的反转时间会导致心肌信号不完全抑制，可能会稍微高估延迟强化区域（误差仍然小于反转时间过短所导致的误差）。尽量使用正常心肌信号被抑制的最长反转时间

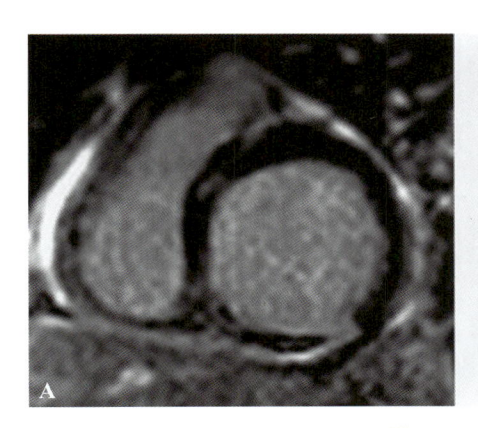

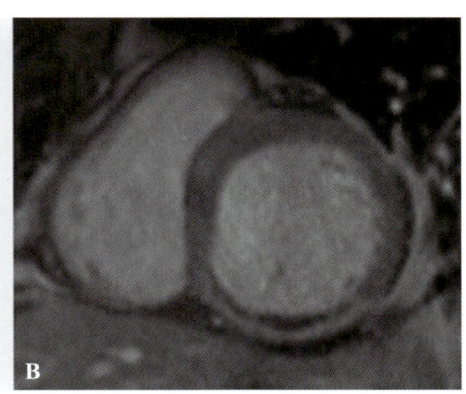

▲ 图 21-9 微血管阻塞
A. 患有下壁心肌梗死和微血管阻塞（心肌内高信号区的低信号中心区域）的延迟增强短轴基底层面；B. 与对比剂注入后电影图像相同的层面

局部和区域性的心肌损伤，与存活心肌的信号强度比较，进行定性、视觉分析通常就足够了（图21-10）。

类似于对LGE的描述评估，应适当优化T_2加权图像的对比度和亮度，以最小化背景噪声区域中的信号强度（噪声仍应可检测到），并减小显示在信号强度最高的区域的最大信号强度，而无须"过亮"使像素错误显示为白色。T_2加权图像中存在可检测的明显高信号区域定义为水肿，该区域遵循解剖学边界及预期的分布模式（主要是心内膜下和透壁的）。但是，有时很难对T_2加权图像进行分析，并且容易出现伪影。因此，应始终在至少两个垂直视图中确认这些信号。提示心肌水肿的高信号区域应与区域功能和其他组织病理学(如纤维化/瘢痕和心肌浸润)病变进行比较。

T_2加权黑血反转恢复自旋回波序列（STIR、TIRM）图像的视觉分析可能会因表面线圈场强的不均匀性而受损，从而导致在最远离线圈表面的部分产生低信号伪影，或在最靠近线圈表面的部分产生高信号伪影。因此，应使用人体线圈或可靠且准确的校正算法来确保均匀的信号接收。此外，心律不齐或心肌跨平面运动也可能导致大面积低信号伪影出现。相反，缓慢流动的血液可能导致血流抑制不足，并导致高信号，这可能会与心肌水肿混淆[55]。

（二）定量分析（手动和半自动评估）

延迟强化

定量分析主要用于测量LGE范围和(或)"灰色区域"范围，以用于研究目的。主观视觉评估仍然是识别排空不良、伪影、无回流区域等，以及绘制（或校正）心内膜和心外膜边界的先决条件。这是因为没有算法可以自动并可靠地将高信号的LV腔与梗死高信号心内膜边界区分开。实际上，在梗死和LV腔之间的组织CNR远低于在梗死和正常心肌之间的组织[64, 65]。

文献中描述了多种描述LGE程度的方法，包括以下几种。

- 手动平面测量，完全依靠人工绘制LGE/"灰色地带"区域的边界。
- "n"-SD技术，其中人工定义"正常"心肌区域，软件识别信号强度高于定义的感兴趣区（ROI）的"n"个标准差的心肌区域（n的范围通常是3~5）。
- FWHM技术[66-69]。

关于定量评估的最佳方法仍未达成共识。在MI设置中，所有方法似乎都是相对可重复的，但是LGE面积随所使用的方法而差异显著[70]。

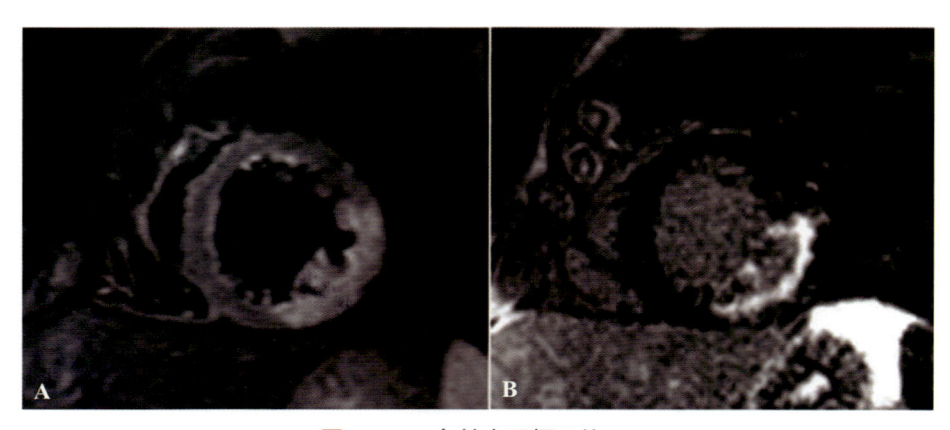

▲ 图 21-10 急性心肌梗死的 CMR

A. 左旋支动脉供血区急性再灌注梗死。心室短轴视图中的T_2加权图像(反转恢复序列, STIR)，病变部分呈高信号。
B. 相同层面的延迟增强图像

因此，在临床和科研中仍在寻求对梗死面积和危险区域的快速、可靠和可重复的定量方法。

（三）手动平面测量

勾画出心内膜和心外膜的边界，并对每个短轴层面进行LGE区域的手动平面测量（图21-11）。瘢痕/纤维化的体积相当于LGE面积的总和乘以层面的厚度+层间距。将该体积乘以心肌的比重即可得到近似的LGE重量，该重量可用于计算LGE与正常心肌的比例。该方法被认为是主观的，因为所有测量都是人为决定的。

尽管如此，一些CMR实验室在使用经验丰富的人员进行目测梗死面积观察时，观察者内和观察者间的变异性较低[8, 57, 66, 71]。

（四）"n"-SD技术

与上述方法一样，也需要勾画心肌的心内膜和心外膜轮廓（图21-11）。操作员可以选择心肌内正常的"远离病变区"（深色）ROI来定义参考信号强度（平均值和标准差）。然后，该软件将识别心肌ROI内区域的信号强度，该区域的信号强度高于人工定义的特定的平均值±SD阈值[66]。没有固定的阈值，但通常将半自动阈值+5SD作为梗死LGE的起点，而将半自动阈值+3SD作为心肌炎的起点[55]。此方法需要进行手动校正，以包括无复流区域并排除伪影和LV血池（心内膜轮廓误差）。此外，此方法高度依赖于用于计算阈值的远离病变区域的主观选择，并且容易受到表面线圈灵敏度的空间变化的影响。

（五）全宽半高技术

此替代方法使用的阈值是梗死区域（FWHM）内最大信号强度的50%（图21-11）。心内膜和心外膜边界的轮廓用于定义心肌ROI，并且软件使用瘢痕内最大信号一半的心肌ROI信号强度直方图的全宽作为正常心肌和LGE之间的阈值。但是，需要人工确定是否存在LGE，如果存在LGE，则需要选择包含"最大"信号的ROI。同样，这种主观选择可能会影响测量，但测量的可重复性可能更高[67]。这种技术也容易受到表面线圈灵敏度的空间变化的影响，可能也不如"n"-SD技术[67, 69]。但是，由于该技术假定LGE核心为高信号，因此如果LGE为斑块状或均匀的灰色，则它的准确性可能不如"n"-SD技术，这在非缺血性模式中可能更为常见[47]。此外，如果存在多个梗死灶和（或）多个独立的坏死岛，采用FWHM法测量梗死面积可能有一定的困难。最后，与上述方法一样，它也需要人工校正，包括无复流区、排除伪影和LV血池（心内膜轮廓的误差）。

部分研究已提出更复杂的算法，该算法根据每个体素的图像信号强度分配权重[72]，并结合区域特征分析[73]，或使用图像分割技术来更好地识别远端心肌以减少人主观选择产生的差异[70, 74]。这些新的算法已在少数患者中进行了测试，尽管前景看好，但尚未广泛使用，且对不同MRI供应商的图像尚未显示出同样的效果。

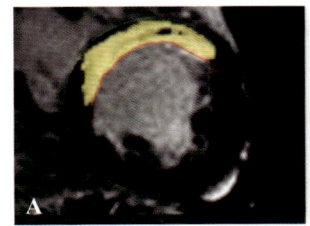

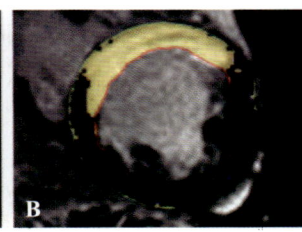

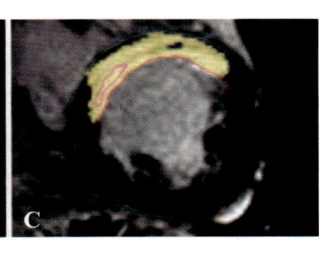

▲ 图 21-11 使用不同的后期增强描述的技术对延迟增强的心肌定量
A. 手动平面测量；B. 标准差技术；C. 全宽半高技术（FWHM）

"梗死周围"/"灰色区域"的量化

研究报道了量化灰色区域范围的多种方法。在大多数已发表的文献中，使用与 LGE 相同的方法进行定量，但阈值不同[53, 54]。然而，这是一个不断发展的领域，关于达到此目的的最佳方法仍未达成共识[55]。

（六）水肿（半定量分析）

使用 T_2 加权成像时，由于低信号伪影可能会导致类似于广泛性心肌水肿的信号强度分布模式，因此单纯的视觉分析可能会导致误差。使用参考区域进行信号强度量化对这些误差的敏感度要低得多，因此建议使用。对于心肌的整体信号强度分析，使用相对于骨骼肌的 T_2 信号强度比，勾勒出 LV 心内膜和心外膜轮廓，并且在最靠近心脏和线圈场强中心的大面积骨骼肌中绘制的 ROI（对于短轴视图，最好在前锯肌）。对于区域信号强度分析，将 ROI 仅放置在受影响的区域中，其信号强度除以骨骼肌的信号强度。虽然可以将 1.9 作为临界值用于黑血三重反转恢复自旋回波序列[75]，但建议使用当地确定的值，因为信号强度和比例值在序列设置（尤其是 T_E）和扫描仪模型之间可能不同。

对于这些图像，也可以使用基于信号强度比为 2 或更高的心肌像素的参数计算和显示的颜色编码图。另一个有前景的研究领域是使用 T_2 mapping 对水肿进行定量测量，并量化危险区和可挽救心肌区（参见本章中的 T_1 和 T_2 mapping 图在急性冠状动脉综合征的应用）。

五、CMR 在急性心肌梗死中的预后价值

AMI 患者治疗的最终目的是降低死亡率和发病率。在过去的 40 年里，急性心肌梗死患者的心血管死亡率和发病率逐渐下降，这主要是由于及时进行再灌注治疗[76]。治疗时间是 ST 段抬高心肌梗死（ST segment elevation myocardial infarction，STEMI）患者的关键因素，并有预测预后的价值。心肌缺血性细胞死亡的"波前现象"的概念最早于 20 世纪 70 年代提出，并指出随着冠状动脉闭塞持续时间增加，梗死范围从心内膜延伸至心外膜[77]。波前现象的概念也在人类 CMR 上得到证明[22, 78]。然而，再灌注本身会引起再灌注损伤。大量的实验和临床证据支持以下观点，再灌注会引起心肌的额外损伤。在 STEMI 期间心肌缺血后进行再灌注治疗引起的心肌损伤被定义为局部缺血/再灌注损伤。心肌缺血/再灌注损伤是一个复杂的现象，涉及多个因素，所有因素都对心脏造成了最终伤害。

CMR 为潜在的缺血及再灌注损伤提供了多种参数，这些参数均具有不同的预后价值。

（一）左心室容积和射血分数

CMR 是测量 LVEF 和体积的一种准确且可重复性高的技术，因此非常适合通过对 LV 功能和形态的系列评估梗死后重构[79]。在纳入 795 名 STEMI 患者的最大的多中心试验中，LVEF 受损与更严重的不良心脏事件相关[21]。

（二）梗死面积

使用 LGE-CMR 成像可以轻松地识别和量化 MI。如果设置正确，则梗死的心肌区域呈高信号，而正常的心肌呈低信号。实验模型显示，CMR 延迟强化的大小和形状与组织病理学心肌坏死或瘢痕的面积之间具有极好的一致性[48, 50]。梗死面积可以表示为绝对质量或 LV 质量的百分比［质量（g）= 体积（ml）× 心肌密度（1.05g/ml）］几个单中心研究证明了梗死面积预测各种临床终点及死亡率的能力[42, 46, 80–82]。在招募 795

名 STEMI 患者的最大的随机多中心试验中，梗死面积是死亡率的重要预测指标[21]。最近一项纳入 10 个临床随机试验 1889 名首次 PCI 的 STEMI 患者的 Meta 分析进一步证实了再灌注后梗死面积与死亡率之间的关系[83]。在梗死面积之间存在强烈的分级反应，每增加 5% 就会导致随后的死亡（Cox 调整后的 HR：1.19，95%CI：1.18～1.20；$P < 0.0001$）（图 21-12）。梗死面积的增加与随后因心力衰竭而住院也密切相关（校正后的 HR：1.20，95%CI：1.19～1.21；$P < 0.0001$）。上述相关性与年龄、性别、糖尿病、高血压、高脂血症、吸烟状况、是否为 LAD 相关梗死、出现症状至首次使用设备的时间，以及基线 TIMI 血流为 0/1 或 2/3 级无关。但是，梗死面积与随后的再梗死没有显著相关[83]。

替代性梗死面积和临床结局（如死亡率），以及随后的心力衰竭住院之间的关系从生物学的角度也可以解释。

一个重要方面是 AMI 后测量梗死面积的时间点。在 AMI 后的前几天，梗死体积通常最大，部分原因可能是明显的组织肿胀[84, 85]。由于坏死组织被瘢痕所替代，梗死面积在几周内逐渐减少（最明显的是第一周）[84, 85]。这些重塑过程通常在 6～8 周后完成，此后梗死面积稳定[84, 85]。

与其他方法相比，CMR 评估梗死面积具有许多优势。由于其较高的空间分辨率，可以检测和量化 SPECT 成像经常遗漏的小的心内膜下梗死[48, 86]。鉴于现代再灌注疗法的高效性，近一半患者的梗死面积≤ LV 质量的 10%，因此这一方面非常重要[87]。使用 LGE-CMR 评估梗死面积具有高准确率、空间分辨率和可重复性的优势，因此该技术在许多临床试验，以及常规临床实践中越来越多地被用作首选技术。多项调查报告显示，CMR 所得梗死面积比左心室功能和容积更能预测预后[81]。

CMR 梗死面积评估还可以测量所谓的"流产性 MI"，临床上定义为 ST 段压低（≥ 50%）和缺乏随后心肌酶升高（≥ 2 倍正常上限）[88]。在一项纳入 420 名 STEMI 患者的试验中，有 14% 符合假"流产性 MI"的诊断标准[89]。与真正的梗死相比，"流产性 MI"的梗死面积明显更小，疼痛开始至球囊扩张的时间更短，LVEF 更高（$P < 0.001$）。"流产性 MI"患者的 6 个月 MACE 率为 1.7%，而真正梗死的为 19.6%（$P =0.001$）。在"流产性 MI"中，CMR 在 56% 的患者中未检测到心肌瘢痕，在 44% 的患者中检测到轻微的坏

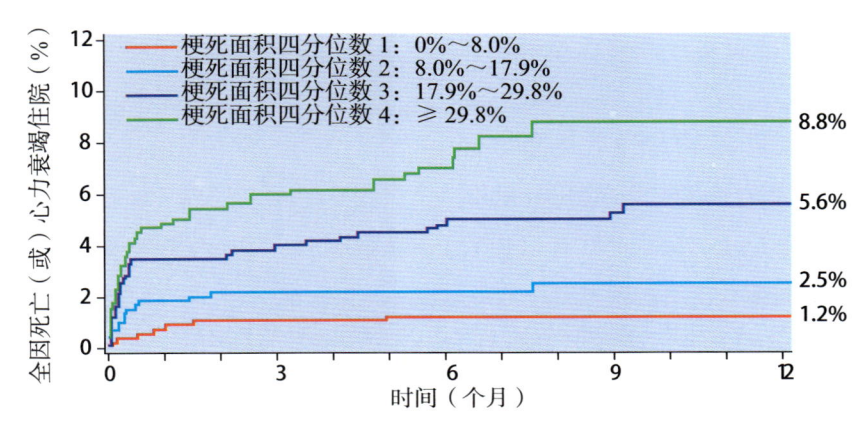

▲ 图 21-12 基于梗死面积四分位数的梗死面积和死亡率

经许可引自 Stone GW, Selker HP, Thiele H, Patel MR, Udelson JE, Ohman EM, Maehara A, Eitel I, Granger CB, Jenkins PL, Nichols M, Ben-Yehuda O. Relationship between infarct size and outcomes following primary PCI: patient-level analysis from 10 randomized trials. *J Am Coll Cardiol*. 2016；67：1674–1683. © 2016 Elsevier 版权所有

死/瘢痕形成[89]。

与正常心肌相比,根据相对信号强度,可以将梗死区域进一步细分为核心区和边缘区(半自动分析)。在一项试验中,梗死核心区定义为信号强度≥远端正常心肌信号+3SD,而梗死边缘区定义为信号强度为远端正常心肌信号+2~3SD[54]。边缘区为正常和结构受损心肌细胞的混合,可能是产生室性心律失常的病理基础[90]。迄今为止,该主题主要针对梗死后慢性期患者进行了研究[90]。

1. 乳头肌受累

CMR还可显示MI患者乳头肌受累的情况(图21-13)。在一项纳入738名首次PCI再灌注治疗的STEMI患者的前瞻性多中心试验中,在14%的患者中发现了乳头肌梗死[91]。乳头肌受累与更大的梗死面积,较少的可挽救心肌,LV功能受损和更明显的再灌注损伤有关。合并乳头肌梗死的患者较无乳头肌受累的死亡率显著升高(7.7% vs. 1.9%),并且在12个月的随访中也有更多的严重心脏不良事件(分别为20.2%和4.9%;$P < 0.001$)。乳头肌受累被认为是严重不良心脏事件的重要独立预测因子(HR:4.41;95%CI:2.54~7.68;$P < 0.001$)[91]。

2. 右心室受累

STEMI患者右心室受累可导致严重的血流动力学紊乱,并与死亡率和发病率升高相关。T_2加权和LGE-CMR可以诊断RV受累(图21-14)[92, 93]。在一项纳入450名STEMI的研究中,采用T_2加权和LGE-CMR观察首次血管成形术后RV的水肿和瘢痕。450名患者中有69名RV受累,其中41名的LGE表现为心肌坏死。多因素的logistic回归分析显示,RV心肌质量高(OR:2.06;95%CI:1.18~3.58;$P=0.01$)和血管成形术前TIMI流量低(成形术前OR:0.50;95%CI:0.32~0.76;$P=0.01$)与右心室受累相关。

Cox回归分析显示,RV受累是发生重大不良心脏事件时间的最具有统计意义的预测因子(HR:3.36;95%CI:1.99~5.66;$P=0.001$)。

3. 可挽救心肌

可挽救心肌(定义为再灌注治疗后的可挽救组织)可以通过CMR轻松显示。T_2加权CMR成像中代表水肿心肌的高信号区域可反映AMI的危险区域[34]。冠状动脉闭塞后不久可通过CMR检测到水肿,并在数周后消退[94-96]。动物研究表明,心肌水肿有双峰反应,迄今为止尚未

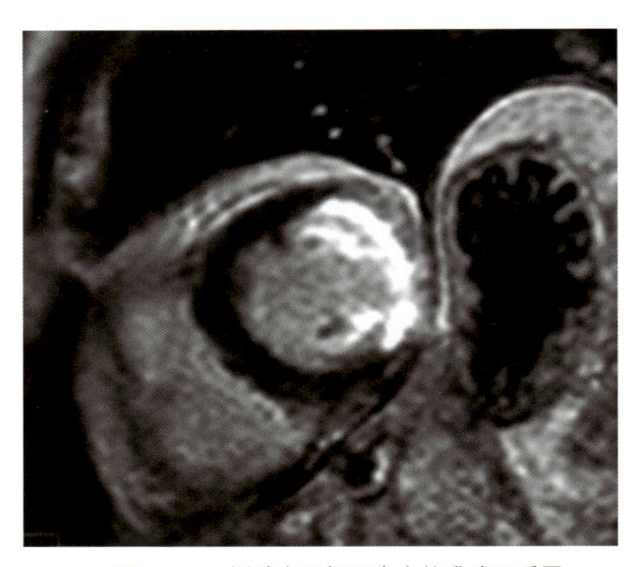

▲ 图21-13 侧壁心肌梗死患者的乳头肌受累

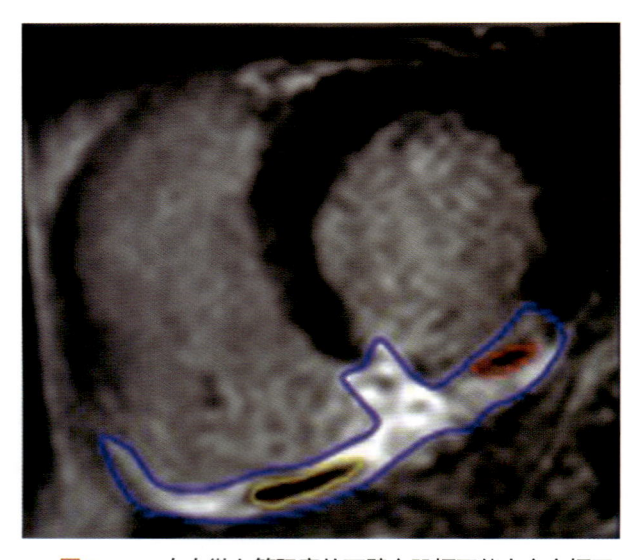

▲ 图21-14 存在微血管阻塞的下壁心肌梗死伴右心室梗死

在人类中得到证实[28]。当前，有关危险区域的最佳成像方法也正在进行讨论[28, 97-99]。

通过比较 T_2 加权或对比增强的 SSFP 图像中的危险区域和 LGE-CMR 图像中的最终梗死面积，可以评估可挽救心肌的比例[100]。在可挽救心肌评估中，缩小梗死面积也被视为主要的生物学目标，但是，要对危险区域进行"内置"调整。理论上，作为疗效和预后的指标，测量可挽救心肌比心肌梗死面积上有优势。危险区域的微小差异可能会导致梗死面积的显著变化，从而突出表明大部分梗死面积的异质性是由于危险心肌的程度所致[101, 102]。

CMR 低心肌挽救率与不良临床结局相关的预后数据已经发表[36]。

与 SPECT 相比，CMR 的优势在于它可以在梗死后几天回顾性评估可挽救心肌，因此不会干扰急性患者的治疗。通过 CMR 进行的可挽救评估可通过一次检查进行，而在 SPECT 中，必须进行 2 次后续测量以评估初始灌注缺损和最终梗死面积。

4. 微血管阻塞

心外膜血流的恢复不一定意味着微循环的充分灌注。CMR 可以识别微循环受损的区域，并量化微血管阻塞的面积[42, 103]。应用对比剂后，梗死区吸收钆对比剂，随后呈高信号。但是，在灌注严重受损的区域，没有对比剂吸收。因此，可以将微血管阻塞区域可视化为高信号的梗死区域中的低信号区域（图 21-14）。

文献报道了几种通过 CMR 评估微血管阻塞的方法[104]－采集首过灌注、注入对比剂后的第 1min 早期强化图像，以及注入对比剂 15min 后延迟强化图像。在早期强化和延迟成像之间，微血管阻塞的程度逐渐降低。这种随时间推移产生的差异反映了对比剂或侧支循环充盈持续缓慢地扩散到微循环受损较少的区域。这些区域随后在延迟成像时显示为较小的或完全不存在的低强化区域。因此，延迟成像的微血管阻塞可能反映了微循环受损更严重的区域，而早期成像对于检测较小或受损程度较小的微血管阻塞更为敏感。迄今为止最大的临床研究显示，在预测临床结果方面，延迟强化（注射对比剂后约 15min）优于早期强化（注射对比剂后约 1min）[105]。心肌灌注延迟但不完全缺失对临床预后的影响可能很小。

鉴于微血管阻塞的存在和程度与对比剂给药和图像获取之间存在时间依赖性，因此遵守严格的图像采集方法很重要。其他几种方法也可用于检测微血管阻塞，例如，在侵入性血管造影上进行心肌呈色分级，心电图 ST 段回落程度评估或心肌声学造影[103]。通过 CMR 评估微血管阻塞在预测 MI 后的功能恢复方面可能优于心肌呈色分级和 ST 段回落评估[106, 107]。与急性缺血性心脏病心肌呈色分级不同，冠状动脉介入治疗后不需立即进行 CMR 图像采集以评估微血管阻塞。微血管阻塞通常在再灌注后的最初几个小时内扩大。因此，过早测量可能无法反映真实的病变范围[108]。

5. 出血

一部分 AMI 患者在 T_2 加权自旋回波序列中危险区域内出现低信号区[109]。这些区域可能对应于心肌内出血，并与 LV 的不良重塑有关[109]。在 346 名 STEMI 患者的试验中，根据是否存在低信号核心将患者分为两组[35]。35% 的患者中存在低信号核心，并与更大的梗死面积，更大的微血管阻塞，更少的可挽救心肌和 LV 功能受损相关（$P < 0.001$）。低信号核心的存在是 MACE 事件的强有力的独立预测因子（HR：2.59；95%CI：1.25～5.27），并且与梗死后 6 个月 MACE 事件发生率升高（16.4% vs. 7.0%；$P=0.006$）显著相关[35]。

然而，尽管有数项研究使用 T_2 加权成像检测出血，但即使在没有出血的情况下，晚期微血管阻塞也可能表现为水肿区域内的低信号。因此，T_2加权图像中的低信号核心可能不是出血特有的征象[36]。

T_2^*加权的GRE序列也能够显示出血性梗死[37]。为了更全面地评估梗死区域内是否存在出血，T_2^* mapping技术（已被证明可检测铁的顺磁效应，从而证明出血）被认为对出血更具有特异性。在一项纳入245名患者的STEMI试验中，评估了使用T_2^* mapping测量的心肌出血和微血管阻塞[110]。不良重塑定义为随访6个月后LV舒张末期容积增加≥20%，多因素分析显示不良重塑与心肌出血相关（OR：2.64，95%CI：1.07~6.49；P=0.04）。心肌出血而非微血管阻塞与心源性死亡或出院后新发心力衰竭有关（HR：5.89，95%CI：1.25~27.74；P=0.03）[110]。

通过T_1 mapping评估的梗死核心的初始T_1值是一种新型的非对比剂成像的CMR生物标记物。在一项纳入300名STEMI再灌注患者的单中心前瞻性观察性队列研究中，通过非对比增强的T_1 mapping技术显示出低信号梗死核心。在300名患者中，有56%的患者具有低信号梗死核心。在多变量回归分析中，梗死核心初始T_1值与不良重塑呈负相关（初始T_1值降低10ms：OR：0.91，95%CI：0.82~0.00）；P=0.06）。总计有10.4%的患者死亡或发生心力衰竭事件。低信号梗死核心的初始T_1值（ms）与出院后全因死亡或因心力衰竭再次住院的风险成反比（初始T_1值增加10ms：HR：0.730，95%CI：0.617~0.863；P=0.001）。与标准LGE成像评估的微血管阻塞的预后结果相似[111]。因此，这种新的T_1 mapping技术在STEMI患者中具有梗死特征和预后判断的潜力。但是，必须进行进一步的研究证实。

综上所述，多个CMR参数已被证明具有预后作用（图21-15）。需要进一步研究以确定这些标记物的额外和增量能力，或者是否有一种标记物比其他标记物更强。

六、急性冠状动脉综合征的T_1 mapping和T_2 mapping

CMR成像在急性冠状动脉综合征中的作用已得到广泛认可并不断扩大。鉴于其准确性和可

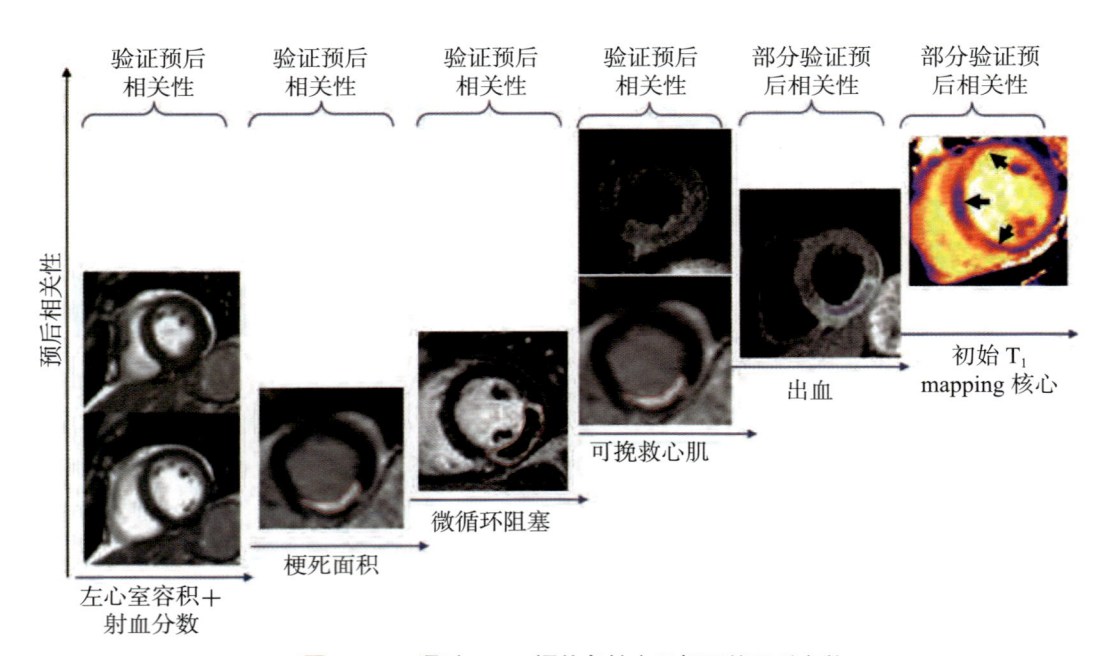

▲ 图21-15 通过CMR评估急性心肌梗死的预后参数

重复性，CMR 成像是临床试验中用于评估 EF、危险区域，梗死面积和微血管阻塞等临床终点的首选技术。然而近年来更明显的是，标准成像技术（如 T_2 加权或 LGE）在急性事件发生后的早期几个小时内的使用可受到与采集和基于信号强度的后处理相关的方法学问题的影响[112, 113]。定量组织特征的新型 mapping 技术已被证明可以成功克服这些局限性。

Mapping 技术包括用于评估心肌水肿的初始或者增强前 T_1 mapping 和 T_2 mapping，以及用于评估 ECV 的增强后 T_1 mapping（图 21-16）[114]。

这些技术测量与心肌组织的组成有关的磁性特征（即 T_1[115, 116] 和 T_2[117] 弛豫时间）的变化。mapping 技术的优势在于它们能够以毫秒为单位提供基于体素的定量测量，使用彩色编码图可以轻松，即时地将其可视化。

（一）初始 T_1 mapping 和 T_2 mapping 技术

Mapping 技术已经存在很长时间，但是它们的临床应用非常具有挑战性，因为 T_1 和 T_2 mapping 技术都容易产生运动伪影，并且缺乏常规临床应用的稳定性[115, 118]。例如，T_1 mapping MOLLI 序列[119] 和使用 T_2- 预备的 SSFP 的 T_2 mapping[117] 等新型的方法有助于克服最初的挑战，并提供了一种稳定而准确的方法来分别描绘 T_1 和 T_2 弛豫时间的变化。越来越多的技术发展[116, 120] 使得能够在更短的成像时间内获取可靠的 mapping 数据，从而提高了 mapping 技术在呼吸困难的急症患者中的适用性[116]。此外，图像配准和运动校正[121] 的实现已允许将这些技术更广泛地用于临床。值得重视的一点是，鉴于可用的 mapping 技术的多样性，目前尚无法实现跨厂商和不同 CMR 场强下 mapping 技术的标准化。因此，正常心肌和病理心肌的弛豫值是不同的，这取决于每个中心可用的扫描仪，需要内部验证[114]。

已显示 T_1 和 T_2 弛豫时间的增加与组织中水的增加相关，更具体地说与局部分子环境的变化有关（例如，细胞内水分子的自由度与结合蛋白与未结合蛋白的比例，以及细胞内阳离子的浓度有关）[122]。由于复杂的细胞内和细胞外调节机制，缺血后 15min 内就会出现心肌水肿[123]。

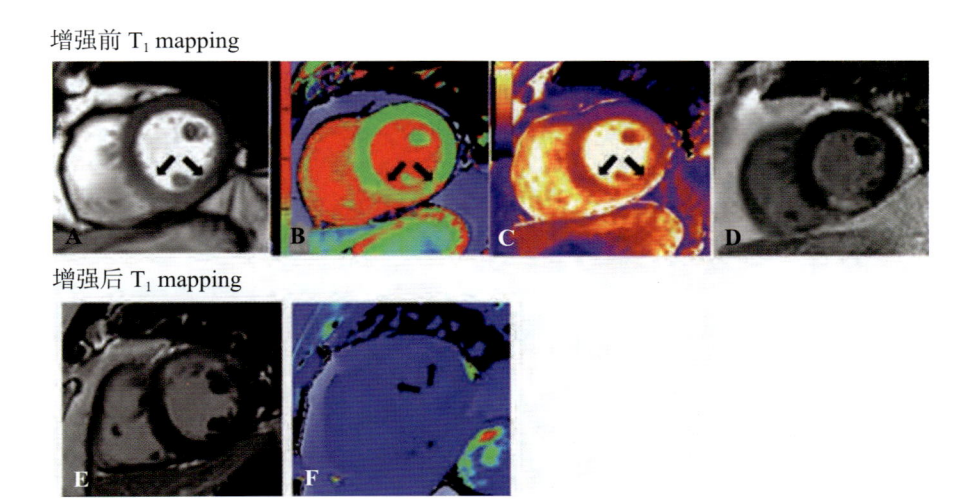

▲ 图 21-16 增强前 mapping 技术，急性下壁心肌梗死，使用标准的亮血水肿成像技术（A）、T_1 mapping（B）和 T_2 mapping（C）获取用于检测水肿的短轴图像，黑箭示危险区域。延迟强化图像显示增强部位位于下壁（D）。使用增强后 T_1 mapping 技术，急性前壁心肌梗死的短轴延迟增强图像显示损伤心肌（E）。使用 T_1 mapping 的增强后图像获得的相同短轴图像（F），用于 ECV 评估。所示图像是使用 ShMOLLI 技术在 3T 场强下采集的

mapping技术可非常准确描绘心肌水肿[124]，因此，可以量化危险区域（图21-16）[125, 126]。与标准的T_2加权技术相比，mapping技术额外的诊断效能不但在具有明显病变的患者中（如在STEMI患者中经常发生这种情况）得到证实，而且在那些肌钙蛋白轻微升高的患者中［非ST段抬高心肌梗死（non-ST segment elevation myocardial infarction，NSTEMI）］也得到了证实[127, 128]。

与T_1 mapping技术相比，T_2 mapping获取更具挑战性。与水肿相关的T_2值的增加很小，为15~20ms[129]，因此，T_2 mapping需要高度的信号均匀性。

mapping技术不仅能够评估水肿心肌的面积，而且能够评估损伤的严重程度。最初研究心肌变化的病理研究表明，随着心肌血流量的减少，T_1和T_2弛豫时间逐渐增加[122, 129]。缺血后早期定量mapping技术的应用揭示了对早期CMR成像缺血特征的潜在有趣的新见解。缺血再灌注损伤动物模型中的实验数据表明，水肿呈双峰型，最初几个小时出现T_2 mapping值的第一波峰，然后在5~7d出现第二个波峰[130]。根本的病理机制尚未揭示，需要进一步研究。临床研究未能重现类似的结果，双峰水肿的合理性存疑[30, 31]。然而，缺血后心肌水肿双峰的证据将与越来越强的实验证据相吻合，后者显示出愈合阶段与炎症过程的相关性，以及缺血后损伤的LV重塑[131-133]。这些发现如果得到证实，将对评估危险区域具有重要的临床意义，但最重要的是对STEMI患者急性治疗的潜在替代靶点具有重要意义。

众所周知，在急性情况下LGE成像的临床有效性受到方法学的阻碍[134]；对于PCI术后4~12h[30]尚未形成纤维化组织的患者，情况更是如此。初步研究结果提示，T_1 mapping在鉴别急性受损心肌内可能梗死的心肌具有潜在的应用价值[135]。此外，已经证明，急性期T_1值越高，功能改善可能性越低[127]，表明在T_1值最高的区域心肌损伤越严重。

由于新型mapping技术的准确性/精确性[136]，以及其提供反映心肌组织特征定量值的能力，最近的发现为急性心肌缺血期间远端心肌的受累程度提供了新的方法[133]。近期的发现表明，远端心肌的初始T_1值升高与再灌注损伤有关。此外，远端心肌的初始T_1值增高与全身性炎症和LV的长期重塑有关。最重要的是，已经证实了远端心肌中高T_1值的预后价值[133]。

最后，微血管阻塞是预后不良的CMR标志。mapping技术可准确显示梗死核心的特征，T_1-maps和T_2-maps均描绘了梗死内组织成分的变化。这种图像的出现首先被描述为"甜面圈模式"，即具有正常化mapping值的中央缺血核心，周围环绕高信号水肿带[122, 127]。由于T_2^* mapping技术对出血评估的有效性，使额外的诊断效能成为可能[137]。最近的一项研究表明，梗死核心的正常化mapping值是由于出血和含铁血黄素存在所致，它们会抵消高mapping值（图21-17）。重要的是，Carrick等关于mapping技术的研究[30]阐明了微血管阻塞和出血的独特CMR特征，它们不仅是两个不同的组成部分，具有不同的进程，而且还具有重要的预后意义[138]。

（二）增强后T_1 mapping：评估急性冠状动脉综合征患者ECV

细胞外容积（ECV）的扩大是多种疾病共有的，并且在LV重塑中起重要作用。增强后T_1 mapping技术可通过评估增强前后T_1弛豫时间的变化来量化ECV[139, 140]。具体而言，一旦达到血液和组织之间的平衡分布，该方法即可得出血管外钆对比剂的分配系数。不同的技术已经得到验证并应用，如使用钆注射的平衡对比CMR（EQ-CMR）[140]，调整血细胞比容以得出ECV的动态

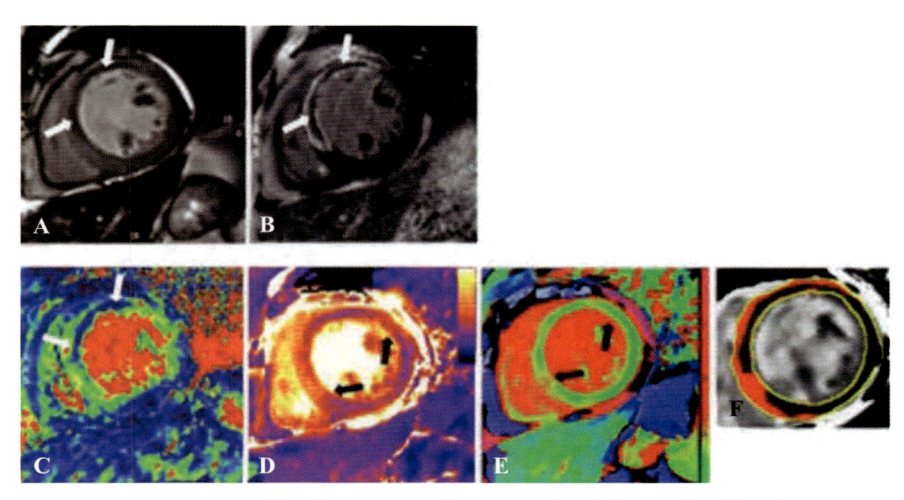

第 21 章　急性缺血性心脏病
Acute ischaemic heart disease

▲ 图 21-17　增强前 mapping 技术，用于评估出血和微血管阻塞

急性前壁心肌梗死患者，损伤范围广。T_2 加权亮血水肿成像（A）及延迟增强（B）显示出血/微血管阻塞。在彩色编码图上以蓝色显示心肌内出血（白箭）的 T_2^* 图（C）。T_2 mapping（D）和 T_1 mapping（E 和 F）显示处于危险区域的弛豫时间增加（黑箭）；可以看到对应于出血/微血管阻塞区域的标准化 T_2 和 T_1 值。所示图像是使用 ShMOLLI 技术在 3T 场强下采集的

平衡 CMR [141] 和最新的合成定量分析 [142]。梗死心肌的 ECV 显示为 51%±8%，与弥漫性纤维化导致的非典型延迟增强心肌（ECV=37%±6%）和正常心肌（ECV=26%±3%）有所区别 [143]。

作为 IHD 心律失常的潜在病灶，梗死周围区域的预后价值是众所周知的 [144]。但是，由于梗死周围区域包括梗死细胞和未损伤细胞，因此延迟增强图像仅能提供部分信息。使用 T_1 mapping 进行 ECV 评估，已经研究了梗死周围区域在缺血性心肌损伤的愈合中的潜在关键作用 [145, 146]。该区域的特征是 ECV 升高，这是 AMI 中 LGE 高估梗死面积的主要原因 [145]。考虑到梗死周围区域的组织成分/特征，主要的挑战是能够评估细胞成分与间质空间的比例，如果通过使用 mapping 技术使之成为可能，则将获得新的关键信息 [147]。

AMI 后远端心肌在 LV 重塑中所起的作用尚不完全清楚，专注于 T_1 mapping ECV 的初步研究证据将支持早期 LV 重塑与炎症反应驱动的远端细胞外容积扩大之间存在联系 [146, 148]。未来允许细胞追踪的技术很可能为病理生理通路提供新的线索，并最终证明这种联系。

七、急诊 CMR 排除急性冠状动脉综合征

急性胸痛是患者在急诊科（ED）就诊的最常见主诉之一。仅在美国，据估计每年有 > 700 万例急诊用于评估胸痛综合征 [149]。针对无持续 ST 段抬高的急性冠状动脉综合征患者，ESC 指南估计有 5%~10% 患有 STEMI、15%~25% 的患有 NSTEMI、10% 的患有不稳定型心绞痛、15% 的患有其他心脏疾病，以及 50% 的患有非心源性胸痛 [150]。然而，这些患者中只有 1/3 被送往医院，而这些患者中，只有 1/3 的患者被诊断为急性冠状动脉综合征 [151]。急诊科的初步评估通常包括病史、体格检查、心电图和血清肌钙蛋白测定，目的是对这些患者进行快速分诊。在心电图 ST 升高或肌钙蛋白升高明显的情况下，此过程可能很简单。但是，对于初次就诊时没有缺血或心肌梗死迹象的中低风险患者，关于入院的决定可能更具挑战性。有证据表明，临床上有大量患者因缺少 MI 诊断而离开 ED [152]。ESC 指南推荐超声心动图作为 ED 中一线影像检查手段，以评估非 ST

段抬高的急性冠状动脉综合征（NSTE-ACS）[150]。超声可以识别静息状态室壁运动异常，使用增强超声心动图检查可以检测到心肌灌注受损。超声还可以检测到许多可能导致胸痛的病因。经过数小时的观察，在心电图和肌钙蛋白阴性没有缺血性改变的情况下，可以进行负荷成像，如负荷超声心动图检查，以进行进一步的危险分层。

如果在 ED 评估的这一阶段可用 CMR 进行评估的条件下，CMR 作为超声心动图的替代方法，在"确定"或"排除"急性冠状动脉综合征方面具有许多潜在优势[153]。这些优点包括在急性心肌损伤中检测水肿的能力，检测瘢痕的能力，以及鉴别急性冠状动脉综合征与其他可能的急性胸痛原因（包括心肌炎、Takotsubo 综合征）的能力。在本节中，我们将回顾 CMR 在评估急性冠状动脉综合征中的诊断和预后作用。

（一）CMR 技术评估急性冠状动脉综合征

CMR 可以对解剖结构、功能、梗死和灌注进行快速而全面的评估。但是，CMR 在评估疑似急性冠状动脉综合征的患者时提供了独特的信息，而其他方式则无法提供这种信息，如水肿的存在有助于区分急性和慢性梗死，以及发生于 AMI 的微血管阻塞和心肌内出血。快速的 ED 方案包括对心脏功能进行电影 SSFP 成像，T_2 成像或 mapping 以评估是否存在水肿和心肌内出血，静息灌注显像以评估早期微血管阻塞，以及 LGE 评估是否存在心肌瘢痕或坏死。在无反复胸痛、心电图正常且肌钙蛋白阴性的患者中，可以使用腺苷负荷灌注或多巴酚丁胺室壁运动分析来进行负荷显像，以评估是否存在可诱导的局部缺血。

（二）评估急性冠状动脉综合征的表现

与临床危险因素，上一代的肌钙蛋白或 ECG 相比，CMR 方案在急诊科鉴别或排除 ACS 的效用已得到评估，并证明其准确性更高。Kwong 等前瞻性评估了 161 名临床表现为缺血症状但没有 ECG AMI 证据的 ED 患者。该方案包括电影评估 LV 功能、静息灌注检测静息缺血、LGE 检测梗死的存在。在这项研究中，有 16% 的患者患有 ACS，其中 10 名是肌钙蛋白阳性的 NSTEMI，还有 15 名患有不稳定型心绞痛[154]。该方案检测急性冠状动脉综合征的敏感性和特异性分别为 84% 和 85%。CMR 比严格的 ECG 标准、肌钙蛋白峰值和 TIMI 风险评分 > 3 分更为敏感，在多变量因素分析中，CMR 是急性冠状动脉综合征的最强预测指标，与临床风险因素相比，具有更高的诊断价值[154]。该方案的局限性是无法区分急性心肌梗死和慢性心肌梗死，这不能通过 LGE 成像确定。Cury 等提出了一种方案，该方案在 CMR 中增加了 T_2 加权图像评估，以检测常见于 AMI 且通常在陈旧梗死中不可见的水肿[155]。与电影、灌注和 LGE 的常规方案相比，T_2 加权成像和室壁厚度评估的加入使特异性从 84% 增加到 96%，整体准确性从 84% 增加到 93%。灵敏度保持在 85% 不变[155]。在这两项研究中，CMR 扫描方案花费了不到 40min。图 21-18 显示了 AMI 中的 CMR 发现。舒张期和收缩期之间有异常的室壁增厚。黑血 T_2 加权成像显示前壁心肌水肿，与 AMI 一致。有证据表明，LGE 成像显示梗死，其中央低信号与微血管阻塞部位相一致，与 AMI 的罪犯血管的供血分布区一致。该患者在冠状动脉造影上见到一条小的闭塞的对角支（图 21-18）。在冠状动脉正常的情况下进行 CMR 检查以评估胸痛。在这个患者中，CMR 显示了正确的诊断。

多项研究都着眼于 CMR 负荷成像在急诊科的应用，以提高被排除为 AMI 患者的风险分层。在对 135 名肌钙蛋白阴性的 ED 患者的研究中，Ingkanisorn 等研究了腺苷负荷 CMR 在预测

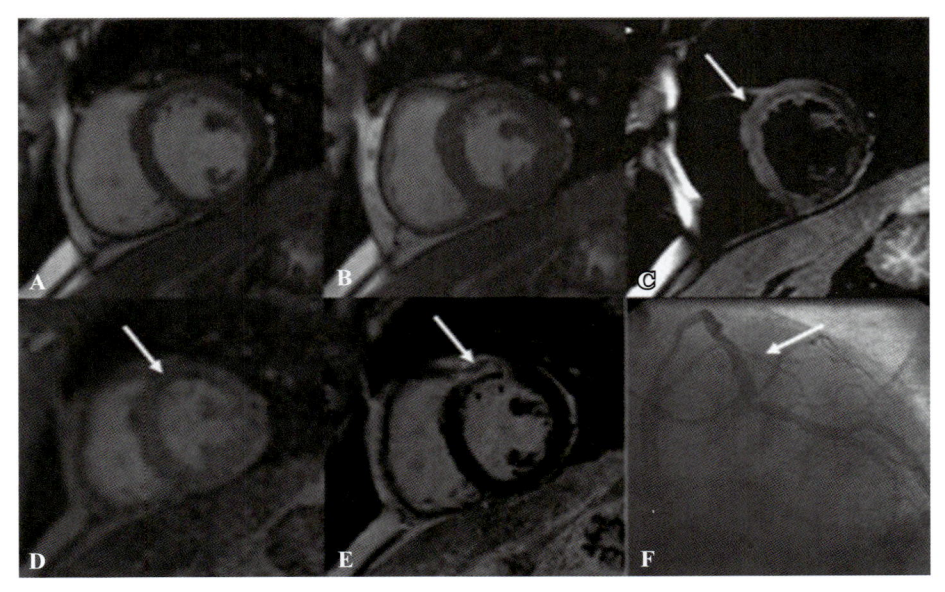

第 21 章 急性缺血性心脏病
Acute ischaemic heart disease

▲ 图 21-18 疑似急性冠状动脉综合征患者的 CMR 图像

舒张末期（A）和收缩末期（B）电影 SSFP 图像显示左心室前间隔运动异常。T₂ 加权 TSE 图像（C）显示间隔壁和前壁出现急性水肿。首过灌注图像（D）显示了前间隔壁的灌注减低区。延迟增强图像（E）显示心肌梗死并伴有大面积微血管阻塞。这些发现与最初导管介入手术中漏诊的对角支急性心肌梗死相一致［经许可引自 Salerno M，Kramer，CM. Advances in Cardiovascular MRI for Diagnostics：Applications in Coronary Artery Disease and Cardiomyopathies. *Expert Opin Med Diagn*，2009. 3（6）：673-687.］

ED 患者 1 年内出现显著 CAD 或不良预后方面的作用[156]。腺苷负荷灌注具有 100% 的敏感性和 93% 的特异性，并且比临床危险因素更能预测不良事件（图 21-19）。值得注意的是，腺苷负荷灌注正常的患者在 1 年随访后，均没有诊断为 CAD 或 AMI[156]。

一项纳入腺苷负荷 CMR 的 103 名胸痛患者的回顾性研究也得出了类似的预后结果[157]。这些患者没有心肌梗死的心电图或心脏生物标志物的证据。总体上，有 14 名患者的 CMR 腺苷负荷阳性，而 89 名患者的腺苷负荷阴性，而负荷阴性的患者从 ED 出院。在平均 277d 的随访中，腺苷负荷 CMR 正常的患者没有发生 MI 的主要终点（急性冠状动脉综合征的再次住院，阻塞性 CAD 的新诊断或血供重建）。这项研究还证明了负荷阴性患者在中期随访时间点上具有良好的预后预测价值[157]。目前已有＞18 项研究对腺苷负荷 CMR 或多巴酚丁胺负荷 CMR 的预后效果进行了研究，涉

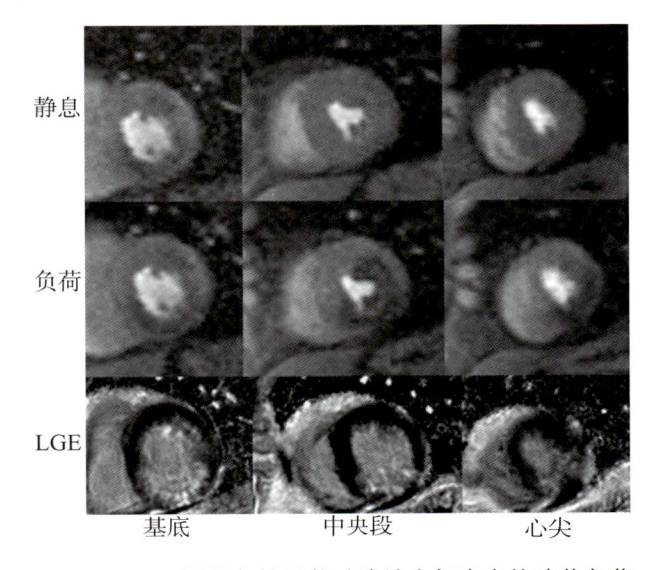

▲ 图 21-19 评估急性冠状动脉综合征患者的腺苷负荷 CMR 灌注图像

静息灌注成像显示轻度基底部下壁灌注缺损（对应延迟增强图像上的梗死）。在腺苷负荷期间，患者在下壁、外壁和前壁出现灌注异常，其范围比延迟增强影像上的瘢痕区域更大。在进行心脏导管介入手术时，该患者患有多支冠状动脉疾病（经许可引自 Budge LP, Salerno M.The role of cardiac magnetic resonance in the evaluation of patients presenting with suspected or confirmed acute coronary syndrome. *Cardiol Res Pract*, 2011：605785.）

及＞11 000名负荷患者，其心血管死亡年发病率为0.3%，心肌梗死复发率为0.4%[158]。

Miller等的一项研究评估了在急诊室使用CMR的成本效益。他们随机选取了110名中、高度怀疑急性冠状动脉综合征，但没有心电图或生物标志物证据表明心肌梗死的患者，在胸痛观察病房进行负荷CMR或标准治疗[159]。在这项研究中，有7%的患者患有急性冠状动脉综合征。在CMR组中，53名患者中只有11名被收治，而在常规护理组中的57名患者中有54名被收治。在接下来的30d内，两组中的任何患者均无急性冠状动脉综合征。CMR组降低了中位住院费用，并且79%的患者可以安全地从ED出院[159]。

在同一组的另一项研究中，将105名基于初始ECG和肌钙蛋白的急性冠状动脉综合征中等风险，但未明确急性冠状动脉综合征的受试者随机分为常规治疗组和CMR组[160]。主要终点事件是90天内血供重建，再入院或反复进行心脏检查。CMR组中85%的受试者无须住院治疗，与CMR组相比，常规治疗组主要转归的HR为3.4。CMR组的血供重建率较低（2% vs. 15%）、再入院率较低（8% vs. 23%）和复发性心脏检查较少（4% vs. 17%），并且他们的急诊平均住院时间较短（21h vs. 26h）[160]。

在低风险患者的随机研究中，Miller等在120名患者中比较了胸痛观察病房中CMR的策略与医师指导的影像学方式的选择[161]。在住院时间（24.2h vs. 23.8h）、入院决定的适宜性（87% vs. 93%）和30天急性冠状动脉综合征发生率方面，使用CMR或医生指导的策略没有差异[161]。然而，使用CMR策略与较高的中位成本相关（2005美元 vs. 1686美元）。因此，尽管CMR在中危至高风险患者中似乎具有成本效益，但它的成本效益对低危患者可能并不适用。

尽管CMR在急诊科评估急性冠状动脉综合征的临床应用方面有强有力的数据支持，但仍然存在一些挑战。遗憾的是，MRI扫描在快速分类患者方面的应用并不广泛，临床表现和解释方面的专业知识虽然在增长，但仍然有限。根据文献报道，中等风险的急性冠状动脉综合征患者在ED进行CMR分诊似乎是最合理的。新的参数成像技术检测心肌水肿的临床实用性和准确性逐步提高，这可能有助于进一步区分急性冠状动脉综合征和其他急性胸痛原因，如心肌炎。在适当的环境中，CMR具有很强的成本效益，可以在ED环境中对患者进行分类。

八、冠状动脉非阻塞型心肌梗死（MINOCA）的CMR

冠状动脉非阻塞型心肌梗死（MINOCA）是一组异质性疾病，可由多种病因引起，其特征是冠状动脉造影显示为正常或接近正常的心肌梗死[163, 164]。

根据MI的通用定义，通过检测肌钙蛋白的"上升和（或）下降"，并与以下至少一项相关联，可以确定梗死[165]。

- 缺血的症状。
- 心电图改变提示新的局部缺血病灶。
- 新出现存活心肌丧失或室壁运动异常的证据。
- 通过血管造影或尸检发现冠状动脉内血栓。

（一）MINOCA的流行病学

MINOCA患者可能出现STEMI或NSTEMI，而2/3是NSTEMI[164]。来自大型MI登记处的数据表明，MINOCA的患病率为5%～25%[166-168]。队列研究的最新数据报道患病率为8.8%～10.0%[166, 168]，而最近的Meta分析报道患病率为6%，这似乎反映了常规临床经验[164]。与梗阻性 CAD 梗死的患者相比，MINOCA 患者通常为年轻人，女性，高脂血症的可能性较小，尽管其他心血管危险因素相似[164]。

（二）MINOCA 的预后

最初，人们认为 MINOCA 患者预后良好。然而，MINOCA 的预后并不像早期队列研究报道和通常认为的那样良好[167]。在另外两个注册机构中，入院时和随访 12 个月时全因死亡率分别为 0.1%～2.2% 和 2.2%～4.7%[169, 170]。最近一项涉及 8 个研究的 Meta 分析报告了 MINOCA 患者的全因死亡率。对这些研究的汇总 Meta 分析显示，全因住院和 12 个月死亡率分别为 0.9%（95%CI：0.5%～1.3%）和 4.7%（95%CI：2.6%～6.9%）。在这 8 项研究中的 6 项中，评估了 MINOCA 和患有 CAD 的 MI 患者的全因死亡率。MINOCA 患者的院内死亡率和 12 个月死亡率较低，分别为 1.1% 和 3.2%（OR：0.37，95%CI：0.2%～0.67%；P=0.001）和 3.5% 和 6.7%（OR：0.59，95%CI：0.41%～0.83%；P=0.003）。

（三）MINOCA 的病因

MINOCA 的病因通常可分为心外膜和微血管原因，就 LV 血管造影或超声心动图作为初始诊断测试检测到的室壁运动异常而言，可能尤为不同。CMR 通常会增加有关潜在病因和病理生理的重要信息。

1. 冠状动脉痉挛

冠状动脉痉挛是引起 MINOCA 的重要心外膜和微血管病因[163]。MINOCA 患者的患病率在 3%～95%，这种巨大的差异取决于触发痉挛的刺激物、痉挛的定义和种族原因，日本的发病率可能更高[164]。在最近的 Meta 分析中，14 项 MINOCA 研究进行了激发性痉挛试验[164]。在 402 名 MINOCA 患者中，28% 的患者有诱导性痉挛[164]。激发性痉挛试验主要是在静脉或冠状动脉使用麦角新碱或乙酰胆碱。

2. 斑块破裂

有创血管造影上通常未检测到阻塞性冠状动脉粥样硬化，斑块破裂是 MINOCA 的另一典型心外膜病因。根本原因是伴有偏心斑块的冠状动脉粥样硬化，具有正向重构作用（导致缺乏阻塞性 CAD）。斑块破裂后出现短暂和部分血栓形成，继而自发溶解，可能引起远端栓塞，导致 MINOCA。

3. 冠状动脉栓塞

冠状动脉栓塞可引起心外膜或微血管部分/完全阻塞冠状动脉。值得注意的是，在心外膜患者中，由于有心外膜冠状动脉内部突然的血管残端或血栓性物质的证据，冠状动脉通常不正常。冠状动脉栓塞的患者可能与全身性栓塞的高风险相关，如人工心脏瓣膜、心房颤动、心室内血栓、感染性心内膜炎和血栓形成倾向。然而，与遗传性血栓形成性疾病相关的研究是基于小型研究，需要更大的多中心前瞻性研究来证实。与卵圆孔未闭相关的反常栓塞也可能是 MINOCA 的罕见原因。

4. Takotsubo 综合征

Takotsubo 综合征代表了可能的 MINOCA 微血管病因。据报道，其患病率在所有急性冠状动脉综合征的 1.2%～2.2%[171-173]。在已提出的多种致病机制中（如多血管心外膜痉挛、儿茶酚胺引起的心肌顿抑、自发性冠状动脉血栓溶解、急性微血管痉挛等），儿茶酚胺似乎在 Takotsubo 综合征的病理生理中起着重要作用[171]。

5. 心肌炎

另一个典型的微血管病因是类似 MI 的心肌炎。腺病毒、人类细小病毒 B19（PVB19）、人类疱疹病毒 6 型和柯萨奇病毒被认为是病毒性心肌炎的最常见原因。特别是，PVB19心肌炎可能与MINOCA相似，因为内皮细胞代表了特定的PVB19靶点。因此，病毒性心肌炎患者出现胸痛和心电图ST段抬高症状，但未出现梗阻性CAD，可能是心肌炎症和（或）血管内皮细胞PVB19感染和微血管功能障碍导致的冠状动脉微血管强烈收缩所致。在最近的Meta分析中，针对MINOCA的CMR影像学研究中最常见的发现是心肌炎。总体而言，在接受CMR的1676名MINOCA患者中，有33%具有这种情况[164]。

（四）MINOCA诊断

缺血症状、临床病史、心电图、心肌酶（尤其是肌钙蛋白）、有创冠状动脉造影、LV血管造影，以及超声心动图都可以作为MINOCA诊断的初筛。尤其是，如Niccoli等所提出的，LV血管造影显示仅限于单个心外膜冠状动脉区域的局部室壁运动异常可识别为"心外膜模式"，而超出单个心外膜冠状动脉区域的局部室壁运动异常可识别为"微血管模式"（图21-20）[163]。

由于MINOCA具有与梗阻性CAD梗死相似的特征，预后中等，且有多种潜在的病因，因此MINOCA应被认为是一种可能诊断，需要进一步评估潜在的病理生理学原因。不同的潜在病因可能具有重要的临床意义，也可能具有不同的预后。在MINOCA患者中检测并证明潜在的可治疗的疾病需要常规使用CMR成像。CMR被认为是描绘心脏结构疾病的最佳诊断影像学方法。

对涉及MINOCA患者的26篇CMR文献的

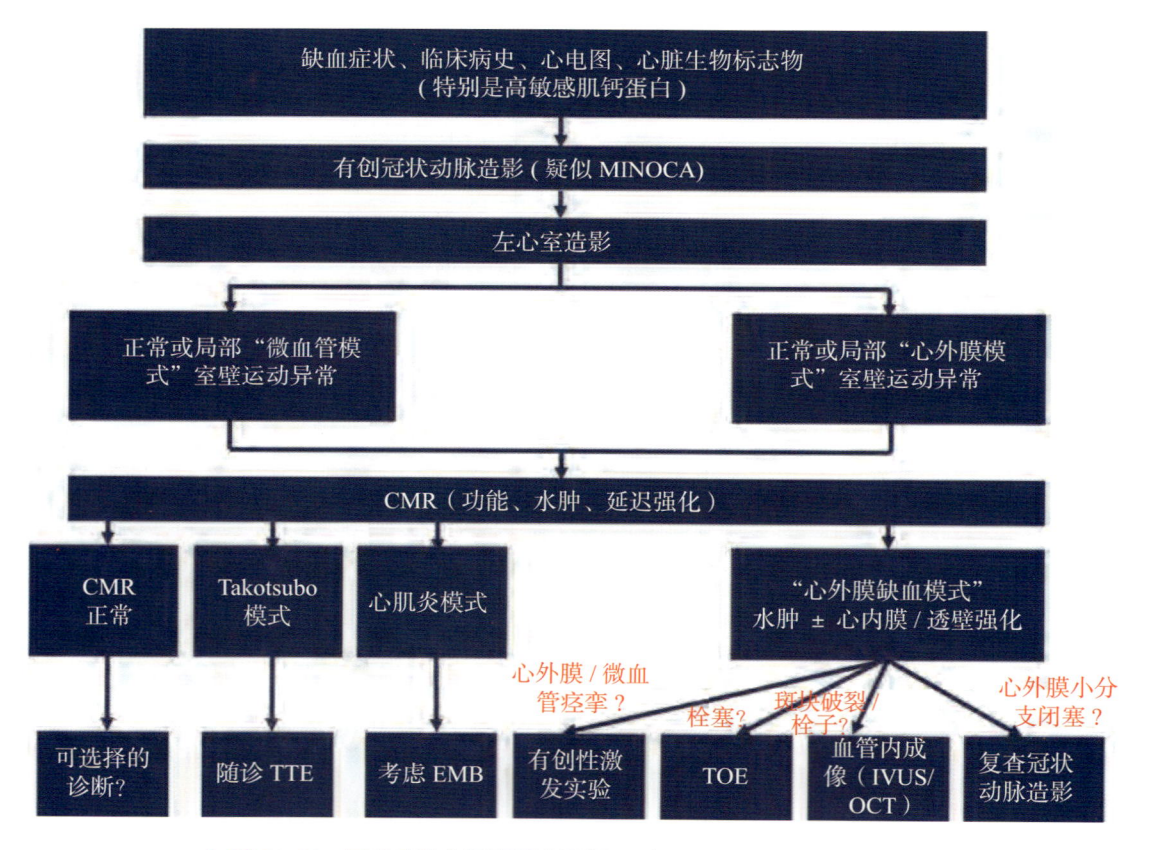

▲ 图21-20 冠状动脉非阻塞型心肌梗死（MINOCA）患者的诊断流程

CMR. 心脏磁共振成像；ECG. 心电图；TTE. 经胸超声心动图；EMB. 心内膜活检；TOE. 经食管超声心动图检查；IVUS. 血管内超声；OCT. 光学相干断层扫描

汇总分析显示，纳入的 1801 名 MINOCA 患者中，1/4 的患者 LGE 显示心内膜下梗死。CMR 影像学研究中最常见的发现（33%）是心肌炎。MINOCA CMR 影像学研究报道的其他心肌异常，包括 Takotsubo 综合征（1529 名患者中的 18%）、肥厚型心肌病（1074 名患者中的 3%）、扩张型心肌病（625 名患者中的 2%）和其他原因（760 名患者中的 7%），如心包炎和淀粉样变性。重要的是，接受增强 CMR 成像的 1592 名 MINOCA 患者中有 26% 未检测到心肌异常（图 21-21）[164]。

在上述调查中，在患者心肌梗死后的 6 周内进行了 16 项 CMR 研究。这些研究报道的 CMR 异常表现的频率相似，包括心内膜下梗死（24%）、心肌炎（38%）、Takotsubo 综合征（16%）和无明显异常（21%）[164]。

心肌炎是引起 MINOCA 的重要原因之一，CMR 成像是最理想的诊断方法。如前所述，它占 MINOCA 患者的 1/3，通常能明确诊断，特别在可能有预后意义的梗死样表现中[174-177]。其主要特征为通常分布在心外膜下的 T_2 高信号（水肿），非缺血性分布的斑片状 LGE 及非典型的缺血性梗死模式。在某些患者，可能需要额外的心内膜活检（图 21-20）[178]。

CMR 的 Takotsubo 综合征特征是在心尖、心室中央部或基底部，出现室壁运动异常及代表水肿的高 T_2 信号且无 LGE[173]。一般来说，CMR 结合临床特征可以提供明确的诊断信息。Takotsubo 综合征可以考虑采用临床和超声心动图随访（图 21-20）。

对于 MINOCA 和 CMR 正常的患者，也可以考虑替代诊断，因为高敏肌钙蛋白与多种其他导致肌钙蛋白升高的疾病的特异性较低（图 21-20）[179]。

通过 CMR 成像检测到的另一个重要的 MINOCA 亚组是那些在 LGE 图像上有心内膜下或透壁（缺血）梗死模式的患者。在这些患者中，梗死可由短暂性冠状动脉痉挛、血栓合并自发性溶栓、栓塞合并自发性溶栓引起，也可由最初有创性冠状动脉造影未发现的小的心外膜冠状动脉阻塞引起。在这种情况下，需要仔细重新分析冠状动脉造影，以确定冠状动脉远端分支或小的分支病变。根据潜在病因，可以考虑进行进一步的检查，例如在可疑的痉挛中进行有创性激发检查，在可疑栓塞中进行经食管超声心动图检查以检测左心房中的血栓或卵圆孔未闭中的反常栓塞。此外，如果考虑斑块破裂伴局部血栓，则可考虑血管内成像（图 21-20）。

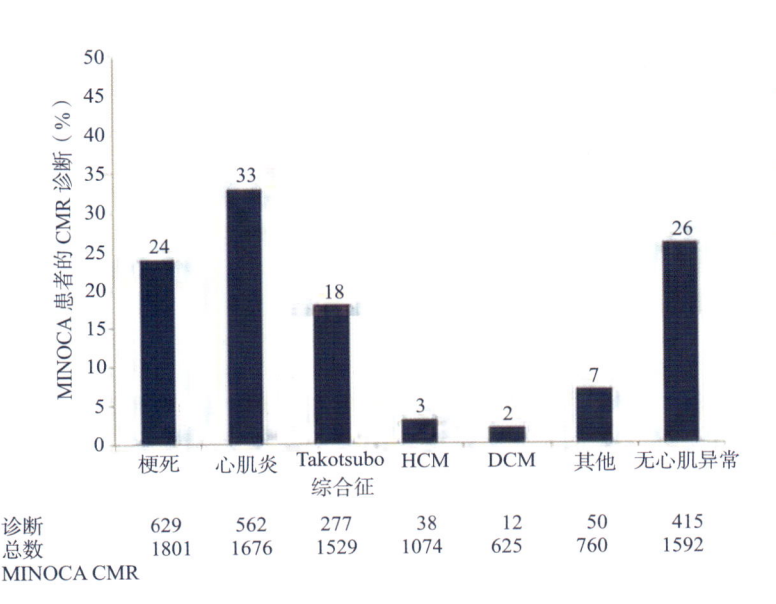

◀ 图 21-21 冠状动脉非阻塞型心肌梗死（MINOCA）的患者进行 CMR 成像的诊断

经许可引自 Pasupathy, S, et al. Systematic review of patients presenting with suspected myocardial infarction and nonobstructive coronary arteries. *Circulation*, 131（10）：861–70. © 2015 Wolters Kluwer Health, Inc 版权所有

	梗死	心肌炎	Takotsubo 综合征	HCM	DCM	其他	无心肌异常
MINOCA 患者的 CMR 诊断（%）	24	33	18	3	2	7	26
诊断	629	562	277	38	12	50	415
总数	1801	1676	1529	1074	625	760	1592

MINOCA CMR

九、心肌梗死并发症的 CMR 成像

（一）左心室室壁瘤

左心室室壁瘤是心肌梗死的并发症，它是由变薄的运动障碍心肌构成的。它们最常见于未再灌注前壁 MI 的心尖位置，其次为未再灌注的下壁基底段 MI。室壁瘤瘤颈宽，内衬有瘢痕心肌。在电影 CMR 成像中，室壁瘤表现为变薄的运动障碍节段，通常发生在心尖或下壁基底段。在 LGE 成像中，室壁瘤表现为透壁延迟强化的薄壁。由于室壁瘤易发生腔内血栓，因此 LGE 图像还可显示室腔内血栓的存在，并且应与微血管阻塞相鉴别（图 21-22）。图 21-23 显示了心尖部室壁瘤的陈旧 MI 患者。心腔内有血栓的存在。尽管右心室壁薄，但也可以通过 LGE 识别出右心室梗死（图 21-24）。

（二）左心室假性室壁瘤

LV 假性室壁瘤是 MI 的一种罕见并发症，表现为心肌破裂并被邻近的心包组织和机化血栓所包裹。它们通常具有狭窄的颈部，并且不存在心肌组织，更常见于下壁梗死。假性室壁瘤有较高的扩张性和心脏破裂的可能性。在电影 CMR 成像中，通过其发生部位和狭窄的颈部（比其基底部窄）识别它们。LGE 图像显示无心肌内膜，假性室壁瘤腔内常可见血栓。图 21-25 显示下壁 AMI 发生的心肌假性室壁瘤，具有窄颈、由心包组成的薄纤维壁及血栓。

少数回顾性研究评估了 CMR 在诊断和鉴别真性室壁瘤和假性室壁瘤方面的实用性。在一项入组 22 名患者的研究中对 CMR 进行了评估，其中包括 18 名经病理证实的室壁瘤和 4 名假性室壁瘤。评估内容包括瘤口和最大内径的测量。假性室壁瘤的瘤口宽度与最大内径之比较小，并且这 4 名患者均存在心包 LGE 和附壁血栓[180]。在另一项对 27 名诊断为 LV 室壁瘤或假性室壁瘤的患者进行的回顾性研究中，包括电影和 LGE 成像在内的 CMR 证实了 7 名患者的室壁瘤诊断，另外 6 名患者诊断了 LV 室壁瘤，7 名发现了意外血栓，6 名发现意外假性室壁瘤[181]。作者认为，CMR 是提高 LV 室壁瘤诊断，鉴别真性室壁瘤与假性室壁瘤并证实血栓存在的重要手段。

（三）室间隔破裂

在 PCI 时代之前，患有 AMI 的患者中有 1%~2% 发生了室间隔破裂；而最近在 PCI 治疗的情况下，其发生率估计为 0.17%[182]。室间隔破裂最常发生在大范围前壁 MI 之后，而下壁的 MI 较少。室间隔破裂通常通过彩色多普勒超声心动图诊断。在电影 CMR 成像中也可以识别室间隔破裂，表现为 MI 区域中穿过室间隔的血流。血流也可以通过流速编码成像来识别。由于心室缺损往往是锯齿状的，因此对穿过间隔的血流进行

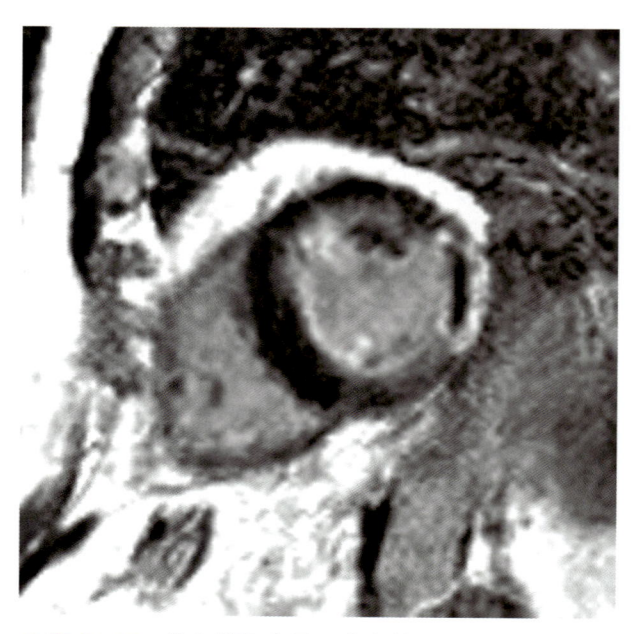

▲ 图 21-22 微血管阻塞显示为左旋支供血区域急性心肌梗死核心内的低信号区域

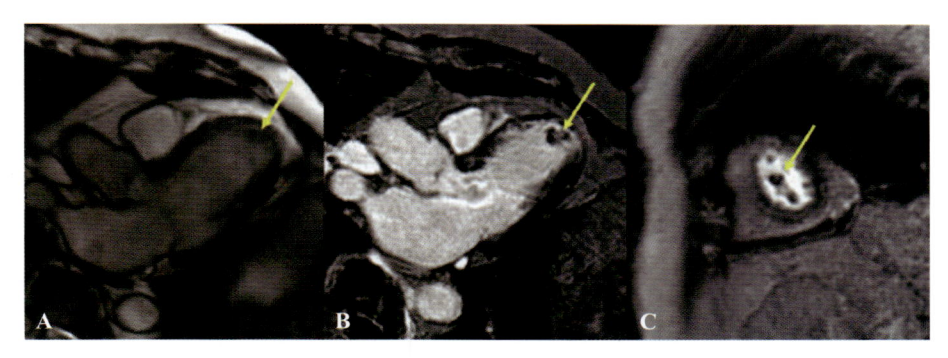

第 21 章 急性缺血性心脏病
Acute ischaemic heart disease

▲ 图 21-23 急性前壁心肌梗死后左心室血栓
A. 电影 CMR 成像显示左心室心尖部模糊的肿块；B 和 C. 在延迟增强显像中，血栓（黄箭）更容易显示为左心室心尖低信号肿块

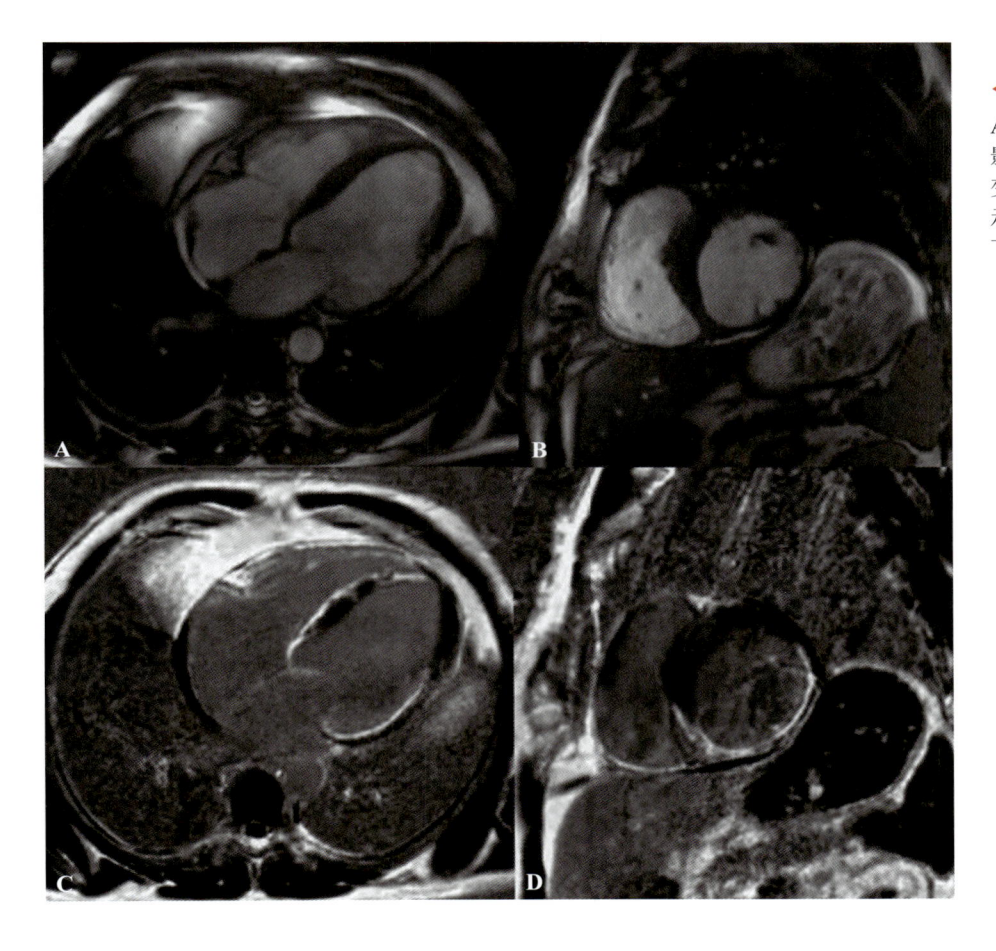

◀ 图 21-24 右心室心肌梗死
A 和 B. 四腔心和短轴方向的电影图像显示左、右心室的下壁变薄；C 和 D. 延迟增强成像显示右心室下壁强化，与右心室下壁心肌梗死相符

直接定量具有挑战性。通过测量穿过主动脉和肺动脉瓣的流量，CMR 可用于量化 Qp/Qs。

（四）总结

CMR 是诊断心肌梗死并发症的重要工具。它可以很容易地识别心肌梗死时发生的微血管阻塞和心肌内出血。这两种梗死征象均预示了不良的心肌重塑和不良的心血管预后。使用其他心血管成像方法很难评估这两个方面。CMR 已成为诊断 LV 血栓的参考标准。无论是使用较长的反转时间还是使用相位敏感反转恢复序列，LGE 技术都可以轻易地识别出在心室腔内表现为低信号

237

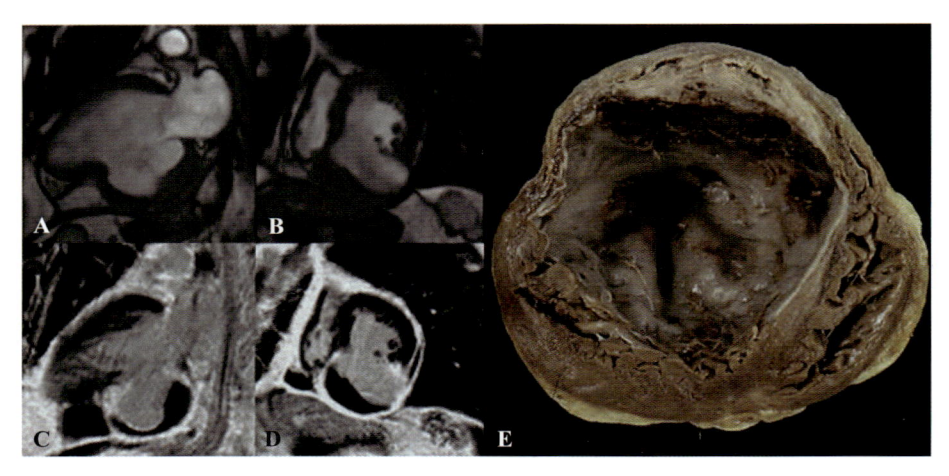

▲ 图 21-25 心肌梗死后基底段下壁出现的较大假性室壁瘤

A 和 B. 电影图像显示基底段下壁膨出；C 和 D. 延迟增强图像显示无心肌，与假性室壁瘤一致。其具有较大附壁血栓，显示为在延迟增强图像上假性室壁瘤内的低信号。E. 该患者的病理标本，显示陈旧透壁心肌梗死后形成的室壁瘤和附壁血栓

的血栓。由于 CMR 对 LV 血栓的识别比经胸或经食管超声心动图检查的敏感性高，因此它应用于可能存在 LV 血栓的情况下，如心尖室壁运动异常。CMR 可以使用 LGE 成像轻松检测出 RV 梗死，并且可以提供有关 RV 功能恢复的重要信息。LGE 出色的解剖学细节和组织特性使 CMR 能够提供有关 MI 并发症的重要信息，如室壁瘤、假性室壁瘤和室间隔破裂。因此，CMR 是一种有用且临床相关的检查方法，可用于评估心肌梗死后的患者。

十、CMR 在临床试验中的应用

急性冠状动脉综合征，尤其是心肌梗死患者的最终目标是降低死亡率和发病率。因此，新的治疗干预措施的临床研究主要终点事件与患者的死亡、再梗死或充血性心力衰竭的再入院相关。

但是，具有临床终点的梗死研究存在以下几个缺点。

- 鉴于梗死治疗的进展，感兴趣事件（如 MI 后死亡）的发生率通常较低。
- 需要大样本量和较长的随访时间，从而浪费时间和财力。

CMR 成像能够评估几乎所有与 AMI 后心肌缺血和再灌注的预后相关的病理生理学结果[183]。因此，CMR 提供了在临床试验中充当有价值的替代终点（替代具有临床意义的终点）的潜力。特别是对于旨在测试新的再灌注疗法功效的临床研究，梗死面积是一个有吸引力的替代终点，并且越来越多地用于临床梗死试验。然而，其他参数，如可挽救心肌和出血，对于解决减少心肌再灌注损伤的潜在措施尤为重要[22, 184, 185]。

替代终点定义为与临床相关结果的替代实验室或生理测量值，有助于以较小的样本量和可能更短的持续时间有效地进行试验。但是，要成为有用和有效的替代终点，替代标记必须具有生物学上合理的、易于获得的、可精确测量的、可重复的并且与预期的临床结果完全一致。如图 21-26 中突出显示的那样，替代生物标志物与临床结果之间是相关的。对 MI 进行的任何干预而导致的替代指标的变化应反映临床结果的相应变化。理想情况下，替代事件的生物途径，经过修改后，符合临床结果。

（一）验证（组织、动物模型、人体研究）

LGE 用于评估心肌瘢痕区域的应用已在动物和临床研究中得到广泛验证。动物模型研究表明，LGE-CMR 可将梗死区域与组织病理学完美匹配[50, 186]。钆螯合物对心肌的主要作用是缩短 T_1，导致瘢痕区信号强度较正常心肌增加。Kim 等在犬心肌梗死模型的组织切片中仔细验证了 LGE 成像与心肌坏死的程度，发现具有良好的相关性[50]。

人体研究证实，LGE-CMR 在确定急性和陈旧性 MI 的存在、位置和程度方面均有效[44, 187, 188]。此外，由于 LGE-CMR 的主要优点是空间分辨率高，因此甚至可以检测到仅涉及 1g 组织的小梗死[48, 169, 187, 189]。

（二）诊断作用（鉴别正常与异常心肌）

在梗死情况下，静脉注射钆可导致 LGE，因为心肌细胞膜破裂，使细胞外钆自由扩散到先前的细胞内间隙[60]。相反，在正常心肌中，健康心肌细胞密集堆积导致快速钆"冲刷"，对应于未增强的存活心肌区域。

在心肌梗死后的最初几天，梗死体积通常最大，部分原因可能是明显的组织肿胀[84, 85]。由于坏死组织被胶原性瘢痕所替代，因此梗死面积在数周内逐渐减少（最明显的是第 1 周）[84, 85]。这些重塑过程通常在 6～8 周后完成，此后梗死面积稳定。当在临床试验中使用梗死大小作为替代终点时，必须考虑梗死后梗死体积的动态变化。当在梗死后的头几天或几周测量梗死面积时，重要的是要在所有患者之间尽可能地使梗死与 CMR 图像获取的时间间隔一致。否则，梗死面积的变化可以简单地解释为梗死后 CMR 评估时间的差异[183]。

LGE 技术准确而可靠，并且在急性和陈旧性心肌梗死均显示出极好的可重复性[57, 190]。然而，取决于对比剂类型、注射后的剂量和时间、场强、序列类型和其他变量，包括潜在的损伤本身、梗死组织与正常心肌的相对 SNR 可能会有所不同[114, 191]。

（三）结果研究（预后作用和风险分层）

几项研究证明了梗死面积对 STEMI 患者各种临床终点的预后价值[36, 81, 192-194]。据报道，通过 CMR 测量梗死面积比 LV 功能和体积更能预测结局[81]。此外，CMR 的梗死面积增加了临床、

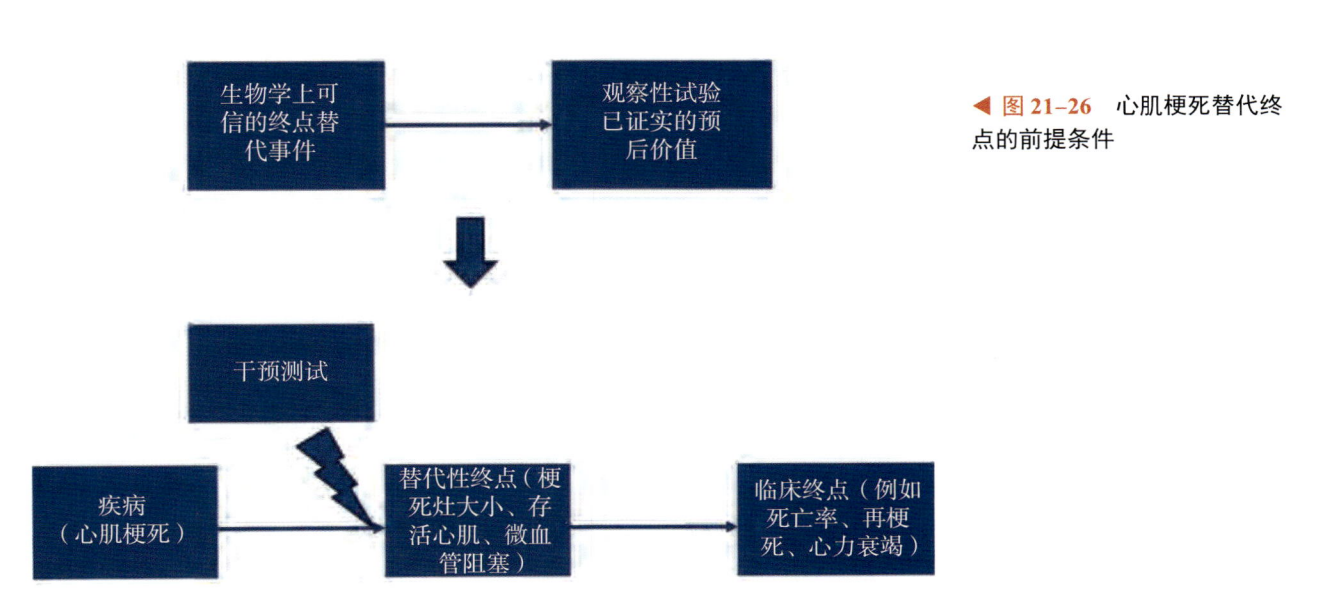

◀ 图 21-26 心肌梗死替代终点的前提条件

心电图、生物标志物和血管造影结果标志物的预后信息[192]。最近一项纳入738名急性再灌注STEMI患者的大型、前瞻性、多中心、多供应商CMR研究证实了先前的单中心研究，并清楚地表明在梗死后早期对心肌梗死结构/大小的评估具有重要的预后意义[194]。最近一项来自10项随机试验的基于患者的Meta分析证实了梗死面积影像学预后价值的相关性[83]。STEMI中未来心血管事件的发生与梗死面积直接相关的事实，加强了其作为研究再灌注策略成功的临床试验的替代终点的作用。然而，CMR得出的梗死面积对STEMI患者的预后意义仅在以前的研究中得到了可靠的证据。NSTEMI患者的预后数据非常缺乏。

（四）替代终点研究

表21-1总结了已发表的以梗死面积或可抢救心肌为主要或次要研究终点的急性心肌梗死治疗的随机对照试验（仅限于2016年7月之前发布并在MEDLINE中列出的试验）。当前正在进行许多进一步的研究。

（五）总结

在心肌梗死的情况下，CMR测量梗死面积可能是一个有效和可靠的替代参数。梗死面积与临床预后的密切关系可以减小研究样本的数量，缩短临床研究的持续时间，从而降低试验成本。LGE-CMR的高准确性和可重复性已导致在许多临床试验中越来越多地使用该技术作为定量梗死面积的首选方法。因此，未来关于改善AMI患者心肌再灌注的研究应考虑CMR，以全面评估和了解治疗效果，改善风险分层，最终改善预后。

十一、前景展望

（一）弥散张量成像

弥散张量成像（diffusion tensor imaging，DTI）可以通过确定水分子在心脏组织中扩散的主方向来获得心肌纤维方向（图21-27）[228]。该技术可以得到3个主要参数：①表观扩散系数，用于测量水分子的扩散速度；②各向异性分数，用于测量在不同方向上限制扩散的程度；③螺旋角以评估水分子优先扩散的方向[228, 229]。利用3D肌束成像技术，可以在每个心肌层重建心肌细胞的方向（心内膜与心肌中膜与心外膜）[144, 230-238, 239]。在评估心肌活性时，在缺血性损伤后早期观察到表观扩散系数降低，这可能反映了与心肌细胞肿胀有关的水分子扩散降低[240]。在高场进行的其他研究表明，缺血损伤后的心肌细胞定向中断[241]，并且心肌细胞定向随时间从急性到慢性的变化而改变[242-244]。

用于临床神经系统成像的标准DTI技术在心脏获取中的应用主要受到内在心脏运动的挑战。我们正在努力克服这些挑战，并提供一种具有合理空间分辨率和扫描时间的可靠、可重复且可行的技术[245, 246]。旨在提供更快，更可靠的采集的技术发展在AMI成像中尤为关键[247]。

初步结果令人鼓舞，并证明了DTI能够描述AMI患者的心肌损伤[248-250]。此外，通过评估心肌组织的扩散特性，可以量化互补方面，如微循环的影响[251]。DTI可能代表了一种无须使用对比剂，从微循环扩散信号中定量获得心肌血流灌注的未来技术[252, 253]。

我们需要了解DTI在心脏成像中的临床意义和适用性，特别是在急性心肌缺血时。尽管尚未通过心脏临床应用的验证，但使用DTI背后的科学概念，以及DTI在治疗急性脑卒中患者方面取

表 21-1　使用 CMR 作为替代终点的急性冠状动脉综合征试验

第一作者	图像标记物	研究人群	杂　志
Wollert 等 [195]（BOOST）	梗死面积	STEMI（n=60）	Lancet（2004）
Gick 等 [196]	梗死面积	STEMI（n=200）	Circulation（2005）
Thiele 等 [197]	梗死面积	STEMI（n=164）	Eur Heart J（2005）
Janssens 等 [198]	梗死面积	STEMI（n=67）	Lancet（2006）
Hahn 等 [199]	梗死面积	STEMI（n=39）	Am Heart J（2007）
Thiele 等 [200]（LIPSI Abciximab）	梗死面积、MVO	STEMI（n=144）	Circulation（2008）
Sardella 等 [201]（EXPIRA-trial）	梗死面积、MVO	STEMI（n=75）	J Am Coll Cardiol（2009）
Atar 等 [202]（FIRE study）	梗死面积	STEMI（n=234）	J Am Coll Cardiol（2009）
Patel 等 [203]	梗死面积、LVEF	STEMI（n=99）	JACC Cardiovasc Imaging（2010）
Mewton 等 [204]	梗死面积	STEMI（n=28）	J Am Coll Cardiol（2010）
Götberg 等 [205]	梗死面积	STEMI（n=20）	Circ Cardiovasc Interv（2010）
Thiele 等 [206]（LIPSIA-N-ACC）	梗死面积、可挽救心肌	STEMI（n=251）	J Am Coll Cardiol（2010）
Lonborg 等 [207]	梗死面积、可挽救心肌	STEMI（n=118）	Circ Cardiovasc Interv（2010）
Patel 等 [208]（CRISP-AMI）	梗死面积	STEMI（n=337）	JAMA（2011）
Najjar 等 [209]（REVEAL）	梗死面积	STEMI（n=138）	JAMA（2011）
Desmet 等 [210]	梗死面积、可挽救心肌	STEMI（n=110）	Eur Heart J（2011）
Thiele 等 [183]（LIPSIA-STEMI）	梗死面积	STEMI（n=162）	JACC Cardiovasc Interv（2011）
Lonborg 等 [211]	梗死面积、可挽救心肌	STEMI（n=105）	Eur Heart J（2012）
De Carlo 等 [212]（MUSTELA）	梗死面积、MVO	STEMI（n=208）	JACC Cardiovasc Interv（2012）
Stone 等 [213]（INFUSE-AMI）	梗死面积	STEMI（n=452）	JAMA（2012）
Feixa 等 [214]	梗死面积	STEMI（n=79）	Eur Heart J（2012）
Eitel 等 [215]（AIDA STEMI）	梗死面积、MVO、LVEF、可挽救心肌	STEMI（n=795）	J Am Coll Cardiol（2013）
Crimi 等 [216]（RemPostCon）	梗死面积、可挽救心肌	STEMI（n=100）	JACC Cardiovasc Interv（2013）
Ibanez 等 [217]（METOCARDCNIC）	梗死面积	STEMI（n=270）	Circulation（2013）
White 等 [218]	梗死面积、可挽救心肌	STEMI（n=83）	JACC Cardiovasc Interv（2014）
Atar 等 [219]（MITOCARE study）	梗死面积	STEMI（n=163）	Eur Heart J（2014）
Siddiqi 等 [220]（NIAMI）	梗死面积	STEMI（n=229）	Eur Heart J（2014）
Thiele 等 [194]（TATORT-NSTEMI）	梗死面积、MVO、可挽救心肌	NSTEMI（n=440）	J Am Coll Cardiol（2014）
Erlinge 等 [221]（CHILL-MI）	梗死面积、可挽救心肌	STEMI（n=120）	J Am Coll Cardiol（2014）
Eitel 等 [222]（LIPSIA CONDITIONING）	梗死面积、可挽救心肌	STEMI（n=696）	Eur Heart J（2015）
Nichol 等 [223]（VELOCITY）	梗死面积	STEMI（n=45）	Circ Cardiovasc Interv（2015）
Stub 等 [224]（AVOID）	梗死面积	STEMI（n=139）	Circulation（2015）
Roolvink 等 [225]（EARLY-BAMI）	梗死面积	STEMI（n=683）	J Am Coll Cardiol（2016）
Desch 等 [226]（LATE-PRESENTER）	MVO、梗死面积	STEMI（n=152）	JACC Cardiovasc Interv（2016）
Nazir 等 [227]（REFLO-STEMI）	MVO、梗死面积	STEMI（n=247）	Eur Heart J（2016）

STEMI.ST 段抬高心肌梗死；MVO. 微循环障碍；LVEF. 左心室射血分数

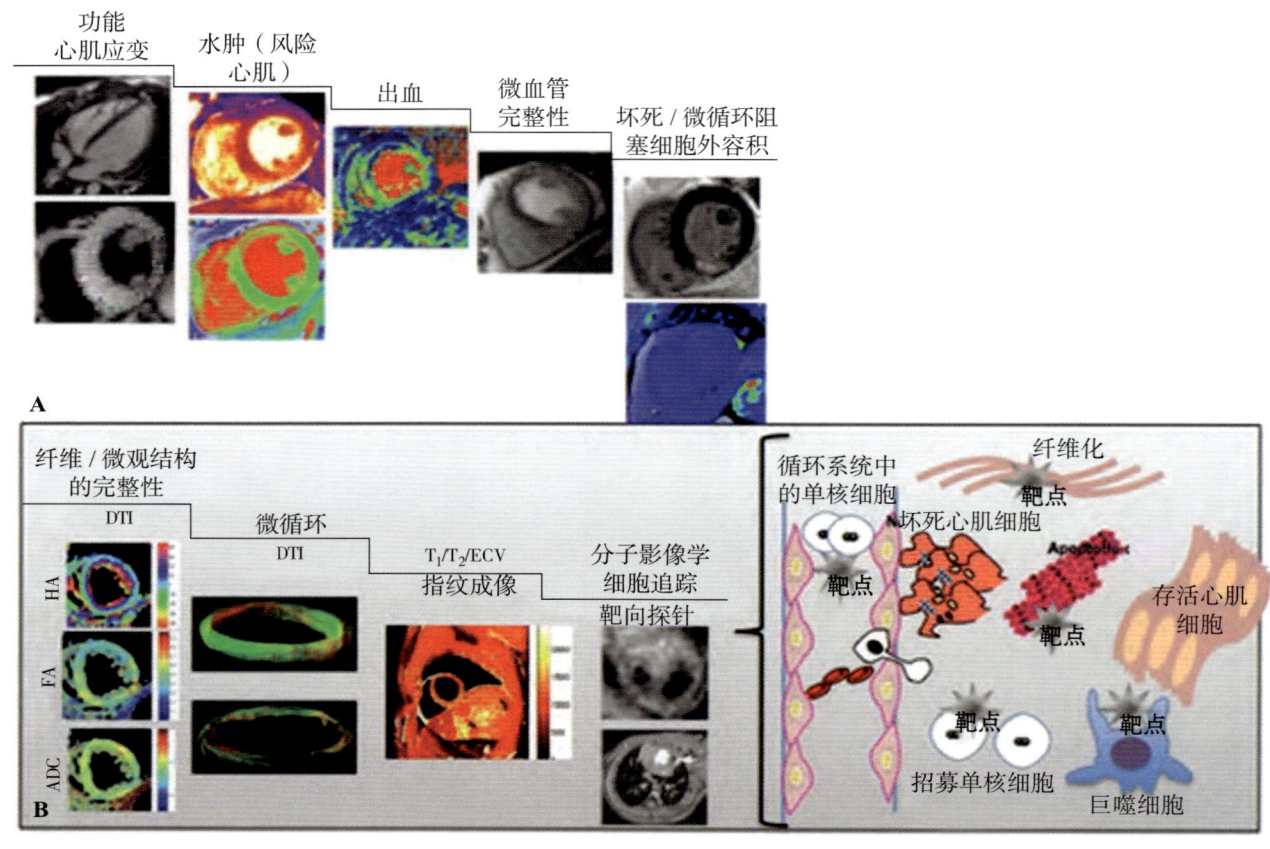

▲ 图 21-27 磁共振成像技术的现状和未来

A. 目前用 CMR 技术评估功能、应变、风险区域、出血、微血管完整性 / 灌注和坏死、微血管阻塞和细胞外容积；B. 将来可用的技术（如 DTI、指纹成像和细胞跟踪 / 分子成像），新技术不仅允许更短的扫描方案评估宏观结构，而且允许研究潜在的病理过程

ECV. 细胞外容积；DTI. 弥散张量成像；ADC. 表观扩散系数；FA. 各向异分数；HA. 螺旋角［经许可引自 Hamilton JI, Jiang Y, Chen Y, Ma D, Wei-Ching L, Griswold M, Seiberlich N. MR Fingerprinting for Quantification of Myocardial T_1, T_2 and M_0. *Proc Intl Soc Mag Reson Med*. 23（2015）. © 2016 John Wiley and Sons 版权所有］

得的巨大成功，仍然值得在心脏成像方面进行科学的努力。

（二）MR 指纹成像

由于时间限制、呼吸伪影，以及心律不齐和心电图触发异常，急性病患者的 CMR 成像具有挑战性。目前，要对急性心肌损伤进行完全准确的评估，需要多参数获取，包括对水肿成像进行对比剂前 T_1 mapping 或 T_2 mapping，对出血评估进行 T_2^* mapping、LGE，以及可能在增强后进行 T_1 mapping [254, 255]。这种全面的 CMR 方案的临床适用性因扫描时间长而受到限制。

"MR 指纹成像"是一种新颖且可能具有颠覆性的组织表征方法[255]。在该方法中，CMR 图像不是按照 T_1 加权 T_2 加权等的常规顺序获取的，而是执行单次获取，其中以伪随机方式改变获取参数。然后，将观察到的具有相关的组织特征表征的信号演变（如 T_1、T_2、相对自旋密度、B_0 和扩散）收集到字典中，类似于指纹的收集。然后，模式识别算法找到最能代表每个体素所获得的信号演化的字典条目。MR 指纹是完全定量的，并且通过同时表示多种材料特性的函数，可以实现更快的采集，同时不易受到流动和（或）磁化伪影的影响。最初的心脏验证试验[256, 257]描述了该

技术不仅可以提供 T_1、T_2 和 M_0 值，而且还可以在单次扫描中直接评估 ECV，而无须使用对比剂（图 21-27）。因此，MR 指纹成像可以提供一种全新的，更快的组织表征方法，特别适用于急性心肌病患者。

（三）细胞追踪和分子成像

主要的科研力量致力于旨在改善梗死愈合和长期重塑潜在的新疗法上，包括干细胞、基因疗法和组织工程。当前的 CMR 技术提供功能，灌注和组织表征的成像生物标志物，但无法评估潜在的生物学和分子过程。越来越多的临床前证据开辟了使用放射性标记和（超）顺磁探针对细胞成分（如中性粒细胞、单核细胞和酶）成像和病理过程（例如心肌凋亡/坏死、血管生成和瘢痕形成）的靶向阶段领域（图 21-27）。

以膜联蛋白为基础的纳米颗粒等探针已被用于定位缺血再灌注后 4～6h 心肌细胞的凋亡，有证据表明存在大量存活但凋亡的心肌作为潜在的治疗新靶点[258]。缺血一天后，炎症过程被触发，大量中性粒细胞进入受损心肌。这些细胞的作用是双重的——第一促进炎症过程，第二具有修复作用[259]。初步数据表明，通过抵消中性粒细胞介体，LV 重塑可以改善[260]。CMR 通过在缺血-再灌注损伤前注射荧光超顺磁氧化铁纳米颗粒来检测和跟踪单核细胞/巨噬细胞[261, 262]。此外，通过使用混合 ^{18}F-FDG PET/MR 方法[263]，在远端心肌[264, 265]和受损组织[264, 266]中检测到巨噬细胞的显著浸润。对心肌巨噬细胞浸润进行影像学检查已证明对某些梗死后患者使用原细胞因子或抗细胞因子治疗非常有用。CMR 不仅可对巨噬细胞对磁性荧光纳米颗粒 CLIO-Cy5.5 的摄取成像[267]，还可以检测 MI 后 2～5d 发生的炎症反应过程中巨噬细胞产生的髓过氧化物酶（MPO）的量[131]。心肌纤维化是在愈合阶段进行的。特定的钆基胶原靶向对比剂 EP-3533 可用于胶原沉积成像，其准确性可与组织学结果相媲美[268]。

以非侵入性方式对细胞和亚细胞事件进行成像以研究愈合心肌梗死的复杂潜在病理生理学的能力可以促进新型心脏保护疗法的发展。然而，将这些创新途径转化为临床实践仍然是一项重大挑战。

十二、结论

CMR 提供了大量独特信息，可以指导 IHD 急性表现患者的治疗。在现有的成像方式中，CMR 可提供最准确的整体和区域收缩功能评估，以及最详细的心肌瘢痕描述。此外，CMR 可用于检测和量化缺血风险和可挽救心肌、微血管阻塞和心肌出血的面积。它已成为鉴别心肌梗死、心肌炎和其他与急性冠状动脉综合征类似症状的疾病最有用的方法。新兴方法有望定量和部分非增强通过 T_1 mapping，以及纤维追踪和分子成像技术对心肌损伤进行评估。基于 CMR 在急性 IHD 诊断和预后价值方面的证据越来越多，CMR 在国际实践指南中的作用也在不断扩大。

推荐阅读

[1] Carrick D, Haig C, Rauhalammi S, et al. Prognostic significance of infarct core pathology revealed by quantitative non-contrast in comparison with contrast cardiac magnetic resonance imaging in reperfused ST-elevation myocardial infarction survivors. *Eur Heart J*. 2016;37:1044–1059.

[2] Kim HW, Farzaneh-Far A, Kim RJ. Cardiovascular magnetic resonance in patients with myocardial infarction: current and emerging applications. *J Am Coll Cardiol*. 2009;55:1–16.

[3] Kramer CM, Barkhausen J, Flamm SD, Kim RJ, Nagel E; Society for Cardiovascular Magnetic Resonance Board of

Trustees Task Force on Standardized Protocols. Standardized cardiovascular magnetic resonance (CMR) protocols 2013 update. *J Cardiovasc Magn Reson*. 2013;15:91.

[4] Pasupathy S, Air T, Dreyer RP, Tavella R, Beltrame JF. Systematic review of patients presenting with suspected myocardial infarction and nonobstructive coronary arteries. *Circulation*. 2015;131:861–870.

[5] Schulz-Menger J, Bluemke DA, Bremerich J, et al. Standardized image interpretation and post processing in cardiovascular magnetic resonance: Society for Cardiovascular Magnetic Resonance (SCMR) Board of Trustees Task Force on Standardized Post Processing. *J Cardiovasc Magn Reson*. 2013;15:35.

参 考 文 献

[1] Malouf JF, *et al*. Functional anatomy of the heart. In: Fuster V, Walsh RA, Harrington RA, eds. *Hurst's The Heart*, 13th edition. New York, NY: McGraw-Hill 2011: pp. 63–93.

[2] Austen WG, *et al*. A reporting system on patients evaluated for coronary artery disease. Report of the Ad Hoc Committee for Grading of Coronary Artery Disease, Council on Cardiovascular Surgery, American Heart Association. *Circulation*. 1975;51(4 Suppl): 5–40.

[3] Raff GL, *et al*. SCCT guidelines for the interpretation and reporting of coronary computed tomographic angiography. *J Cardiovasc Comput Tomogr*. 2009;3:122–136.

[4] CASS Principal Investigators and their Associates. Myocardial infarction and mortality in the Coronary Artery Surgery Study (CASS) randomized trial. *N Engl J Med*. 1984;310:750–758.

[5] Cerqueira MD, *et al*. Standardized myocardial segmentation and nomenclature for tomographic imaging of the heart: a statement for healthcare professionals from the Cardiac Imaging Committee of the Council on Clinical Cardiology of the American Heart Association. *Circulation*. 2002;105:539–542.

[6] Klocke FJ. Coronary blood flow in man. *Prog Cardiovasc Dis*. 1976;19:117–166.

[7] Gebker R, Fleck E. Pathophysiology of myocardial perfusion. In: Nagel E, van Rossum AC, Fleck E, eds. *Cardiovascular Magnetic Resonance*. Darmstadt: Steinkopff; 2004: pp. 181–186.

[8] Kim HW, *et al*. Unrecognized non-Q-wave myocardial infarction: prevalence and prognostic significance in patients with suspected coronary disease. *PLoS Med*. 2009;6:e1000–e1057.

[9] Greenwood JP, *et al*. Cardiovascular magnetic resonance and single-photon emission computed tomography for diagnosis of coronary heart disease (CE-MARC): a prospective trial. *Lancet*. 2012;379:453–460.

[10] Greenwood JP, *et al*. Comparison of cardiovascular magnetic resonance and single-photon emission computed tomography in women with suspected coronary artery disease from the Clinical Evaluation of Magnetic Resonance Imaging in Coronary Heart Disease (CE-MARC) Trial. *Circulation*. 2014;129:1129–1138.

[11] Greenwood JP, *et al*. Prognostic value of cardiovascular magnetic resonance and single-photon emission computed tomography in suspected coronary heart disease: long-term follow-up of a prospective, diagnostic accuracy cohort study. *Ann Intern Med*. 2016 May 10.doi: 10.7326/M15–1801.[Epub ahead of print]

[12] Jennings RB, Ganote CE. Structural changes in myocardium during acute ischaemia. *Circ Res*. 1974;35 (Suppl 3): 156–172.

[13] Abbate A, *et al*. Infarct-related artery occlusion, tissue markers of ischaemia, and increased apoptosis in the peri-infarct viable myocardium. *Eur Heart J*. 2005;26:2039–2045.

[14] Page DL, *et al*. Myocardial changes associated with cardiogenic shock. *N Engl J Med*. 1971;285:133–137.

[15] Eaton LW, *et al*. Regional cardiac dilatation after acute myocardial infarction: recognition by two-dimensional echocardiography. *N Engl J Med*. 1979;300:57–62.

[16] Moens AL, *et al*. Myocardial ischaemia/reperfusion-injury, a clinical view on a complex pathophysiological process. *Int J Cardiol*. 2005;100:179–190.

[17] Kloner RA, Ganote CE, Jennings RB. The 'no-reflow' phenomenon after temporary coronary occlusion in the dog. *J Clin Invest*. 1974;54:1496–1508.

[18] Kloner RA, *et al*. Effect of a transient period of ischaemia on myocardial cells. II. Fine structure during the first few minutes of reflow. *Am J Pathol*. 1974;74:399–422.

[19] Yazdani SK, Ladich E, Virmani R. Pathology of myocardial ischaemia, infarction, reperfusion, and sudden death. In: Fuster V, Walsh RA, Harrington RA, eds. *Hurst's The Heart*, 13th edition. New York, NY: McGraw-Hill 2011: pp. 1296–1315.

[20] Kramer CM, *et al*. Standardized cardiovascular magnetic resonance (CMR) protocols, 2013 update. *J Cardiovasc Magn Reson*. 2013;15:91.

[21] Eitel I, *et al*. Comprehensive prognosis assessment by CMR imaging after ST-segment elevation myocardial infarction. *J Am Coll Cardiol*. 2014;64:1217–1226.

[22] Eitel I, *et al*. Prognostic significance and determinants of myocardial salvage assessed by cardiovascular magnetic resonance in acute reperfused myocardial infarction. *J Am Coll Cardiol*. 2010;55:2470–2479.

[23] Thiele H, *et al*. Effect of aspiration thrombectomy on microvascular obstruction in NSTEMI patients: The TATORTNSTEMI trial. *J Am Coll Cardiol*. 2014;64: 1117–1124.

[24] Thiele H, *et al*. Randomized comparison of pre-hospital-initiated facilitated percutaneous coronary intervention versus primary percutaneous coronary intervention in acute myocardial infarction very early after symptom onset. The LIPSIA-STEMI Trial (Leipzig Immediate Prehospital Facilitated Angioplasty in ST-Segment Myocardial Infarction). *JACC Cardiovasc Interv*. 2011;4:605–614.

[25] Thiele H, *et al*. Comparison of prehospital combination-fibrinolysis plus conventional care with prehospital combination-fibrinolysis plus facilitated percutaneous coronary intervention in acute myocardial infarction. *Eur Heart J*. 2005;26:1956–1963.

[26] Thiele H, *et al*. Impact of high-dose N-acetylcysteine versus placebo on contrast-induced nephropathy and myocardial reperfusion injury in unselected patients with ST-elevation

myocardial infarction undergoing primary percutaneous coronary intervention. *J Am Coll Cardiol*. 2010;55:2201–2209.

[27] Thiele H, et al. Intracoronary compared with intravenous bolus abciximab application in patients with ST-elevation myocardial infarction undergoing primary percutaneous coronary intervention. *Circulation*. 2008;118:49–57.

[28] Fernández-Jiménez R, et al. Pathophysiology underlying the bimodal edema phenomenon after myocardial ischaemia/reperfusion. *J Am Coll Cardiol*. 2015;66:816–828.

[29] Fernández-Jiménez R, et al. Myocardial edema after ischaemia/reperfusion is not stable and follows a bimodal pattern: imaging and histological tissue characterization. *J Am Coll Cardiol*. 2015;65:315–323.

[30] Carrick D, et al. Temporal evolution of myocardial hemorrhage and edema in patients after acute ST-segment elevation myocardial infarction: pathophysiological insights and clinical implications. *J Am Heart Assoc*. 2016;5 (2): pii: e002834.

[31] Berry C, et al. 'Waves of edema' seem implausible. *J Am Coll Cardiol*. 2016;67:1868–1869.

[32] Thiele H, et al. Functional cardiac MR imaging with steady-state free precession (SSFP) significantly improves endocardial border delineation without contrast agents. *J Magn Reson Imaging*. 2001;14:362–367.

[33] Abdel-Aty H, et al. Delayed enhancement and T_2–weighted cardiovascular magnetic resonance imaging differentiate acute from chronic myocardial infarction. *Circulation*. 2004;109:2411–2416.

[34] Aletras AH, et al. Retrospective determination of the area at risk for reperfused acute myocardial infarction with T_2–weighted cardiac magnetic resonance imaging: Histopathological and displacement encoding with stimulated echoes (DENSE) functional validations. *Circulation*. 2006;113:1865–1870.

[35] Eitel I, et al. Prognostic value and determinants of a hypointense infarct core in T_2–weighted cardiac magnetic resonance in acute reperfused ST-elevation-myocardial infarction. *Circ Cardiovasc Imaging*. 2011;4:354–362.

[36] Cannan C, et al. Hemorrhage in the myocardium following infarction. *JACC Cardiovasc Imaging*. 2010;3:665–668.

[37] O'Regan DP, et al. Reperfusion haemorrhage following acute myocardial infarction: assessment with T_2* mapping and effect on measuring the area at risk. *Radiology*. 2009;250:916–922.

[38] O'Regan DP, et al. Assessment of severe reperfusion injury with T_2* cardiac MRI in patients with acute myocardial infarction. *Heart*. 2010;96:1885–1891.

[39] Kim RJ, et al. The use of contrast-enhanced magnetic resonance imaging to identify reversible myocardial dysfunction. *N Engl J Med*. 2000;343:1445–1453.

[40] Abdel-Aty H, Cocker M, Friedrich MG. Myocardial edema is a feature of Tako-Tsubo cardiomyopathy and is related to the severity of systolic dysfunction: insights from T_2–weighted cardiovascular magnetic resonance. *Int J Cardiol*. 2009;132:291–293.

[41] Wu KC, et al. Prognostic significance of microvascular obstruction by magnetic resonance imaging in patients with acute myocardial infarction. *Circulation*. 1998;97:765–772.

[42] de Waha S, et al. Impact of early vs. late microvascular obstruction assessed by magnetic resonance imaging on long-term outcome after ST-elevation myocardial infarction: a comparison with traditional prognostic markers. *Eur Heart J*. 2010;31:2660–2668.

[43] Flett AS, et al. The prognostic implications of cardiovascular magnetic resonance. *Circ Cardiovasc Imaging*. 2009;2: 243–250.

[44] Choi KM, et al. Transmural extent of acute myocardial infarction predicts long-term improvement in contractile function. *Circulation*. 2001;104:1101–1107.

[45] Schuster A, et al. Imaging in the management of ischaemic cardiomyopathy: special focus on magnetic resonance. *J Am Coll Cardiol*. 2012;59:359–370.

[46] Hombach V, et al. Sequelae of acute myocardial infarction regarding cardiac structure and function and their prognostic significance as assessed by magnetic resonance imaging. *Eur Heart J*. 2005;26:549–557.

[47] Kim HW, Farzaneh-Far A, Kim RJ. Cardiovascular magnetic resonance in patients with myocardial infarction: current and emerging applications. *J Am Coll Cardiol*. 2009;55:1–16.

[48] Wagner A, et al. Contrast-enhanced MRI and routine single photon emission computed tomography (SPECT) perfusion imaging for detection of subendocardial myocardial infarcts: an imaging study. *Lancet*. 2003;361:374–379.

[49] Simonetti OP, et al. An improved MR imaging technique for the visualization of myocardial infarction. *Radiology*. 2001;218:215–223.

[50] Kim RJ, et al. Relationship of MRI delayed contrast enhancement to irreversible injury, infarct age, and contractile function. *Circulation*. 1999;100:1992–2002.

[51] Schelbert EB, et al. Late gadolinium-enhancement cardiac magnetic resonance identifies postinfarction myocardial fibrosis and the border zone at the near cellular level in *ex vivo* rat heart. *Circ Cardiovasc Imaging*. 2010;3:743–752.

[52] Arai AE. Gadolinium can depict area at risk and myocardial infarction: a double-edged sword? *JACC Cardiovasc Imaging*. 2011;4:619–621.

[53] Schmidt A, et al. Infarct tissue heterogeneity by magnetic resonance imaging identifies enhanced cardiac arrhythmia susceptibility in patients with left ventricular dysfunction. *Circulation*. 2007;115:2006–2014.

[54] Yan AT, et al. Characterization of the peri-infarct zone by contrast-enhanced cardiac magnetic resonance imaging is a powerful predictor of post-myocardial infarction mortality. *Circulation*. 2006;114:32–329.

[55] Schulz-Menger J, et al. Standardized image interpretation and post processing in cardiovascular magnetic resonance: Society for Cardiovascular Magnetic Resonance (SCMR) Board of Trustees Task Force on Standardized Post Processing. *J Cardiovasc Magn Reson*. 2013;15:35.

[56] Mahrholdt H, et al. Reproducibility of chronic infarct size measurement by contrast-enhanced magnetic resonance imaging. *Circulation*. 2002;106:2322–2327.

[57] Thiele H, et al. Reproducibility of chronic and acute infarct size measurement by delayed enhancement-magnetic resonance imaging. *J Am Coll Cardiol*. 2006;47:1641–1645.

[58] Kim RJ, Shah DJ, Judd RM. How we perform delayed enhancement imaging. *J Cardiovasc Magn Reson*. 2003;5: 505–514.

[59] McCrohon JA, et al. Differentiation of heart failure related to dilated cardiomyopathy and coronary artery disease using gadolinium-enhanced cardiovascular magnetic resonance. *Circulation*. 2003;108:54–59.

[60] Mahrholdt H, et al. Delayed enhancement cardiovascular

magnetic resonance assessment of non-ischaemic cardiomyopathies. *Eur Heart J*. 2005;26:1461–1474.

[61] Saremi F, Grizzard JD, Kim RJ. Optimizing cardiac MR imaging: practical remedies for artifacts. *Radiographics*. 2008;28:1161–1187.

[62] Klem I, et al. Improved detection of coronary artery disease by stress perfusion cardiovascular magnetic resonance with the use of delayed enhancement infarction imaging. *J Am Coll Cardiol*. 2006;47:1630–1638.

[63] Abbas A, et al. Cardiac MR assessment of microvascular obstruction. *Br J Radiol*. 2015;88:20140470.

[64] Sievers B, et al. Rapid detection of myocardial infarction by subsecond, free-breathing delayed contrast-enhancement cardiovascular magnetic resonance. *Circulation*. 2007;115:236–44.

[65] Kellman P, et al. Multi-contrast delayed enhancement provides improved contrast between myocardial infarction and blood pool. *J Magn Reson Imaging*. 2005;22:605–613.

[66] Bondarenko O, et al. Standardizing the definition of hyperenhancement in the quantitative assessment of infarct size and myocardial viability using delayed contrast-enhanced CMR. *J Cardiovasc Magn Reson*. 2005;7:481–485.

[67] Amado LC, et al. Accurate and objective infarct sizing by contrastenhanced magnetic resonance imaging in a canine myocardial infarction model. *J Am Coll Cardiol*. 2004;44:2383–2389.

[68] Hsu L-Y, et al. Quantitative myocardial infarction on delayed enhancement MRI. Part I: animal validation of an automated feature analysis and combined thresholding infarct sizing algorithm. *J Magn Reson Imaging*. 2006;23:298–308.

[69] Flett AS, et al. Evaluation of techniques for the quantification of myocardial scar of differing etiology using cardiac magnetic resonance. *JACC Cardiovasc Imaging*. 2011;4:150–156.

[70] White SK, Flett AS, Moon JC. Automated scar quantification by CMR: a step in the right direction. *J Thorac Dis*. 2013;5:381–382.

[71] Bulow H, et al. Cardiac magnetic resonance imaging: long term reproducibility of the late enhancement signal in patients with chronic coronary artery disease. *Heart*. 2005;91:1158–1163.

[72] Heiberg E, et al. Automated quantification of myocardial infarction from MR images by accounting for partial volume effects: animal, phantom, and human study. *Radiology*. 2008;246:581–588.

[73] Hsu L-Y, et al. Quantitative myocardial infarction on delayed enhancement MRI. Part II: clinical application of an automated feature analysis and combined thresholding infarct sizing algorithm. *J Magn Reson Imaging*. 2006;23:309–314.

[74] Lu Y, et al. Automated quantification of myocardial infarction using graph cuts on contrast delayed enhanced magnetic resonance images. *Quant Imaging Med Surg*. 2012;2:81–86.

[75] Friedrich MG, et al. Cardiovascular magnetic resonance in myocarditis: a JACC White Paper. *J Am Coll Cardiol*. 2009;53:1475–1487.

[76] Nabel EG, Braunwald E. A tale of coronary artery disease and myocardial infarction. *N Engl J Med*. 2012;366:54–63.

[77] Reimer KA, Jennings RB. The 'wavefront phenomenon' of myocardial ischaemic cell death. II. Transmural progression of necrosis within the framework of ischaemic bed size (myocardium at risk) and collateral flow. *Lab Invest*. 1979;40:633–644.

[78] Francone M, et al. Impact of primary coronary angioplasty delay on myocardial salvage, infarct size, and microvascular damage in patients with ST-segment elevation myocardial infarction: insight from cardiovascular magnetic resonance. *J Am Coll Cardiol*. 2009;54:2145–2153.

[79] Pennell DJ. Cardiovascular magnetic resonance. *Circulation*. 2010;121:692–705.

[80] Larose E, et al. Predicting late myocardial recovery and outcomes in the early hours of ST-segment elevation myocardial infarction traditional measures compared with microvascular obstruction, salvaged myocardium, and necrosis characteristics by cardiovascular magnetic resonance. *J Am Coll Cardiol*. 2010;55:2459–2469.

[81] Wu E, et al. Infarct size by contrast enhanced cardiac magnetic resonance is a stronger predictor of outcomes than left ventricular ejection fraction or end-systolic volume index: prospective cohort study. *Heart*. 2008;94:730–736.

[82] de Waha S, et al. Relationship and prognostic value of microvascular obstruction and infarct size in ST-elevation myocardial infarction as visualized by magnetic resonance imaging. *Clin Res Cardiol*. 2012;101:487–495.

[83] Stone GW, et al. Relationship between infarct size and outcomes following primary PCI: patient-level analysis from 10 randomized trials. *J Am Coll Cardiol*. 2016;67:1674–1683.

[84] Engblom H, et al. Rapid initial reduction of hyperenhanced myocardium after reperfused first myocardial infarction suggests recovery of the peri-infarction zone: one-year follow-up by MRI. *Circ Cardiovasc Imaging*. 2009;2:47–55.

[85] Ibrahim T, et al. Acute myocardial infarction: serial cardiac MR imaging shows a decrease in delayed enhancement of the myocardium during the 1st week after reperfusion. *Radiology*. 2010;254:88–97.

[86] Ibrahim T, et al. Diagnostic value of contrast-enhanced magnetic resonance imaging and single-photon emission computed tomography for detection of myocardial necrosis early after acute myocardial infarction. *J Am Coll Cardiol*. 2007;49:208–216.

[87] Miller TD, et al. Infarct size after acute myocardial infarction measured by quantitative tomographic ^{99m}Tc sestamibi imaging predicts subsequent mortality. *Circulation*. 1995;92:334–341.

[88] Verheugt FWA, Gersh BJ, Armstrong PW. Aborted myocardial infarction: a new target for reperfusion therapy. *Eur Heart J*. 2006;27:901–904.

[89] Eitel I, et al. Prognostic significance and magnetic resonance imaging findings in aborted myocardial infarction after primary angioplasty. *Am Heart J*. 2009;158:806–813.

[90] Schmidt A, et al. Infarct tissue heterogeneity by magnetic resonance imaging identifies enhanced cardiac arrhythmia susceptibility in patients with left ventricular dysfunction. *Circulation*. 2007;115:2006–2014.

[91] Eitel I, et al. Prognostic relevance of papillary muscle infarction in reperfused infarction as visualized by cardiovascular magnetic resonance. *Circ Cardiovasc Imaging*. 2013;6:890–898.

[92] Kumar A, et al. Contrast-enhanced cardiovascular magnetic resonance imaging of right ventricular infarction. *J Am Coll Cardiol*. 2006;48:1969–1976.

[93] Masci PG, et al. Right ventricular ischaemic injury in patients with acute ST-segment elevation myocardial infarction: characterization with cardiovascular magnetic resonance.

Circulation. 2010;122:1405–1412.

[94] Abdel-Aty H, et al. Edema as a very early marker for acute myocardial ischaemia: a cardiovascular magnetic resonance study. *J Am Coll Cardiol.* 2009;53:1194–1201.

[95] Carlsson M, et al. Myocardium at risk after acute infarction in humans on cardiac magnetic resonance: quantitative assessment during follow-up and validation with single-photon emission computed tomography. *JACC Cardiovasc Imaging.* 2009;2:569–576.

[96] Schulz-Menger J, et al. Cardiovascular magnetic resonance of acute myocardial infarction at a very early stage. *J Am Coll Cardiol.* 2003;42:513–518.

[97] Nordlund D, et al. Extent of myocardium at risk for left anterior descending artery, right coronary artery, and left circumflex artery occlusion depicted by contrast-enhanced steady state free precession and T_2-weighted short tau inversion recovery magnetic resonance imaging. *Circ Cardiovasc Imaging.* 2016;9:e004376.

[98] Nordlund D, et al. Multi-vendor, multicentre comparison of contrast-enhanced SSFP and T_2-STIR CMR for determining myocardium at risk in ST-elevation myocardial infarction. *Eur Heart J Cardiovasc Imaging.* 2016;17:744–753.

[99] Kim HW, et al. Relationship of T_2-weighted MRI myocardial hyperintensity and the ischaemic area-at-risk. *Circ Res.* 2015;117:254–265.

[100] Friedrich MG, et al. The salvaged area at risk in reperfused acute myocardial infarction as visualized by cardiovascular magnetic resonance. *J Am Coll Cardiol.* 2008;51:1581–1587.

[101] Lowe JE, Reimer KA, Jennings RB. Experimental infarct size as a function of the amount of myocardium at risk. *Am J Pathol.* 1978;90:363–379.

[102] Reimer KA, et al. Animal models for protecting ischaemic myocardium: results of the NHLBI Cooperative Study: comparison of unconscious and conscious dog models. *Circ Res.* 1985;56:651–665.

[103] Niccoli G, et al. Coronary microvascular obstruction in acute myocardial infarction. *Eur Heart J.* 2016;37:1024–1033.

[104] Mather AN, et al. Appearance of microvascular obstruction on high resolution first-pass perfusion, early and late gadolinium enhancement CMR in patients with acute myocardial infarction. *J Cardiovasc Magn Reson.* 2009;11:33.

[105] de Waha S, Desch S, Eitel I, et al. Impact of early versus late microvascular obstruction assessed by magnetic resonance imaging on long-term outcome after ST-elevation myocardial infarction—a comparison to traditional prognostic markers. *Eur Heart J.* 2010;31:2660–2668.

[106] Nijveldt R, et al. Functional recovery after acute myocardial infarction: comparison between angiography, electrocardiography, and cardiovascular magnetic resonance measures of microvascular injury. *J Am Coll Cardiol.* 2008;52:181–189.

[107] Vicente J, et al. Comparison of the angiographic myocardial blush grade with delayed-enhanced cardiac magnetic resonance for the assessment of microvascular obstruction in acute myocardial infarctions. *Catheter Cardiovasc Interv.* 2009;74:1000–1007.

[108] Ambrosio G, et al. Progressive impairment of regional myocardial perfusion after initial restoration of postischaemic blood flow. *Circulation.* 1989;80:1846–1861.

[109] Ganame J, et al. Impact of myocardial haemorrhage on left ventricular function and remodelling in patients with reperfused acute myocardial infarction. *Eur Heart J.* 2009;30:1440–1449.

[110] Carrick D, et al. Myocardial haemorrhage after acute reperfused ST-segment-elevation myocardial infarction: relation to microvascular obstruction and prognostic significance. *Circ Cardiovasc Imaging.* 2016;9:e004148.

[111] Carrick D, et al. Prognostic significance of infarct core pathology revealed by quantitative non-contrast in comparison with contrast cardiac magnetic resonance imaging in reperfused ST-elevation myocardial infarction survivors. *Eur Heart J.* 2016;37:1044–1059.

[112] Wince WB, Kim RJ. Molecular imaging: T_2-weighted CMR of the area at risk—a risky business? *Nat Rev Cardiol.* 2010;7:547–549.

[113] Matsumoto H, et al. Peri-infarct zone on early contrastenhanced CMR imaging in patients with acute myocardial infarction. *JACC Cardiovasc Imaging.* 2011;4:610–618.

[114] Moon JC, et al. Myocardial T_1 mapping and extracellular volume quantification: a Society for Cardiovascular Magnetic Resonance (SCMR) and CMR Working Group of the European Society of Cardiology consensus statement. *J Cardiovasc Magn Reson.* 2013;15:92.

[115] Messroghli DR, et al. T_1 mapping in patients with acute myocardial infarction. *J Cardiovasc Magn Reson.* 2003;5:353–359.

[116] Piechnik SK, et al. Shortened modified look-locker inversion recovery (ShMOLLI) for clinical myocardial T_1-mapping at 1.5 and 3 T within a 9 heartbeat breathhold. *J Cardiovasc Magn Reson.* 2010;12:69.

[117] Giri S, et al. T_2 quantification for improved detection of myocardial edema. *J Cardiovasc Magn Reson.* 2009;11:56.

[118] Kim D, et al. Breathhold multiecho fast spin-echo pulse sequence for accurate R2 measurement in the heart and liver. *Magn Reson Med.* 2009;62:300–306.

[119] Messroghli DR, et al. Modified look-locker inversion recovery (MOLLI) for high-resolution T_1 mapping of the heart. *Magn Reson Med.* 2004;52:141–146.

[120] Robson MD, et al. T measurements in the human myocardium: the effects of magnetization transfer on the SASHA and MOLLI sequences. *Magn Reson Med.* 2013;70:664–670.

[121] Kellman P, et al. Extracellular volume fraction mapping in the myocardium, part 1: evaluation of an automated method. *J Cardiovasc Magn Reson.* 2012;14:63.

[122] Canby RC, et al. Proton nuclear magnetic resonance relaxation times in severe myocardial ischaemia. *J Am Coll Cardiol.* 1987;10:412–420.

[123] Jennings RB, et al. Effect of reperfusion late in the phase of reversible ischaemic injury. Changes in cell volume, electrolytes, metabolites, and ultrastructure. *Circ Res.* 1985;56:262–278

[124] Ferreira VM, et al. Non-contrast T_1-mapping detects acute myocardial edema with high diagnostic accuracy: a comparison to T_2-weighted cardiovascular magnetic resonance. *J Cardiovasc Magn Reson.* 2012;14:42.

[125] Ugander M, Bagi PS, Oki AJ, et al. Myocardial edema as detected by pre-contrast T_1 and T_2 CMR delineates area at risk associated with acute myocardial infarction. *JACC Cardiovasc Imaging.* 2012;5:596–603.

[126] McAlindon EJ, et al. Measurement of myocardium at risk

with cardiovascular MR: comparison of techniques for edema imaging. *Radiology.* 2015;275:61–70.

[127] Dall'armellina E, et al. Cardiovascular magnetic resonance by non-contrast T_1 mapping allows assessment of severity of injury in acute myocardial infarction. *J Cardiovasc Magn Reson.* 2012;14:15.

[128] Verhaert D, et al. Direct T_2 quantification of myocardial edema in acute ischaemic injury. *JACC Cardiovasc Imaging.* 2011;4:269–278.

[129] Wisenberg G, et al. Serial nuclear magnetic resonance imaging of acute myocardial infarction with and without reperfusion. *Am Heart J.* 1988;115:510–518.

[130] Fernández-Jiménez R, Sánchez-González J, Agüero J, et al. Myocardial edema after ischaemia/reperfusion is not stable and follows a bimodal pattern: advanced imaging and histological tissue characterization. *J Am Coll Cardiol.* 2015;65:315–323.

[131] Nahrendorf M, et al. Activatable magnetic resonance imaging agent reports myeloperoxidase activity in healing infarcts and noninvasively detects the antiinflammatory effects of atorvastatin on ischaemia-reperfusion injury. *Circulation.* 2008;117:1153–1160.

[132] Ruparelia N, Godec J, Lee R, et al. Acute myocardial infarction activates distinct inflammation and proliferation pathways in circulating monocytes, prior to recruitment, and identified through conserved transcriptional responses in mice and humans. *Eur Heart J.* 2015;36:1923–1934.

[133] Carrick D, et al. Pathophysiology of LV remodeling in survivors of STEMI: inflammation, remote myocardium, and prognosis. *JACC Cardiovasc Imaging.* 2015;8:779–789.

[134] Dall'Armellina, E, et al. Dynamic changes of edema and late gadolinium enhancement after acute myocardial infarction and their relationship to functional recovery and salvage index. *Circ Cardiovasc Imaging.* 2011;4:228–236.

[135] Ugander M, et al. Non-contrast quantitative T_1–mapping indicates that salvaged myocardium develops edema during coronary occlusion, whereas infarction exhibits evidence of additional reperfusion injury. *J Cardiovasc Magn Reson.* 2011;13 (Suppl 1): O63.

[136] Kellman P, Hansen MS. T_1–mapping in the heart: accuracy and precision. *J Cardiovasc Magn Reson.* 2014;16:2.

[137] O'Regan DP, et al. Reperfusion hemorrhage following acute myocardial infarction: assessment with T_2^* mapping and effect on measuring the area at risk. *Radiology.* 2009;250: 916–922.

[138] Carrick D, Haig C, Rauhalammi S, et al. Prognostic significance of infarct core pathology revealed by quantitative non-contrast in comparison with contrast cardiac magnetic resonance imaging in reperfused ST-elevation myocardial infarction survivors. *Eur Heart J.* 2016;37:1044–1059.

[139] Kehr E, et al. Gadolinium-enhanced magnetic resonance imaging for detectionand quantification of fibrosis in human myocardium in vitro. *Int J Cardiovasc Imaging.* 2008;24: 61–68.

[140] Flett AS, et al. Equilibrium contrast cardiovascular magnetic resonance for the measurement of diffuse myocardial fibrosis: preliminary validation in humans. *Circulation.* 2010;122: 138–144.

[141] Miller C, et al. Histological validation of dynamic-equilibrium cardiovascular magnetic resonance for the measurement of myocardial extracellular volume. *J Cardiovasc Magn Reson.* 2013;15 (Suppl 1): O16.

[142] Treibel TA, et al. Automatic measurement of the myocardial interstitium: synthetic extracellular volume quantification without hematocrit sampling. *JACC Cardiovasc Imaging.* 2016;9:54–63.

[143] Ugander M, et al. Extracellular volume imaging by magnetic resonance imaging provides insights into overt and subclinical myocardial pathology. *Eur Heart J.* 2012;33: 1268–1278.

[144] Wu EX, et al. Study of myocardial fiber pathway using magnetic resonance diffusion tensor imaging. *Magn Reson Imaging.* 2007;25:1048–1057.

[145] Jablonowski R, et al. Contrast-enhanced CMR overestimates early myocardial infarct size: mechanistic insights using ECV measurements on day 1 and day 7.*JACC Cardiovasc Imaging.* 2015;8:1379–1389.

[146] Chan W, et al. Acute left ventricular remodeling following myocardial infarction: coupling of regional healing with remote extracellular matrix expansion. *JACC Cardiovasc Imaging.* 2012;5:884–893.

[147] Coelho-Filho OR, et al. Role of transcytolemmal water-exchange in magnetic resonance measurements of diffuse myocardial fibrosis in hypertensive heart disease. *Circ Cardiovasc Imaging.* 2013;6:134–141.

[148] Plein S, Kidambi A. Understanding LV remodeling following myocardial infarction: are T1 maps by CMR the new guide? *JACC Cardiovasc Imaging.* 2012;5:894–896.

[149] Bhuiya FA, Pitts SR, McCaig LF. Emergency department visits for chest pain and abdominal pain: United States, 1999–2008. *NCHS Data Brief.* 2010;43:1–8.

[150] Roffi M, et al. 2015 ESC Guidelines for the management of acute coronary syndromes in patients presenting without persistent ST-segment elevation: Task Force for the Management of Acute Coronary Syndromes in Patients Presenting without Persistent ST-Segment Elevation of the European Society of Cardiology (ESC). *Eur Heart J.* 2016;37:267–315.

[151] Pope JH, et al. Clinical features of emergency department patients presenting with symptoms suggestive of acute cardiac ischaemia: a multicenter study. *J Thromb Thrombolysis.* 1998;6:63–74.

[152] Pope JH, et al. Missed diagnoses of acute cardiac ischaemia in the emergency department. *N Engl J Med.* 2000;342:1163–1170.

[153] Budge LP, Salerno M. The role of cardiac magnetic resonance in the evaluation of patients presenting with suspected or confirmed acute coronary syndrome. *Cardiol Res Pract.* 2011;2011:605785.

[154] Kwong RY, et al. Detecting acute coronary syndrome in the emergency department with cardiac magnetic resonance imaging. *Circulation.* 2003;107:531–537.

[155] Cury RC, et al. Cardiac magnetic resonance with T_2-weighted imaging improves detection of patients with acute coronary syndrome in the emergency department. *Circulation.* 2008;118:837–844.

[156] Ingkanisorn WP, et al. Prognosis of negative adenosine stress magnetic resonance in patients presenting to an emergency department with chest pain. *J Am Coll Cardiol.* 2006;47: 1427–1432.

[157] Lerakis S, et al. Prognostic value of adenosine stress

cardiovascular magnetic resonance in patients with low-risk chest pain. *J Cardiovasc Magn Reson*. 2009;11:37.

[158] Lipinski MJ, et al. Prognostic value of stress cardiac magnetic resonance imaging in patients with known or suspected coronary artery disease: a systematic review and meta-analysis. *J Am Coll Cardiol*. 2013;62:826–838.

[159] Miller CD, et al. Stress cardiac magnetic resonance imaging with observation unit care reduces cost for patients with emergent chest pain: a randomized trial. *Ann Emerg Med*. 2010;56:209–219.

[160] Miller CD, et al. Stress CMR reduces revascularization, hospital readmission, and recurrent cardiac testing in intermediaterisk patients with acute chest pain. *JACC Cardiovasc Imaging*. 2013;6:785–794.

[161] Miller CD, et al. Provider-directed imaging stress testing reduces health care expenditures in lower-risk chest pain patients presenting to the emergency department. *Circ Cardiovasc Imaging*. 2012;5:111–118.

[162] Salerno M, Kramer CM. Advances in cardiovascular MRI for diagnostics: applications in coronary artery disease and cardiomyopathies. *Expert Opin Med Diagn*. 2009;3:673–687.

[163] Niccoli G, Scalone G, Crea F. Acute myocardial infarction with no obstructive coronary atherosclerosis: mechanisms and management. *Eur Heart J*. 2015;36:475–481.

[164] Pasupathy S, et al. Systematic review of patients presenting with suspected myocardial infarction and nonobstructive coronary arteries. *Circulation*. 2015;131:861–870.

[165] Thygesen K, et al. Third universal definition of myocardial infarction. *Eur Heart J*. 2012;33:2551–2567.

[166] Gehrie ER, et al. Characterization and outcomes of women and men with non-ST-segment elevation myocardial infarction and nonobstructive coronary artery disease: results from the Can Rapid Risk Stratification of Unstable Angina Patients Suppress Adverse Outcomes with Early Implementation of the ACC/AHA Guidelines (CRUSADE) quality improvement initiative. *Am Heart J*. 2009;158:688–694.

[167] Bugiardini R, Bairey Merz CN. Angina with 'normal' coronary arteries: a changing philosophy. *JAMA*. 2005;293:477–484.

[168] Planer D, et al. Prognosis of patients with non-ST-segmentelevation myocardial infarction and nonobstructive coronary artery disease: propensity-matched analysis from the Acute Catheterization and Urgent Intervention Triage Strategy trial. *Circ Cardiovasc Interv*. 2014;7:285–293.

[169] Kang WY, et al. Are patients with angiographically near-normal coronary arteries who present as acute myocardial infarction actually safe? *Int J Cardiol*. 2011;146:207–212.

[170] Larsen AI, et al. Characteristics and outcomes of patients with acute myocardial infarction and angiographically normal coronary arteries. *Am J Cardiol*. 2005.95:261–263.

[171] Lyon AR, et al. Current state of knowledge on Takotsubo syndrome: a Position Statement from the Taskforce on Takotsubo Syndrome of the Heart Failure Association of the European Society of Cardiology. *Eur J Heart Fail*. 2016;18: 8–27.

[172] Eitel I, et al. Differential diagnosis of the apical ballooning syndrome using contrast enhanced magnetic resonance imaging. *Eur Heart J*. 2008;29:2651–2659.

[173] Eitel I, et al. Clinical characteristics and cardiovascular magnetic resonance findings in stress (takotsubo) cardiomyopathy. *JAMA*. 2011;306:277–286.

[174] Lurz P, et al. The potential additional diagnostic value of assessing for pericardial effusion on cardiac magnetic resonance imaging in patients with suspected myocarditis. *Eur Heart J Cardiovasc Imaging*. 2014;15:643–650.

[175] Lurz P, et al. Comprehensive cardiac magnetic resonance imaging in patients with suspected myocarditis: The MyoRacer-Trial. *J Am Coll Cardiol*. 2016;67:1800–1811.

[176] Lurz P, et al. Diagnostic performance of cardiac magnetic resonance imaging as compared to endomyocardial biopsy in patients with suspected myocarditis—are we as good as we thought? *JACC Cardiovasc Imaging*. 2012;5:513–524.

[177] Friedrich MG, et al. Cardiovascular magnetic resonance in myocarditis: A JACC White Paper. *J Am Coll Cardiol*. 2009;53:1475–1487.

[178] Cooper LT, et al. The role of endomyocardial biopsy in the management of cardiovascular disease: a scientific statement from the American Heart Association, the American College of Cardiology, and the European Society of Cardiology. Endorsed by the Heart Failure Society of America and the Heart Failure Association of the European Society of Cardiology. *J Am Coll Cardiol*. 2007;50:1914–1931.

[179] Roffi M, et al. 2015 ESC Guidelines for the management of acute coronary syndromes in patients presenting without persistent ST-segment elevation. Task Force for the Management of Acute Coronary Syndromes in Patients Presenting without Persistent ST-Segment Elevation of the European Society of Cardiology (ESC). *Eur Heart J*. 2016;37:267–315.

[180] Konen E, et al. True versus false left ventricular aneurysm: differentiation with MR imaging—initial experience. *Radiology*. 2005;236:65–70.

[181] Heatlie GJ, Mohiaddin R. Left ventricular aneurysm: comprehensive assessment of morphology, structure and thrombus using cardiovascular magnetic resonance. *Clin Radiol*. 2005;60:687–692.

[182] Kutty RS, Jones N, Moorjani N. Mechanical complications of acute myocardial infarction. *Cardiol Clin*. 2013;31:519–31, vii-viii.

[183] Desch S, et al. Cardiac magnetic resonance imaging parameters as surrogate endpoints in clinical trials of acute myocardial infarction. *Trials*. 2011;12:e204–e215.

[184] Eitel I, et al. Long-term prognostic value of myocardial salvage assessed by cardiovascular magnetic resonance in acute reperfused myocardial infarction. *Heart*. 2011;97: 2038–2045.

[185] Eitel I, et al. Prognostic value and determinants of a hypointense infarct core in T_2–weighted cardiac magnetic resonance in acute reperfused ST-elevation myocardial infarction. *Circ Cardiovasc Imaging*. 2011;4:354–362.

[186] Fieno DS, et al. Contrast-enhanced magnetic resonance imaging of myocardium at risk: distinction between reversible and irreversible injury throughout infarct healing. *J Am Coll Cardiol*. 2000;36:1985–1991.

[187] Wu E, et al. Visualisation of presence, location, and transmural extent of healed Q-wave and non-Q-wave myocardial infarction. *Lancet*. 2001;357:21–28.

[188] Ingkanisorn WP, et al. Gadolinium delayed enhancement cardiovascular magnetic resonance correlates with clinical measures of myocardial infarction. *J Am Coll Cardiol*. 2004;43:2253–2259.

[189] Ricciardi MJ, et al. Visualization of discrete microinfarction after percutaneous coronary intervention associated with mild creatine kinase-MB elevation. *Circulation*, 2001;103:2780–2783.

[190] Desch S, Engelhardt H, Meissner J, et al. Reliability of myocardial salvage assessment by cardiac magnetic resonance imaging in acute reperfused myocardial infarction. *Int J Cardiovasc Imaging*. 2012;28:263–272.

[191] Kim RJ, et al. Performance of delayed-enhancement magnetic resonance imaging with gadoversetamide contrast for the detection and assessment of myocardial infarction: an international, multicenter, double-blinded, randomized trial. *Circulation*. 2008;117:629–637.

[192] Larose E, et al. Predicting late myocardial recovery and outcomes in the early hours of ST-segment elevation myocardial infarction traditional measures compared with microvascular obstruction, salvaged myocardium, and necrosis characteristics by cardiovascular magnetic resonance. *J Am Coll Cardiol*. 2010;55:2459–2469.

[193] Hadamitzky M, et al. Prognostic value of late gadolinium enhancement in cardiovascular magnetic resonance imaging after acute ST-elevation myocardial infarction in comparison with singlephoton emission tomography using Tc99m-Sestamibi. *Eur Heart J Cardiovasc Imaging*. 2014;15:216–225.

[194] Eitel I, et al. Comprehensive prognosis assessment by CMR imaging after ST-segment elevation myocardial infarction. *J Am Coll Cardiol*. 2014;64:1217–1226.

[195] Wollert KC, et al. Intracoronary autologous bone-marrow cell transfer after myocardial infarction: the BOOST randomised controlled clinical trial. *Lancet*. 2004;364:141–148.

[196] Gick M, et al. Randomized evaluation of the effects of filterbased distal protection on myocardial perfusion and infarct size after primary percutaneous catheter intervention in myocardial infarction with and without ST-segment elevation. *Circulation*. 2005;112:1462–1469.

[197] Thiele H, et al. Comparison of pre-hospital combination-fibrinolysis plus conventional care with pre-hospital combination-fibrinolysis plus facilitated percutaneous coronary intervention in acute myocardial infarction. *Eur Heart J*. 2005;26:1956–1963.

[198] Janssens S, et al. Autologous bone marrow-derived stem-cell transfer in patients with ST-segment elevation myocardial infarction: double-blind, randomised controlled trial. *Lancet*. 2006;367:113–1121.

[199] Hahn JY, et al. Effects of balloon-based distal protection during primary percutaneous coronary intervention on early and late infarct size and left ventricular remodeling: a pilot study using serial contrast-enhanced magnetic resonance imaging. *Am Heart J*. 2007;153:665 e1–e8.

[200] Thiele H, et al. Intracoronary compared with intravenous bolus abciximab application in patients with ST-elevation myocardial infarction undergoing primary percutaneous coronary intervention: the randomized Leipzig immediate percutaneous coronary intervention abciximab IV versus IC in ST-elevation myocardial infarction trial. *Circulation*. 2008;118:49–57.

[201] Sardella G, et al. Thrombus aspiration during primary percutaneous coronary intervention improves myocardial reperfusion and reduces infarct size: the EXPIRA (thrombectomy with export catheter in infarct-related artery during primary percutaneous coronary intervention) prospective, randomized trial. *J Am Coll Cardiol*. 2009;53:309–315.

[202] Atar D, et al. Effect of intravenous FX06 as an adjunct to primary percutaneous coronary intervention for acute ST-segment elevation myocardial infarction results of the F.I.R.E. (Efficacy of FX06 in the Prevention of Myocardial Reperfusion Injury) trial. *J Am Coll Cardiol*. 2009;53:720–729.

[203] Patel MR, et al. Pexelizumab and infarct size in patients with acute myocardial infarction undergoing primary percutaneous coronary intervention: a delayed enhancement cardiac magnetic resonance substudy from the APEX-AMI trial. *JACC Cardiovasc Imaging*. 2010;3:52–60.

[204] Mewton N, et al. Effect of cyclosporine on left ventricular remodeling after reperfused myocardial infarction. *J Am Coll Cardiol*. 2010;55:1200–1205.

[205] Gotberg M, et al. A pilot study of rapid cooling by cold saline and endovascular cooling before reperfusion in patients with ST-elevation myocardial infarction. *Circ Cardiovasc Interv*. 2010;3:400–407.

[206] Desch S, et al. Effect of cocoa products on blood pressure: systematic review and meta-analysis. *Am J Hypertens*. 2010;23:97–103.

[207] Lonborg J, et al. Cardioprotective effects of ischaemic postconditioning in patients treated with primary percutaneous coronary intervention, evaluated by magnetic resonance. *Circ Cardiovasc Interv*. 2010;3:34–41.

[208] Patel MR, et al. Intra-aortic balloon counterpulsation and infarct size in patients with acute anterior myocardial infarction without shock: the CRISP AMI randomized trial. *JAMA*. 2011;306:1329–1337.

[209] Najjar SS, et al. Intravenous erythropoietin in patients with ST-segment elevation myocardial infarction. REVEAL: A randomized controlled trial. *JAMA*. 2011;305:1863–1872.

[210] Desmet W, et al. High-dose intracoronary adenosine for myocardial salvage in patients with acute ST-segment elevation myocardial infarction. *Eur Heart J*. 2011;32:867–877.

[211] Lonborg J, et al. Exenatide reduces reperfusion injury in patients with ST-segment elevation myocardial infarction. *Eur Heart J*. 2012;33:1491–1499.

[212] De Carlo M, et al. A prospective randomized trial of thrombectomy versus no thrombectomy in patients with ST-segment elevation myocardial infarction and thrombus-rich lesions MUSTELA (MUltidevice Thrombectomy in Acute ST-Segment ELevation Acute Myocardial Infarction) Trial. *JACC Cardiovasc Interv*. 2012;5:1223–1230.

[213] Stone GW, et al. Intracoronary abciximab and aspiration thrombectomy in patients with large anterior myocardial infarction: the INFUSE-AMI randomized trial. *JAMA*. 2012;307:1817–1826.

[214] Freixa X, et al. Ischaemic postconditioning revisited: lack of effects on infarct size following primary percutaneous coronary intervention. *Eur Heart J*. 2012;33:103–112.

[215] Eitel I, et al. Intracoronary compared with intravenous bolus abciximab application during primary percutaneous coronary intervention in ST-segment elevation myocardial infarction: cardiac magnetic resonance substudy of the AIDA STEMI trial. *J Am Coll Cardiol*. 2013;61:1447–1454.

[216] Crimi G, et al. Remote ischaemic post-conditioning of the

[217] Ibanez B, et al. ST-segment-elevation myocardial infarction patients undergoing primary percutaneous coronary intervention. The Effect of Metoprolol in Cardioprotection During an Acute Myocardial Infarction (METOCARD-CNIC) Trial. *Circulation*. 2013;3:1495–1503.

lower limb during primary percutaneous coronary intervention safely reduces enzymatic infarct size in anterior myocardial infarction: a randomized controlled trial. *JACC Cardiovasc Interv*. 2013;6:1055–1063.

[218] White SK, Frohlich GM, Sado DM, et al. Remote ischaemic conditioning reduces myocardial infarct size and edema in patients with ST-segment elevation myocardial infarction. *JACC Cardiovasc Interv*. 2015;8(1 Pt B):178–188.

[219] Atar D, Arheden H, Berdeaux A, et al. Effect of intravenous TRO40303 as an adjunct to primary percutaneous coronary intervention for acute ST-elevation myocardial infarction: MITOCARE study results. *Eur Heart J*. 2015;36:112–119.

[220] Siddiqi N, et al. Intravenous sodium nitrite in acute ST-elevation myocardial infarction: a randomized controlled trial (NIAMI). *Eur Heart J*. 2014;35:1255–1262.

[221] Erlinge D, et al. Rapid endovascular catheter core cooling combined with cold saline as an adjunct to percutaneous coronary intervention for the treatment of acute myocardial infarction: The CHILL-MI Trial: A randomized controlled study of the use of central venous catheter core cooling combined with cold saline as an adjunct to percutaneous coronary intervention for the treatment of acute myocardial infarction. *J Am Coll Cardiol*. 2014;63:1857–1865

[222] Eitel I, et al. Cardioprotection by combined intrahospital remote ischaemic perconditioning and postconditioning in ST-elevation myocardial infarction—The randomised LIPSIA CONDITIONING trial. *Eur Heart J*. 2015;36:3049–3057.

[223] Nichol G, et al. Prospective, multicenter, randomized, controlled pilot trial of peritoneal hypothermia in patients with ST-segment-elevation myocardial infarction. *Circ Cardiovasc Interv*. 2015;8:e001965.

[224] Stub D, et al. Air versus oxygen in ST-segment-elevation myocardial infarction. *Circulation*. 2015;131:2143–2150.

[225] Roolvink V, et al. Early intravenous beta-blockers in patients with ST-segment elevation myocardial infarction before primary percutaneous coronary intervention. *J Am Coll Cardiol*. 2016;67:2705–2715.

[226] Desch S, et al. Thrombus aspiration in patients with ST-segment elevation myocardial infarction presenting late after symptom onset. *JACC Cardiovasc Interv*. 2016;9:113–122.

[227] Nazir SA, et al. Strategies to attenuate micro-vascular obstruction during P-PCI: the randomized reperfusion facilitated by local adjunctive therapy in ST-elevation myocardial infarction trial. *Eur Heart J*. 2016;37:1910–1919.

[228] Garrido L, et al. Anisotropy of water diffusion in the myocardium of the rat. *Circ Res*. 1994;74:789–793.

[229] Taylor DG, Bushell MC. The spatial mapping of translational diffusion coefficients by the NMR imaging technique. *Phys Med Biol*. 1985;30:345–349.

[230] Tseng WY, et al. Diffusion tensor MRI of myocardial fibers and sheets: correspondence with visible cut-face texture. *J Magn Reson Imaging*. 2003;17:31–42.

[231] Jiang Y, et al. Three-dimensional diffusion tensor microscopy of fixed mouse hearts. *Magn Reson Med*. 2004;52:453–460.

[232] Schmid P, et al. Ventricular myocardial architecture as visualised in postmortem swine hearts using magnetic resonance diffusion tensor imaging. *Eur J Cardiothorac Surg*. 2005;27:468–472.

[233] Helm PA, et al. *Ex vivo* 3D diffusion tensor imaging and quantification of cardiac laminar structure. *Magn Reson Med*. 2005;54:850–859.

[234] Smerup M, et al. The three-dimensional arrangement of the myocytes aggregated together within the mammalian ventricular myocardium. *Anat Rec (Hoboken)*. 2009;292:1–11.

[235] Dou J, et al. Combined diffusion and strain MRI reveals structure and function of human myocardial laminar sheets *in vivo*. *Magn Reson Med*. 2003;50:107–113.

[236] Chen J, et al. Regional ventricular wall thickening reflects changes in cardiac fiber and sheet structure during contraction: quantification with diffusion tensor MRI. *Am J Physiol Heart Circ Physiol*. 2005;289:H1898–H1907.

[237] Wang TT, et al. Resolving myoarchitectural disarray in the mouse ventricular wall with diffusion spectrum magnetic resonance imaging. *Ann Biomed Eng*. 38:2841–2850.

[238] Hales PW, et al. Progressive changes in T, T and left-ventricular histo-architecture in the fixed and embedded rat heart. *NMR Biomed*. 2011;24:836–843.

[239] Lohezic M, et al. Interrogation of living myocardium in multiple static deformation states with diffusion tensor and diffusion spectrum imaging. *Prog Biophys Mol Biol*. 2014;115(2–3): 213–225.

[240] Hsu EW, et al. Delayed reduction of tissue water diffusion after myocardial ischaemia. *Am J Physiol*. 1998;275 (2 Pt 2): H697–H702.

[241] Sosnovik DE, et al. Diffusion spectrum MRI tractography reveals the presence of a complex network of residual myofibers in infarcted myocardium. *Circ Cardiovasc Imaging*. 2009;2:206–212.

[242] Huang S, Mekkaoui C, Chen HH, et al. Serial diffusion tensor MRI and tractography of the mouse heart in-vivo: impact of ischaemia on myocardial microstructure. *J Cardiovasc Magn Reson*. 2011;13 (Suppl 1): O28.

[243] Strijkers GJ, et al. Diffusion tensor imaging of left ventricular remodeling in response to myocardial infarction in the mouse. *NMR Biomed*. 2009;22:182–90.

[244] Wu EX, et al. MR diffusion tensor imaging study of postinfarct myocardium structural remodeling in a porcine model. *Magn Reson Med*. 2007;58:687–695.

[245] Tunnicliffe EM, et al. Intercentre reproducibility of cardiac apparent diffusion coefficient and fractional anisotropy in healthy volunteers. *J Cardiovasc Magn Reson*. 2014;16:31.

[246] Nielles-Vallespin, S, et al. *In vivo* diffusion tensor MRI of the human heart: reproducibility of breath-hold and navigatorbased approaches. *Magn Reson Med*. 2013;70: 454–465.

[247] Lau AZ, et al. Accelerated human cardiac diffusion tensor imaging using simultaneous multislice imaging. *Magn Reson Med*. 2015;73:995–1004.

[248] Wu MT, et al. Diffusion tensor magnetic resonance imaging mapping the fiber architecture remodeling in human myocardium after infarction: correlation with viability and wall motion. *Circulation*. 2006;114:1036–1045.

[249] Wu MT, et al. Sequential changes of myocardial microstructure in patients postmyocardial infarction by diffusion-tensor cardiac MR: correlation with left ventricular structure and

[250] Winklhofer S, *et al*. Post-mortem cardiac diffusion tensor imaging: detection of myocardial infarction and remodeling of myofiber architecture. *Eur Radiol*. 2014.24:2810–2818.

[251] Abdullah OM, Gomez AD, Merchant S, Heidinger M, Poelzing S, Hsu EW. Orientation dependence of microcirculationinduced diffusion signal in anisotropic tissues. *Magn Reson Med*. 2016;76:1252–1262.

[252] Le Bihan D, *et al*. Separation of diffusion and perfusion in intravoxel incoherent motion MR imaging. *Radiology*. 1988;168:497–505.

[253] Delattre BM, *et al*. *In vivo* cardiac diffusion-weighted magnetic resonance imaging: quantification of normal perfusion and diffusion coefficients with intravoxel incoherent motion imaging. *Investigative Radiol*. 2012;47:662–670.

[254] European Society of Radiology (ESR). Magnetic Resonance Fingerprinting—a promising new approach to obtain standardized imaging biomarkers from MRI. *Insights Imaging*. 2015;6:163–165.

[255] Ma D, *et al*. Magnetic resonance fingerprinting. *Nature*. 2013;495:187–192.

[256] Hamilton J. MR fingerprinting with chemical exchange for quantification of subvoxel T_1, T_2, volume fraction and exchange rate. *Proc Intl Soc Magn Res Med*. 2015.23.

[257] Jesse I, *et al*. MR Fingerprinting for quantification of myocardial T_1, T_2, and M0.*Proc Intl Soc Magn Res Med*. 2015.23.

[258] Sosnovik DE, *et al*. Molecular MRI of cardiomyocyte apoptosis with simultaneous delayed-enhancement MRI distinguishes apoptotic and necrotic myocytes *in vivo*: potential for midmyocardial salvage in acute ischaemia. *Circ Cardiovasc Imaging*. 2009;2:460–467.

[259] Swirski FK, Nahrendorf M. Leukocyte behavior in atherosclerosis, myocardial infarction, and heart failure. *Science*. 2013;339:161–166.

[260] Shinagawa H, Frantz S. Cellular immunity and cardiac remodeling after myocardial infarction: role of neutrophils, monocytes, and macrophages. *Curr Heart Fail Rep*. 2015;12:247–254.

[261] Montet-Abou K, *et al*. *In vivo* labelling of resting monocytes in the reticuloendothelial system with fluorescent iron oxide nanoparticles prior to injury reveals that they are mobilized to infarcted myocardium. *Eur Heart J*. 2010;31:1410–1420.

[262] Yang Y, *et al*. Temporal and noninvasive monitoring of inflammatory- cell infiltration to myocardial infarction sites using micrometer-sized iron oxide particles. *Magn Reson Med*. 2010;63:33–40.

[263] Lee WW, *et al*. PET/MRI of inflammation in myocardial infarction. *J Am Coll Cardiol*. 2012;59:153–163.

[264] Rischpler C, *et al*. Prospective evaluation of 18F-fluorodeoxyglucose uptake in postischaemic myocardium by simultaneous positron emission tomography/magnetic resonance imaging as a prognostic marker of functional outcome. *Circ Cardiovasc Imaging*. 2016;9:e004316.

[265] Leuschner F, *et al*. Rapid monocyte kinetics in acute myocardial infarction are sustained by extramedullary monocytopoiesis. *J Exp Med*. 2012;209:123–137.

[266] Majmudar MD, *et al*. Monocyte-directed RNAi targeting CCR2 improves infarct healing in atherosclerosis-prone mice. *Circulation*. 2013;127:2038–2046.

[267] Sosnovik DE, *et al*. Fluorescence tomography and magnetic resonance imaging of myocardial macrophage infiltration in infarcted myocardium *in vivo*. *Circulation*. 2007;115:1384–1391.

[268] Helm PA, *et al*. Postinfarction myocardial scarring in mice: molecular MR imaging with use of a collagen-targeting contrast agent. *Radiology*. 2008;247:788–796.

第五篇

心肌病
Myocardial disease

第 22 章	肥厚型心肌病	254
第 23 章	扩张型心肌病	264
第 24 章	Takotsubo 综合征	276
第 25 章	致心律失常性心肌病	283
第 26 章	心肌致密化不全与心肌过度小梁化	294
第 27 章	心肌炎	303
第 28 章	Chagas 心肌病	324
第 29 章	心脏移植相关心肌病	336
第 30 章	肿瘤患者心脏受累	344
第 31 章	系统性疾病心脏受累与继发性心肌病	359
第 32 章	浸润性心肌病	370
第 33 章	心肌铁过载	382
第 34 章	CMR 在心脏再同步化治疗的作用	394
第 35 章	运动员心脏与运动员心脏性猝死的预防	408

第 22 章 肥厚型心肌病
Hypertrophic cardiomyopathy

Carmen Chan Martin S Maron 著
张宏凯 译 张丽君 徐 磊 校

一、概述

肥厚型心肌病（hypertrophic cardiomyopathy，HCM）是一种常见的单基因遗传性心肌病，由编码心脏肌节蛋白的基因突变导致，发病率为 1/500 [1,2]。尽管在室壁增厚的模式、位置和程度方面存在巨大差异[3]，当前诊断标准是心室舒张末期最大室壁厚度 ≥ 15mm [1]。尽管有部分患者仍然面临与疾病相关的不良事件的风险，包括心力衰竭、房性和室性心律失常、血栓栓塞和猝死等[4]，但大多数 HCM 患者寿命正常[4]。

在不同 HCM 表型的诊断和评估方面，CMR 具有很高的应用价值，其具有高空间分辨率，连续层面评价整个心腔，以及识别注射 GBCA（对比剂）后心肌纤维化/瘢痕区的能力等优势 [3,5,6]。CMR 检查已成为当前评估 HCM 患者重要的辅助成像技术。

二、解剖与病理

HCM 大体病理表现为非对称性肥厚伴心肌瘢痕[7]。HCM 特征性改变，表现为患者静息状态或运动时（70% 住院患者队列中），二尖瓣前叶的收缩期前向活动（SAM 征）和前叶与室间隔左侧心内膜的接触导致主动脉瓣下压力阶差的动态改变，其中 1/3 患者表现为左心室流出道非梗阻型，无流出道压力阶差改变[8]。

HCM 尸检表现为心肌细胞肥大、心肌细胞排列紊乱[7]、心肌间质纤维化导致细胞外间隙的扩大。心肌内冠状动脉的结构异常表现为内膜增厚、管腔横截面积减小，并随着疾病的进展，由于小血管缺血导致心肌细胞死亡和替代性纤维化[7]。

三、临床表现

当前，多数 HCM 患者无明显症状 [1,2,4]。此外，在美国普通成年人群中，HCM 患者与每年 1% 的低死亡率有关，其与预期寿命基本一致[4]。然而，HCM 的一个亚组研究显示仍有罹患重要疾病相关并发症的风险 [1,2]。

HCM 是青年人（包括运动员）猝死的最常见原因[9]。其发病机制为由于心肌细胞紊乱结构中散在的异常间质成分和替代性纤维化，导致室性快速性心律失常[10]。HCM 患者在发生心搏骤停或持续性室性心动过速（ventricular tachycardia，VT）后需考虑植入 ICD 进行二级预防，并基于一种或多种非侵入性临床标志物进行一级预防[1, 10]。最近，ESC 采用风险评分来识别高危的 HCM 患者，以及一级预防中可用于 ICD 治疗的候选患者[2]。

HCM 患者发生心力衰竭症状最常见的机制是由于二尖瓣前叶 SAM 征导致继发左心室流出道（LVOT）梗阻。静息状态下左心室流出道压力阶差≥ 30mmHg（或 4000Pa），是心力衰竭症状加重的独立危险因素。伴晚期心力衰竭症状的难治性梗阻型 HCM 患者可通过室间隔部分切除术（或酒精消融术）以减轻流出道压力阶差。少数 HCM 患者可出现伴有弥漫性心肌纤维化的左心室不良重塑，同时伴收缩功能障碍和进行性心力衰竭症状，此类患者一般先进行晚期心力衰竭治疗[12]。至少 1/4 HCM 患者在疾病进程中发生心房颤动，这与血栓栓塞事件的高风险和活动受限症状的增加密切相关[1, 2]。

四、肥厚型心肌病成像

过去数十年，超声心动图是 HCM 的主要成像技术[1, 2, 13]。在无其他系统性疾病导致的室壁增厚（如高血压病或主动脉瓣狭窄等）的情况下，超声心动图显示左心室肥厚（不伴左心室扩张），是进行 HCM 临床诊断的可靠征象。已有临床诊断的患者中，最大室壁厚度范围从轻度肥厚（13～15mm）到明显肥厚（> 30mm）[13]。左心室肥厚的模式包括局灶性、局部区域内的室壁厚度增加到大部分左心室壁的弥漫性肥厚[13]。超声心动图可直观观察到二尖瓣前叶与室间隔左侧心内膜的接触，连续波多普勒技术可准确量化 LVOT 的压力阶差，以及进行二尖瓣反流严重程度评估[8, 11]。在静息状态下非梗阻的 HCM 患者中，运动负荷超声心动图显示 1/3 以上的患者可诱发性 LVOT 梗阻[11]。多普勒超声心动图可通过测量二尖瓣口和肺静脉的血流来评估左心室充盈压。建议对 HCM 患者的所有一级亲属进行超声心动图筛查，即在整个青春期每 12～18 个月检查 1 次，然后每隔 5 年复查（直到 40 岁），因为迟发型的心肌肥厚可于成年期发病[1, 2]。

五、肥厚型心肌病的 CMR

（一）不同表型特征

超声心动图显示左心室壁增厚程度不明确时（即临界值状态），CMR 可精确测量左心室壁增厚程度，并明确 HCM 的临床诊断（图 22-1）。在某些情况下，特别是位于前外侧壁、心尖和下间隔壁的局限性室壁肥厚，与 CMR 相比，超声心动图室壁测量值可能偏小，称作"超声沉默区"（图 22-1 和图 22-2）。CMR 显示部分 HCM 患者（局灶性肥厚）左心室质量正常，表明左心室质量增加并不是 HCM 临床诊断必要条件[15]。CMR 可准确识别其他形态学异常，包括右心室壁厚度增加（≥ 8mm），二尖瓣瓣叶冗长和少见高危 HCM 表型患者，这些患者存在薄壁、瘢痕性左心室心尖室壁瘤，常伴有左心室中央段肥厚梗阻（图 22-3）[6, 16]。对比增强 CMR 表明室壁瘤边缘的纤维化心肌组织可由室壁瘤边缘延伸至左心室间隔壁和游离壁，心肌纤维化是导致恶性室性快速性心律失常重要原因，也是血栓栓塞性卒中的重要风险因素（继发于左心室室壁瘤内血栓形成）[16]。

（二）HCM 家族成员的评估

CMR 技术可更准确地反映左心室肥厚，因此作为 HCM 患者亲属筛查的组成部分（图 22-2）[6]。此外，CMR 技术可用于评估无左心室心肌肥厚但携带有致肌节突变基因的 HCM 患者家族成员的心脏各种形态学异常（即基因阳性 –

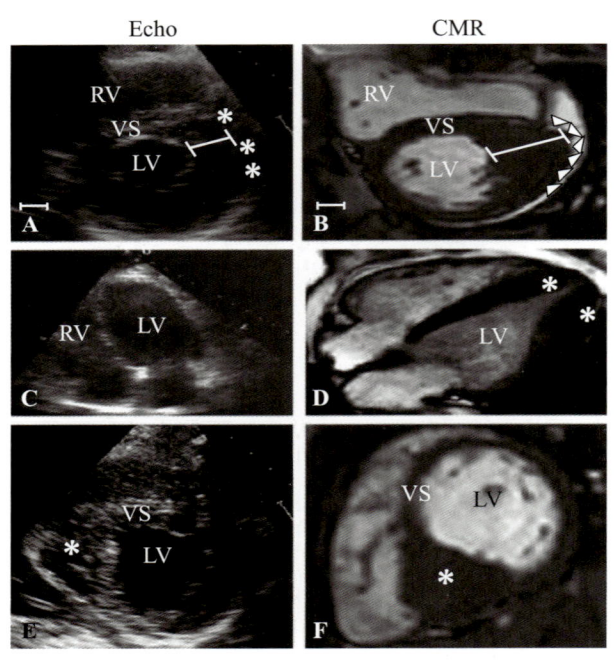

▲ 图 22-1 HCM 临床诊断中，CMR 较 2D 超声心动图的优势

A. 2D 超声心动图显示左心室前外侧游离壁室壁厚度为 18mm，室壁边缘和心外邻近结构界限不清（*）；B. 同一患者 CMR 显示左心室前外侧壁边界清晰（箭头），室壁明显增厚（35mm），是猝死的危险因素；C. 2D 超声心动图未诊断 HCM[14]；D. 同一患者 CMR 显示左心室心尖肥厚（*），诊断为心尖肥厚型心肌病[14]；E. 2D 超声心动图显示下间隔壁厚度为 21mm（*）；F. 同一患者 CMR 显示下间隔壁（*）明显肥厚（41mm），为猝死的风险标记。LV. 左心室；RV. 右心室；VS. 室间隔（经许可引自 Maron MS. Clinical utility of cardiovascular magnetic resonance in hypertrophic cardiomyopathy. *J Cardiovasc Magn Reson.* 2012 Feb 1；14：13. © 2012 Maron MS；licensee BioMed Central, Ltd 版权所有）

表型阴性，G+P-），包括心肌隐窝（即左心室心肌内狭长的凹陷）、二尖瓣瓣叶冗长、细胞外间隙扩大（T_1 mapping）和 LGE（图 22-1 和图 22-3）[6, 17-19]。如果家族成员心脏存在一个或多个形态学上的异常，需要持续密切监测左心室肥厚的进展、临床转归和（或）进行基因检测，以协助 HCM 诊断。

（三）流出道梗阻表现

准确评估流出道阻塞导致的主动脉瓣瓣下压力阶差，对指导制订临床管理策略至关重要。CMR 可以直观反映二尖瓣前叶 SAM 征和左心室间隔心内膜面的接触，但可靠地测量流出道动态压力阶差（特别是诱发性压力阶差）方面受限。CMR 可识别 LVOT 的形态学异常，常导致主动脉瓣下梗阻，包括二尖瓣瓣叶冗长，异常的前外侧乳头肌连接二尖瓣前叶和异常肌束从心尖延伸至基底部前间隔（图 22-3）[20-22]。处理这些结构异常，往往需要采取室间隔心肌部分切除术来缓解流出道梗阻，因为经皮酒精间隔消融术很难处理这些异常[1]。对于采用手术切除的患者，这些异常结构影响手术方案的制订，例如二尖瓣瓣叶冗长常进行叠瓣修复（即缩短），以更好地解除流出道梗阻。然而，对于前外侧乳头肌连接二尖瓣前叶的患者，则需要心肌扩大切除，减少乳头肌厚度（图 22-2）[23]。

（四）猝死风险

40%～60% HCM 患者存在心肌 LGE，LGE 体积约占左心室心肌体积的 9%[24]。HCM LGE 模式多样，可表现为不同的分布和位置，且与冠状动脉供血区不匹配（图 22-4）。初步研究表明，LGE 与室性快速性心律失常的风险增加关系密切（图 22-5），这提示 LGE 可能是危及生命的心律失常风险预测新的影像学标志物[25]。近期部分随访研究显示 LGE 与猝死风险增加密切相关（表 22-1）[26-30]。在 Chan 等大样本研究中，约 1300 名 HCM 患者接受 CMR 检查（平均随访时间 3 年），与无 LGE 患者相比，有弥漫性 LGE（＞左心室心肌质量 15%）患者猝死风险增加 2 倍。无 LGE 患者发生不良心血管事件的风险较低（图 22-5）。此项研究进一步与 Ismail 等[29]大样本单中心研究（2004 名 HCM 患者）汇总，并校正其他猝死风险因素后，LGE 体积与猝死风险之间也显示相似的趋势（每增加 10% LGE 体积，校正 HR 为 1.36；表 22-2）[30]。

HCM 患者 LGE 多分布于 RV 插入点（前壁、

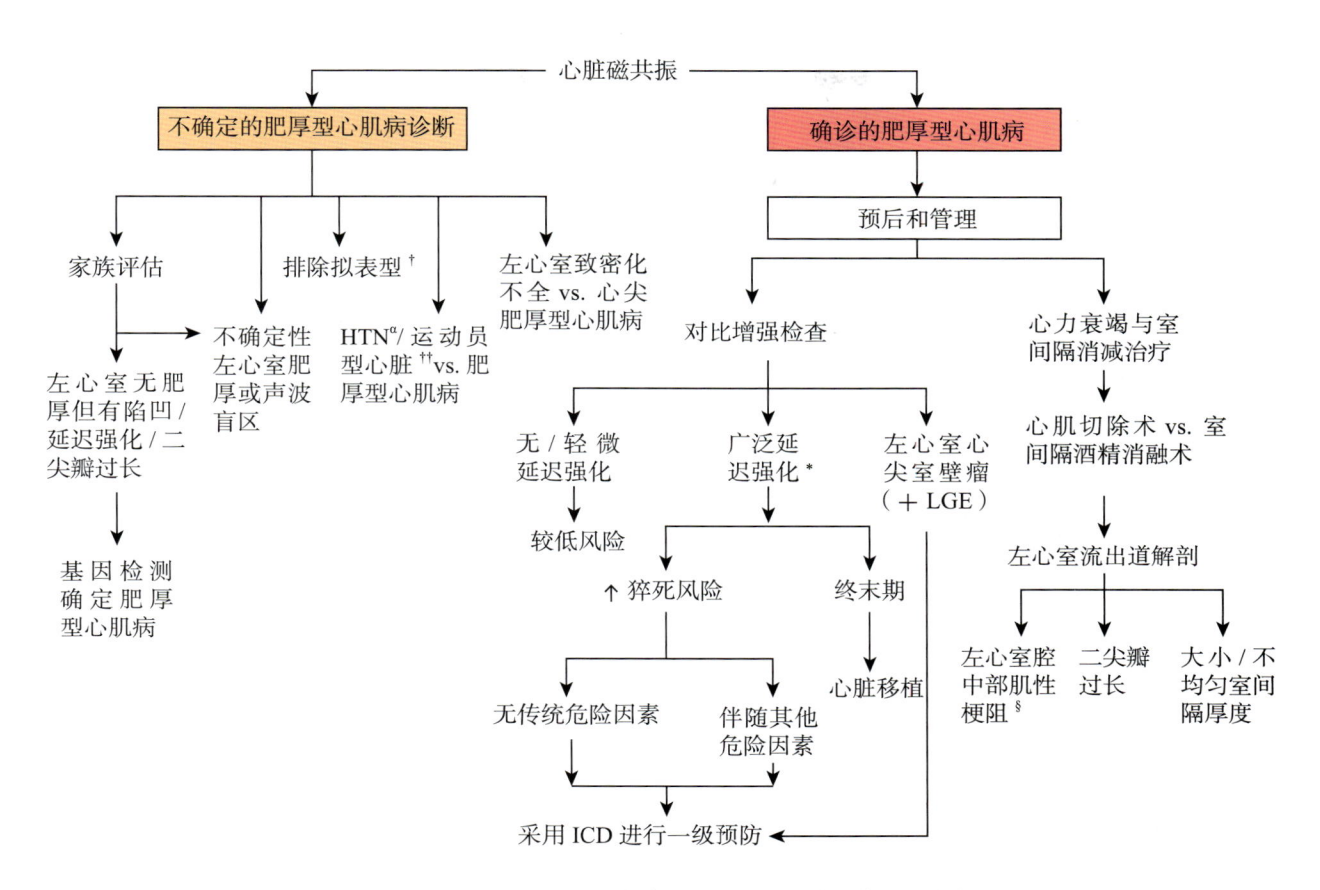

▲ 图 22-2　CMR 在 HCM 疾病谱中诊断和治疗的作用和流程图

*. ≥ 15% 左心室质量；§. 异常乳头肌连接二尖瓣前叶和异常左心室肌束；†. 多种典型的 LGE 模式可用于 HCM 和浸润性/代谢性疾病累及心肌的鉴别；α.CMR 可用于识别室壁非弥漫性肥厚的 HCM 类型（表现为肥厚室壁和正常室壁之间有分界），鉴别血压未控制的系统性高血压病患者所导致的左心室室壁弥漫性增厚；††. 在高训练强度的运动员中，可见左心室室壁厚度轻度增加，而在 HCM 患者中，可见 LGE（+），可用于鉴别"运动员心脏"。在一系列 CMR 研究中，通过可靠方法测量去除心脏生理性负荷前后的左心室室壁厚度，进而鉴别室壁的生理性和病理性肥厚。HTN. 系统性高血压；LGE. 心肌延迟强化 [经许可引自 Maron MS，Maron BJ. Clinical impact of cardiovascular magnetic resonance imaging in hypertrophic cardiomyopathy. *Circulation* 2015；132（4）：292-298. https://doi.org/10.1161/CIRCULATIONAHA.114.014283. © 2015 American Heart Association 版权所有. Wolters Kluwer Health，Inc 出版]

下壁或均累及；图 22-6）。但是，右心室插入点的 LGE 及程度并非 HCM 相关不良心血管事件的可靠预测指标，如猝死（图 22-6）[31]。这可能与形态学改变有关，即 RV 插入点的 LGE 主要由扩大的细胞外间隙构成，纤维间质浸入排列紊乱的心肌细胞间而未发生替代性纤维化 [31]。

（五）HCM 终末期阶段

HCM 患者 CMR 增强图像显示广泛的 LGE（LGE ≥ 20% LV 质量），是收缩功能保留 HCM 患者不良风险事件增加和终末期进展（EF < 50%）的影像标志物 [24]。再者，在射血分数保留伴严重舒张功能障碍的患者中，广泛的 LGE 可能成为症状进行性加重风险预测的重要指标 [30]。

（六）T_1 mapping

采用 T_1 mapping 技术获得 HCM 患者的细胞外间隙（主要是弥漫性间质纤维化），可用于鉴别其他心血管疾病导致的左心室肥大，并作为优于 LGE 的风险预测指标 [18, 32]。HCM 患者 T_1

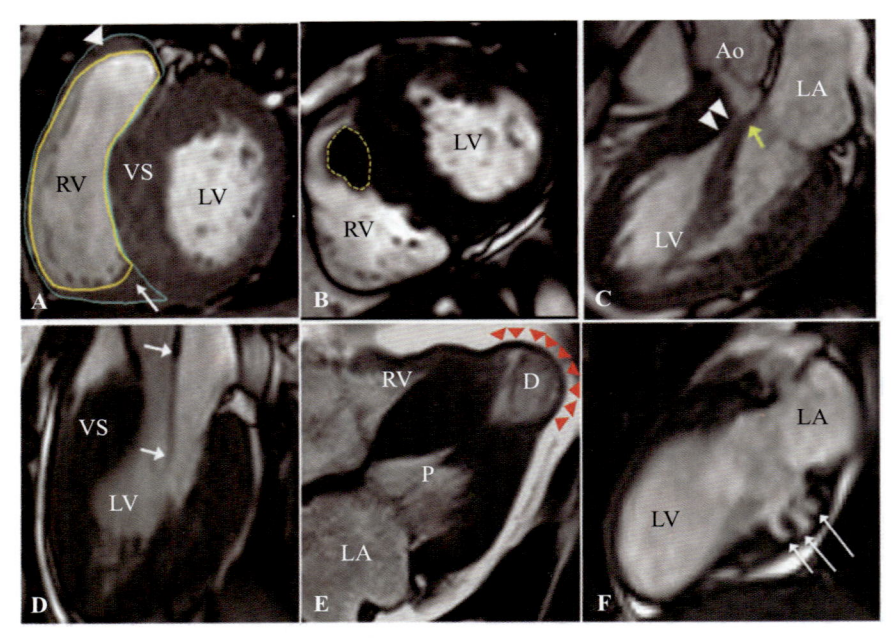

▲ 图 22-3 CMR 舒张末期图像显示不同表型的 HCM

A. 右心室前壁（箭头）和下壁（白箭）室壁厚度增加；B. 室上嵴和右心室心肌突出、肥大（黄虚线）；C. 异常的前外侧乳头肌直接插入二尖瓣前叶（黄箭），并在心室收缩期与室间隔接触（箭头）导致心腔内肌性梗阻；D. 二尖瓣前叶冗长，导致患者左心室流出道梗阻；E. 左心室心尖室壁瘤（红箭头），以及中央段间隔壁与侧壁明显肥厚，紧贴并挤压左心室腔，形成左心室的近腔（P）和远腔（D）；F. 无症状的基因型阳性、表型阴性患者，可见左心室基底段下壁 3 个较深的心肌隐窝（白箭）。Ao. 主动脉；RV. 右心室；LA. 左心房；LV. 左心室；VS. 室间隔［经许可引自 Maron MS, Maron BJ. Clinical impact of cardiovascular magnetic resonance imaging in hypertrophic cardiomyopathy. Circulation 2015；132（4）：292-298. https://doi.org/10.1161/CIRCULATIONAHA.114.014283. © 2015 American Heart Association 版权所有。图 E 改编自 Maron MS, Finley JJ, Bos JM, Hauser TH, Manning WJ, Haas TS, Lesser JR, Udelson JE, Ackerman MJ, Maron BJ. Prevalence, clinical significance, and natural history of left ventricular apical aneurysms in hypertrophic cardiomyopathy. Circulation 2008；118：1541-1549. https://doi.org/10.1161/CIRCULATIONAHA.108.781401. © 2008 American Heart Association 版权所有］

mapping 临床研究表明，与继发性高血压、心肌淀粉样变性和 Fabry 病患者左心室继发性肥大相比，HCM 患者的 ECV 升高。T_1 mapping 有助于识别 G+P-HCM 家族成员[18]。至今，尚无可靠证据证明 HCM 患者临床结局与 T_1 mapping 技术间的联系。

六、CMR 成像方案

用基底段到心尖段的短轴电影图像评估左心室的结构与功能。覆盖左心室流出道三腔心电影图像用来评估 LVOT。静脉内注射钆对比剂进行 LGE 成像，使用心肌 LGE 区占 LV 质量百分比定量心肌纤维化（表 22-2）。

七、CMR 图像分析

通常在 LV 短轴电影图像上室壁最厚的节段测量左心室最大室壁厚度。多种技术可用来量化 HCM 患者 LGE 程度[33]，包括以下几个方面。

- 半自动定量算法，感兴趣区置于远离 LGE 区的正常心肌，采用灰度阈值算法，用平均信号强度加不同倍数的 SD 值（2 倍、4 倍、5 倍或 6 倍 SD 值）表示左心室高信号的 LGE 区域。
- 手动调整灰度阈值，目测法识别 LGE 区域。
- FWHM 方法（信号强度像素值＞50% 高亮 LGE 区域最大信号强度像素值）。

高灰度阈值（6 倍 SD）和 FWHM 法可重复

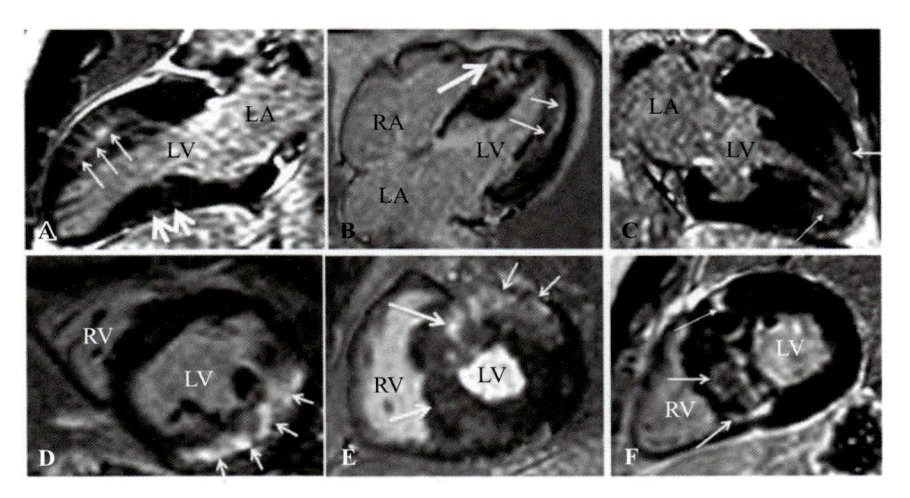

第 22 章 肥厚型心肌病
Hypertrophic cardiomyopathy

▲ 图 22-4 6 名 HCM 患者的 CMR LGE 图像，表现为不同的 LGE 模式与程度

A. 前壁大范围透壁 LGE（长细箭）和下壁斑点状 LGE（短粗箭）；B. 26 岁，男性，HCM "终末期"，表现为侧壁心肌中层 LGE（细箭）和室间隔弥漫性 LGE 并累及 RV 壁（长粗箭），EF 为 40%；C. 左心室心尖部局灶性 LGE（白箭）；D. LGE 累及左心室侧壁（白箭）；E. 室间隔大部（长箭）和前壁（短箭）透壁性 LGE；F. 基底段室间隔的透壁性 LGE（白箭）。RA. 右心房；RV. 右心室；LA. 左心房；LV. 左心室（经许可引自 Maron MS. Clinical utility of cardiovascular magnetic resonance in hypertrophic cardiomyopathy. *J Cardiovasc Magn Reson*. 2012 Feb 1；14：13. © 2012 Maron MS；licensee BioMed Central，Ltd 版权所有）

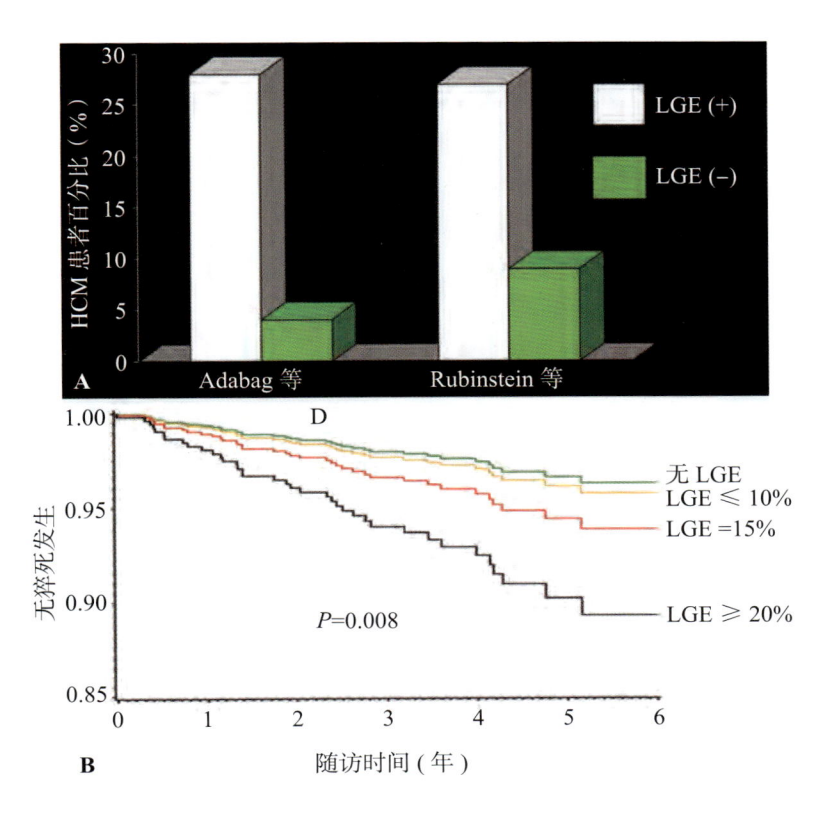

◀ 图 22-5 HCM 患者 LGE 与猝死事件之间的关系

A. LGE（+）的 HCM 患者中，非持续性室性心动过速（NSVT）（24h 动态心电图）的发生率较 LGE（-）者高 7 倍；B. 1293 名 HCM 患者 LGE 严重程度与猝死事件间的关系。RV. 右心室；LV. 左心室；（经许可引自 Chan RH, Maron BJ, Olivotto I, Pencina MJ, Assenza GE, Haas T, Lesser JR, Gruner C, Crean AM, Rakowski H, Udelson JE, Rowin E, Lombardi M, Cecchi F, Tomberli B, Spirito P, Formisano F, Biagini E, Rapezzi C, De Cecco CN, Autore C, Cook EF, Hong SN, Gibson CM, Manning WJ, Appelbaum E, Maron MS. Prognostic value of quantitative contrast-enhanced cardiovascular magnetic resonance for the evaluation of sudden death risk in patients with hypertrophic cardiomyopathy. *Circulation* 2014；130：484-9513. https://doi.org/10.1161/CIRCULATIONAHA.113.007094. © 2014 American Heart Association 版权所有）

性强。同时，经组织病理学证实，高灰度阈值法（如 5 倍或 6 倍 SD）可更好地代表整体心肌纤维化负荷。HCM 患者的室间隔组织经外科手术切除（图 22-7）[33]。

八、诊断效能及临床结局

临床工作中，超声测量左心室壁厚度存在心肌边界模糊，难以确定心内膜和心外膜范围，

表 22-1　LGE 与猝死的 Meta 分析

研　究	样本量（例）	LGE（+）	未校正风险比，每 10% 左心室质量	95%CI	P 值	校正风险比，每 10% 左心室质量	95%CI	P 值
Bruder 等	220	67%	1.7	1.2～2.5	<0.01	NA	NA	NA
Ismail 等	711	66%	1.5	1.1～2.1	0.007	1.2	0.8～1.7	0.2
Chan 等	1293	42%	1.5	1.2～1.8	<0.0001	1.4	1.1～1.9	0.002
合并	2224	55%	1.5	1.3～1.8	<0.0001	1.3	1.1～1.6	0.005

经许可引自 Zhen Weng Z, Yao J, Chan RH, He J, Yang X, Zhou Y, He Y. Prognostic value of LGE-CMR in HCM: A meta-analysis. *JACC: Imaging Volume 9, Issue 12, Pages 1403–1406, December 2016, doi: 10.1016/j.jcmg.2016.02.031.* ©2016 by the American College of Cardiology Foundation 版权所有. Elsevier 出版

表 22-2　HCM CMR 成像方案参考

扫描方案	序　列	采集窗
定位	bSSFP	轴位、冠状位和矢状位
形态与功能	bSSFP	• 包括覆盖整个左心室的短轴层面 • 长轴 3 个层面（VLA、HLA 和 LVOT）（两个正交视图）与连续叠层（可选）
相位对比速度	2D PC	左心室流出道
心肌定量标记技术（可选）	线标记或网格标记模式 时间分辨率：15～20ms	短轴图像（3 层和水平长轴）
延迟强化	注射 Gd 对比剂，延迟约 10min 进行 PSIR 序列采集	• 包括覆盖整个左心室的短轴层面 • 长轴 3 个层面（VLA、HLA 和 LVOT）
T_1 mapping 与 ECV（可选）	SSFP IR 序列：分别在注射对比剂前和后 10min、20min 和 30min 采集	短轴单层面图像

bSSFP. 平衡稳态自由进动；Gd. 钆；PC. 相位对比法；PSIR. 相位敏感梯度回波；IR. 反转恢复；ECV. 细胞外容积；VLA. 垂直长轴；HLA. 水平长轴；LVOT. 左心室流出道

而 CMR 具有高空间分辨率优势，可对左心室肥厚进行精准评估并明确诊断[1-3, 13, 14]，特别是位于前外侧游离壁，心尖或下壁的局限性心肌肥厚[3, 13, 14]。20% HCM 患者心肌肥厚区域仅累及 1～2 个左心室节段[3]。

最近研究和 Meta 分析表明，广泛的 LGE 可能是 HCM 患者不良临床结局新的标志物，包括射血分数保留的猝死风险和收缩功能障碍的晚期心力衰竭风险[24, 30]。广泛的 LGE 可独立识别猝死风险增加的 HCM 患者，考虑进行 ICD 的一级预防治疗[24]。此外，在标准风险分层后，如果猝死风险仍不明确，广泛的 LGE 有助于进行 ICD 的治疗决策。相反，LGE（-）与低猝死风险相关，可暂不考虑植入 ICD 治疗。

九、前景展望

未来，HCM 影像新技术将对复杂的异常心肌基质进行特征性精准检测，并对心肌代谢和生化改变进行临床评估。进一步加深 T_1 mapping

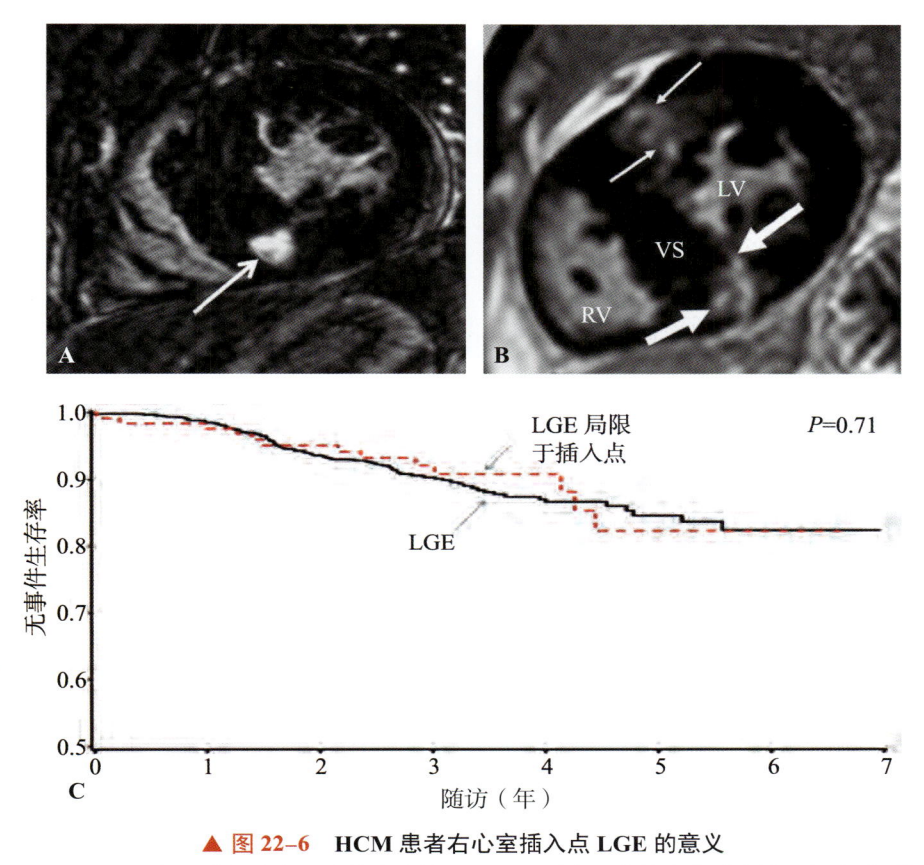

▲ 图 22-6 HCM 患者右心室插入点 LGE 的意义

右心室（RV）壁和室间隔（RV 插入点）的交界处是常见的 LGE 区，可发生在前壁或下壁插入点（A）或两者均受累（B）。Kaplan–Meier 生存曲线（C）表明，与 745 名 HCM LGE（-）患者相比，134 名 HCM RV 插入点 LGE（+）患者 HCM 无事件生存率未见显著差异。RV. 右心室；LV. 左心室；VS. 室间隔；LGE. 延迟强化（经许可引自 Chan RH, Maron BJ, Olivotto I, Assenza GE, Haas TS, Lesser JR, Gruner C, Crean AM, Rakowski H, Rowin E, Udelson J, Lombardi M, Tomberli B, Spirito P, Formisano F, Marra MP, Biagini E, Autore C, Manning WJ, Appelbaum E, Roberts WC, Basso C, Maron MS. Significance of late gadolinium enhancement at right ventricular attachement to ventricular septum in patients with hypertrophic cardiomyopathy. *Am J Cardiol* 2015；116：436–41. © 2015 Elsevier 版权所有）

技术评估 HCM 患者细胞外间隙增大的认识，进而克服心肌 LGE 的局限性[18, 32]。一项国际多中心 HCMR（肥厚型心肌病注册机构）研究，将 T_1 mapping 技术作为评估不良心血管风险事件的潜在标志物，但这项研究仍需数年时间才能完成。采用 T_1 mapping 技术明确疾病诊断及筛选临床前期左心室肥厚的家庭成员等方面，需要进一步深入研究[18, 32]。未来，CMR 成像技术可用于评估各种新药和器械疗法的疗效和衡量其对改变疾病表型表达的影响。目前，CMR 是所有 HCM 患者首诊评估的重要组成部分，在对 HCM 进行可靠诊断，阐明自然病程和改善预后等方面具有重要意义。

十、结论

当超声心动图无法确诊时，CMR 可作为诊断 HCM 患者及其家庭成员筛查的重要影像学工具。随着 CMR 检测组织特征能力的提升，其临床适应证进一步扩展；在疾病诊断和症状的潜在机制评估和年轻人猝死的危险分层中发挥重要作用。

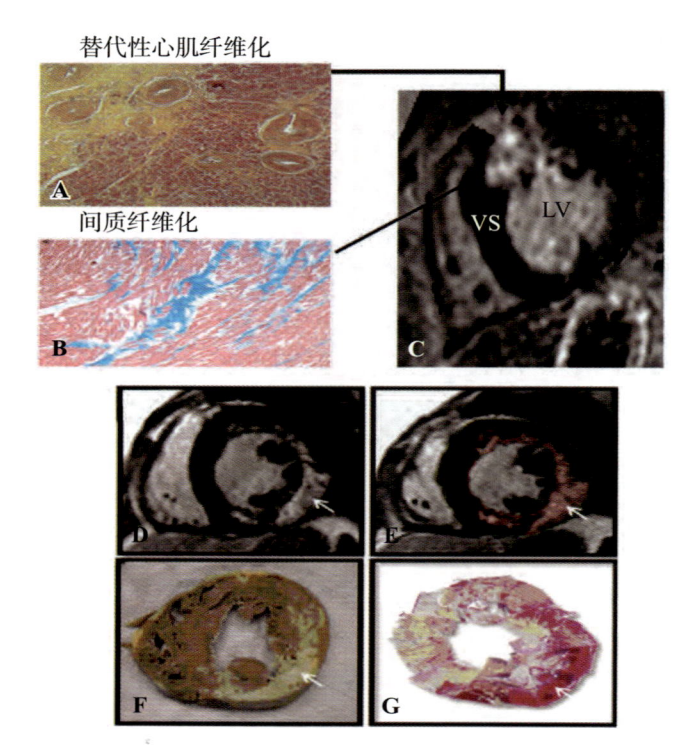

图 22-7 HCM 患者 LGE 区组织病理学

A. 心肌内冠状动脉结构异常（明显管壁增厚和管腔狭窄），导致小血管缺血缺氧，心肌细胞逐渐坏死伴替代性心肌纤维化；B. 马松（Masson）染色显示心肌细胞排列紊乱区域内的间质纤维化（蓝色）；C.LGE 短轴图像显示 HCM 患者基底段前间隔透壁性 LGE。HCM 患者 LGE 区域可能主要代表局灶性替代性纤维化区域的心肌细胞外间隙和间质纤维化[33]。D 和 E. 活体心肌 LGE 区域（白箭）与尸体解剖（F）显示一致，组织病理切片证实为天狼猩红染色的纤维化区域（G）。LV. 左心室；VS. 室间隔（引自 O'Hanlon R, Grasso A, Roughton M, Smith G, Alpendurada FD, Wong J, Dahl A, Oxborough D, Godfrey R, Sharma S, Roughton M, George K, Pennell DJ, Whyte G, Prasad SK. Prognostic significance of myocardial fibrosis in hypertrophic cardiomyopathy. J Am Coll Cardiol. 2010；56：867–874. © 2010 American College of Cardiology Foundation 版权所有. Elsevier 出版）

推 荐 阅 读

[1] Chan RH, Maron BJ, Olivotto I, et al. Prognostic value of quantitative contrast-enhanced cardiovascular magnetic resonance for the evaluation of sudden death risk in patients with hypertrophic cardiomyopathy. Circulation. 2014;130:484–95.

[2] Maron BJ, Ommen SR, Semsarian C, Spirito P, Olivotto I, Maron MS. Hypertrophic cardiomyopathy: present and future, with translation into contemporary cardiovascular medicine. J Am Coll Cardiol. 2014;64:83–99.

[3] Maron MS. Clinical utility of cardiovascular magnetic resonance in hypertrophic cardiomyopathy. J Cardiovasc Magn Reson. 2012;14:13.

[4] Pennell DJ. Cardiovascular magnetic resonance. Circulation. 2010;121:692–705.

[5] Reichek N, Gupta D. Hypertrophic cardiomyopathy: cardiac magnetic resonance imaging changes the paradigm. J Am Coll Cardiol. 2008;52:567–8.

参 考 文 献

[1] Gersh BJ, Maron BJ, Bonow RO, et al. 2011 ACCF/AHA guidelines for the diagnosis and treatment of hypertrophic cardiomyopathy. J Am Coll Cardiol. 2011;58:e212–60; Circulation. 2011;124:2761–96.

[2] Elliott PM, Anastasakis A, Borger MA, et al. 2014 ESC Guidelines on diagnosis and management of hypertrophic cardiomyopathy: The Task Force for the Diagnosis and Management of Hypertrophic Cardiomyopathy of the European Society of Cardiology (ESC). Eur Heart J. 2014;35:2733–79.

[3] Maron MS, Maron BJ, Harrigan C, et al. Hypertrophic cardiomyopathy phenotype revisited after 50 years with cardiovascular magnetic resonance. J Am Coll Cardiol. 2009;54:220–8.

[4] Maron BJ, Ommen SR, Semsarian C, Spirito P, Olivotto I, Maron MS. Hypertrophic cardiomyopathy: present and future, with translation into contemporary cardiovascular medicine. J Am Coll Cardiol. 2014;64:83–99.

[5] Pennell DJ. Cardiovascular magnetic resonance. Circulation. 2010;121:692–705.

[6] Maron MS, Maron BJ. Clinical impact of cardiovascular magnetic resonance imaging in hypertrophic cardiomyopathy. Circulation. 2015;132:292–8.

[7] Basso C, Thiene G, Corrado D, Buja G, Melacini P, Nava A. Hypertrophic cardiomyopathy and sudden death in the young: pathologic evidence of myocardial ischemia. Hum Pathol. 2000;31:988–98.

[8] Elesber A, Nishimura RA, Rihal CS, Ommen SR, Schaff HV, Holmes DR Jr. Utility of isoproterenol to provoke outflow tract gradients in patients with hypertrophic cardiomyopathy. Am J Cardiol. 2008;101:516–20.

[9] Maron BJ, Doerer JJ, Haas TS, Tierney DM, Mueller FO. Sudden deaths in young competitive athletes: analysis of 1866 deaths in

the United States, 1980–2006. *Circulation*. 2009;119:1085–92.

[10] Maron BJ, Spirito P, Shen WK, et al. Implantable cardioverterdefibrillators and prevention of sudden cardiac death in hypertrophic cardiomyopathy. *JAMA*. 2007;298:405–12.

[11] Autore C, Bernabo P, Barilla CS, Bruzzi P, Spirito P. The prognostic importance of left ventricular outflow obstruction in hypertrophic cardiomyopathy varies in relation to the severity of symptoms. *J Am Coll Cardiol*. 2005;45:1076–80.

[12] Harris KM, Spirito P, Maron MS, et al. Prevalence, clinical profile, and significance of left ventricular remodeling in the end-stage phase of hypertrophic cardiomyopathy. *Circulation*. 2006;114:216–25.

[13] Klues HG, Schiffers A, Maron BJ. Phenotypic spectrum and patterns of left ventricular hypertrophy in hypertrophic cardiomyopathy: morphologic observations and significance as assessed by two-dimensional echocardiography in 600 patients. *J Am Coll Cardiol*. 1995;26:1699–708.

[14] Moon JC, Fisher NG, McKenna WJ, Pennell DJ. Detection of apical hypertrophic cardiomyopathy by cardiovascular magnetic resonance in patients with non-diagnostic echocardiography. *Heart*. 2004;90:645–9.

[15] Olivotto I, Maron MS, Autore C, et al. Assessment and significance of left ventricular mass by cardiovascular magnetic resonance in hypertrophic cardiomyopathy. *J Am Coll Cardiol*. 2008;52:559–66.

[16] Maron MS, Finley JJ, Bos JM, et al. Prevalence, clinical significance, and natural history of left ventricular apical aneurysms in hypertrophic cardiomyopathy. *Circulation*. 2008;118:1541–9.

[17] Maron MS, Rowin EJ, Lin D, et al. Prevalence and clinical profile of myocardial crypts in hypertrophic cardiomyopathy. *Circ Cardiovasc Imaging*. 2012;5:441–7.

[18] Ho CY, Abbasi SA, Neilan TG, et al. T_1 measurements identify extracellular volume expansion in hypertrophic cardiomyopathy sarcomere mutation carriers with and without left ventricular hypertrophy. *Circ Cardiovasc Imaging*. 2013;6:415–22.

[19] Rowin EJ, Maron MS, Lesser JR, Maron BJ. CMR with late gadolinium enhancement in genotype positive-phenotype negative hypertrophic cardiomyopathy. *JACC Cardiol Imaging*. 2012;5:119–22.

[20] Rowin EJ, Maron BJ, Lesser JR, Rastegar H, Maron MS. Papillary muscle insertion directly into the anterior mitral leaflet in hypertrophic cardiomyopathy, its identification and cause of outflow obstruction by cardiac magnetic resonance imaging, and its surgical management. *Am J Cardiol*. 2013;111:1677–89.

[21] Gruner C, Chan RH, Crean A, et al. Significance of left ventricular apical-basal muscle bundle identified by cardiovascular magnetic resonance imaging in patients with hypertrophic cardiomyopathy. *Eur Heart J*. 2014;35:2706–13.

[22] Patel P, Dhillon A, Popovic ZB, et al. Left ventricular outflow tract obstruction in hypertrophic cardiomyopathy patients without severe septal hypertrophy: implications of mitral valve and papillary muscle abnormalities assessed using cardiac magnetic resonance and echocardiography. *Circ Cardiovasc Imaging*. 2015;8:e003132.

[23] Maron BJ, Nishimura RA, Danielson GK. Pitfalls in clinical recognition and a novel operative approach for hypertrophic cardiomyopathy with severe outflow obstruction due to anomalous papillary muscle. *Circulation*. 1998;98:2505–8.

[24] Chan RH, Maron BJ, Olivotto I, et al. Prognostic value of quantitative contrast-enhanced cardiovascular magnetic resonance for the evaluation of sudden death risk in patients with hypertrophic cardiomyopathy. *Circulation*. 2014;130:484–95.

[25] Adabag AS, Maron BJ, Appelbaum E, et al. Occurrence and frequency of arrhythmias in hypertrophic cardiomyopathy in relation to delayed enhancement on cardiovascular magnetic resonance. *J Am Coll Cardiol*. 2008;51:1369–74.

[26] O'Hanlon R, Grasso A, Roughton M, et al. Prognostic significance of myocardial fibrosis in hypertrophic cardiomyopathy. *J Am Coll Cardiol*. 2010; 56: 867–74.

[27] Bruder O, Wagner A, Jensen CJ, et al. Myocardial scar visualized by cardiovascular magnetic resonance imaging predicts major adverse events in patients with hypertrophic cardiomyopathy. *J Am Coll Cardiol*. 2010;56:875–87.

[28] Rubinshtein R, Glockner JF, Ommen SR, et al. Characteristics and clinical significance of late gadolinium enhancement by contrast-enhanced magnetic resonance imaging in patients with hypertrophic cardiomyopathy. *Circ Heart Fail*. 2010;3:51–8.

[29] Ismail TF, Jabbour A, Gulati A, et al. Role of late gadolinium enhancement cardiovascular magnetic resonance in the risk stratification of hypertrophic cardiomyopathy. *Heart*. 2014;100:1851–8.

[30] Zhen Weng Z, Yao J, Chan RH, et al. Prognostic value of LGECMR in HCM: a meta-analysis. *JACC Cardiovasc Imaging*. 2016;9:1392–1402.

[31] Chan RH, Maron BJ, Olivotto I, et al. Significance of late gadolinium enhancement at right ventricular attachment to ventricular septum in patients with hypertrophic cardiomyopathy. *Am J Cardiol*. 2015;116:436–41.

[32] Hinojar R, Varma N, Child N, et al. T_1 mapping in discrimination of hypertrophic phenotypes: hypertensive heart disease and hypertrophic cardiomyopathy: Findings From the International T_1 Multicenter Cardiovascular Magnetic Resonance Study. *Circ Cardiovasc Imaging*. 2015;8:e004232.

[33] Moravsky G, Ofek E, Rakowski H, et al. Myocardial fibrosis in hypertrophic cardiomyopathy: accurate reflection of histopathological findings by CMR. *JACC Cardiovasc Imaging*. 2013;6:587–96.

[34] Kramer CM, Appelbaum E, Desai MY, et al. Hypertrophic Cardiomyopathy Registry: the rationale and design of an international, observational study of hypertrophic cardiomyopathy. *Am Heart J*. 2015;170:223–30.

第 23 章 扩张型心肌病
Dilated cardiomyopathy

Pier Giorgio Masci Viviana Maestrini Deborah Kwon 著
张宏凯 译   张丽君 徐 磊 校

一、概述

扩张型心肌病（dilated cardiomyopathy，DCM）是指没有明显的冠状动脉疾病或异常负荷状态下（如高血压或心脏瓣膜病），所导致的左心室扩张和收缩功能障碍的一类心肌疾病[1, 2]，可伴或不伴 RV 扩张和功能障碍。除了 1975—1984 年美国明尼苏达州进行了 Olmstead County 研究，尚无严格的基于人群的发病率研究，因此 DCM 的真实患病率尚不确定[3]。此项研究中，DCM 患病率为 1/2500，HCM 患病率为 1/5100（比例为 2∶1）。目前，HCM 患病率接近 1/500，因此 DCM 患病率≥ 1/250。一定数量的 DCM 人群长期处于临床前期，因此人群中 DCM 患者数量可能更多，超出了以心脏改变定义的疾病范畴。实际上，临床疾病谱中包括孤立性左心室扩张（存在于 25% DCM 患者的亲属中，这预示 DCM 表型的显性遗传）或孤立性左心功能不全不伴明显左心室扩张（存在于伴或不伴遗传的 DCM 患者中，称为低动力性非扩张型心肌病）[2]。

二、解剖与病理

DCM 的病理改变为心腔轻度至明显"球形"扩张，典型表现为左心室扩张，左心室室壁厚度可能正常或轻度增厚。左心室肥大与扩张程度同步（称为离心性肥大）。在微观水平上，常见弥漫浸润性间质纤维化和心肌细胞增大，心肌细胞胞浆空泡化和细胞核异常（如核异常和畸形，通常为带晕双核结构）。同时，心肌内可见替代性纤维化，例如心肌炎后 DCM 患者（图 23-1）。替代性纤维化是心肌细胞坏死后的修复过程，它由多种慢性应激源造成的不良左心室重塑或最初的炎症导致，在多达 57% 的尸检系列中得到证明[4]。另一方面，间质纤维化是由持续激活肾素 – 血管紧张素 – 醛固酮轴激活所导致的病理反应过程。

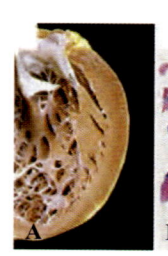

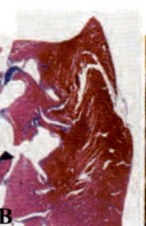

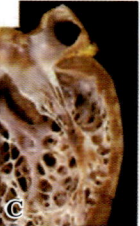

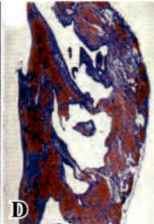

▲ 图 23-1 DCM 患者典型的病理图片
A 和 B. 无替代性纤维化，左心室游离壁室壁厚度基本正常，无瘢痕形成；在组织学上，心肌（红色）组织正常，没有替代性纤维化；C 和 D. 心肌炎后 DCM 患者，可见左心室游离壁变薄和多发的白色心肌瘢痕；在组织学上，斑点状和心外膜下的替代性纤维化（蓝色区域）（图片由 Cristina Basso of the Cardiovascular Pathology Unit，University of Padua，Padua，Italy 提供）

在显微结构下，可见肌原纤维体积密度减低的肥大心肌细胞和数量众多，密度正常，体积较小的线粒体。

三、临床表现

DCM病因学上分为遗传性和非遗传性（表23-1），其中遗传易感性与环境因素相互作用。西方人群中，至少25%～35%的患者具有家族遗传性，其中40%来自50个基因的罕见变异[1,5]，最常见的是编码细胞骨架或肌小节蛋白的基因突变。25%家族遗传性和18%散发性DCM患者中携带有 titin 基因的截断突变[6]。核纤层蛋白（lamin）A/C 基因突变的DCM患者通常预后不良，常伴有恶性室性心律失常或快速进行性心力衰竭[7]。核纤层蛋白A/C基因突变携带者中，非持续性室性心动过速、男性、首诊临床评估LVEF＜45%和非错义突变等是恶性室性心律失常的独立预测因子，这些仅发生于≥2个危险因素的患者中[7]。孟德尔经典的单基因病遗传定律在DCM患者中受到挑战，因为多基因或单基因散发突变和复杂的表观遗传学因素可调节疾病表型的表达（框23-1）。

DCM的非遗传因素包括感染性疾病（病毒或非病毒）、自身免疫性心肌炎、毒性和药物相关疾病、营养缺乏症、内分泌代谢疾病和围产期心肌病（表23-1）。心肌炎与病毒感染后免疫介导的不良反应有关，进而导致心肌长期的炎症性改变，占DCM的9%[8]。自身免疫性心肌炎特征是针对心肌肌球蛋白和其他心脏抗原产生的循环自身抗体。尽管其致病性和临床意义尚未明晰，但与正常对照组相比，DCM患者及其亲属血液中更易检测出相关抗体[9]。围产期心肌病通常发生于孕晚期（即分娩前1个月和分娩后5个月内），其危险因素包括先兆子痫、双胎妊娠和高龄产妇；病因复杂，包括自身免疫、胎儿微嵌合体、应激活化细胞因子和催乳素异常裂解产物毒性[10]。最近，关于围产期心肌病女性患者和DCM患者具有类似的肌连蛋白截断突变分布的报道，进一步描述了其遗传易感性[11]。与DCM的获得性病因一样，遗传易感性在疾病的发展中起着关键作用，这表明DCM的遗传因素与非遗传因素间的作用机制复杂。

根据ESC/AHA/ACC专家共识，DCM心内膜活检适应证（框23-2）仅限于特殊病因导致的新发心力衰竭患者[12]。

对DCM患者的治疗主要结合其心力衰竭的症状，预防疾病进展和并发症形成（如终末期器官衰竭和脑卒中）等方面进行。当前，ESC的急、慢性心力衰竭治疗指南中，已详细阐明有关治疗方案[13]。其中，识别具体潜在的病因对患者的治疗非常重要，例如，有明确的遗传因素，应立即进行遗传咨询和亲属筛查。同时，必要时进行ICD的早期干预、改变生活方式和应用特效药物等有关治疗。针对核纤层蛋白A/C基因突变DCM患者，需要认真进行心脏性猝死的风险分层（不论左心功能不全或心力衰竭症状的程度）。

四、扩张型心肌病影像学

超声心动图、CMR、核医学成像（SPECT和PET）和心脏CT是对DCM患者进行诊断和危险分层的有效影像学手段（表23-2）。2D超声心动图（2D-echo）是DCM首选的检查方法，可显示心脏的形态、大小、收缩和舒张功能、瓣膜疾病及其严重程度，同时具有无创和廉价等优势。心尖切面的双平面法（改良Simpson法）是测量左心室容积和射血分数的有效技术[13]。同时，在图像质量不佳时，注射对比剂可更好地勾画心内膜边界。3D超声心动图（3D-echo）可克

表 23-1 扩张型心肌病病因

病因	基因（蛋白位点）/ 病因学	临床特征
遗传性	主要病理基因	
	肌连蛋白（肌节）	25% 家族遗传性和 18% 散发性 DCM、常染色体显性遗传
	Lamin A/C（核膜）	6%~9%DCM、常染色体显性遗传、心房颤动、房室传导阻滞、恶性室性心律失常、心脏性猝死、快速进行性心力衰竭、骨骼肌疾病（肌酸激酶升高）相关。等位基因病（如局部脂肪代谢障碍、腓骨肌萎缩症、Emery-Dreifuss 肌营养不良、早老症）
	肌球蛋白重链（肌节）	4%DCM、常染色体显性遗传、等位基因病（肥厚型心肌病）
	肌钙蛋白 T 和 C（肌节）	2%DCM、常染色体显性遗传、等位基因病（肥厚型心肌病）
	肌球蛋白结合蛋白 C（肌节）	2%DCM、常染色体显性遗传、等位基因病（肥厚型心肌病）
	肌动蛋白（肌节）	<1%DCM、常染色体隐性遗传
	结蛋白和肌萎缩蛋白（细胞骨架）	1%DCM、伴 X 染色体遗传、肌营养不良（肌酸激酶升高）
	SCN5A（离子通道）	2%~3%DCM、等位基因病（长 Q-T 间期综合征）
	Tafazzin（线粒体）	母系遗传、综合征表现，包括骨骼肌疾病；等位基因病（Barth 综合征、心内膜弹力纤维增生症、孤立性左心室致密化不全）
	桥粒斑蛋白（桥粒连接）	N/A、等位基因病（致心律失常性心肌病）
非遗传性		
心肌炎	病毒性或非病毒性	9%，多由常见病毒引起
		非病毒性（Trypanosoma cruzi——Chagas 病、立克次体——莱姆病）
	自身免疫性	心肌炎组织学、免疫学和免疫组织学标志物 / 循环血清抗心肌抗体
药物 / 毒物	抗肿瘤药物	蒽环类、单克隆抗体、酪氨酸激酶抑制药
	精神类药物	三环类抗抑郁药、氯氮平、奥氮平
	乙醇	摄入量和摄入时间有关，遗传易感性可能
营养	可卡因和苯丙胺	与长期酗酒或营养不良相关
	硫胺素缺乏症（维生素 B₁ 缺乏症）	
缺乏症	肉碱缺乏病	
内分泌代谢	甲状腺功能减退 / 甲亢	儿科患者
	库欣病 /Addison 病	
	肢端肥大症	
	嗜铬细胞瘤	
	糖尿病	
围产期（产后）心肌病	多因素	遗传易感性、肌连蛋白相关性
		截断突变

框 23-1　DCM 的特有遗传特征

- 涉及基因数目众多（约 50 个基因，超过 95% 的遗传性 HCM 患者中，每 8 个基因中有 1 个以上突变）
- 基因位点和等位基因异质性（致病突变分布于一个基因上，导致基因 – 表型关系复杂化）
- 与其他心肌病相关的基因和特定突变重叠（相同基因的多个突变或相同基因的同一突变，可产生多种特殊表型）
- 罕见或"特有"突变（个体或家族成员的独有突变）
- 不同的遗传方式（常染色体显性遗传、常染色体隐性遗传、伴 X 染色体遗传和母系遗传）
- 外显率降低（并非所有携带致病突变的个体都表达 DCM 表型）
- 变异性表达（可仅表现为左心室扩张或孤立性左心室收缩功能障碍，如低动力性非扩张型心肌病）

框 23-2　DCM 患者心内膜活检的主要推荐

- 与心脏大小正常，LV 扩张和血流动力学损害相关的新发心力衰竭（＜ 2 周）（推荐类别Ⅰ，证据级别 B）
- 伴有 DCM 或孤立性左心室扩张、致命性室性心律失常、二度或三度房室传导阻滞或在 1～2 周对常规护理无效的新发心力衰竭（2 周～3 个月）（推荐类别Ⅰ，证据级别 B）
- 伴有 DCM 或孤立性左心室扩张、致命性室性心律失常、二度或三度房室传导阻滞或在 1～2 周对常规护理无效的心力衰竭（＞ 3 个月）（推荐类别Ⅱa，证据级别 C）
- 与 DCM 任何病程内和可疑伴有过敏反应和（或）嗜酸性粒细胞增多症相关的心力衰竭（推荐类别Ⅱa，证据级别 C）
- 儿童原因不明的心肌病（推荐类别Ⅱa，证据级别 C）
- 与蒽环类药物导致的 DCM 相关的心力衰竭（推荐类别Ⅱa，证据级别 C）

表 23-2　不同成像方式在 DCM 评估中的应用

	超声心动图	CMR	SPECT	PET	CT
心腔大小	++	+++	++	++	++
收缩功能	++	+++	++	++	++
舒张功能	+++	+	+	−	−
不同步性	++	+	+	−	−
缺血	++	+++	++	+++	−
代谢	−	+	−	+++	−
组织特征	−	+++	−	−	+
冠状动脉	−	++	−	−	+++
瓣膜病	+++	++	−	−	+
局限性	声窗限制 操作者依赖性	实用性 金属植入物	辐射暴露 衰减伪影	辐射暴露 实用性 费用高	辐射暴露 心律失常导致图像质量下降

DCM. 扩张型心肌病；CMR. 心脏磁共振成像；SPECT. 单光子发射计算机体层摄影；PET. 正电子发射断层显像；CT. 计算机断层扫描

服 2D 超声在左心室容积和射血分数测量方面的固有局限性。尽管多普勒超声心动图提供的心脏舒张功能参数很有价值，但是任何一个参数并非足够准确且可重复；因此，需要对舒张功能进行全面综合评估[13]。同时，声窗差仍是各种超声心动技术的限制因素。SPECT 用于排除心肌缺血，提供预后信息；特别是，加门控的 SPECT 成像可用于评估左心室容量和心脏功能。尽管单独进行 PET 或结合心脏 CT 检查是检测心肌缺血的有效方法，但是价格昂贵。示踪剂（N-13 氨或 O-15 水）需要回旋加速器生成。铷是一种廉价的可本地生产的示踪剂。核医学成像和心脏 CT 检查有较大的电离辐射，同时，PET 成像由于缺乏实用性和价格昂贵，进一步限制其应用。对于有明确心绞痛或心肌缺血证据的患者，建议进行有创冠状动脉造影检查[13]。心脏 CT 是评估冠状动脉解剖的有效检查手段，特别是对于疑诊轻 – 中度 CAD 的受试者[14]。

五、扩张型心肌病的 CMR 成像

近年来，CMR 成像是 DCM 患者重要的影像检查手段，可精确测量左右心室容积、心室质量和评价心功能，并具有可重复性，突破了其他成像方法的固有局限性。因此，对于 2D 超声心动图无法确诊或可疑诊断患者（Ⅰ类 C 级证据），CMR 是最佳的成像手段[13]。

ESC WG 工作组发布的关于心肌和心包疾病的最新指南，DCM 定义为伴有左心室或双室收缩功能障碍（两种不同的成像手段或同一种成像手段两次评估均证实 LVEF 存在异常）和心室扩张的一类心肌疾病（校正人体测量学参数、年龄和性别后，左心室舒张末期容积或内径超过正常的 2 倍 SD）[2]。

此外，CMR 具有无创地提供心肌组织特征的优势，可用于鉴别及明确病因。同时具有无辐射，非线性 GBCA 的安全性等优势，非常适合成年人、年轻人和儿童的持续动态扫描观察。

六、CMR 成像方案

DCM 的 CMR 采集方案应根据特定的临床病史调整，但标准 CMR 方案应包含长轴和短轴的屏气 bSSFP 电影序列。在短轴方向上，需要全部覆盖两个心室以评估双心室的体积、质量、区域和整体功能，以及两个心室的形态。通常，水肿显像不是标准方案的一部分，但是当怀疑有急性炎症性心肌病时应考虑使用。在这种情况下，鉴于运动伪影的发生率较低，且随后的诊断效能较高，因此，应优先使用亮血 T_2 prepSSFP 序列，而黑血 T_2 加权短 TI 反转恢复序列（STIR）（表 23-3）[15]。

基于 T_1 加权（相位敏感，如果可用）快速梯度回波反转恢复序列的 LGE 成像技术是检测 DCM 患者心肌组织特征的基础，可准确识别心肌替代性纤维化。当怀疑心室或心房腔内血栓时，可采用 EGE（< 2min，钆对比剂注射后）技术鉴别。在心脏电影和 LGE 扫描之间的时间窗内，可以考虑使用呼吸校正的增强 3D 全心 SSFP 采集技术，用于评估冠状动脉解剖（近段）和心脏形态学特征（例如疑似合并先天性心脏病）。

使用血管扩张药或多巴酚丁胺，进行 CMR 负荷灌注成像，可用于排除心肌缺血性病变[16]。Mapping 成像（T_1 和 T_2 mapping 成像）技术可用于检测和量化弥漫性病变，可根据疾病诊断和治疗的需要进行加扫[17]。

七、CMR 图像分析

CMR 报告内容应包括心室容积、EF、左心室质量和室壁运动情况（表 23-4）。

明确是否存在 LGE 及其分布位置和强化方式，尤其需要明确 LGE 是由缺血性或非缺血性病变引起的；明确是否存在心室或心房腔内血栓、位置、具体形态（如层状血栓或活动性血栓）和大小等；明确是否存在心肌水肿和位置。

八、诊断效能及临床结局

通过影像检查来明确缺血性和非缺血性心肌病的病因，对左心室收缩功能障碍患者至关重要，因为其具有不同的治疗策略和预后结局。针对新发病因不明的心力衰竭患者，CMR 可明确导致左心室功能不全的多种病因。尽管有创冠状动脉造影是左心室功能不全、心绞痛和（或）识别心肌缺血患者的首选检查方式，但在其余患者中，CMR 可作为冠状动脉造影的"守门员"，提供更详细的冠状动脉解剖学信息，同时节约成本

第23章 扩张型心肌病
Dilated cardiomyopathy

表 23-3 DCM 的 CMR 成像方案

扫描方案	序 列	视 图
定位	bSSFP 或 FGRE	轴位、冠状位和矢状位
轴位（可选）	SSFP 或 FSE	经胸部横断面成像
电影	bSSFP	包括覆盖左心室短轴层面 长轴 3 个层面（VLA、HLA 和 LVOT）
水肿（部分条件下可选）	T_2 mapping T_2 加权（STIR）序列	电影短轴图像 ≥ 2 层（长轴视图定位）
mapping 成像（可选）	增强前：T_1 mapping、T_2 mapping 增强后：T_1 mapping	≥ 2 个不同切面图像（至少一个长轴和一个短轴层面图像）
心肌灌注成像	T_1WI 饱和恢复梯度回波序列、SSFP 或混合应用序列	每个心跳周期至少 3 层图像（基底段、中央段和心尖段）
早期强化（EGE）（< 2min，钆对比剂注射后；怀疑心室内血栓时加扫）	2D 或 3D 节段 T_1 加权 FGRE 序列（PS） 反转恢复序列（血栓：TI 时间 400～550ms）	与电影序列同层面的长轴（VLA、HLA、LVOT）（有助于图像间的对比）
心脏形态与冠状动脉成像（可加扫，在注射钆对比剂和 LGE 之间采集，不影响整体采集过程）	应用呼吸矫正的 3D 全心 bSSFP 或 FGRE 采集技术（如常规导航和自导航）	全心容积图像显示冠状动脉解剖和心脏形态 / 结构（适用于临床病史或横断面定位中怀疑合并心脏先天发育异常的患者）
延迟强化（注射钆对比剂 10～20min 后）	2D 或 3D T_1 加权 FGRE（PS） 反转恢复序列（TI 时间接近正常心肌，即心肌更黑）	包括与电影序列同层面的覆盖整个心室的短轴位 长轴位（VLA、HLA、LVOT）

增强 3D 全心采集技术仅在部分专业医学中心应用。为了排除 LGE 成像的伪影，建议采用多层面（≥ 2）和相位编码互换采集以提升诊断准确性。同时，应结合室壁相同位置的短轴和长轴电影图像获取水肿（必要时）和增强后图像（EGE 和 LGE）信息，结合多种 CMR 技术综合分析病变
VLA. 垂直长轴；HLA. 水平长轴；LVOT. 左心室流出道；FGRE. 快速梯度回波；FSE. 快速自旋回波序列；PS. 相位敏感

（图 23-2）[18]。

伴左心室功能不全的缺血性心肌病表现为心内膜下 / 透壁性 LGE，与冠状动脉供血区分布一致（缺血性 LGE 分布模式）；伴左心室功能不全的非缺血性心肌病患者，可表现为 LGE（-）或冠状动脉供血区分布不一致的 LGE 模式（如心肌中层 / 心外膜下或散在分布）（图 23-3）。但是，约 13% 伴左心室功能障碍且有创冠状动脉造影无明确缺血性心脏病的患者，CMR 检查显示缺血性 LGE 分布模式[18, 19]。这些患者中，缺血性 LGE 程度很小，并不能解释左心室扩张和功能障碍的严重程度；但是，少数患者中缺血性 LGE 的严重程度可用于解释左心室扩张和功能障碍（冠状动脉通畅的缺血性心肌病患者）[18, 19]。同时，CMR 与全心冠状动脉造影检查相结合，能够有效排除近端多支病变，具有高灵敏度和阴性预测值[20]。

DCM 患者临床转归多样，可发生快速进行性心力衰竭、心脏性猝死和左心室逆向重塑等结局（即左心室容积逐渐减少而收缩功能逐渐恢复）。研究已证明，采用最佳药物治疗的近 40% 新发 DCM 患者，在中期随访中发生了左心室逆向重塑，它是 DCM 患者长期预后的独立预测因子[21, 22]。目前指南推荐，在进行 ICD 植入和（或）心脏再同步化治疗（CRT）前，应进行最佳药物治疗 3 个月以上[13]。但是，此时间窗口内的治疗决策，对 DCM 患者是否安全且经济尚存争议。因此明确哪些患者可能发生左心室逆向重构

269

表 23-4　评估 DCM 的患者的 CMR 报告

参　数	左心室	右心室	左心房	右心房	其　他
容积 / 体表面积	•	•			
每搏输出量 / 体表面积	•	•			
质量 / 体表面积	•	○			
局部收缩功能	•	•			
整体收缩功能	•	•			
收缩末期心腔面积 / 体表面积（水平长轴层面）			○	○	
形态（舒张末期最大室壁厚度）	○				
心脏形态和冠状动脉成像					○
初始 T_1 mapping/ ECV	○				
水肿分布	○				
血栓	•	•			
延迟强化分布			○		
延迟强化方式	•				

延迟强化方式：非缺血性（①散在；②心肌中层；③心外膜下）；缺血性（①心内膜下——透壁性＜ 50%；②透壁——透壁性≥ 50%）
ECV. 细胞外容积；•. 推荐；○. 可选

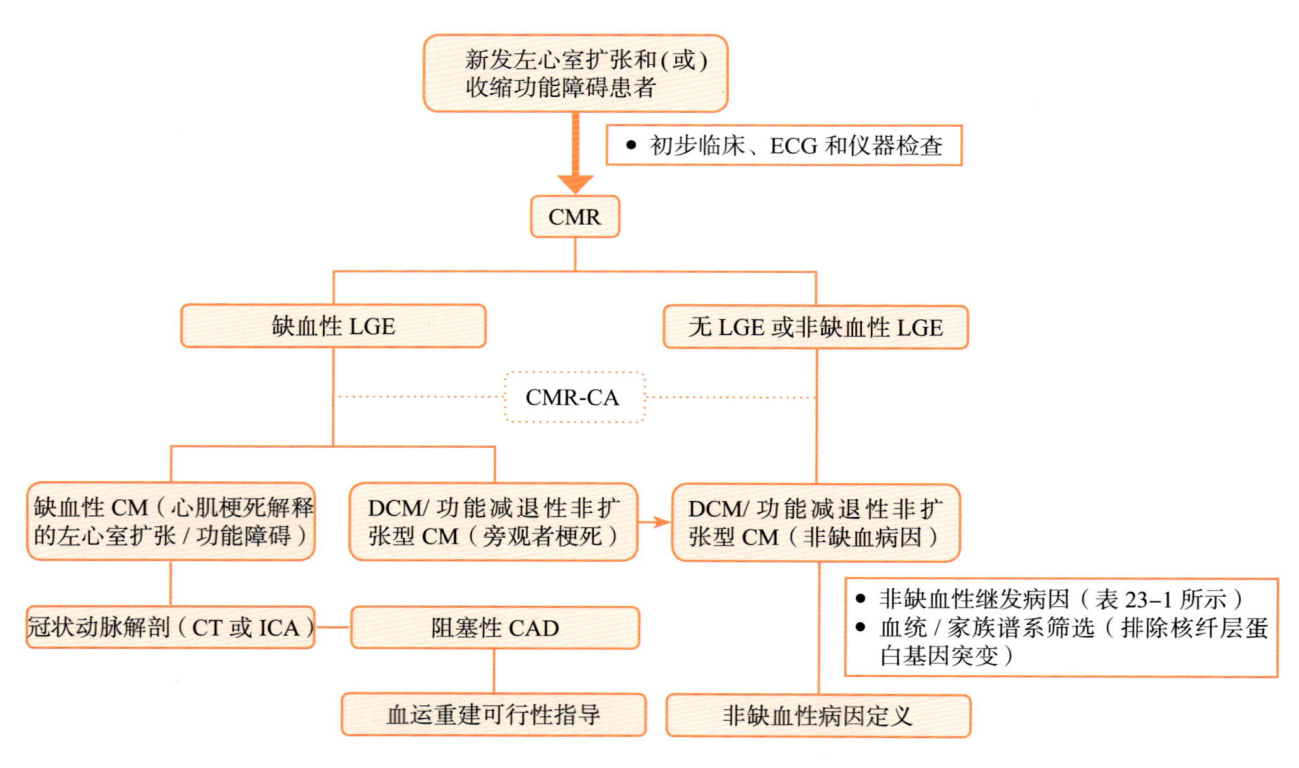

▲ 图 23-2　评估新发左心室扩张和（或）收缩功能障碍患者的方案流程图
虚线表示基于 CMR 冠状动脉成像的图像采集和结果解读。CMR. 心血管磁共振；DCM. 扩张型心肌病；CM. 心肌病；CAD. 冠状动脉疾病；CMR-CA.CMR 冠状动脉成像；CT. 计算机断层扫描；ICA. 有创冠状动脉造影；LGE. 心肌延迟强化；ECG. 心电图

第 23 章 扩张型心肌病
Dilated cardiomyopathy

缺血性心肌病　　伴有心肌梗死的扩张型心肌病

缺血性延迟强化

斑片状强化模式　　心肌中层强化模式　　心外膜下强化模式

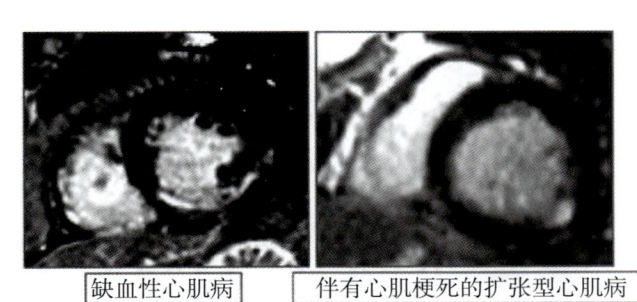

非缺血性延迟强化

▲ 图 23-3　伴有左心室扩张和收缩功能障碍患者的 LGE 模式，可用于识别潜在病因

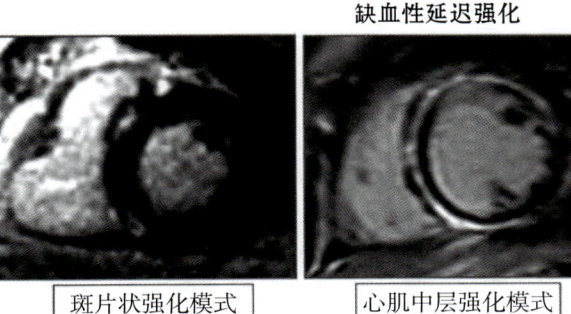

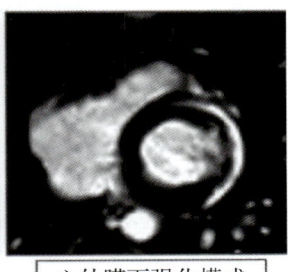

至关重要。有研究表明，与心肌中层 LGE（+）的 DCM 患者相比，LGE（-）者更易发生左心室逆向重塑，而与临床表现、首诊左心室扩张和心功能障碍的严重程度无关[22]。在某种意义上，CMR 在首诊检查中，结合临床表现和功能参数等疾病信息，能够预测 DCM 的动态演变过程和临床病程（图 23-4 和图 23-5）。

近几十年来，随着药物治疗和器械治疗方案的完善，DCM 患者预后明显改善，但是 10 年生存率仍 < 60%，并且患者死亡前常伴有多次心力衰竭；因此，疾病的个体化风险评估较为困难。目前，对于症状性（NYHA 分级 Ⅱ 和 Ⅲ）DCM 患者（LVEF 约 35%），尽管可进行 3 个月以上最佳药物治疗（Ⅰ类推荐，B 级证据），但仍推荐进行 ICD 植入一级预防[13]。由于识别出高危患者的敏感性和特异性均较低，存在不恰当的 ICD 干预措施，ICD 放置相关并发症和巨额经济负担等现象，该标准受到广泛质疑。最近，一项纳入 45 个临床研究的 Meta 分析表明，在纳入 > 6000 名 DCM 的患者中，心功能、自主神经功能和去极化/复极化异常，以及心律失常标志物等可对心脏性猝死进行适度的危险分层[23]。除了提供左心室功能参数外，CMR 在一定程度上还可在多个水平上提供有效的疾病风险标志物。经过 CMR 量化的 RV 收缩功能障碍（EF ≤ 45%）指标是无移植生存和其他心力衰竭结局的独立不良预测因子[24]。1/3 的 DCM 患者表现为心肌中层延迟强化，即心肌发生了替代性纤维化，是患者全因死亡、心血管死亡/移植和心脏性猝死的独立预测因子[25-29]，较 LVEF 具有更高的预后预测价值[25-27]。Gulati 等研究表明，在校正其他混杂因素后，有心肌中层延迟强化的 DCM 患者发生心脏性猝死或异常心脏性死亡的风险增加 4 倍，给左心室功能障碍者提供更多有价值的预后信息。此研究的结果表明，心肌中层纤维化可能有助于完善心律失常的风险评估，进而评价 ICD 植入治疗的可行性，对公共卫生资源的合理分配利用具有潜在价值[25, 27-29]（图 23-5）。特别是，心肌中层纤维化是多种疾病严重程度的有效分层指标，包括无心力衰竭病史（B 级心力衰竭）的

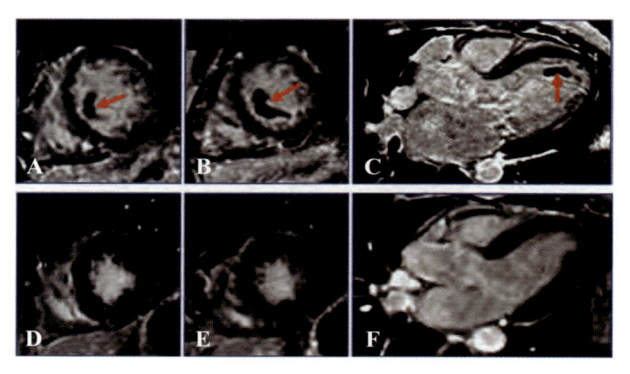

▲ 图 23-4 33 岁，男性，因急性心力衰竭入院治疗，既往收缩压升高 1 年，无其他心血管病致病因素

CMR 显示心室扩张，左、右心室功能障碍（左心室舒张末期容积：164ml/m²，射血分数：18%；右心室舒张末期容积：135ml/m²，射血分数：24%），无心肌中层纤维化改变；左心室心尖可见较大的漂浮血栓（A 至 C，红箭）。患者排除继发性高血压，尽管持续华法林抗凝治疗，仍发生了缺血性卒中（小脑）。在最佳药物治疗 6 个月后，进行 CMR 检查显示左、右心室容积减小（左心室舒张末期容积：111ml/m²；右心室舒张末容积：96ml/m²），双心室功能明显好转（左心室射血分数：47%；右心室射血分数：49%）。心脏电影成像及 LGE 成像（D 至 F）显示左心室心尖部血栓消失

DCM 患者和需 ICD 植入或 CRT 治疗的候选患者 [26, 27, 29–31]。与心肌无延迟强化的患者相比，接受 CRT 治疗伴心肌中层纤维化的 DCM 患者基本不发生左心室逆向重塑且临床预后较差，此结局与缺血性心肌病患者类似 [30]。最近，一项纳入 9 个临床研究的 Meta 分析表明，在纳入 1500 名 DCM 的患者中，LGE 是全因死亡、心力衰竭再入院和心脏性猝死的重要预后价值指标 [32]。多项研究提出评价心肌纤维化程度的不同临界值，用来预测临床结局，但目前尚无统一的临界值用于 DCM 患者的危险分层 [27, 28]。但是，心肌中层纤维化作为连续变量，仍具有评估疾病预后的重要价值，心肌纤维化的程度可能是评估疾病预后的重要指标 [25]。

九、前景展望

Mapping 成像和高空间分辨率的 3D LGE 技术可对心肌进行更精准的组织特征评估，进而优

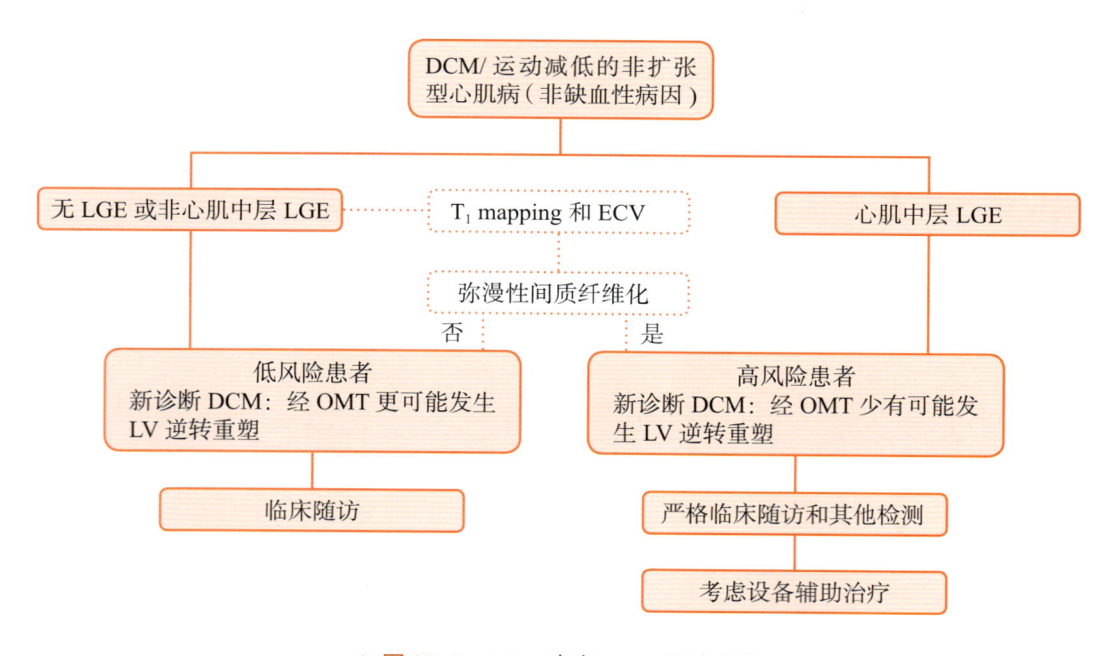

▲ 图 23-5 DCM 患者 CMR 风险分层

虚线表示在风险分层中 T_1 mapping 和 ECV 具有潜在的应用价值。目前，尚无足够的证据表明非心肌中层 LGE 对疾病预后的价值；因此，将非心肌中层 LGE（如散在）和 LGE（−）患者进行分组。DCM. 扩张型心肌病；LV. 左心室；LGE. 心肌延迟强化；OMT. 最佳药物治疗；ECV. 细胞外容积

化检查流程和DCM患者的临床管理（框23-3）。Mapping定量技术已应用于DCM队列研究中，可量化心肌的初始T_1和T_2值及ECV值。据多个研究报道，在不同磁场条件下应用不同的T_1 mapping序列，与对照组相比，DCM患者的初始T_1值和ECV值更高，其实验结果基本一致[33,34]。在DCM患者中，ECV反映组织学中心肌胶原蛋白含量，它可作为弥漫性间质纤维化的潜在非侵入性标志物，也可用于监测对抗重塑治疗的反应[35]。最近，Puntmann等在一项纳入637名DCM患者的多中心研究中报道，较高的心肌初始T_1值是患者全因死亡和心力衰竭事件的独立预测因子[34]。

小队列DCM患者的T_2 mapping初步研究结果表明，与健康志愿者相比，DCM患者的T_2值更高[36]。

在DCM患者的诊断和治疗中，mapping定量成像是一种有前景的影像学工具，可提供LGE额外的疾病诊断和预后信息。但是，在健康志愿者和DCM患者中，仍需要进行大样本、多中心、多设备供应商及多序列研究。

十、结论

CMR能够可靠地量化心脏容积和功能，是进行疾病诊断和进展监测的无创影像学工具。CMR可检测缺血性或非缺血性瘢痕的存在，进而辨别患者心力衰竭的病因。CMR能够准确评估心功能，LGE技术能够评估疾病预后。心肌mapping定量技术可进一步完善疾病的临床诊断和危险分层，进而指导患者的临床管理。

框23-3　Mapping成像

- Mapping定量技术是一种CMR新技术，可无创评估心肌组织学特征和量化心肌弥漫性病变，进而弥补LGE技术的不足
- 与对照组相比，DCM患者的心肌初始T_1值和ECV值更高
- ECV能够无创量化心肌胶原容积（一般通过心肌活检获得）
- 据报道，DCM患者的T_2弛豫时间延长（小队列研究初步验证）
- Mapping定量序列需在不同层面上采集2次以上
- 定量mapping分析时，心肌ROI区应避免接触室壁边缘（特别是室壁变薄时），以免产生部分容积效应，影响结果准确性

推荐阅读

[1] Assomull RG, Shakespeare C, Kalra PR, et al. Role of cardiovascular magnetic resonance as a gatekeeper to invasive coronary angiography in patients presenting with heart failure of unknown etiology. *Circulation*. 2011;124:1351–60.

[2] Gulati A, Jabbour A, Ismail TF, et al. Association of fibrosis with mortality and sudden cardiac death in patients with nonischemic dilated cardiomyopathy. *JAMA*. 2013;309:896–908.

[3] Hershberger RE, Hedges DJ, Morales A. Dilated cardiomyopathy: the complexity of a diverse genetic architecture. *Nat Rev Cardiol*. 2013;10:531–47.

参考文献

[1] Elliott P, Andersson B, Arbustini E, et al. Classification of the cardiomyopathies: a position statement from the European Society of Cardiology Working Group on Myocardial and Pericardial Diseases. *Eur Heart J*. 2008;29:270–6.

[2] Pinto YM, Elliott PM, Arbustini E, et al. Proposal for a revised definition of dilated cardiomyopathy, hypokinetic non-dilated cardiomyopathy, and its implications for clinical practice: a position statement of the ESC working group on myocardial and pericardial diseases. *Eur Heart J*. 2016;37:1850–8.

[3] Codd MB, Sugrue DD, Gersh BJ, Melton LJ 3rd. Epidemiology of idiopathic dilated and hypertrophic cardiomyopathy: a population- based study in Olmsted County, Minnesota, 1975–1984. *Circulation*. 1989;80:564–72.

[4] Roberts WC, Siegel RJ, McManus BM. Idiopathic dilated

[5] Hershberger RE, Hedges DJ, Morales A. Dilated cardiomyopathy: the complexity of a diverse genetic architecture. *Nat Rev Cardiol.* 2013;10:531–47.

[6] Herman DS, Lam L, Taylor MR, *et al.* Truncations of titin causing dilated cardiomyopathy. *N Engl J Med.* 2012;366:619–28.

[7] van Rijsingen IA, Arbustini E, Elliott PM, *et al.* Risk factors for malignant ventricular arrhythmias in lamin a/c mutation carriers; A European cohort study. *J Am Coll Cardiol.* 2012;59:493–500.

[8] Pollack A, Kontorovich AR, Fuster V, Dec GW. Viral myocarditis— diagnosis, treatment options, and current controversies. *Nat Rev Cardiol.* 2015;12:670–80.

[9] Caforio AL, Mahon NG, Baig MK, *et al.* Prospective familial assessment in dilated cardiomyopathy: Cardiac autoantibodies predict disease development in asymptomatic relatives. *Circulation.* 2007;115:76–83.

[10] Hilfiker-Kleiner D, Haghikia A, Nonhoff J, Bauersachs J. Peripartum cardiomyopathy: current management and future perspectives. *Eur Heart J.* 2015;36:1090–7.

[11] Ware JS, Li J, Mazaika E, *et al.*; IMAC-2 and IPAC Investigators. Shared genetic predisposition in peripartum and dilated cardiomyopathies. *N Engl J Med.* 2016;374:233–41.

[12] Cooper LT, Baughman KL, Feldman AM, *et al.* The role of endomyocardial biopsy in the management of cardiovascular disease: a scientific statement from the American Heart Association, the American College of Cardiology, and the European Society of Cardiology endorsed by the Heart Failure Society of America and the Heart Failure Association of the European Society of Cardiology. *Eur Heart J.* 2007;28:3076–93.

[13] McMurray JJ, Adamopoulos S, Anker SD, *et al.*; ESC Committee for Practice Guidelines. ESC Guidelines for the diagnosis and treatment of acute and chronic heart failure 2012: The Task Force for the Diagnosis and Treatment of Acute and Chronic Heart Failure 2012 of the European Society of Cardiology. Developed in collaboration with the Heart Failure Association (HFA) of the ESC. *Eur Heart J.* 2012;33:1787–847.

[14] Andreini D, Pontone G, Pepi M, *et al.* Diagnostic accuracy of multidetector computed tomography coronary angiography in patients with dilated cardiomyopathy. *J Am Coll Cardiol.* 2007;49:2044–50.

[15] Kellman P, Aletras AH, Mancini C, McVeigh ER, Arai AE. T_2–prepared SSFP improves diagnostic confidence in edema imaging in acute myocardial infarction compared to turbo spin echo. *Magn Reson Med.* 2007;57:891–7.

[16] Kramer CM, Barkhausen J, Flamm SD, Kim RJ, Nagel E; Society for Cardiovascular Magnetic Resonance Board of Trustees Task Force on Standardized Protocols. Standardized cardiovascular magnetic resonance (CMR) protocols 2013 update. *J Cardiovasc Magn Reson.* 2013;15:91.

[17] Moon JC, Messroghli DR, Kellman P, *et al.*; Society for Cardiovascular Magnetic Resonance Imaging; Cardiovascular Magnetic Resonance Working Group of the European Society of Cardiology. Myocardial T_1 mapping and extracellular volume quantification: a Society for Cardiovascular Magnetic Resonance (SCMR) and CMR Working Group of the European Society of Cardiology consensus statement. *J Cardiovasc Magn Reson.* 2013;15:92.

[18] Assomull RG, Shakespeare C, Kalra PR, *et al.* Role of cardiovascular magnetic resonance as a gatekeeper to invasive coronary angiography in patients presenting with heart failure of unknown etiology. *Circulation.* 2011;124:1351–60.

[19] McCrohon JA, Moon JC, Prasad SK, *et al.* Differentiation of heart failure related to dilated cardiomyopathy and coronary artery disease using gadolinium-enhanced cardiovascular magnetic resonance. *Circulation.* 2003;108:54–9.

[20] Kim WY, Danias PG, Stuber M, *et al.* Coronary magnetic resonance angiography for the detection of coronary stenoses. *N Engl J Med.* 2001;345:1863–9.

[21] Merlo M, Pyxaras SA, Pinamonti B, Barbati G, Di Lenarda A, Sinagra G. Prevalence and prognostic significance of left ventricular reverse remodeling in dilated cardiomyopathy receiving tailored medical treatment. *J Am Coll Cardiol.* 2011;57:1468–76.

[22] Masci PG, Schuurman R, Andrea B, *et al.* Myocardial fibrosis as a key determinant of left ventricular remodeling in idiopathic dilated cardiomyopathy: a contrast-enhanced cardiovascular magnetic study. *Circ Cardiovasc Imaging.* 2013;6:790–9.

[23] Goldberger JJ, Subacius H, Patel T, Cunnane R, Kadish AH. Sudden cardiac death risk stratification in patients with nonischemic dilated cardiomyopathy. *J Am Coll Cardiol.* 2014;63:1879–89.

[24] Gulati A, Ismail TF, Jabbour A, *et al.* The prevalence and prognostic significance of right ventricular systolic dysfunction in nonischemic dilated cardiomyopathy. *Circulation.* 2013;128:1623–33.

[25] Gulati A, Jabbour A, Ismail TF, *et al.* Association of fibrosis with mortality and sudden cardiac death in patients with nonischemic dilated cardiomyopathy. *JAMA.* 2013;309:896–908.

[26] Masci PG, Doulaptsis C, Bertella E, *et al.* Incremental prognostic value of myocardial fibrosis in patients with non-ischemic cardiomyopathy without congestive heart failure. *Circ Heart Fail.* 2014;7:448–56.

[27] Neilan TG, Coelho-Filho OR, Danik SB, *et al.* CMR quantification of myocardial scar provides additive prognostic information in nonischemic cardiomyopathy. *JACC Cardiovasc Imaging.* 2013;6:944–54.

[28] Assomull RG, Prasad SK, Lyne J, *et al.* Cardiovascular magnetic resonance, fibrosis, and prognosis in dilated cardiomyopathy. *J Am Coll Cardiol.* 2006;48:1977–85.

[29] Wu KC, Weiss RG, Thiemann DR, *et al.* Late gadolinium enhancement by cardiovascular magnetic resonance heralds an adverse prognosis in nonischemic cardiomyopathy. *J Am Coll Cardiol.* 2008;51:2414–21.

[30] Leyva F, Taylor RJ, Foley PW, *et al.* Left ventricular midwall fibrosis as a predictor of mortality and morbidity after cardiac resynchronization therapy in patients with nonischemic cardiomyopathy. *J Am Coll Cardiol.* 2012;60:1659–67.

[31] Iles L, Pfluger H, Lefkovits L, *et al.* Myocardial fibrosis predicts appropriate device therapy in patients with implantable cardioverter- defibrillators for primary prevention of sudden cardiac death. *J Am Coll Cardiol.* 2011;57:821–8.

[32] Kuruvilla S, Adenaw N, Katwal AB, Lipinski MJ, Kramer CM, Salerno M. Late gadolinium enhancement on cardiac magnetic resonance predicts adverse cardiovascular outcomes in nonischemic cardiomyopathy: a systematic review and meta-analysis. *Circ Cardiovasc Imaging.* 2014;7:250–8.

[33] Dass S, Suttie JJ, Piechnik SK, *et al.* Myocardial tissue

characterization using magnetic resonance noncontrast T_1 mapping in hypertrophic and dilated cardiomyopathy. *Circ Cardiovasc Imaging.* 2012;5:726–33.

[34] Puntmann VO, Carr-White G, Jabbour A, *et al*.; International T1 Multicentre CMR Outcome Study. T_1–mapping and outcome in nonischemic cardiomyopathy: all-cause mortality and heart failure. *JACC Cardiovasc Imaging.* 2016;9:40–50.

[35] aus dem Siepen F, Buss SJ, Messroghli D, *et al*. T1 mapping in dilated cardiomyopathy with cardiac magnetic resonance: quantification of diffuse myocardial fibrosis and comparison with endomyocardial biopsy. *Eur Heart J Cardiovasc Imaging.* 2015;16:210–16.

[36] Mordi I, Carrick D, Bezerra H, Tzemos N. T_1 and T_2 mapping for early diagnosis of dilated non-ischaemic cardiomyopathy in middle-aged patients and differentiation from normal physiological adaptation. *Eur Heart J Cardiovasc Imaging.* 2016;17:797–803.

第 24 章 Takotsubo 综合征
Takotsubo syndrome

Ingo Eitel　Albert van Rossum　Thomas Stiermaier　Holger Thiele　著
张宏凯　译　　张丽君　徐　磊　校

一、概述

20 多年前日本首次描述了 Takotsubo 综合征（Takotsubo syndrome, TTS），即应激性心肌病，它是急性心力衰竭的一种重要表现形式，需要与可疑急性冠状动脉综合征患者进行鉴别[1]。应激性心肌病的特征是可逆性的左心室壁节段性运动异常，其范围超过心外膜单支冠状动脉的供血范围，并且没有阻塞性缺血性心脏病或急性斑块破裂的血管造影证据[2]。其诊断标准如表 24-1 所示。应激诱发和绝经后女性多发是本病特征[2,3]。

二、解剖与病理

至今，应激性心肌病患者中已经描述 3 种类型的左心室壁周向运动异常。左心室造影示例见图 24-1。

首例报道的应激性心肌病患者表现为典型的左心室心尖球样扩张，伴中央段和心尖段室壁运动减低和基底段室壁运动增高[1]。这种血管造影下的典型心脏收缩运动模式，类似于日本渔民捕捉章鱼所用的"章鱼瓶"，因此日本研究人员以此命名该病。与典型的心尖段球样扩张不同，各种变异型的应激性心肌病接连报道，研究人员随后总结了非典型的应激性心肌病类型[3-5]。心室中央段球样扩张型，其特征为左心室中段室壁运动功能减低，而心尖段和基底段室壁运动基本正常。基底段球样扩张型，其特征为左心室基底段室壁运动功能减低，而中央段和心尖段室壁运动基本正常。至今，左心室心尖段球样扩张是应

表 24-1　应激性心肌病的 Mayo 诊所标准

	心肌病诊断标准
1	左心室心尖和（或）心室中央段或基底段一过性的节段性室壁运动减低、无运动或运动障碍，且超过心外膜单支冠状动脉供血区，这通常（并非总是）是由应激诱发
2	没有阻塞性缺血性心脏病或急性斑块破裂的血管造影证据*
3	心电图出现新发异常［ST 段抬高和（或）T 波倒置］和（或）心肌肌钙蛋白轻度升高
4	无嗜铬细胞瘤或心肌炎

*. 病变节段以外的冠状动脉供血区存在冠状动脉粥样硬化并不能除外应激性心肌病
［经许可引自 Prasad A, Lerman A, Rihal CS. Apical ballooning syndrome (Tako-Tsubo or stress cardiomyopathy): a mimic of acute myocardial infarction. *Am Heart J* 2008; 155: 408-417. © 2008 Mosby, Inc 版权所有］

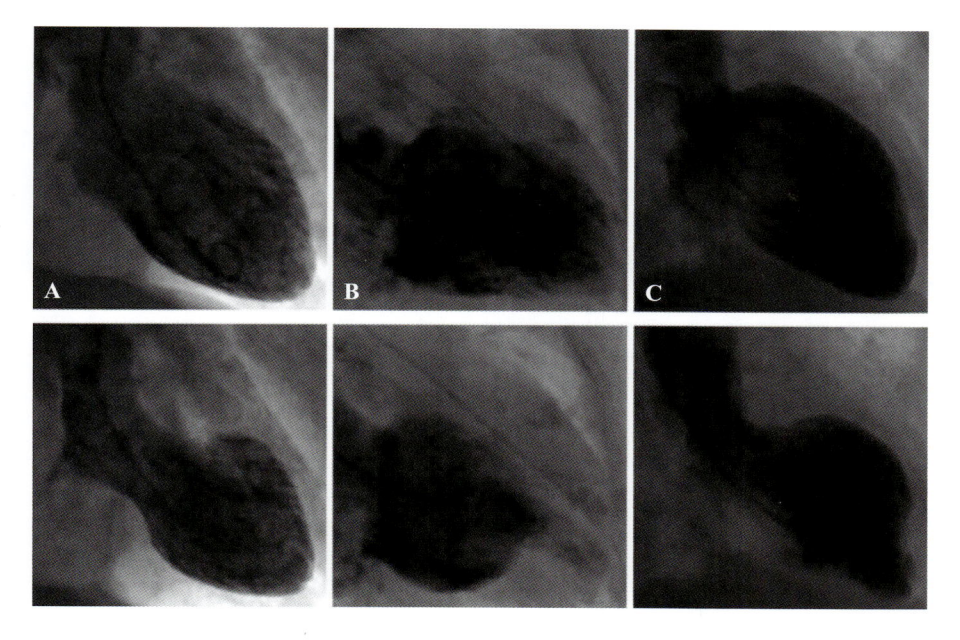

图 24-1 左心室造影中的左心室球样扩张图

应激性心肌病患者左心室舒张末期（上排）和收缩末期（下排）的图像，典型的心尖球样扩张（A）、基底部球样扩张（B）和心室中部球样扩张（C）

激性心肌病最常见的类型，占 3/4，而心室中段（15%～20%）和基底段（1%）的发病率较低[3-5]。而在反复发作的同一应激性心肌病患者中可见不同的左心室球样扩张模式[6,7]。除左心室壁运动异常外，1/3 应激性心肌病患者右心室受累，它是疾病严重程度和预后不良的重要标志[3,8]。在个案报道中，有无左心室累及的孤立右心室型应激性心肌病的报告，但很罕见[9]。

尽管既往已报道大量的研究，但应激性心肌病的发病机制和特殊分布的异常收缩模式尚未完全阐明。可能性不大的病理生理学机制包括冠状动脉血管痉挛、斑块破裂和异常的前壁心肌梗死或前降支肌桥等导致的心肌顿抑[10-15]。越来越多的研究证据表明，儿茶酚胺分泌过量导致的交感神经活动增强和冠状动脉微循环损害，可能起主要作用[16-18]。这个结论，在嗜铬细胞瘤患者心肌活检的病理组织学研究中得到验证[19,20]。但是，在应激性心肌病患者中，应激诱发和儿茶酚胺过量分泌并非是必须存在的，由于左心室功能障碍，微血管功能障碍可能是继发改变[21]。

三、临床表现

应激性心肌病患者，急性胸痛和（或）呼吸困难多见，伴各种心电图异常和心肌生物学标志物水平轻度升高[2,3]。因此，首诊时应激性心肌病和急性冠状动脉综合征患者很难鉴别。据统计，2% 的患者临床表现符合急性冠状动脉综合征，但最终诊断为应激性心肌病[2]。绝经后女性好发应激性心肌病，大多数患者中均存在前驱的生理或情感诱发因素[2,3]。最初认为 TTS 预后良好，因为该病具有可逆性，TTS 的左心室功能可在数周内完全恢复。但是，该病急性期可伴有致命性的并发症（如严重的心力衰竭、心源性休克或心律失常等），最新报道的 TTS 的短期和长期死亡率显示该病的预后不良[22-26]。

四、TTS 成像

应激性心肌病的诊断主要基于影像学诊断，该病类似急性冠状动脉综合征表现，因此所有患者均须进行冠状动脉造影检查以排除心肌梗死。同时，左心室造影检查是发现该病典型的室壁运动异常和鉴别应激性心肌病患者的最快速检查方法（图 24-1）。超声心动图可显示心脏收缩功能障碍，同时通过斑点追踪技术确定左心室室壁运动异常的分布区域。此外，可评估患者右心室受累情况、左心室内血栓或左心室梗阻情况（图 24-2）。在患者随访中，超声心动图是判别左心室功能是否完全恢复的首选影像学检查方法。在临床研究中，采用 SPECT 或 PET 检查对应激性心肌病患者进行核素心脏灌注显像，首诊异常收缩障碍区域出现心肌灌注缺损和代谢活性减低，而患者随访中异常区域心肌灌注和代谢活性恢复[27, 28]。但是，核医学成像可能并不能提供有效的临床相关信息，同时辐射剂量大，并不常规应用。

五、TTS 的 CMR 成像

CMR 对应激性心肌病的诊断和评估可能有帮助，可全面评估整个心脏的功能和结构改变。除了可识别典型的局部室壁运动异常，同时可精准量化左心和右心功能，评估其他异常/并发症［如心包和（或）胸腔积液、左心室内血栓］和心肌组织特征（如水肿、炎症、坏死/纤维化）。此外，CMR 在应激性心肌病和其他疾病的鉴别诊断中具有重要价值，对治疗决策产生重要影响，特别是心肌炎和伴自发性血栓溶解的心肌梗死。

六、CMR 成像方案

标准的 CMR 成像方案，包括测量左心室和右心室功能的平衡稳态自由进动序列的心脏电影，评估心肌水肿的 T_2 加权图像，T_2 比值和评估心肌纤维化/坏死的 LGE（对比剂注入 10min 后）成像（表 24-2）。此外，在静脉弹丸式注射 GBCA 前、注药期间和注药 3min 内采集 T_1 加权图像，通过计算早期强化（EGE）率作为心肌炎症改变的指标。同时，心肌初始 T_1-map 指标的临床价值尚未完全证实（图 24-3）。

七、CMR 图像分析

基于大样本的应激性心肌病队列研究，近期提出了应激性心肌病急性期的 CMR 诊断标准[3]。结合典型的心脏区域性室壁运动异常，可逆性组

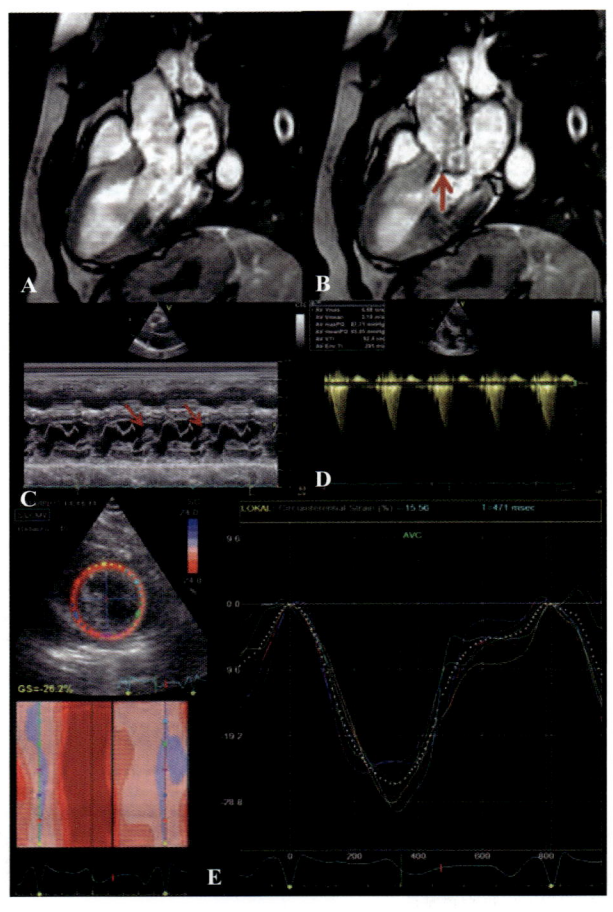

▲ 图 24-2　心尖球样扩张和左心室流出道梗阻的患者
CMR 电影成像显示：心室收缩早期左心室流出道无梗阻（A）。在收缩中晚期，二尖瓣前叶进入左心室流出道［B，红箭，二尖瓣前叶收缩期前向活动（SAM 征）］，造成前向无信号血流，提示流出道严重梗阻。超声心动图验证 SAM 现象（C，红箭），显示 Valsalva 操作过程中（D）最大压力梯度为 87mmHg（或 11 599 Pa），基底 LV 节段斑点追踪分析（E）显示周向应变增加，说明基底超动力收缩是 LVOT 梗阻的潜在因素

第 24 章 Takotsubo 综合征
Takotsubo syndrome

表 24-2 疑似应激性心肌病患者的 CMR 成像方案

扫描方案	序 列	建 议
标准序列		
结构与功能	bSSFP	包括覆盖整个左心室的短轴层面 长轴 3 个层面（VLA、HLA、LVOT）
心肌水肿	T$_2$WI	覆盖整个左心室的短轴层面
纤维化 / 坏死（不可逆性细胞损伤）	T$_1$WI Gd 注射后约 10min（LGE）	包括覆盖整个左心室的短轴层面 长轴层面（VLA 和 HLA）
其他序列		
炎症（充血、毛细血管渗漏）	基于 T$_1$ 加权的 EGE 成像（注射钆对比剂 3min 内）	多层短轴图像或轴位图像
弥漫性水肿、炎症或纤维化	初始 T$_1$ mapping	多层短轴图像

bSSFP. 平衡稳态自由进动；EGE. 早期强化；Gd. 钆；HLA. 水平长轴；LGE. 心肌延迟强化；VLA. 垂直长轴；LVOT. 左心室流出道

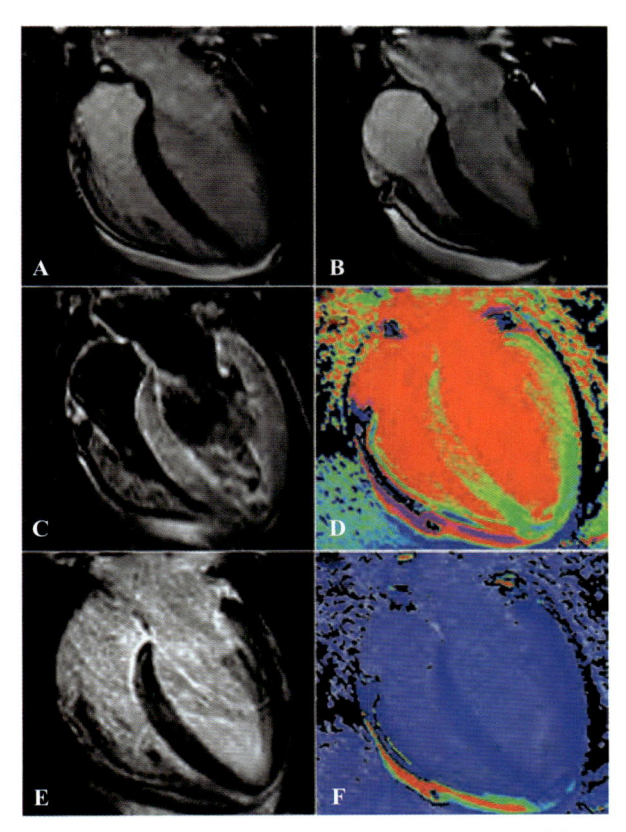

▲ 图 24-3 应激性心肌病患者的 T$_1$ mapping 成像
舒张末期（A）和收缩末期（B）水平长轴视图下 bSSFP CMR 图像显示左心室基底段和中央段室壁运动减弱，心尖段室壁运动增强，符合基底段球样扩张型应激性心肌病。水平长轴视图下 T$_2$ 加权短 tau 反转恢复序列（C）和 LGE（E）图像显示，左心室基底段和中央段小点状高信号和局灶性延迟强化区。采用改良的 Look-Locker 反转恢复序列（ShMOLLI）采集原始（D）和增强后（F）T$_1$-map 彩图证实局部心肌受累

织损伤（心肌水肿）和无明显不可逆的组织损伤（LGE）特征可作为应激性心肌病的有效诊断标准。在大多数应激性心肌病患者中，收缩期左心室功能异常的室壁区域内存在心肌水肿，可作为评估心肌组织损伤的敏感度、范围和严重程度的重要标志（图 24-4）[3, 29]。此外，应激性心肌病患者可发生心肌炎性改变，进而导致心肌水肿[3, 30]。但是，应激性心肌病心肌水肿的病理生理机制尚未阐明。无明显延迟强化和左心室功能完全正常相一致，尽管个案中有罕见的微小的心肌纤维化[3]。此外，CMR 可用于评估应激性心肌病是否累及右心室、左心室内血栓，心包和（或）胸腔积液等。

八、诊断效能及临床结局

左心室节段性室壁运动异常区域内无延迟强化可用于鉴别心肌梗死（心内膜下或透壁性延迟强化，与血管供血区一致）和心肌炎（心包或局灶性延迟强化常见，但不普遍）[31]。同时，CMR 是诊断双心室球样扩张或孤立性右心室应激性心肌病的金标准。鉴于右心室心功能障碍对疾病的

279

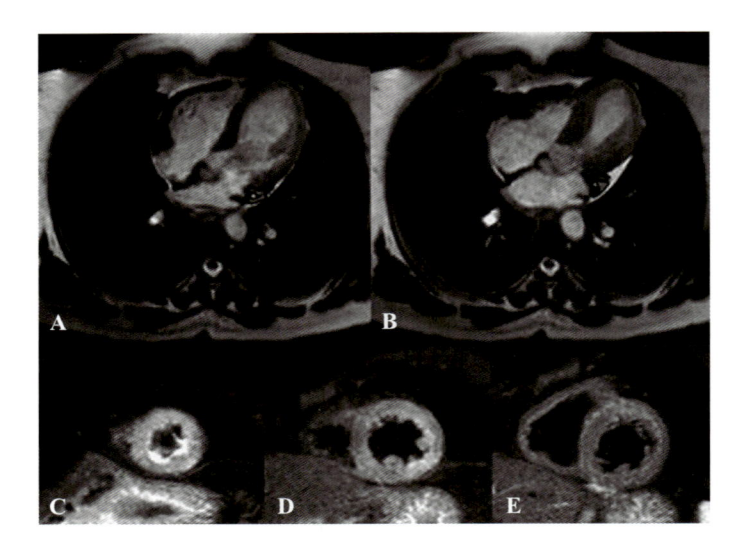

图 24-4 应激性心肌病患者的心肌水肿

在舒张末期（A）和收缩末期（B），基于平衡稳态自由进动的 CMR 电影成像中，四腔心电影显示典型的心尖球样扩张。T_1WI（短 tau 反转恢复）图像显示左心室心尖段（C）和中央段（D）心肌水肿，未累及基底段（E）

发病和结局有显著影响，因此右心室心功能障碍识别至关重要[9, 32]。此外，CMR 具有高空间分辨率，可识别出影响疾病治疗的重要并发症，如左心室内血栓[3]。因此，CMR 能够提供疾病的重要诊断信息，可结合心脏的功能和组织结构特征来确立或排除应激性心肌病诊断，并对指导药物治疗具有重要价值。

九、前景展望

应激性心肌病的未来研究方向，将针对阐明疾病病理生理机制和提供循证医学证据开展。CMR 组织特征跟踪技术可提供应激性心肌病患者心脏结构和功能改变的更多细节。此外，T_1 mapping 技术逐渐成熟，越来越多地用于临床常规心肌组织特征成像。尽管 T_1 值的变化受多种因素影响（心肌水肿/炎症、弥漫性心肌纤维化等），但是 mapping 定量技术在评估应激性心肌病患者弥漫性和微小的心肌组织改变中具有重要价值[33]。此外，与其他心血管疾病相同，T_1 值可作为疾病临床结局的预后指标[34, 35]。

十、结论

应激性心肌病，通常以左心室短暂性局部收缩功能障碍为特征，多表现为心尖球样扩张。CMR 能够很好地描述心室的这种短暂改变，即分别在患者患病早期和患病 4~8 周后进行成像。CMR 具有检测心肌组织学特征的能力，可用于排除其他病因所导致的左心室功能障碍，进一步提高应激性心肌病的诊断效能。未来应激性心肌病的 CMR 研究将有助于阐明疾病的病理生理机制。

推荐阅读

[1] Eitel I, Behrendt F, Schindler K, et al. Differential diagnosis of suspected apical ballooning syndrome using contrast-enhanced magnetic resonance imaging. *Eur Heart J*. 2008;29:2651–9.

[2] Eitel I, von Knobelsdorff-Brenkenhoff F, Bernhardt P, et al. Clinical characteristics and cardiovascular magnetic resonance findings in stress (takotsubo) cardiomyopathy. *JAMA*. 2011;306:277–86.

[3] Nef HM, Mollmann H, Kostin S, et al. Tako-Tsubo cardiomyopathy: intraindividual structural analysis in the acute phase and after functional recovery. *Eur Heart J*. 2007;28: 2456–64.

[4] Prasad A, Lerman A, Rihal CS. Apical ballooning syndrome

(Tako-Tsubo or stress cardiomyopathy): a mimic of acute myocardial infarction. *Am Heart J.* 2008;155:408–17.

[5] Templin C, Ghadri JR, Diekmann J, *et al.* Clinical features and outcomes of Takotsubo (stress) cardiomyopathy. *N Engl J Med.* 2015;373:929–38.

参 考 文 献

[1] Sato HTH, Uchida T, Dote K, Ishihara M. Tako-tsubo-like left ventricular dysfunction due to multivessel coronary spasm. In: Kodama K, Haze K, Hori M, eds. *Clinical Aspect of Myocardial Injury: From Ischemia to Heart Failure.* Tokyo: Kagakuhyoronsha Publishing; 1990: pp. 56–64 (in Japanese).

[2] Prasad A, Lerman A, Rihal CS. Apical ballooning syndrome (Tako-Tsubo or stress cardiomyopathy): a mimic of acute myocardial infarction. *Am Heart J.* 2008;155:408–17.

[3] Eitel I, von Knobelsdorff-Brenkenhoff F, Bernhardt P, *et al.* Clinical characteristics and cardiovascular magnetic resonance findings in stress (takotsubo) cardiomyopathy. *JAMA.* 2011;306:277–86.

[4] Sharkey SW, Maron BJ. Epidemiology and clinical profile of takotsubo cardiomyopathy. *Circ J.* 2014;78:2119–28.

[5] Hurst RT, Prasad A, Askew JW, 3rd, Sengupta PP, Tajik AJ. Takotsubo cardiomyopathy: a unique cardiomyopathy with variable ventricular morphology. *JACC Cardiovasc Imaging.* 2010;3:641–9.

[6] Xu B, Williams PD, Brown M, Macisaac A. Takotsubo cardiomyopathy: does recurrence tend to occur in a previously unaffected ventricular wall region? *Circulation.* 2014;129:e339–40.

[7] Eitel I, Moeller C, Graf T, Thiele H. Recurrence of takotsubo cardiomyopathy with different ballooning patterns. *Int J Cardiol.* 2014;177:25–6.

[8] Elesber AA, Prasad A, Bybee KA, *et al.* Transient cardiac apical ballooning syndrome: prevalence and clinical implications of right ventricular involvement. *J Am Coll Cardiol.* 2006;47:1082–3.

[9] Stahli BE, Ruschitzka F, Enseleit F. Isolated right ventricular ballooning syndrome: a new variant of transient cardiomyopathy. *Eur Heart J.* 2011;32:1821.

[10] Bybee KA, Prasad A, Barsness GW, *et al.* Clinical characteristics and thrombolysis in myocardial infarction frame counts in women with transient left ventricular apical ballooning syndrome. *Am J Cardiol.* 2004;94:343–6.

[11] Dote K, Sato H, Tateishi H, Uchida T, Ishihara M. Myocardial stunning due to simultaneous multivessel coronary spasms: a review of 5 cases. *J Cardiol.* 1991;21:203–14.

[12] Kume T, Akasaka T, Kawamoto T, *et al.* Relationship between coronary flow reserve and recovery of regional left ventricular function in patients with tako-tsubo-like transient left ventricular dysfunction. *J Cardiol.* 2004;43:123–9.

[13] Merli E, Sutcliffe S, Gori M, Sutherland GG. Tako-Tsubo cardiomyopathy: new insights into the possible underlying pathophysiology. *Eur J Echocardiogr.* 2006;7:53–61.

[14] Migliore F, Maffei E, Perazzolo Marra M, *et al.* LAD coronary artery myocardial bridging and apical ballooning syndrome. *JACC Cardiovasc Imaging.* 2013;6:32–41.

[15] Ibanez B, Navarro F, Farre J, *et al.* Tako-tsubo syndrome associated with a long course of the left anterior descending coronary artery along the apical diaphragmatic surface of the left ventricle. *Rev Esp Cardiol.* 2004;57:209–16.

[16] Abraham J, Mudd JO, Kapur NK, Klein K, Champion HC, Wittstein IS. Stress cardiomyopathy after intravenous administration of catecholamines and beta-receptor agonists. *J Am Coll Cardiol.* 2009;53:1320–5.

[17] Paur H, Wright PT, Sikkel MB, *et al.* High levels of circulating epinephrine trigger apical cardiodepression in a beta2–adrenergic receptor/Gi-dependent manner: a new model of Takotsubo cardiomyopathy. *Circulation.* 2012;126:697–706.

[18] Wittstein IS, Thiemann DR, Lima JA, *et al.* Neurohumoral features of myocardial stunning due to sudden emotional stress. *N Engl J Med.* 2005;352:539–48.

[19] Ferreira VM, Marcelino M, Piechnik SK, *et al.* Pheochromocytoma is characterized by catecholamine-mediated myocarditis, focal and diffuse myocardial fibrosis, and myocardial dysfunction. *J Am Coll Cardiol.* 2016;67:2364–74.

[20] Nef HM, Mollmann H, Kostin S, *et al.* Tako-Tsubo cardiomyopathy: intraindividual structural analysis in the acute phase and after functional recovery. *Eur Heart J.* 2007;28:2456–64.

[21] Madhavan M, Borlaug BA, Lerman A, Rihal CS, Prasad A. Stress hormone and circulating biomarker profile of apical ballooning syndrome (Takotsubo cardiomyopathy): insights into the clinical significance of B-type natriuretic peptide and troponin levels. *Heart.* 2009;95:1436–41.

[22] Redfors B, Vedad R, Angeras O, *et al.* Mortality in takotsubo syndrome is similar to mortality in myocardial infarction—a report from the SWEDEHEART registry. *Int J Cardiol.* 2015;185:282–9.

[23] Stiermaier T, Eitel C, Denef S, *et al.* Prevalence and clinical significance of life-threatening arrhythmias in Takotsubo cardiomyopathy. *J Am Coll Cardiol.* 2015;65:2148–50.

[24] Stiermaier T, Eitel C, Desch S, *et al.* Incidence, determinants and prognostic relevance of cardiogenic shock in patients with Takotsubo cardiomyopathy. *Eur Heart J Acute Cardiovasc Care.* 2016;5:489–96.

[25] Stiermaier T, Moeller C, Oehler K, *et al.* Long-term excess mortality in Takotsubo cardiomyopathy: predictors, causes and clinical consequences. *Eur J Heart Fail.* 2016;18:650–6.

[26] Templin C, Ghadri JR, Diekmann J, *et al.* Clinical features and outcomes of takotsubo (stress) cardiomyopathy. *N Engl J Med.* 2015;373:929–38.

[27] Arias AM, Oberti PF, Pizarro R, *et al.* Dobutamine-precipitated Takotsubo cardiomyopathy mimicking acute myocardial infarction: a multimodality image approach. *Circulation.* 2011;124:e312–15.

[28] Yoshida T, Hibino T, Kako N, *et al.* A pathophysiologic study of tako-tsubo cardiomyopathy with F-18 fluorodeoxyglucose positron emission tomography. *Eur Heart J.* 2007;28:2598–604.

[29] Eitel I, Friedrich MG. T_2–weighted cardiovascular magnetic resonance in acute cardiac disease. *J Cardiovasc Magn Reson.* 2011;13:13.

[30] Eitel I, Lucke C, Grothoff M, *et al.* Inflammation in takotsubo

cardiomyopathy: insights from cardiovascular magnetic resonance imaging. *Eur Radiol.* 2010;20:422–31.

[31] Eitel I, Behrendt F, Schindler K, *et al*. Differential diagnosis of suspected apical ballooning syndrome using contrast-enhanced magnetic resonance imaging. *Eur Heart J.* 2008;29:2651–9.

[32] Haghi D, Athanasiadis A, Papavassiliu T, *et al*. Right ventricular involvement in Takotsubo cardiomyopathy. *Eur Heart J.* 2006;27:2433–9.

[33] Taylor AJ, Salerno M, Dharmakumar R, Jerosch-Herold M. T_1 mapping: basic techniques and clinical applications. *JACC Cardiovasc Imaging.* 2016;9:67–81.

[34] Banypersad SM, Fontana M, Maestrini V, *et al*. T1 mapping and survival in systemic light-chain amyloidosis. *Eur Heart J.* 2015;36:244–51.

[35] Puntmann VO, Carr-White G, Jabbour A, *et al*. T1–mapping and outcome in nonischemic cardiomyopathy: all-cause mortality and heart failure. *JACC Cardiovasc Imaging.* 2016;9:40–50.

第 25 章 致心律失常性心肌病
Arrhythmogenic cardiomyopathy

Frank I Marcus　Harikrishna Tandri　Martina Perazzolo Marra　Aiden Abidov　著
周　振　译　　张丽君　徐　磊　校

一、概述

致心律失常性心肌病（arrhythmogenic cardiomyopathy，AC）是一种遗传性心肌病，普通人群[1]中的发病率为 1/5000。致心律失常性心肌病最初被命名为"右心室发育不良"，右心室病变被认为系胚胎发育异常所致。随后，它被命名为"致心律失常性右心室心肌病/发育不良"（ARVC/D）和"右心室心肌病"（ARVC）。最近，该疾病被改称为"致心律失常性心肌病"，因为一些具有特征性桥粒斑蛋白基因异常的患者病变主要累及左心室。许多以右心室为主要受累部位的患者中，左心室下壁及下侧壁均可出现类似病理改变，但这种左心室病变可能不会影响左心室的大小或功能[2]。

二、解剖与病理

致心律失常性心肌病以心室心肌被纤维脂肪组织替代为特征（心肌萎缩）[2-4]。该病变随着时间的推移逐渐进展，往往由心外膜发展至心内膜，最终导致室壁变薄。事实上，致心律失常性心肌病的特异性征象为"发育不良三角"（即流入道、心尖和流出道发育不良）所构成的右心室瘤样改变[3]，也有部分报道心脏大体病理正常，只有通过组织病理学仔细检查才能发现致心律失常性心肌病的特征（图 25-1）。仅累及左心室或主要累及左心室的患者并不罕见，通常病变仅累及后外侧游离壁的心外膜下或心肌中层。"致心律失常性心肌病"能够更为全面的指双心室广泛受累或以左心室或右心室受累为主的病变。组织学检查显示纤维组织和脂肪组织散在分布于存活的心肌细胞岛中。右心室脂肪浸润并不足以诊断致心律失常性心肌病，还应寻找替代型纤维化和心肌细胞退行性改变的证据。心肌细胞坏死少见，可能与炎症浸润有关[3]。在某些患者中，经静脉心内膜心肌活检是明确诊断的重要手段，样本应取自右心室游离壁，室间隔一般不受累。由于正常心肌被纤维或纤维脂肪替代，心肌残余量 < 60% 已被证实具有较高的诊断准确性，被认为是致心律失常性心肌病的主要诊断标准[1]。

三、临床背景

本病常表现为室性期前收缩引起的心悸或室性心动过速引起的晕厥。偶见心室颤动所致的心脏性猝死。临床上该病通常发生于 10—50 岁的人群，最好发的年龄段为 20—40 岁。在 V_1 及

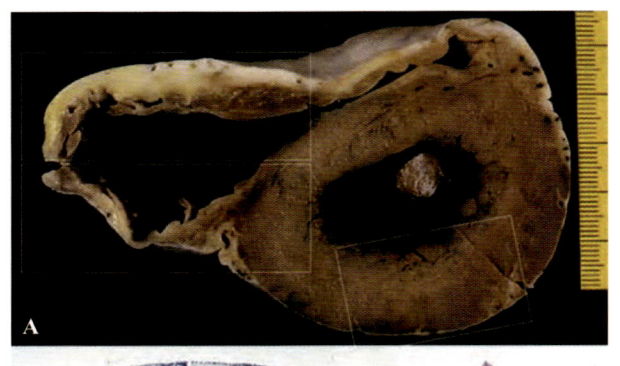

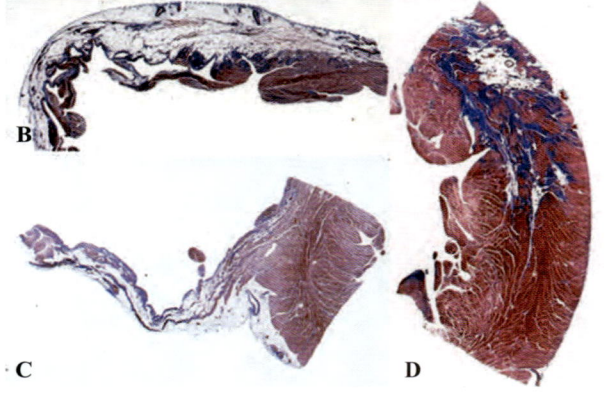

▲ 图25-1 致心律失常性心肌病的组织病理学标本。17岁，男性，无症状猝死于一场足球比赛中
A. 心脏标本横切面示漏斗状的三尖瓣下右心室室壁瘤；B 和 C. 右心室前侧游离壁和三尖瓣下右心室室壁瘤的组织学全景图（A 图中方框标注区域），注意纤维脂肪组织替代后的室壁变薄；D. 左心室后外侧壁组织学全景图示局部心肌组织被纤维脂肪替代，但室壁厚度未见变化（B 至 D.Azan 染色，2.5×）
经许可引自 Basso C, Thiene G, Corrado D, et al. Arrhythmogenic right ventricular cardiomyopathy. Dysplasia, dystrophy, or myocarditis? Circulation 1996；94：983–991, https://doi.org/10.1161/01.CIR.94.5.983. © 1996 American Heart Association 版权所有

其他心前区导联中发现 T 波倒置，且伴有该疾病的家族史（框 25–1）[1]，可支持疑似诊断。两种遗传模式已被揭露。常染色体显性型比常染色体隐性型更常见，常染色体隐性型致心律失常性心肌病是心脏皮肤综合征的一部分，表现包括掌跖皮肤角化和羊毛状发。50% 的致心律失常性心肌病患者会在以下 5 个基因中的 1 个基因出现遗传性桥粒斑蛋白异常，包括 plakophilin-2、desmoglein-2、desmocolin-2、desmoplakin 及 junctional plakoglobin[5]。心脏受累的程度不同，

其心电图和影像学表现亦不相同。该病通常主要累及右心室，需要重视右心室影像学评价。当怀疑致心律失常性心肌病时，利用特定方案来评估这种诊断的可能性至关重要。此外，由于右心室收缩不对称，影像解读医生应当具备丰富的右心室正常收缩的知识和经验，以便明确致心律失常性心肌病的诊断。致心律失常性心肌病的准确诊断非常重要，有助于为患者提供宝贵的治疗建议，包括患者不应参加耐力运动、家庭成员可能受遗传影响、基因异常可能会遗传给患者后代。此外，基于临床表现及风险分层，部分患者建议进行心内膜 / 心外膜消融或植入 ICD，以及终身服用 β 受体拮抗药。

四、致心律失常性心肌病成像

近 10 年来，心脏成像在硬件和软件方面取得了重大进展，包括超声心动图（echo）、CCTA、高端心肌核素显像（ACNI）和 CMR。2010 年 ARVC/D 工作组诊断标准的重点聚焦于超声和 CMR 的影像诊断[1]。近年来，已有关于 CCTA 及 ACNI 模型 { 如门控血池成像、肾上腺素受体密度成像 [间碘苄胍（MIBG）、心脏 PET 成像 } 诊断效能的研究报道。

执行检查的技术人员的专业知识，以及临床医师对图像的解读能力是影响成像模式选择的重要方面。一般来说，2D 超声具有成本低、容易获得和检查医师经验丰富的优点。此外，2D 超声还可用于 ICD 植入的致心律失常性心肌病患者的随访评估，尽管现在可以对植入 ICD 的患者进行 CMR 检查。CMR 在评估左心室和右心室功能，以及确定心室局部运动障碍方面更为准确。

我们将以临床实践为出发点概述这些成像技术的主要优势，以指导临床医生为患者选择最佳的成像方法。

框 25-1 2010 ARVC/D 工作组诊断标准

1. 整体或局部功能障碍和结构改变

主要标准
- 2D 超声
  - 右心室局部运动障碍，或室壁瘤形成，合并以下征象之一（舒张末期）。
    - PLAX RVOT ≥ 32mm［体型校正（PLAX/BSA）≥ 19mm/m²］。
    - PSAX RVOT ≥ 36［体型校正（PSAX/BSA）≥ 21mm/m²］。
    - 或面积变化分数 ≤ 33%。
- MRI
  - 右心室局部运动障碍或右心室收缩不同步，合并以下征象之一。
    - RVEDV / BSA ≥ 110ml/m²（男性）或 ≥ 100ml/m²（女性）。
    - 或 RVEF ≤ 40%。
- 右心室造影
  - 右心室局部运动障碍，或室壁瘤形成。

次要标准
- 2D 超声
  - 右心室局部运动障碍，合并以下征象之一（舒张末期）。
    - 29mm ≤ PLAX RVOT < 32mm［体型校正 16mm/m² ≤（PLAX/BSA）< 19mm/m²］。
    - 32mm ≤ PSAX RVOT < 36mm［体型校正 18mm/m² ≤（PLAX/BSA）< 21mm/m²］。
    - 或 33% < 面积变化分数 ≤ 40%。
- MRI
  - 右心室局部运动障碍或右心室收缩不同步，合并以下征象之一。
    - 100ml/m² ≤ RVEDV / BSA < 110ml/m²（男性）或 90ml/m² ≤ RVEDV / BSA < 100ml/m²（女性）。
    - RVEF > 40% 或 RVEF ≤ 40%。

2. 心室壁组织特征

主要标准
- 心内膜心肌活检形态定量分析示残余心肌细胞 < 60%（或估测 < 50%），≥ 1 个样本中出现右心室游离壁心肌被纤维组织替代，伴或不伴脂肪组织替代。

次要标准
- 心内膜心肌活检形态定量分析示残余心肌细胞 60%~75%（或 50%~65%），≥ 1 个样本中出现右心室游离壁心肌被纤维组织替代，伴或不伴脂肪组织替代。

3. 复极化异常

主要标准
- 右胸前导联（V₁、V₂ 和 V₃）出现 T 波倒置，或 14 岁以上患者的 V₁、V₂、V₃ 和其他胸前导联出现 T 波倒置（无完全性 RBBB QRS ≥ 120ms 改变）。

次要标准
- 14 岁以上患者的 V₁ 和 V₂ 胸前导联出现 T 波倒置（无完全性 RBBB），或 V₄、V₅ 或 V₆ 心前区导联出现 T 波倒置。
- 14 岁以上患者的 V₁、V₂、V₃ 和 V₄ 胸前导联出现 T 波倒置，伴完全性 RBBB。

4. 去极化 / 传导异常

主要标准
- 右胸前导联（V₁~V₃）出现 Epsilon 波（出现于 QRS 波末端至 T 波开始之间的可重复的低振幅信号）。

次要标准
- 标准心电图无 QRS 间期 ≥ 110ms，信号平均心电图（SAECG）3 个参数中至少 1 个出现异常。
- 滤波 QRS 间期（fQRS）≥ 114ms。
- 终末 QRS 波（< 40μV）持续时间（低幅信号持续时间）≥ 38ms。
- 终末 QRS 40ms 的均方根幅值 ≤ 20μV。
- V₁、V₂ 或 V₃ 胸前导联中终端激活 QRS 间期 ≥ 55ms，测量起于 S 波最低点，终于 QRS 波末端，包括 R 波，无完全性 RBBB。

5. 心律失常

主要标准
- 心电轴上移，LBBB 形态的非持续性或持续性室性心动过速（VT）（Ⅱ、Ⅲ 和 aVF 导联 QRS 波呈阴性或不确定性，aVL 导联 QRS 波呈阳性）。

次要标准
- 右心室流出道形态的非持续性或持续性室性心动过速（VT），LBBB 伴心电轴下移（Ⅱ、Ⅲ 和 aVF 导联 QRS 波呈阳性，aVL 导联 QRS 波呈阴性）或心电轴未知。
- 或每 24h 500 个室性期前收缩（Holter）。

6. 家族史

主要标准
- 一级亲属指标符合工作组诊断标准，ARVC/D 诊断确切。
- 一级亲属尸检或手术病理证实 ARVC/D。
- 明确被评估患者的致病突变与 ARVC/D 相关或可能相关。

次要标准
- 一级亲属具有 ARVC/D 疾病史，但无法明确其家庭成员是否符合工作组诊断标准。
- 一级亲属存在疑似 ARVC/D 相关的早年猝死（年龄 < 35 岁）。
- 二级亲属病理证实 ARVC/D 或指标符合工作组诊断标准。

ARVC/D. 致心律失常性右心室心肌病 / 发育不良；BSA. 体表面积；LBBB. 左束支传导阻滞；RBBB. 右束支传导阻滞；RVOT. 右心室流出道；SAECG. 信号平均心电图；VT. 室性心动过速

经许可引自 Marcus FI, McKenna WJ, Sherrill D, et al. Diagnosis of arrhythmogenic right ventricular cardiomyopathy/dysplasia: proposed modification of the Task Force Criteria. *Circulation*. 2010; 121: 1533–1541, https://doi.org/10.1161/CIRCULATIONAHA.108.840827. © 2010 American Heart Association, Inc 版权所有，Wolters Kluwer Health, Inc 出版

超声心动图是一项用于诊断评估包括致心律失常性心肌病等多种疾病的良好的筛查技术。超声实用性强、便携性好、技术成熟而规范、安全且成本低廉，是评估疑似致心律失常性心肌病患者，以及随访晚期致心律失常性心肌病患者的重要方法。同时，2D超声也是评价特殊人群［年轻患者、竞技运动员、高职业风险人群（尤其是心电图无特异性改变），以及孕妇等有CMR检查禁忌证的患者］的良好的影像筛查工具。对于经验丰富的医生，2D超声能够有效地筛查出右心室完全正常的患者和心脏解剖结构异常或不明确的患者，或者可能受益于进一步的影像评估。尽管致心律失常性心肌病的工作组诊断标准中包含基于2D超声的右心室大小和右心室功能评价，但最近的研究表明3D超声在右心室大小和右心室整体功能的评估中更为可靠。目前，经胸和经食管超声均可应用3D超声技术（图25-2）。3D超声在评估右心室容积和右心室射血分数方面与CMR结果类似。

尽管3D超声比2D超声更能准确地识别右心室局部室壁运动异常（RWMA），但在应变技术的应用方面，3D超声识别RWMA的诊断能力有待进一步提高。近期研究表明斑点追踪成像技术能够有效地诊断累及三尖瓣下区的RWMA，该变化是致心律失常性心肌病的早期诊断标志之一（图25-3）。2D和3D斑点追踪成像技术正成为常规超声检查的一部分。随着专用型右心室应变分析软件的开发，该技术或许很快被证明能够有效揭示致心律失常性心肌病的其他"隐藏"特征。

CCTA检查速度快，患者耐受性好。与CMR相比，CCTA图像采集对操作者的依赖性更小。CCTA可以实现对原始数据进行3D重建，并获得临床评估所需的任意右心室视图（图25-4）。CCTA在临床上的应用受到辐射暴露的限制，最近的扫描方案可将辐射剂量降低至亚毫西弗（相当于几次胸部X线片检查）。尽管CCTA采集速度非常快，但CCTA图像的空间分辨率毫不逊色于CMR。CCTA能够提供有关左、右心室的容积

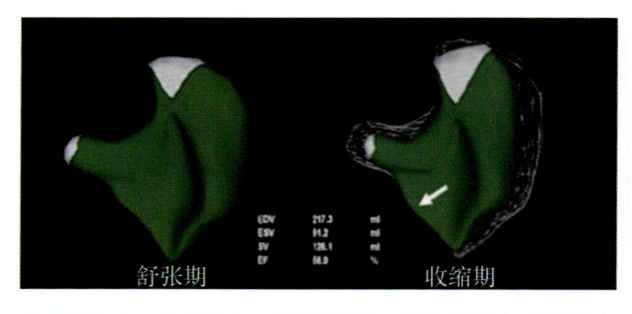

▲ 图25-2 右心室3D-超声模型。经胸超声心动图右心室舒张期和收缩期的3D-超声模型。右心室扩张（右心室EDV=217ml；右心室EDV指数=114ml/m²），局部右心室运动减低（白箭）

经许可引自 Abidov A, Pasha A K, Oliva I B. Chapter 12 Other Imaging Modalities in the Evaluation of Patients with ARVC/D in: Abidov A, Oliva I, Marcus F. Cardiac MRI in Diagnosis, *Clinical Management, and Prognosis of Arrhythmogenic Right Ventricular Cardiomyopathy/Dysplasia*. 2016, Pages 161-181, https://doi.org/10.1016/B978-0-12-801283-3.00012-8. © 2016 Elsevier 版权所有，Academic Press 出版

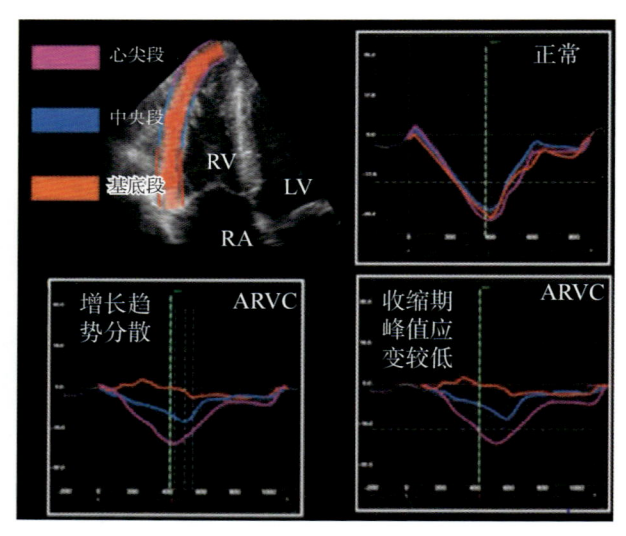

▲ 图25-3 右心室应变成像，致心律失常性心肌病患者三尖瓣下区收缩延迟

RV. 右心室；RA. 右心房；LV. 左心室；ARVC. 致心律失常性右心室心肌病（经许可引自 Mast T, Teske A, Pieter A, Chapter 11 'Echocardiographic Applications in the Diagnosis and Management of Patients with ARVC' in: *Cardiac MRI in the Diagnosis, Clinical Management and Prognosis of ARVC/D*, ed. Abidov A, Oliva I and Marcus FI, Elsevier 2016, page 157.© 2016 Elsevier 版权所有）

和功能、RWMA、脂肪浸润，以及心脏外结构的可靠信息。CCTA 上观察到正常的冠状动脉便可确定右心室异常并非冠状动脉疾病引起的右心室梗死所致。

核素显像本质上是 3D 门控检查。ACNI 检查的空间分辨率较低。但是，均衡放射性核素心血管造影（equilibrium radionuclide angiocardiography，ERNA）和血池 SPECT 能够准确提供左心室和右心室容积数据，进行相位分析，以及评估整体收缩和舒张功能，可重复性高。由于核素显像空间分辨率较低，因此难以获取 RWMA 的信息。ACNI 检查能够实现全自动或半自动采集，提供 LV/RV 容积和 EF 的定量数据。ACNI 检查具有辐射暴露，但最近的采集方案进一步降低了成像所需的放射性示踪剂个人剂量。因此，与核素检查有关的总辐射曝光量正在逐步下降。ACNI 检查基本不受操作人员的干扰，即使患者存在明显心动过速或心律失常，其图像质量仍然能够满足诊断要求。对于安装起搏器或具有 CMR 检查禁忌证的患者，ACNI 检查安全且有效。

肾上腺受体密度成像（MIBG）能够提供有关特定患者人群猝死风险的独特数据。

心脏 FDG PET 可用于诊断心肌炎症改变。与致心律失常性心肌病表现类似的最重要的疾病是心脏结节病，心脏 PET 检查有助于鉴别。表 25-1 总结了 CCTA 和 ACNI 检查的优势和不足。

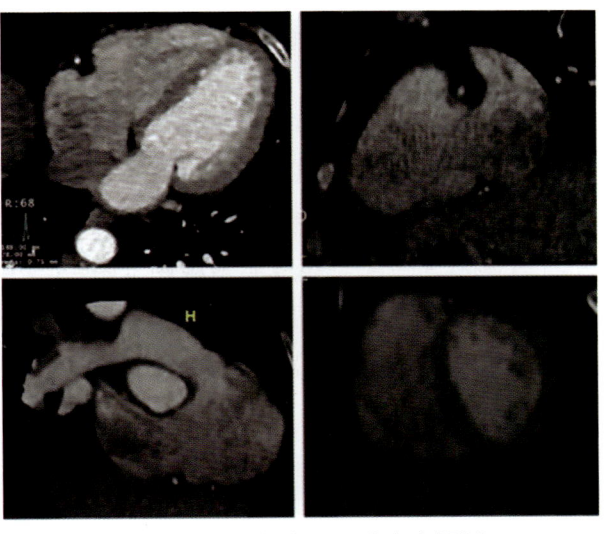

▲ 图 25-4　心脏 CTA 右心室解剖

经许可引自 Abidov A, Pasha A K, Oliva I B, Chapter 12 'Other Imaging Modalities in the Evaluation of Patients with ARVC/D' in: *Cardiac MRI in the Diagnosis, Clinical Management and Prognosis of ARVC/D*, ed. Abidov A, Oliva I and Marcus FI, Elsevier 2016, page 169. © 2016 Elsevier 版权所有

表 25-1　致心律失常性心肌病的 CMR 序列

序列	参数	注释
轴位和心脏短轴黑血图像	T_R=2 RR 间期，T_E=5～30ms，层厚 =5mm，层间隔 =5mm，扫描视野 =24～28cm，ETL=16～24，扫描范围：肺动脉至膈肌顶部	黑血图像用于评估 RVOT 和三尖瓣周围右心室游离壁中的脂肪浸润。左心室后侧壁也可见散在脂肪浸润区，偶见于室间隔。脂肪抑制的黑血图像通常应用 3 次反转恢复成像。HASTE 成像会影响图像质量，导致图像模糊，应避免
轴位和短轴 SSFP 亮血电影图像	T_R=3.5（GRE），T_R=40～50ms（Siemens），T_E=最小，翻转角 =45°～70°，层厚 = 8mm，层间隔 =2mm，扫描视野 =36～40cm，每节段 16～20 个视图。平行采集可选择 n=2。扫描范围：肺动脉至膈肌顶部	轴位电影图像最适合评价右心室局部功能，能够清晰显示右心室前侧游离壁和右心室流出道的解剖结构，这在其他成像平面上通常很难评估。心室短轴图像定义是相对于覆盖整个心室的四腔心视图而言的。心室短轴图像可以精确量化右心室和左心室的功能和容积，这对诊断至关重要
LGE 轴位和短轴图像	建议采用相位敏感反转恢复（PSIR）序列。翻转角 =20°～25°，层厚 =8mm，层间隔 =2mm，扫描视野 =36～40cm	钆对比剂注射 10～15min 后采集 LGE 图像，此时心肌内对比剂已廓清

五、心律失常性心肌病 CMR 评估

CMR 被认为是评估 AC 疑似患者的首选影像学检查方法。典型的致心律失常性心肌病常表现为右心室结构和功能异常。右心室具有复杂的 3D 结构和收缩模式。CMR 能够进行多平面成像，因此在评估右心室时克服了其他常规成像方式的限制。目前的 CMR 扫描方案旨在定量评估右心室的容积和收缩功能，定性评估右心室局部运动功能，这些信息对致心律失常性心肌病的诊断至关重要（图 25-5）。另一个 CMR 的主要优点是能够进行组织特征分析。尽管目前的 CMR 扫描方案包含了组织定性评价的序列，但这些结果尚未纳入当前的致心律失常性心肌病 CMR 诊断标准。

CMR 空间分辨率高，可重复性好，能够通过多种序列同时评价多种组织特征，已成为临床首诊和随访评估心腔的理想方法。CMR 可准确评价左心室和右心室的容积和 EF、室壁厚度及 RWMA。明确右心室扩大和右心室整体和局部功能障碍对于评估患者是否符合次要或主要影像诊断标准所必需的。

CMR 具有多功能的成像模式。通过 CMR 成像可以获得关于右心室或左心室的纤维脂肪组织替代（T_2 和 T_2 压脂序列）、瘢痕／纤维化（LGE）、血栓，以及心肌或其他心脏和心脏外结构中炎症改变（T_1 和 T_1 mapping、T_2 和 T_2 mapping）等的信息。CMR 检查还可以同时获得血流动力学（血流分析）和 MRA 图像。肺动脉造影可以区分 ARVC/D 与其他类似 ARVC/D 的病理状态，如其他先天性异常或肺动脉高压。同样，组织定性序列有助于鉴别与致心律失常性心肌病类似的炎性病变，如心脏结节病。

CMR 检查费用较高，但一次检查便可获得关键信息。CMR 能够为超声无法确诊的可疑致心律失常性心肌病患者提供附加诊断价值。

CMR 技术较为成熟，但尚有一些新的功能成像序列正在开发中。与超声一样，CMR 将于几年内在常规临床实践中应用应变分析。CMR 临床适用性好，安全性佳，无辐射暴露，无须碘对比剂。由于植入 PPM 或 ICD 的致心律失常性心肌病患者的数量正在逐渐增加，因此需要优化扫描方案从而获得满足诊断要求的 CMR 图像（图 25-6）。

LGE 是评估心肌纤维化的可靠技术，如实验性急性心肌梗死[6]。当前修正后的 2010 年工作组诊断标准仅包括诊断致心律失常性心肌病的形

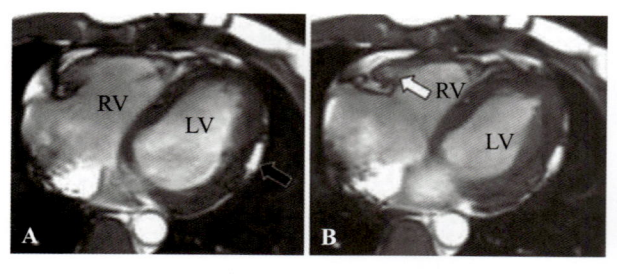

▲ 图 25-5 双心室受累型致心律失常性心肌病
plakophilin-2 突变型致心律失常性心肌病患者舒张期的轴位电影图像。A. 右心室扩张伴左心室局部脂肪浸润（黑箭）；B. 收缩期图像显示右心室基底部巨大室壁瘤（白箭）

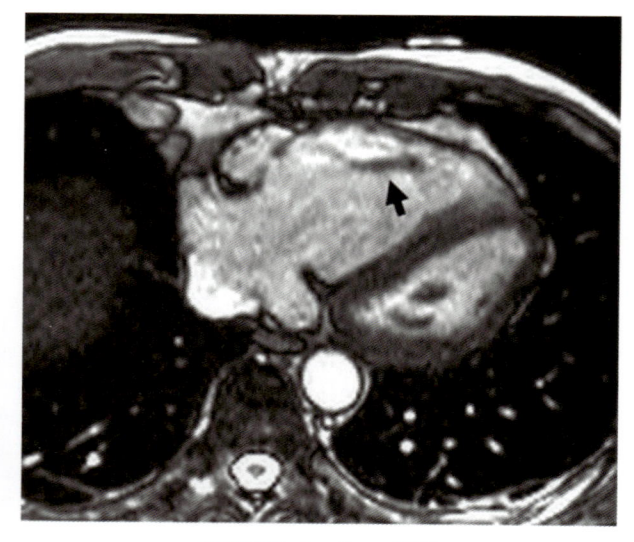

▲ 图 25-6 CMR 图像
患者已植入永久性起搏器 /ICD（右心室心尖部，黑箭），其 CMR 图像质量满足诊断要求

态功能参数。在薄壁的右心室中评估 LGE 存在困难，且易与脂肪混淆，这可能是 LGE 未被纳入工作组诊断标准的原因 [7]。Tandri 等 [7] 首次报道 12 名致心律失常性心肌病患者中的 8 名（67%）出现右心室 LGE。Sen Chowdhry 等 [8] 也发现 20 名致心律失常性心肌病患者中的 13 名（65%）出现右心室 LGE，这些患者符合致心律失常性心肌病工作组诊断标准，并且是桥粒基因突变携带者。应用 LGE 评价疑似致心律失常性心肌病患者是该疾病影像学评价的一个重要进展，可能明确 LGE 在致心律失常性心肌病诊断中的作用。

不同研究中纳入的患者较为广泛，据报道，右心室 LGE 的出现率为 39%～71% [7, 8]。致心律失常性心肌病的组织学改变可由以纤维替代为主到以脂肪替代为主发生变化，由于疾病表型的年龄相关外显率，这些改变在疾病早期可不出现 [3, 4]。既往的研究表明 LGE 出现率的差异可能反映了桥粒基因突变的外显率变化情况。

与电影序列相比，另一研究显示了 LGE 的重要性。右心室病变 GBCA 积聚区（通常是透壁的）可引起右心室室壁运动异常，但左心室 LGE 区可不与电影图像中的室壁运动异常相匹配。左心室受累为主的致心律失常性心肌病其 LGE 瘢痕（经组织病理学证实）往往出现于心肌中层 - 心外膜之间，可能不累及心内膜，所以对左心室整体和局部收缩功能的影响有限（图 25-7）。因此，仅通过超声或 CMR 评估室壁运动可能无法确定左心室是否受累（图 25-8）。

右心室 LGE 的发生率较低，不能仅归因于致心律失常性心肌病处于早期阶段或表现轻微，也可能是由于当前 MRI 分辨率较低，无法准确评估较薄的右心室游离壁或由于扫描协议不合理，根据左心室心肌设置反转时间可能不适用于右心室。右心室游离壁的正常厚度仅为 4mm，运动伪影通常影响图像的质量 / 分辨率，从而无法准确量化右心室室壁厚度。此外，透壁性心肌萎缩的 ARVC 患者可能导致右心室游离壁进一步变薄（＜ 2mm），进而降低正常组织和瘢痕之间的对比度噪声比（CNR）。

增强 CMR 序列的主要价值体现在左心室 LGE 的诊断意义。病理学研究 [9] 首次揭露了高达 76% 的 ARVC 患者可出现左心室受累。与右心室病变相似，左心室游离壁的心肌纤维脂肪替代由心外膜向心内膜逐渐进展，瘢痕组织主要局限于心外膜下 / 心肌中层（图 25-7）。Sen Chowdhry 等 [8] 在大多数致心律失常性心肌病患者中发现了

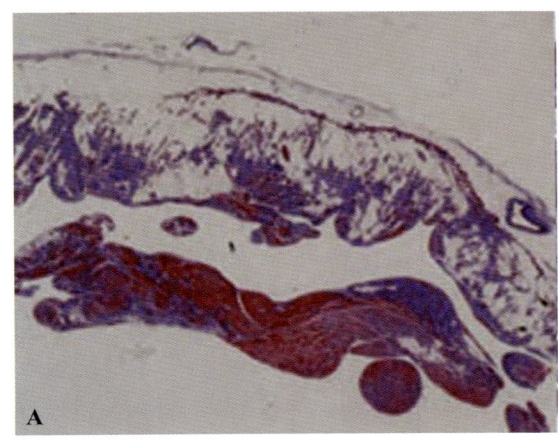

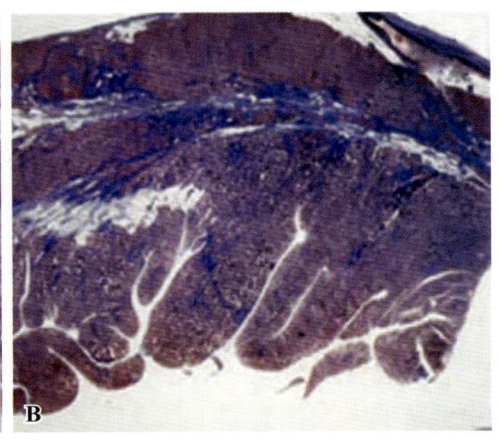

▲ 图 25-7 致心律失常性心肌病的心肌组织学结果（心肌组织病理学特征）
A. 致心律失常性心肌病患者发生猝死，其右心室游离壁可见透壁性纤维脂肪组织替代；B. 致心律失常性心肌病患者发生猝死，其左心室游离壁见心肌中层 - 心外膜下纤维脂肪组织替代（主要是纤维）

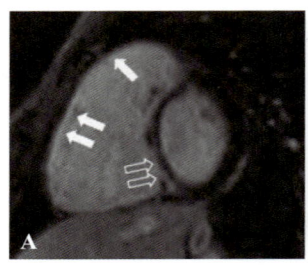

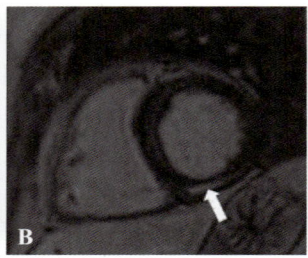

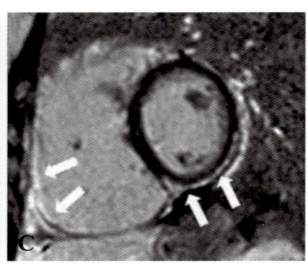

▲ 图 25-8　心脏 LGE

A. 致心律失常性心肌病患者的右心室游离壁和流出道水平（白箭）心室短轴视图见典型 LGE 表现，呈高信号。室间隔右侧面同样受累（白空箭）；B. 携带桥粒斑蛋白突变基因的左心室受累为主型致心律失常性心肌病患者，增强后左心室下壁可见心肌中层 – 心外膜下条纹状 LGE 高信号（白箭）；C. 双心室受累型致心律失常性心肌病见双心室 LGE 高信号（白箭）（经许可引自 Pilichou K, et al. Nonischemic Left Ventricular Scar: Sporadic or Familial? Screen the Genes, Scan the Mutation Carriers. Circulation 2014; 130: e180–182, https://doi.org/10.1161/CIRCULATIONAHA.114.012515. © 2014 American Heart Association 版权所有）

伴有 LGE 的左心室病变。LGE 是左心室心肌被纤维脂肪组织替代的敏感标志物，通常不伴有左心室整体和（或）局部功能障碍。其他研究同样证实了这一结论，发现左心室 LGE 病变的发病率高达 61%[10]。

六、CMR 成像方案

原发性致心律失常性心肌病患者常出现频繁的心律失常，多表现为室性期前收缩（PVB）。尽管大多数患者无须任何检查前用药即可获取高质量的 CMR 检查图像，但是部分患者可能需要在术前 1h 口服 β 受体拮抗药，如美托洛尔 25~50mg，以防止心律失常影响图像质量。

致心律失常性心肌病的详细 CMR 扫描方案如表 25-2 所示。CMR 检查的目的在于显示与致心律失常性心肌病相关的表型异常。因此，检查方案包括评估双心室功能和右心室详细结构及局部功能的序列，尤其是右心室瓣膜周围区域和右心室流出道，这些部位通常受累。

致心律失常性心肌病的基本 CMR 采集方案包括评估右心室结构、组织特征（包括脂肪和纤维化）和双心室整体功能的序列。轴位图像便于测量右心室容积和 RVOT 尺寸。轴位黑血图像可用于评估右心室游离壁心外膜脂肪和右心室心肌分界线是否不规则，提示脂肪浸润（图 25-9）。脂肪抑制的黑血图像可提高阅图者识别心肌内脂肪的准确性。右心室室壁运动异常的肉眼识别具有挑战性，尤其是早期致心律失常性心肌病。室壁运动异常常见于右心室瓣膜周围和三尖瓣下区。右心室基底段轴位和心室短轴位图像常常可发现收缩异常。当前 CMR 标准（次要标准和主要标准）可对右心室指标进行定量分析，同时能定性评估右心室室壁运动。

七、CMR 图像分析

左心室整体功能相对容易量化。但是，于收缩期和舒张期勾画右心室轮廓来评估右心室整体功能比较困难，尤其是在瓣膜周围区域。然而，常规和定量评估右心室容积和功能对致心律失常性心肌病的诊断至关重要。心肌 LGE 在结构性心脏病的诊断和危险分层中起着越来越重要的作用。右心室延迟强化的识别一直具有挑战性，其可重复性不明确。LGE 有助于鉴别诊断，其在诊断类似致心律失常性心肌病表现的心肌炎时价值较大。如果致心律失常性心肌病患者出现室间隔广泛 LGE，应排除心脏结节病的可能。

表 25-2　已知或可疑致心律失常性心肌病评估的心脏成像模式

成像模式	临床目标	潜在获益	相关风险或注意事项
CCTA	冠状动脉评估	缺血性心脏病的无创诊断，尤其是怀疑右心室缺血改变时	辐射暴露，最近的进展使超低辐射剂量成为可能
	肺动脉和其他大血管的评估	排除与致心律失常性心肌病类似的血栓栓塞疾病，以及与右心室异常相关的先天性疾病	碘对比剂暴露可导致肾功能不全/对比剂肾病，严重对比剂过敏/其他物质过敏的患者风险更高
	左心室和右心室容积、整体和局部功能	不适合首选磁共振成像患者的初步或证实性评估	患者显著心律不齐和（或）心动过速时不作为首选
	右心室室壁变薄	改善致心律失常性心肌病患者的右心室结构评价	
	右心室和左心室脂肪浸润定量	准确定量右心室和左心室的心肌内脂肪	需要在独立的 3D 工作站上评估成像数据，以提升诊断率
	MRI 或 MRI 禁忌证患者的主要成像方式或不适合首选磁共振成像	可实现快速 3D 采集，评估难以配合或 MRI 成像具有挑战的患者的右心室和左心室功能	与 CMR 或超声检查获得的右心室和左心室容积和功能结果相比，可能会出现一定程度的偏差
	植入起搏器/ICD 患者的随访和（或）MRI 难以清晰显示右心室	多次检查图像质量佳，观察者间及观察者内的一致性良好	
	心脏外结构（肺、纵隔）的评估	心脏外病变是右心室异常的可疑病因（结节病、肺心病等导致右心室扩大/衰竭的肺部疾病）	为年轻患者和女性患者选择 CTA 检查（具有辐射暴露风险）时应考虑所有潜在风险/受益
门控血池 SPECT 和 ERNA	左心室和右心室容积，整体收缩功能	不适合首选磁共振成像患者的初步或证实性评估，多次连续检查的重复性和再现性良好，多种软件可用于左心室和右心室容积定量	低空间分辨率（难以明确评估 RWMA），辐射暴露
MIBG 成像	心肌肾上腺素受体密度的评价	除了体积、结构和功能评估外，在识别心脏性猝死风险患者方面具有附加价值	辐射暴露，临床经验有限，3D 后处理困难/MIBG SPECT 和自动化算法有限
心脏 ^{18}F-FDG PET	炎性病变评估（如结节病、心肌炎和其他类似 ARVC/D 的心肌疾病）	提高炎性心肌反应的鉴别诊断准确性	辐射暴露，可能需要患者检查前做准备（取决于血糖水平）

经许可引自 Abidov A, Ahmed K P, Oliva I B, Chapter 12 'Other Imaging Modalities in the Evaluation of Patients with ARVC/D' in: Abidov A, Oliva I, Marcus FI, *Cardiac MRI in Diagnosis, Clinical Management, and Prognosis of Arrhythmogenic Right Ventricular Cardiomyopathy/Dysplasia*, Page 161, ©2016 Elsevier 版权所有

八、诊断效能及临床结局

不能仅仅依靠 CMR 来单独诊断或排除致心律失常性心肌病。心脏成像只能提供 2010 年 ARVC/D 工作组提出的诊断标准中的图像信息。

25% 的致心律失常性心肌病患者中可见左心室 LGE，后外侧壁最常见。尽管这种表现在致心律失常性心肌病中较为常见，但尚未纳入诊断标准。LGE 有助于鉴别诊断，在诊断类似致心律失常性心肌病的心肌炎时价值较大。如果致心律失常性心肌病患者中出现室间隔广泛 LGE，应排除心脏结节病的可能。

LGE 检测到的左心室病变或可成为左心室形态功能异常和电传导不稳定的诊断"标志物"[11]。

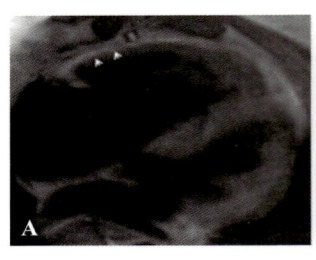

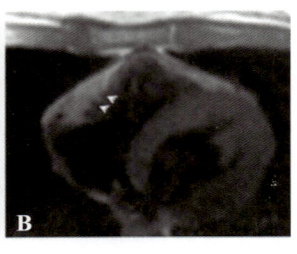

▲ 图 25-9 致心律失常性心肌病的脂肪浸润

A. 轴位黑血序列示正常志愿者右心室心肌与心外膜脂肪界限清晰；B. 致心律失常性心肌病患者轴位图像示心外膜脂肪和右心室心肌之间的分界线不规则，提示脂肪浸润

左心室受累最初被认为是致心律失常性心肌病的终末期并发症，发生在病程后期，最终导致双心室衰竭[12]。即使在没有明确诊断为致心律失常性心肌病的患者中，其他影像学检查无法观察到早期左心室受累，MRI 也能很容易地检测到 LGE。正如前文对右心室 LGE 所描述的，左心室 LGE 发病率的变化也可能反映了不同的遗传背景。

基于 CMR LGE 检测的结果，致心律失常性心肌病的分类进行了修订，包括传统的右心室受累型致心律失常性心肌病（图 25-8A），其特征是右心室形态功能异常伴或不伴右心室 LGE；左心室受累为主型致心律失常性心肌病，其特征表现为左心室 LGE（不一定与左心室扩张/功能障碍或右心室受累有关）（图 25-8B）；双心室受累型致心律失常性心肌病表现为右心室受累伴左心室 LGE，左心室收缩功能可不下降（图 25-8C）；最后是双心室受累导致的终末期致心律失常性心肌病，其以双心室形态功能异常、心力衰竭和双心室组织特征异常为特点。

评价左心室 LGE 的一个重要方面是与可能存在左心室心外膜下瘢痕的其他疾病相鉴别。在致心律失常性心肌病中，左心室 LGE 发生于心外膜下或心肌中层，有助于与心内膜下缺血性瘢痕的鉴别。另一个需要鉴别的疾病为 Becker 型肌营养不良，CMR 可以显示与心肌炎或左心室受累为主型 ARVC 相同的左心室心外膜/心肌中层

LGE 病变[13]。致心律失常性心肌病左心室受累时常出现 LGE，主要累及左心室下侧壁和后外侧壁，约半数患者中可能出现间隔壁 LGE。这一表现很重要，因为结节病的心脏受累也可在 CMR 上表现为双心室 LGE，但室间隔受累更常见[14]。除了 LGE 在左心室受累为主型致心律失常性心肌病中的诊断价值，所谓的"表型"的存在增加了执行完整 CMR 检查的必要性，以及影像学检查以外的包括其他多种诊断方法的多参数诊断模式。

九、前景展望

虽然 CMR 在现代临床实践中得到了广泛应用，但 2010 年工作组的诊断标准目前仅包括右心室的一些形态和功能参数。CMR 被认为是各种成像方式中的金标准，但其在不同的成像中心之间，甚至在同一成像中心内都存在显著的差异。解读功能数据也存在变异性，特别是在评估右心室局灶性和区域性功能障碍时。因此，右心室自动分割算法、3D 右心室成像的发展和评估右心室 EF 和右心室局部收缩功能的商业软件的开发有助于对右心室进行更加统一和标准化的 CMR 分析。反过来，这可能成为创建包含数百名 ARVC 患者的形态、功能、遗传和预后数据等的大型国际影像数据库的重要工具，从而加强我们对这一复杂疾病的认识。这些应用人工智能控制算法的大数据库的另一个引人注目的发展是创建虚拟的正常和异常右心室图谱，并能够将扫描的患者心脏图像与具有右心室异常"内置专家"诊断的数据库进行比较，从而发现右心室异常。

2010 年工作组诊断标准不包括任何 CMR 组织特征。编写组担心纤维脂肪浸润和 LGE 序列缺乏标准化，容易出现显著变异，从而可能降低诊断标准的准确性。未来的发展将有助于临床 CMR 数据采集和后处理系统变得对用户更加友

好和更独立于供应商。这可能使得 CMR 组织定性序列、心肌瘢痕/纤维化自动化定量和右心室心肌应变和局部收缩功能定量评估得到更加广泛地应用，并最终将新成像参数修订纳入新的工作组诊断标准。

最后，成像技术的发展将进一步增强分子成像（基于 CMR 或核素成像），提升基因型 – 表型匹配和诊断早期亚临床型 ARVC 的能力。

综上所述，新型 CMR 采集模式的开发是辅助诊断致心律失常性心肌病的一个潜在的发展方向。致心律失常性心肌病成像是快速发展的心脏成像领域中的重要临床目标之一。

十、结论

目前尚无成像模式能够单独诊断致心律失常性心肌病，但 CMR 在显示右心室受累的特征方面具有显著优势，如右心室扩张、右心室收缩功能障碍、RWMA、室壁变薄和微室壁瘤等。此外，CMR 还可以评估左心室受累，尤其是应用组织特征定性序列。然而，CMR 右心室功能的解读仍然存在变异性，未来人工智能控制算法的发展或许能够消除当前的一些限制。

十一、致谢

Marcus 博士的部分科研资金由美国国立卫生研究院科研基金 1RO1HL116906-04（致心律失常性心肌病的遗传学、机制和临床表型）提供。

参 考 文 献

[1] Marcus FI, McKenna WJ, Sherrill D, et al. Diagnosis of arrhythmogenic right ventricular cardiomyopathy/dysplasia: proposed modification of the Task Force Criteria. *Eur Heart J*. 2010;3:806–14.

[2] Basso C, Bauce B, Corrado D, Thiene G. Pathophysiology of arrhythmogenic myopathy. *Nat Rev Cardiol*. 2011;9:223–33.

[3] Basso C, Thiene G, Corrado D, et al. Arrhythmogenic right ventricular cardiomyopathy. Dysplasia, dystrophy, or myocarditis? *Circulation*. 1996;94:983–91.

[4] Nava A, Bauce B, Basso C, et al. Clinical profile and long-term follow-up of 37 families with arrhythmogenic right ventricular cardiomyopathy. *J Am Coll Cardiol*. 2000;36:2226–33.

[5] Towbin JA. Inherited cardiomyopathies. *Circulation*. 2014;78:2347–56.

[6] Lima JA, Judd RM, Bazille A, et al. Regional heterogeneity of human myocardial infarcts demonstrated by contrast-enhanced MRI. Potential mechanisms. *Circulation*. 1995;92:1117–25.

[7] Tandri H, Saranathan M, Rodriguez ER, et al. Noninvasive detection of myocardial fibrosis in arrhythmogenic right ventricular cardiomyopathy using delayed-enhancement magnetic resonance imaging. *J Am Coll Cardiol*. 2005;45:98–103.

[8] Sen-Chowdhry S, Prasad SK, Syrris P, et al. Cardiovascular magnetic resonance in arrhythmogenic right ventricular cardiomyopathy revisited: comparison with task force criteria and genotype. *J Am Coll Cardiol*. 2006;48:2132–40.

[9] Dalal D, Tandri H, Judge DP, et al. Morphologic variants of familial arrhythmogenic right ventricular dysplasia/cardiomyopathy: a genetics-magnetic resonance imaging correlation study. *J Am Coll Cardiol*. 2009;53:89–99.

[10] Marra MP, Leoni L, Bauce B, et al. Imaging study of ventricular scar in arrhythmogenic right ventricular cardiomyopathy: comparison of 3D standard electroanatomical voltage mapping and contrast-enhanced cardiac magnetic resonance. *Circ Arrhythm Electrophysiol*. 2012;5:91–100.

[11] Berte B, Denis A, Amraoui S, et al. Characterization of the left-sided substrate in arrhythmogenic right ventricular cardiomyopathy. *Circ Arrhythm Electrophysiol*. 2015;6:1403–12.

[12] Basso C, Corrado D, Marcus FI, et al. Arrhythmogenic right ventricular cardiomyopathy. *Lancet*. 2009;373:1289–300.

[13] Yilmaz A, Gdynia HJ, Baccouche H, et al. Cardiac involvement in patients with Becker muscular dystrophy: new diagnostic and pathophysiological insights by a CMR approach. *J Cardiovasc Magn Reson*. 2008;10:50.

[14] Vasaiwala SC, Finn C, Delpriore J, et al. Prospective study of cardiac sarcoid mimicking arrhythmogenic right ventricular dysplasia. *J Cardiovasc Electrophysiol*. 2009;20:473–76.

[15] Hunold P, Wieneke H, Bruder O, et al. Late enhancement: a new feature in MRI of arrhythmogenic right ventricular cardiomyopathy? *J Cardiovasc Magn Reson*. 2005;7:649–55.

第 26 章 心肌致密化不全与心肌过度小梁化
Non-compaction or excessive trabeculation cardiomyopathy

Steffen Petersen　Ana G Almeida　Annalisa Angelini　Yuchi Han　著
周　振　译　　张丽君　徐　磊　校

一、概述

左心室"致密化不全"的特征是心肌内存在大量肌小梁，占据左心室腔容积，可能导致心力衰竭、血栓栓塞和恶性心律失常。左心室心肌致密化不全可与神经肌肉疾病相关，也可与其他心脏畸形共存。30%的患者具有遗传性，通常与编码肌节蛋白或细胞骨架蛋白的基因有关[1]。这种心肌病最初被认为是由胚胎时期心肌内层致密化过程早期停滞所致；然而，最近关于人类心脏、胚胎，以及成年恒温脊椎动物和冷血脊椎动物心脏研究的证据表明，过度小梁形成可能是哺乳动物心脏发育的异常，而不是胚胎发育的停滞。因此，有学者建议使用过度小梁化（excessive trabeculation，ET）来代替"致密化不全"[2, 3]。左心室过度小梁化的实际患病率和发病率、自然病史、最佳诊断方式、最佳治疗和预后仍存在不确定性。根据 ESC 心肌病分类标准，ET 心肌病仍属于未分类心肌病[4]。超声心动图可以诊断 ET 心肌病，CMR 在诊断中起着越来越重要的作用，进而影响临床治疗。

二、病理与解剖

形态学上，ET 的特征是心肌壁有粗大突出的肌小梁和小梁间交错的深隐窝，心肌呈双层改变，即增厚和非致密的心内膜层（致密化不全），薄而致密的心外膜层（图 26-1 和图 26-2）。非致密小梁网［目前仍称为"致密化不全"（NC）］和实性心肌层（致密心肌）的比值＞2为病理诊断标准。左心室心腔和深隐窝之间相通，两者的内皮细胞是连续的，深隐窝内充满了来自心室腔的血液，没有与心外膜冠状动脉沟通的证据。右心室可单独受累，左心室受累的 ET 心肌病中也可发现类似的右心室异常（双心室型ET）。室间隔一般无粗大肌小梁或深隐窝改变[5]。

致密化不全的小梁结构多位于心尖、侧壁和左心室基底段[6]。肌小梁和隐窝有很大的异质性，主要分为3种模式，包括类似多个乳头肌的粗大小梁（图 26-1），广泛交织的小梁，以及交错分布更小更薄的小梁，隐窝密实，似海绵状[7]。大体标本图像上可见到弥漫性或局灶性的心内膜纤维弹性组织增生（图 26-2）。

深隐窝内可见附壁血栓，也有可能是栓塞（图 26-1 和图 26-3）。左心室可呈扩张、肥厚或限制性改变；然而，无论心肌呈何种表型，ET 心肌病的诊断均需依靠病理[8]。在组织学上，由于扩张的左心室心内膜剪切应力改变或血栓形成，可以在心内膜表面和深隐窝内发现弥漫的纤

第 26 章 心肌致密化不全与心肌过度小梁化
Non-compaction or excessive trabeculation cardiomyopathy

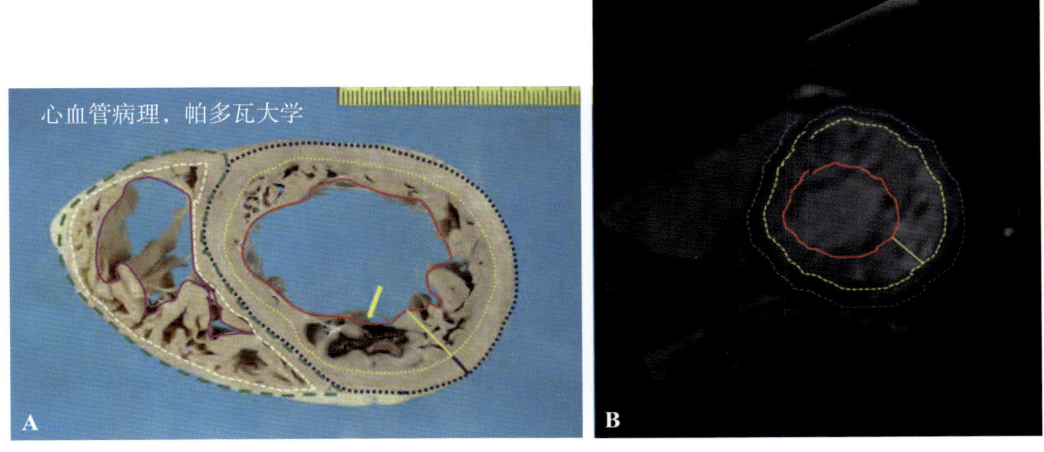

▲ 图 26-1 过度小梁化心肌病患者的病理标本

A. 心室中央段横截面示双心室受累伴粗大肌小梁和密实深隐窝。心肌的两层以虚线为界。蓝虚线为心外膜，黄虚线为致密层和小梁层之间的界限，红线为心内膜。垂直于心内膜表面的黄实线与蓝实线，表示海绵状心肌和实性心肌的比值。右心室的实性心肌由心外膜绿虚线和白黄线包绕，而致密化不全心肌则由白黄线和心内膜紫线包围，代表活体超声和 CMR 测量的病理基础。注意两个心室的粗大小梁。黄箭指向左心室前壁，显示粗大小梁间血栓形成。B. CMR SSFP 静态短轴视图所示左心室致密化不全的程度与病理标本的心肌致密化不全区相对应（CMR 图像与病理标本并非同一患者）

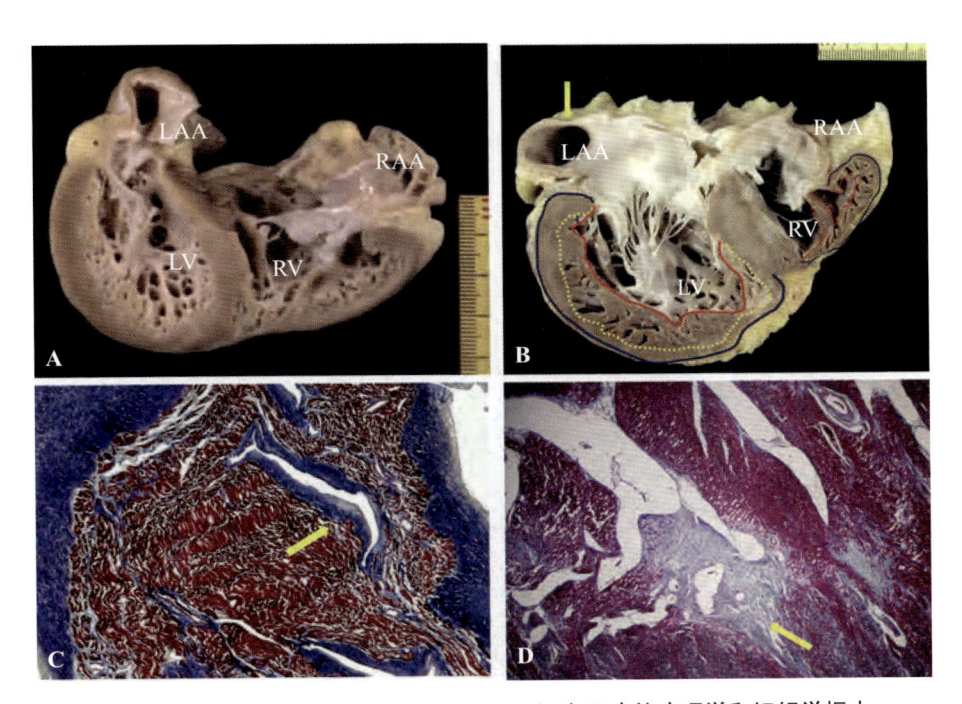

▲ 图 26-2 两种类型的过度小梁化（ET）心肌病的病理学和组织学标本

A 和 C. 诊断为 ET 心肌病且需要心脏移植的 9 岁男孩，心肌呈海绵样改变；B 和 D. 诊断为 ET 心肌病且需要心脏移植的 47 岁女性，心肌呈广泛粗大小梁改变。9 岁男孩心脏的四腔心层面（A），左心房未完全切除；左、右心室心腔呈球状，可见薄的非致密化心肌层，小梁交错分布，形成所谓的海绵状外观；发育不良的乳头肌支持 ET 心肌病诊断。心内膜呈"白色"，提示心内膜弹力纤维增生。左心室侧壁组织学图像示心内膜增厚，由纤维组织（黄箭）和小梁间深隐窝构成（C）。47 岁女性心脏四腔心切面（B），左心房未完全切除。左心室和右心室均呈球形，右心室心尖未到达左心室心尖。左心房耳扩张（黄箭）。致密层以心外膜的蓝实线和黄虚线为界，过小梁化心肌层以黄虚线和心内膜的红实线为界。肌小梁广泛交织。组织学图片示左心室心肌被间质纤维组织替代（D，黄箭）。LAA. 左心耳；RAA. 右心耳；LV. 左心室；RV. 右心室维和弹性组织区（图 26-1 至图 26-3）。致密或实性心肌和小梁层可被一组心肌细胞束分离。非致密化小梁层的肌细胞不能与致密层的肌细胞区分开，且经常出现肥大。心内膜、心肌中层和心外膜可见弥漫性间质纤维化。纤维化可以是纤维组织替代正常心肌所致，也可能是缺血损伤的结果（图 26-2）。一些学者认为心内膜下缺血可能与微循环异常有关[9]。在过度小梁化的区域，无论是在静息状态还是在药物负荷（双嘧达莫）状态下，SPECT 和 PET 均显示心肌灌注减低[10]。

心肌过度小梁化导致心力衰竭、恶性心律失常和血栓栓塞的机制尚不清楚。部分学者认为心肌缺血可能起到了一定的作用[11]。心肌过度小梁化患者的心外膜冠状动脉血流正常[11, 12]。

三、临床背景

既往的研究表明，无论是在青少年或是成年人中，ET 心肌病患者的发病率和死亡率都很高，但可能存在显著的发表偏倚。ET 心肌病的临床表现多样，即可为无症状，也可表现为心力衰竭、血栓栓塞、心律失常，甚至心脏性猝死[13]（图 26-3 和图 26-4）。心肌过度小梁化与左心室正常小梁的鉴别，以及与其他心肌病（如扩张型心肌病和肥厚型心肌病）的关系一直存在争议，这些心肌病可能具有某些相同的遗传基础，并与 ET 心肌病相关。左心室小梁增多，但是不伴有其他心脏结构异常且验前概率低（无临床症状或家族史）时，往往是良性改变[14]。左心室小梁形成可不影响扩张型心肌病或 ET 心肌病自然病程的独立预后情况，或影响较低[15-17]。

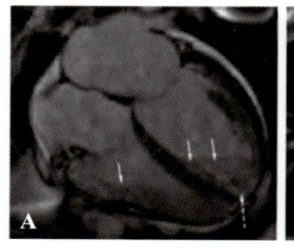

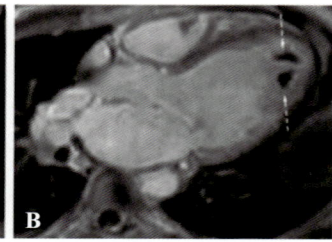

▲ 图 26-3 ET 心肌病患者伴下肢栓塞
A. 水平长轴 SSFP 电影图像显示左心室和右心室（实箭）有明显的非致密化小梁，左心室内血栓形成（虚箭）；B. LVOT 层面的 EGE 图像清楚地显示了左心室内血栓（白虚箭）[经许可引自 Petersen SE, Timperley J, Neubauer S. Left ventricular thrombi in a patient with left ventricular non-compaction in visualisation of the rationale for anticoagulation. *Heart.* 91（1），e4. © 2005 BMJ Publishing Group, Ltd 版权所有]

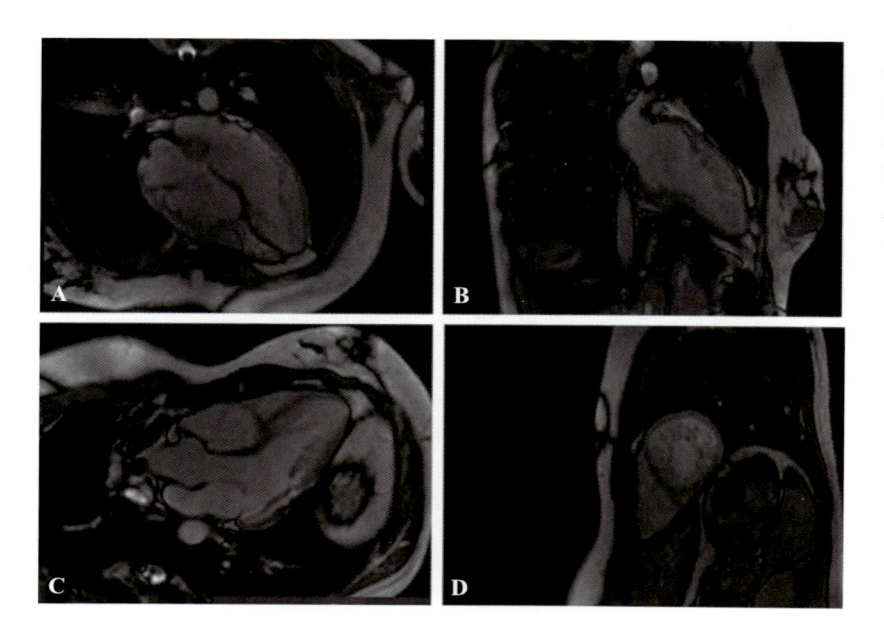

◀ 图 26-4 典型 ET 心肌病患者的 SSFP 静态电影图像，左心室中央段 - 心尖段的室壁可见致密小梁层，并累及右心室
A. 四腔心层面；B. 两腔心层面；C. 三腔心层面；D. 心室短轴层面

四、心肌过度小梁化成像

随着心脏成像技术的进步以及对 ET 认识的加深，越来越多的 ET 心肌病被确诊。心肌过度小梁化的超声和 CMR 诊断标准已制订（表 26-1 和图 26-5）。不同的标准其测量方法不同，在舒张末期或收缩期末期的短轴切面或长轴切面测量，根据小梁层和致密层心肌厚度计算比值，或根据小梁质量与左心室心肌总质量的计算比值。超声心动图已经成为筛查心肌过度小梁化的一线方法。当前最常用的诊断标准是由 Jenniet 等[18]提出的，他们在 37 555 名接受超声心动图检查的患者中发现了 17 名 ET 患者，其中 10 名患者经病理证实。Jenni 标准要求成人收缩末期小梁层与致密层的比值≥ 2.0，儿童≥ 1.4。Stöllbergeret 等将 ET 定义为乳头肌顶端粗大小梁＞ 3 个，周围有小梁隐窝，这种改变仅见于 4% 的正常心脏中[19]。超声心动图评价左心室心尖和其他心室壁的固有局限性加大了 ET 心肌病诊断的挑战性。

CMR 不受声窗限制，测量的形态、结构和功能数据更为可靠。标准内容将在本章 CMR 图像分析中详细介绍。然而，目前尚未就最佳成像方法达成共识。

五、CMR 与心肌过度小梁化

由于 CMR 的 SSFP 电影图像空间分辨率高，心肌（灰色）和血池（白色）对比度佳，已成

表 26-1　ET 心肌病常用心脏影像诊断标准细则及其准确性

	Jenni[18]	Petersen[19]	Jacquier[20]	Stacey[21]	Captur[31]
成像模式	超声	CMR	CMR	CMR	CMR
特征	心肌呈双层结构，即致密层和小梁层，彩色多普勒显示小梁深隐窝内血液灌注，可存在运动障碍，但不局限于小梁形成节段	心肌呈双层结构，即致密层和小梁层	心肌呈双层结构，即致密层和小梁层	心肌呈双层结构，即致密层和小梁层，心脏乳头肌异常	心肌呈双层结构，即致密层和小梁层
方法	胸骨旁短轴超声视图	明显显示小梁层的长轴 SSFP 电影，垂直于致密心肌	能够测量心肌总质量的短轴 SSFP 电影　心肌质量测量方法同致密心肌测量方法相同　致密心肌质量可因是否包括乳头肌而产生差异	距离心尖 16～24mm 的短轴 SSFP 电影　测量小梁层最为显著的区域的小梁层与致密心肌层比值	短轴 SSFP 电影分形维数（FD）心脏基底段至心尖段的 FD 梯度损失
心脏期相	收缩末期	舒张末期	舒张末期	收缩末期	舒张末期
标准	心内膜小梁层与致密心肌层比值＞ 2	心内膜小梁层与致密心肌层比值＞ 2.3	心内膜肌小梁质量＞ 20%	心内膜小梁层与致密心肌层比值≥ 2	整体 FD＞ 1.2　心尖 FD＞ 1.3
敏感性	未提供	86%	93.7%	未提供	整体 FD 83%　心尖 FD 100%
特异性	未提供	99%	93.7%	未提供	整体 FD 86%　心尖 FD 100%
优势比				收缩末期 vs. 舒张末期：8.6 vs. 1.8	整体 FD 83%　心尖 FD 100%

框 26-1	心肌过度小梁化 CMR 评估适应证总结

- 基于解剖和血流特征诊断心肌过度小梁形成
- 判断右心室受累
- 量化左心室和右心室的容积和功能（整体和局部）
- 组织特征，即心肌纤维化的证据
- 检测过度小梁形成的左心室和右心室小梁深隐窝内血栓
- 检测相关心肌病（肥厚型心肌病、扩张型心肌病）
- 其他异常：二尖瓣反流、心房大小、左心室舒张功能

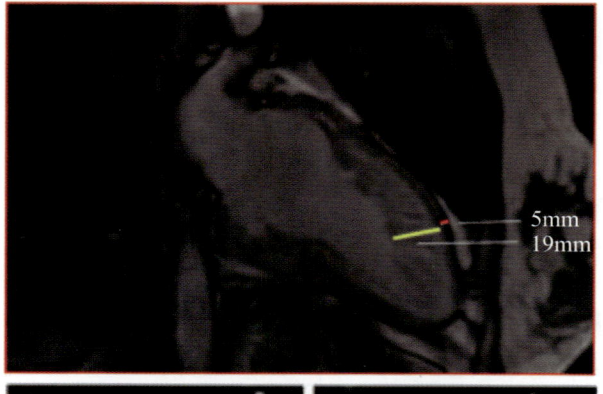

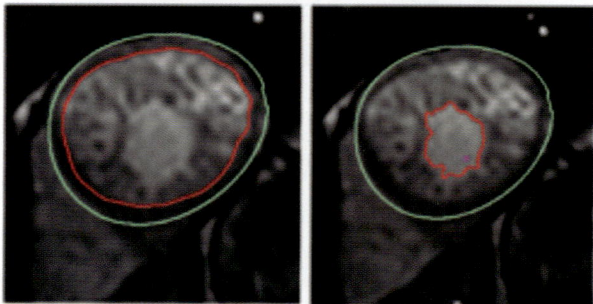

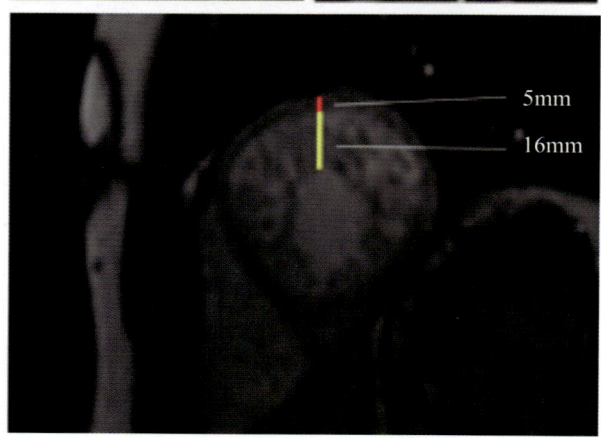

▲ 图 26-5　CMR 图像多种小梁测量方法示例

首层：Petersen 法。在长轴视图（此图为垂直长轴）中测量舒张末期的小梁层与致密心肌层比值。正常比值＜2.3。需要在小梁最显著区域测量且垂直于致密心肌。中层：Jacquier 法。应用短轴电影图像于舒张末期测量，用于计算小梁质量（%）。正常的心内膜肌小梁质量＜20%。底层：Stacey 法。应用短轴电影于收缩末期测量小梁层最为显著的区域的小梁层与致密心肌层比值。正常比值＜2.0

为心肌过度小梁化的常用诊断方法[20]。CMR 测量小梁层和致密心肌层准确性高，重复性好。框 26-1 详细概括了 CMR 的临床适应证。不同的诊断标准详见表 26-1。

Petersenet 等提出了最常用的诊断标准，即基于长轴视图，于舒张末期测量心肌小梁层与致密层的比值，若≥2.3 则支持 ET 诊断。虽然这种方法仅基于 7 名 ET 心肌病患者的小队列人群，但却具有很高的诊断准确性，其敏感性、特异性及阳性和阴性预测值分别为 86%、99%、75% 和 99%[20]。Jacquieret 等提出的另一个标准，是基于 CMR 测量的左心室小梁层质量＞左心室总质量的 20%[21]。同样，该标准的敏感性为 93.7%，特异性为 93.7%。最近，Staceyet 等提出应用短轴电影图像于收缩末期测量心肌小梁层（包含乳头肌）与致密层的比值，若比值＞2，则支持 ET 诊断（图 26-5）[22]。与之前的标准相比，该标准与心脏不良事件和 LV 功能障碍的发生相关性更强。Capturet 等发现，由心底至心尖的分形维数（心内膜复杂性的量化指标）的缺失可用于准确诊断 ET 心肌病，且可重复性好（图 26-6）[23]。

除了形态和结构外，CMR 还可评估心腔容积和射血功能。基于对比剂增强 CMR 的 LGE 已经成为心肌纤维化的替代标志物[24, 25]。新的证据表明，若 ET 心肌病患者中检测到 LGE，则其临床状态和 LVEF 往往更差[9, 26]。EGE 是确认左心室小梁隐窝内是否形成血栓的理想方法（图 26-2）

六、CMR 扫描方案

CMR 诊断标准要求评估长轴和短轴 SSFP 电影图像。在没有钆对比剂禁忌证的情况下，建议使用 LGE 成像来评估局灶性纤维化和检测血栓（表 26-2）。

七、CMR 图像分析

多种不同的参数已被用于疾病诊断（表 26-1 和图 26-5），下文对两种最常见的方法进行了详细描述。

- 基于 3 种长轴 SSFP 电影图像，在舒张末期测量心内膜小梁层与致密心肌层厚度的最大比值。在中等验前概率的情况下，心内膜小梁层与致密心肌层比值 > 2.3 被认为是 ET 心肌病的诊断标准（图 26-5）[20]。应在心内膜小梁最明显处测量，且须垂直于致密心肌层。应避免于心尖测量。

- 计算心内膜小梁质量占左心室总质量的百分比。左心室心内膜小梁质量占比 > 20% 被认为是 ET 心肌病的诊断指标（图 26-5）[21]。小梁质量包括心内膜小梁区的血池。

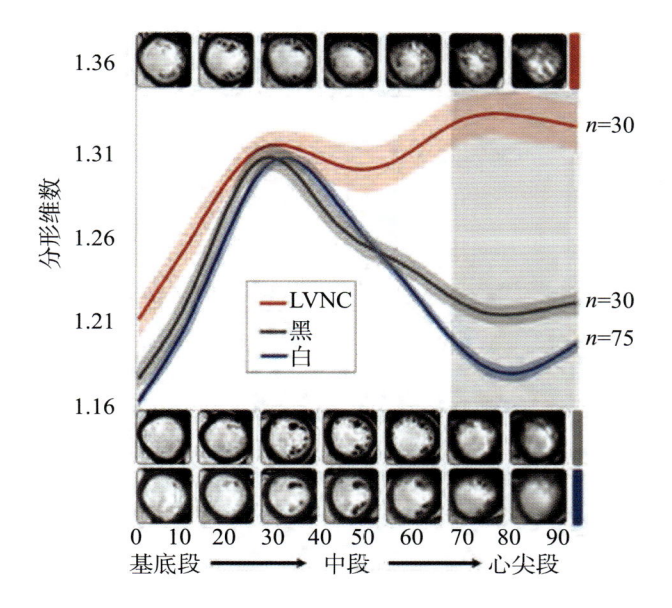

▲ 图 26-6 分形维数是衡量心内膜复杂性的一个指标，可将 ET 心肌病与健康对照组区分开

LVNC. 左心室致密化不全［经许可引自 Captur G, Muthurangu V, Cook C, Flett AS, Wilson R, Barison A, et al. Quantification of left ventricular trabeculae using fractal analysis. *J Cardiovasc Magn Reson*. BioMed Central Ltd; 2013; 15（1）: 36. © 2013 BioMed Central，Ltd 版权所有］

八、诊断效能及临床结局

ET 心肌病诊断困难，且往往会延迟多年[27]。在某些情况下，ET 心肌病易被过度诊断，尤其是在生理性肌小梁增多的情况下。位于左心室心尖 1/3 处的交错纵横的菲薄肌束，以及与心室壁平行排布的粗大肌束均为正常生理结构[28]。此外，在正常心脏中，在间隔壁与乳头肌之间延伸的假腱索非常常见（发现率约为 50%），乳头肌也可存在多个肌腹或存在额外的乳头肌[29]。正如 Weinsaft 等研究[30]所示，所有这些正常的小梁模式都会显著影响 CMR 诊断准确性。此外，其他心肌病和疾病状态也可能被误诊为 ET 心肌病。例如，一份包含 22 名 DCM 患者和 13 名 IHD 患者的病理数据显示，分别有 43% 的 DCM 患者和

表 26-2　CMR 扫描方案

方案	序列	视图
定位	bSSFP	横轴位、冠状位和矢状位
形态与功能	bSSFP	覆盖整个左心室的短轴视图 长轴视图（两腔心、四腔心和三腔心）
EGE	钆对比剂注射后 2min 内 2D 分段式 IR GRE 序列 反转时间设定为 500~550ms 以检测血栓	覆盖整个左心室的短轴视图长轴视图（两腔心、四腔心和左心室流出道）
LGE	钆对比剂注射后 10min 相位敏感 IR 型 2D 分段式 IR GRE 序列	覆盖整个左心室的短轴视图 长轴视图（两腔心、四腔心和三腔心）

bSSFP. 平衡稳态自由进动序列；EGE. 早期强化；LGE. 心肌延迟强化；IR. 反转恢复；GRE. 梯度回波

28% 的 IHD 患者出现了类似 ET 心肌病的过度小梁化表现[31]。因此，使用多种标准进行保守性诊断并将验前概率（临床症状和家族史）考虑在内或有助于避免过度诊断[32]。图 26-7 显示了基于 ET 心肌病诊断标准、验前概率和 LVEF 的建议性临床诊断流程。

九、前景展望

EuroCMR ET 心肌病注册亚组研究将提供更多关于左心室心肌过度小梁化的发病率，以及 EF 正常或降低的 ET 心肌病患者的自然病史的信息。新兴图像分析工具的可重复性更好，如分形分析，或可提高 ET 心肌病的诊断准确性（图 26-6 和表 26-1）[23]。对于 ET 心肌病的精准诊断和认识已经取得了很大进步，期待这一领域在未来几年内取得重大进展。

十、结论

应用 CMR 诊断心肌致密化不全或 ET 心肌病的标准有助于提高对该病的认识。CMR 可排除或证实 ET 并对左心室小梁形成程度进行可靠量化。非致密化心肌与致密心肌厚度的比值，以及心内膜小梁质量百分比是两种最常用的诊断标准，在验前概率增加的情况下具有较高的诊断准确率。然而，越来越多的证据表明，与心力衰竭、恶性心律失常和血栓栓塞事件等其他已知的危险因素相比，左心室小梁增多的程度并不能增加预测不良结局的效能，这一领域尚需进一步研究。

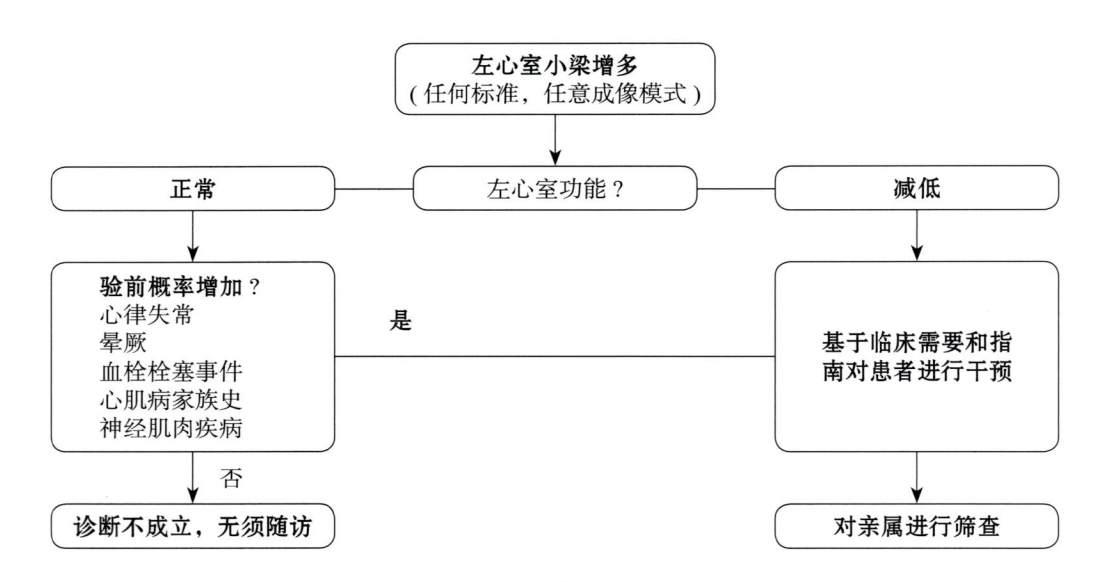

▲ 图 26-7　左心室小梁增多患者的临床管理路径

经 SLACK Incorporated 许可引自 Zemrak F, Petersen SE. Spot the difference: LV trabeculation vs. LV noncompaction. *Cardiology Today*, February 2015.

推 荐 阅 读

[1] Amzulescu M-S, Rousseau MF, Ahn SA, *et al*. Prognostic impact of hypertrabeculation and noncompaction phenotype in dilated cardiomyopathy: a CMR study. *JACC Cardiovasc Imaging*. 2015;8:934–46.

[2] Jacquier A, Thuny F, Jop B, et al. Measurement of trabeculated left ventricular mass using cardiac magnetic resonance imaging in the diagnosis of left ventricular non-compaction. *Eur Heart J.* 2010;31:1098–104.

[3] Petersen SE, Selvanayagam JB, Wiesmann F, et al. Left ventricular non-compaction: insights from cardiovascular magnetic resonance imaging. *J Am Coll Cardiol.* 2005;46:101–5.

[4] Stacey RB, Andersen MM, St Clair M, Hundley WG, Thohan V. Comparison of systolic and diastolic criteria for isolated LV noncompaction in CMR. *JACC Cardiovasc Imaging.* 2013;6:931–40.

[5] Zemrak F, Ahlman MA, Captur G, et al. The relationship of left ventricular trabeculation to ventricular function and structure over a 9.5–year follow-up: the MESA study. *J Am Coll Cardiol.* 2014;64:1971–80.

参 考 文 献

[1] Bhatia NL, Tajik AJ, Wilansky S, Steidley DE, Mookadam F. Isolated noncompaction of the left ventricular myocardium in adults: a systematic overview. *J Card Fail.* 2011;17:771–8.

[2] Jensen B, Agger P, de Boer BA, et al. The hypertrabeculated (noncompacted) left ventricle is different from the ventricle of embryos and ectothermic vertebrates. *Biochim Biophys Acta.* 2016;1863 (7 Pt B):1696–706.

[3] Aung N, Zemrak F, Petersen SE. Left ventricular noncompaction, or is it? *J Am Coll Cardiol.* 2016;68:2182–4.

[4] Elliott P, Andersson B, Arbustini E, et al. Classification of the cardiomyopathies: a position statement from the European Society of Cardiology Working Group on Myocardial and Pericardial Diseases. *Eur Heart J.* 2008;29:270–6.

[5] Nucifora G, Aquaro GD, Masci PG, Pingitore A, Lombardi M. Magnetic resonance assessment of prevalence and correlates of right ventricular abnormalities in isolated left ventricular noncompaction. *Am J Cardiol.* 2014;113:142–6.

[6] Angelini A, Melacini P, Barbero F, Thiene G. Evolutionary persistence of spongy myocardium in humans. *Circulation.* 1999;99:2475.

[7] Burke A, Mont E, Kutys R, Virmani R. Left ventricular noncompaction: a pathological study of 14 cases. *Hum Pathol.* 2005;36:403–11.

[8] Arbustini E, Weidemann F, Hall JL. Left ventricular noncompaction: a distinct cardiomyopathy or a trait shared by different cardiac diseases? *J Am Coll Cardiol.* 2014;64:1840–50.

[9] Nucifora G, Aquaro GD, Pingitore A, Masci PG, Lombardi M. Myocardial fibrosis in isolated left ventricular non-compaction and its relation to disease severity. *Eur J Heart Fail.* 2011;13:170–6.

[10] Gao X-J, Li Y, Kang L-M, et al. Abnormalities of myocardial perfusion and glucose metabolism in patients with isolated left ventricular non-compaction. *J Nucl Cardiol.* 2014;21:633–42.

[11] Jenni R, Wyss CA, Oechslin EN, Kaufmann PA. Isolated ventricular noncompaction is associated with coronary microcirculatory dysfunction. *J Am Coll Cardiol.* 2002;39:450–4.

[12] Junga G, Kneifel S, Smekal Von A, Steinert H, Bauersfeld U. Myocardial ischaemia in children with isolated ventricular noncompaction. *Eur Heart J.* 1999;20:910–16.

[13] Oechslin EN, Attenhofer Jost CH, Rojas JR, Kaufmann PA, Jenni R. Long-term follow-up of 34 adults with isolated left ventricular noncompaction: a distinct cardiomyopathy with poor prognosis. *J Am Coll Cardiol.* 2000;36:493–500.

[14] Zemrak F, Ahlman MA, Captur G, et al. The relationship of left ventricular trabeculation to ventricular function and structure over a 9.5–year follow-up: the MESA study. *J Am Coll Cardiol.* 2014;64:1971–80.

[15] Andreini D, Pontone G, Bogaert JG, et al. Long-term prognostic value of cardiac magnetic resonance in left ventricle noncompaction: a prospective multicenter study. *J Am Coll Cardiol.* 2016;68:2166–81.

[16] Petersen SE. Left ventricular noncompaction. *JACC Cardiovasc Imaging.* 2015;8:947–8.

[17] Amzulescu M-S, Rousseau MF, Ahn SA, et al. Prognostic impact of hypertrabeculation and noncompaction phenotype in dilated cardiomyopathy: a CMR study. *JACC Cardiovasc Imaging.* 2015;8:934–46.

[18] Jenni R, Oechslin E, Schneider J, Attenhofer Jost C, Kaufmann PA. Echocardiographic and pathoanatomical characteristics of isolated left ventricular non-compaction: a step towards classification as a distinct cardiomyopathy. *Heart.* 2001;86:666–71.

[19] Stöllberger C, Finsterer J, Blazek G. Left ventricular hypertrabeculation/ noncompaction and association with additional cardiac abnormalities and neuromuscular disorders. *Am J Cardiol.* 2002;90:899–902.

[20] Petersen SE, Selvanayagam JB, Wiesmann F, et al. Left ventricular non-compaction: insights from cardiovascular magnetic resonance imaging. *J Am Coll Cardiol.* 2005;46:101–5.

[21] Jacquier A, Thuny F, Jop B, et al. Measurement of trabeculated left ventricular mass using cardiac magnetic resonance imaging in the diagnosis of left ventricular non-compaction. *Eur Heart J.* 2010;31:1098–104.

[22] Stacey RB, Andersen MM, St Clair M, Hundley WG, Thohan V. Comparison of systolic and diastolic criteria for isolated LV noncompaction in CMR. *JACC Cardiovasc Imaging.* 2013;6:931–40.

[23] Captur G, Muthurangu V, Cook C, et al. Quantification of left ventricular trabeculae using fractal analysis. *J Cardiovasc Magn Reson.* 2013;15:36.

[24] Pujadas S, Bordes R, Bayes-Genis A. Ventricular non-compaction cardiomyopathy: CMR and pathology findings. *Heart.* 2005;91:582.

[25] Chaowu Y, Li L, Shihua Z. Histopathological features of delayed enhancement cardiovascular magnetic resonance in isolated left ventricular noncompaction. *J Am Coll Cardiol.* 2011;58:311–12.

[26] Dodd JD, Holmvang G, Hoffmann U, et al. Quantification of left ventricular noncompaction and trabecular delayed hyperenhancement with cardiac MRI: correlation with clinical severity. *AJR Am J Roentgenol.* 2007;189:974–80.

[27] Ritter M, Oechslin E, Sütsch G, Attenhofer C, Schneider J,

Jenni R. Isolated noncompaction of the myocardium in adults. *Mayo Clin Proc*. 1997;72:26–31.

[28] Boyd MT, Seward JB, Tajik AJ, Edwards WD. Frequency and location of prominent left ventricular trabeculations at autopsy in 474 normal human hearts: implications for evaluation of mural thrombi by two-dimensional echocardiography. *J Am Coll Cardiol*. 1987;9:323–6.

[29] Loukas M, Louis RG, Black B, Pham D, Fudalej M, Sharkees M. False tendons: an endoscopic cadaveric approach. *Clin Anat*. 2007;20:163–9.

[30] Weinsaft JW, Cham MD, Janik M, *et al*. Left ventricular papillary muscles and trabeculae are significant determinants of cardiac MRI volumetric measurements: effects on clinical standards in patients with advanced systolic dysfunction. *Int J Cardiol*. 2008;126:359–65.

[31] Keren A, Billingham ME, Popp RL. Ventricular aberrant bands and hypertrophic trabeculations: a clinical pathological correlation. *Am J Cardiovasc Pathol*. 1988;1:369–78.

[32] Kini V, Ferrari VA, Han Y, Jha S. Adherence to thresholds: overdiagnosis of left ventricular noncompaction cardiomyopathy. *Acad Radiol*. 2015;22:1016–19.

第 27 章 心肌炎
Myocarditis

Vanessa M Ferreira　Juliano L Fernandes　Cristina Basso　Matthias G Friedrich　著
石春彦　译　　张丽君　徐磊　校

一、概述

由于已公布的大规模数据通常仅涉及较严重的患者，且伴有住院、心力衰竭或死亡等复杂因素，所以心肌炎的真实发病率尚不清楚。在一个接受天花疫苗接种的健康受试者的队列研究中，新发胸痛、呼吸困难或心悸的人数占10.6%，而在另一个接受疫苗接种的受试者中为2.6%。重要的是，对这些受试者的一项积极调查（包括高敏感性肌钙蛋白检测）显示，心肌炎的发病率是临床怀疑的60倍[1]。

心肌炎虽然是一种良性疾病，却常常导致不明原因的疲劳、心悸或胸部不适等症状。除了临床上较轻的患者外，心肌炎还可能伴有急性心力衰竭或心肌梗死。在心肌梗死和非阻塞性冠状动脉（MINOCA）疾病患者中，心肌炎发生率为33%，是 MINOCA 最常见的潜在原因[2]。

心肌炎导致的心肌瘢痕可能会增加心血管事件的风险。近期的一项研究发现，在25%的心脏性猝死幸存者中发现了与心肌炎相一致的心肌瘢痕，并且这种瘢痕的存在和大小可预测预后[3]。然而，左心室心外膜下的瘢痕，需要考虑其他的鉴别诊断，包括遗传性心肌病[4]。

无论是临床表现还是通过标准技术手段（如ECG 或超声心动图）获得的结果，对非缺血性心肌炎都不具有特异性，因此 CMR 检查对疑似心肌炎患者非常重要。因此心肌炎是 CMR 扫描的最常见适应证之一[5]。

自引入 CMR 无创在体组织特征检查以来，临床医生对于系统性疾病心肌受累情况的认识和理解得到极大增进。CMR 适用于存在不明病因的心肌损伤的患者。对于心力衰竭患者，CMR 可以作为心内膜活检（EMB）的"守门员"。对于可疑的心肌炎患者，CMR 的诊断目标为心肌水肿、炎症性充血，以及非缺血区域分布模式的心肌瘢痕，并已形成了一套标准，称为 Lake Louise 标准[6]。

二、解剖与病理学

根据1995年世界卫生组织（WHO）对心肌病的定义，心肌炎被定义为"伴有心功能不全的心肌炎性病变"，并被列为"特异性心肌病"之一。根据既定的组织学、免疫学和免疫组织化学标准，心肌炎可由 EMB 进行诊断，并推荐结合分子生物学技术鉴定病毒病原。已发现感染性、自身免疫性和特发性的炎性心肌病可导致扩张型心肌病（DCM）[7, 8]。

根据1987年基于 EMB 的 Dallas 病理组织学

诊断标准[9]，心肌炎被定义为"心肌炎性细胞浸润，并伴有邻近的心肌细胞坏死或变性，并非典型的缺血性心脏病相关的缺血性损伤"。在疾病的急性期通常出现间质性水肿，并伴有炎症和坏死。是否存在替代性纤维化及其数量也是重要的信息。尽管病理组织学评估不是诊断心肌炎的唯一金标准，但仍须根据组织学判断（即淋巴细胞、嗜酸性、多态性、肉芽肿和巨细胞）对心肌炎进行分类（图 27-1），并通常能反映出心肌炎的不同病因。

而且，通过免疫组织化学技术，并使用多种单克隆和多克隆抗体（包括 T 淋巴细胞 CD3 抗体、巨噬细胞 CD68 抗体和抗人白细胞抗原 HLA-DR），使得 EMB 的敏感性得到了提高。心肌炎的一个实用诊断标准为：每平方毫米白细胞计数＞14 且 T 淋巴细胞计数＞7 [8, 10]。值得注意的是，肉眼和组织学已证实心肌炎累及部位变异性大，可发生在各个心肌区域中，且好发于左心室游离壁的心外膜下或者在心外膜下心肌内呈灶状分布（图 27-2）。

EMB 对诊断心肌炎的贡献还包括通过脱氧核糖核酸 – 核糖核酸（DNA-RNA）提取和反转录聚合酶链反应（RT-PCR）扩增对病毒基因组进行分子搜索。为了排除全身感染，必须将外周血与 EMB 并行检查。病毒载量的定量和病毒复制的确定可能会增加诊断价值（图 27-3）[8, 10]。

在人类中，心肌炎的发生是由感染性因素、中毒、变态反应性或其他因素触发的，表现为 3 个阶段：①心肌细胞的急性损伤，最初是坏死和细胞内抗原暴露（数天）；②通过激活 T 淋巴细胞而激活免疫或自身免疫反应，并释放炎症（水肿、淋巴细胞浸润）因子和潜在的细胞坏死因子（亚急性期，在分子学模拟的情况下为数周到数月）；③如果在第二阶段后未治愈，则发展为进行性炎症，可能伴有左心室重塑和 DCM 发生。

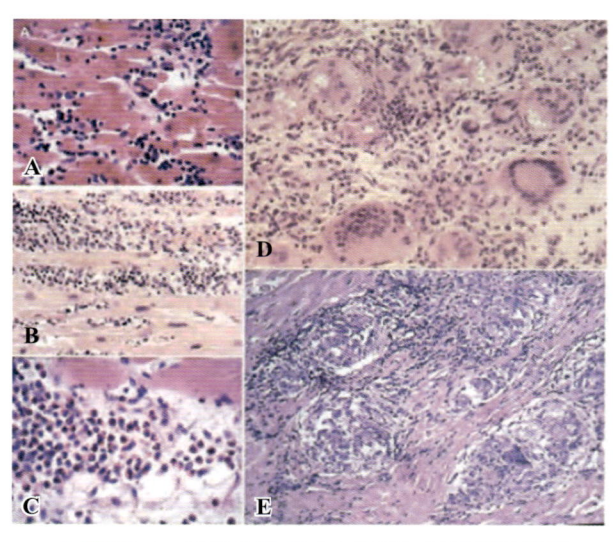

▲ 图 27-1　炎性心肌病（心肌炎）的组织学亚型
A. 淋巴细胞性；B. 多态性；C. 嗜酸性；D. 巨细胞性；E. 结节病性（经许可引自 Basso C, et al. Classification and histological, immunohistochemical, and molecular diagnosis of inflammatory myocardial disease. Heart Fail Rev. 2013；18；673–81. © 2013 Springer Science and Business Media New York 版权所有）

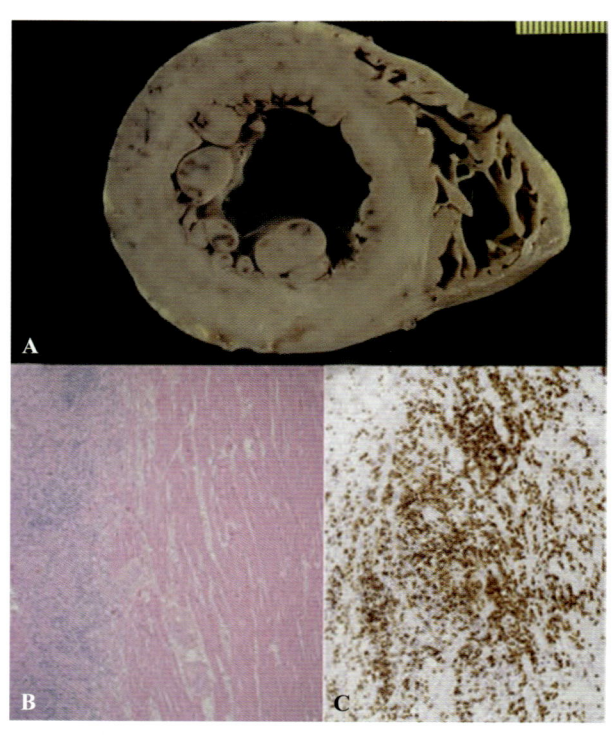

▲ 图 27-2　急性心肌炎所致心脏性猝死
A. 心脏的横切面，几乎完整保留了心室腔。值得注意的是，除了缺血和心内膜下的再灌注损伤外，弥漫的色差区域大部分存在于心外膜下和心肌中层。B. 左心室的全景组织学切片显示左心室游离壁（苏木精 – 伊红染色）的外层有间质性水肿和大量炎性浸润；C. 高倍镜下，免疫组织化学图片（CD3 免疫染色）可见大量淋巴细胞

第 27 章 心肌炎
Myocarditis

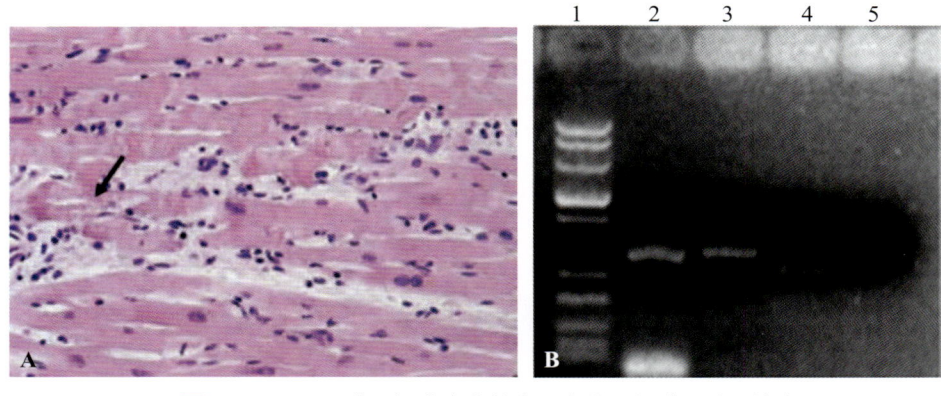

▲ 图 27-3　EMB 淋巴细胞病毒性心肌炎的组织学和分子诊断

A. 有淋巴细胞浸润和心肌溶解灶的活动性心肌炎（黑箭）；B. 凝胶电泳，聚合酶链式反应（PCR）示肠病毒阳性。泳道 1.DNA 标记（因子Ⅷ）；泳道 2. 肠病毒的阳性对照（180pb）；泳道 3. 肠病毒 EMB 阳性；泳道 4. 阴性对照（经许可引自 Basso C, et al. Classification and histological, immunohistochemical, and molecular diagnosis of inflammatory myocardial disease. Heart Fail Rev. 2013；18：673-81. © 2013 Springer Science and Business Media New York 版权所有）

三、临床背景

心肌炎不是病毒性或感染性心肌炎所特有的，也可能在缺血、中毒、变态反应或其他形式的心肌损伤中发生。相关的组织异常，如血管舒张、水肿、淋巴细胞浸润和肌细胞坏死，是免疫系统的非特异性反应。因此，CMR 可以反映这些过程的影像信号特征，但对特定病因并不具有特异性，因此应在临床背景下解释 CMR 的结果。

心肌炎症和损伤的严重性和程度不同，导致急性心肌炎的临床表现可能有很大差异，从无症状到心脏性猝死。常见症状包括胸痛或不适、呼吸急促、心悸、体力下降和疲劳。诊断线索通常包括近期病毒感染史或疫苗接种史，过敏史或其他形式的全身性炎症或感染[7]。

四、心肌炎的影像学

考虑到 EMB 的有创性，尽管 EMB 仍然是实现病原学诊断的金标准，但无创性评估心肌炎的方法在可疑心肌炎的诊断中起着至关重要的作用[11]。如 ESC 的建议所述，在临床稳定的患者中可以考虑 CMR。但是，CMR 无法区分病毒存在和自身免疫性炎症，因此无法代替通过 EMB 进行某些治疗的决策。如果出现急性心力衰竭或其他危及生命的表现，则 EMB 不应因任何其他诊断程序而延迟[7]。超声心动图仍然是评估可疑患者的必不可少的且通常是首选的影像学检查手段。然而，在没有明显的 LV 功能障碍的患者中，它缺乏识别心肌炎的敏感性[12]，并且区分急性与慢性，以及非缺血性与缺血性心脏病的特异性较低。过去，使用 ^{67}Ga 和 ^{111}In 进行核医学成像已被描述为识别急性心肌炎的有效手段，但在当代临床实践中很少使用。FDG-PET 和 CMR 具有良好的诊断一致性，但 FDG-PET 存在射线暴露、有限的适用性和空间分辨率相对较差等问题[13]。

五、CMR 和心肌炎

与其他心脏成像方式相比，CMR 在心肌组织特征中具有出色的功能，此外，它还具有良好的功能和形态学可视化效果，在心肌炎的无创性诊断中发挥着重要作用。疑似心肌炎是 CMR 的主要适应证（包括心肌病时 > 30%）[5]。与炎症有关的组织异常，如水肿、充血和毛细血管渗漏及心肌细胞坏死，可以分别通过 CMR T_2 加权成像、EGE 和 LGE 进行检测（图 27-4）。此外，作为支持信息，CMR 可以检测到相关的心包积液和心室功能障碍，并检测随着水肿的消退 LV 质量的变化。Lake Louise 共识标准（2009）建议使用 3 种组织特征技术中的任意两种的组合，以增加检测急性心肌炎的置信度（表 27-1）[6]。T_1 mapping、ECV mapping 和 T_2 mapping 等新技术正成为有前景的评估心肌炎的方法（请参阅第三篇第 17 章）。

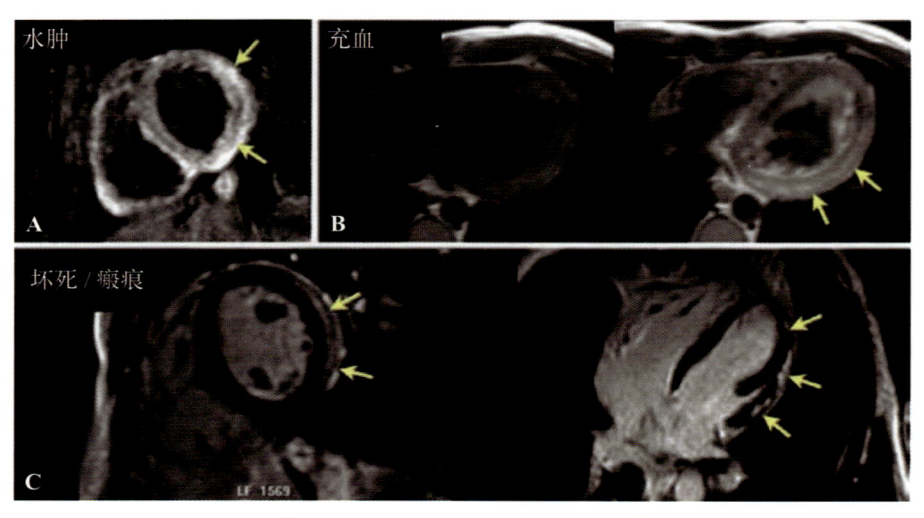

▲ 图 27-4　Lake Louise 标准的阳性示例

A. T_2 加权的 STIR 短轴图像，表明位于下壁和侧壁的心外膜下层的高信号（黄箭）；B. EGE 可见早期强化（黄箭），心肌与骨骼肌信号比值明显增加；C. 侧壁的 LGE，强化区域以非缺血模式分布于心外膜下层（黄箭）（经许可引自 Friedrich MG, Marcotte F. Cardiac magnetic resonance assessment of myocarditis. *Circ Cardiovasc Imaging* 2013；6：833-839. © 2013 American Heart Association，Inc 版权所有，Wolters Kluwer Health，Inc 出版）

表 27-1　Lake Louise 共识心肌炎 CMR 诊断标准

心肌炎诊断标准
在临床可疑的心肌炎中*，如果存在以下≥ 2 个标准，则 CMR 表现与心肌炎相符 • T_2 加权图像中局部或整体心肌 SI 升高† • Gd 增强 T_1 加权图像中心肌和骨骼肌之间的整体心肌 EGEr 增加‡ • 在反转恢复准备序列的 Gd 增强 T_1 加权图像（LGE）中至少存在一个非缺血区域分布的局灶性病变§
如果存在以上标准（3），则 CMR 表现与心肌炎引起的心肌细胞损伤和（或）瘢痕一致
如果满足以下条件，则建议在初始 CMR 检查后的 1～2 周复查 CMR • 不满足任一标准，但症状的发作是最近的，并且有强有力的心肌炎的临床证据 • 满足一个标准
左心室功能不全或心包积液的存在提示心肌炎

*. 对活动性心肌炎的临床怀疑应基于表 27-1[6] 所列的标准；†. 要求使用体线圈或表面线圈，以及有效的表面线圈信号强度校正算法来获取图像；整体信号强度（SI）的增加必须通过心肌与骨骼肌的 SI 比值≥ 2.0 来量化。如果水肿更易发生在心内膜下或透壁，并合并局部缺血（包括心内膜下）LGE 模式，则急性心肌梗死的可能性更高，应予以报告；‡. 要求使用具有有效表面线圈信号强度校正算法的体线圈或表面线圈获取图像；心肌比骨骼肌的整体 SI 增强率≥ 4.0，或绝对心肌增强率≥ 45%，则与心肌炎一致； §. 至少延迟 5min 获取图像，病灶不包括心内膜下层，通常是多灶性的，并累及心外膜下层。如果 LGE 模式清楚地表明 MI，并且与透壁区局部水肿位置一致，则急性 MI 的可能性更高，应予以报告［经许可引自 Friedrich, M. G., Sechtem, U., Schulz-Menger, J., Holmvang, G., Alakija, P., Cooper, L. T., ... Liu, P. Cardiovascular Magnetic Resonance in Myocarditis: A JACC White Paper. *Journal of the American College of Cardiology*, 53 (17), 1475–1487. © 2009 Elsevier 版权所有］

六、CMR 成像指南

（一）Lake Louise 标准

心肌炎急性或慢性期的变化可以通过临床常规 MR 技术进行评估。表 27-2 [14] 总结了 Lake Louise 标准推荐的 CMR 指南中用于评估心肌炎的主要 MR 序列，包括 T_2 加权、EGE 和 LGE 成像。还应使用 SSFP 序列进行电影成像以进行功能分析和识别心包积液。从图像采集到最终报告，MR 成像序列已经成熟并且标准化 [14, 15]。

（二）T_2 加权成像

T_2 加权成像通常使用具有流动和脂肪抑制作用的黑血自旋回波序列技术来获取。应当使用具有信号强度校正算法的体线圈或表面线圈来最大限度地减少硬件衍生的信号不均匀性。最大化左心室覆盖率将提高诊断效能，并且应至少获得 3 个短轴层面，并对心率变异性进行仔细调整，因为这可能会妨碍对信号强度的正确解释 [14]。应在至少 1 个正交平面上确认可疑局灶性水肿的征象。

表 27-2 CMR 指南和检测急性心肌炎的可用方法 *

指 南	序 列	视 图
定位	bSSFP	轴位、冠状位和矢状位
形态与功能	bSSFP	短轴平面覆盖整个 LV 长轴平面（VLA、HLA、LVOT）
初始 T_1 mapping	应用 Gd 螯合物之前（需要匀场，特别是在高磁场强度下，如 3T）；层厚 8mm，层面内分辨率 ≤ 2mm	短轴平面覆盖整个 LV 长轴平面（VLA、HLA、LVOT）
初始 T_2 mapping	应用 Gd 螯合物之前（需要匀场，特别是在高磁场强度下，如 3T）；层厚 8mm，层面内分辨率 ≤ 2mm	短轴平面覆盖整个 LV 长轴平面（VLA、HLA、LVOT）
T_2 加权成像	• 黑血 T_2 加权成像 [如短 tau 三重反转恢复快速自旋回波序列（STIR）] • 体线圈或相控阵线圈，采用 SI 校正算法，T_E 65ms；T_R 2 RR；ETL 24；矩阵 256×160；层厚 10mm；完整的 LV 覆盖；舒张中期读出 • 缺点：需除外邻近心内膜下的腔内高信号血液；通过 SSFP 或 T_1 加权图像区分骨骼肌与皮下脂肪	长轴和短轴图像（正交）
早期 Gd 增强	• 对比前后自由呼吸传统的快速自旋回波序列体线圈或相控阵线圈 • 采用 SI 校正算法；停用自动匀场和预扫描算法 • 层厚 10mm；ETL 2；矩阵 256×128；平均 4 次；心房上双斜空间饱和带增强前至增强后 5min 内（0.1mmol/kg）；注射后 1～2min 开始扫描 • 缺点：并存的心肌炎会降低敏感性（使用绝对临界值），不规则的呼吸或心律不齐会严重降低图像质量	冠状位和胸骨旁，在 FOV 中包括骨骼肌
晚期 Gd 增强	• 反转恢复梯度回波（2D、3D、单脉冲或敏感相位） • 相控阵线圈；脂肪饱和度对心外膜下 LGE 层有用；TI 值的优化 • 层厚 10mm；矩阵 256×224；VPS 12～16；全左心覆盖；对比后 10～20min（总剂量为 0.1mmol/kg 后） • 缺点：在短轴图像上基底层面流出道可能被误认为间隔壁 LGE；长轴和短轴基底段间隔壁 LGE 可能仅代表调节束融合	短轴平面覆盖整个 LV 长轴平面（VLA、HLA、LVOT）
对比后 T_1 mapping（用于 ECV 估算）	• 应用 Gd（细胞外，不与蛋白结合）后 ≥ 15min（需要匀场，尤其是在高场强下，如 3T）；层厚 8mm，层面内分辨率 ≤ 2mm • 确保将选层、定位和心脏时相与初始 T_1 mapping 相匹配（用于计算血细胞比容的血样计算 ECV）	短轴平面覆盖整个 LV 长轴平面（VLA、HLA、LVOT）

*. 组织特征技术及其组合的选择可能取决于当前的指南和建议、方法的可用性、受试者的耐受性，以及工作流程的实用性考虑
bSSFP. 平衡稳态自由进动序列；HLA. 水平长轴；VLA. 垂直长轴；LVOT. 左心室流出道；Gd-chelate. 基于 Gd 的螯合物（对比剂）；T_E. 回波时间；ETL. 回波链长度；LV. 左心室；FOV. 视野；SI. 信号强度；LGE. 心肌延迟强化；TI. 反转时间；VPS. 每个节段的图像；ECV. 细胞外容积

(三) EGE 前、后成像

EGE 前、后图像是应用自由呼吸的黑血快速自旋回波序列，在短轴或轴向视图（后者具有更强的图像质量）中获得的 T_1 加权成像。对于黑血 T_2 加权图像，首选体线圈。在心房上应用空间饱和带并使用 4 次平均值可改善 SNR。增强后图像应在注射 Gd（0.1mmol/kg）后的 1min 内在相同层面位置并使用与增强前图像相同的参数方法获得。

目前，由于许多原因，包括当地实施方案的能力，是否具有专业知识，以及 T_2 加权和 EGE 图像质量不一致，并非所有中心都采用 Lake Louise 标准的这两个组成部分。

(四) LGE 成像

注射 Gd（0.1mmol/kg）后 10min，使用反转恢复 GRE 序列获得 LGE 图像。对于所有 LGE 成像，优化心肌抑制的反转恢复时间至关重要。为了提高疾病检测的灵敏度，应采集完整的短轴及长轴图像。应当在至少一个正交平面上确认局灶性损伤的征象。

评估心肌炎的结果报告应包括对是否存在评估标准的描述[14, 15]。

(五) Mapping 技术

Mapping 技术基于组织中 T_1 和 T_2 弛豫时间的属性，直接提供心肌的定量像素图。人体组织具有特征性的 T_1 和 T_2 弛豫时间（取决于估算方法），偏离可能表示疾病或生理变化。水肿可以延长心肌的 T_1 和 T_2 弛豫时间，使这些技术成为检测心肌炎中急性心肌损伤的理想方法。Mapping 技术可以避免上述半定量技术（如 T_2 加权和 EGE 成像）的许多常规限制，包括屏气时间短，图像处理时不需要检测心肌异常信号变化的参考 ROI 等。Mapping 技术已被证实在心肌炎的诊断中很有价值（图 27-5），并且有望将其纳入未来的 CMR 指南中，由于其优势，有可能替代某些常规技术。

然而，新兴的 mapping 技术仍处于快速发展中，因此标准化的方法和标准仍在建立中[16]。对于 T_1 mapping 和 ECV mapping，应用最广泛的方法包括反转恢复、饱和恢复序列或联合方法[17-20]。对于 T_2 mapping，通常使用基于梯度和使用多回波读数的自旋回波序列的方法[21, 22]。此外，mapping 对所使用的硬件和软件很敏感，因此应进行本地验证，以针对所选方法的既定规范进行基准测试。考虑到心肌炎组织损伤的区域性和多样性，建议全 LV 覆盖（图 27-6）[23]。即使内置了运动校正算法，适当屏气并控制图像质量[24] 可以提高像素图的质量和可靠性。异常区域应在横断面图中进行验证。表 27-2 中显示了包含这些技术的 CMR 成像方法的示例。

七、CMR 图像分析

根据 Lake Louise 标准（图 27-7）[6]，对评估心肌炎的 T_2 加权、EGE 和 LGE CMR 图像进行分析。

(一) T_2 加权图像

使用骨骼肌中 ROI 的信号强度作为参考（可以使用 T_1 加权图像更好地定位该参考），当相对心肌信号强度（SI）升高 > 1.9 时，诊断心肌炎的灵敏度为 84%，特异性 74%，准确性为 79%[25]。局部 T_2 信号升高，SI 高于正常心肌区域中参考 ROI 平均值的 2 个标准差，也可被视为阳性标准[6, 14]。

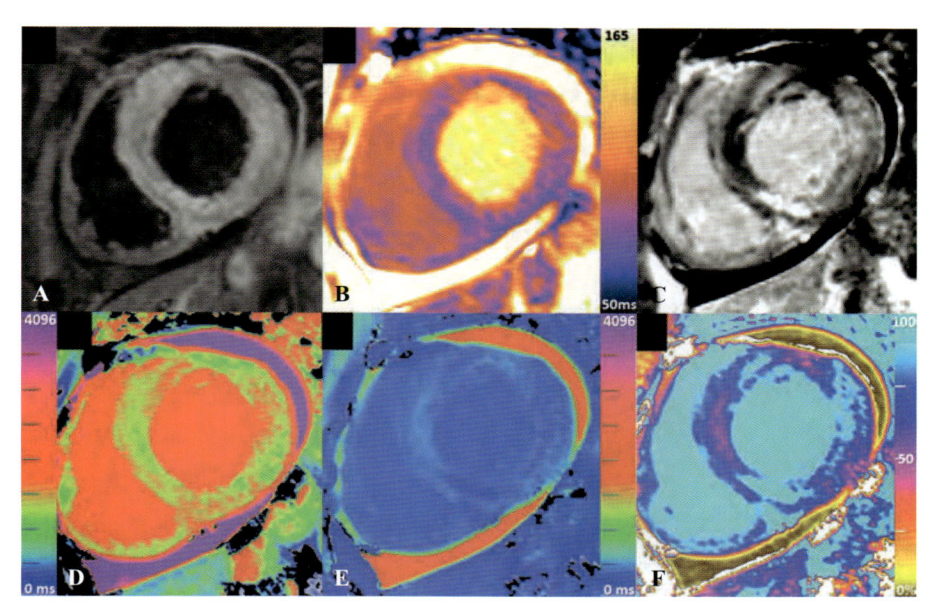

▲ 图 27-5 重度急性病毒性心肌炎患者的 CMR（1.5 T）图像

A. 黑血 T₂ 加权成像显示整体和局部心肌 T₂ 信号强度增加，与骨骼肌（未显示）相比，T₂ SI 比值＞3.0，与严重急性水肿相符；B. T₂ mapping 显示整体心肌 T₂ 值升高，为（89±7）ms，与水肿一致；C.LGE 成像显示非冠状动脉分布的多个区域心肌中层、心外膜下斑片状强化；D. 使用 ShMOLLI 方法获取的初始 T₁ mapping 显示出整体心肌 T₁ 值显著增加 [（1048±79）ms]，正常（962±25）ms，在损伤的中心区域高达 1240ms；E.Gd 对比后 T₁ mapping（15min 时）显示 LGE 区域中 T₁ 极低的区域；F.ECV mapping 显示 ECV 明显扩大至 43%（正常为 27%±3%）。

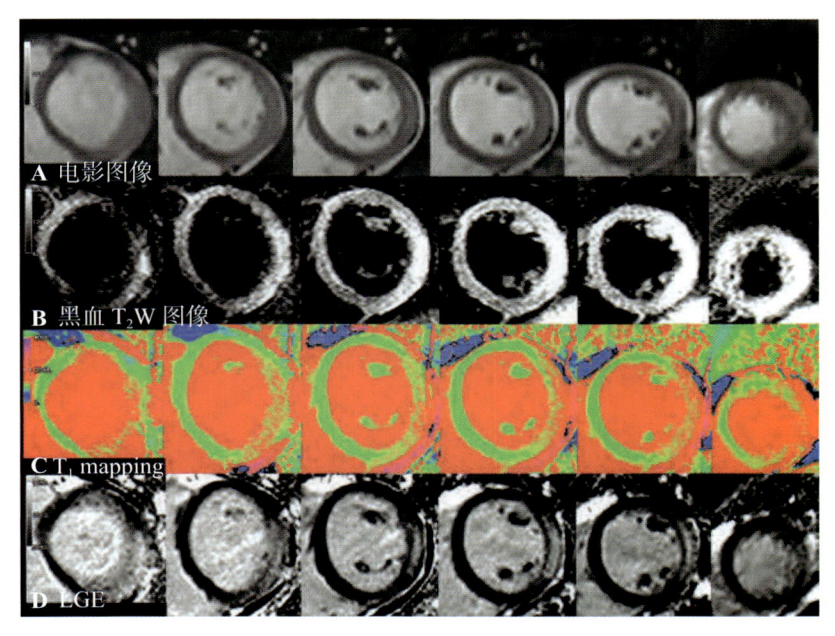

▲ 图 27-6 急性心肌炎的全心多参数 CMR 组织表征。从基底到心尖（从左到右）覆盖 LV 的短轴层面

经许可引自 Ferreira V, Piechnik S, et al. Native T₁ mapping detects the location, extent and patterns of acute myocarditis without the need for gadolinium contrast agents. *Journal of Cardiovascular Magnetic Resonance* 2014；16：36. © 2014 Ferreira V, et al.; licensee BioMed Central, Ltd 版权所有

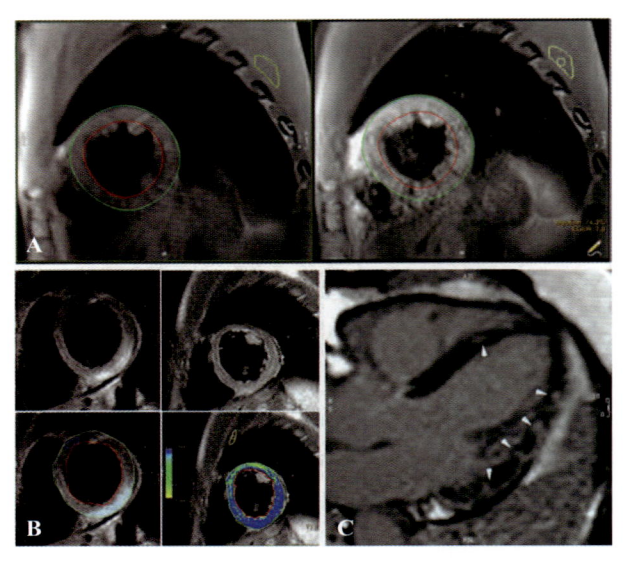

▲ 图 27-7 构成心肌炎 Lake Louise 标准的阳性特征

A. 左图是心脏的增强前 T₁ 加权短轴图像，心肌（绿线和红线）和骨骼肌（黄线）轮廓已标识；右图是 EGEr 为 7.9 的同一层面的 Gd 增强图像，心肌的整体信号强度显著增加；B. 左上角的 T₂ STIR 图像显示下壁心肌高信号，参考正常心肌的 ROI（左下角，蓝色），可以识别出 ROI ≥ 2.0 的信号异常区域（浅蓝色）；右上角是另一例心肌整体信号异常，右下角的图通过参考骨骼肌（黄色）的 ROI 可以更好地识别心肌异常的区域；C. 诊断为心肌炎的急性胸痛患者的侧壁和间隔壁出现典型的斑片状 LGE。增强的区域主要位于心肌的中层和心外膜下（箭头），具有非缺血性分布特点

（二）早期钆增强

心肌和骨骼肌 ROI 的强化可通过以下方法计算。

$$增强系数 = \frac{（增强后信号强度-增强前信号强度）}{增强前信号强度}$$

EGE 比例（EGEr）可以使用以下公式计算，即 EGEr= 心肌增强系数 / 骨骼肌增强系数。EGEr ≥ 4.0，或绝对增强 45%，符合心肌炎表现[6, 14]。

（三）晚期钆增强

心肌中的 LGE 模式多种多样，大多数表现为斑片状且不均匀、非连续性病变，通常位于侧壁或间隔壁的心外膜下或心肌中层[26]，也存在较不常见的 LGE 模式，包括心内膜下或炎症引起的冠状动脉痉挛相关的透壁 LGE[27]。值得注意的是，不能仅仅根据 LGE 来区分急性和慢性心肌炎，因为 LGE 不能准确地判断病变发生的时间，其敏感度也不足。

（四）mapping 技术

各种内部和市售软件提供了很多方法来分析 T₁、ECV 和 T₂ maps 图像。需要注意的是，某些 mapping 技术可能需要特定的后处理步骤（例如条件重建）才能在线或离线生成准确的弛豫时间[18]。ROI 可以放置在室间隔中部（短轴或长轴视图）中，尽管这种方法并未最大限度地利用像素图上所有可用信息，但可以提供受试者 T₁ 或 T₂ 的平均值。勾画心内膜和心外膜轮廓（通常是短轴层面），并在所有可用层面上取平均值，以获得受试者的单个平均值。对 map 图像的进一步分析可能涉及使用经过临床验证的阈值来检测某些疾病、最大值、像素异质性和叠加图像，以突出显示心肌异常区域和急性心肌损伤的模式（图 27-8）[23, 28]。对于 ECV mapping，重要的是要确保增强前和增强后 T₁ maps 图像的参数、心脏时相和位置方面匹配；通常需要使用血细胞比容的血液样本来量化 ECV，但是有一些新方法可以用血液的 T₁ 值来估计 ECV[16, 29]。

八、诊断效能和临床结果

需要强调的是，在对 CMR 技术诊断效能的验证研究中，患者的选择标准和特征直接影响 CMR 技术的诊断效能。此外，在缺乏完整的心脏标本，无法直接与影像学发现进行组织病理学关联的情况下，EMB 并不能作为替代金标准。因为 EMB 具有采样误差从而无法完全排除疾病，所以不能准确评价 CMR 诊断的性能指标，如灵敏度和阴性预测值。绝大部分病毒性心肌炎缺乏

第 27 章 心肌炎
Myocarditis

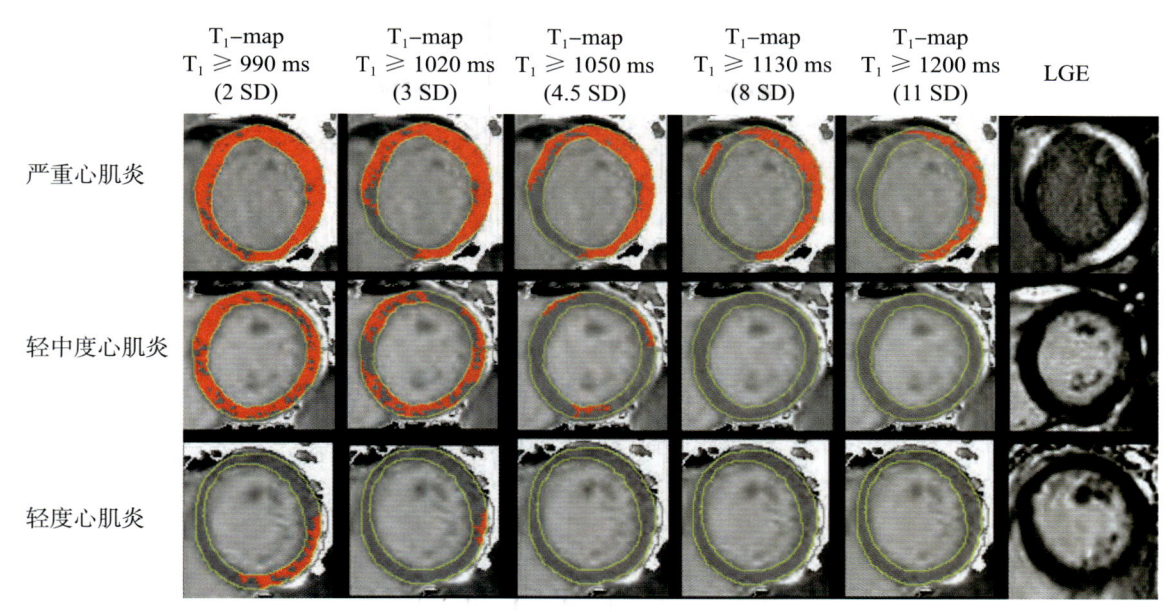

▲ 图 27-8 使用增量阈值的 T_1-map 图像显示了急性心肌炎范围内主要的非缺血分布模式的损伤。红色表示连续区域中 T_1 值高于已知阈值至少 $40mm^2$ 的心肌区域。先前证实检测急性心肌水肿的 T_1 阈值是 990ms；选择其他阈值用于说明该目的

经许可引自 Ferreira V, Piechnik S, et al. Native T1 mapping detects the location, extent and patterns of acute myocarditis without the need for gadolinium contrast agents. *Journal of Cardiovascular Magnetic Resonance* 2014; 16: 36.© 2014 Ferreira V, et al.; licensee BioMed Central, Ltd 版权所有

特异性治疗，这通常会限制对治疗决策的影响，因此，关于使用 CMR 对预后影响的可靠数据很少。CMR 序列设计中的技术因素，从发现症状到成像的时间把握、图像获取条件、LV 覆盖程度及图像分析方法，都会影响 CMR 在检测心肌炎中的诊断效能。

（一）Lake Louise 标准

Lake Louise 标准已被广泛研究，并为疑似心肌炎患者提供了临床相关的诊断信息，具有良好的诊断准确性（敏感性 67%、特异性 91%、准确性 78%、阳性预测值 91%、阴性预测值 69%；根据 Meta 数据分析）（表 27-3）[6]。一项基于 13 个中心 140 名患者的大型多中心研究表明，尽管成像方案差异很大，CMR 技术对儿科患者心肌炎的检测也具有高灵敏度 [30]。当单独用作判别标准时，T_2 加权、EGE 或 LGE 成像对心肌炎过程的检测都有各自的局限性，但 Lake Louise 标准通过将这些成像技术结合起来（"3 个依据中任意满足 2 个"）显著增加了诊断的准确性（表 27-4）。

最近，Lurz 等研究表明，Lake Louise 标准的诊断效能在急性和慢性组之间是一致的，尽管与新的 mapping 技术相比，急性组的准确性较低。有趣的是，当患者出现梗死样症状时，诊断效能也可能随临床表现而变化，Lake Louise 标准的敏感性为 80%，而在出现心力衰竭或突发性室性心律失常时分别只有 57% 和 40% [31]。

最近一项对 203 名疑似急性心肌炎患者的随访研究表明，LVEF 是心血管事件的有力预测指标 [32]，而在另一项研究中，最初出现水肿是 12 个月内 EF 改善的唯一预测指标 [33]。值得注意的是，与 Lake Louise 标准阴性的患者相比，只有 Lake Louise 标准阳性的患者才显示出 EF 升高 [33]，这表明部分得到改善的心室功能可能是由于早期炎症反应未形成固有瘢痕从而具有一定程度的可逆性所致。

表 27-3 急性心肌炎的系统性研究中的 T_2 加权、早期钆增强和晚期钆增强成像的临床诊断效能数据汇总

研究	研究设计	样本数量(n)	研究对象	验证方法	从出现症状到CMR检查时间间隔(d)	序列特征	分析方法	敏感性(%)	特异性(%)	准确率(%)	阳性预测值(%)	阴性预测值(%)
T_2 加权成像												
Ridker 等,2002[37]	单中心,回顾性	21	疑似心肌炎	临床	出院<1周	STIR, 1.5T, 8mm 层厚	定性	100	50	76	69	100
Laissy 等,2002[38]	单中心,前瞻性	20	疑似急性心肌炎	临床	9.4±1.4	T_2加权轴位黑血, 1.0T, 5mm	定性	45	100	59	100	39
Abdel-Aty 等,2005[39]	单中心,前瞻性	25	疑似急性心肌炎	临床	5.6±4.2	STIR, 1.5T, 15mm 层厚	整体/骨骼肌 SI ≥ 2.0	84	74	79	78	81
Gutberlet 等,2008[40]	单中心,回顾性	83	疑似慢性心肌炎	组织学	>90	STIR, 1.5T, 8mm 层厚	整体/骨骼肌 SI ≥ 2.0	67	69	68	74	60
Jeserich 等,2009[41]	单中心,前瞻性	67	疑似心肌炎	临床	84+症状持续	STIR, 1.5T, 10mm 层厚	整体/骨骼肌 SI > 2.14	74	93	81	96	63
Röttgen 等,2011[42]	单中心,前瞻性	131	疑似急性心肌炎	组织学	<14	STIR, 1.5T, 20mm 层厚	整体/骨骼肌 SI ≥ 2.0	58	57	58	73	41
Monney 等,2011[43]	单中心,前瞻性	42/21	疑似急性心肌炎	临床	<14/>14	STIR, 1.5T, 8mm 层厚	定性	81/11	NA	NA	NA	NA
Lurz 等,2012[44]	单中心,前瞻性	132 (70/62)	急性和慢性心肌炎	组织学	3/42	STIR, 1.5T, 10mm 层厚	整体/骨骼肌 SI > 1.9	64 42	65 66	63 55	85 58	37 50
Chu 等,2013[45]	单中心,前瞻性	45	疑似急性心肌炎	临床	6.8±10.2	STIR, 1.5T, 15mm 层厚	定性	69	100	76	100	48
Francone 等,2014[46]	单中心,回顾性	57	确诊急性心肌炎多模式	临床+组织学	≤3个月	STIR, 1.5T, 8mm 层厚	整体/骨骼肌 SI ≥ 2.0	47 (27~81)	NA	NA	NA	NA
Ferreira 等,2014[23]	双中心,前瞻性	110	疑似急性心肌炎	临床	中位时间 3d (IQR 1~6d)	STIR, 1.5T, 10mm 层厚	整体/骨骼肌 SI ≥ 2.0;在≥5%的LV中心肌损伤区域≥40mm²	48	86	66	81	58

第 27 章 心肌炎
Myocarditis

（续表）

研究	研究设计	样本数量 (n)	研究对象	验证方法	从出现症状到CMR检查时间间隔 (d)	序列特征	分析方法	敏感性 (%)	特异性 (%)	准确率 (%)	阳性预测值 (%)	阴性预测值 (%)
Radunski 等, 2014[47]	单中心, 前瞻性	125	疑似心肌炎	临床	中位时间 14d (IQR 7～49d)	STIR, 1.5T, 10mm 层厚	T_2 SI ≥ 2.2	76	42	70	84	30
Hinojar 等, 2015[34]	双中心, 前瞻性	101	疑似急性心肌炎	临床	中位时间 5d (<7d)	STIR, 1.5 或 3T	整体/骨骼肌 SI ≥ 2.0	56	94	70	95	55
Schwab 等, 2016[48]	单中心, 回顾性	78	梗死样心肌炎	临床	中位时间 3d	STIR, 1.5T, 6mm 层厚	定性	56	100	76	100	65
Luetkens 等, 2016[49]	单中心, 前瞻性	84	疑似急性心肌炎	临床	平均 (2.6 ± 1.9) d	STIR, 1.5T, 8mm 层厚	整体/骨骼肌 SI ≥ 1.9	50	94	76	85	73
早期钆增强
Friedrich 等, 1998[50]	单中心, 回顾性	19	疑似心肌炎	临床	2, 7, 14, 28, 84	1.0T, 6mm 层厚	GRE 比对照	84	89	86	89	84
Laissy 等, 2002[38]	单中心, 前瞻性	20	疑似急性心肌炎	临床	9.4 ± 1.4	1.0T, 5mm 层厚	定性	85	100	89	100	70
Abdel-Aty 等, 2005[39]	单中心, 前瞻性	25	疑似急性心肌炎	临床	5.6 ± 4.2	1.5T, 15mm 层厚	GRE ≥ 4.0	80	68	74	74	75
Gutberlet 等, 2008[40]	单中心, 回顾性	83	疑似慢性心肌炎	组织学	> 90	1.5T, 8mm 层厚	GRE ≥ 4.0	63	86	72	86	63
Röttgen 等, 2011[42]	单中心, 回顾性	131	急性和慢性心肌炎	组织学	< 14	1.5T, 20mm 层厚	GRE ≥ 4.0	49	74	57	78	43
Lurz 等, 2012[44]	单中心, 前瞻性	132 (70/62)	疑似急性心肌炎	组织学	3/42	1.5T, 8mm 层厚	GRE ≥ 4.0	76 73	53 21	70 48	83 51	41 40
Chu 等, 2013[45]	单中心, 前瞻性	45	疑似急性心肌炎	临床	6.8 ± 10.2	1.5T, 15mm 层厚	GRE ≥ 4.0 GRE ≥ 1.75	63 100	90 40	69 87	96 85	41 100
Francone 等, 2014[46]	单中心, 回顾性	57	确诊急性心肌炎, 多模式	临床+组织学	≤ 3 个月	1.5T, 8mm 层厚	GRE ≥ 4.0	61 (40～71)	NA	NA	NA	NA
Radunski 等, 2014[47]	单中心, 前瞻性	125	疑似心肌炎	临床	中位时间 14d (IQR 7～49d)	1.5T, 10mm 层厚	GRE ≥ 56%	63	100	67	100	34

(续表)

研究	样本数量(n)	研究设计	研究对象	验证方法	从出现症状到CMR检查时间间隔(d)	序列特征	分析方法	敏感性(%)	特异性(%)	准确率(%)	阳性预测值(%)	阴性预测值(%)
Schwab 等, 2015[48]	78	单中心, 回顾性	梗死样心肌炎	临床	中位时间 3d	1.5T, 8mm 层厚	定性	51	94	71	92	61
Luetkens 等, 2016[49]	84	单中心, 前瞻性	疑似急性心肌炎	临床	平均 (2.6±1.9) d	1.5T, 8mm 层厚	EGEr ≥ 1.95	77	62	67	58	80
晚期钆增强												
Ridker 等, 2002[37]	21	单中心, 回顾性	疑似心肌炎	临床	<出院 1 周	7mm 层厚	肉眼观察	45	60	52	56	50
Abdel-Aty 等, 2005[39]	25	单中心, 前瞻性	疑似急性心肌炎	临床	5.6 ± 4.2	15mm 层厚	2 SD	44	100	71	78	62
Mahrholdt 等, 2006[51]	87	单中心, 前瞻性	疑似急性心肌炎	组织学	<21	6mm 层厚	2 SD	95	96	96	99	81
Gutberlet 等, 2008[40]	83	单中心, 前瞻性	疑似慢性心肌炎	组织学	>90	8mm 层厚	2 SD	27	80	49	65	44
Yilmaz 等, 2008[52]	71	单中心, 前瞻性	疑似急性心肌炎	组织学	5 (中位时间)	6mm 层厚	肉眼观察	35	83	51	81	38
Rottgen 等, 2011[42]	131	单中心, 回顾性	疑似急性心肌炎	组织学	<14	8mm 层厚	肉眼观察	31	88	50	84	39
Monney 等, 2011[43]	42/21	单中心, 前瞻性	疑似急性心肌炎	临床	<14/ >14	8mm 层厚	肉眼观察	100/76	NA	NA	NA	NA
Lurz 等, 2012[44]	132 (70/62)	单中心, 前瞻性	急性和慢性心肌炎	组织学	3/42d	10mm 层厚	5 SD	74 / 61	65 / 35	71 / 48	87 / 51	44 / 44
Chu 等, 2013[45]	45	单中心, 前瞻性	疑似急性心肌炎	临床	6.8 ± 10.2	15mm 层厚	肉眼观察	77	60	73	87	43
Francone 等, 2014[46]	57	单中心, 回顾性	确诊急性心肌炎, 多模式	临床+组织学	≤3 个月	5mm 层厚	5 SD	60 (47~71)	NA	NA	NA	NA

第27章 心肌炎
Myocarditis

(续表)

研究	研究设计	样本数量(n)	研究对象	验证方法	从出现症状到CMR检查时间间隔(d)	序列特征	分析方法	敏感性(%)	特异性(%)	准确率(%)	阳性预测值(%)	阴性预测值(%)
Ferreira等, 2014[23]	双中心、前瞻性	110	疑似急性心肌炎	临床	中位时间3d (IQR 1～6d)	1.5T, PSIR, 8mm层厚	2 SD; ≥ 5%的LV中心肌损伤范围≥ 40mm²	72	97	81	98	67
Radunski等, 2014[47]	单中心、前瞻性	125	疑似心肌炎	临床	中位时间14d (IQR 7～49d)	1.5T, PSIR, 8mm层厚	肉眼观察	61	100	67	100	34
Hinojar等, 2015[34]	双中心、前瞻性	101	疑似急性心肌炎	临床	中位时间5d (<7d)	1.5T 或 3T	肉眼观察	72	100	86	100	79
Schwab等, 2016[48]	单中心、回顾性	78	梗死样心肌炎	临床	中位时间3d	5.5mm层厚	定性	86	100	92	100	85
Luetkens等, 2016[49]	单中心、前瞻性	84	疑似急性心肌炎	临床	平均(2.6 ± 1.9) d	1.5T, 10mm层厚	肉眼观察	74	100	89	100	85
Nadjari等, 2016[53]	单中心、回顾性	171	疑似急性心肌炎	临床	NA	1.5T, 8mm层厚	GRE定量≥ 4.0; T_2比值≥ 2.0; 初始T_1和ECV; LGE定性			AUC: T_2比值 76.7%; EGE 60.0%; LGE 69.1%; 初始T_1 80.9%; ECV 86.3%		

SN. 敏感度; SP. 特异度; NPV. 阴性预测值; PPV. 阳性预测值

表 27-4 Lake Louise 标准组合的诊断效能概述

标 准	敏感性（%）	特异性（%）	准确性（%）	PPV（%）	NPV（%）
T_2+LGE（Abdel-Aty 等，2005；Gutberlet 等，2008 汇总数据）[39, 40]	25	95	56	86	50
T_2 和（或）LGE（Abdel-Aty 等.，2005；Gutberlet 等，2008 汇总数据）[39, 40]	60	66	62	79	43
任一阳性发现（Abdel-Aty 等，2005；Gutberlet 等，2008 汇总数据）[39, 40]	88	48	70	68	76
任何 2 个阳性发现（Abdel-Aty 等，2005；Gutberlet 等，2008 汇总数据）[39, 40]	67	91	78	91	69
任何 2 个阳性发现——急性组（Lurz 等，2012）[44]	81	71	79	90	55
任何 2 个阳性发现——慢性组（Lurz 等，2012）[44]	63	40	52	53	50
T_2 和（或）LGE（Chu 等，2013）[45]	91	60	84	89	67
EGE 和 LGE（Chu 等，2013）[45]	49	90	58	94	33
EGE 和 T_2（Chu 等，2013）[45]	49	100	60	100	36
任何 2 个阳性发现（Chu 等，2013）[45]	77	90	80	96	53
T_2+LGE（Ferreira 等，2014）[23]	45	97	64	96	51
T_2 或 LGE（Ferreira 等，2014）[23]	75	86	79	90	67
3 个 LLC 中任何 2 个（Radunski 等，2014）[47]	84	57	79	90	41
T_2+LGE（Hinojar 等，2015）[34]	54	100	68	100	48
任何 2 个阳性发现（Schwab 等，2016）[48]	67	100	82	100	72
3 个 LLC 中任何 2 个（Luetkens 等，2016）[49]	82	98	92	97	89
阳性 LLC 标准——急性组（Lurz 等，2016）[35]	66	47	71	41	59
阳性 LLC 标准——慢性组（Lurz 等，2016）[35]	64	47	75	35	59

LLC.Lake Louise 标准；LGE. 晚期钆增强；NPV. 阴性预测值；PPV. 阳性预测值

（二）mapping 技术

许多临床研究表明采用 mapping 成像技术检测心肌炎效果良好（表 27-5 至表 27-7）。T_1 mapping 和 T_2 mapping 在检测急性心肌炎的急性期征象（尤其是水肿）的敏感性和可行性已得到证实。目前的一些临床研究显示，T_2 mapping 技术相比于 T_1 mapping 可能对检测急性炎症更具有特异性，而 T_1 mapping 对稍慢性期的水肿检测也具有敏感性，例如，在瘢痕、缺血或其他原因导致的细胞外间隙增大的区域，但这需要进一步的研究[34-36]。T_1 和 T_2 都对组织中水的变化敏感，但是序列设计和 MR 物理参数（包括磁化传递效应）的选择可能会在某些疾病中突显出相应的

MR 信号。因此，需要对各种成像技术进行更大范围和更长期的研究，以确定其对心肌炎预后的诊断能力及其对临床结果的影响。

九、展望

使用 CMR 诊断心肌炎需采用多种技术提供重叠及互补的信息，从而提高诊断的可信度。验证心肌炎 CMR 成像技术的金标准是采用全心组织病理学，直接与成像结果进行比较，但是这种数据很难在人类受试者上获得。因为 EMB 可能因采样错误而无法排除小面积的局灶性心肌炎，所以用 EMB 作为验证 CMR 诊断效能的金标准是有问题的，不过它仍可能在某些临床治疗决策中起作用。成像（超声、CMR、电压图）引导的 EMB 可以提高诊断灵敏度。现在已提出一些新的 mapping 方法来增进对心肌炎引起的病理生理变化敏感的组织特征技术。将来可能会出现简化的无钆 CMR 方案，可以缩短扫描时间而无须注射对比剂。随着证据和经验的不断累积，经过修订的 CMR 成像方案有望提高人们对心肌炎非侵入性诊断的信心和使用效率。

十、结论

CMR 组织特征的证据表明，心肌炎是肌钙蛋白呈阳性且无阻塞性缺血性心脏病的胸痛患者最常见的病因。CMR 还可以鉴别伴有心肌炎、水肿的急性心肌炎和已治愈的心肌炎。对于肌钙蛋白呈阳性且无阻塞性缺血性心脏病的胸痛患者，采用 CMR 的评估方案可以帮助确诊并指导长期治疗，因而更经济有效。另外，定量成像技术的发展可以提供更好的诊断和预后信息。

表 27-5 固有 T_1 mapping 技术在急性心肌炎中的诊断效能概述

研究	研究设计	样本大小 (n)	研究对象	验证方法	从出现症状到进行 CMR 检查的时间 (d)	T_1 mapping 序列、场强、MR 系统	T_1 正常值 (ms)	T_1 mapping 图像分析	SN (%)	SP (%)	诊断准确性 (%)	PPV (%)	NPV (%)
Ferreira 等, 2014[23]	双中心, 前瞻性	110	可疑急性心肌炎	临床诊断	中位时间 3d (IQR 1～6d)	ShMOLLI, 5(1)1(1)1, 1.5T, Siemens Health care, Avanto	946±23	短轴层面, 覆盖 LV: 心肌损伤面积 ≥40mm², ≥5% 左心室心肌 T_1 >990ms	90	88	89	90	88
Radunski 等, 2014[47]	单中心, 前瞻性	125	可疑心肌炎	临床诊断	中位时间 14d (IQR 7～49d)	MOLLI, 3(3)5, 1.5T, Philips Medical Systems, Achieva	中位数 1051 (IQR 1010～1063)	左心室 3 个短轴层面的平均整体 T_1 值 (≥1074ms)	64	90	69	97	34
Hinojar 等, 2015[34]	双中心, 前瞻性	101	可疑急性心肌炎	临床诊断	中位时间 5d (<7d)	MOLLI, 3(3)3(3)5, FA50 1.5T and 3T, Philips Health care, Achieva	940±20 (1.5T) 1045±23 (3T)	左心室中央段的短轴层面 T_1 ≥2 个正常平均值的 SD : 1.5T (T_1 >992ms);3T(T_1 >1098ms)	98	100	99	100	99
Bohnen 等, 2015[36]	单中心, 前瞻性	31	近期发生心力衰竭伴/不伴心肌炎	心内膜活检	中位时间 3d (IQR 1～6d)	MOLLI, 3(3)5, 1.5T, Philips Medical Systems, Achieva	中位数 1051 (IQR 1010～1063)	左心室 3 个短轴层面的平均整体 T_1 值	NA*	NA*	NA*	NA*	NA*
Luetkens 等, 2016[49]	单中心, 前瞻性	84	可疑急性心肌炎	临床诊断	平均 (2.6±1.9) d	MOLLI, 3(3)3(3)5, 1.5T, Philips Health care, Ingenia	967±28	左心室 3 个短轴层面的, 整体 T_1 >1000ms	85	96	92	94	90
Lurz 等, 2016[35]	单中心, 前瞻性	71	可疑心肌炎	双心室心内膜活检	1.5d 以内	MOLLI, 3(3)5, 1.5T, Philips Health care, Intera CV	1023±75	HLA, VLA, 短轴 3 层; T_1 >1058ms	88	67	81	86	71

IQR. 四分位区间; FA. 翻转角; HLA. 水平长轴; VLA. 垂直长轴; SN. 敏感度; SP. 特异度; NPV. 阴性预测值; PPV. 阳性预测值
*. 不可见, 与对照组比较, 整体心肌 T_1 值没有明显差异

表 27-6 T₂ mapping 技术在急性心肌炎中的诊断效能概述

研究	研究设计	样本大小 (n)	研究对象	验证方法	从出现症状到进行 CMR 检查的时间 (d)	T₂ mapping 序列、场强	T₂ 正常值 (ms)	T₂ mapping 分析	SN (%)	SP (%)	Accuracy (%)	PPV (%)	NPV (%)
Radunski 等, 2014[47]	单中心, 前瞻性	108	可疑急性心肌炎	临床诊断	中位时间 14 d (IQR 7~49 d)	导航、自由呼吸、多回波、9 次读出, 1.5 T	中位数 55 (IQR 54~60)	左心室 3 个短轴层面的平均整体 T₂ 值 (≥ 61ms)	57	89	63	95	35
Bohnen 等, 2015[36]	单中心, 前瞻性	31	近期发生心力衰竭伴/不伴心肌炎	心内膜活检	中位时间 3d (IQR 1~6 d)	黑血预备、自由呼吸混合梯度 (EPI) 和自旋回波多回波序列; 1.5 T Philips Medical Systems, Achieva	中位数 55 (IQR 54~57)	左心室 3 个短轴层面的平均整体 T₂ 值 (≥ 60ms)	94	60	77	71	90
Baeßler 等, 2015[28]	单中心, 前瞻性	61	可疑急性心肌炎	临床诊断 + 2/3 Lake Louise 标准	90 d 之内	屏气梯度自旋回波 (GraSE) 序列	58.7±4.2	左心室 6 个短轴层面, 结合 madSD 0.22 和 max T₂ 68ms 的界值	81	83	80	79	80
Luetkens 等, 2016[49]	单中心, 前瞻性	84	可疑心肌炎	临床诊断	平均 (2.6±1.9) d	6 个回波梯度的自旋回波 (GraSE) 序列; 1.5 T Philips Medical Systems, Achieva	52.4±2.6	左心室三个短轴层面, 节段性 T₂ 和整体 T₂ 值 ≥ 55.9ms	79	92	87	87	87
Lurz 等, 2016[35]	单中心, 前瞻性	71	可疑心肌炎	双心室心内膜活检	1.5d 之内	自由呼吸、门控序列、多回波序列, 1.5 T, Philips Health care Intera CV	56.6±1.3	单层 (HLA、VLA 或者短轴) T₂ > 58.8ms	85	68	80	85	68

EPI. 平面回波成像; SN. 敏感性; SP. 特异性; NPV. 阴性预测值; PPV. 阳性预测值; madSD. 平均绝对误差标准误差

表 27-7 急性心肌炎细胞外容积（ECV）定量诊断效能概述

研 究	研究设计	样本大小 (n)	研究对象	验证方法	CMR检查时间 (d)	T₁mapping 序列, 场强	ECV 正常值（%）	ECV 分析	SN (%)	SP (%)	Accuracy (%)	PPV (%)	NPV (%)
Radunski 等, 2014[47]	单中心, 前瞻性	125	可疑急性心肌炎	临床诊断	中位时间 14d (IQR 7~49d)	MOLLI, 3 (3) 5, 1.5T	中位数 25（IQR 24~27）	左心室 3 个短轴层面的平均整体心肌 ECV (≥29%)	73	90	76	97	41
Bohnen 等, 2015[36]	单中心, 前瞻性	31	近期发生心力衰竭伴/不伴心肌炎	心内膜活检	中位时间 3d (IQR 1~6d)	MOLLI, 3 (3) 5, 1.5T, Philips Medical Systems, Achieva	中位数 25（IQR 24~27）	左心室 3 个短轴层面的平均整体心肌 ECV	NA*	NA*	NA*	NA*	NA*
Luetkens 等, 2016[49]	单中心, 前瞻性	84	可疑急性心肌炎	临床诊断	平均 (2.6±1.9) d	MOLLI, 3 (3) (3) 5, 1.5T, Philips Healthcare, Ingenia	27.7±5.8	ECV ≥ 28.8%	70	76	74	67	79
Luetkens 等, 2016[49]	单中心, 前瞻性	84	可疑心肌炎	临床诊断	平均 (2.6±1.9) d	Short MOLLI, 5 (1) 1 (1) 1.5T, Philips Healthcare, Ingenia	25.8±4.3	ECV ≥ 30.0%	57	92	77	83	75
Lurz 等, 2016[35]	单中心, 前瞻性	71	可疑心肌炎	双心室心内膜活检	1.5d 之内	1.5T	NA*	ECV > 32.6%	75	72	75	86	57

*. 该研究未报道健康志愿者的ECV值，因为研究设计是为了比较可疑心肌炎患者有无双心室心内膜活检证实的炎症
ECV. 细胞外容积；SN. 敏感度；SP. 特异度；NPV. 阴性预测值；PPV. 阳性预测值

推荐阅读

[1] Caforio AL, Pankuweit S, Arbustini E, et al.; European Society of Cardiology Working Group on Myocardial and Pericardial Diseases. Current state of knowledge on aetiology, diagnosis, management, and therapy of myocarditis: a position statement of the European Society of Cardiology Working Group on Myocardial and Pericardial Diseases. *Eur Heart J.* 2013;34:2636–48, 2648a-d.

[2] Cooper LT, Baughman KL, Feldman AM, et al. The role of endomyocardial biopsy in the management of cardiovascular disease: A Scientific Statement from the American Heart Association, the American College of Cardiology, and the European Society of Cardiology Endorsed by the Heart Failure Society of America and the Heart Failure Association of the European Society of Cardiology. *Eur Heart J.* 2007;28:3076–93.

[3] Ferreira VM, Piechnik SK, Robson MD, Neubauer S, Karamitsos TD. Myocardial tissue characterization by magnetic resonance imaging: novel applications of T_1 and T_2 mapping. *J Thorac Imaging.* 2014;29:147–54.

[4] Friedrich MG, Marcotte F. Cardiac magnetic resonance assessment of myocarditis. *Circ Cardiovasc Imaging.* 2013;6:833–9.

[5] Friedrich MG, Sechtem U, Schulz-Menger J, et al. Cardiovascular magnetic resonance in myocarditis: a JACC white paper. *J Am Coll Cardiol.* 2009;53:1475–87.

[6] Leone O, Veinot JP, Angelini A, et al. 2011 consensus statement on endomyocardial biopsy from the Association for European Cardiovascular Pathology and the Society for Cardiovascular Pathology. *Cardiovasc Pathol.* 2012;21:245–74.

[7] Yilmaz A, Ferreira V, Klingel K, Kandolf R, Neubauer S, Sechtem U. Role of cardiovascular magnetic resonance imaging (CMR) in the diagnosis of acute and chronic myocarditis. *Heart Fail Rev.* 2013;18:747–60.

参考文献

[1] Engler RJ, Nelson MR, Collins LC Jr, et al. A prospective study of the incidence of myocarditis/pericarditis and new onset cardiac symptoms following smallpox and influenza vaccination. *PLoS One.* 2015;10:e0118283.

[2] Pasupathy S, Air T, Dreyer RP, Tavella R, Beltrame JF. Systematic review of patients presenting with suspected myocardial infarction and nonobstructive coronary arteries. *Circulation.* 2015;131:861–70.

[3] Neilan TG, Farhad H, Mayrhofer T, et al. Late gadolinium enhancement among survivors of sudden cardiac arrest. *JACC Cardiovasc Imaging.* 2015;8:414–23.

[4] Zorzi A, Perazzolo Marra M, Rigato I, et al. Nonischemic left ventricular scar as a substrate of life-threatening ventricular arrhythmias and sudden cardiac death in competitive athletes. *Circ Arrhythm Electrophysiol.* 2016;9(7):pii:e004229.

[5] Bruder O, Wagner A, Lombardi M, et al. European cardiovascular magnetic resonance (EuroCMR) registry—multi national results from 57 centers in 15 countries. *J Cardiovasc Magn Reson.* 2013;15:9.

[6] Friedrich MG, Sechtem U, Schulz-Menger J, et al. Cardiovascular magnetic resonance in myocarditis: a JACC white paper. *J Am Coll Cardiol.* 2009;53:1475–87.

[7] Caforio AL, Pankuweit S, Arbustini E, et al.; European Society of Cardiology Working Group on Myocardial and Pericardial Diseases. Current state of knowledge on aetiology, diagnosis, management, and therapy of myocarditis: a position statement of the European Society of Cardiology Working Group on Myocardial and Pericardial Diseases. *Eur Heart J.* 2013;34:2636–48, 2648a-d.

[8] Basso C, Calabrese F, Angelini A, Carturan E, Thiene G. Classification and histological, immunohistochemical, and molecular diagnosis of inflammatory myocardial disease. *Heart Fail Rev.* 2013;18:673–81.

[9] Aretz HT. Myocarditis: the Dallas criteria. *Hum Pathol.* 1987;18:619–24.

[10] Leone O, Veinot JP, Angelini A, et al. 2011 consensus statement on endomyocardial biopsy from the Association for European Cardiovascular Pathology and the Society for Cardiovascular Pathology. *Cardiovasc Pathol.* 2012;21:245–74.

[11] Bami K, Haddad T, Dick A, Dennie C, Dwivedi G. Noninvasive imaging in acute myocarditis. *Curr Opin Cardiol.* 2016;31:217–23.

[12] Hsiao JF, Koshino Y, Bonnichsen CR, Yu Y, Miller FA Jr, Pellikka PA, et al. Speckle tracking echocardiography in acute myocarditis. *Int J Cardiovasc Imaging.* 2013;29:275–84.

[13] Nensa F, Kloth J, Tezgah E, et al. Feasibility of FDG-PET in myocarditis: comparison to CMR using integrated PET/MRI. *J Nucl Cardiol.* 2016 Sep 8. [Epub ahead of print].

[14] Kramer CM, Barkhausen J, Flamm SD, Kim RJ, Nagel E; Society for Cardiovascular Magnetic Resonance Board of Trustees Task Force on Standardized Protocols. Standardized cardiovascular magnetic resonance (CMR) protocols 2013 update. *J Cardiovasc Magn Reson.* 2013;15:91.

[15] Schulz-Menger J, Bluemke DA, Bremerich J, et al. Standardized image interpretation and post processing in cardiovascular magnetic resonance: Society for Cardiovascular Magnetic Resonance (SCMR) Board of Trustees Task Force on standardized post processing. *J Cardiovasc Magn Reson.* 2013;15:35.

[16] Moon J, Messroghli D, Kellman P, et al. Myocardial T_1 mapping and extracellular volume quantification: a Society for Cardiovascular Magnetic Resonance (SCMR) and CMR Working Group of the European Society of Cardiology consensus statement. *J Cardiovasc Magn Reson.* 2013;15:92.

[17] Messroghli DR, Greiser A, Frohlich M, Dietz R, Schulz-Menger J. Optimization and validation of a fully-integrated pulse sequence for modified look-locker inversion-recovery (MOLLI) T_1 mapping of the heart. *J Magn Reson Imaging.* 2007;26:1081–6.

[18] Piechnik SK, Ferreira VM, Dall'Armellina E, et al. Shortened

Modified Look-Locker Inversion recovery (ShMOLLI) for clinical myocardial T_1–mapping at 1.5 and 3 T within a 9 heartbeat breathhold. *J Cardiovasc Magn Reson*. 2010;12:69.

[19] Chow K, Flewitt JA, Green JD, Pagano JJ, Friedrich MG, Thompson RB. Saturation recovery single-shot acquisition (SASHA) for myocardial T_1 mapping. *Magn Reson Med*. 2014;71:2082–95.

[20] Roujol S, Weingartner S, Foppa M, et al. Accuracy, precision, and reproducibility of four T_1 mapping sequences: a head-to-head comparison of MOLLI, ShMOLLI, SASHA, and SAPPHIRE. *Radiology*. 2014;272:683–9.

[21] Giri S, Chung YC, Merchant A, et al. T_2 quantification for improved detection of myocardial edema. *J Cardiovasc Magn Reson*. 2009;11:56.

[22] Baessler B, Schaarschmidt F, Stehning C, Schnackenburg B, Maintz D, Bunck AC. A systematic evaluation of three different cardiac T_2–mapping sequences at 1.5 and 3T in healthy volunteers. *Eur J Radiol*. 2015;84:2161–70.

[23] Ferreira V, Piechnik S, Dall'Armellina E, et al. Native T_1–mapping detects the location, extent and patterns of acute myocarditis without the need for gadolinium contrast agents. *J Cardiovasc Magn Reson*. 2014;16:36.

[24] Ferreira V, Piechnik S, Dall'Armellina E, et al. Non-contrast T_1–mapping detects acute myocardial edema with high diagnostic accuracy: a comparison to T_2–weighted cardiovascular magnetic resonance. *J Cardiovasc Magn Reson*. 2012;14:42.

[25] Abdel-Aty H, Boye P, Zagrosek A, et al. Diagnostic performance of cardiovascular magnetic resonance in patients with suspected acute myocarditis: comparison of different approaches. *J Am Coll Cardiol*. 2005;45:1815–22.

[26] Mahrholdt H, Goedecke C, Wagner A, et al. Cardiovascular magnetic resonance assessment of human myocarditis: a comparison to histology and molecular pathology. *Circulation*. 2004;109:1250–8.

[27] Mahrholdt H, Wagner A, Deluigi CC, et al. Presentation, patterns of myocardial damage, and clinical course of viral myocarditis. *Circulation*. 2006;114:1581–90.

[28] Baeßler B, Schaarschmidt F, Dick A, et al. Mapping tissue inhomogeneity in acute myocarditis: a novel analytical approach to quantitative myocardial edema imaging by T_2–mapping. *J Cardiovasc Magn Reson*. 2015;17:115.

[29] Treibel TA, Fontana M, Maestrini V, et al. Automatic measurement of the myocardial interstitium: synthetic extracellular volume quantification without hematocrit sampling. *JACC Cardiovasc Imaging*. 2016;9:54–63.

[30] Banka P, Robinson JD, Uppu SC, et al. Cardiovascular magnetic resonance techniques and findings in children with myocarditis: a multicenter retrospective study. *J Cardiovasc Magn Reson*. 2015;17:96.

[31] Francone M, Chimenti C, Galea N, et al. CMR sensitivity varies with clinical presentation and extent of cell necrosis in biopsy-proven acute myocarditis. *JACC Cardiovasc Imaging*. 2014;7:254–63.

[32] Sanguineti F, Garot P, Mana M, et al. Cardiovascular magnetic resonance predictors of clinical outcome in patients with suspected acute myocarditis. *J Cardiovasc Magn Reson*. 2015;17:78.

[33] Vermes E, Childs H, Faris P, Friedrich MG. Predictive value of CMR criteria for LV functional improvement in patients with acute myocarditis. *Eur Heart J Cardiovasc Imaging*. 2014;15:1140–4.

[34] Hinojar R, Foote L, Arroyo Ucar E, et al. Native T_1 in discrimination of acute and convalescent stages in patients with clinical diagnosis of myocarditis: a proposed diagnostic algorithm using CMR. *JACC Cardiovasc Imaging*. 2015;8:37–46.

[35] Lurz P, Luecke C, Eitel I, et al. Comprehensive cardiac magnetic resonance imaging in patients with suspected myocarditis: the MyoRacer-Trial. *J Am Coll Cardiol*. 2016;67:1800–11.

[36] Bohnen S, Radunski UK, Lund GK, et al. Performance of T_1 and T_2 mapping cardiovascular magnetic resonance to detect active myocarditis in patients with recent-onset heart failure. *Circ Cardiovasc Imaging*. 2015;8(6):pii:e003073.

[37] Rieker O, Mohrs O, Oberholzer K, Kreitner KF, Thelen M. [Cardiac MRI in suspected myocarditis]. *Rofo*. 2002;174:1530–6.

[38] Laissy J-P., Messin B, Varenne O, et al. MRI of acute myocarditis: a comprehensive approach based on various imaging sequences. *Chest*. 2002;122:1638–48.

[39] Abdel-Aty H, Boyé P, Zagrosek A, et al. Diagnostic performance of cardiovascular magnetic resonance in patients with suspected acute myocarditis: comparison of different approaches. *J Am Coll Cardiol*. 2005;45:1815–22.

[40] Gutberlet M, Spors B, Thoma T, et al. Suspected chronic myocarditis at cardiac MR: diagnostic accuracy and association with immunohistologically detected inflammation and viral persistence. *Radiology*. 2008;246:401–9.

[41] Jeserich M, Olschewski M, Bley T, et al. Cardiac involvement after respiratory tract viral infection—detection by cardiac magnetic resonance. *J Comput Assist Tomogr*. 2009;33:15–19.

[42] Röttgen R, Christiani R, Freyhardt P, et al. Magnetic resonance imaging findings in acute myocarditis and correlation with immunohistological parameters. *Eur Radiol*. 2011;21:1259–66.

[43] Monney PA, Sekhri N, Burchell T, et al. Acute myocarditis presenting as acute coronary syndrome: role of early cardiac magnetic resonance in its diagnosis. *Heart*. 2011;97:1312–18.

[44] Lurz P, Eitel I, Adam J, et al. Diagnostic performance of CMR imaging compared with EMB in patients with suspected myocarditis. *JACC Cardiovasc Imaging*. 2012;5:513–24.

[45] Chu GCW, Flewitt JA, Mikami Y, Vermes E, Friedrich MG. Assessment of acute myocarditis by cardiovascular MR: diagnostic performance of shortened protocols. *Int J Cardiovasc Imaging*. 2013;29:1077–83.

[46] Francone M, Chimenti C, Galea N, et al. CMR sensitivity varies with clinical presentation and extent of cell necrosis in biopsy-proven acute myocarditis. *JACC Cardiovasc Imaging*. 2014;7:254–63.

[47] Radunski UK, Lund GK, Stehning C, et al. CMR in patients with severe myocarditis: diagnostic value of quantitative tissue markers including extracellular volume imaging. *JACC Cardiovasc Imaging*. 2014;7:667–75.

[48] Schwab J, Rogg H-J., Pauschinger M, et al. Functional and morphological parameters with tissue characterization of cardiovascular magnetic imaging in clinically verified 'infarctlike myocarditis'. *Fortschr Röntgenstr*. 2016;188:365–73.

[49] Luetkens JA, Homsi R, Sprinkart AM, et al. Incremental value of quantitative CMR including parametric mapping for

the diagnosis of acute myocarditis. *Eur Heart J Cardiovasc Imaging.* 2016;17:154–61.

[50] Friedrich MG, Strohm O, Schulz-Menger J, Marciniak H, Luft FC, Dietz R. Contrast media enhanced magnetic resonance imaging visualizes myocardial changes in the course of viral myocarditis. *Circulation.* 1998;97:1802–9.

[51] Mahrholdt H, Wagner A, Deluigi CC, *et al.* Presentation, patterns of myocardial damage, and clinical course of viral myocarditis. *Circulation.* 2006;114:1581–90.

[52] Yilmaz A, Mahrholdt H, Athanasiadis A, *et al.* Coronary vasospasm as the underlying cause for chest pain in patients with PVB19 myocarditis. *Heart.* 2008;94:1456–63.

[53] Nadjiri J, Nieberler H, Hendrich E, *et al.* Performance of native and contrast-enhanced T_1 mapping to detect myocardial damage in patients with suspected myocarditis: a head-to-head comparison of different cardiovascular magnetic resonance techniques. *Int J Cardiovasc Imaging.* 2017;33:539–47.

第 28 章 Chagas 心肌病

Chagas' cardiomyopathy

Carlos Eduardo Rochitte　Otávio Rizzi Coelho-Filho　著
王　瑞　译　　张丽君　徐　磊　校

一、概述

1909 年，巴西研究人员 Carlos Chagas 首次描述了美洲锥虫病，即 Chagas 病（Chagas disease，ChD），由拉丁美洲的克氏锥虫感染引起，是一种广泛流行和发病率高的人畜共患病，被认为是美洲大陆最具代表性的传染病之一。根据世界卫生组织报道，生活在南美洲的人群中，600 多万人被感染，5000～1 亿人面临感染的风险[1, 2]。克氏锥虫感染发生在美国南部和墨西哥至阿根廷南部，大部分是由于人类与携带克氏锥虫的牲畜相互接触有关。虽然拉丁美洲和其他流行地区的国家在 ChD 控制方面取得了巨大成就[2, 3]，但其年发病率仍然很高，在南美洲有 > 29 000 名[2, 4]，平均每年造成 12 500 人死亡[4, 5]。在南美洲 ChD 是最严重的寄生虫病，对公共健康有重大影响，其伤残调整生命年比疟疾高 7.5 倍[2-5]。

Chagas 心肌病（ChC）是克氏锥虫感染的主要并发症，在阳性患者中高达 30%，是南美某些地区心力衰竭死亡的主要原因。它的基本特征是心肌的慢性炎症过程导致心肌纤维化，随后心力衰竭和心律失常。

心脏磁共振（CMR），包含一系列的成像技术和脉冲序列，已作为一个独特的影像学方法来显示 ChC 病的几个重要的病理特征，使我们能够更加准确了解疾病过程并进一步提高对患者的危险分层和管理。

二、解剖与病理

ChC 的病理过程很复杂，尚未完全阐明，但是一些报道认为心肌损伤的机制，特别是在慢性期，主要是由剧烈的炎症反应引起，本质上被认为是一种心肌炎症[6-9]。通常情况下，该炎症过程最初几乎无症状，而后持续进入慢性期；也可以在急性期症状非常剧烈。进展期 ChC 患者表现为心肌纤维化增加[10, 11]。通过聚合酶技术，在 ChC 患者的心肌和炎性渗出物[12]中发现了克氏锥虫 DNA。组织学分析显示，符合 Dallas 标准的炎症和心肌纤维化是 ChC 患者心肌的共同特征，与 CMR 心肌信号强度变化呈显著正相关[13]。

与其他非炎性的心肌病相比，ChC 的临床预后较差，提示炎症性 T 细胞浸润在其发病机制和疾病进展中的作用[15]。另外，慢性感染克氏锥虫动物模型中心肌炎症的严重程度与左心室重塑和心室扩张有关[14]。研究表明 Chagas 病理过程是一个复杂的、多因素的过程，但最近的研究强调 Chagas 病的 3 个基本因素：炎症反应、细胞损伤和纤维化。在慢性期，炎症反应的特征是以淋巴细胞和浆细胞为主的炎症细胞的持续浸润。虽然在不同的疾病阶段，从小范围的损伤到广泛破坏，细胞破坏发挥了重要作用，不仅是寄生虫直接效应，也有 CD4+ 和 CD8+ 淋巴细胞介导的炎症反应。在疾病的各个阶段，纤维化都是不可逆的，表现为胶原纤维沉积，细胞外间隙增大，血管减少。但是，ChC 的纤维化与特发性心肌病不同，表现为胶原沉积较少，小动脉和毛细血管直径增大[16]（图 28-1）。ChC 患者的心脏显示出严重的弥漫性纤维化和动脉扩张，最终形成血栓机化，这一发现扩展了 ChD 病理知识，可以解释一些典型的心脏特征，如左心室心尖部室壁瘤和基底段外侧壁纤维化。在 CMR-LGE 研究中，左心室心尖区和基底下外侧壁是 ChC 患者心肌纤维化的主要区域。这与病理学一致，近 50% 的 LGE 节段位于左心室心尖部和下外侧壁[17]。该发现凸显一个假说，即 ChC 纤维化发生在循环末梢区域[7, 16]。慢性心肌炎会导致细胞因子及其他介质的释放，引起反复和慢性的心肌微循环扩张和冠状动脉储备功能的丧失，从而导致冠状动脉微循环末梢的心肌血流量减少，心尖部和下外侧壁的心肌缺血。由于 ChC 存在缺血的证据，使得临床上以典型胸痛症状为表现的 ChC 病患者，容易与冠状动脉梗阻性病变引起的心绞痛相混淆。与病理特征相一致，虽然存在广泛纤维化，但是 CMR 静息灌注正常。

心肌重构与进展性心肌炎和不同程度的间质和局灶纤维化有关。左心室扩张和功能障碍，不论是否伴有左心室质量增加，都是 ChC 典型的临床表现；也可以表现为右心室扩张和功能障碍。除非瓣环扩张导致瓣膜关闭不全，一般情况下瓣膜不会受累。基底段下外侧壁纤维化可导致后外侧乳头肌移位，并导致二尖瓣反流，这是 ChC 二尖瓣反流的经典机制。心肌细胞表现出典型的脂褐素颗粒积聚、透明变性、细胞水肿和肌原纤维紊乱。

心脏标本的研究证实，ChD 患者在心肌细胞周围有散在的单核炎症浸润，经历不同阶段的降解，最终导致细胞死亡和坏死。ChC 的间质纤维化很常见，更多地被描述为局灶/片状心肌纤维化[18]。最常见的心肌纤维化部位是左心尖部和基底下外侧壁。即使在没有心外膜冠状动脉病变的情况下，微循环异常对心肌纤维化增量过程中起着重要的作用[19]。

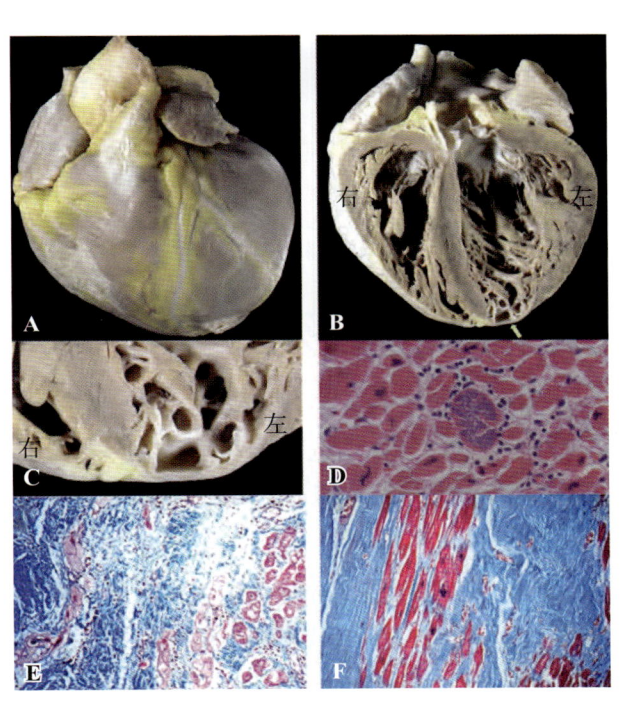

▲ 图 28-1 慢性锥虫病心脏前面观（A），心脏扩大，有些区域的心外膜呈白色增厚。慢性锥虫病心脏纵切片（B），两个心室扩张，室壁略显变薄。在左心室心尖部心肌被一层薄薄的纤维（黄箭）所取代，这是本病的特征性表现。局部放大（C）显示患有慢性锥虫病的心尖部，左心室心尖非常薄，心肌被纤维所取代。患有慢性锥虫病的心脏组织切片（D），有心肌炎和克氏锥虫（苏木精-伊红染色，20×）。ChC（E）与心肌梗死（F）相比，Masson 染色显示淡蓝色的胶原纤维和低密度的纤维。与这种病理特征相一致是弥漫性纤维化区域 CMR 静息灌注正常

三、临床症状

ChC 的自然病程分为两个阶段，急性期，典型表现为无症状或只有轻微的非特异性症状；慢性期包括两种形式——不确定型（潜伏期、临床前期）和确定型（临床型）。多达 30% 的不确定型 ChC 的患者可能在几十年内都没有症状，直到不明原因引发疾病进展到慢性 ChC，临床表现多种多样，包括心律失常、血栓栓塞、心力衰竭和猝死。慢性 ChC 患者或是免疫缺陷症患者也可能出现克氏钩虫感染的症状，表现为神经系统（脑膜脑炎和肿瘤样病变）和心脏（急性心肌病变）症状。一旦确诊，心力衰竭会使患者预期寿命减少≥ 5 年，且预后比其他心肌病更差。心脏症状是传导系统的异常，缓慢的心律失常和快速的心律失常。典型的心电图表现是右束支传导阻滞合并左束支阻滞。非持续性室性心动过速的发生率似乎比其他心肌病变更高，心肌内的或心外膜心肌回路可以解释上述表现[5, 21]。

ChC 的疾病谱广泛，其临床表现和心肌损害的严重程度有很大差异。表 28-1 总结了最常见和相关的 ChC 临床表现。

最近的一项多中心国际调查显示，特异性疗法，即使用苯并硝唑（一种锥虫杀虫药）治疗慢性 ChC，不能有效延缓心脏临床症状，也不能降低死亡率[22]。结果表明，标准的心力衰竭治疗是目前治疗这种严重心肌病的唯一有效方法。在 ChC 的终末阶段，在使用硫唑嘌呤替代硫唑嘌呤致霉酚酸酯成为一个新的和更轻的免疫抑制策略后，心脏移植也成为一个可行的和成功的治疗方案；而最开始的时候，心脏移植被认为是危险的，因为标准的心脏免疫抑制可能会使 ChC 再度被激活[23-25]。最近 ChC 的心脏移植结果显示，由于 Chagas 病而移植的患者的预后要好于其他心肌病变，因此产生了一个关于 Chagas 悖论（与其他心肌病变相比，ChC 是一种预后较差的心肌病，但在心脏移植后预后变好）[26]。

表 28-1 最常见和相关的 ChC 心肌病表现

ChC 临床表现	描述
心力衰竭	扩张型心肌病是特征性表现，以右心衰竭为主（水肿、腹水、肝大、颈静脉压增高）而非左心衰竭（肺淤血和心排血量低）。典型的患者表现为心尖部室壁瘤，经常发生血栓栓塞事件；室壁瘤直径几毫米到 5cm，瘤壁菲薄，仅为致密纤维层
心律失常	窦房结、房室结和 His 束受累的典型表现为 • 房室和室内传导阻滞 • 窦房结功能障碍 • 原发性和继发性心室复极化障碍 • 纤维化和炎症 • 自主神经紊乱 • 内皮功能障碍和冠状动脉功能障碍
血栓栓塞	继发于心脏扩张和功能障碍 • 血流淤滞 • 心律失常 • 心内膜纤维化 • 心内膜炎 大脑、脾脏和肾脏频发血栓事件

四、Chagas 心肌病影像表现

无创性影像技术不仅可以描述心脏的形态和功能，而且可以描述心肌组织重构和疾病的进展，在 ChC 疾病中发挥重要作用。

超声心动图是 ChC 患者评估和随访的基础影像学方法，国际指南使用超声心动图对 ChC 进行分期（A、B、C、D）。心肌节段收缩异常是 ChD 心脏受累的主要表现之一，可以通过超声心动图检测，同时可以检测到左心室功能异常和二尖瓣、三尖瓣反流。左心房大小、右心房和左心室舒张功能也可以评价，其中一些参数有预测价值[29-37]。

新的斑点追踪分析可以直接测量心肌形变，3D 超声心动图是更全面评估工具。少量关于这些新技术用于 ChD 研究的结果显示，测定整体纵向应变、左心房容积和右心房功能评估具有重要临床意义[36, 38-42]。

核医学有助于了解 ChC 机制，例如 ChC 的早期，心肌灌注异常发生在微血管水平，并在出现节段性左心室收缩功能障碍之前[43, 44]；灌注缺损表明心肌纤维化；缺血可能预测收缩功能的进一步恶化[45]。最近，应用碘 -123- 间位碘代苄胍（^{123}I-MIBG）心肌显像技术评价心脏交感神经支配与灌注缺损的相关性研究结果提示心脏去神经支配、灌注缺损、左心室功能障碍和严重室性心律失常可能与 ChC 有关[46, 47]。

五、Chagas 心肌病 CMR 影像特征

在过去的 25 年中，CMR 影像一直被用于研究人类心脏的生理和病理状况。它的重要性源自 CMR 对于心肌的评估已经超越单纯对心脏形态和功能评估，使用 LGE，以及最近的 T_1 mapping 技术评估心肌纤维化[48, 49]。

ChC 是一种复杂、预后差、治疗选择有限，且没有被完全了解的心肌病[50]。因此，ChC 的心肌组织特征具有巨大的潜力，可以提高我们对 ChC 的认识。

在 ChC 研究中，Rochitte 等证明了心肌 LGE 的存在，并且 LVEF 与心肌纤维化的数量成反比（图 28-2）[17]。以往的研究显示在 ChC 未确定阶段不会出现明显可见的节段性室壁运动异常。然而，在确诊 ChC 中，节段性室壁运动异常比较常见并呈现不均匀分布，左心室心尖、下壁和下外侧壁节段更常累及。室壁变薄和严重的节段性功能障碍也常见，如室壁运动减低和无运动。Rochitte 等证明了室壁运动障碍的严重程度与心肌节段纤维化的数量呈线性相关。ChC 的 LGE 典型分布包括累及左心室心尖，以及基底段下壁和下侧壁，合并有或无心尖指状动脉瘤（旋涡状病变）（图 28-3 和图 28-4）。LGE 表现多样，但绝大多数（70%）表现为不均匀、多灶性，不累

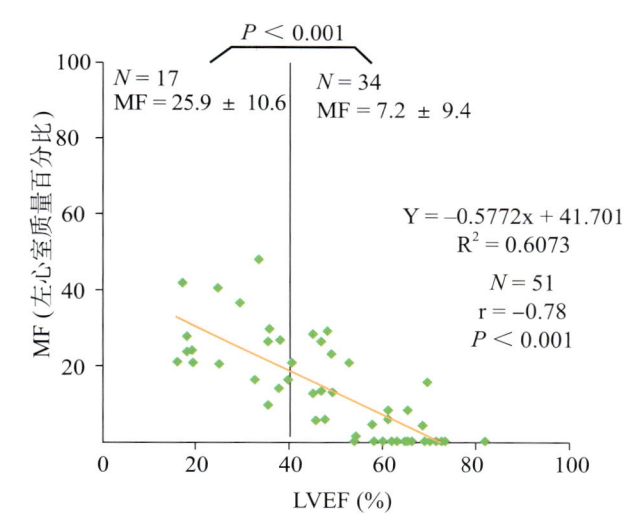

▲ 图 28-2 左心室射血分数（LVEF）与心肌纤维化（MF）的相关性研究

经许可引自 Rochitte et al.Myocardial Delayed Enhancement by Magnetic Resonance Imaging in Patients With Chagas' Disease: A Marker of Disease Severity. *J Am Coll Cardiol*. 2005 Oct 18；46(8):1553–8, 18 October 2005. © 2005 American College of Cardiology Foundation 版权所有，Elsevier 出版

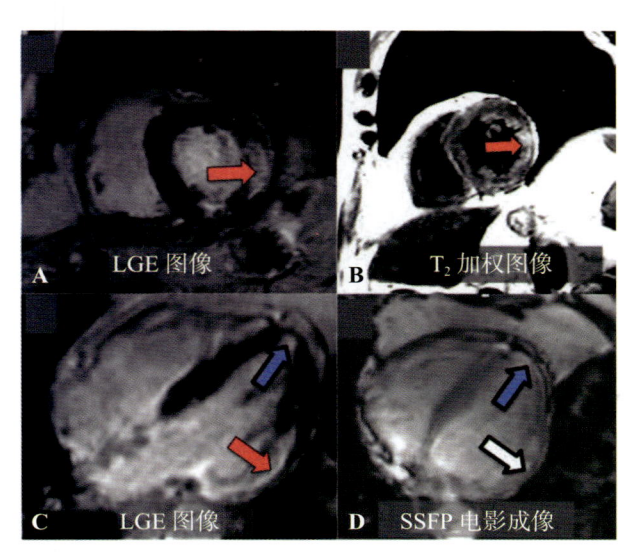

▲ 图 28-3 54 岁，男性，ChC 心肌病患者 CMR，出现了短暂的缺血性发作

A. LGE 短轴位视图显示透壁瘢痕（红箭）；B. T_2 加权成像的短轴位视图显示相应的外侧壁高信号；C.LGE 长轴水平视图显示典型的左心室心尖部的"指状"动脉瘤（蓝箭），以及左心室侧壁透壁瘢痕（红箭）；D. SSFP 电影成像的静止图像显示伴有相应的运动异常（白箭）

及心内膜下。有一种情况 LGE 可能会累及心内膜下（透壁 LGE 模式），但与缺血性 LGE 不同，这种 LGE 通常不局限于特定的冠状动脉区域，而与 LGE 区域相关。同一位患者不会同时出现非缺血性 LGE 和缺血性 LGE。正常心肌和增强心肌中间地带构成 ChC 心肌异质性，不仅见于 LGE 的边缘区，也见于 LGE 的核心区。

CMR T_2 和早期 T_1 增强成像有关心肌水肿研究，发现心肌水肿和心肌充血与慢性心肌炎相关[51, 52]。Torreão 等的研究表明 CMR 心肌水肿可以预测无心肌纤维化的左心室节段的室壁功能障碍。在同一项研究中，心肌水肿区域与心肌纤维化区重叠，或是心肌水肿区周围包绕大部分心肌纤维化区域，表明存在与心肌纤维化相关的慢性心肌炎症（图 28-5）。还有少见的征象，早期心肌增强也提示慢性 ChC 患者心肌中存在活跃的心肌炎症过程。心肌水肿和充血的临床意义尚不完全清楚，水肿可以出现在没有 LGE 的区域，因此它是对 LGE 的补充。

高达 30% 的 ChC 患者经过长时间病程后出现心力衰竭症状，CMR 会显示无症状阶段心肌的异常，从而可以更早地诊断并对患者进行危险分层和管理[17]。在亚临床或不确定阶段，最近的数据显示 CMR 可以检测到 T_2 心肌信号增高及早期强化，这表明 CMR 技术可以提供有用的病理生理信息，以便更好地进行 ChC 评估并对患者进行分层。早期的研究显示，高达 20% 处于不确定期的患者，心电图和超声心动图可以正常，但 CMR 可能显示早期心肌纤维化，以及心肌组织网格标记的特征性组织成像（图 28-6）或超声心动图[53]发现相关的量化的心肌组织应变数据减少。框 28-1 总结了 ChD 患者的 CMR 临床应用。

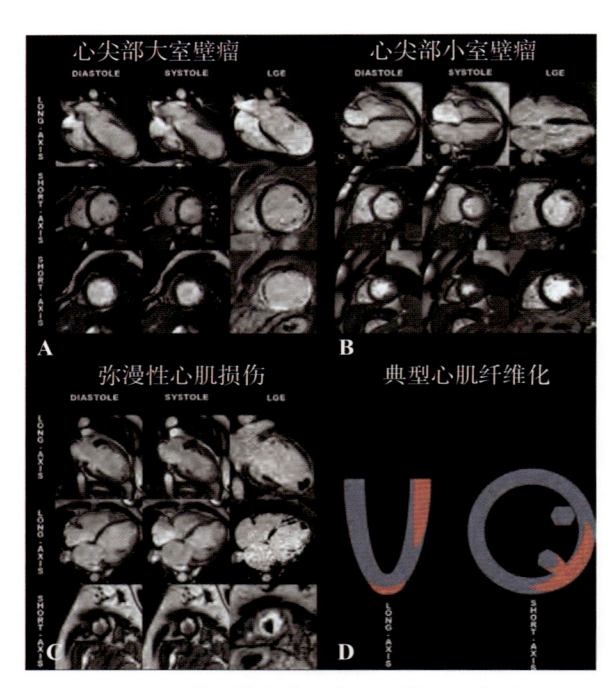

▲ 图 28-4 美洲锥虫病的心肌纤维化的典型示例

A. 显示一个大的心尖部室壁瘤，累及基底段下外侧壁；B. 显示一个小的心尖室壁瘤，Carlos Chagas 描述为经典的指状室壁瘤或漩涡损伤，与外侧壁局限性纤维化有关；C. 一个广泛和弥漫性心肌纤维化的例子，不仅累及心尖和外侧壁，还累及间隔壁。伴有左心室心尖部大块血栓（晚期 Chagas 心肌病常见）。D. 总结左心室长轴和短轴上 Chagas 心肌病心肌纤维化（红色）的典型表现和部位：左心室心尖和下侧基底节段，后侧乳头状受累导致二尖瓣反流

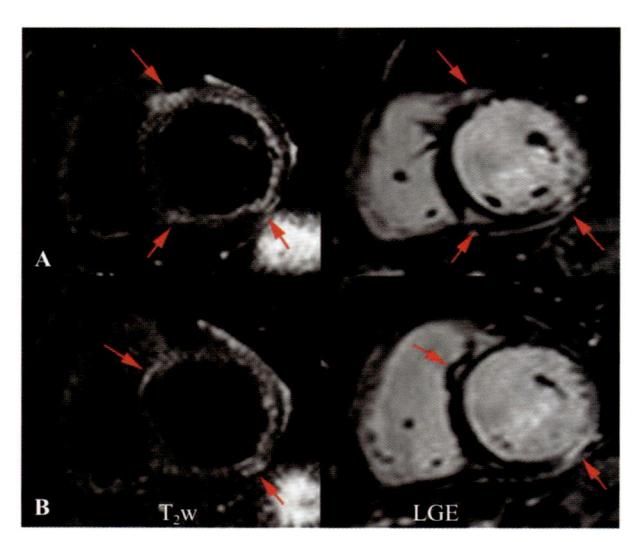

▲ 图 28-5 中央（A）和基底（B）短轴影像

Chagas 病心肌病患者左心室功能障碍。LGE（右）和 T_2 加权（左）图像，两种技术的区域心肌信号均增高（T_2 加权比值为 2.4）[经许可引自 Torreão JA, Ianni BM, et al. Myocardial tissue characterization in Chagas heart disease by cardiovascular magnetic resonance. *Journal of Cardiovascular Magnetic Resonance* (2015) 17:97. © 2015 Torreão JA; licensee BioMed Central, Ltd. 版权所有]

第 28 章　Chagas 心肌病
Chagas' cardiomyopathy

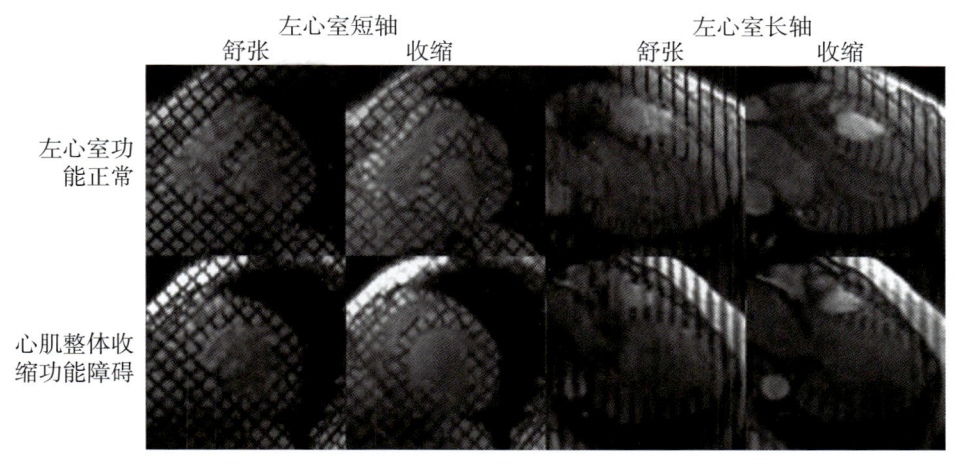

▲ 图 28-6　短轴和长轴心肌网格标记评价局部心肌功能。上方是心肌功能正常的 Chagas 病患者的图像，下方显示的是心肌整体收缩功能障碍的 Chagas 病患者的图像

框 28-1　Chagas 患者 CMR 临床应用
• 精确定量右心室和左心室功能和容积
• 定性和定量评估室壁运动异常的心肌节段
• 心肌组织特征，特别是 T_2 加权像显示可逆性（炎症、水肿）的心肌损伤，以及 LGE 显示不可逆性心肌损伤
• 对于心外其他异常的评估：心包积液、胸膜积液、心室血栓和二尖瓣反流
• 基于 LGE 类型鉴别诊断，特别是左心室心尖部指状室壁瘤和基底段外侧壁纤维化
• 基于心肌损伤程度的危险分层，尤其是 LGE 程度，与疾病严重程度、心律失常风险、临床风险评分和心血管事件相关

六、CMR 扫描方案

CMR 扫描方案一般以电影成像技术为基础，提供心肌在整个心动周期中的高空间和时间分辨率图像，以评估左心室和右心室的形态和功能。SSFP 电影序列特点是信噪比高和采集时间短。这个序列基于组织 T_2/T_1 对比生成血池与心肌之间具有高对比度的图像。相对于快速 GRE 序列电影图像，SSFP 电影序列更快，不容易受到血流伪影的影响，清晰显示心内膜和心外膜边界。目前 SSFP 电影序列用于评估形态学、功能和室壁运动。对于心力衰竭患者或是 ChC 患者的 RV 功能评价尤为引起关注。对 RV 的无创性影像评价具有挑战性，几种方法所得结果不能令人满意。CMR 被认为是右心形态学和功能评价的方法之一[54]。

最初用于评价心脏及其邻近结构解剖学的序列是 ECG 门控的快速自旋回波序列。虽然这项技术也提供了可靠的数据，但是最近多使用的是双反转恢复或三反转恢复"黑血"序列。这种技术结合更长的回声时间和脂肪饱和用以识别水含量增加的心肌区域，例如识别非缺血性心肌病[55, 56]和缺血性心肌病[57]的心肌水肿区域。该方法使血液饱和，获得高分辨率图像，清晰显示心包和局部变薄心肌，这些可能是 ChC 患者的影像特征。相对于正常/存活的心肌，LGE 成像用于显示钆分布。LGE 可以显示正常、梗死、损伤、瘢痕心肌细胞外钆的分布，因为钆残留增加或是排空延迟，在延迟扫描时瘢痕心肌显示为高信号。这些特定的序列可以精准区分梗死/瘢痕心肌与正常心肌[58-60]。

在表 28-2 中，列出了 CMR 方案中有关 ChC 的其他建议序列使用和实用性。

七、Chagas 心肌病 CMR 影像特征分析

SSFP 电影图像包括完整 LV 和 RV，大多数

表 28-2 Chagas 病患者 CMR 方案总结

扫描方案	序 列	层 面	有效性/实用性
定位图	非 ECG 门控 bSSFP	覆盖整个胸廓的轴位/冠状位/矢状位	所有 CMR 的标准扫描。早期显示心包和胸腔积液
心肌水肿	黑血 T₂WI（快速自旋回波序列）三反转恢复序列	短轴层面包括整个左心室，层厚 8mm	推荐用于心肌炎症。心肌损伤，或是 LGE 周围区域，或是异常收缩功能患者的信号强度增加
形态和功能	bSSFP	• 包括整个左心室的短轴层面 • 长轴的 3 个平面（VLA、HLA、LVOT），HLA 可能是厚层图像，以便更好地观察右心室和心尖 • 层厚 6～8mm，间隔 2～4mm	所有 Chagas 病 CMR 研究都必须选择该项。它将提供关于左右心室功能和局部异常收缩的信息，尤其是心尖指状室壁瘤
定量追踪技术（可选）	网格标记（SPAMM 或是其他）或常规 bSSFP 电影序列的后处理	• 包括整个左心室的短轴层面 • 长轴的 3 个平面（VLA、HLA、LVOT） • 层厚 6～8mm，间隔 2～4mm	标记或无标记图像需要特定的分析软件包。在临床实践中，通过跟踪电影的组织运动来评估心肌的应变、速度和位移，一种新的技术、特征或组织跟踪具有很大的潜力
首过灌注（可选）	bSSFP 的饱和恢复影像 – 钆对比增强首过灌注：0.1mmol/kg，流速 4～5ml/s。随后，钆对比增强 LGE：+0.1mmol/kg	左心室短轴层面 3～6 层，层厚 8mm	静息图像左心室内充盈缺损诊断为血栓。慢性心肌纤维化的区域静息灌注可能正常
早期 GE	• 第二次钆注射后 2min 内 • 2D 采集 • 1.5T MR 节段性 IR 反转时间 500～550ms（发现血栓） • 也可选择单激发或是 PSIR 序列 • 钆增强前后非 ECG 门控自由呼吸 T₁ 加权 FSE 序列少用 • 心肌信号强度或是骨骼肌信号强度可能会用到	• 短轴平面覆盖 LV（特别是中间部分） • 长轴一个或多个平面（VLA、HLA、LVOT） • 层厚 8mm，间隔 2mm	心肌毛细血管扩张和充血已被证实为美洲锥虫病的心肌病，并与心脏炎症和疾病的严重程度相关
LGE	第 2 次注射钆对比剂 5～10min 后，2D 有或没有相位敏感反转恢复的 GRE 序列。单激发或是 3D-LGE 也可使用	• 短轴平面覆盖 LV（特别是中间部分） • 长轴一个或多个平面（VLA、HLA、LVOT） • 层厚 8mm，间隔 2mm	ChD 的通常发现是通过视觉分析发现存在心肌 LGE，包括典型的心尖部和基底下外侧节段。具有各种阈值技术的软件包可以量化心肌纤维化的数量
T₁mapping（可选/科研）	MOLLI、shMOLLI、SASHA 及其他	• 左心室短轴平面，TI=100～5000ms，采用 bSSFP 读出 • 层厚 8mm • 采集初始 T₁ 和 15～20min 增强后 T₁（计算 ECV）	该项技术可以作为 T₂WI 的辅助检测技术，定量检测心肌水肿，不需要 ROI 参考。获得增强前后的 T₁ 值可以计算 ECV。初步数据显示 Chagas 病患者这一参数发生早期变化
T₂ mapping（可选/科研）	T₂ 预备 ss-SSFP，或是多回波 FSE 及其他	同 T₁ 短轴	科研应用。自由水增多与 T₂ 值密切相关。更加稳定和准确定量水肿和炎症。目前无 T₂ mapping 应用于 Chagas 病的数据

CMR. 心脏磁共振成像；MR. 磁共振；ECG. 心电图；ChC.Chagas 心肌病；bSSFP. 平衡稳态自由进动序列；HLA. 水平长轴；VLA. 垂直长轴；LVOT. 左心室流出道；LV. 左心室；LGE. 心肌延迟强化；TI. 反转时间；ECV. 细胞外容积；FSE. 快速自旋回波序列；PSIR. 相位敏感梯度回波；IR. 反转恢复；SPAMM. 磁化强度空间调制

定量参数都是用 Simpson 法则测量。根据心血管磁共振学会（SCMR）的建议，勾画收缩末期和舒张末期心内膜和心外膜的轮廓，计算左心室和右心室舒张末期和收缩末期容积及舒张末期心肌质量。其他的形态学测量可能包括室壁厚度、左右心房直径和容积，以及主动脉根部、升主动脉、降主动脉和肺动脉干直径（基于短轴层面）。

临床上，ChC 的 LGE 形态多样但有典型的好发部位。科研方面，带有多种阈值技术的软件包可以量化心肌纤维化。

八、诊断与转归

LGE 的位置对诊断有重要帮助。同一位患者的左心室基底部下外侧壁和心尖部，包括心尖，尤其是如果有指状室壁瘤存在，高度提示 ChC。除此以外，这些位置也是电生理学研究中发现的最常见的心律失常部位。

非缺血性心肌病患者的存活期不长，10 年存活率 < 60%[61]，心脏猝死是死亡的一个重要原因。当左心室收缩功能 < 35%[62] 时，ICD 可以用于一级预防，但患者的预后不能单靠左心室功能来解释。如前所述，与其他非炎症性心肌病变相比[14]，ChC 患者死亡率更高，这更加强调新型成像方法对 ChC 患者更全面的危险分层方面的有效性。

越来越多的证据表明，CMR-LGE 显示的心肌纤维化程度与 LV 功能（纤维化越多→LVEF 越低）和心力衰竭的临床症状（纤维化越多→症状越明显）成反比。

有左心室功能障碍和 VT 的 ChC 患者 100% 存在 LGE[17]。最近研究表明 CMR 的心肌纤维化程度和 Rassi 预后评分[30] 呈显著的线性相关，其中纤维化数量越大，Rassi 的评分越高，预后越差[18,63]。

ChC 患者发展成各种复杂室性心律失常的危险性进一步增加，包括室性心动过速。一项重要的研究表明，两个或以上左心室节段的透壁纤维化与临床室性心律失常的发生有关，有助于 ChC 患者的危险分层[64]。数据显示，每年 ChC 患者因室性心律失常的年死亡率为 0.2%～19%。这项研究[64] 调查了 41 名心电图异常和左心室功能减退的 ChC 患者，结果表明即使调整了心电图、年龄、性别和左心室壁厚度百分比，两个或以上左心室节段透壁 LGE 仍是发生室性心动过速的重要预测因素。此外，没有透壁 LGE 而且 LGE 量 < 6%，从没有室性心动过速发作的患者，在 1.5 年的随访期间没有新发的室性心动过速。尽管一项来自 ChC 非流行区域的研究已经证实了大部分心肌纤维化的特征，包括位置和模式，以及它与左心室功能和疾病的相关性，但是该项研究并没有显示出 LGE 和心律失常事件之间的相关性[65]。

一般来说，CMR-LGE 显示的局部瘢痕与 LVEF 下降，室性心动过速增加，以及心力衰竭症状恶化有关。此外，在一项横断面研究中，使用 12 导联心电图对 QRS 波进行评分，并与 CMR-LGE 进行比较，Strauss 及其同事发现 QRS 波评分与 LGE 瘢痕大小呈正相关，与 LVEF 呈负相关。有趣的是，QRS 评分≥ 2 分对预测较大范围的 CMR-LGE 有很好的灵敏度和特异度（分别为 95% 和 83%），QRS 评分≥ 7 分对预测明显的 LV 功能障碍和先前室性心动过速有很高的特异性（分别为 92% 和 89%），进一步强化了 CMR 在预测 ChC 临床预后方面的潜在作用。

最近的研究表明，除了 LGE 成像，结合 T_2WI 和 EGE 的心肌组织特征成像是可行的，且即使在 ChC 疾病的不确定阶段[51]，也显著改善 CMR 对 ChC 的诊断性能。在这项研究中，LGE、

EGE 和高信号的 T_2WI 成像被证明是没有心力衰竭症状的 ChC 患者潜在的亚临床标志物[51]。此外，这些新的 CMR 标记物（EGE 和 T_2WI 高信号），类似于 LGE 成像表现，也与 ChC 临床严重程度相关。该报道有助于提高对 ChC 的病理生理学知识，也有助于未来的治疗和预后判断。

此外，来自最近两份报告的预后数据表明，心肌纤维化程度与临床预后评分（Rassi score）[63]密切相关，ChC 中瘢痕是心血管事件的一个强有力的独立预测因子[67]。

九、前景展望

对比增强前后 T_1 成像可以用来量化心肌的 ECV 分布[48]。ECV 已被证明是心肌弥漫性纤维化的敏感标志物。最近的研究表明，这种方法在几种存在弥漫 LGE 心脏疾病[49, 68-71]中非常有用。

由于 ChC 的弥散分布特点，相对正常心肌 T_1 mapping 和 ECV 测定可能为病理生理学研究带来新的见解。目前只有初步的数据（图 28-7）。CMR 左心室心肌纤维化及其定量对于预测长期预后是至关重要的，特别是对严重终点事件和心血管死亡率的预测。这对于确定这种高致心律失常性疾病的治疗方法，以及通过适当使用植入式除颤器来提高存活率是至关重要的。

更好地理解 ChC 病理生理学的另一个潜在的未来贡献是对代谢途径的研究[72]。Kalil-filho 的研究小组证明，ChC 在静息状态下心肌高能磷酸酶活性减低，而在 LV 功能障碍患者中降低幅度更明显。此外，运动引起的心脏高能磷酸盐含量的下降可能与心肌缺血相一致（图 28-8），这加强了 Higuchi 等提出的末端循环中心肌缺血的假设，并在本章[7, 16]中前面的部分作了解释。

十、结论

在南美洲的一些地区克氏锥虫感染很常见，可能导致 ChC，这种病有潜伏期和临床期。预后不佳，部分原因是治疗手段有限。CMR 的研究，特别是心肌组织特征成像，提示 CMR 诊断和危险分层的价值。LGE 的典型分布包括累及左心室心尖、基底下外侧壁和下壁。期待未来的研究中包括评估定量组织 mapping 技术在诊断和危险分层中的作用。

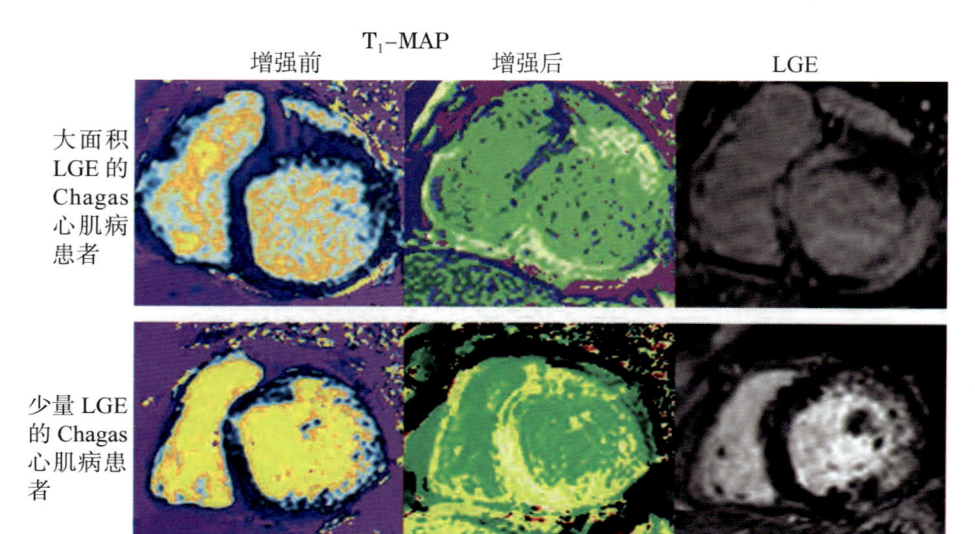

◀ 图 28-7 Chagas 心肌病患者的 ECV 检测

上方是大面积 LGE 患者的图像，下方是少量 LGE 患者的图像。大面积 LGE 患者左心室外侧壁、下壁和间隔壁增强前 T_1 值轻度升高，增强后 T_1 值显著降低，表明心肌细胞外容积明显增加。这些变化似乎累及 LGE 周围以及以外的区域。这个发现表明 T_1 值的改变和 ECV 的增加可能比 Chagas 心肌病更早发生

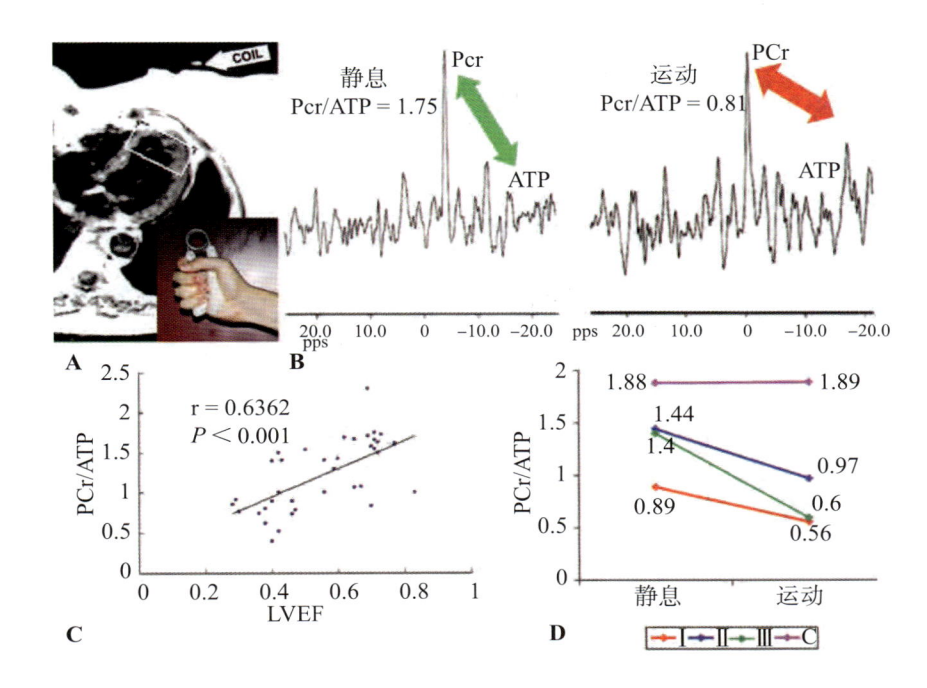

◀ 图 28-8 Chagas 病患者的磁共振波谱分析

A. 显示线圈位置和获取体素；B. 显示在静息和手握练习时 MRS，PCr/ATP 比值下降；C. 显示左心室射血分数（LVEF）和 PCr/ATP 比值之间的相关性；D. 对照组（C）与左心室功能障碍（Ⅰ组）、无左心室功能障碍但有心电图异常（Ⅱ组）、无左心室功能障碍或心电图异常（Ⅲ组）的患者 PCr/ATP 比值分析

经许可引自 Betim Paes Leme AM, et al. Exercise-Induced Decrease in Myocardial High-Energy Phosphate Metabolites in Patients With Chagas Heart Disease. *J Card Fail*, July 2013, Volume 19, Issue 7, Pages 454–460. © 2013 Elsevier 版权所有

推荐阅读

[1] Bern C. Chagas' disease. *N Engl J Med*. 2015;373:456–66.
[2] Rassi A Jr, Rassi A, Marin-Neto JA. Chagas disease. *Lancet* 2010;375:1388–402.
[3] Rochitte CE, Nacif MS, de Oliveira Junior AC, et al. Cardiac magnetic resonance in Chagas' disease. *Artif Organs*. 2007;31:259–67.
[4] Rochitte CE, Oliveira PF, Andrade JM, et al. Myocardial delayed enhancement by magnetic resonance imaging in patients with Chagas' disease: a marker of disease severity. *J Am Coll Cardiol*. 2005;46:1553–8.

参考文献

[1] Maguire JH. Chagas' disease—can we stop the deaths? *N Engl J Med*. 2006;355:760–1.
[2] Bern C. Chagas' disease. *N Engl J Med*. 2015;373:456–66.
[3] Rassi A Jr, Rassi A, Marcondes de Rezende J. American trypanosomiasis (Chagas disease). *Infect Dis Clin North Am*. 2012;26:275–91.
[4] World Health Organization. Chagas disease in Latin America: an epidemiological update based on 2010 estimates. *Weekly Epidemiological Record*. 2015;90:33–44.
[5] Rassi A Jr, Rassi A, Marin-Neto JA. Chagas disease. *Lancet*. 2010;375:1388–402.
[6] Andrade Z, Andrade S. Patologia. In: Brener Z, and rade ZA, eds. *Trypanosoma cruzi e Doença de Chagas*. Rio de Janeiro: Guanabara Koogan SA; 1979: pp. 199–248.
[7] Higuchi Mde L, Benvenuti LA, Martins Reis M, Metzger M. Pathophysiology of the heart in Chagas' disease: current status and new developments. *Cardiovasc Res*. 2003;60:96–107.
[8] Higuchi Mde L, Gutierrez PS, Aiello VD, et al. Immunohistochemical characterization of infiltrating cells in human chronic chagasic myocarditis: comparison with myocardial rejection process. *Virchows Arch A Pathol Anat Histopathol*. 1993;423:157–60.
[9] Higuchi ML, De Morais CF, Pereira Barreto AC, et al. The role of active myocarditis in the development of heart failure in chronic Chagas' disease: a study based on endomyocardial biopsies. *Clin Cardiol*. 1987;10:665–70.
[10] Higuchi ML, Benvenuti LA, Demarchi LM, Libby P. Histological evidence of concomitant intramyocardial and epicardial vasculitis in necropsied heart allografts: a possible relationship with graft coronary arteriosclerosis. *Transplantation*. 1999;67:1569–76.
[11] Mady C, Ianni BM, Arteaga E, et al. Relation between interstitial myocardial collagen and the degree of clinical impairment in Chagas' disease. *Am J Cardiol*. 1999;84:354–6, A9.
[12] Brandariz S, Schijman A, Vigliano C, et al. Detection of parasite DNA in Chagas' heart disease. *Lancet*. 1995;346:1370–1.
[13] Kalil R, Bocchi EA, Ferreira BM, et al. [Magnetic resonance imaging in chronic Chagas cardiopathy. Correlation with endomyocardial biopsy findings]. *Arq Bras Cardiol*. 1995;65:413–16.
[14] Marin-Neto JA, Cunha-Neto E, Maciel BC, Simoes MV. Pathogenesis of chronic Chagas heart disease. *Circulation*.

2007;115:1109–23.

[15] Araujo FF, Gomes JA, Rocha MO, et al. Potential role of CD4+CD25HIGH regulatory T cells in morbidity in Chagas disease. *Front Biosci*. 2007;12:2797–806.

[16] Higuchi ML, Fukasawa S, De Brito T, Parzianello LC, Bellotti G, Ramires JA. Different microcirculatory and interstitial matrix patterns in idiopathic dilated cardiomyopathy and Chagas' disease: a three dimensional confocal microscopy study. *Heart*. 1999;82:279–85.

[17] Rochitte CE, Oliveira PF, Andrade JM, et al. Myocardial delayed enhancement by magnetic resonance imaging in patients with Chagas' disease: a marker of disease severity. *J Am Coll Cardiol*. 2005;46:1553–8.

[18] Rochitte CE, Nacif MS, de Oliveira Junior AC, et al. Cardiac magnetic resonance in Chagas' disease. *Artif Organs*. 2007;31:259–67.

[19] Marin Neto JA, Simoes MV, Sarabanda AV. [Chagas' heart disease]. *Arq Bras Cardiol*. 1999;72:247–80.

[20] Freitas HF, Chizzola PR, Paes AT, Lima AC, Mansur AJ. Risk stratification in a Brazilian hospital-based cohort of 1220 outpatients with heart failure: role of Chagas' heart disease. *Int J Cardiol*. 2005;102:239–47.

[21] Rassi Junior A, Gabriel Rassi A, Gabriel Rassi S, Rassi Junior L, Rassi A. [Ventricular arrhythmia in Chagas disease. Diagnostic, prognostic, and therapeutic features]. *Arq Bras Cardiol*. 1995;65:377–87.

[22] Morillo CA, Marin-Neto JA, Avezum A, et al. Randomized trial of benznidazole for chronic Chagas' cardiomyopathy. *N Engl J Med*. 2015;373:1295–306.

[23] Bacal F, Silva CP, Bocchi EA, et al. Mycophenolate mofetil increased chagas disease reactivation in heart transplanted patients: comparison between two different protocols. *Am J Transplant*. 2005;5:2017–21.

[24] Fiorelli AI, Stolf NA, Honorato R, et al. Later evolution after cardiac transplantation in Chagas' disease. *Transplant Proc*. 2005;37:2793–8.

[25] Mocelin AO, Issa VS, Bacal F, Guimaraes GV, Cunha E, Bocchi EA. The influence of aetiology on inflammatory and neurohumoral activation in patients with severe heart failure: a prospective study comparing Chagas' heart disease and idiopathic dilated cardiomyopathy. *Eur J Heart Fail*. 2005;7:869–73.

[26] Bocchi EA, Fiorelli A. The paradox of survival results after heart transplantation for cardiomyopathy caused by *Trypanosoma cruzi*. First Guidelines Group for Heart Transplantation of the Brazilian Society of Cardiology. *Ann Thorac Surg*. 2001;71:1833–8.

[27] Andrade JP, Marin Neto JA, Paola AA, et al. I Latin American Guidelines for the diagnosis and treatment of Chagas' heart disease: executive summary. *Arq Bras Cardiol*. 2011;96:434–42.

[28] Ministerio da Saude. Secretaria de Vigilancia em S. [Brazilian Consensus on Chagas disease]. *Rev Soc Bras Med Trop*. 2005;38(Suppl 3): 7–29.

[29] Viotti R, Vigliano C, Lococo B, et al. [Clinical predictors of chronic chagasic myocarditis progression]. *Rev Esp Cardiol*. 2005;58:1037–44.

[30] Rassi A Jr, Rassi A, Little WC, et al. Development and validation of a risk score for predicting death in Chagas' heart disease. *N Engl J Med*. 2006;355:799–808.

[31] Benchimol Barbosa PR. Noninvasive prognostic markers for cardiac death and ventricular arrhythmia in long-term followup of subjects with chronic Chagas' disease. *Braz J Med Biol Res*. 2007;40:167–78.

[32] Theodoropoulos TA, Bestetti RB, Otaviano AP, Cordeiro JA, Rodrigues VC, Silva AC. Predictors of all-cause mortality in chronic Chagas' heart disease in the current era of heart failure therapy. *Int J Cardiol*. 2008;128:22–9.

[33] Sarabanda AV, Marin-Neto JA. Predictors of mortality in patients with Chagas' cardiomyopathy and ventricular tachycardia not treated with implantable cardioverter-defibrillators. *Pacing Clin Electrophysiol*. 2011;34:54–62.

[34] Duarte Jde O, Magalhaes LP, Santana OO, et al. Prevalence and prognostic value of ventricular dyssynchrony in Chagas cardiomyopathy. *Arq Bras Cardiol*. 2011;96:300–6.

[35] Nunes MP, Colosimo EA, Reis RC, et al. Different prognostic impact of the tissue Doppler-derived E/e' ratio on mortality in Chagas cardiomyopathy patients with heart failure. *J Heart Lung Transplant*. 2012;31:634–41.

[36] Nascimento CA, Gomes VA, Silva SK, et al. Left atrial and left ventricular diastolic function in chronic Chagas disease. *J Am Soc Echocardiogr*. 2013;26:1424–33.

[37] Rassi Ddo C, Vieira ML, Arruda AL, et al. Echocardiographic parameters and survival in Chagas heart disease with severe systolic dysfunction. *Arq Bras Cardiol*. 2014;102:245–52.

[38] Mancuso FJ, Almeida DR, Moises VA, et al. Left atrial dysfunction in chagas cardiomyopathy is more severe than in idiopathic dilated cardiomyopathy: a study with real-time three-dimensional echocardiography. *J Am Soc Echocardiogr*. 2011;24:526–32.

[39] Barbosa MM, Rocha MO, Botoni FA, Ribeiro AL, Nunes MC. Is atrial function in Chagas dilated cardiomyopathy more impaired than in idiopathic dilated cardiomyopathy? *Eur J Echocardiogr*. 2011;12:643–7.

[40] Barros MV. [New predictors of malignant ventricular arrhythmias in Chagas disease: searching for the holy grail]. *Rev Soc Bras Med Trop*. 2015;48:1–3.

[41] Barros MV, Leren IS, Edvardsen T, et al. Mechanical dispersion assessed by strain echocardiography is associated with malignant arrhythmias in Chagas cardiomyopathy. *J Am Soc Echocardiogr*. 2016;29:368–74.

[42] Garcia-Alvarez A, Sitges M, Regueiro A, et al. Myocardial deformation analysis in Chagas heart disease with the use of speckle tracking echocardiography. *J Card Fail*. 2011;17:1028–34.

[43] Marin-Neto JA, Simoes MV, Rassi Junior A. [Pathogenesis of chronic Chagas cardiomyopathy: the role of coronary microvascular derangements]. *Rev Soc Bras Med Trop*. 2013;46:536–41.

[44] Marin-Neto JA, Marzullo P, Marcassa C, et al. Myocardial perfusion abnormalities in chronic Chagas' disease as detected by thallium-201 scintigraphy. *Am J Cardiol*. 1992;69:780–4.

[45] Hiss FC, Lascala TF, Maciel BC, Marin-Neto JA, Simoes MV. Changes in myocardial perfusion correlate with deterioration of left ventricular systolic function in chronic Chagas' cardiomyopathy. *JACC Cardiovasc Imaging*. 2009;2:164–72.

[46] Simoes MV, Pintya AO, Bromberg-Marin G, et al. Relation of regional sympathetic denervation and myocardial perfusion disturbance to wall motion impairment in Chagas' cardiomyopathy. *Am J Cardiol*. 2000;86:975–81.

[47] Miranda CH, Figueiredo AB, Maciel BC, Marin-Neto JA, Simoes MV. Sustained ventricular tachycardia is associated

[48] Coelho-Filho OR, Mongeon FP, Mitchell R, et al. Role of transcytolemmal water-exchange in magnetic resonance measurements of diffuse myocardial fibrosis in hypertensive heart disease. *Circ Cardiovasc Imaging*. 2013;6:134–41.

[49] Neilan TG, Coelho-Filho OR, Shah RV, et al. Myocardial extracellular volume fraction from T_1 measurements in healthy volunteers and mice: relationship to aging and cardiac dimensions. *JACC Cardiovasc Imaging*. 2013;6:672–83.

[50] Coelho-Filho OR, Nallamshetty L, Kwong RY. Risk stratification for therapeutic management and prognosis. *Heart Fail Clin*. 2009;5:437–55, vii.

[51] Torreão JA, Ianni BM, Mady C, et al. Myocardial tissue characterization in Chagas' heart disease by cardiovascular magnetic resonance. *J Cardiovasc Magn Reson*. 2015;17:97.

[52] Torreão JA, Naia E, Rassi CH, et al. Detection of myocardial inflammation in Chagas' disease by cardiac magnetic resonance. *J Cardiovasc Magn Reson*. 2013;15:1–2.

[53] Gomes VA, Alves GF, Hadlich M, et al. Analysis of regional left ventricular strain in patients with Chagas disease and normal left ventricular systolic function. *J Am Soc Echocardiogr*. 2016;29:679–88.

[54] Alfakih K, Plein S, Bloomer T, Jones T, Ridgway J, Sivananthan M. Comparison of right ventricular volume measurements between axial and short axis orientation using steady-state free precession magnetic resonance imaging. *J Magn Reson Imaging*. 2003;18:25–32.

[55] Abdel-Aty H, Boye P, Zagrosek A, et al. Diagnostic performance of cardiovascular magnetic resonance in patients with suspected acute myocarditis: comparison of different approaches. *J Am Coll Cardiol*. 2005;45:1815–22.

[56] Friedrich MG, Strohm O, Schulz-Menger J, Marciniak H, Luft FC, Dietz R. Contrast media-enhanced magnetic resonance imaging visualizes myocardial changes in the course of viral myocarditis. *Circulation*. 1998;97:1802–9.

[57] Cury RC, Shash K, Nagurney JT, et al. Cardiac magnetic resonance with T2-weighted imaging improves detection of patients with acute coronary syndrome in the emergency department. *Circulation*. 2008;118:837–44.

[58] Simonetti OP, Kim RJ, Fieno DS, et al. An improved MR imaging technique for the visualization of myocardial infarction. *Radiology*. 2001;218:215–23.

[59] Kim RJ, Fieno DS, Parrish TB, et al. Relationship of MRI delayed contrast enhancement to irreversible injury, infarct age, and contractile function. *Circulation*. 1999;100:1992–2002.

[60] Kim RJ, Wu E, Rafael A, et al. The use of contrast-enhanced magnetic resonance imaging to identify reversible myocardial dysfunction. *N Engl J Med*. 2000;343:1445–53.

[61] Felker GM, Thompson RE, Hare JM, et al. Underlying causes and long-term survival in patients with initially unexplained cardiomyopathy. *N Engl J Med*. 2000;342:1077–84.

[62] Kadish A, Dyer A, Daubert JP, et al. Prophylactic defibrillator implantation in patients with nonischemic dilated cardiomyopathy. *N Engl J Med*. 2004;350:2151–8.

[63] Uellendahl M, Siqueira MEM, Calado EB, et al. [Cardiac magnetic resonance—verified myocardial fibrosis in Chagas' disease: clinical correlates and risk stratification]. *Arq Bras Cardiol*. 2016;107:460–6.

[64] Mello RP, Szarf G, Schvartzman PR, et al. [Delayed enhancement cardiac magnetic resonance imaging can identify the risk for ventricular tachycardia in chronic Chagas' heart disease]. *Arq Bras Cardiol*. 2012;98:421–30.

[65] Regueiro A, Garcia-Alvarez A, Sitges M, et al. Myocardial involvement in Chagas disease: insights from cardiac magnetic resonance. *Int J Cardiol*. 2013;165:107–12.

[66] Strauss DG, Cardoso S, Lima JA, Rochitte CE, Wu KC. ECG scar quantification correlates with cardiac magnetic resonance scar size and prognostic factors in Chagas' disease. *Heart*. 2011;97:357–61.

[67] Volpe GJ, Moreira HT, Trad HS, et al. Presence of scar by late gadolinium enhancement is a strong predictor of events in Chagas heart disease. *J Cardiovasc Magn Reson*. 2014;16:1–2.

[68] Mongeon FP, Jerosch-Herold M, Coelho-Filho OR, Blankstein R, Falk RH, Kwong RY. Quantification of extracellular matrix expansion by CMR in infiltrative heart disease. *JACC Cardiovasc Imaging*. 2012;5:897–907.

[69] Shah RV, Abbasi SA, Neilan TG, et al. Myocardial tissue remodeling in adolescent obesity. *J Am Heart Assoc*. 2013;2:e000279.

[70] Neilan TG, Mongeon FP, Shah RV, et al. Myocardial extracellular volume expansion and the risk of recurrent atrial fibrillation after pulmonary vein isolation. *JACC Cardiovasc Imaging*. 2014;7:1–11.

[71] Neilan TG, Coelho-Filho OR, Shah RV, et al. Myocardial extracellular volume by cardiac magnetic resonance imaging in patients treated with anthracycline-based chemotherapy. *Am J Cardiol*. 2013;111:717–22.

[72] Betim Paes Leme AM, Salemi VM, Weiss RG, et al. Exerciseinduced decrease in myocardial high-energy phosphate metabolites in patients with Chagas heart disease. *J Card Fail*. 2013;19:454–60.

第 29 章 心脏移植相关心肌病
Transplant cardiomyopathy

Christopher A Miller　Jennifer H Jordan　Annalisa Angelini　W Gregory Hundley　Matthias Schmitt 著
王 瑞 译　杨 琳 徐 磊 校

一、概述

心脏移植是治疗终末期心力衰竭的有效方法。据估计，全世界每年大约有 6000 例心脏移植手术，平均存活时间为 11 年，移植后第一年存活下来的患者能够延长至 13 年[1]。发病和死亡的主要原因包括原发性移植心力衰竭、异体移植心脏排斥反应、移植心脏血管病变和慢性移植心脏衰竭，以及"心外"病理改变，特别是感染和恶性肿瘤[1]。由于这些因素的特点和移植心脏的失神经支配，移植心脏疾病通常表现不典型性，患者常常无症状，直到进入终末阶段，因此，需要积极进行心脏成像检查。超声心动图依然是评价心脏移植受者的一线检查方法，但是却面临挑战。CMR 成像技术能够对心脏结构和功能进行准确、可重复性的评价，不受成像平面及体型的限制，是一种理想的二线影像检查方法。

二、解剖与病理

原位移植是标准手术，大部分受者的心脏被切除。传统手术包括原位保留心房后壁，保持心房与腔静脉和肺静脉连接的完整，将供体心房与保留的心房组织缝合，这可能导致"双心房"现象（图 29-1）[2]。最近，采用了双腔静脉技术，受者的右心房被完全切除，保留位于下腔静脉和上腔静脉的袖口，供者的下腔静脉和上腔静脉与之相吻合（图 29-2）。虽然比标准右心房吻合更复杂，但双腔静脉技术的目的是保持右心房功能，减少三尖瓣反流、窦房结功能障碍和房性心律失常的发生[3,4]。升主动脉吻合是在升主动脉窦管交界区和头臂动脉干之间的一个可变范围内进行（图 29-3）。肺动脉吻合处位于肺动脉主干。大血管缝合线通常很明显，供体与受体间大小不匹配的情况并不少见。移植后的心脏位置不在胸腔的标准位置，通常向左侧偏移。

移植心脏最常见的早期并发症（术后第一年）包括原发性移植物功能不全（primary

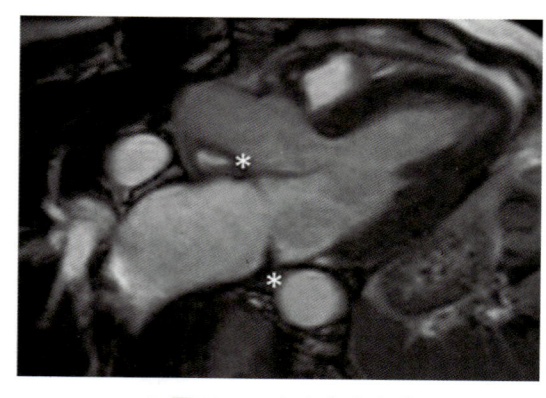

▲ 图 29-1　左心房吻合术
*. 吻合部位

第 29 章 心脏移植相关心肌病
Transplant cardiomyopathy

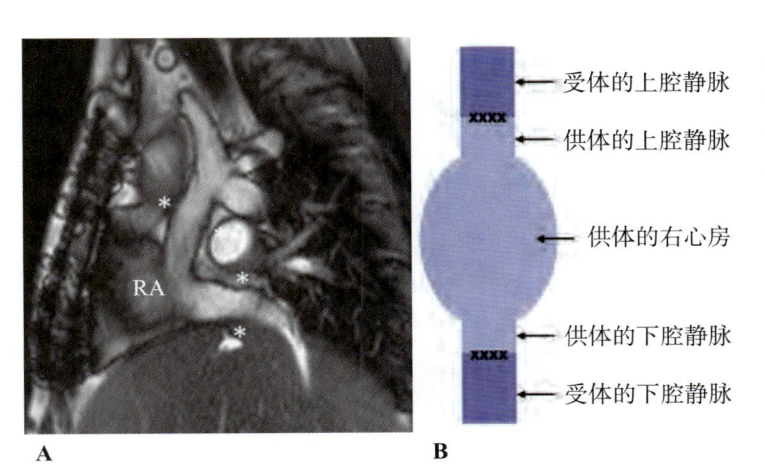

◀ 图 29-2 双腔吻合术影像表现（A）及双腔静脉吻合解剖示意图（B）
*. 上腔静脉和下腔静脉的吻合部位
RA. 右心房（部分右心房位于成像平面之外）

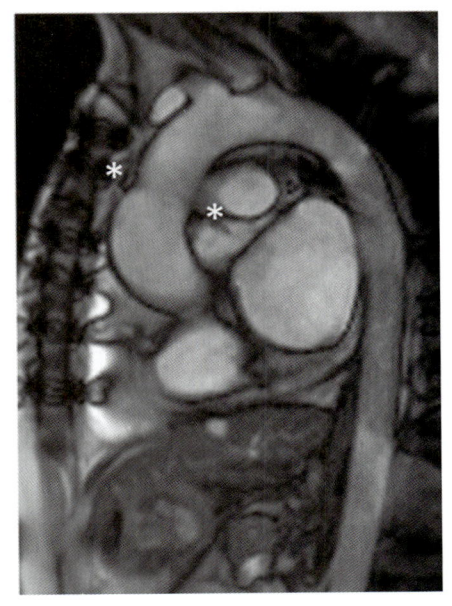

▲ 图 29-3 主动脉吻合术
*. 主动脉吻合部位

graft dysfunction，PGD）和急性排斥反应（由细胞和抗体介导）。慢性期（第一年后）的不良反应包括移植心脏血管病变（cardiac allograft vasculopathy，CAV）、急性排斥反应和慢性移植心脏衰竭（chronic graft failure，CGF）[1]。

原发性移植物功能不全（PGD）是一种移植后数小时至数天内发生的临床综合征，表现为严重的双心室功能障碍，没有明显的外科原因或排斥反应的证据。与之相关的术后 30 天死亡率接近 50%，占术后第一个月死亡的 40%[1]。

急性排斥最常发生在移植后的前 6 个月，累及 20%~40% 的受者，是移植后第一年最常见的死亡原因之一，占死亡人数的 10%~15%（图 29-4）。

移植术后 5 年，CAV 可影响 50% 的患者，移植后第一年死亡的患者中 30% 是由于 CAV；而 CAV 还是导致 CGF 的主要病理生理因素，因此，它的影响可能更为广泛[1]。它似乎涉及免疫和炎症过程与传统心血管危险因素之间复杂的相互作用，并以弥漫性和同心性内膜-中膜增生为特征（图 29-5 和图 29-6）[5]。

慢性移植心脏功能恶化很常见，被称为慢性移植心脏衰竭（CGF），并且造成手术第一年后 15%~25% 的患者死亡。其病理生理学表现包括继发于 CAV 的慢性心肌缺血损伤，肾素-血管紧张素-醛固酮系统和交感神经系统的过度激活，免疫因素和标准的心血管危险因素[6]。

三、临床相关

PGD 表现为严重急性心力衰竭，需要大剂量的肌力药物和（或）机械性循环支持。虽然 CGF 的临床特征可能更多变和非特异性，特别是在早期阶段，但它通常表现为类似于慢性心力衰竭的临床综合征。而急性排斥反应和 CAV 的临床特征并不可靠，事实上患者通常直到晚期才出现症

337

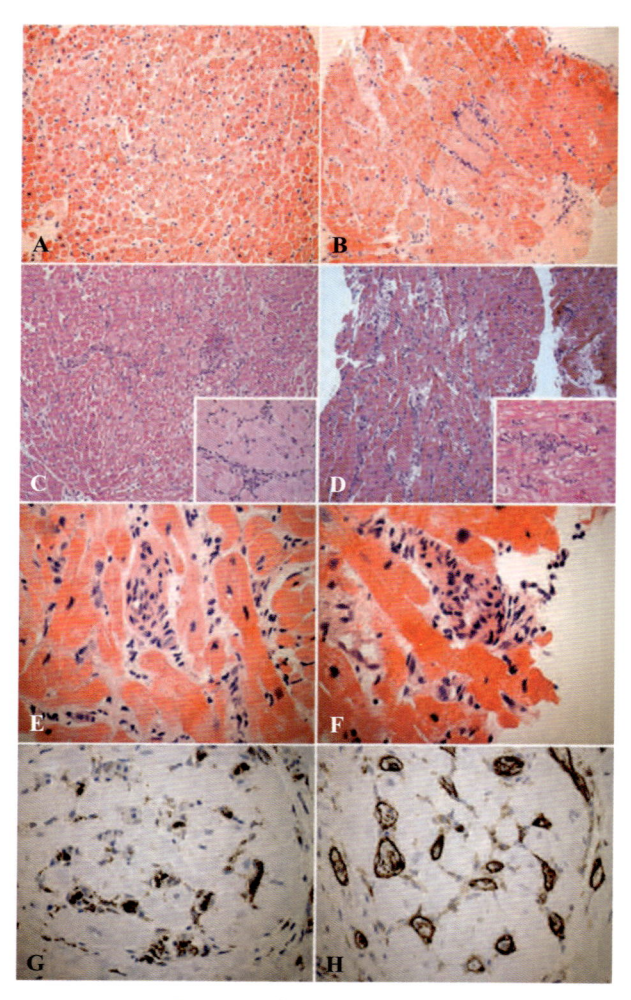

▲ 图 29-4　急性细胞性排斥反应

A. 0R 级，正常心肌，无炎症浸润（苏木精 – 伊红，100×）；B. 1R 级，肌细胞间有少量间质浸润，无间质扩张或明显肌细胞损伤（苏木精 – 伊红，100×）；C. 2R 级，炎性浸润更明显，伴有间质扩张和多灶性心肌损害（苏木精 – 伊红，100×，插图 250×）；D. 3R 级，致密、混合的炎性浸润，包括嗜酸性粒细胞和嗜中性粒细胞，受损的心肌细胞中出血和间质水肿（苏木精 – 伊红，100×，插图 250×）；E 和 F. 心肌毛细血管损伤特征，毛细血管内皮肿胀和巨噬细胞聚集（苏木精 – 伊红，400×）；G 和 H. 免疫组织化学染色显示，CD31+ 毛细血管内皮细胞内存在 CD68+ 的巨噬细胞（免疫过氧化物酶染色，400×）（经许可引自 Miller CA, Fildes JE, Ray SG, Doran H, Yonan N, Williams SG, et al. Non-invasive approaches for the diagnosis of acute cardiac allograft rejection. *Heart* 2013；99：445-53. © 2013 BMJ Publishing Group, Ltd, and the British Cardiovascular Society 版权所有）

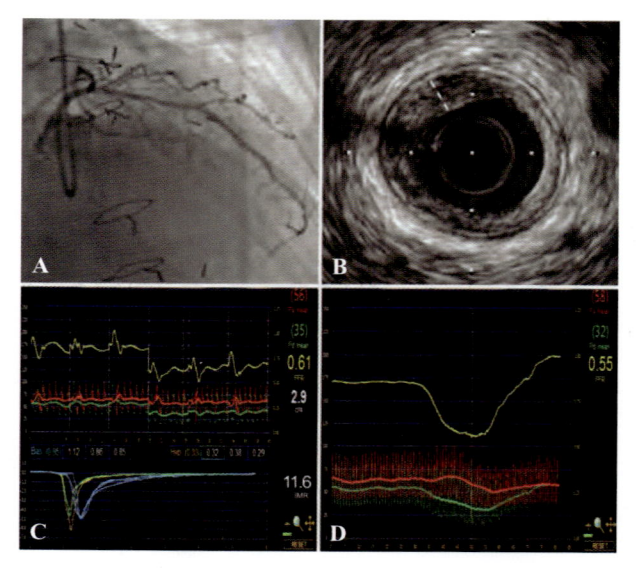

▲ 图 29-5　对移植心脏血管病变的有创性评估显示传统冠状动脉造影敏感性受限

虽然血管造影未见左前降支血流限制性狭窄（A），但血管内超声（B）显示内膜明显增厚，约 0.9mm（横纹），血流储备分数（FFR）（C）降至 0.61，提示有明显的心外膜血管病变。沿 LAD 回撤（D），FFR 未见压力显著下降，维持 CAV 弥漫性特征。在这种情况下，微循环功能指数为 11.6（C），表明微血管功能正常（经许可引自 Miller CA, Sarma J, Naish JH, Yonan N, Williams SG, Shaw SM, et al. Multiparametric cardiovascular magnetic resonance assessment of cardiac allograft vasculopathy. *J Am Coll Cardiol* 2014；63: 799-808. Copyright © 2014 American College of Cardiology Foundation 版权所有，Elsevier 出版）

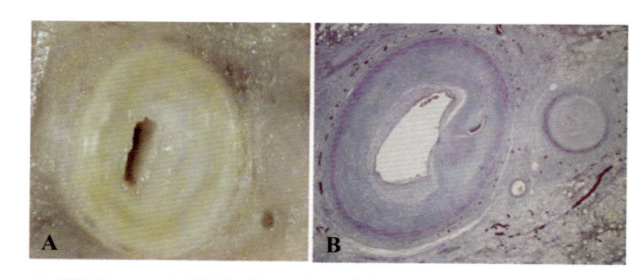

▲ 图 29-6　左冠状动脉近端前降支横断面（A）显示同心性内膜增生病变，为术后 10 年发生的典型移植心脏血管病变。患者因心律不齐猝死。该血管立体显微镜下表现（B），同一病变的组织学切片显示病变的增生性，并见小分支受累，似乎已闭塞（Azan Mallory 染色，12×）

状，其部分原因是移植心脏去神经支配。因此，对这两种情况都应进行定期筛查；急性排斥反应的监测是通过右心室心肌组织学分析，这通常在移植后第一年进行；对 CAV 的监测通常是 1～2 年进行 1 次冠状动脉造影[7]。

四、移植相关心肌病影像

对于出现心血管症状的移植受者来说，超

声心动图仍然是第一线的影像学检查方法[7]。此外，由于症状的不可靠性，在许多中心，患者接受经胸超声心动图的定期筛查，目的是在早期发现移植心脏的功能障碍，这可能会促使患者进行进一步检查，如 EMB 或冠状动脉造影。然而，由于移植心脏胸腔内位置不标准，以及免疫抑制相关的体质指数增高，使得准确的超声心动图评估更具挑战。CMR 是一个理想的二线检查方法，不受声窗限制，组织对比度高，可准确显示血管吻合处，且没有电离辐射（重要的是要考虑移植接受者进行检查的频率和患恶性肿瘤的高风险）。此外，CMR 可能提供关于移植心肌状态的独特附加信息（组织学特征）。

五、移植相关心肌病的 CMR 成像

（一）心脏移植后 CMR 典型征象

在术后早期阶段，EF 值通常保留[8]。然而，可能是由于移植过程中同种异体心脏受到相当大的损伤（如供体损伤、脑干死亡、缺血和再灌注），心肌水肿（表现为整体心肌 T_1 和 T_2 值增加）和微血管功能障碍（表现为整体心肌灌注储备减低）在移植后的前 5 个月期间表现明显[9]。在此期间，心肌应变和长轴功能也出现受损表现[9]。1/3 的患者在移植后 3 个月内出现心包积液[8]。

在移植后的中长期（> 1 年），常见高血压（通常继发于钙调神经蛋白抑制剂免疫抑制）、糖尿病和肾功能不全，因此，经常发现向心性左心室肥厚和舒张功能受损[8, 10, 11]。通常 LVEF 是保留的。因为反复穿过三尖瓣进行心内膜心肌活检[12]，三尖瓣反流非常普遍。1/3 的患者为中度或重度反流，可导致右心室扩张。大约一半的患者在移植后 3 年出现非典型性梗死样 LGE，可表现为各种类型，包括间隔插入点、中层、心外膜和透壁性病变（图 29-7）[13, 14]，心包的 LGE 也有报道。LGE 的病因尚不清楚，但它确实随着时间的推移而出现累积，并推测它的发生与累积性排斥反应有关。LGE 与 CAV 无关（心外膜或微血管）[15]。目前尚缺乏充足的预后数据资料。

（二）移植心脏病变的 CMR 征象

框 29-1 详细介绍 CMR 在移植性心肌病中的作用。CMR 在特定的移植心脏情况下的表现如下。

1. PGD

CMR 的检查结果包括整体左心室和右心室功能障碍，伴有整体 T_1 和 T_2 弛豫时间延长，符合弥漫心肌水肿表现[9]。通常情况下，无延迟强化；实际上，CMR 可用于鉴别其他病因导致的左心室功能障碍，例如，心肌梗死（围术期发生的或者是供体心脏出现的）。尽管心室功能很少完全恢复正常，但在术后最初的 6～12 个月可有所改善[9]。

急性排斥反应、左心室壁厚度、心肌质量、EF 值和心包积液都不是排斥反应的敏感指标。但是，对于急性心室功能恶化应该进一步的检查分析[16, 17]。在这方面，采用 CMR 连续随访具有更高的可重复性，优于超声检查，但是其检查成本较高。

CMR 具有显示心肌组织特征的能力，使其更适用于监测排斥反应。然而，由于移植人群的性质，在这种情况下，CMR 的研究一般都是小型和单中心的，为了最大限度地扩大研究对象范围，许多研究入组的是已知或怀疑有排斥反应的患者。Marie 等的回顾性研究发现，心肌 T_2 弛豫时间 < 56ms 可用于判断是否发生明显的排斥反应，其阴性预测值高达 97%[18]。同样，Usman 等发现，以心肌 T_2 弛豫时间 56.4ms 为界值，其判断排斥反应发生与否的敏感性和特异性分别达 86.5% 和 94.6%[19]。最近，Butler 等发现，联合

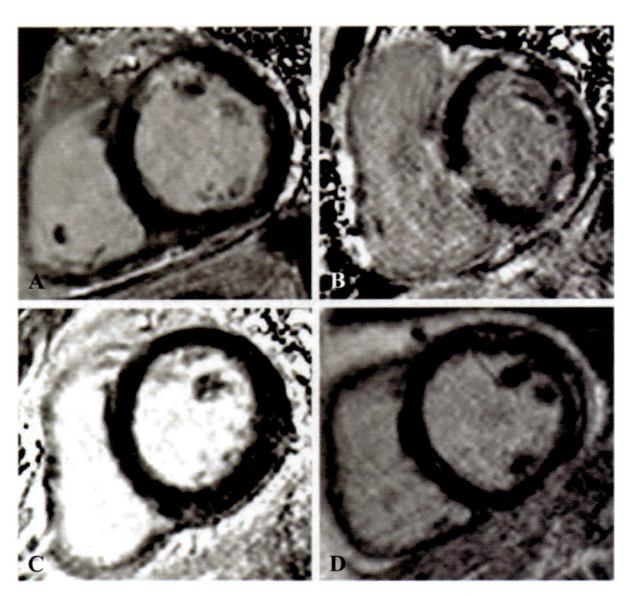

▲ 图 29-7　慢性移植后心肌延迟强化（LGE）模式

A. 典型梗死样 LGE（前壁）和下间隔壁插入点非典型梗死样 LGE；B. 非典型梗死样 LGE，特别是多发穿凿样 LGE；C. 下外侧壁心外膜 LGE；D. 心肌中层 LGE［经许可引自 Miller CA, Schmitt M. (2015) Cardiac Transplantation. In: Plein S, Greenwood J, Ridgway J. (eds) Cardiovascular MR Manual. Springer, Cham. © 2015 Springer International 版权所有］

框 29-1　CMR 评估移植性心肌病适应证

- 评估移植心脏功能障碍的病因
- 评估移植心脏功能，超声声窗不好（常见），尤其是对那些有非特异性症状的患者（常见）
- 发现其他未被识别的心肌梗死
- 评估血管并发症

经许可引自 Miller CA, Schmitt M. (2015) Cardiac Transplantation. In: Plein S, Greenwood J, Ridgway J. (eds) Cardiovascular MR Manual. Springer, Cham. © 2015 Springer International Publishing 2015 版权所有

应用右心室舒张末期容积指数和 T_2 弛豫时间对发现排斥反应的阴性预测值达 98%[20]。然而，在所有这 3 个研究中，对患者的扫描是在移植后一个相当长的时间内进行的（Marie 等的长达 6 年；Usman 等的长达 2 年；Butler 等的中位数为 41 个月），因此错过了早期检测排斥的最佳时间窗口；实际上，对于移植 1 年后开始常规 CMR 检测是否对患者有益，仍存在争议。在对移植后 5 个月内患者的研究中，Miller 等发现心肌 T_1 和 T_2 值在排斥反应中并没有明显增高[9]。

随着移植时间的延长和移植相关心肌损伤的减轻，CMR 可能对排斥反应的检测更有价值。然而，矛盾的是，随着移植时间的延长，无创性方法监测急性排斥反应会更具识别性，但是却不利于急性排斥反应的早期检测[21, 22]。因此，尽管 EMB 有其局限性，目前还没有足够的证据支持常规使用 CMR 诊断急性排斥反应。

2. CAV

LGE 的发生率和范围与血管造影显示 CAV 的严重程度一致[13, 15, 20]。此外，1/4 轻微血管病变的患者，LGE 发现有静息心肌梗死。多数梗死位于左心室中段和心尖段，与病变冠状动脉供血区匹配。

CMR 心肌灌注测量 MPR 有望用于检测 CAV。在 48 名移植者的研究中，中位数为移植后 7.1 年（4.6～10.3 年），用绝对心肌血流量定量法测定的 MPR 是心外膜血管病变和微血管病变（分别由冠状动脉 IVUS 和微循环阻力指数来定义）唯一的独立预测因子（敏感性 88%，特异性 85%）[15]。CMR MPR 对血管病变的检测明显优于血管造影。与年龄匹配的正常志愿者相比，半定量 MPR 在血管造影显示为严重血管病变、轻微血管病变，甚至造影正常的患者中均可出现降低表现，并可进一步区分 CAV 的等级。最近一项涉及 63 名接受冠状动脉造影和心肌活检患者的研究显示，半定量 MPR 与组织病理学微血管疾病（微血管管腔半径 - 壁厚比和毛细血管密度）显著相关[23]。利用应变编码的"标记（tagging）"序列测定舒张期应变，也与心外膜血管和微血管 CAV 显著相关[15, 24]。最后，24 名平均随访 5.5 年的心脏移植儿童，应用呼吸导航的 3D SSFP 血管造影序列结合 3D LGE 序列所显示的冠状动脉管壁与 IVUS 显示的内膜厚度高度一致。3T CMR 性能优于 1.5T[25]。

尽管这些 CMR 参数对探测 CAV 有潜力，但仍需在更大的多中心研究中进行评估。目前，没有足够的证据支持 CMR 用于临床常规检测 CAV。

3. CGF

CMR 能显示继发于 CAV 的梗死后心室整体功能障碍或局部功能障碍。常见典型梗死样 LGE 和非典型梗死样 LGE。虽然在慢性期不常见，但在没有新梗死的情况下，首次发现心室功能障碍应该立即考虑进行排斥反应评估。

4. 血管

供体升主动脉可能发生扩张和夹层，这很容易用 CMR 进行评估。

5. 心脏结构以外的发现

恶性肿瘤是移植后第一年死亡的主要原因[1]。皮肤恶性肿瘤是最常见的，而淋巴瘤和实体肿瘤（肺癌和乳腺癌是最常见的）的发病率也很高，因此需要对心外结构进行充分的分析。

六、CMR 扫描方案

长轴和短轴 SSFP 电影评价心室功能。斜矢状位和右心室流出道（RVOT）层面可以对主动脉和肺动脉解剖进行评估。STIR、T_1 mapping 和 T_2 mapping 可用于评估心肌水肿。在钆对比剂没有禁忌证的情况下，推荐使用 LGE 评估心肌梗死（通常是未被识别的）和局灶性纤维化。如果需要，对比剂造影可用于评估胸主动脉，灌注成像可用于评估可逆性缺血（表 29-1）。在移植受者进行扫描之前，有许多因素需要注意（表 29-2）。

七、CMR 影像分析

心室质量、容积和功能应按常规方式测量（第三篇，第 14 章）。水肿序列可以进行定性分析（STIR 像高信号灶区或 T_1 mapping 和 T_2 mapping 弛豫时间长），也可以进行定量诊断（T_1 mapping 和 T_2 mapping）。通常对 LGE 图像进行定性分析，包括是否存在 LGE、模式（缺血或非缺血）和分布。由于心外膜冠状动脉和微血管病变的弥漫性，CMR 灌注成像的定性评估对检测 CAV 的敏感性有限，半定量和定量 CMR 灌注评估可能更有帮助。

表 29-1　CMR 扫描方案

方案	序列	层面
定位像	bSSFP	轴位、冠状位和矢状位
形态和功能	bSSFP	短轴层面覆盖整个左心室 长轴层面（VLA、HLA、LVOT） 主动脉（斜矢状位；"拐杖糖"样视图） 右心室流出道/肺动脉主干层面
水肿	T_1 mapping 和 T_2 mapping	心室基底部和中央部层面 短轴 长轴（VLA、HLA、LVOT）
主动脉*	对比增强 MRA	胸主动脉
灌注*	饱和恢复 GRE	静息/负荷 CMR 基底段/中央段/心尖段短轴层面
LGE	注射对比剂 10min 后 2D PSIR 序列	短轴层面覆盖整个左心室 长轴层面（VLA、HLA、LVOT）

bSSFP. 平衡稳态自由进动；VLA. 垂直长轴；HLA. 水平长轴；LVOT. 左心室流出道；GRE. 梯度回波；LGE. 心肌延迟强化；PSIR. 相位敏感反转恢复

*. 视情况而定

表 29-2　移植患者 CMR 扫描相关临床因素

临床因素	解　释	解决方案
心脏装置导线滞留	大多数患者在移植前都有原位心脏装置。在移植过程中，器械和导线通常需要去除，但有时纤维化严重的导线无法完全去除	CMR 前进行胸部 X 线检查，除外导线滞留
肾功能不全	移植术后肾功能不全较为常见［移植术后 5 年和 10 年出现肾小球滤过率＜ 30ml/（min·1.73m^2）的概率分别为 4% 和 10%］[26]	注射钆对比剂前确保检查肾功能
MR ECG 信号不稳	移植心脏位置不佳导致 ECG 信号差	通过一个初始定位像来确定心脏的位置，然后相应地调整电极的位置
静息心率快	移植心脏去迷走神经支配意味着静息心率高于非移植人群[10]	采用适当方法加快图像采集
腺苷敏感	失神经化的窦房结和房室结对腺苷的敏感性增强，腺苷注射时会导致缓慢的心律失常[27]	关闭心电图、脉搏血氧计、血压监测

CMR. 心脏磁共振成像；MR. 磁共振；ECG. 心电图

八、诊断效能与临床结局

CMR 的诊断效能前面已进行过描述，但预测价值方面的数据资料非常有限。在一项对 38 名患者的 12 个月随访研究中，单因素分析显示心肌延迟强化的出现（典型梗死和非典型梗死）与心血管源性死亡或非致命性住院治疗显著相关[14]。在对 63 名患者随访（3.1±1.4）年的研究中，半定量 CMR-MPR 和舒张期应变率对心脏事件有预测作用[23]。然而，这两项研究都无法充分证实重要的预测因素。事实上，由于研究队列的规模导致无法在临床治疗方面得到有意义的结论。需要更大的（即多中心）研究评估 CMR 参数的预后价值。

九、前景展望

移植领域，包括医疗专家和患者，均不愿采用有创筛查技术。目前进行的一项多中心研究，正在评估心肌 T$_2$ 值对组织学确诊的急性排斥反应的敏感性和特异性（NCT02261870）。新的影像学手段，例如基于阈值的 mapping 分析和常规的在线定量灌注分析，可以分别提高 CMR 诊断急性排斥反应和 CAV 的可行性及准确性，从而使 CMR 成为评估移植相关心肌病的常规临床手段。

十、结论

CMR 可以用来评估移植心脏的解剖结构并识别常见的移植病理改变。特别是，CMR 可以帮助研究移植心脏功能障碍的病因，评估移植心脏功能，发现其他检查手段无法识别的心肌梗死，并评估血管并发症。CMR 的定量组织特征技术的应用前景看好，但还需要进一步的研究才能使 CMR 真正成为评估移植相关心肌病的常规临床方法。

推 荐 阅 读

[1] Lund LH, Edwards LB, Kucheryavaya AY, et al. The Registry of the International Society for Heart and Lung Transplantation: Thirty-second Official Adult Heart Transplantation Report—2015; Focus Theme: Early Graft Failure. J Heart Lung Transplant. 2015;34:1244–54.

[2] Marie PY, Angioi M, Carteaux JP, et al. Detection and prediction of acute heart transplant rejection with the myocardial T$_2$ determination provided by a black-blood magnetic resonance imaging sequence. J Am Coll Cardiol. 2001;37:825–31.

[3] Miller CA, Chowdhary S, Ray SG, et al. Role of noninvasive imaging in the diagnosis of cardiac allograft vasculopathy. Circ Cardiovasc Imaging. 2011;4:583–93.

[4] Miller CA, Fildes JE, Ray SG, et al. Non-invasive approaches for the diagnosis of acute cardiac allograft rejection. *Heart*. 2013;99:445–53.

[5] Miller CA, Naish JH, Shaw SM, et al. Multiparametric cardiovascular magnetic resonance surveillance of acute cardiac allograft rejection and characterisation of transplantation-associated myocardial injury: a pilot study. *J Cardiovasc Magn Reson*. 2014;16:52.

[6] Miller CA, Sarma J, Naish JH, et al. Multiparametric cardiovascular magnetic resonance assessment of cardiac allograft vasculopathy. *J Am Coll Cardiol*. 2014;63:799–808.

参 考 文 献

[1] Lund LH, Edwards LB, Kucheryavaya AY, et al. The Registry of the International Society for Heart and Lung Transplantation: Thirtysecond Official Adult Heart Transplantation Report—2015; Focus Theme: Early Graft Failure. *J Heart Lung Transplant*. 2015;34:1244–54.

[2] Morgan JA, Edwards NM. Orthotopic cardiac transplantation: comparison of outcome using biatrial, bicaval, and total techniques. *J Card Surg*. 2005;20:102–6.

[3] Weiss ES, Nwakanma LU, Russell SB, Conte JV, Shah AS. Outcomes in bicaval versus biatrial techniques in heart transplantation: an analysis of the UNOS database. *J Heart Lung Transplant*. 2008;27:178–83.

[4] el Gamel A, Yonan NA, Grant S, et al. Orthotopic cardiac transplantation: a comparison of standard and bicaval Wythenshawe techniques. *J Thorac Cardiovasc Surg*. 1995;109:721–9; discussion 9–30.

[5] Schmauss D, Weis M. Cardiac allograft vasculopathy: recent developments. *Circulation*. 2008;117:2131–41.

[6] Khan UA, Williams SG, Fildes JE, Shaw SM. The pathophysiology of chronic graft failure in the cardiac transplant patient. *Am J Transplant*. 2009;9:2211–16.

[7] Costanzo MR, Dipchand A, Starling R, et al. The International Society of Heart and Lung Transplantation Guidelines for the care of heart transplant recipients. *J Heart Lung Transplant*. 2010;29:914–56.

[8] Miller CA, Fildes JE, Ray SG, et al. Non-invasive approaches for the diagnosis of acute cardiac allograft rejection. *Heart*. 2013;99:445–53.

[9] Miller CA, Naish JH, Shaw SM, et al. Multiparametric cardiovascular magnetic resonance surveillance of acute cardiac allograft rejection and characterisation of transplantation-associated myocardial injury: a pilot study. *J Cardiovasc Magn Reson*. 2014;16:52.

[10] Miller CA, Chowdhary S, Ray SG, et al. Role of noninvasive imaging in the diagnosis of cardiac allograft vasculopathy. *Circ Cardiovasc Imaging*. 2011;4:583–93.

[11] Kittleson MM, Kobashigawa JA. Long-term care of the heart transplant recipient. *Curr Opin Organ Transplant*. 2014;19:515–24.

[12] Wong RC, Abrahams Z, Hanna M, et al. Tricuspid regurgitation after cardiac transplantation: an old problem revisited. *J Heart Lung Transplant*. 2008;27:247–52.

[13] Steen H, Merten C, Refle S, et al. Prevalence of different gadolinium enhancement patterns in patients after heart transplantation. *J Am Coll Cardiol*. 2008;52:1160–7.

[14] Butler CR, Kumar A, Toma M, et al. Late gadolinium enhancement in cardiac transplant patients is associated with adverse ventricular functional parameters and clinical outcomes. *Can J Cardiol*. 2013;29:1076–83.

[15] Miller CA, Sarma J, Naish JH, et al. Multiparametric cardiovascular magnetic resonance assessment of cardiac allograft vasculopathy. *J Am Coll Cardiol*. 2014;63:799–808.

[16] Dandel M, Hummel M, Meyer R, et al. Left ventricular dysfunction during cardiac allograft rejection: early diagnosis, relationship to the histological severity grade, and therapeutic implications. *Transplant Proc*. 2002;34:2169–73.

[17] Sun JP, Abdalla IA, Asher CR, et al. Non-invasive evaluation of orthotopic heart transplant rejection by echocardiography. *J Heart Lung Transplant*. 2005;24:160–5.

[18] Marie PY, Angioi M, Carteaux JP, et al. Detection and prediction of acute heart transplant rejection with the myocardial T_2 determination provided by a black-blood magnetic resonance imaging sequence. *J Am Coll Cardiol*. 2001;37:825–31.

[19] Usman AA, Taimen K, Wasielewski M, et al. Cardiac magnetic resonance T2 mapping in the monitoring and follow-up of acute cardiac transplant rejection: a pilot study. *Circ Cardiovasc Imaging*. 2012;5:782–90.

[20] Butler CR, Savu A, Bakal JA, et al. Correlation of cardiovascular magnetic resonance imaging findings and endomyocardial biopsy results in patients undergoing screening for heart transplant rejection. *J Heart Lung Transplant*. 2015;34:643–50.

[21] Hamour IM, Burke MM, Bell AD, Panicker MG, Banerjee R, Banner NR. Limited utility of endomyocardial biopsy in the first year after heart transplantation. *Transplantation*. 2008;85:969–74.

[22] White JA, Guiraudon C, Pflugfelder PW, Kostuk WJ. Routine surveillance myocardial biopsies are unnecessary beyond one year after heart transplantation. *J Heart Lung Transplant*. 1995;14:1052–6.

[23] Erbel C, Mukhammadaminova N, Gleissner CA, et al. Myocardial perfusion reserve and strain-encoded CMR for evaluation of cardiac allograft microvasculopathy. *JACC Cardiovasc Imaging*. 2016;9:255–66.

[24] Korosoglou G, Osman NF, Dengler TJ, et al. Strain-encoded cardiac magnetic resonance for the evaluation of chronic allograft vasculopathy in transplant recipients. *Am J Transplant*. 2009;9:2587–96.

[25] Hussain T, Fenton M, Peel SA, et al. Detection and grading of coronary allograft vasculopathy in children with contrast-enhanced magnetic resonance imaging of the coronary vessel wall. *Circ Cardiovasc Imaging*. 2013;6:91–8.

[26] Al Aly Z, Abbas S, Moore E, Diallo O, Hauptman PJ, Bastani B. The natural history of renal function following orthotopic heart transplant. *Clin Transplant*. 2005;19:683–9.

[27] Al-Mallah MH, Arida M, Garcia-Sayan E, et al. Safety of adenosine pharmacologic stress myocardial perfusion imaging in orthotopic cardiac transplant recipients: a single center experience of 102 transplant patients. *Int J Cardiovasc Imaging*. 2011;27:1105–11.

第 30 章 肿瘤患者心脏受累
Cardiac involvement in oncologic patients

Jennifer H Jordan　Matthias Schmitt　Christopher A Miller　Annalisa Angelini　W Gregory Hundley **著**
王　瑞　温　博 **译**　杨　琳　徐　磊 **校**

一、概述

化学药物治疗引起的心脏毒性越来越多地被认为是癌症生存者的一个重要问题[1-4]。儿童癌症幸存者死于心脏病或是心力衰竭的可能性分别是同龄人的 7 倍和 15 倍，化学药物治疗被认为是导致心脏病发病和死亡的原因之一[5,6]。癌症存活率与亚临床或明显的左心室收缩功能障碍有关。很可能，这种新的综合征与用于治疗癌症和提高癌症相关生存率的疗法有关。

心脏毒性通常分为Ⅰ型和Ⅱ型，这些癌症治疗的不良反应与心脏事件有关，是老年乳腺癌幸存者死亡的首要原因[1,7,8]。癌症治疗方案多种多样，包括手术、化学药物治疗、免疫治疗和放射治疗，所有这些都可能会影响心血管健康和癌症幸存者的生存质量。CMR 是一种无创的成像方法，可以评估心血管结构和功能，并在接受癌症治疗之前或期间筛查亚临床疾病。在临床实践中，超声心动图最常用于诊断心脏毒性和左心室收缩功能障碍。然而，CMR 提供了新颖的组织特征方法来审视心脏毒性的病理生理特征，更准确地评估左心室功能变化。

二、解剖与病理

（一）心脏毒性病理学

抗癌治疗的两个组成部分（放射治疗和化学药物治疗）都有心脏毒性的风险。放射治疗和化学药物治疗都可以引起心血管系统多个组成部分的损伤，包括心肌、心包、冠状动脉、瓣膜和大血管（表 30-1）[9]。这两种疗法经常联合使用，它们的相互作用常常放大心肌损伤和随之而来的心脏重塑和修复。用于治疗癌症的免疫靶点抑制药伊匹单抗（Ipilimumab）和纳武利尤单抗（Nivolumab）也报道了罕见且严重的暴发性心肌炎的新证据[80]。通常，与心血管损伤相关的病理特征是不同的，可能与损伤的时间演变和损伤部位有关。

心包内渗出物可能会导致生理压迫或心脏压塞。纤维素性心包炎的发生可能在治疗过程中是急性的，也可能是延迟的，并且可缓慢消退。心包可有淋巴细胞、浆细胞和组织细胞的浸润。

在癌症治疗后会对心内膜和心肌组织产生各种各样的影响（表 30-2）。心内膜损害的特征是由于心内膜细胞损伤、反应性纤维化和弹性蛋白沉积引起的纤维性增厚，有时与附壁血栓有关（图 30-1）。

表 30-1 癌症治疗药物的心肌毒性

治疗分类	药　物	机　制	心肌毒性表现
蒽环类	多柔比星 柔红霉素 表柔比星 伊达霉素	• 纤维细胞凋亡诱导 • ETC 开链 • 铁络合作用 • 肌膜脂质过氧化 • 核 DNA 损伤 • ROS 形成	• 慢性心功能不全 / 左心功能不全（E） • 心肌缺血 / 梗死（E） • 心包炎 / 心肌炎（E） • 长 Q-T 间期（E） • ST-T 异常（E） • 心肌病（L） • 慢性心功能不全 / 左心功能不全（L）
蒽醌类	米托蒽醌	• ROS 形成	• 心律失常 • CHF • 心肌缺血 / 心肌梗死
抗代谢药	氟尿嘧啶	• 内皮细胞损伤 • 血管痉挛	• 心律失常 • CHF • 心肌缺血 / 梗死
抗微管药	紫杉醇 长春生物碱 长春碱 长春新碱	• 高敏反应 • 血管痉挛可能	• 缓慢性心律失常 • CHF • 低血压 • 心肌缺血 / 梗死 • 自主神经病变 • 雷诺现象
烷化剂	白消安 顺铂 环磷酰胺 异环磷酰胺	• 冠状动脉纤维化 • 低钾血症 • 低镁血症 • 内皮毛细血管损伤 • 心肌纤维断裂	• 心律失常 • 心包积液 • 高血压 • 肺纤维化 • CHF/ 左心室功能不全 • 心肌缺血 / 梗死（E） • 左心室肥厚 • 出血性心肌坏死 • 出血性心包炎
生物制剂	干扰素 α 白介素 -2	• 未知	• 心律失常（E） • 高血压（E） • 低血压（毛细血管渗漏综合征）（E） • 心肌炎（E） • 血栓栓塞（E） • 室性心律失常（E） • 心肌病（L）
激素疗法	去雄性激素疗法 芳香化酶抑制药	• 代谢综合征 • 血脂异常 • 胰岛素抵抗 • 肥胖	• 冠状动脉病变 • CHF/ 左心室功能不全 • 心肌缺血 / 梗死 • 长 Q-T 间期 • 猝死
其他药物	所有反式视黄酸 （维甲酸） 三氧化二砷 喷司他丁	• 低镁血症 • 许多药物尚不明确	• 心律失常 • CHF • 低血压 • 心肌缺血 / 梗死 • 心包积液

(续表)

治疗分类	药物	机制	心肌毒性表现
放射治疗		• 炎症反应所致纤维化 • ROS 形成	• 心包炎（E） • 心包积液（E） • 冠状动脉疾病（L） • CHF（L） • 传导异常（L） • 缩窄性心包炎（L） • 限制性心肌病（L） • 瓣膜病变（L）
酪氨酸激酶抑制药	贝伐单抗 伊马替尼 拉帕替尼 索拉非尼 苏尼替尼 曲妥珠单抗	• 一氧化氮和前列腺素可能减少 • 心肌细胞凋亡 • 可能抑制 HER-2、EGFR、VEGF、RAF-1 • 心肌细胞免疫学破坏	• 动脉和静脉栓塞 • CHF/ 左心室功能不全 • 高血压 • 心包积液 • 长 Q-T 间期综合征 • 心肌缺血 / 坏死 • 心肌病

E. 早期；L. 晚期；EGFR. 表皮生长因子受体；ETC. 电子传递链；HER-2. 人表皮生长因子受体 –2；LV. 左心室；ROS. 活性氧；VEGF. 血管内皮生长因子；CHF. 充血性心力衰竭

经许可引自 Vasu S and Hundley W G. Understanding cardiovascular injury after treatment for cancer: an overview of current uses and future directions of cardiovascular magnetic resonance. *Journal of Cardiovascular Magnetic Resonance* 2013, 15: 66. © 2013 Vasu S and Hundley W G; licensee BioMed Central, Ltd. 版权所有

表 30-2 抗癌药物引起的心脏病变

心肌细胞	• 肌原纤维丢失 • 细胞质空泡化 • 染色质凝聚 • 核固缩 • 坏死 • 细胞凋亡
间质	• 间质性纤维化 • 修复性纤维化
心肌内血管	• 内皮损伤 • 小血管增厚 • 血管周围纤维化

还可能会对心肌细胞造成直接损伤，从而促进心肌重构，并伴有间质纤维化和继发的限制性生理学改变。扩张型、肥厚型或限制性心肌病可能导致左心室收缩和舒张功能障碍。心肌纤维化可以是在肌束膜周围，精细地包围着每一个心肌细胞；或是呈网状结构将心肌细胞分隔成多个小簇；又或者呈替代型，可以在几厘米范围内的整个心肌中弥漫分布。冠状动脉微循环血管也可发

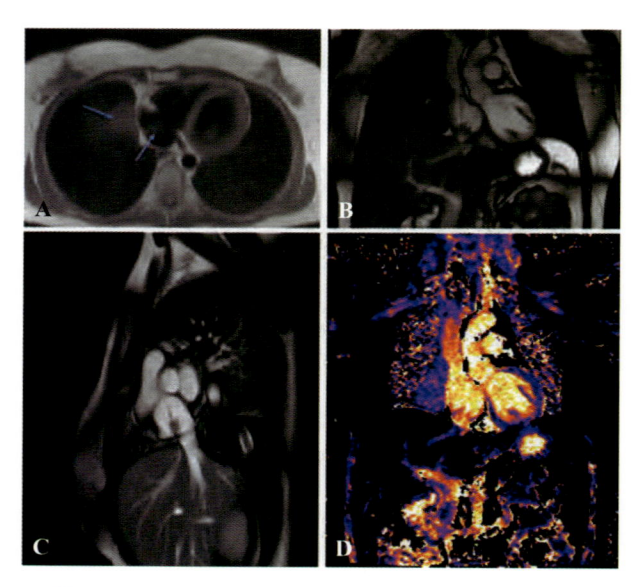

▲ 图 30-1 33 岁女性心旁淋巴瘤患者，化学药物治疗期间发现右心房病变，对右心房病变行 CMR 检查以了解病变特征

A. 右心房内中央低信号 SOL 代表 Hickman 线；B 和 C. 注意右心房深部的中心导管与伴有邻近血栓的心房底部相接触；D. 对心旁淋巴瘤和右心房线样血栓在改良的冠状位上进行的初始 T_1 mapping 成像。假设在促血栓环境下，导管置入导致内皮剥脱是血栓形成的刺激因素

生血管周围纤维化。

加速的动脉粥样硬化伴内膜增生病变可累及整个冠状动脉，尤其是主要的冠状动脉节段开口处。由严重、加速的动脉粥样硬化病变导致的急性缺血性损伤或急性心肌梗死已有案例报道（图30-2）[10]。中膜和外膜透明变性提示前期有动脉炎性过程。在晚发患者中，放射治疗后数年，动脉硬化性病变可为脂质型或钙化型，这与典型的动脉粥样硬化斑块病变相似。

心脏瓣膜的受累与内皮细胞损伤和修复机制相似，瓣叶增厚，腱索部分回缩，导致瓣膜功能不全。最终，传导组织也会受累，表现出与心肌纤维化相似的改变。

（二）心脏毒性损害分级

Billingham 分级方案是 20 世纪 70 年代开发的一种基于 EMB 的心脏毒性监测和分级方法，被公认为组织损伤的半定量方法[11]。该分级系统综合考虑了细胞损伤的严重程度和涉及的细胞数量。毒性病变分为局灶性和（或）弥漫性。根据样本的分级，可以考虑继续或停止治疗。

临床上已经描述了 3 种不同类型的抗癌药物所引起的心脏毒性损害[2, 12]。第一类，急性或亚急性损伤可能发生在治疗期间或治疗后立即发生。急性/亚急性损伤的发生率相对较低，与所接受的药物治疗方案有关（图30-3）。大体外观上常见心脏扩张，病理特征表现为内皮细胞损伤和心肌细胞急性显著缺失并伴有弥漫水肿和（或）心肌-心包炎（图30-3）。心肌细胞的缺失是由于细胞坏死或凋亡且缺乏修复性反应。心肌-心包炎通常是局灶性的，其特征是心肌和心包内有中性粒细胞、淋巴细胞和巨噬细胞的多形性炎症细胞浸润，伴有心肌细胞坏死和纤维蛋白性心包炎。白介素-2（IL-2）治疗转移性肾细胞癌被认为是引起（超急性）心肌损伤伴毛细血管渗漏综合征的一个实例。事实上，肌钙蛋白释放（有症状和无症状）并不罕见，也不一定需要停止治疗（本质上可以治愈）（图30-4）。

第二类，更为常见的心脏毒性损害可能在治疗后 1 年内发生。病理上，这种类型的心肌病的特点是轻度左心室或双心室扩张，心肌细胞肌原纤维丢失，胞浆空泡化，间质反应性和修复性纤维化。可见心内膜附壁血栓形成。

第三类，迟发性蒽环类药物心脏毒性损害可能在心脏毒性治疗结束数年后发生。这种迟发心脏毒性损害具有扩张型心肌病的典型特征，即心腔扩张、EF 降低和室壁变薄的三联征（图 30-5A 和 B）。根据左心室收缩功能障碍的严重程度，可以在不同心率的心室腔中检测到附壁血栓[13]。尤其是在儿童人群中，可能会出现伴有舒张功能不全的限制型心肌病（图 30-5C 和 D）[14]。显微镜下，

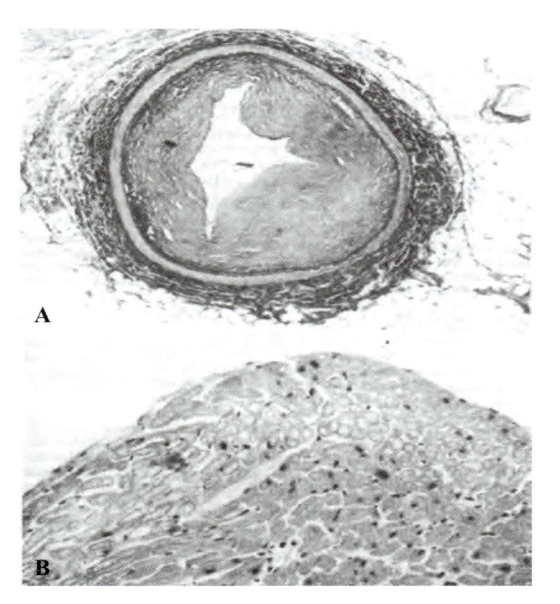

▲ 图 30-2 18 岁女性霍奇金淋巴瘤患者，放射治疗成功后猝死

尸检显示左前降支有严重的局灶性动脉粥样硬化病变，并伴有急性前间隔壁心肌梗死。A. 冠状动脉左前降支近端横断面病理切片显示同心圆样动脉粥样硬化斑块，内壁完整（Weigert-Van Gieson 染色；15×）；B. 室间隔心内膜下病理切片可见早期凝固性坏死伴核固缩和肌细胞溶解（苏木精-伊红染色，120×）（经许可引自 Angelini A, et al. Radiation-induced coronary obstructive atherosclerosis sudden death in a teenager. *Int J Cardiol* 1985; 9（3）: 371-3. © 1985 Elsevier 版权所有）

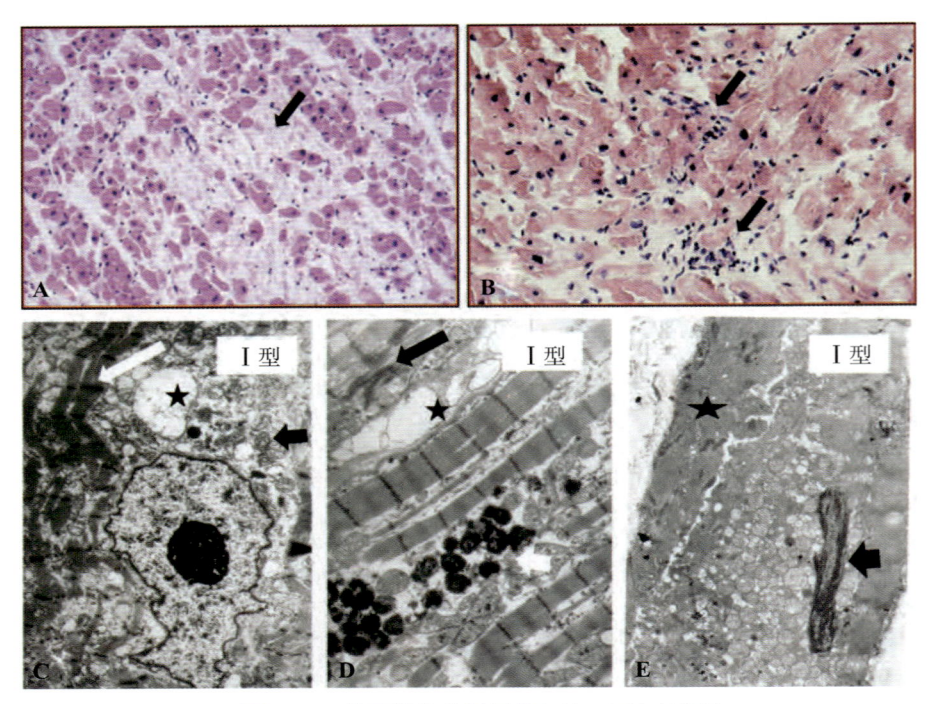

EACVI 心血管磁共振教程
The EACVI Textbook of Cardiovascular Magnetic Resonance

▲ 图 30-3 蒽环类药物诱导的急性 – 亚急性损伤
A. 左心室心肌组织学显示急性多灶性心肌细胞缺失（黑箭）和水肿，无任何炎症反应。存活的心肌细胞呈异型核（苏木精 – 伊红染色，12×）。B. 伴有局灶性心肌炎的左心室心肌组织学特征为单形性炎症细胞浸润伴心肌细胞坏死（黑箭）（苏木精 – 伊红染色，25×）。C. 蒽环类药物诱导的Ⅰ型损伤，心肌细胞具有典型的蒽环类药物损伤，肌原纤维减少和缺失（白箭），线粒体断裂（黑箭），肌浆网扩张（★）; D. 蒽环类药物诱导的Ⅰ型病变，心肌细胞有 Z 带物质残留（黑箭）、肌浆网扩张（★）和许多脂褐素颗粒（白箭）; E. 蒽环类药物诱导的Ⅰ型损伤，两个心肌细胞，一个具有均匀的细胞质外观（★），与之邻近的另一个为凋亡的心肌细胞，具有典型的细胞核皱缩（黑箭）和残存的线粒体

心肌细胞是不均匀的，有异形细胞核，间质因细胞外基质沉积而扩张。受累的心肌细胞胞浆可呈局限性筛状或泡沫状。真正的迟发表现，即停止治疗数年后才出现的左心室功能逐渐下降，可能比以前认为的要少，需要与治疗后一年内已经发生但在多年后才被发现的左心室损害相鉴别。

与治疗相关的心脏损害有两种类型，包括Ⅰ型和Ⅱ型。Ⅰ型为永久性心肌细胞损伤伴心肌细胞缺失（图 30-6A 和 B），Ⅱ型为可逆性心肌细胞功能障碍，无Ⅰ型损伤和心肌细胞缺失（图 30-6C 和 D）。

多年来，心脏毒性药物引起的心肌细胞损伤被认为是一种主要影响细胞质并导致细胞坏死的退化现象。最近，细胞凋亡被认为是其重要的因素。来自受累区域和邻近区域的心肌细胞呈现核改变，TUNEL 检测（原位末端转移酶标记技术）

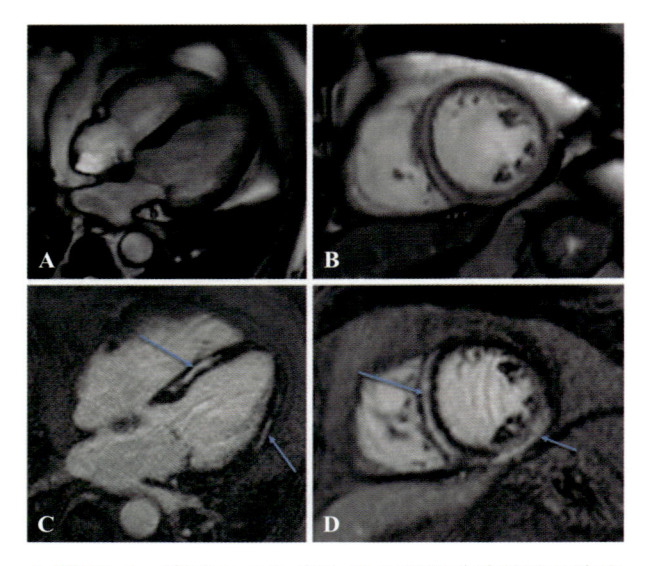

▲ 图 30-4 接受 IL-2 治疗的 55 岁肾细胞癌转移的患者出现急性发作的胸痛和短暂心电图改变，并伴有肌钙蛋白升高。CMR 平扫水平长轴位电影序列（A）和增强扫描短轴位电影序列（B）显示中间段室间隔运动减弱。在相位敏感反转恢复序列水平长轴位（C）和中间段短轴位（D）均可见，室间隔心肌中层显著延迟强化（蓝箭）和左心室中段下壁、下侧壁几近透壁的延迟强化

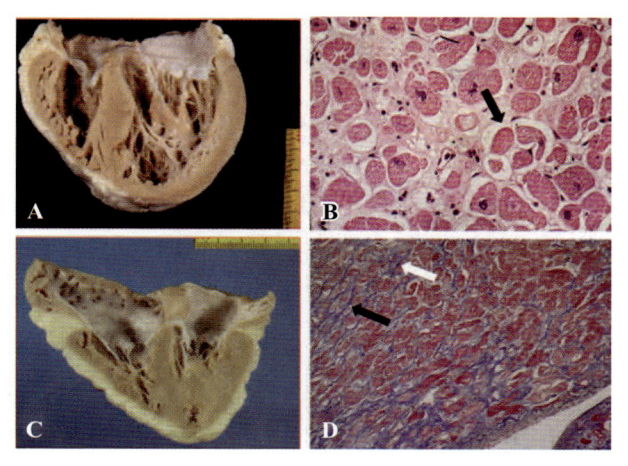

第 30 章　肿瘤患者心脏受累
Cardiac involvement in oncologic patients

▲ 图 30-5　26 岁，女性，尤因肉瘤患者，轻度扩张型心肌病（**A** 和 **B**）。治疗：环磷酰胺、蒽环类、长春新碱。从药物治疗到心肌病发病的时间间隔为 5 年，从心肌病发病到心脏移植的时间间隔为 10 年。心脏移植时取出的心脏四腔心大体病理可见心室轻度扩张（**A**）。组织学检查（**B**）显示典型的心肌细胞各向异性，伴胞浆萎缩和筛网状外观（黑箭）（苏木精 – 伊红染色，25×）。14 岁，白血病患儿，限制型心肌病类型（**C** 和 **D**）。治疗方法：蒽环类和米托蒽醌。心脏移植时切除的心脏四腔心大体病理图，可见双心房扩张，心室腔小（**C**）。组织学检查（**D**）显示心肌细胞各向异性和弥漫性间质反应（黑箭）和局灶性修复性纤维化（白箭）（**Azan-Mallory** 改良型 **Heidenhaim** 三色染色，25×）

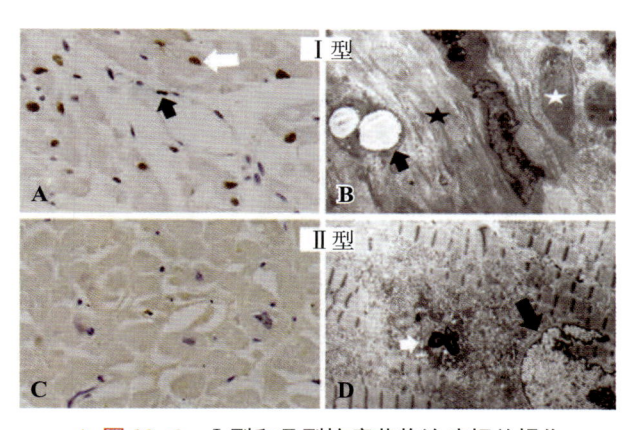

▲ 图 30-6　Ⅰ型和Ⅱ型抗癌药物治疗相关损伤
A. Ⅰ型损伤，弥漫性内皮细胞（黑箭）和心肌细胞（白箭）凋亡（TUNEL 染色，40×）；B. 电子显微镜显示广泛纤维化（黑星）夹杂着细小的心肌细胞（白星）。心肌细胞中见两个脂滴（黑箭）。C. Ⅱ型损伤，无凋亡迹象；D. 一种相对完整无损伤的心肌细胞，有规则的细胞核（黑箭）和肌原纤维，只有少量脂褐素（白箭）

阳性，P53 蛋白过度表达。内皮细胞也受到凋亡的影响，引起缺血，进而加重心肌损伤。

在超微结构水平上，这两种类型的病变可更清楚地识别为肌原纤维缺失，其程度可从严重、进行性到完全缺失，Z 带残留靠近细胞质膜（图 30-3C 至 E）。

蒽环类药物诱导的晚期心脏毒性呈明显剂量依赖性。Swainet 等报道显示在接受剂量＞700mg/m^2 的患者中，有 48% 出现了心力衰竭，这导致蒽环类药物使用剂量的改变[15]。在临床实践中，即使在目前常用治疗剂量为 300～400mg 时，也可以看到明显的毒性反应，发病率从 5%～28%。最普遍的研究理论包括活性氧（reactive oxygen species，ROS）的形成和抗氧化防御机制及细胞修复途径的破坏（图 30-7）[16]。氧化应激发生在所有组织中，但在正常情况下，氧化剂 – 抗氧化系统处于平衡状态，只有当这种平衡被破坏时，才会发生组织损伤。蒽环类化合物的醌部分，以及由此产生的半醌还原，导致电子传递链解偶联，并催化 ROS 的形成，包括超氧阴离子和过氧化氢，这些都会导致线粒体 DNA 和直接的细胞损伤[17]。

此外，在蒽环类药物的心脏毒性损害中，一氧化氮和过氧亚硝酸盐的形成会抑制心脏中的关键酶，如肌原纤维肌酐激酶，它通过调节 ATP/ADP 比例来控制粗丝和细丝的相互作用[18]。Mihmet 等研究了蛋白质硝化的亚细胞分布，证明心肌肌原纤维可能是过氧亚硝酸盐引起蛋白质硝化的主要部位，导致细胞骨架损伤和收缩功能障碍[19]。而且，蒽环类化合物嵌入核酸中也会阻止蛋白质合成，一些对心脏特异性基因的调控非常重要的转录调节蛋白可能对蒽环类药物特别敏感[20]。由此引起的降解，导致肌节蛋白的整体净缺失[16]。然而，鉴于心肌细胞再生能力有限，后一种机制不太可能是急性或慢性心脏毒性损害的主要因素。粗肌丝 – 肌连蛋白（肌节内的一种分子弹性元素，负责调节长度依赖性钙敏感性）的

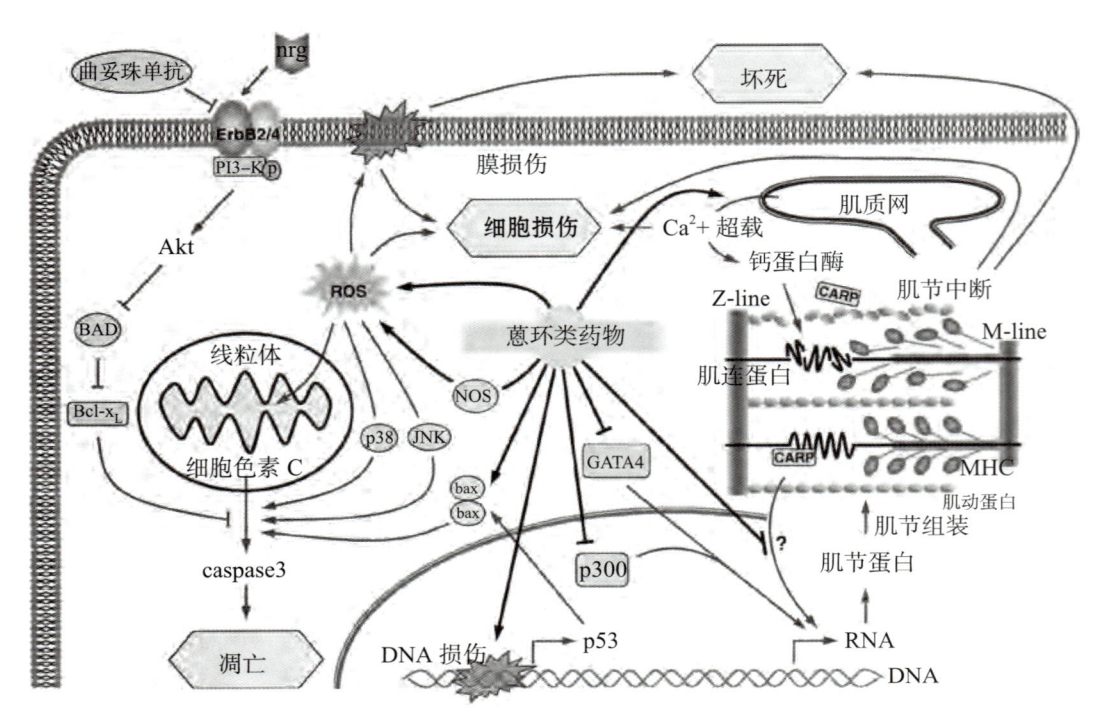

▲ 图 30-7 蒽环类药物促进心肌细胞损伤和死亡的多种机制

经许可引自 Sawyer DB, et al. Mechanisms of Anthracycline Cardiac Injury: Can We Identify Strategies for Cardioprotection? *Prog Cardiovasc Dis* 2010; 53（2）: 105–13. © 2010 Elsevier 版权所有

损伤也被认为是舒张功能障碍的原因[21]。最终，与其他导致心力衰竭的原因类似，长期接触心脏毒性药物会导致心脏重构和纤维化形成，并表现为晚期临床心力衰竭。

三、临床背景

心脏毒性损害定义为有症状情况下左心室射血分数（LVEF）下降 5%（绝对值）或无症状情况下降 10% 至 LVEF < 55%[3]。Cardinaleet 等研究发现，蒽环类化学药物治疗结束和心脏毒性发展之间的中位时间为 3～5 个月，98% 的患者发生在第一年[22]。另一项基于近 32 000 名乳腺癌患者的研究发现，蒽环类药物与心力衰竭和心肌病的发生有关（HR 分别为 1.38 和 2.48）[23]。一项对乳腺癌幸存者心力衰竭和心肌病的研究发现，蒽环类药物、曲妥珠单抗和蒽环类/曲妥珠单抗联合治疗的患者中 3 年的发病率分别为 20.2%、32.1% 和 41.9%[24]。曲妥珠单抗治疗后心脏毒性和心力衰竭的发生率变化范围为 1.7%～27%[23, 25-27]。在年龄较大的 5 年早期乳腺癌存活者中，死亡的主要原因不是乳腺癌复发，而是心血管事件，尽管在癌症诊断时仅有 < 25% 的患者有心血管疾病并发症的证据[27]。

治疗后 5～10 年，迟发性放射性心脏疾病的发病率为 10%～30%[28]。而最新的靶向放射治疗可能会降低这种风险。通常，心脏毒性损害是在先前接受了各种形式癌症治疗的背景下出现的，其潜在的病理生理学变化被称为多重打击现象。例如，与正常人群相比，在 > 18 年的中位随访时间中，霍奇金淋巴瘤幸存者的心肌梗死和充血性心力衰竭的标准化发病率分别为 3.6% 和 4.9%[29]。重要的是，与单纯纵隔放射治疗相比，接受蒽环类药物可显著增加充血性心力衰竭和瓣膜疾病的风险[29]。儿童和青少年幸存者也可能出现急性至迟发性心脏毒性损害。儿童心肌病的数据表明，所有儿童心肌病中有 15% 发生在接受蒽环类药物治疗的儿童和青少年癌症幸存者中[30]。Singalet 等通过总结几项研究确认了增加蒽环类药物心脏毒性风险的一些关键因素，即年龄＞ 70 岁、联合化学药物治疗、纵隔放射治疗、既往有心脏病、高血压、肝脏疾病和高热[1]。这些发现可能适用于许多心脏毒性药物，但目前还没有统一的策略来评估风险。

四、肿瘤患者的影像学检查

左心室射血分数（LVEF）是诊断疑有心脏毒性损害肿瘤患者收缩性心肌细胞损伤的主要指标[8,31]。考虑接受蒽环类化学药物治疗的患者通常会使用以下成像方式之一对 LVEF 进行治疗前评估，放射性核素多门控采集（MUGA）、2D（更多是 3D）超声或 CMR[4,31-33]。在接受曲妥珠单抗治疗后，LVEF 在一系列监测方式中也被用作评价心脏毒性损害的标志物[8,34,35]。

目前，对于接受化学药物治疗和蒽环类药物治疗的患者，总体来说还没有正式的基于证据的筛查或监测建议，尽管美国临床肿瘤学会生存专家组在 2007 年就已提出了这样的需求[28]。国际共识指南建议在治疗前后评估左心室射血分数[36]。最近，来自欧洲心血管影像学会的专家一致声明建议，接受与 I 型心脏毒性损害相关药物治疗的患者（包括蒽环类药物）应在基线检查、治疗结束和治疗后 6 个月进行评估；建议对接受曲妥珠单抗治疗患者的左心室功能进行基线评估，并在治疗期间每 3 个月重复评估一次[8]。

超声心动图是目前评价左心室收缩功能不全（LVEF、整体纵向应变）和舒张功能不全（E/A 比值、舒张充盈和舒张时间）应用最广泛的成像技术。通过超声心动图测定 LVEF 下降 10% 至＜ 53%，总体纵向应变相对基线下降＞ 15%，可确定亚临床左心室功能不全[8]。重要的是，经活检验证实心脏毒性损害严重的患者，其 LVEF 测量值可以正常[37]，因此，LVEF 可能无法确定所有与癌症治疗后心脏毒性损害相关的亚临床心血管功能降低。采用 2D 或 3D 超声或 CMR 测量的心肌应变对有心脏毒性损害风险的患者进行研究显示[8,38-40]，心肌应变的变化可能先于 LVEF 的变化[41]。对整体纵向应变的 Meta 分析发现，用超声测量的整体纵向应变早期减少 10%～15% 是随后 LVEF 下降或心力衰竭发展的最具价值的预测因素[40]。超声心动图测量舒张功能也已应用于肿瘤患者。特别是在接受乳腺癌治疗的女性中出现 E/A 比值降低，等容舒张时间延长，舒张早期充盈减速时间延长[42-45]。在蒽环类药物治疗后的数年内经常出现心房的扩张和二尖瓣血流流入情况的变化，符合 I 级和 II 级舒张功能不全表现。

五、CMR 在肿瘤患者中的应用

使用 CMR 连续测量 LVEF 监测心脏毒性损害特别有益，因为与其他成像方式相比它具有很高的可重复性，可以更准确地评估心室容积和 EF 的微小变化（CMR 为 5%，而 2D 超声为 13%）[4,46]。超声心动图和 MUGA 已被建议用于包括测量 LVEF 在内的一系列监测方案中，然而，还缺乏对于 CMR 在这方面应用的实践和验证[8,34,35,47-51]。与其他病因的心肌病类似，对心脏毒性损害相关的左心室收缩功能障碍的治疗应遵循共识（ESC、ACC/AHA）推荐的治疗指南[52,53]。对监测指南的良好遵循将带来更好的预后结果，在不受其他变量影响下，可使临床心力衰竭的发生率降低 4 倍（图 30-8）[54]。

CMR 应变可基于标记的 CMR 图像使用位移编码受激回波（DENSE）、磁化强度空间调制（SPAMM）及其变体（c-SPAMM）进行评估（图

30-9）[55, 56]，或者在 SSFP 电影成像上应用特征或组织追踪算法。一些研究发现，周向应变的早期变化与左心室射血分数的降低相一致[39, 57, 58]。心肌应变的变化可能是整体收缩功能障碍（用 LVEF 测量）[41] 的先兆，并且可能对亚临床心脏毒性损害病理生理变化更为敏感。

除了评估左心室收缩功能外，CMR 组织特征还能够无创性地探测心肌完整性的变化，这可能是癌症治疗引起的亚临床心脏毒性相关的病理生理学指标，从而为早期干预打开了一个窗口。在这方面，值得指出的是，虽然既往研究表明常规心力衰竭治疗对化学药物治疗诱导的心肌病，尤其是晚期疗效不佳，但最近一些研究提示有可逆性因素存在。事实上，心脏病学专家迅速认识和干预心力衰竭治疗的证据越来越多，并强调了早期发现的必要性[59]。Cardinaleet 等在完成化学药物治疗后 2 个月内开始使用血管紧张素转化酶（ACE）抑制药依那普利和（或）β 受体拮抗药后，

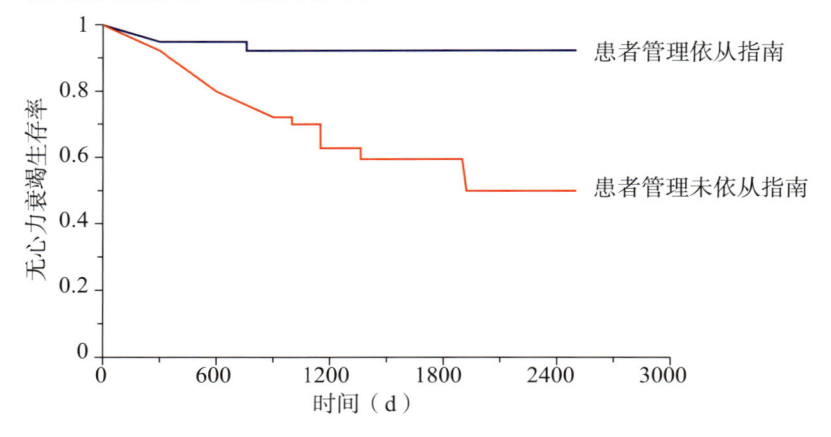

图 30-8 根据指南对患者治疗的正确管理可以提高接受具有潜在心脏毒性的蒽环类药物治疗的癌症存活患者的无心力衰竭生存率

经许可引自 Schwartz RC, et al. Congestive heart failure and left ventricular dysfunction complicating doxorubicin therapy Seven-year experience using serial radionuclide angiocardiography. Am J Med. © 1987 Elsevier 版权所有

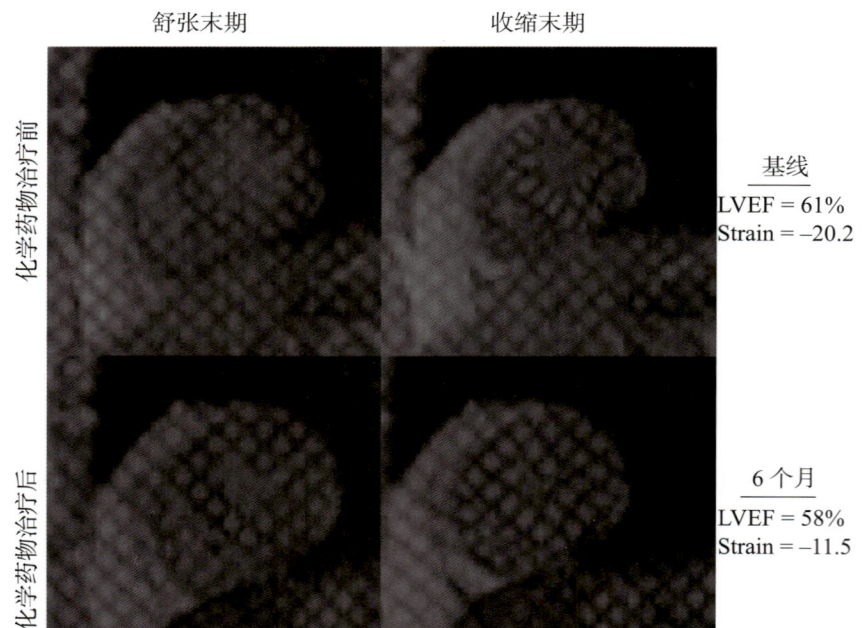

图 30-9 女性患者，开始蒽环类化学药物治疗前曾接受研究性 CMR 检查（上方图像），左心室射血分数（LVEF）（61%）和心肌中层欧拉周向应变（–20.2%）正常。基线标记图像显示从舒张末期（左上）至收缩末期（右上）的明显收缩。化学药物治疗开始 6 个月后（下方图像），收缩末期标记图像（右下）的变形较少。患者左心室射血分数（LVEF）呈亚临床轻度下降，而应变，作为整体收缩功能障碍的早期预测指标，出现明显下降（**–11.5%**）

LVEF. 左心室射血分数；Strain. 应变

60% 的心功能不全患者的心功能（LVEF）完全恢复。然而，在化学药物治疗后 6 个月开始治疗的患者中没有发现可逆性 [59]。因此，危险分层、及时诊断和治疗化学药物治疗相关心脏损害可显著降低长期并发症的发生率。

由于心脏毒性损害急性期和慢性期与心肌梗死有许多共同的病理生理学特征（炎症、水肿、纤维化），因此，定性的 T_1 和 T_2 加权 CMR 技术也可提供类似的用于心脏毒性损害评价的影像学生物标志物。通过 CMR 技术，包括 EGE 和 LGE T_1 加权成像，可观察到 T_1 弛豫时间的改变 [60-63]。值得注意的是，增强 T_1 值相对增加 5 倍以上，预示着在接受蒽环类化学药物治疗的第一个月内 LVEF 会出现下降 [64]。在接受心脏毒性药物化学药物治疗后 3 个月，也可观察到增强后 T_1 加权信号强度的增加 [65]。相反，在曲妥珠单抗介导的化学药物治疗患者中常观察到主要位于侧壁心外膜下的线样 LGE 病灶，以及 IL-2 治疗时呈斑片状、有时致密的心肌中层 LGE 病灶（图 30-4）[66-68]。LGE 发生率和模式的变化可归因于癌症治疗方案、心血管疾病并发症和研究人群的异质性。

CMR 的最新进展已将定性的 T_1、T_2 加权成像转变为定量的 T_1 mapping、T_2 mapping 和 ECV mapping，以直接识别局灶性和弥漫性纤维化、炎症和水肿 [69, 70]。早期有限的研究显示心脏毒性损害与 T_1、T_2 和 ECV 变化相关（图 30-10）[71-76]。在接受蒽环类和曲妥珠单抗序贯化学药物治疗的乳腺癌患者中观察到，急性 T_2 值（水肿的影像学标志物）增加和左心室射血分数（LVEF）受损 [73]。在成人和儿童的晚发性研究中观察到，T_1 值和 ECV 升高 [71, 72, 74, 76]。CMR 电影成像和 T_1、T_2 特征在鉴别肿瘤患者可能出现的血栓和 Hickman 导管方面也很有价值（图 30-1）。此外，升高的纤维化标志物（ECV）与儿童癌症幸存者的运动不耐受相关 [76]。定量 T_1 mapping、T_2 mapping 和 ECV mapping 在肿瘤患者心脏受累评估中的应用价值会在未来的前瞻性纵向研究中得到进一步确认。

有趣的是，在一项前瞻性 T_1/T_2 mapping 研究（Cardiotox）中，30 名接受一线蒽环类药物治疗的患者在 1 年内接受了 5 次 CMR 扫描，出现 LVEF 显著下降（≥ 10%）的患者不是既往 ECV 测量已发现心肌纤维化的患者，而是发生在 ECV 较低（< 33%）且基线检查时被认为具有"较健康心脏"的患者中。在左心室射血分数显著下降的患者中，ECV 随时间增加，但 T_2 mapping 保持不变。基线时较显著的不同步（应变率）与 LVEF 显著下降相关，并且治疗期间和

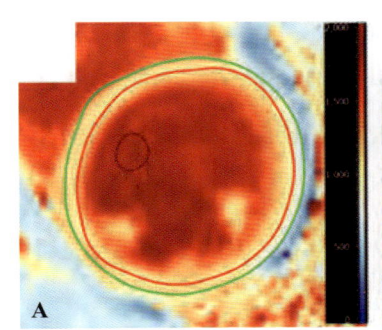

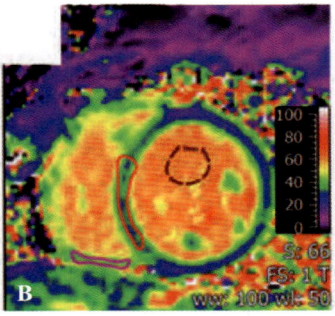

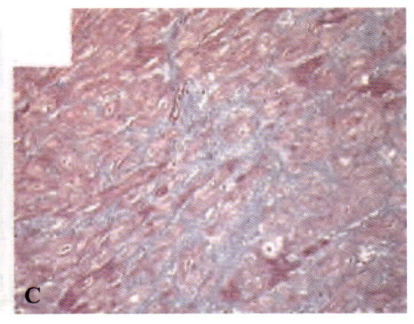

▲ 图 30-10 40 岁，女性，26 岁时接受淋巴性白血病全身放射治疗，随后接受了 3 个疗程的大剂量蒽环类化学药物治疗。患者 CMR 显示收缩功能明显下降（LVEF 为 39%），没有延迟强化
A. 固有 T_1 值均匀升高（> 1000ms）；B. 室间隔和右心室细胞外容积也有所升高（分别为 38% 和 45%）。患者因顽固性右心衰竭而接受心脏移植。C. 移植物的组织病理学显示心肌细胞周围广泛的细微间质纤维化（Azan-Mallory 改良的 Heidenhaim 三色染色）

治疗后纵向应变发生恶化。主成分分析（PCA）结合 ECV、应变率、蒽环类药物剂量、肌钙蛋白 I 峰值和 MMP-9 峰值下降，显示出明显的患者聚集性。这些发现提示临床评估（预先存在的心血管风险和基线 LVEF）可能不敏感或不足以识别高危患者，并暗示在 PCA 模型中结合关键成像和循环系统生物标志物可能有助于对患者进行分层，以便进行治疗监测和药物干预，这些还需要在更大规模的前瞻性研究中得到证实。此外，这项研究还提出了假设，即缺血和衰老过程中发生的预先已存在的弥漫性纤维化或 ECV 扩张可能会减缓蒽环类药物向心肌细胞的输送和进入[63]。Cardiotox 和其他正在进行的研究清楚地表明，我们对影像学生物标记物与急性和慢性心脏毒性损害潜在病理生理机制之间关系的理解仍然有限；但它们提供了大量的可能来提高这种理解，并最终使患者受益。

六、CMR 成像方案

肿瘤相关心脏评估的 CMR 成像方案应该是一个强有力的方案，可以研究癌症治疗中发生的复杂的病理生理学变化。尽管不是详尽无遗，但方案中应包括左心室电影序列，以量化左心室容积、质量和 EF 值，以及评估室壁运动异常。此外，在缺乏特征追踪技术的情况下，应获取短轴平面上的标记图像以计算左心室应变。CMR 组织特征技术，如 T_1 mapping 和 T_2 mapping、T_2 加权 STIR、首过灌注和 LGE，可用于评估渗出、炎症、水肿和心肌纤维化（图 30-3）。

七、CMR 图像分析

如第三篇第 13 章和第 14 章所述，应使用标准化方法分析评估左心室应变和形态的变化。LGE 和（或）mapping 技术的心肌组织特征应分别使用第三篇第 16 章和第 17 章所述的技术进行定性和定量测量。

利用 CMR 评估肿瘤患者的心脏受累情况需要对推荐方案中采集的图像进行全面解读（表 30-3）。例如，在 T_2 值不增高的情况下，如果发现固有 T_1 值和 ECV 增加，可能表明慢性细胞外重构（纤维化）。相反，T_1、T_2 和 ECV 均升高，则可能与炎症和水肿等更急性的病理生理过程有关。

八、诊断效能与临床结局

CMR 成像对癌症幸存者心脏毒性损害的诊断效能尚未得到很好的研究；但一些大宗队列研究已经调查了肿瘤相关心脏病变人群的结果。一项对 > 14 000 名儿童和青少年癌症幸存者的 5 年回顾性研究发现，与兄弟姐妹相比，幸存者更容易发生充血性心力衰竭（HR 5.9）、心肌梗死（HR 5.0）、心包疾病（HR 6.3）或瓣膜异常（HR 4.8）[77]。接受蒽环类药物会增加该人群的风险，同样纵隔放射治疗也会增加其风险[77]。包括充血性心力衰竭在内的恶性心血管事件的累积发生率会在癌症诊断后 30 年内增加（图 30-11）[77]。Felkeret 等研究了几种心肌病病因的患者后发现，与特发性心肌病患者相比，阿霉素化学药物治疗诱导的心肌病患者的生存率明显下降[78]。这些研究表明，需要早期识别与癌症治疗相关的心脏毒性损害，因为这些变化可能预示着发病率和死亡率的显著增加。

九、前景展望

我们仍然缺乏对心脏毒性损害的危险因素和介质及其对心血管预后的影响，以及对癌症幸存者症状发展的作用（包括渐进性疲劳和运动不耐

表 30-3　肿瘤相关心脏评价的 CMR 成像方案

序号	扫描	视图	评估
1	定位线	中心、定位像	心脏外异常
2	电影序列-长轴位	水平长轴、垂直长轴和 LVOT 位	收缩力、室壁运动异常
3	电影扫描	短轴位扫描	体积、质量、室壁运动异常
4	LVOT 电影		瓣膜异常
5	主动脉瓣电影		瓣膜异常
6	初始 T_1 mapping（增强扫描前）	基底部、中间段、心尖部短轴位	炎症/水肿/纤维化
7	T_2 mapping	基底部、中间段、心尖部短轴位	炎症/水肿
8	标记	基底部、中间段、心尖部短轴位	左心室应变、扭曲、扭转
9	T_2 STIR	基底部、中间段、心尖部	炎症/水肿
10	注射钆对比剂		
11	T_1 mapping（注射 Gd 15min 后）	基底部、中间段、心尖部	纤维化
12	TI 检测	中间段	延迟强化 TI 确定
13	延迟强化	短轴位层叠扫描	纤维化

LVOT. 左心室流出道；Gd. 钆对比剂；LGE. 心肌延迟强化

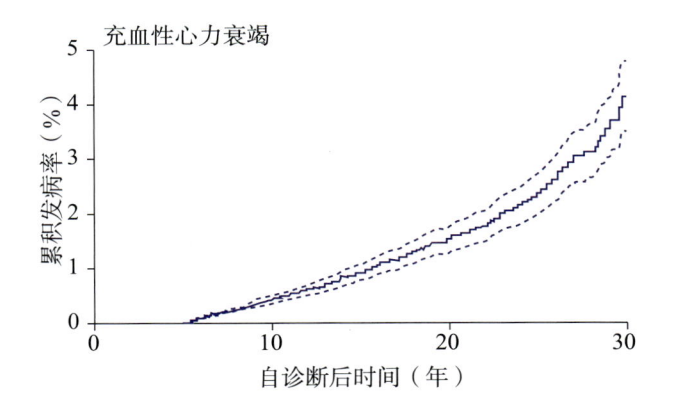

▲ 图 30-11　儿童癌症幸存者充血性心力衰竭的累积发病率（95%CI）直到成年都在持续增加

经许可引自 Mulrooney DA, et al. Cardiac outcomes in a cohort of adult survivors of childhood and adolescent cancer: retrospective analysis of the Childhood Cancer Survivor Study cohort. BMJ 2009, Volume 339. © 2009 BMJ Publishing Group, Ltd 版权所有

受）的认识。目前已开始和（或）正在进行包括 β 受体拮抗药和（或）血管紧张素转化酶抑制药在内的几项干预性研究，以评估联合和预防性治疗是否能减少蒽环类药物引起的早期和晚期并发症的发生率。

一项由美国国立卫生研究院（NIH）资助的大型多中心流行病学研究利用 CMR 成像以期解决上述认识不足（R01CA11774872）。此外，T_1 mapping、T_2 mapping 和 ECV mapping 技术（及其他新兴技术）的预后价值尚未在接受治疗的大型前瞻性纵向癌症患者中进行研究。最后，应通过对照研究确定利用心脏磷-31 光谱鉴别蒽环类药物引起的线粒体功能障碍和早期心脏毒性损害的潜在作用。

影像学生物标志物可能会增强我们对现有风险状况及易感性和导致急慢性心脏毒性的病理生理机制的理解，这应该能改善患者的选择和个体化治疗，确定适当的监测方式和监测时间表，最终改善预后。然而，几乎可以肯定的是人群中因心脏毒性损害发生心力衰竭的风险低于年龄、糖尿病和高血压等因素[79]，还没有指南推荐针对所有这些情况的心力衰竭筛查计划。因此，影像学界需要继续关注成本－效益研究。

十、结论

CMR 可用于评估可能与癌症或癌症治疗相关的肿瘤患者的心脏受累情况。特别是 CMR 可以通过评估左心室功能、血管功能和心肌组织特征来研究心功能不全的病因。然而，还需要进一步的研究来确定 CMR 在肿瘤患者评估中的临床应用价值。

推荐阅读

[1] Curigliano G, et al.; ESMO Guidelines Working Group. Cardiovascular toxicity induced by chemotherapy, targeted agents and radiotherapy: ESMO Clinical Practice Guidelines. *Ann Oncol*. 2012;23 (Suppl 7):vii 155–66.

[2] Kongbundansuk S, Hundley WG. Noninvasive imaging of cardiovascular injury related to the treatment of cancer. *JACC Cardiovascular Imaging*. 2014;7:824–38.

[3] Plana JC, et al. Expert consensus for multimodality imaging evaluation of adult patients during and after cancer therapy: a report from the American Society of Echocardiography and the European Association of Cardiovascular Imaging. *J Am Soc Echocardiogr*. 2014;27:911–39.

[4] Thavendiranathan P, et al. Cardiac MRI in the assessment of cardiac injury and toxicity from cancer chemotherapy a systematic review. *Circ Cardiovasc Imaging*. 2013;6:1080–91.

[5] Vasu S, Hundley wg. Understanding cardiovascular injury after treatment for cancer: an overview of current uses and future directions of cardiovascular magnetic resonance. *J Cardiovasc Magn Reson*. 2013;15:66.

参考文献

[1] Singal PK, Iliskovic N. Doxorubicin-induced cardiomyopathy. *N Engl J Med*. 1998;339:900–5.

[2] Shan K, Lincoff AM, Young JB. Anthracycline-induced cardiotoxicity. *Ann Intern Med*. 1996;125:47–58.

[3] Yeh ETH, Bickford CL. Cardiovascular complications of cancer therapy: incidence, pathogenesis, diagnosis, and management. *J Am Coll Cardiol*. 2009;53:2231–47.

[4] Vasu S, Hundley WG. Understanding cardiovascular injury after treatment for cancer: an overview of current uses and future directions of cardiovascular magnetic resonance. *J Cardiovasc Magn Reson*. 2013;15:66.

[5] Oeffinger KC, Mertens AC, Sklar CA, et al. Chronic health conditions in adult survivors of childhood cancer. *N Engl J Med*. 2006;355:1572–82.

[6] Mertens AC, Liu Q, Neglia JP, et al. Cause-specific late mortality among 5-year survivors of childhood cancer: the Childhood Cancer Survivor Study. *J Natl Cancer Inst*. 2008;100:1368–79.

[7] Ewer MS, Lippman SM. Type II chemotherapy-related cardiac dysfunction: time to recognize a new entity. *J Clin Oncol*. 2005;23:2900–2.

[8] Plana JC, Galderisi M, Barac A, et al. Expert Consensus for Multimodality Imaging Evaluation of Adult Patients during and after Cancer Therapy: A Report from the American Society of Echocardiography and the European Association of Cardiovascular Imaging. *J Am Soc Echocardiogr*. 2014;27:911–39.

[9] Berry GJ, Jorden M. Pathology of radiation and anthracycline cardiotoxicity. *Pediatr Blood Cancer*. 2005;44:630–7.

[10] Angelini A, Benciolini P, Thiene G. Radiation-induced coronary obstructive atherosclerosis and sudden death in a teenager. *Int J Cardiol*. 1985;9:371–3.

[11] Billingham M, Bristow M. Evaluation of anthracycline cardiotoxicity: predictive ability and functional correlation of endomyocardial biopsy. *Cancer Treat Symp*. 1984;3:71–6.

[12] Bristow M, Billingham M, Mason J, Daniels J. Clinical spectrum of anthracycline antibiotic cardiotoxicity. *Cancer Treat Rep*. 1978;62:873–9.

[13] Bernaba BN, Chan JB, Lai CK, Fishbein MC. Pathology of late-onset anthracycline cardiomyopathy. *Cardiovasc Pathol*. 2010;19:308–11.

[14] Ewer MS, Ewer SM. Cardiotoxicity of anticancer treatments. *Nat Rev Cardiol*. 2015;12:547–58.

[15] Swain SM, Whaley FS, Ewer MS. Congestive heart failure in patients treated with doxorubicin. *Cancer*. 2003;97:2869–79.

[16] Sawyer DB, Peng X, Chen B, Pentassuglia L, Lim CC. Mechanisms of anthracycline cardiac injury: can we identify strategies for cardioprotection? *Prog Cardiovasc Dis*. 2010;53:105–13.

[17] Doroshow JH. Anthracycline antibiotic-stimulated superoxide, hydrogen peroxide, and hydroxyl radical production by NADH dehydrogenase. *Cancer Res*. 1983;43:4543–51.

[18] Mihm MJ, Bauer JA. Peroxynitrite-induced inhibition and nitration of cardiac myofibrillar creatine kinase. *Biochimie*. 2002;84:1013–19.

[19] Mihm MJ, Yu F, Weinstein DM, Reiser PJ, Bauer JA. Intracellular distribution of peroxynitrite during doxorubicin cardiomyopathy: evidence for selective impairment of

[20] Ito H, Miller SC, Billingham ME, et al. Doxorubicin selectively inhibits muscle gene expression in cardiac muscle cells *in vivo* and *in vitro*. *Proc Natl Acad Sci U S A*. 1990;87:4275–9.

[21] Chen B, Peng X, Pentassuglia L, Lim CC, Sawyer DB. Molecular and cellular mechanisms of anthracycline cardiotoxicity. *Cardiovasc Toxicol*. 2007;7:114–21.

[22] Cardinale D, Colombo A, Bacchiani G, et al. Early detection of anthracycline cardiotoxicity and improvement with heart failure therapy. *Circulation*. 2015;131:1981–8.

[23] Doyle JJ, Neugut AI, Jacobson JS, Grann VR, Hershman DL. Chemotherapy and cardiotoxicity in older breast cancer patients: a population-based study. *J Clin Oncol*. 2005;23:8597–605.

[24] Chen J, Long JB, Hurria A, Owusu C, Steingart RM, Gross CP. Incidence of heart failure or cardiomyopathy after adjuvant trastuzumab therapy for breast cancer. *J Am Coll Cardiol*. 2012;60:2504–12.

[25] Slamon DJ, Leyland-Jones B, Shak S, et al. Use of chemotherapy plus a monoclonal antibody against HER2 for metastatic breast cancer that overexpresses HER2. *N Engl J Med*. 2001;344:783–92.

[26] Slamon D, Eiermann W, Robert N, et al. Adjuvant trastuzumab in HER2–positive breast cancer. *N Engl J Med*. 2011;365:1273–83.

[27] Patnaik JL, Byers T, DiGuiseppi C, Dabelea D, Denberg TD. Cardiovascular disease competes with breast cancer as the leading cause of death for older females diagnosed with breast cancer: a retrospective cohort study. *Breast Cancer Res*. 2011;13:1–9.

[28] Carver JR, Shapiro CL, Ng A, et al. American Society of Clinical Oncology Clinical Evidence Review on the ongoing care of adult cancer survivors: cardiac and pulmonary late effects. *J Clin Oncol*. 2007;25:3991–4008.

[29] Aleman BM, van den Belt-Dusebout AW, De Bruin ML, et al. Late cardiotoxicity after treatment for Hodgkin lymphoma. *Blood*. 2007;109:1878–86.

[30] Grenier MA, Lipshultz SE. Epidemiology of anthracycline cardiotoxicity in children and adults. *Semin Oncol*. 1998;25 (4 Suppl 10): 72–85.

[31] Thavendiranathan P, Grant AD, Negishi T, Plana JC, PopovićZB, Marwick TH. Reproducibility of echocardiographic techniques for sequential assessment of left ventricular ejection fraction and volumes: application to patients undergoing cancer chemotherapy. *J Am Coll Cardiol*. 2013;61:77–84.

[32] Walker J, Bhullar N, Fallah-Rad N, et al. Role of threedimensional echocardiography in breast cancer: comparison with two-dimensional echocardiography, multiple-gated acquisition scans, and cardiac magnetic resonance imaging. *J Clin Oncol*. 2010;28:3429–36.

[33] Raman SV, Shah M, McCarthy B, Garcia A, Ferketich AK. Multidetector row cardiac computed tomography accurately quantifies right and left ventricular size and function compared with cardiac magnetic resonance. *Am Heart J*. 2006;151:736–44.

[34] Panjrath GS, Jain D. Trastuzumab-induced cardiac dysfunction. *Nucl Med Commun*. 2007;28:69–73.

[35] Hall PS, Harshman LC, Srinivas S, Witteles RM. The Frequency and severity of cardiovascular toxicity from targeted therapy in advanced renal cell carcinoma patients. *JACC Heart Fail*. 2013;1:72–8.

[36] Dolci A, Dominici R, Cardinale D, Sandri MT, Panteghini M. Biochemical markers for prediction of chemotherapy-induced cardiotoxicity. *Am J Clin Pathol*. 2008;130:688–95.

[37] Ewer MS, Ali MK, Mackay B, et al. A comparison of cardiac biopsy grades and ejection fraction estimations in patients receiving Adriamycin. *J Clin Oncol*. 1984;2:112–17.

[38] Ky B, Putt M, Sawaya H, et al. Early increases in multiple biomarkers predict subsequent cardiotoxicity in breast cancer patients treated with doxorubicin, taxanes, and trastuzumab. *J Am Coll Cardiol*. 2014;63:809–16.

[39] Drafts BC, Twomley KM, D'Agostino R, et al. Low to moderate dose anthracycline-based chemotherapy is associated with early noninvasive imaging evidence of subclinical cardiovascular disease. *JACC Cardiovasc Imaging*. 2013;6:877–85.

[40] Thavendiranathan P, Poulin F, Lim K-D., Plana JC, Woo A, Marwick TH. Use of myocardial strain imaging by echocardiography for the early detection of cardiotoxicity in patients during and after cancer chemotherapy—a systematic review. *J Am Coll Cardiol*. 2014;63 (25 Pt A): 2751–68.

[41] Kalam K, Otahal P, Marwick TH. Prognostic implications of global LV dysfunction: a systematic review and meta-analysis of global longitudinal strain and ejection fraction. *Heart*. 2014;100:1673–80.

[42] Stoddard MF, Seeger J, Liddell NE, Hadley TJ, Sullivan DM, Kupersmith J. Prolongation of isovolumetric relaxation time as assessed by Doppler echocardiography predicts doxorubicininduced systolic dysfunction in humans. *J Am Coll Cardiol*. 1992;20:62–9.

[43] Tassan-Mangina S, Codorean D, Metivier M, et al. Tissue Doppler imaging and conventional echocardiography after anthracycline treatment in adults: Early and late alterations of left ventricular function during a prospective study. *Eur Heart J Cardiovasc Imaging*. 2006;7:141–6.

[44] Marchandise B, Schroeder E, Bosly A, et al. Early detection of doxorubicin cardiotoxicity: Interest of Doppler echocardiographic analysis of left ventricular filling dynamics. *Am Heart J*. 1989;118:92–8.

[45] Lange SA, Ebner B, Wess A, et al. Echocardiography signs of early cardiac impairment in patients with breast cancer and trastuzumab therapy. *Clin Res Cardiol*. 2012;101:415–26.

[46] Bellenger NG, Burgess MI, Ray SG, et al. Comparison of left ventricular ejection fraction and volumes in heart failure by echocardiography, radionuclide ventriculography and cardiovascular magnetic resonance. Are they interchangeable? *Eur Heart J*. 2000;21:1387–96.

[47] Steinherz LJ, Graham T, Hurwitz R, et al. Guidelines for Cardiac Monitoring of Children During and After Anthracycline Therapy: Report of the Cardiology Committee of the Childrens Cancer Study Group. *Pediatrics*. 1992;89:942–9.

[48] Alexander J, Dainiak N, Berger HJ, et al. Serial assessment of doxorubicin cardiotoxicity with quantitative radionuclide angiocardiography. *N Engl J Med*. 1979;300:278–83.

[49] Lipshultz SE, Sanders SP, Colan SD, Goorin AM, Sallan SE, Krischer JP. Monitoring for anthracycline cardiotoxicity. *Pediatrics*. 1994;93:433–7.

[50] Lancellotti P, Nkomo VT, Badano LP, et al. Expert Consensus for Multi-Modality Imaging Evaluation of Cardiovascular Complications of Radiotherapy in Adults: A Report from the European Association of Cardiovascular Imaging and

[51] Curigliano G, Cardinale D, Suter T, *et al*. Cardiovascular toxicity induced by chemotherapy, targeted agents and radiotherapy: ESMO Clinical Practice Guidelines. *Ann Oncol*. 2012;23(suppl 7):vii 155–66.

[52] Piper S, McDonagh T. Chemotherapy-related cardiomyopathy. *Eur Cardiol Rev*. 2015;10:19–24.

[53] Jessup M, Abraham WT, Casey DE, *et al*. 2009 Focused Update: ACCF/AHA Guidelines for the Diagnosis and Management of Heart Failure in Adults: a Report of the American College of Cardiology Foundation/American Heart Association Task Force on Practice Guidelines Developed in Collaboration with the International Society for Heart and Lung Transplantation. *J Am Coll Cardiol*. 2009;53:1343–82.

[54] Schwartz RG, McKenzie WB, Alexander J, *et al*. Congestive heart failure and left ventricular dysfunction complicating doxorubicin therapy. *Am J Med*. 1987;82:1109–18.

[55] Osman NF, Kerwin WS, McVeigh ER, Prince JL. Cardiac motion tracking using CINE Harmonic Phase (HARP) magnetic resonance imaging. *Magn Reson Med*. 1999;42:1048–60.

[56] Aletras AH, Ding S, Balaban RS, Wen H. DENSE: Displacement encoding with stimulated echoes in cardiac functional MRI. *J Magn Reson*. 1999;137:247–52.

[57] Jolly MP, Jordan JH, Meléndez GC, McNeal GR, D'Agostino RB, Hundley WG. Automated assessments of circumferential strain from cine CMR correlate with LVEF declines in cancer patients early after receipt of cardio-toxic chemotherapy. *J Cardiovasc Magn Res*. 2017;19(1):59.

[58] Vieira MS, Rafiq I, Figueroa AC, Mathur SK, Hussain T. Cardiovascular magnetic resonance can detect occult anthracycline cardiotoxicity in adolescent and young adult cancer survivors with normal ejection fraction. *J Cardiovasc Magn Reson*. 2016;18 (S1): 1–3.

[59] Cardinale D, Colombo A, Lamantia G, *et al*. Anthracyclineinduced cardiomyopathy: clinical relevance and response to pharmacologic therapy. *J Am Coll Cardiol*. 2010;55:213–20.

[60] Lightfoot JC, D'Agostino RB, Hamilton CA, *et al*. Novel Approach to early detection of doxorubicin cardiotoxicity by gadoliniumenhanced cardiovascular magnetic resonance imaging in an experimental model. *Circ Cardiovasc Imaging*. 2010;3:550–8.

[61] Thompson RC, Canby RC, Lojeski EW, Ratner AV, Fallon JT, Pohost GM. Adriamycin cardiotoxicity and proton nuclear magnetic resonance relaxation properties. *Am Heart J*. 1987;113:1444–9.

[62] Cottin Y, Ribugt C, Maupoil V, *et al*. Early incidence of adriamycin treatment on cardiac parameters in the rat. *Can J Physiol Pharmacol*. 1994;72:140–5.

[63] Cove-Smith L, Woodhouse N, Hargreaves A, *et al*. An integrated characterization of serological, pathological, and functional events in doxorubicin-induced cardiotoxicity. *Toxicol Sci*. 2014;140:3–15.

[64] Wassmuth R, Lentzsch S, Erdbruegger U, *et al*. Subclinical cardiotoxic effects of anthracyclines as assessed by magnetic resonance imaging—a pilot study. *Am Heart J*. 2001;141:1007–13.

[65] Jordan JH, D'Agostino RB, Hamilton CA, *et al*. Longitudinal assessment of concurrent changes in left ventricular ejection fraction and left ventricular myocardial tissue characteristics after administration of cardiotoxic chemotherapies using T_1- weighted and T_2-weighted cardiovascular magnetic resonance. *Circ Cardiovasc Imaging*. 2014;7:872–9.

[66] Chow S, Cove-Smith L, Schmitt M, Hawkins R. Highdose interleukin 2-induced myocarditis: can myocardial damage reversibility be assessed by cardiac MRI? *J Immunother*. 2014;37:304–8.

[67] Thavendiranathan P, Wintersperger BJ, Flamm SD, Marwick TH. Cardiac MRI in the assessment of cardiac injury and toxicity From cancer chemotherapy: A systematic review. *Circ Cardiovasc Imaging*. 2013;6:1080–91.

[68] Wadhwa D, Fallah-Rad N, Grenier D, *et al*. Trastuzumab mediated cardiotoxicity in the setting of adjuvant chemotherapy for breast cancer: a retrospective study. *Breast Cancer Res Treat*. 2008;117:357–64.

[69] Mewton N, Liu CY, Croisille P, Bluemke D, Lima JA. Assessment of myocardial fibrosis with cardiovascular magnetic resonance. *J Am Coll Cardiol*. 2011;57:891–903.

[70] Ferreira VM, Piechnik SK, Robson MD, Neubauer S, Karamitsos TD. Myocardial tissue characterization by magnetic resonance imaging: novel applications of T_1 and T_2 mapping. *J Thorac Imaging*. 2014;29:147–54.

[71] Neilan TG, Coelho-Filho OR, Shah RV, *et al*. Myocardial extracellular volume by cardiac magnetic resonance imaging in patients treated with anthracycline-based chemotherapy. *Am J Cardiol*. 2013;111:717–22.

[72] Toro-Salazar OH, Gillan E, O'Loughlin M, *et al*. Occult cardiotoxicity in childhood cancer survivors exposed to anthracycline therapy. *Circ Cardiovasc Imaging*. 2013;6:873–80.

[73] Thavendiranathan P, Amir E, Bedard P, *et al*. Regional myocardial edema detected by T_2 mapping is a feature of cardiotoxicity in breast cancer patients receiving sequential therapy with anthracyclines and trastuzumab. *J Cardiovasc Magn Reson*. 2014;16(Suppl 1):P273.

[74] Jordan JH, Vasu S, Morgan TM, *et al*. Anthracycline-associated T_1 mapping characteristics are elevated independent of the presence of cardiovascular comorbidities in cancer survivors. *Circ Cardiovasc Imaging*. 2016;9(8):e004325.

[75] Miller CA, Potluri R, Schmitt M. CMR assessment of myocardial mechanics and tissue characterization in patients treated with Anthracycline chemotherapy for acute myeloid leukaemia. *J Cardiovasc Magn Reson*. 2012;14(Suppl 1):P182.

[76] Tham EB, Haykowsky MJ, Chow K, *et al*. Diffuse myocardial fibrosis by T_1-mapping in children with subclinical anthracycline cardiotoxicity: relationship to exercise capacity, cumulative dose and remodeling. *J Cardiovasc Magn Reson*. 2013;15:48.

[77] Mulrooney DA, Yeazel MW, Kawashima T, *et al*. Cardiac outcomes in a cohort of adult survivors of childhood and adolescent cancer: retrospective analysis of the Childhood Cancer Survivor Study cohort. *BMJ*. 2009;339:b4606.

[78] Felker GM, Thompson RE, Hare JM, *et al*. Causes and long-term survival in patients with initially unexplained cardiomyopathy. *N Engl J Med*. 2000;342:1077–84.

[79] Marwick TH, Narula J. Why, when, and how often? The next steps after defining the right tools for noninvasive imaging of cardiotoxicity. *JACC Cardiovasc Imaging*. 2014;7:851–3.

[80] Wang DY, Okoye GD, Neilan TG, Johnson DB, Moslehi JJ. Cardiovascular toxicities associated with cancer immunotherapies. *Curr Cardiol Rep*. 2017;19:21.

第 31 章 系统性疾病心脏受累与继发性心肌病

Cardiac involvement in systemic diseases and secondary cardiomyopathies

Amit Patel Tomasz Miszalski-Jamka Sophie Mavrogeni Jeanette Schulz-Menger 著
温博 译 杨琳 徐磊 校

一、概述

无创影像学在系统性疾病（systemic diseases，SD）和继发性心肌病（secondary cardiomyopathy，SC）的诊断中起着至关重要的作用。在这些疾病中，超声心动图是诊断评估的一线检查方法，但 CMR 具有独特的能力来识别和鉴别潜在的病理改变，这主要是通过组织特征来判断，且即使 EF 保留也不受影响。事实上，原发性和继发性心肌病是欧洲 CMR 检查中最常见的指征[1,2]。心肌组织特征是正确预测和指导治疗的关键。可视化、半定量和定量方法可以准确描述心肌病变，如水肿、充血、低灌注和纤维化。基本的 CMR 成像方案和标准化的后处理方法已经建立并常规使用[3]。本章将集中讨论 SC 和肌营养不良，浸润性心肌病将在第 5 篇第 32 章讨论。

二、解剖与病理

心脏异常的范畴很广，包括心包、冠状动脉血管、心肌、心内膜、瓣膜及传导系统。系统性疾病的常见心脏疾病表现包括心包炎、心肌炎和（或）血管炎。心肌炎患者中常可见心包炎发生。冠状动脉炎可导致缺血或心肌梗死，而心内膜炎症可导致心脏瓣膜病和血栓形成。这些不同的原发病程会导致左心和（或）右心的收缩和舒张性心力衰竭。心肌损伤通常会影响传导系统，导致危及生命的心律失常。肺动脉高压也是常见的并发症。血管炎的高凝状态与动静脉血栓形成有关，可能导致脑卒中和肺栓塞。

现在越来越认识到，这些病理改变可以在心脏功能恶化之前进展。虽然导致心脏受累的病因和机制对于每种系统性疾病都是特定的，但大多数都有一些共同的特点。无论最初的损伤是一个浸润性的过程，或是自身免疫性的，抑或是完全不同的其他情况，其早期的反应都可能是炎症导致的局部充血、毛细血管渗漏和水肿。这种初始反应可以是渐进的，也可以是短暂的。尽管如此，最初的炎症过程往往导致间质性或替代性纤维化的发生。在肌营养不良中，还可能发生脂肪浸润。特别是在血管炎中，血管壁慢性炎症的促动脉粥样硬化效应导致内皮功能障碍。随后，动脉粥样硬化斑块的发展可导致缺血和（或）梗死的发生。

CMR可以对几乎所有提到的病变进行无创检测和鉴别。与其他影像学检查方法相比，CMR在患者不受辐射情况下就可完成检查，并且通常认为可以为EF值保留的患者提供更有价值的信息。

三、临床背景

（一）系统性疾病

SD的临床表现各不相同，这取决于具体的疾病、活动性和器官受累的严重程度。其不同的阶段各具特点，包括复发和缓解。心血管系统的受累常常被低估，其患病率也有很大的差异[4]。SD会增加动脉粥样硬化并发症的风险和由此导致的并发症的发生率。临床上，SD可表现为心肌/心包炎、心脏瓣膜病、急性冠状动脉综合征或心力衰竭。还可导致心律失常，包括快速心律失常和传导性疾病。可于年轻时发生基于室性心律失常和传导障碍的心脏性猝死。还可能发生危及生命的情况，如心脏压塞、心肌梗死或心内膜炎。大血管可受到影响，导致主动脉瘤、夹层和破裂。肺动脉高压通常是由于肺栓塞导致，也可能是由于小血管受累或与左心衰竭有关。临床上面临的挑战是症状和表现的多样，心脏病的存在、特征和严重程度都对预后有显著影响。

（二）结节病

结节病是一种多器官、炎症性疾病，以非干酪样肉芽肿浸润为特征。心脏受累的表现多样，可以从临床上无症状到需要心脏移植的晚期心力衰竭及心脏猝死等。不过，由于心脏结节病是一种斑片状病变，通常只累及少量心肌，而不会导致明显的左心室功能异常，因此通常的临床检查无法可靠地检测出心脏结节病。由于心肌取样误差与结节病浸润心肌的斑片状受累，即使是EMB对检测心肌结节病的敏感度也很低。

虽然只有5%的结节病患者有心脏结节病的临床表现，但25%的患者在尸检时发现心脏受累的证据。心脏结节病的主要表现是心脏性猝死[5]。进行性心力衰竭在所有SD中均有出现，尤其是结节病、特发性炎性肌病、嗜酸性肉芽肿性多血管炎（Churg-Strauss综合征）和系统性红斑狼疮（systemic lupus erythematosus，SLE）。

（三）系统性红斑狼疮

SLE与各种心血管并发症有关，包括冠状动脉粥样硬化进程加速及其相关并发症，如心肌梗死、微血管疾病、心肌炎、血管炎、心包炎、肺动脉高压、传导疾病和心脏瓣膜病[6]。尽管SLE的这些并发症是众所周知的，但它们通常在临床上无特殊表现，需要先进的成像技术（如CMR）进行检测[4]。

（四）血管炎

结节性多动脉炎和伴多发性血管炎的嗜酸性肉芽肿引起的冠状动脉血管炎可导致缺血性损伤。加速的动脉粥样硬化是类风湿关节炎（RA）和SLE发生缺血的主要原因。众所周知，系统性硬化症会导致肺动脉高压[7]。作为一个整体，这些血管炎可能与动脉瘤、血管夹层、血管狭窄，以及组织学层面的并发症（如心肌缺血和心肌梗死）有关。与SLE一样，这些疾病也可能与心肌炎的发展相关。如前所述，CMR非常适合于评估这些患者发生的所有潜在心血管并发症。已知川崎病会影响冠状动脉（图31-1）。

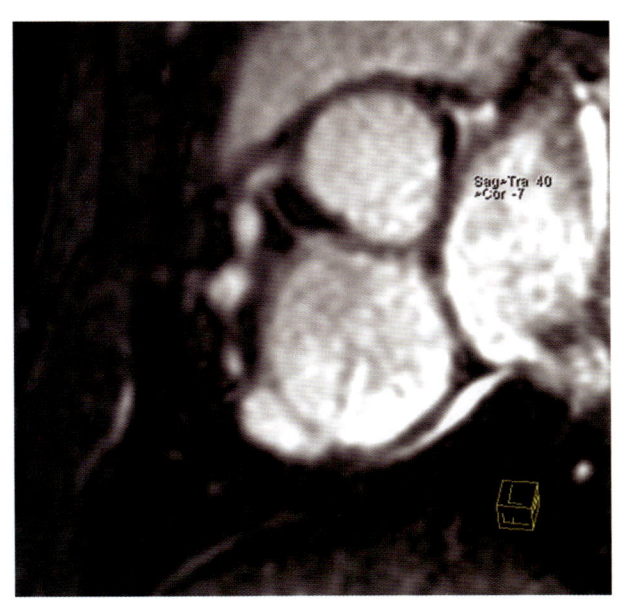

第31章 系统性疾病心脏受累与继发性心肌病
Cardiac involvement in systemic diseases and secondary cardiomyopathies

▲ 图 31-1 川崎病
使用高分辨率 3D 呼吸和心脏门控、非增强冠状动脉 CMR 脉冲序列显示川崎病患者的右冠状动脉瘤

取决于疾病的类型。心脏受累相当常见。临床上，心脏病常表现为进行性心力衰竭和（或）心律失常和传导异常。心肌损伤似乎与肌营养不良的类型有关。扩张型心肌病常出现在进行性假肥大性肌营养不良和肢带型肌营养不良中，而心律失常在 Emery-Dreifuss 肌营养不良中更为常见。重要的是，心脏可能在肌营养不良的携带者中受累，如进行性假肥大性肌营养不良、Becker 肌营养不良和 Emery-Dreifuss 肌营养不良[9]。心脏受累与否决定了肌营养不良患者的存活率。它与大多数肌营养不良的高死亡率有关，如进行性假肥大性肌营养不良、Becker 肌营养不良、X 连锁扩张型肌营养不良、1 型强直性肌营养不良、Emery-Dreifuss 肌营养不良和许多肢带型肌营养不良。死亡可能是突然发生的，也可能是由于进行性心力衰竭所导致。

治疗理念取决于潜在的疾病，但由于心血管系统受累会影响预后，早期发现可能有助于挽救生命。它可能影响抗炎治疗、早期心力衰竭治疗和装置治疗的决策。

肌营养不良常以骨骼肌退行性变和进行性肌无力为特征，越来越明显的一个主要问题是扩张型心肌病的发生，经常在它发展到晚期才被发现。因此，早期发现有助于对其进行早期治疗，从而可能改变自然病程。

（五）类风湿关节炎与脊柱关节病

类风湿关节炎影响 0.5%～1% 的人群（主要是女性），不仅累及关节，还可累及心脏。目前在心血管风险方面被认为与糖尿病相当。类风湿关节炎患者心血管疾病发病率和死亡率更高。类风湿关节炎的心血管疾病包括缺血性心脏病、症状性或亚临床心力衰竭、心包炎、心肌炎、瓣膜病、血管炎，以及淀粉样变继发的罕见心肌病[8]。

类似的问题，尽管程度不同，也会发生在脊柱关节病中。例如，强直性脊柱炎和银屑病关节炎，包括心肌炎、心血管疾病及主动脉瓣疾病的发病率增加。

（六）肌营养不良

肌营养不良的特点是进行性肌无力，可影响四肢、躯干、面部、呼吸和吞咽肌及心脏。发病年龄、受累肌肉的分布、疾病的严重程度、疾病进展的速度，以及随后的并发症都是多变的，并

四、系统性疾病／继发性心肌病的影像学

无创性心脏成像是诊断和监测 SD 和肌营养不良的关键。无论是否存在心脏病的临床症状，都应进行此类检查。影像学可用于识别和了解心血管的形态和功能异常，包括相关的并发症。超声心动图仍然是提供心脏形态和功能及大血管形态和一定程度上的心脏旁结构信息的一线成像技

术。值得注意的是，从超声心动图获得的信息通常是不够的，因此需要进行其他的检查，如 CMR 和 CT，后者尤其适用于评估冠状动脉和大血管的精确解剖。放射性核素显像在 SD/SC 中起次要作用，而对心肌缺血、心内膜炎和（或）动脉炎的诊断有重要意义。

影像学检查的选择应根据临床上所关注的问题进行调整。临床背景，如患者的一般临床状态，先前的治疗计划，以及并发症，也会影响选择哪种成像方式。在 SD/SC 中，心肌组织特征的鉴别对心脏疾病诊断的建立具有最高的应用价值。此能力是 CMR 除了没有电离辐射外的最大优势。由于新的实时技术允许自由呼吸下采集信号，CMR 甚至在患有心律失常的重病患者中也可进行检查。

综合性 CMR 检查，包括心功能评估、心肌组织鉴别、大血管评估及心外评价，使得 CMR 对这些疾病具有良好的诊断能力（表 31-1）。

最近的一份文献显示，在 SD/SC 中，许多 EF 值保留的患者已经检测到心肌受累[10]。我们可以假设心肌受累的亚临床检测将显著影响患者的预后。CMR 已经具备了在此阶段检测和鉴别心肌损伤的能力。

五、系统性疾病/继发性心肌病的 CMR

CMR 已被证明是一种有用的检测方法，当超声心动图改变不显著时，特别是 EF 值正常时，CMR 能够识别 SD/SC 中的亚临床型心脏病[11]。这主要是由于 CMR 的组织定性能力，因为它具有鉴别水肿、坏死和纤维化的独特能力。

（一）心脏结节病

心律学会发表的一份共识文件表明，结节病患者如果在最初的筛查中发现异常，就要接受

表 31-1　血管炎、结节病和肌营养不良的 CMR 特征

病变	CMR 关键技术	电影成像特性	延迟强化特点	其他 CMR 特性	典型局限性
血管炎	• 左心室/右心室电影序列 • T_2 成像 • 早期增强扫描 • 延迟强化成像 • 可选：灌注成像、T_1 mapping 和 T_2 mapping、MR 冠状动脉血管成像	• 左心室*：正常或胸腔积液	• Churg-Strauss 综合征可累及所有心肌层，主要为心内膜下型，与冠状动脉分布不匹配 • 心包炎	• 可能有活动性炎症（T_2 值增加，EGE 增加） • T_1 和（或）T_2 时间增加 • 冠状动脉瘤的特殊患者（川崎病）	• 与 CAD 的鉴别 • 与特发性 CMP 的鉴别
结节病	• 左心室/右心室电影序列 • T_2 成像 • 早期增强扫描 • 延迟强化成像 • 可选：T_1 mapping 和 T_2 mapping	• 左心室*：正常或任何类型的 CMP（DCM/HCM/RCM）均可正常 • 右心室变化可能类似于 ARVC	• 可能累及所有心肌层 • 病理学：局灶性高信号，可使心肌间分界呈"肿瘤样"改变	• 可能有活动性炎症（T_2 值增加，EGE 增加） • T_1 和（或）T_2 时间延长	• 与特发性 CMP 的鉴别
肌营养不良	• 左心室/右心室电影序列 • 脂肪成像（水脂分离或有/无脂肪抑制的 T_1 成像） • 延迟强化成像 • 可选：T_2 成像、早期对比增强 T_1 mapping 和 T_2 mapping	• 左心室*：正常或扩张型心肌病	• 常为心肌炎样 • 心外膜下侧壁	• 少量脂肪浸润 • 初始 T_1 值增加，ECV 增加	

*. CMR 在左心室功能保留的患者中探测心肌损伤具有的优势

第 31 章 系统性疾病心脏受累与继发性心肌病
Cardiac involvement in systemic diseases and secondary cardiomyopathies

CMR 检查；其他协会建议将 CMR 作为心脏受累的筛查工具[12]。根据 CMR 发现，即使 LVEF 保持不变，多达 20% 的结节病患者也会有心脏受累[13, 14]。它可以显示活动性炎症过程；在少数患者中，可检测到非常特殊的病理改变，例如非干酪样肉芽肿的存在（图 31-2）。

（二）系统性红斑狼疮

CMR 有助于评估 SLE 心肌（周围）炎，即使超声心动图正常，也有助于指导治疗[15, 16]。局灶性纤维化可以有缺血性和非缺血性两种模式，并被证明与心脏传导阻滞有关[17]。CMR 能够检测主动脉受累[18]和冠状动脉受累[6]。心肌损伤可出现在 45% 的 SLE 患者中[19]。可检测到与微血管疾病一致的心肌灌注缺损。也可能发生缺血性损伤[6]。

（三）血管炎

即使在超声心动图正常的情况下，CMR 也能检测到各种血管炎中的心脏受累，这些血管炎包括大动脉炎、巨细胞动脉炎、结节性多动脉炎、川崎病、显微镜下多发性血管炎和坏死性血管炎，如 Wegener 肉芽肿病和 Churg-Strauss 综合征[20]。CMR 可以根据局灶性纤维化的模式来区分缺血性和非缺血性损伤，并且可以检测到活动性炎症过程。CMR 可显示心肌内炎症过程的消退[21]，并可用于指导治疗[21-23]（图 31-3 和图 31-4）。

（四）肌营养不良

CMR 可检测各种类型肌营养不良的心肌损伤，包括较少见类型的肌营养不良和肢带型肌营养不良[24-28]。CMR 比超声心动图更容易发

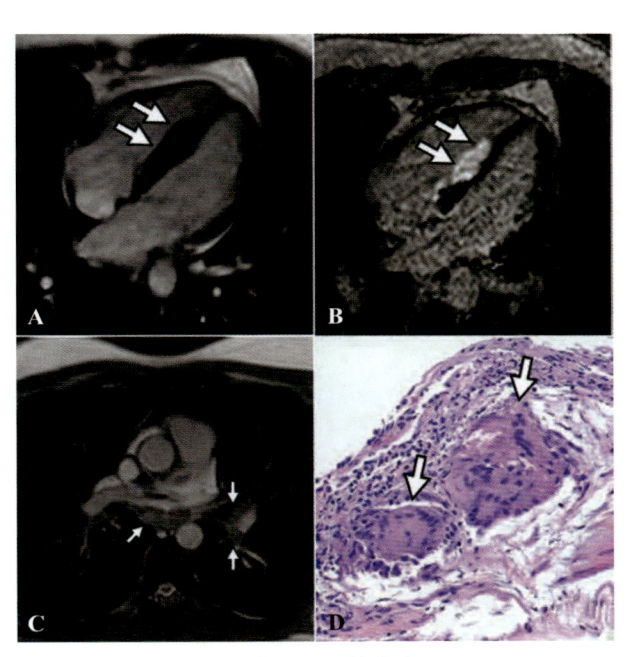

▲ 图 31-2 结节病

39 岁，男性，劳力性呼吸困难伴心悸。既往病史存在有临床意义的短暂性双眼复视。心电图发现右束支传导阻滞；左心室射血分数 63%。电生理检查有诱发性室性心动过速，因此置入 ICD。尽管使用了皮质类固醇治疗，患者还是出现了室性心动过速发作，通过 ICD 电击终止。A. 四腔心 SSFP 电影序列中的舒张期图像，增厚的室间隔（白箭）；B. 图为注射钆对比剂后的反转恢复序列四腔心层面，增厚的室间隔内的 LGE（白箭），其强化模式不同于心肌梗死；C. 轴位 SSFP 单次激发序列图像，多个肿大的淋巴结（白箭）；D. 经支气管活检淋巴结组织样本中的非干酪样肉芽肿

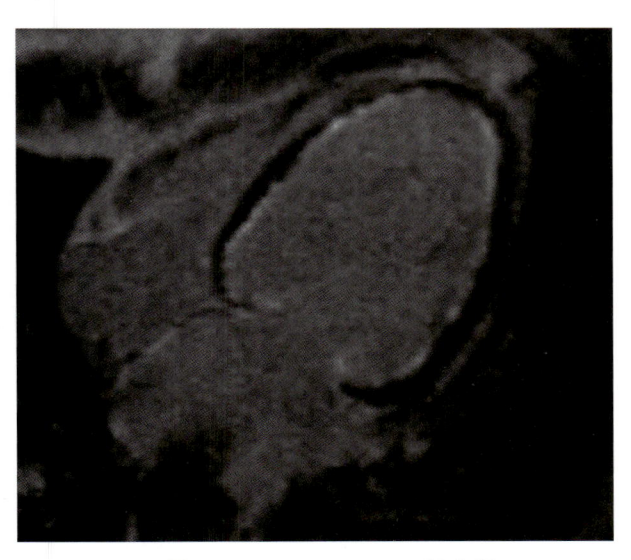

▲ 图 31-3 Churg-Strauss 综合征

38 岁，女性，嗜酸性肉芽肿性多血管炎（Churg-Strauss 综合征），表现为充血性心力衰竭，NYHA Ⅱ级，冠状动脉造影正常，LVEF 为 29%。LGE 四腔心层面图像显示，整个左心室心内膜下心肌的广泛强化。此心内膜下瘢痕与冠状动脉的典型分布区不符

363

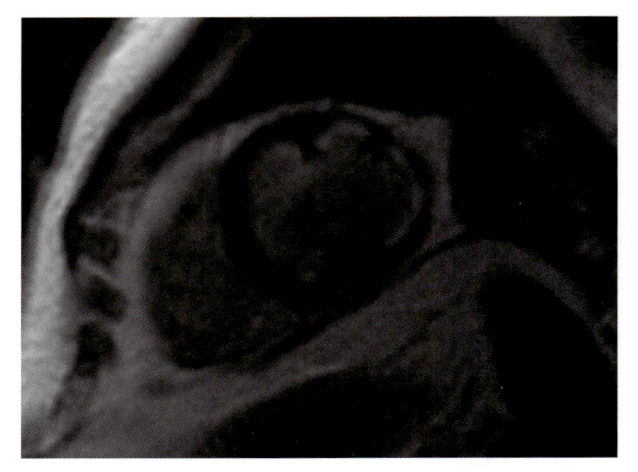

▲ 图 31-4　Wegener 肉芽肿病

56 岁，男性，肉芽肿伴多发性血管炎（Wegener 肉芽肿病），临床表现为充血性心力衰竭，NYHA Ⅱ级，冠状动脉正常，LVEF 为 37%。患者处于临床病情缓解期。短轴位 LGE 图像显示左心室心尖侧壁和下壁心内膜下延迟强化，此心内膜下瘢痕与冠状动脉的典型分布区不符

现心脏受累[29]；通常，可发现过多的小梁，即所谓的"心肌致密化不全"[30]。心肌损伤可通过心肌应变评价，并用于跟踪疾病进展和指导治疗[31]。CMR 使用 LGE 成像可以在 LVEF 保留或降低的患者中显示局灶性纤维化。LGE 与患者死亡率和左心室功能障碍进展相关[27, 32, 33]。CMR 在 25% 的 LVEF 保留的近端肌强直性营养不良（PROMM）患者中检测到局灶性纤维化和局灶性脂肪[10]（图 31-5）。CMR 可通过确定非缺血模式的局灶性纤维化来帮助识别无骨骼肌症状，但仍容易发展为心肌病的女性 Becker 肌营养不良和进行性假肥大性肌营养不良携带者[34-36]（图 31-6）。

（五）类风湿关节炎

CMR 可检测到早期心肌受累。在 CMR 的指导下，对风湿和心脏的治疗进行了改进。CMR 可以鉴别心肌炎和非缺血性纤维化。对于有持续典型或不典型心脏症状的患者，建议进行腺苷负荷 CMR 心肌灌注扫描进行评估（图 31-7）。

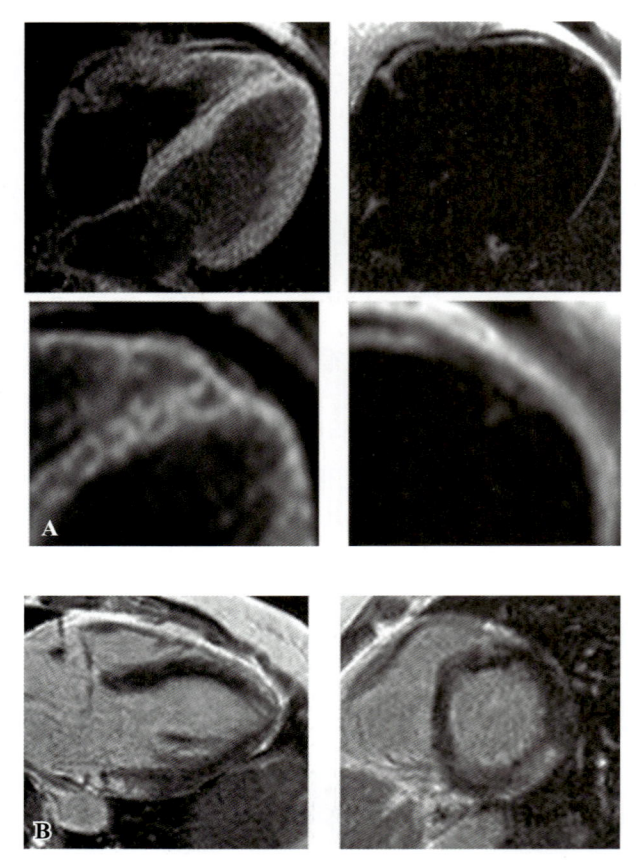

▲ 图 31-5　近端肌强直性营养不良（PROMM）

50 岁，男性，EF 值保留（LVEF 59%）。心电图显示无 Groh 标准，但有左前分支传导阻滞。脑利尿钠肽（BNP）轻度升高（372ng/L；正常 < 173ng/L）。A. 脂 – 水分离成像显示心尖区有轻微的脂肪浸润；B. 基底部下壁和下外侧壁心外膜下纤维化

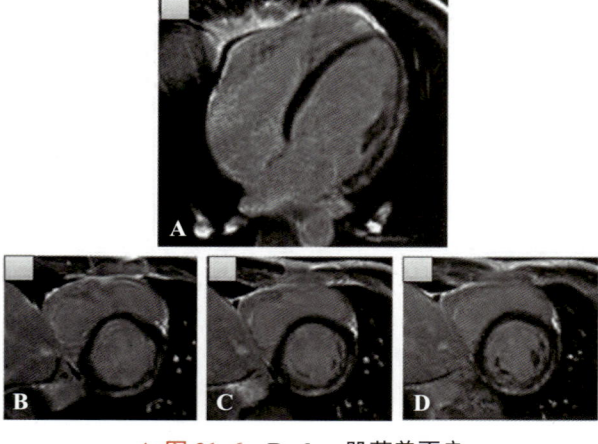

▲ 图 31-6　Becker 肌营养不良

28 岁，男性，无症状，EF 值轻度降低（LVEF 52%），左心室轻度扩张（EDVI 1.2ml/cm），RWMA。心电图无变化。纤维化成像（LGE），四腔心层面显示前侧壁心外膜下纤维化（A）；短轴位显示前侧壁、下侧壁和下壁心外膜下纤维化（B 至 D）

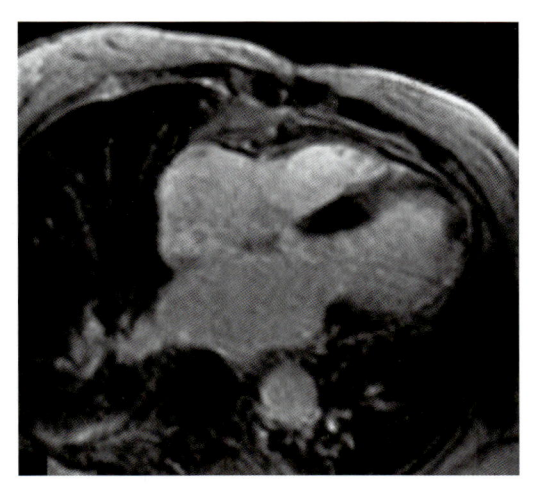

第 31 章　系统性疾病心脏受累与继发性心肌病
Cardiac involvement in systemic diseases and secondary cardiomyopathies

▲ 图 31-7　类风湿关节炎

类风湿关节炎患者，有轻度气短，已排除缺血性心脏病。类风湿关节炎患者的纤维化成像。四腔心层面（LGE）显示下侧壁区域心内膜下瘢痕

六、CMR 成像方案

每次 CMR 扫描应首先在≥ 2 个正交方向（例如轴位和冠状方向）对整个胸部进行检查。通常使用基于 SSFP 的技术。它们可以很好地显示大血管和液体（如胸腔积液），以及肺和纵隔病变。这些发现可能提示系统性疾病的诊断和肺部受累。黑血序列可以为心腔病变的检出提供更多信息。

（一）电影成像

应使用 SSFP 进行电影成像，以评估左心室和右心室功能，以及心房功能。在心律失常的情况下，前瞻性触发或实时电影成像可作为替代方法。根据临床问题和患者状况，通常应用双平面（水平和垂直长轴）方法估计左心室射血分数就足够了。此外，由于室间隔及左心室流出道和主动脉瓣的形态可能会显著影响患者的病情，建议扫描左心室流出道（LVOT）电影序列。还应扫描第二个右心室长轴位，因为右心室功能可能在 SD/SC 病程中起关键作用。当使用更耗时（仅与长轴相比）的心室短轴扫描时，CMR 被认为是评估左心室和右心室功能的金标准。电影的短轴位是有优势的，特别是在后续随访扫描中记录动态变化时尤为突出。右心室定量评估应始终以覆盖全心脏为基础。左心室扫描基于短轴（sax）方法，而右心室可以基于 sax 或轴向方法。正常值有可能不同。这种方法可以在应用对比剂后进行，以节省时间，但由于右心室壁薄，右心室分段更具挑战性。这些应用方法还可以用于定量计算质量、体积、每搏输出量和质量/体积指数。

（二）组织特征鉴别

CMR 是唯一可以进行精确检测的无创性技术。如果需要检测疾病活动性，则应基于半定量方法进行水肿成像来显示局部改变和全心损伤。T_2 加权技术就是在这种情况下建立起来的。有一点必须考虑到，表面线圈可能会引起信号不均匀，从而导致误判。根据患者不同情况（如心律失常、显著心包积液）和研究者的经验，该技术可能会出现扫描失败。

可以根据早期对比剂廓清（所谓的早期增强）的半定量评估来检测充血[37]。已发布的技术是很有价值的，但也面临技术挑战，因此它们高度依赖于经验。

特征参数的 mapping 技术有望取代目前的方法。初始 T_1 mapping 技术，以及基于对比增强的 ECV 计算，应成为扫描方案的一部分[38]。

（三）纤维化成像

通常采用 LGE 方法进行局灶性纤维化成像。这是一种基于 PSIR 技术的非常稳定的方法。尤其是在 SC 和肌营养不良中，尽管局灶性纤维化异常改变很小，但很有意义。目前，覆盖左心室和额外覆盖心尖区域的长轴位是必要的。金标准仍然是单层单次屏气技术，但它很耗时，而且可能会因患者屏气的能力而影响图像质量。另外，

也可以使用多层面技术,但空间分辨率较差。基于 3D 导航的方法可能会遇到一个欠佳的反转时间,因为在该技术的持续时间内,TI 值会发生变化。即便如此,在几乎所有的扫描序列中,都是可以获得高质量图像的。对比剂用量和弛豫率会影响采集时间,因为 CNR 会受到影响。

(四) 脂肪成像

传统的 T_1 加权快速自旋回波序列(FSE)技术,无论是否加脂肪抑制,都有助于识别较大量的脂肪组织。通过应用 T_1 mapping 技术,也可以评估较大量的心肌内脂肪,这通常比 FSE 更可靠。水-脂分离成像[39]具有很大优势,易于检测心肌内脂肪。

七、CMR 图像分析

应以标准化的方式评估 CMR 图像,以保证分析的质量和可重复性。转诊医生和影像专家之间的密切合作是至关重要的。评估的范围不仅应针对提出的临床问题进行调整,还应考虑到在疾病过程中可能出现的其他的范围广泛的心脏疾病。

(一) 基础分析

对每个患者都要进行形态和功能的基本分析。详情见 SCMR 后处理指南[40]。应计算双心室容积参数,包括舒张末期、收缩末期及每搏容积和心肌体积,并与体表面积或身高相关联。EF 值的测量是了解双心室收缩功能的基础。可以通过对左心室和右心室心肌壁增厚、向内收缩运动和运动同步性的分段评估来判断区域性收缩异常。基本分析应包括对胸主动脉和肺动脉的形态、大小和管壁厚度的评估,这取决于临床问题。对于怀疑有活动性炎症过程的患者,尤其是那些系统性疾病发作且对疾病对症治疗无反应的患者,应进行组织特征性分析,以确定心肌、心包或大血管壁内的水肿区域。

心肌 LGE 的模式可能有助于确定心肌损伤是缺血性还是非缺血性损伤,并可能预示某些疾病,如当可见广泛的心内膜纤维化时,可考虑嗜酸性肉芽肿性多血管炎(Churg-Strauss 综合征)。此外,LGE 对心内血栓的识别和心内、心外肿物的鉴别分析也有应用价值。

(二) 高级分析

高级分析包括采用特殊 CMR 成像技术进行的评估。心肌应变成像可用于血管炎和肌营养不良早期心脏受累的识别。目前,没有标准化的评估方案。T_1 mapping 和 T_2 mapping 技术可以基于层面、分段或基于正常值进行分析,以确定局部变化。正常值取决于序列类型,在对比增强后的评估中,取决于所用对比剂的种类和剂量。然而,还需要进一步的研究来验证上述技术在 SD 和肌营养不良中的可行性和临床实用性。

八、诊断效能与临床结局

(一) 结节病

遗憾的是,由于没有可接受或意见一致的参考标准,现在还不知道 CMR 检测心脏受累与否的实际诊断效能。而目前更多更常用的是在结节病的背景下利用 CMR 讨论其风险分层的能力和对其治疗计划的影响。事实上,与日本厚生省(JMHW)公布的较为常用的诊断标准相比,使用 CMR 检测心脏结节病可以更好地识别心脏死亡风险患者。最近对 11 项评估结节病患者中 CMR 作用的研究所进行的 Meta 分析显示,LGE 的存在对于确定综合终点风险(包括全因死亡率和室性心律失常事件）方面的 OR 值达 7.4[41]。此外，即使 LVEF 严重降低，LGE 阴性仍与主要心血管事件的低风险相关。除了室性心律失常外，结节病合并 LGE 患者发生心房颤动和心房扑动的概率也会增加。

尽管 LGE 的存在是结节病患者风险的一个有力的预测因子，但它可能无法识别出在心肌瘢痕或明显炎症发生之前有早期心脏结节病的患者。最近的一篇文章表明，心肌 T_2 时间的异常可能先于 LGE 的发生；然而，还需要更多的研究来理解这一发现对临床的影响。

（二）系统性红斑狼疮

虽然 CMR 在 SLE 患者的心脏病评估中有许多应用，但是目前还没有公开发表的研究结果来检验 CMR 在这些患者中的预后价值。目前也没有大的研究系统性检验利用 CMR 作为生物标志物指导这些患者治疗的反应。

（三）肌营养不良

除了早期发现进行性假肥大性肌营养不良患者的左心室病理改变外，电影 CMR 和 LGE-CMR 也被证明是一种重要的危险分层工具。在一项研究中，平均随访 4 年后，24% 的进行性假肥大性肌营养不良男孩发生严重的心血管不良事件，最重要的预测因素是左心室射血分数下降或存在透壁性 LGE。其他研究组也表明，LGE 负荷增加的肌营养不良患者发生死亡、室性心律失常和不良心室重塑的风险增加。

（四）类风湿关节炎

类风湿关节炎的特点是加速动脉粥样硬化和内皮功能障碍[8]。类风湿关节炎心力衰竭发病率的增加不能只用心血管疾病来解释，而由 SD 引起的心肌炎症似乎起着重要作用。类风湿关节炎患者也可在病情缓解期间发生自身免疫性心肌/心包炎，因此应保持高度怀疑[42]。

九、前景展望

CMR 已在 SD/SC 的评估中发挥了重要作用，使我们对这些疾病有了新的认识。如果目前的指南被转化为临床实践，CMR 将是大多数患者的基础评估方式。为此，对转诊医生进行更广泛的关于 CMR 在 SD/SC 中的临床作用的教育，以及进一步简化 CMR 的检查和分析方法，将有助于减少证据与实践间的差距。在不久的将来，目前的技术将提供即开即用（在线）的量化分析，以及高分辨率 3D 评估心肌损伤。虽然现在的技术也能够较敏感的诊断出一些特定的病理改变，但新的发展将使我们有机会更快、更准确地评估它们。CMR 技术，如冠状动脉 MRA，有评估血管解剖的潜力，包括评估管壁增厚和炎症。目前，更稳定和定量的 mapping 技术正在进入临床常规应用。这使得我们可以对细微的弥漫性纤维化进行初始 T_1 值的评估，并在使用对比剂后，定量测量 ECV 值。

飞速发展的技术，如压缩感知，可能为快速 3D 评估打开大门，实现各向同性且具有高空间分辨率。特别是对于 SD/SC 的细微变化，高分辨率是关键。使用超高场强是否有助于克服分辨率的障碍，目前还无法回答。有初步证据表明，高场设备对于细微的形态学变化可以比目前临床应用的场强显示的更好。

指纹技术是一种新技术，它可以在一个层面内形成覆盖所有不同类型的对比图像。这也可以简化组织损伤的鉴别。CMR 作为一种"虚拟活检"的能力在不断提高，它已经成为当今评估 SD/SC 的主要无创性方法。

十、结论

CMR 有可能在左心室功能不全发生前确定 SD 和 SC 的心脏受累情况。CMR 的核心优势在于它的定量组织特征技术，它可以识别心肌灌注改变的区域，局部或整体心肌水肿或炎症，以及心肌纤维化。CMR 在结节病、系统性红斑狼疮、血管炎、类风湿关节炎、肌营养不良等疾病中的表现模式存在差异。

十一、致谢

作者们要感谢 Edyta Blaszczyk 为完成这一章所做的不可替代和可靠的工作。

推荐阅读

[1] Birnie DH, Sauer WH, Bogun F, et al. HRS expert consensus statement on the diagnosis and management of arrhythmias associated with cardiac sarcoidosis. *Heart Rhythm*. 2014;11:1305–23.
[2] Kramer CM, Barkhausen J, Flamm SD, Kim RJ, Nagel E; Society for Cardiovascular Magnetic Resonance Board of Trustees Task Force on Standardized Protocols. Standardized cardiovascular magnetic resonance (CMR) protocols 2013 update. *J Cardiovasc Magn Reson*. 2013;15:91.
[3] Mavrogeni SI, Kitas GD, Dimitroulas T, et al. Cardiovascular magnetic resonance in rheumatology: Current status and recommendations for use. *Int J Cardiol*. 2016;217:135–48.
[4] Schulz-Menger J, Bluemke DA, Bremerich J, et al. Standardized image interpretation and post processing in cardiovascular magnetic resonance: Society for Cardiovascular Magnetic Resonance (SCMR) Board of Trustees Task Force on standardized post processing. *J Cardiovasc Magn Reson*. 2013;15:35.
[5] Verhaert D, Richards K, Rafael-Fortney JA, Raman SV. Cardiac involvement in patients with muscular dystrophies: magnetic resonance imaging phenotype and genotypic considerations. *Circ Cardiovasc Imaging*. 2011;4:67–76.

参考文献

[1] Bruder O, Schneider S, Nothnagel D, et al. EuroCMR (European Cardiovascular Magnetic Resonance) registry: results of the German pilot phase. *J Am Coll Cardiol*. 2009;54:1457–66.
[2] von Knobelsdorff-Brenkenhoff F, Bublak A, El-Mahmoud S, Wassmuth R, Opitz C, Schulz-Menger J. Single-centre survey of the application of cardiovascular magnetic resonance in clinical routine. *Eur Heart J Cardiovasc Imaging*. 2013;14:62–8.
[3] Kramer CM, Barkhausen J, Flamm SD, Kim RJ, Nagel E; Society for Cardiovascular Magnetic Resonance Board of Trustees Task Force on Standardized Protocols. Standardized cardiovascular magnetic resonance (CMR) protocols 2013 update. *J Cardiovasc Magn Reson*. 2013;15:91.
[4] Knockaert DC. Cardiac involvement in systemic inflammatory diseases. *Eur Heart J*. 2007;28:1797–804.
[5] Sekhri V, Sanal S, Delorenzo LJ, Aronow WS, Maguire GP. Cardiac sarcoidosis: a comprehensive review. *Arch Med Sci*. 2011;7:546–54.
[6] Varma N, Hinojar R, D'Cruz D, et al. Coronary vessel wall contrast enhancement imaging as a potential direct marker of coronary involvement: integration of findings from CAD and SLE patients. *JACC Cardiovascular Imaging*. 2014;7:762–70.
[7] Joven BE, Almodovar R, Carmona L, Carreira PE. Survival, causes of death, and risk factors associated with mortality in Spanish systemic sclerosis patients: results from a single university hospital. *Semin Arthritis Rheum*. 2010;39:285–93.
[8] Kitas GD, Gabriel SE. Cardiovascular disease in rheumatoid arthritis: state of the art and future perspectives. *Ann Rheum Dis*. 2011;70:8–14.
[9] Mercuri E, Muntoni F. Muscular dystrophies. *Lancet*. 2013;381:845–60.
[10] Schmacht L, Traber J, Grieben U, et al. Cardiac involvement in myotonic dystrophy type 2 patients with preserved ejection fraction: detection by cardiovascular magnetic resonance. *Circ Cardiovasc Imaging*. 2016;9(7):pii:e004615.
[11] Mavrogeni SI, Kitas GD, Dimitroulas T, et al. Cardiovascular magnetic resonance in rheumatology: Current status and recommendations for use. *Int J Cardiol*. 2016;217:135–48.
[12] Birnie DH, Sauer WH, Bogun F, et al. HRS expert consensus statement on the diagnosis and management of arrhythmias associated with cardiac sarcoidosis. *Heart Rhythm*. 2014;11:1305–23.
[13] Patel AR, Klein MR, Chandra S, et al. Myocardial damage in patients with sarcoidosis and preserved left ventricular systolic function: an observational study. *Eur J Heart Fail*. 2011;13:1231–7.
[14] Murtagh G, Laffin LJ, Beshai JF, et al. Prognosis of myocardial damage in sarcoidosis patients with preserved left ventricular ejection fraction: risk stratification using cardiovascular magnetic resonance. *Circ Cardiovasc Imaging*. 2016;9:e003738.
[15] Zhang Y, Corona-Villalobos CP, Kiani AN, et al. Myocardial T_2 mapping by cardiovascular magnetic resonance reveals

subclinical myocardial inflammation in patients with systemic lupus erythematosus. *Int J Cardiovasc Imaging.* 2015;31:389–97.

[16] Puntmann VO, D'Cruz D, Smith Z, et al. Native myocardial T$_1$ mapping by cardiovascular magnetic resonance imaging in subclinical cardiomyopathy in patients with systemic lupus erythematosus. *Circ Cardiovasc Imaging.* 2013;6:295–301.

[17] Prochaska MT, Bergl PA, Patel AR, Moss JD, Archer SL. Atrioventricular heart block and syncope coincident with diagnosis of systemic lupus erythematosus. *Can J Cardiol.* 2013;29:1330 e5–7.

[18] Karp G, Wolak A, Baumfeld Y, et al. Assessment of aortic stiffness among patients with systemic lupus erythematosus and rheumatoid arthritis by magnetic resonance imaging. *Int J Cardiovasc Imaging.* 2016;32:935–44.

[19] O'Neill SG, Woldman S, Bailliard F, et al. Cardiac magnetic resonance imaging in patients with systemic lupus erythematosus. *Ann Rheum Dis.* 2009;68:1478–81.

[20] Miszalski-Jamka T, Szczeklik W, Sokolowska B, et al. Standard and feature tracking magnetic resonance evidence of myocardial involvement in Churg-Strauss syndrome and granulomatosis with polyangiitis (Wegener's) in patients with normal electrocardiograms and transthoracic echocardiography. *Int J Cardiovasc Imaging.* 2013;29:843–53.

[21] Wassmuth R, Gobel U, Natusch A, et al. Cardiovascular magnetic resonance imaging detects cardiac involvement in Churg-Strauss syndrome. *J Cardiac Fail.* 2008;14:856–60.

[22] Miszalski-Jamka T, Szczeklik W, Sokolowska B, et al. Noncorticosteroid immunosuppression limits myocardial damage and contractile dysfunction in eosinophilic granulomatosis with polyangiitis (Churg-Strauss syndrome). *J Am Coll Cardiol.* 2015;65:103–5.

[23] Mavrogeni S, Sfikakis PP, Gialafos E, et al. Diffuse, subendocardial vasculitis. A new entity identified by cardiovascular magnetic resonance and its clinical implications. *Int J Cardiol.* 2013;168:2971–2.

[24] Petri H, Witting N, Ersboll MK, et al. High prevalence of cardiac involvement in patients with myotonic dystrophy type 1: a crosssectional study. *Int J Cardiol.* 2014;174:31–6.

[25] Hollingsworth KG, Willis TA, Bates MG, et al. Subepicardial dysfunction leads to global left ventricular systolic impairment in patients with limb girdle muscular dystrophy 2I. *Eur J Heart Fail.* 2013;15:986–94.

[26] Rosales XQ, Moser SJ, Tran T, et al. Cardiovascular magnetic resonance of cardiomyopathy in limb girdle muscular dystrophy 2B and 2I. *J Cardiovasc Magn Reson.* 2011;13:39.

[27] Florian A, Ludwig A, Engelen M, et al. Left ventricular systolic function and the pattern of late-gadolinium-enhancement independently and additively predict adverse cardiac events in muscular dystrophy patients. *J Cardiovasc Magn Reson.* 2014;16:81.

[28] Florian A, Ludwig A, Rosch S, Yildiz H, Sechtem U, Yilmaz A. Myocardial fibrosis imaging based on T$_1$-mapping and extracellular volume fraction (ECV) measurement in muscular dystrophy patients: diagnostic value compared with conventional late gadolinium enhancement (LGE) imaging. *Eur Heart J Cardiovasc Imaging.* 2014;15:1004–12.

[29] Buddhe S, Lewin M, Olson A, Ferguson M, Soriano BD. Comparison of left ventricular function assessment between echocardiography and MRI in Duchenne muscular dystrophy. *Pediatr Radiol.* 2016;46:1399–408.

[30] Statile CJ, Taylor MD, Mazur W, et al. Left ventricular noncompaction in Duchenne muscular dystrophy. *J Cardiovasc Magn Reson.* 2013;15:67.

[31] Hor KN, Wansapura JP, Al-Khalidi HR, et al. Presence of mechanical dyssynchrony in Duchenne muscular dystrophy. *J Cardiovasc Magn Reson.* 2011;13:12.

[32] Tandon A, Villa CR, Hor KN, et al. Myocardial fibrosis burden predicts left ventricular ejection fraction and is associated with age and steroid treatment duration in duchenne muscular dystrophy. *J Am Heart Assoc.* 2015;4(4):pii:e001338.

[33] Menon SC, Etheridge SP, Liesemer KN, et al. Predictive value of myocardial delayed enhancement in Duchenne muscular dystrophy. *Pediatr Cardiol.* 2014;35:1279–85.

[34] Giglio V, Puddu PE, Camastra G, et al. Patterns of late gadolinium enhancement in Duchenne muscular dystrophy carriers. *J Cardiovasc Magn Reson.* 2014;16:45.

[35] Schelhorn J, Schoenecker A, Neudorf U, et al. Cardiac pathologies in female carriers of Duchenne muscular dystrophy assessed by cardiovascular magnetic resonance imaging. *European Radiol.* 2015;25:3066–72.

[36] Florian A, Rosch S, Bietenbeck M, et al. Cardiac involvement in female Duchenne and Becker muscular dystrophy carriers in comparison to their first-degree male relatives: a comparative cardiovascular magnetic resonance study. *Eur Heart J Cardiovasc Imaging.* 2016;17:326–33.

[37] Friedrich MG, Sechtem U, Schulz-Menger J, et al. Cardiovascular magnetic resonance in myocarditis: A JACC White Paper. *J Am Coll Cardiol.* 2009;53:1475–87.

[38] Moon JC, Messroghli DR, Kellman P, et al. Myocardial T$_1$ mapping and extracellular volume quantification: a Society for Cardiovascular Magnetic Resonance (SCMR) and CMR Working Group of the European Society of Cardiology consensus statement. *J Cardiovasc Magn Reson.* 2013;15:92.

[39] Kellman P, Hernando D, Arai AE. Myocardial fat imaging. *Curr Cardiovasc Imaging Rep.* 2010;3:83–91.

[40] Schulz-Menger J, Bluemke DA, Bremerich J, et al. Standardized image interpretation and post processing in cardiovascular magnetic resonance: Society for Cardiovascular Magnetic Resonance (SCMR) Board of Trustees Task Force on standardized post processing. *J Cardiovasc Magn Reson.* 2013;15:35.

[41] Coleman GC, Shaw PW, Balfour PC Jr, et al. Prognostic value of myocardial scarring on CMR in patients with cardiac sarcoidosis: a systematic review and meta-analysis. *JACC Cardiovasc Imaging.* 2017;10:411–20.

[42] Mavrogeni S, Karabela G, Stavropoulos E, et al. Imaging patterns of heart failure in rheumatoid arthritis evaluated by cardiovascular magnetic resonance. Int J Cardiol. 2013; 168: 4333–5.

第 32 章 浸润性心肌病
Infiltrative cardiomyopathy

James Moon Milind Y Desai Marianna Fontana 著
温 博 李 瑛 译 杨 琳 徐 磊 校

一、概述

异常物质沉积在器官和组织中的疾病种类繁多。其中许多都累及心脏，成为系统性疾病的一部分。沉积可能是细胞外（浸润）或细胞内（贮积）的。浸润通常由淀粉样纤维或细胞组成（炎症性改变，作为心肌炎或结节病、组织细胞增多症或肿瘤的一部分），纤维几乎完全是轻链相关（AL）或甲状腺素转运蛋白相关的（TTR，野生型或突变型）。贮积可能包括糖原（Pompe、AMP 激酶、Danon）、脂质〔Gaucher 病、Fabry 病（FD）（也称为 Anderson–Fabry 病）〕、黏多糖或铁 [1, 2]。铁、恶性肿瘤和炎症（心肌炎）在其他章节中详述（第五篇第 27 章、第 33 章及第九篇）。

淀粉样和贮积性疾病是典型的系统性多器官疾病，具有"危险信号"疾病的临床特征。例如，轻链型淀粉样变性的易挫伤、巨舌、进展迅速；TTR 相关淀粉样变性的双侧腕管综合征、自主神经功能障碍和周围神经病变；FD 的肾损害、躯干下部的血管角化瘤皮疹、热耐受性低、肢端感觉障碍和脑卒中。其他特征包括肌酸激酶升高（Danon）、肝脾大、智力或生长迟缓和肌肉无力。它们主要导致心肌疾病，类似于肥厚或限制型心肌病。此类心肌病可按遗传病因（美国）或形态学（欧洲）分类。这些疾病相对少见，甚至是罕见病，可能没有被诊断出来，或者在治疗效果不佳时才被诊断。在淀粉样变性和 FD 中，心脏受累是决定预后的主要因素。目前已有一些专门的治疗方法（AL、TTR、FD 和一些糖原贮积性疾病），新的治疗方法也正在开发中。由于许多治疗方法昂贵，导致该类许多疾病对个人影响巨大且增加社会成本。因此，需要更好的心脏受累的生物标志物用于诊断、监测和治疗 [3]，而 CMR，特别是心肌组织特征鉴别能力，可以提供这些信息。

二、解剖与病理

（一）淀粉样变性

系统性淀粉样变性的特点是蛋白质的异常沉积，以高度特征性的纤维状结构在细胞外间隙内堆叠、聚集。所有的淀粉样蛋白纤维都具有不溶性 β 折叠的片状结构，淀粉样蛋白是以各种前体蛋白命名的。沉积发生在许多不同的器官和组织中，导致结构和功能的渐进性破坏。心肌淀粉样变性是由于淀粉样蛋白在心肌间质中逐渐累积，与肌壁厚度和重量增加有关，可导致舒张功能甚至收缩功能障碍。绝大多数患者的心室心肌只受两种类型的影响，即免疫球蛋白轻链（AL）型或甲状腺素转运蛋白（ATTR）型。淀粉样蛋白也可能出现在心房（心房钠尿肽相关）和主动脉瓣（类型不明），其意义尚不清楚。

尸检研究显示心肌淀粉样蛋白浸润呈斑片状，可能与局限的间质纤维化有关。已有文献描述了不同的浸润模式，即弥漫性、节段性和心内膜下，左心室肌小梁和心内膜下几乎总被浸润（图 32-1）[4]。形态学上，心肌淀粉样变性以左心室或双心室质量增加为特征。通常描述为向心性和对称性肥大，但实际可表现为对称、非对称、向心和偏心等多种模式。其心肌肥厚或肌壁增厚程度较高血压患者更为显著，ATTR 型比 AL 型淀粉样变性表现更显著。常见右心室受累肥厚。少数患者中，如扩张型心肌病表型，可能未观察到心肌肥厚，仅偶尔出现流出道梗阻。因此，尽管许多患者具有特征性表现，但整体上淀粉样变性的形态学表现是多样的[5]。

（二）法布里病

Fabry 病（Fabry disease，FD）是一种 X 连锁（非显性、非隐性、仅 X 连锁）疾病，由功能性 α 半乳糖苷酶的减少或缺失引起[6]。这导致鞘脂（GB3）在许多器官和组织的细胞溶酶体中累积。也可能存在有毒的血液代谢物。心脏 FD 可有瓣膜增厚和血管内皮沉积，可能导致微血管功能障碍，但主要病理学表现为肌细胞内储存和空泡化（图 32-2）。在电子显微镜下，出现典型的板层（或斑马）体。这会导致组织增厚，但也会引起靶细胞的肥大。与其他贮积性疾病一样，这通常比肌节性的 HCM 肥厚的更对称，且右心室肥厚更多见。可发生左心室流出道梗阻，但不太常见。女性通常发病较晚（如 10—15 岁），并且外显率是不同的，可能是由于莱昂作用，也可能是由于 X 染色体失活。心电图异常是非特异性的，可出现短 PR 表现。细胞外瘢痕是其一种特征性表现，有时发生在左心室肥厚之前，最初发生在基底段下侧壁，但后来瘢痕可广泛存在并最终会导致终末期心力衰竭[7]。可能发生猝死。人们对其他的贮积性疾病（Danon、Pompe 及其他糖原贮积性疾病）知之甚少，可有肥厚、增大或限制性等特征，而瘢痕可能导致进行心脏移植或出现心力衰竭。

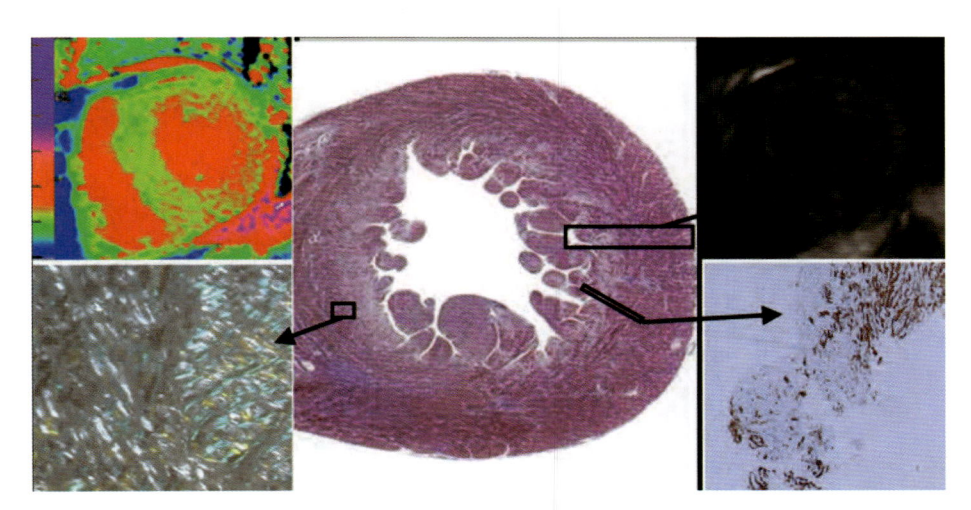

▲ 图 32-1 心肌淀粉样变性的组织学和 CMR 图像

中心图片显示心肌细胞被淀粉样沉积物浸润，大部分心肌被取代。使用刚果红染色和交叉偏光显微镜，显示苹果绿双折射（左下），并见部分新生物质的特异性免疫染色（右下，为 ATTR）。在活体 CMR 图像中，可见初始 T_1 值增高（左上；红色像素），并可见特征性的"轨道"样延迟强化（右上）[经许可引自 Leone O，Longhi S，et al. New pathological insights into cardiac amyloidosis: implications for non-invasive diagnosis. *Amyloid* 2012；19（2）：99–105.© 2012 Taylor and Francis 版权所有]

三、临床背景

（一）淀粉样蛋白

免疫球蛋白轻链淀粉样变是最常见的类型。这种形式与克隆性浆细胞缺乏症或 B 淋巴细胞疾病有关，而淀粉样纤维来源于单克隆 κ 或 λ 轻链。系统性淀粉样变性患者的临床表现极不相同。它高度依赖于器官受累的模式。症状大多是非特异性的，包括疲劳、呼吸困难、体重减轻、周围水肿、出血倾向、低血压和其他自主神经或周围神经病变的特征。1/3 的患者有更特异的特征，如巨舌症和眶周瘀伤。非特异性临床表现是诊断延误的常见原因[8]。

TTR 淀粉样蛋白来源于甲状腺素转运蛋白（TTR），这是一种由肝脏产生的大量的血浆蛋白。有两种亚型，其一为野生型 TTR（wtATTR）淀粉样变，以前称为老年系统性淀粉样变，wtATTR 以淀粉样沉积为主；另一种为遗传型，则与容易形成纤维的 TTR 基因变异有关。ATTR 淀粉样变性患者可具有心脏表型（wtATTR 淀粉样变，一些 ATTR 变异型）、神经病变表型（伴有不同程度的周围神经病变和自主神经功能障碍）或混合表型。心脏 ATTR 淀粉样变性被认为是严重诊断不足的疾病，而且在老年人和特定种族人群中肯定是一个未被充分认识的心力衰竭原因（V122I 甲状腺素转运蛋白变异型存在于高达 4% 的美国黑种人中），并且可能是常见疾病（如 HCM 和主动脉狭窄）表型表达的辅助因子。AL 型患者的疾病进展和总生存率比 ATTR 型更差（AL 型患者的 1 年死亡率为 45%），但两者中，心脏受累都是主要致死原因。

（二）法布里病

在大多数国家，FD 的发病率为 1/40 000，但也存在患病率较高但外显率较低的突变（例如中国台湾地区，为 1/1000)[9]。在一些群体中（例如，有不明原因心肌肥厚的男性、透析患者、无明显危险因素的年轻脑卒中患者），患病率可能要高得多，达 1/80 [10]。男性通常比女性早 10～15 年发病。先证者通常在首次症状出现后 10 年才被确诊。症状包括热不耐受、出汗不畅、手指疼痛和胃肠道问题。蛋白尿和肾损害导致透析是突出表现。心脏表现通常不出现在儿童期。尽管许多

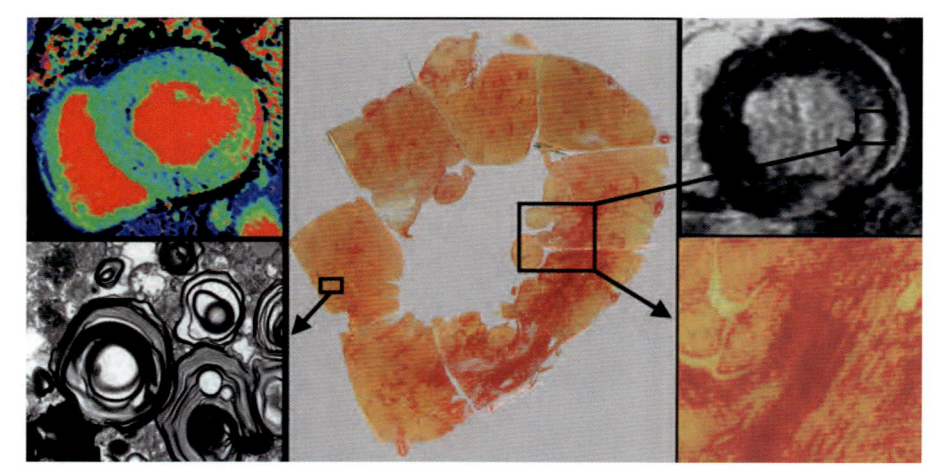

▲ 图 32-2 心脏 Fabry 病的组织学和 CMR 图像

中心图片显示基底段下外侧壁可见小天狼星红染色，提示有瘢痕组织（左下为放大图像），其他部位也可见斑片状瘢痕。高倍镜下可见心肌细胞空泡化，电镜下可见典型的板层（或斑马）体。在活体 CMR 图像上，见固有 T_1 值低（左上，蓝色像素，近似心包脂肪），但瘢痕区域仍为高 T_1 值（红色像素）。CMR 上显示的延迟强化区域与瘢痕区域相吻合（右上）

第 32 章 浸润性心肌病
Infiltrative cardiomyopathy

患者在心脏症状出现之前就被诊断出来，但仍可出现胸痛、呼吸困难和心律失常。可能会发现不明原因的心肌肥厚。可伴有右心室肥厚的典型对称性肥厚，但也可表现为不对称的或心尖型肥厚（尤其是女性）[11]。超声心动图显示下侧壁变薄或（晚期）左心室受损。心电图可见短 PR 间期、HCM 样左心室肥厚及应变表现。流出道梗阻较肌节性 HCM 少见。治疗主要是支持性治疗，包括（晚期）心力衰竭治疗和辅助装置治疗；也有一种特殊的酶替代疗法（enzyme replacement therapy，ERT）[12]，需要 1~2 周进行一次肠外注射，但费用昂贵—常规费用可达每年 10 万欧元。ERT 能明显延缓肾脏病变的进展，减轻疼痛和胃肠道症状。还有一些证据表明治疗可以减轻左心室肥厚，但一旦出现瘢痕就无法使肥厚心肌恢复[13]。

四、浸润性和贮积性疾病影像学

大多数病患者首选超声心动图检查。超声和 CMR 可以对淀粉样变性和 FD 的结构和功能变化进行特征性评价，但如果没有组织特征评价，这些结构和功能的变化不足以准确诊断病因（图 32-3）。

在淀粉样变性中，心肌肥厚（或增厚）主要是向心性的。可出现右心室肥厚。心肌肥厚是以心腔变小为代价而保存 EF 值的，至少到晚期是这样。但功能是不正常的。右心室和左心室的纵向功能下降，与径向功能不成比例。心尖功能可保留到晚期。每搏输出量指数可减小。心房可出现扩张，但是单纯的限制性心肌病的心房扩张更为明显。心房颤动很常见，但即使是窦性心律，心房耳部也可能发生血栓，并且心房排血量会减少。可有瓣膜受累，但不显著（狭窄的主动脉瓣通常有淀粉样蛋白浸润，但不是 AL 或 TTR）。

AL 和 TTR 的表现存在差异，但这些不能用于诊断纤维蛋白类型。TTR 型较 AL 型的心肌壁更肥厚（高达 25mm）和更不对称（AL 型厚度很少 > 19mm）。如 AL 型出现 EF 值降低，则（除非已经治疗）患者通常已处于心力衰竭状态，伴有胸腔和（或）心包积液，而 TTR 型患者似乎耐受性更好或进展更缓慢。尽管 25% 的 TTR 型患者可能有左心室肥厚，但肥厚程度可能与心电图的肢体导联小复合波变化不匹配。左束支传导阻滞在 AL 型中并不常见。还可见其他特征，如心房增厚。

在 FD 中，心肌肥厚更为向心性，但也并不总是如此。向心性肥厚也不是完全向心的，通常间隔壁更厚，但与侧壁厚度的比值不到 1.5 倍。可有肌节性 HCM 的特征，如真正的非对称性肥厚和流出道梗阻，但都不太显著。常见右心室肥厚[14]。乳头肌粗大，心脏可见明显的小梁化，但裂缝似乎不是主要特征。在女性杂合子中，早期疾病表现可类似心尖 HCM。下侧壁可变薄，并

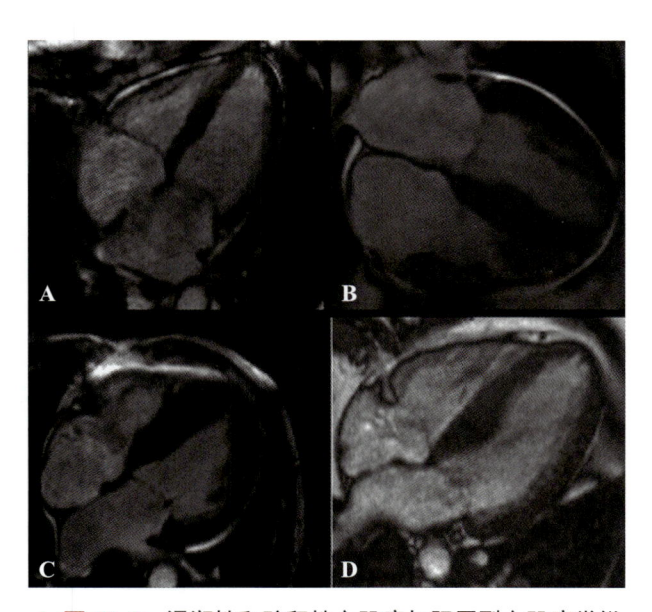

▲ 图 32-3 浸润性和贮积性心肌病与肥厚型心肌病类似
舒张末期 / 收缩早期的电影四腔心图像显示 4 种疾病。A.AL 型心肌淀粉样变性；B.ATTR 型心肌淀粉样变；C.Fabry 病；D. 肌节蛋白突变肥厚型心肌病。虽然有一些特定病因的提示，但很少有足够的特征性表现来单独定义病因

可出现晚期收缩功能障碍。可发生瓣膜疾病（主动脉瓣狭窄、二尖瓣反流），但这可能是双重病理改变，而不是真正由 FD 引起。

浸润性和贮积性疾病的 CMR 成像

CMR 提供了关于心脏结构和收缩功能的准确信息，在 FD 和淀粉样变性中具有优于超声的准确性和精确性。但是，在浸润性心肌病中，CMR 的主要优势在于其通过"心肌组织特征"提供组织成分信息的独特能力。健康心肌和病变心肌可因"内在对比"（不使用钆）而出现不同的信号表现，即心肌病理改变使其 T_1、T_2 和 T_2^* 的信号出现明显差异。或者使用外源性 GBCA Gd-DTPA（钆二乙烯三胺五乙酸）可以揭示"外在对比"属性，如 LGE 技术。应用对比剂后，在 LGE 成像上，心肌淀粉样变性具有高度特征性表现。细胞间质显著扩张，以至于心肌 ECV 与血浆容量相当，"心肌比容"可能超过"红细胞比容"。LGE 成像困难，因为没有正常的组织，心肌信号很难压下去，血液和心肌信号一起降低。LGE 特征性表现为右心室和左心室心内膜下模糊的"轨道样"延迟强化，这在基底段表现更为明显。而后可出现透壁性延迟强化。在疾病进展期，可表现为广泛的心肌延迟强化（图 32-4）。然而，采用幅值重建，可能使信号抑制（不恰当的）和遗漏。PSIR 方法不会失败，在 PSIR 采集后，用户调节图像窗宽窗位直到一个组织变暗（或者整个图像变暗）后停止，此时信号暗的组织与其他亮的组织相比，就是 T_1 值最长的组织。给出这样的对比后，只有在淀粉样变性中会表现出"暗信号"的血池和整个呈亮信号的心肌。通过这种方式可以观察到 3 种 LGE 模式，包括无 LGE、心内膜下 LGE 和透壁 LGE [15]。累及心脏的淀粉样变性不是呈有／无的二分性，而是从无 LGE 到心内膜下再到透壁性 LGE 的连续变化过程，代表了淀粉样蛋白的不断沉积。透壁 LGE 是预后最不良的 LGE 模式。在校正其他疾病相关变量后，无论治疗状态如何，它都是全因死亡率的重要标志物。

FD 有典型的 LGE 表现，影响基底段侧壁（偏下）[16]。它表现为典型的心肌中层延迟强化，并可变为伴室壁变薄的透壁性延迟强化（图

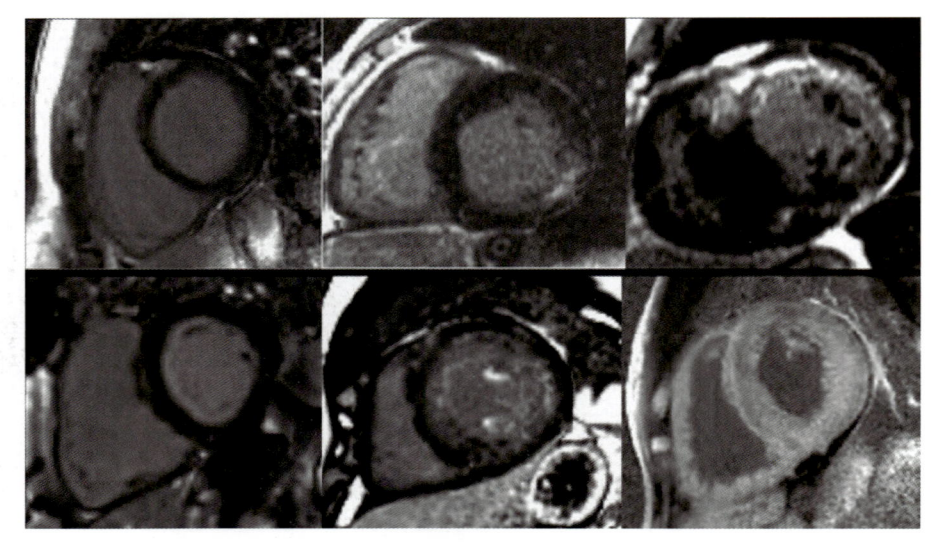

▲ 图 32-4 心肌淀粉样变和 Fabry 病的 LGE 表现

从左到右：早期、中期及进展期。上排：Fabry 病；下排：心肌淀粉样变。疾病早期没有 LGE。疾病中期，基底段下侧壁（Fabry 病）可见 LGE；心内膜下（淀粉样变性），尤其是基底部，可见 LGE。在疾病晚期，Fabry 病的 LGE 变得更广泛；应用 PSIR LGE，淀粉样变性呈现心肌广泛强化（心肌包含更多的钆且比血液的 ECV 高）伴血池低信号

32-4)。"后壁"瘢痕可发生在其他一些情况下，如心肌炎、左心室受累的 ARVC 病、营养不良性疾病和肌营养不良等。原因尚未完全阐明。它通常发生在左心室肥厚出现之后，但它越来越多地被发现，特别是在发生左心室肥厚前的女性杂合子中，另外，也有发生在无左心室肥厚的男性患者中病例报道。大多数出现左心室肥厚的患者，以及 15% 的无左心室肥厚患者会出现 LGE。在疾病后期，LGE 可能会变得更加广泛。当 FD 患者的心脏收缩功能受损时，总会出现类似肌节性 HCM 的 LGE 表现；局灶性纤维化似乎是左心室受损的原因。没有关于 LGE 预后的可靠数据，但是有观点认为 FD 中广泛的 LGE 可能比肌节性 HCM 中的 LGE 预后更不利。诊断上，肌节性 HCM 很少见到单独出现在基底部下侧壁的瘢痕。其他贮积性疾病（糖原贮积病Ⅲ型，Danon）可有广泛的瘢痕，但是这种模式非常罕见，且其自然病程尚未阐明。

使用 mapping 技术对心肌组织特征进行评价对心肌淀粉样变性和 FD 具有重要的潜在应用前景。组织的基本磁性特征（T_2^*、T_2 和 T_1）可随病理改变。对比增强后，还可以测量 ECV 值。对于 FD 和淀粉样变，T_1 值和 ECV 值的增高，反映了淀粉样变性（T_1 和 ECV 升高）中大量蛋白浸润的程度和 FD 的鞘脂贮积的程度。T_2 值似乎是一个强有力的炎症标志物，但对其研究才刚刚开始。T_2^* 值在贮积过程中没有变化，除了铁之外；而严重的钴和铬毒性则可以降低肝脏中的 T_2^* 值。ECV 是细胞外间质的比例（%）。如果 ECV 乘以心脏质量，则得到总的心肌间质容积（淀粉样蛋白、任何相关的胶原蛋白、血浆）；相应的，以 1-ECV 值乘以心脏质量，则得到总的细胞容积（肌细胞、红细胞、肌成纤维细胞）。

在淀粉样变性中，初始 T_1 值升高[17, 18]。变化可能很大（例如比正常高 6 个标准差），并且除了急性炎性疾病（心肌炎、风湿病）之外，这种升高可能高于任何其他弥漫性疾病。这有助于与肌节 HCM 病的鉴别。在 AL 淀粉样变性中，心脏受累通常由 Mayo 分类（基于脑利尿钠肽和肌钙蛋白升高）进行分类，并得到超声心动图的支持。即使在这种常规分类表明没有心脏受累的患者中，也可以观察到显著的 T_1 升高。淀粉样变性的 ECV 值可能非常高，通常＞50%，以至于心肌中钆的总浓度高于血池（图 32-5）[19]。该特征在淀粉样变性病变中非常特异。初始 T_1 和 ECV 都是预后因素，可预测不良结果[20]。当比较 AL 淀粉样变性和 TTR 淀粉样变性时，AL 淀粉样变性中的初始 T_1 可能稍高，TTR 淀粉样变性中的最大 ECV 可能更高。TTR 可能有较高的总淀粉样蛋白负荷，同时增加了细胞容量，表明在 TTR 存在心肌肥厚的代偿，而 AL 则不存在[21]。AL 的 T_1 升高反映了炎症，其要么来自淀粉样蛋白的高积累率，要么来自有毒的轻链。

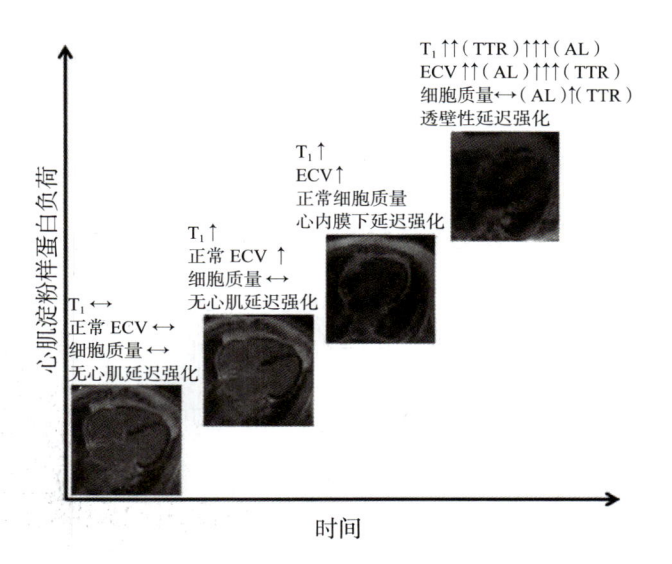

▲ 图 32-5 随淀粉样蛋白负荷增加，CMR 组织特征的进展

心肌淀粉样蛋白浸润是持续性的。最早的征象可能不可见，但后来出现初始 T_1 值和 ECV 值增加。ECV 值约为 0.45 时，可见心内膜下的 LGE；ECV 值约为 0.55 时，变成透壁性 LGE。ATTR 型和 AL 型之间存在细微差别（AL 型具有较高的最大初始 T_1 值，较低的最大 ECV 值，且没有心肌细胞体积的增加）

在 FD 中，初始 T_1 值降低，这种差异可以很大（例如低于正常水平 6 个标准差）[22, 23]。其他形式的心肌肥厚通常 T_1 值略有增加（但淀粉样蛋白或急性水肿的心肌 T_1 值可以非常高）。这就可以很好地分辨 FD 和其他形式的左心室肥厚。此外只有两种情况会降低 T_1 值，一种情况是运动员心肌[24]，但 T_1 值下降程度很小（1~2 个标准差）；另一种情况是铁过载，T_1 值变化幅度可以很大，但没有左心室肥厚[25]。初始 T_1 值降低不是整体性的，基底段下侧壁高 T_1 值，被认为反映了纤维化并与 LGE 相匹配，而在该区域周围的 T_1 值可能正常，这可能反映了纤维化的混合存在和假正常化（图 32-6）。目前所知，并不是所有的 FD 患者都有低 T_1 值，可能在 15% 的未经选择并伴有心肌肥厚的 FD 患者中不存在低 T_1 值。其中部分是可能由于患者处于瘢痕的进展期，但也有 FD 伴左心室肥厚患者表现为 T_1 值正常。迄今为止看到的患者都是处于长期 ERT 中，有可能 ERT 清除了底物或这些患者具有双重病理改变（如非致病突变和肌节 HCM）。FD 的 T_1 值改变发生很早。大约一半无左心室肥厚的 FD 患者具有低 T_1 值表现，如果采用性别特异性参考范围，则 T_1 值降低程度略有减轻（健康女性初始 T_1 值略高，而且由于 FD 基因阳性的女性是男性的 2 倍，但表达较晚，因此无左心室肥厚的女性多于男性）。无左心室肥厚患者的低 T_1 值与收缩和舒张功能障碍的细微标志物有关，但需要进行纵向研究来确定低 T_1 值的患者是否会发展为明显的左心室肥厚[26]。最近，对 FD 中的瘢痕进行了仔细的研究，比较了 T_1 mapping 和 T_2 mapping、LGE 及高敏肌钙蛋白 T（hs-TnT）和 N 端前脑利尿钠肽（NT-pro-BNP）。FD 瘢痕组织（与 HCM 和慢性心肌梗死瘢痕相比）出现 T_2 值升高，与 hs-TnT 高度相关，表明伴 LGE 的 FD 是一种慢性炎症性心肌病，如果这一重要观点得到证实，它可能将细胞内贮存与细胞外纤维化联系起来，并提出了新的可能治疗途径[27]。

五、CMR 成像方案

需要进行长轴位和短轴位 SSFP 电影成像，以评估结构和收缩功能。推荐进行 T_1 mapping（对比增强前、后）评估初始 T_1 值和 ECV（有助于诊断 FD 和心肌淀粉样变，以及评估心肌淀粉样变的预后）。在对钆对比剂没有禁忌证的情况下，应进行 LGE 成像，因为它提供了独有的诊断（在 FD 和淀粉样变性中）和预后信息（在

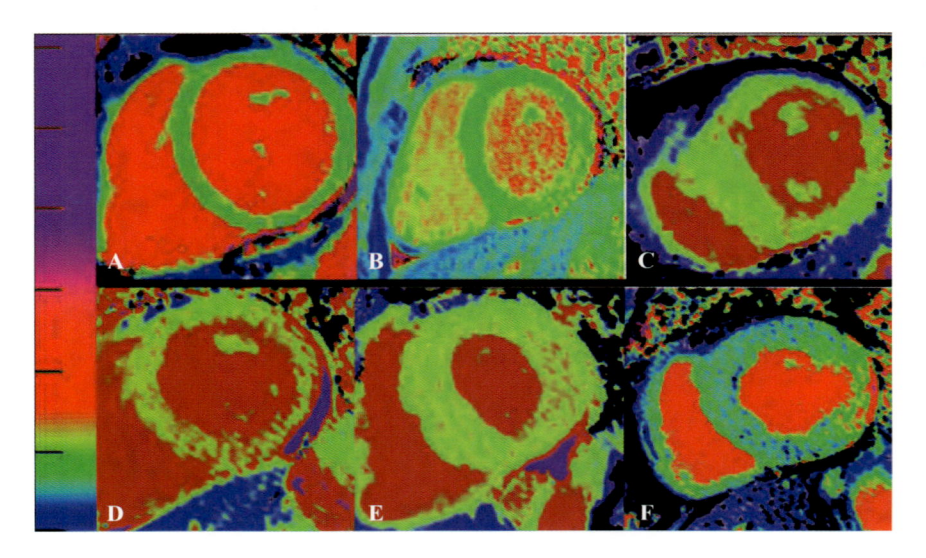

◀ 图 32-6 临床应用初始 T_1 值区分健康与患病心肌，观测 6 名不同患者的同一参数——初始 T_1 值，采用统一的色阶表

A. 健康（正常初始 T_1 值）；B. 高血压性心脏病（正常初始 T_1 值）；C. 肌节性肥厚型心肌病（大体正常的初始 T_1 值，右心室插入点存在一些高 T_1 值；D. AL 型淀粉样变性伴有广泛的初始 T_1 值升高；E. ATTR 型淀粉样变性，伴有散在的初始 T_1 值升高，且比 AL 型患者心肌更为肥厚；F. Fabry 病，除了基底段下侧壁为高 T_1 值，其他区域都表现为低 T_1 值

第 32 章 浸润性心肌病
Infiltrative cardiomyopathy

淀粉样变性中）。一个标准序列生成一组不同 T_1（反转时间）值的图像用来选择最佳的 T_1 值以抑制正常心肌信号［根据供应商特定的命名法，通常称为 T_1 检测、电影 IR（反转恢复）或 Look-Locker 序列］已广泛用于淀粉样变性，现在随着 T_1 mapping 和 LGE PSIR 的应用而变得过时。表 32-1 提供了磁共振成像方案的概要。

六、CMR 图像分析

（一）收缩功能

RVEF 和 LVEF 不能准确评估以向心性重塑为特征的疾病的收缩功能。在向心性重塑的疾病中，直到疾病终末期 EF 值通常被保留，其他纵向功能的参数［如二尖瓣环平面收缩期位移（MAPSE）、三尖瓣环平面收缩期位移（TAPSE）、纵向应变］或整体功能（如每搏输出指数）是更敏感和准确的功能障碍评价指标。

（二）心肌肥厚

评估左心室（和右心室）心肌质量和心肌肥厚的分布是随访过程中必需的评价内容。

（三）初始 T_1 值和 ECV

ECV 的测量需采用对比增强前、后的 T_1 值 ± 血细胞比容来计算（没有血细胞比容值也可以计算 ECV，即"合成 ECV"）。淀粉样变性中的初始 T_1 值广泛增加，FD 中则弥漫减少（LGE 阳性区域除外，其 T_1 值可以正常或增加）。ECV 在 FD 中是正常的（除了在 LGE 阳性区域增加）。淀粉样变性中的 ECV 是弥漫增加的。

（四）LGE 与 PSIR 重建

应被用于对淀粉样变性 LGE 模式进行分类。如前所述，LGE 有 3 种主要模式（无、心内膜下、透壁 LGE）。PSIR 或 MAG LGE 可用于 FD。在 FD 的早期阶段，LGE 在基底段下侧壁具有典型的心肌中层分布［这种模式在其他疾病（如心肌炎）中也可见］。随着疾病的进展，LGE 可以变得非常广泛和弥漫，表现缺乏特异性。

七、诊断效能与临床结局

CMR 增加了心肌肥厚型患者的鉴别诊断价值。与传统的功能成像（超声心动图或电影

表 32-1 CMR 方案

方 案	序 列	图 像
定位像	bSSFP	轴位、冠状位和矢状位
形态和功能	bSSFP	长轴平面（VLA、HLA、LVOT）、短轴位混叠
T_1 mapping	< 3min，Gd 对比强化前；用一个质量控制的 T_1 mapping 序列；也可考虑 T_2	3 个覆盖左心室的短轴位成像或者一个短轴位和一个 HLA（对于 FD 为三腔心图像）
LGE	钆螯合物给药后 5min 淀粉样变性必须采用的最佳序列：相位敏感的反转（PSIR）	覆盖整个左心室的短轴平面 长轴平面（VLA、HLA、LVOT；LVOT 对 FD 特别重要）
T_1 mapping	钆螯合物给药 10～15min 采集	采集方案与对比前 T_1 mapping 成像相同（或者调整采集方案用于对比增强后短 T_1 的情况）

VLA. 垂直长轴；HLA. 水平长轴；LVOT. 左心室流出道；bSSFP. 平衡稳态自由进动；LGE. 晚期钆增强；PSIR. 相位敏感图像重建 / 恢复；FD. Fabry 病

CMR）相比，CMR 提高了诊断的特异性、敏感性和准确性，FD 和淀粉样变性这两种疾病可能与其他具有肥厚表型的心肌病具有共同的特征，如向心性肥厚、双心房扩张、纵向功能降低和疾病失代偿等，但 FD 和淀粉样变性都具有独特的组织特征表现。CMR 对低验前概率的患者具有诊断价值，因为 LGE 在淀粉样变性中具有特征性表现（但对特定的亚型而言诊断价值不大），并且结合低初始 T_1 值和下侧壁 LGE 表现可高度提示 FD 的诊断。在高验前概率患者中，心脏磁共振成像，特别是 T_1 mapping，可以在疾病早期就更有把握地对淀粉样变性和 FD 进行诊断。

在淀粉样变性中，结局由心脏是否受累决定，治疗策略也是如此。心脏受累可能会促使临床医生更积极地进行治疗（例如包含有硼替佐米的治疗方案）或排除其他治疗（如自体干细胞移植）。然而，心脏受累的传统分类有些简单化。使用 T_1、ECV 和 LGE 可能改善这一情况，并对心脏浸润进行连续评估和测量，但这还需要进一步的研究工作。T_1 和 ECV 值是药物开发中的候选替代终点，这种方法已经成功地应用于肝脏和脾脏，并且正在进行心脏方面的研究[28]。

TTR 淀粉样变性未被充分认识，尤其是野生型（老年）。无创成像正在改变这一点。一种包括超声和 CMR 在内的非活检方法可用于诊断心脏 TTR，且已通过骨示踪剂扫描提供了明确的证据并排除了血液/尿液单克隆带和游离轻链[29]。在已确定的疾病中，包括心力衰竭、HCM 和主动脉瓣狭窄，隐匿性 TTR 的发生率很高（图 32-7）[30, 31]。最近的报道指出，在即将进行手术的严重主动脉瓣狭窄患者中，其活检患病率为 6%，这与不良预后相关，并且在那些需要经皮介入治疗的患者中发生率可能更高。

在治疗 AL 型淀粉样变性潜在的浆细胞障碍方面已经取得了显著的进展。淀粉样蛋白变性的新疗法正在开发中。对于 AL 型，化学药物治疗方案正在改善，自体干细胞移植的使用正在完善。对于 TTR 型，减少 TTR 产生（RNA 沉默）或清除的药物处于药物开发的不同阶段（第 Ⅱ~Ⅲ 期）。对于 AL 和 TTR 型，促进淀粉样蛋

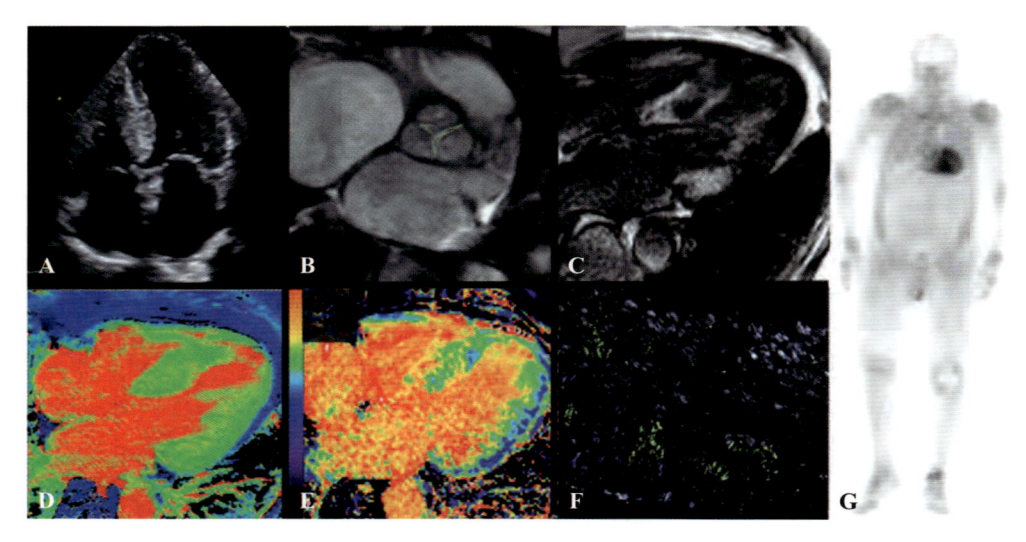

▲ 图 32-7 主动脉瓣狭窄中的隐匿性淀粉样变性

表现为有症状的严重主动脉瓣狭窄伴左心室肥厚的老年男性患者的超声电影成像（A）和 CMR（B）。LGE 呈淀粉样变性模式（C）。初始 T_1 值不是特别高（D），但在间隔壁和心内膜下可见 ECV 升高（E）。决定进行手术治疗。手术时的活检显示淀粉样变性——苹果绿双折射（F）。术后，骨示踪扫描（此处为 DPD）显示 2 级摄取（G）。血浆自由轻链阴性。显微解剖证实原纤维类型为 TTR，基因分型显示没有 TTR 突变，证实为野生型 ATTR 心肌淀粉样变性伴严重主动脉瓣狭窄的双重病理改变

第 32 章 浸润性心肌病
Infiltrative cardiomyopathy

白消退的免疫疗法是有发展前景的，目前至少有 3 项研究正在进行中。

CMR 在 FD 中很有应用前景，在贮积物可视化成像方面具有很大的潜力。新的患者已被诊断出来（图 32-8），心脏受累的早期诊断似乎有助于临床靶向的 ERT。

八、前景展望

随着时间的推移，CMR 很可能成为 FD 和淀粉样变性患者常规医疗的一部分。拥有 T_1 mapping 和 LGE 的 CMR 具有独特的诊断优势，为心肌病演变过程提供了新的观点，并在 FD 和淀粉样变性中具有通过检测早期治疗效果帮助推进药物开发的潜力。几乎在所有的 CMR 检查中心都看到 LGE 大大提高了隐匿性心肌淀粉样变（尤其是老年淀粉样变）的检出率。为了推广 T_1 mapping，需要标准化和质量控制，以便于向全球卫生保健系统推广。这方面至少有 2 项基于模型的研究正在进行中。对于 FD，多中心网络和研究正在规划之中或正在进行之中。新的治疗（FD：小分子伴侣、AL 免疫疗法）正在开发中，包括 T_1 mapping 在内的几项试验也在计划中，但 T_1 mapping 和 ECV 图的推广仍有一些挑战需要解决。淀粉样变性和 FD 心肌的组织学变化很大，随着时间的推移，弥散张量成像、磁化传递定量或氢质子波谱成像等技术的发展，可以很好地跟踪病变心肌的组织学变化。

九、结论

CMR 在明确心肌浸润和贮积性心肌病的确切病因方面具有重要价值。CMR 能够精确测量心脏的大小、功能和肌壁厚度，这是临床诊断的基础，但真正的价值是通过定量组织特征（包括 LGE）和更重要的 mapping 技术来实现的。一些 CMR 指纹成像技术的特异性征象，如淀粉样变性中升高的 T_1 和 ECV 值，或 FD 中低初始 T_1 值等，可有助于做出准确诊断和预后判断。

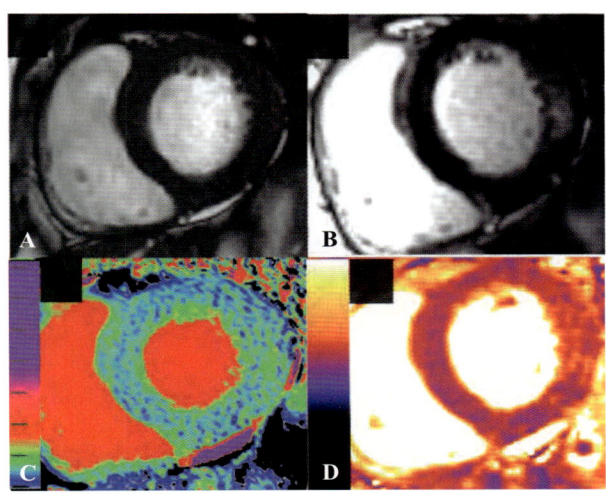

T_1 值 760ms（正常 960±30ms）
（低于正常值 5 个标准差）
除了下侧壁
（正常，假阴性）

T_2 值正常（50ms）
除了下侧壁
（高，60ms）

▲ 图 32-8 CMR 首诊 Fabry 病患者

40 岁，男性，因不典型胸痛接受心脏病学检查。临床医生注意到表皮脱落的血管角化瘤。心电图有左心室肥厚表现。患者进行 CMR 检查，显示向心性左心室肥厚达 15mm（A）。基底段下侧壁见 LGE（B）。除了下侧壁 T_1 值正常（可能是假阴性）外，其他区域初始 T_1 值低（C）。T_2 值在 LGE 阳性区域增高。CMR 报告表明，此例为 Fabry 病，除非得到其他证实，且有充分的异常表现，如果干血斑 α- 半乳糖苷酶试验为阴性，建议进行心脏活检。结果显示 α- 半乳糖苷酶低，随后确认存在突变，从而最终确诊

推荐阅读

[1] Banypersad SM, Fontana M, Maestrini V, et al. T_1 mapping and survival in systemic light-chain amyloidosis. *Eur Heart J*. 2015;36:244–51.
[2] Banypersad SM, Moon JC, Whelan C, Hawkins PN, Wechalekar AD. Updates in cardiac amyloidosis: a review. *J Am Heart Assoc*. 2012;1:e000364.
[3] Fontana M, Pica S, Reant P, et al. Prognostic value of late gadolinium enhancement cardiovascular magnetic resonance in cardiac amyloidosis. *Circulation*. 2015;132:1570–9.
[4] Nagueh SF. Anderson-Fabry disease and other lysosomal storage disorders. *Circulation*. 2014;130:1081–90.
[5] Sado DM, White SK, Piechnik SK, et al. Identification and assessment of Anderson-Fabry disease by cardiovascular magnetic resonance noncontrast myocardial T_1 mapping. *Circ Cardiovasc Imaging*. 2013;6:392–8.

参考文献

[1] Banypersad SM, Moon JC, Whelan C, Hawkins PN, Wechalekar AD. Updates in cardiac amyloidosis: a review. *J Am Heart Assoc*. 2012;1:e000364.
[2] Nagueh SF. Anderson-Fabry disease and other lysosomal storage disorders. *Circulation*. 2014;130:1081–90.
[3] Schelbert EB, Fonarow GC, Bonow RO, Butler J, Gheorghiade M. Therapeutic targets in heart failure: refocusing on the myocardial interstitium. *J Am Coll Cardiol*. 2014;63:2188–98.
[4] Leone O, Longhi S, Quarta CC, et al. New pathological insights into cardiac amyloidosis: implications for non-invasive diagnosis. *Amyloid*. 2012;19:99–105.
[5] Quarta CC, Solomon SD, Uraizee I, et al. Left ventricular structure and function in transthyretin-related versus light-chain cardiac amyloidosis. *Circulation*. 2014;129:1840–9.
[6] Linhart A, Kampmann C, Zamorano JL, et al.; European FOS Investigators. Cardiac manifestations of Anderson-Fabry disease: results from the international Fabry outcome survey. *Eur Heart J*. 2007;28:1228–35.
[7] Teraguchi H, Takenaka T, Yoshida A, et al. End-stage cardiac manifestations and autopsy findings in patients with cardiac Fabry disease. *J Cardiol*. 2004;43:98–9.
[8] Wechalekar AD, Gillmore JD, Hawkins PN. Systemic amyloidosis. *Lancet*. 2016;387:2641–54.
[9] Dubrey S, Ackermann E, Gillmore J. The transthyretin amyloidoses: advances in therapy. *Postgrad Med J*. 2015;91:439–48.
[10] Elliott P, Baker R, Pasquale F, et al.; ACES Study Group. Prevalence of Anderson-Fabry disease in patients with hypertrophic cardiomyopathy: the European Anderson-Fabry Disease survey. *Heart*. 2011;97:1957–60.
[11] Niemann M, Herrmann S, Hu K, et al. Differences in Fabry cardiomyopathy between female and male patients: consequences for diagnostic assessment. *JACC Cardiovasc Imaging*. 2011;4:592–601.
[12] Eng CM, Guffon, N, Wilcox, WR, et al. Safety and efficacy of recombinant human alpha-galactosidase: a replacement therapy in Fabry's disease. *N Engl J Med*. 2001;345:9–16.
[13] Krämer J, Niemann M, Störk S, et al. Relation of burden of myocardial fibrosis to malignant ventricular arrhythmias and outcomes in Fabry disease. *Am J Cardiol*. 2014;114:895–900.
[14] Deva DP, Hanneman K, Li Q, et al. Cardiovascular magnetic resonance demonstration of the spectrum of morphological phenotypes and patterns of myocardial scarring in Anderson-Fabry disease. *J Cardiovasc Magn Reson*. 2016;18:14.
[15] Fontana M, Pica S, Reant P, et al. Prognostic value of late gadolinium enhancement cardiovascular magnetic resonance in cardiac amyloidosis. *Circulation*. 2015;132:1570–9.
[16] Moon J. Gadolinium enhanced cardiovascular magnetic resonance in Anderson-Fabry disease: evidence for a disease specific abnormality of the myocardial interstitium. *Eur Heart J*. 2003;24:2151–5.
[17] Karamitsos TD, Piechnik SK, Banypersad SM, et al. Noncontrast T_1 mapping for the diagnosis of cardiac amyloidosis. *JACC Cardiovasc Imaging*. 2013;6:488–97.
[18] Fontana M, Banypersad SM1, Treibel TA, et al. Native T_1 mapping in transthyretin amyloidosis. *JACC Cardiovasc Imaging*. 2014;7:157–65.
[19] Barison A, Aquaro GD, Pugliese NR, et al. Measurement of myocardial amyloid deposition in systemic amyloidosis: insights from cardiovascular magnetic resonance imaging. *J Intern Med*. 2015;277:605–14.
[20] Banypersad SM, Fontana M, Maestrini V, et al. (2015). T_1 mapping and survival in systemic light-chain amyloidosis. *Eur Heart J*. 2015;36:244–51.
[21] Fontana M, Banypersad SM, Treibel TA, et al. Differential myocyte responses in cardiac ATTR and AL amyloidosis: a cardiac magnetic resonance study. *Radiology*. 2015;277:388–97.
[22] Sado DM, White SK, Piechnik SK, et al. Identification and assessment of Anderson-Fabry disease by cardiovascular magnetic resonance noncontrast myocardial T_1 mapping. *Circ Cardiovasc Imaging* 2013;6:392–8.
[23] Thompson RB, Chow K, Khan A, et al. T_1 mapping with cardiovascular MRI is highly sensitive for Fabry disease independent of hypertrophy and sex. *Circ Cardiovasc Imaging*. 2013;6:637–45.
[24] Swoboda PP, McDiarmid AK, Erhayiem B, et al. Assessing myocardial extracellular volume by T_1 mapping to distinguish hypertrophic cardiomyopathy from athlete's heart. *J Am Coll Cardiol*. 2016;67:2189–90.
[25] Sado DM, Maestrini V, Piechnik SK, et al. Noncontrast myocardial T_1 mapping using cardiovascular magnetic resonance for iron overload. *J Magn Reson Imaging*. 2015;41:1505–11.
[26] Pica S, Sado DM, Maestrini V, et al. Reproducibility of native myocardial T_1 mapping in the assessment of Fabry disease and its role in early detection of cardiac involvement by

cardiovascular magnetic resonance. *J Cardiovasc Magn Reson.* 2014;16:99.

[27] Nordin S, Kozor R, Bulluck H, *et al.* Cardiac Fabry disease with late gadolinium enhancement is a chronic inflammatory cardiomyopathy—evidence from multi parametric mapping by cardiovascular magnetic resonance. *J Am Coll Cardiol.* 2016;68:1707–8.

[28] Richards DB, Cookson LM, Berges AC, *et al.* Therapeutic clearance of amyloid by antibodies to serum amyloid P component. *N Engl J Med.* 2015;373:1106–14.

[29] Gillmore JD, Maurer MS, Falk RH, *et al.* Non-biopsy diagnosis of cardiac transthyretin amyloidosis. *Circulation.* 2016;133:2404–12.

[30] Damy T, Costes B, Hagège AA, *et al.* Prevalence and clinical phenotype of hereditary transthyretin amyloid cardiomyopathy in patients with increased left ventricular wall thickness. *Eur Heart J.* 2016;37:1826–34.

[31] Treibel TA, Fontana M, Gilbertson JA, *et al.* Occult transthyretin cardiac amyloid in severe calcific aortic stenosis: prevalence and prognosis. *Circ Cardiovasc Imaging.* 2016;9(8):pii: e005066.

第 33 章 心肌铁过载

Myocardial iron overload

John P Carpenter　John C Wood　Dudley J Pennell 著
李瑛 译　杨琳 徐磊 校

一、概述

（一）急性心力衰竭管理

地中海贫血患者急性心力衰竭的管理与其他病因的心力衰竭有许多重要的区别。最重要的是，如果心力衰竭出现的最初几周，终末器官灌注能够维持，则心力衰竭通常是完全可逆的，即使心脏 EF 值显著降低；治疗医生需要有耐心。

地中海贫血心力衰竭的另一个独特特征是内分泌和营养紊乱的重要作用，这些紊乱会加剧心脏功能障碍。由于内分泌腺先于心脏出现铁负荷异常，因此，甲状腺、甲状旁腺、垂体、肾上腺和胰腺功能的损害相当常见。在进入重症监护室后，应进行适当的筛查和纠正。应根据经验给予所有处于极端情况的患者应激剂量的皮质醇。地中海贫血重症患者也存在广泛的营养缺乏。维生素 B_1、维生素 D 和肉碱缺乏与心脏功能障碍有潜在的相关性，应予以纠正。

地中海贫血急性心力衰竭的治疗也必须考虑其独特的血流动力学基础。即使在健康患者中，收缩压为 80~90mmHg 并不罕见。患者长期贫血，导致心排血量长期升高，全身血管阻力低，心室前负荷高。必须谨慎使用减轻后负荷的药物，以避免严重的直立性低血压。心室大小和 EF 值不能与非贫血者的正常值进行比较。铁过载会损害动脉和心室的弹性，这导致地中海贫血症重症患者对血管内容量状态相当敏感。过度排尿会导致急性肾衰竭。低蛋白血症可能是这些患者肝功能障碍的结果，应予以纠正以支持血管内容量。

地中海贫血重症患者应慎用心脏升压药。升压药无疑会增加心肌需氧量和超氧化物的产生。心脏中的铁会刺激芬顿化学效应（由超氧化物产生羟自由基），增加交感神经活性，从而增强心脏铁毒性。因此，由于低血压在地中海贫血重症患者中很常见，应使用终末器官低灌注的证据（意识混乱、低尿量），而不是目标平均动脉压，来启动和管理加压治疗[1]。

然而，治疗急性心力衰竭最重要的药物是血液和铁螯合剂。血红蛋白水平应保持在 > 12g/L。可能需要较小的输液量，以避免液体过载。静脉注射去铁胺应以 50~60mg/（kg·d）的速度连续输注。药物经肾脏排出，如果出现肾衰竭，应开始透析。如果患者可以耐受肠内给药，也应开始使用去铁酮，剂量为 75mg/（kg·d），每日 3 次。这种药物组合在急门诊环境中都提供了最佳的铁清除率[2, 3]。心律失常的稳定和心室功能障碍的改善可以迅速发生，但通常需要 3～6 周时间。心室功能的完全正常化可能需要 1～2 年的时间，心脏中铁的清除通常需要长达 5 年的时间。

（二）慢性铁质沉着症的管理

在保留 EF 值的患者中采用磁共振进行铁的监测需要综合考虑许多因素，包括心脏铁负荷的程度及其变化率、临床前期心脏毒性的证据、肝脏铁浓度和患者依从性。

在不强化治疗的情况下，如果心脏 T_2^* 值 < 6ms，则发生明显心力衰竭的风险为 47%[4]。相比之下，如果心脏 T_2^* 值 > 10ms，则心力衰竭的风险 < 1%。即使进行了优化管理，出现明显心力衰竭的患者死亡率也相当高，美国心脏协会的一份共识声明建议用去铁酮和去铁胺联合治疗 T_2^* 值 < 6ms 的患者，与发生明显心力衰竭时的治疗相似[1]。T_2^* 值在 6～10ms 的患者通常需要采用较强的，但不是最强的螯合疗法。T_2^* 值 > 20ms 的患者可以进行较保守的处理。有时，加强依从性可以有效纠正异常；即使每周缺少 1～2 剂铁螯合剂也足以引发心脏铁负荷增加。决定是否增加剂量、改变单一治疗还是开始联合治疗，需要临床医生和患者之间进行仔细协商，权衡利弊，以获得最佳结果。

心脏铁的变化趋势对决定积极治疗也至关重要。T_2^* 值从 6ms 上升到 8ms 的患者显然应该与 T_2^* 值从 10ms 下降到 8ms 的患者区别对待。T_2^* 值与铁负荷相互关联[5]，因此从 6ms 上升到 9ms 代表 50% 的改善。最初，心脏对铁的摄取有一定的抵抗力，但加载速度很快，尤其是如果肝脏铁负荷高的话。相比之下，持续静脉注射去铁胺的心脏铁清除半衰期为 13 个月（每个月 5%），而使用铁螯合剂（deferasirox，地拉罗司）或间歇性去铁胺治疗的半衰期仅为其 1/5 [6]。

临床前期心脏射血分数的降低是不祥之兆，需要加强治疗[7]。即使 LVEF 的轻度降低也预示着未来心力衰竭和死亡的风险显著增加。CMR 是纵向追踪心脏功能的最灵敏和重复性最好的方法，并且可以在功能测量同时方便地进行心脏 T_2^* 的测量。地中海贫血重症患者由于其慢性贫血而具有较高的心室容积和 EF 值，对其适用的正常参考值已经公布。

肝脏铁负荷可能会干扰清除心脏铁的能力。不稳定铁池（产生心脏和内分泌腺负荷的种类）随着肝脏铁浓度的增加而增加，但其机制尚不清楚。主要进入血管内和肝脏不稳定铁池的铁螯合剂如地拉罗司和间歇使用去铁胺，在肝脏铁浓度降至 5mg/g 以下时，具有更强的心脏功效[8]。去铁酮具有更好的心肌细胞通透性和更高的血清峰值水平，即使在肝脏铁含量高的情况下，也能有效降低心脏铁含量并保护心室功能[6, 9]。

然而，不良心脏结局的最重要预测因素是坚持药物治疗。不管测量的心脏 T_2^* 值大小，如果游离药物可用于结合毒性不稳定铁，则不太可能发展为心力衰竭。然而，不稳定铁水平在去铁胺治疗停止后数小时内反弹。类似地，每错过一次地拉罗司，心脏就会失去 24h 以上的保护。因此，对于依从性有问题的患者，应采取更积极的螯合疗法，并与患者进行仔细协商，以调整螯合策略，最大限度地提高心脏铁清除率。

轻度心脏铁过载（T_2^* 值 10～20ms）患者的心脏 T_2^* 监测可每年进行一次，但对于心脏铁负荷严重（T_2^* 值 < 10ms）的患者，应缩短至每 6 个月一次。肝脏铁含量和心脏功能也应该在这些随访中进行分析。美国心脏协会共识声明[1]中描述了用于治疗心脏铁过载的铁螯合剂。

（三）心律失常

地中海贫血重型患者的心律失常主要表现为触发机制和折返机制。慢性容量过载延长了传导路径，增加了复极离散度，诱发心房和心室折返节律。然而，与地中海贫血症重型患者相比，中度地中海贫血症患者心腔较大，但心脏铁含量较低，表现出较少的心律失常，这表明铁毒性在心律失常中起着关键作用。房性心律失常风险与心室 T_2^* 估计值相关，也支持铁过载的关键作用。铁沉积最常见于工作心肌（心室＞心房）。铁的电生理效应是复杂的，包括抑制快速内向钠电流，阻断 Ryanodine 钙释放通道，以及氧化应激介导的肌浆钙释放和再摄取的变化。

房内折返性心动过速和心房颤动是最常见的严重心律失常，而当心脏铁沉积过重时，也会出现异位房性心动过速和混乱的心房节律。胺碘酮是紧急控制房性心律失常的首选药物。然而，长期治疗可能因铁介导的甲状腺损伤而并发甲状腺功能减退。消融术应用于成功清除心脏铁的患者（由磁共振成像记录）。频繁的室性期前收缩本身并不是铁沉积心肌病的特异性表现，但出现偶联、非持续性室性心动过速或频繁的心房、心室混合性早搏等表现，应引起临床对铁毒性的怀疑。过去，在地中海贫血重型患者中，猝死约占心脏死亡的 5%，并与严重的铁过载和 QT 间期延长有关，这表明尖端扭转型室性心动过速是一种致病机制。起搏器治疗的决策相当复杂，因为生理性底物是潜在可逆的，而起搏器治疗则排除了通过磁共振成像进一步监测心脏铁贮积的可能。除颤背心在强化铁螯合治疗中可能是一个可行的方式。

（四）长期的心脏问题

自 1960 年以来，地中海贫血重症患者的预期寿命每 10 年增长 1 次[10, 11]。但是铁的氧化剂效应和慢性贫血会加速血管老化，增加心房颤动、心力衰竭、脑卒中、肺动脉高压和外周血管疾病的风险。心房颤动是慢性容量超负荷、舒张

功能障碍和铁介导的氧化应激的必然结果。一旦患者已成功清除铁，则心脏治疗方法与普通人群相同。虽然年轻患者的心力衰竭几乎总是铁介导的，但越来越多的老年患者出现铁阴性的收缩和舒张性心力衰竭。这种迟发性心力衰竭往往更加顽固，并与散在的 LGE 有关。微血管疾病，继发于糖尿病、慢性丙型肝炎、游离血红蛋白和循环微粒等是最可能的致病原因，但仍需进行许多工作以明确这种疾病的病因和预防。脑卒中在中度地中海贫血患者中更为常见，并表现出与镰状细胞贫血相似的表型。深部白质结构、基底神经节和丘脑最常受累。肺动脉高压在中度地中海贫血患者中也很常见；然而，脾切除的地中海贫血重型患者也有很高的肺动脉高压风险。开始或加强输血治疗可以显著改善肺动脉压，而磷酸二酯酶或内皮素抑制药治疗对难治性患者非常有效。外周血管疾病通常是非动脉粥样硬化性的，由内皮功能障碍、内膜增生和弹性蛋白降解引起。主动脉硬度增加，心脏-血管耦合恶化，并可能加重铁阴性的心脏功能障碍。骨质疏松症和慢性疼痛在老年地中海贫血患者中几乎普遍存在，并限制了保护性体育活动。因此，虽然心血管预后有了显著改善，但终身全面的心血管评估和治疗仍然是必要的。

二、解剖与病理

铁对心脏细胞的影响

心脏铁的积累只能在全身铁调节的背景下进行。铁通过肠道和通过输血后网状内皮系统（RES）进入体内，唯一的损失机制是通过肠上皮细胞的脱落（图 33-1）。游离铁通过铁转运蛋白（FPN）从肠细胞和巨噬细胞（清除衰老的红细胞后）进入血液。游离铁迅速与转铁蛋白结合，

循环到身体的所有器官用于生理过程。身体的每个器官都可以吸收转铁蛋白结合的铁，但也有适当的铁反应元素和蛋白质（IRE/IRP）反馈机制，以防止铁的过度积累。过量的不稳定血浆铁和结合转铁蛋白的铁被肝脏吸收，肝脏进而产生反调节激素铁调素。铁调素引起铁转运蛋白的内化，从而减少饮食中铁的吸收和巨噬细胞的铁输出。

在血色病综合征中，信号通路中的遗传错误会产生低铁调素状态，导致慢性高吸收和铁过载。在输血性铁过载中，铁信号传递是正常的，但即使是最大铁排泄量也不足以平衡输血导致的急剧铁聚积。在这两种情况下，铁流量最终会超过转铁蛋白缓冲和分配铁的能力。一旦转铁蛋白饱和 > 80%，血液中就会出现不稳定的铁。这些不稳定的铁物质通过非特异性阳离子通道和组成性内吞作用进入器官（图 33-1），在内分泌系统和心脏中产生快速和危险的铁积累。胰腺比心脏超负荷发生的早，是不稳定铁暴露的敏感标志，就像糖化血红蛋白反映了慢性葡萄糖暴露。虽然心脏铁的积累通常落后于其他器官，但一旦开始，心脏铁的吸收就会很快。更重要的是，心脏铁负荷清除非常缓慢，比肝脏慢 4~5 倍，因此心脏铁积聚的一级预防是绝对必要的。

一旦铁进入心肌细胞，它最初被细胞内转铁蛋白捕获，并在溶酶体中长期储存。只要氧化还原活性不稳定的细胞内铁保持低水平，心脏功能就保持正常。在这个阶段，患者体内有磁共振成像可检测到的铁，但没有临床症状。然而，高水平的心脏铁储存预示了发生心力衰竭的风险，表明心脏缓冲游离铁的能力随着时间的推移而受到限制。不稳定的游离铁破坏溶酶体膜（增强游离铁的释放），干扰钠、钾和钙信号，破坏线粒体中的电子链转导，并促进肌细胞纤维化。临床上，患者表现为扩张型或限制型双心室心力衰竭，以及复杂、难治性的房性和室性心律失常。

三、临床背景

铁过载的患者群体

心脏铁过载可能是由于原发性铁调节紊乱（遗传性血色病综合征）或通过输血导致铁过载。在前一种情况下，铁的高吸收是缓慢的，通常患

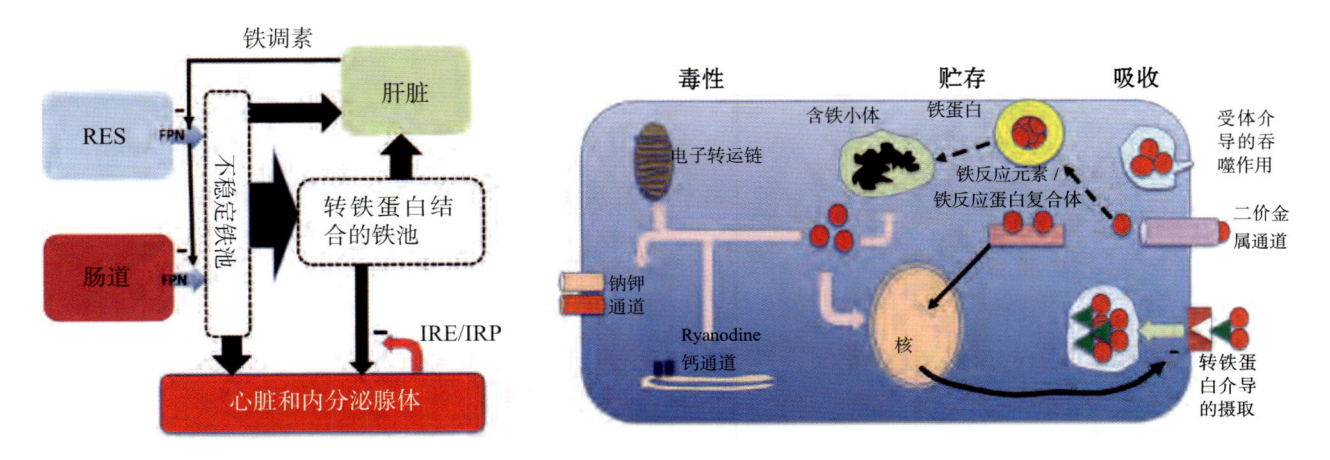

▲ 图 33-1　左图以图解形式显示了铁循环，来自身体储备和肠道摄入的铁在调节因子铁调素的控制下形成不稳定的铁池，并分布到心脏和肝脏中与转铁蛋白结合的铁池。右图显示铁进入细胞并储存在铁蛋白和含铁小体中。当超过储存容量时，会产生游离的不稳定铁，并对细胞核、肌节、线粒体、离子通道和细胞膜产生过度的不利影响
RES. 网状内皮系统；IRE. 铁反应元素；IRP. 铁反应蛋白

病 40～50 年才会出现症状。事实上，随着识别和筛查工具的改进，铁心肌病在血色病综合征中变得相对罕见。然而，在输血性铁负荷过重的情况下，铁积累速率要快一个数量级，儿童可以在开始常规输血治疗的几年内出现心脏铁贮积。心脏铁积聚和铁心肌病的风险因潜在的贫血表型而异。缺乏内在骨髓活性的贫血风险最高，如 Blackfan Diamond 综合征和严重的地中海贫血重症综合征。而溶血性贫血，如镰状细胞贫血，对心脏铁积聚有更强的抵抗力。然而，即使是最"受保护"的表型，如果接触足够长时间和强度的输血，特别是如果铁螯合剂依从性差，也会产生心脏铁贮积。图 33-2 总结了导致铁心肌病的风险因素，并列出了一些常见贫血疾病的相对排序。

四、铁过载影像学

左心室和右心室容积及收缩功能的评估应作为铁过载综合评估的常规部分，但应注意的是，当与非贫血的人进行比较时，左心室和右心室容积的"正常"范围在输血依赖性贫血患者中是不同的。其他可以用来测量体内铁负荷效应的技术包括双能 CT 和超导量子干涉装置（SQUID）。后者只能应用于肝脏铁负荷，但双能 CT 可用于心肌铁负荷的检测。由于 CT 涉及电离辐射暴露，因此在临床实践中没有常规使用。超声心动图与 CMR 相比，在评估铁过载和铁超量方面没有独特作用。如果不能进行心脏磁共振成像，可以用它来纵向追踪心室功能，但必须非常注意操作细节，以减少研究间的差异性。

五、铁过载的 CMR 成像

人体心脏组织 T_2^* 的校准

在 T_2^* 技术发展的早期，认为心肌舒张性的变化必然与铁含量直接相关，因为最短的 T_2^* 值与左心室收缩功能恶化和心力衰竭的发展密切相关。在肝脏中，T_2^* 已被证明与活检铁含量有很好的相关性[12]，尽管 T_2^* 和心脏铁之间的关系可以从基本原理、动物模型和肝脏数据中推断出来，但对于 T_2^* 能够测量心脏铁的假设需要验证。由于采样误差，EMB 测量心肌铁不可靠，因此不能用作任何有意义校准的分母。如前所述，虽然血清铁蛋白与心脏铁含量有关，但其可变性使其无法用于此目的。

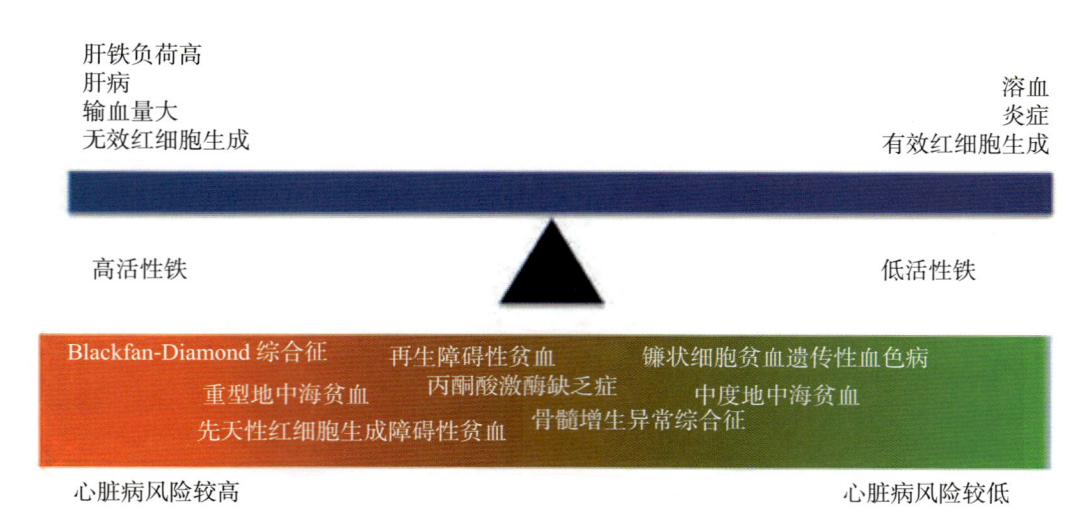

▲ 图 33-2 心脏铁积聚的相关因素及其与心脏风险的关系

图中显示了这些因素在不同的铁负荷疾病中导致心脏铁负荷增加的倾向性

在一项为期10年的国际合作中，研究了因终末期心力衰竭而死亡或进行心脏移植的输血依赖性贫血患者所捐赠的12例心脏[5]。在维持心脏正常体温情况下，采用临床1.5T磁共振设备进行CMR扫描。在每个层面的18个节段中进行弛豫参数（T_2^*、T_2和T_1）的测量。采用这些测量感兴趣区，将心脏切割成相应的组织块，并使用电感耦合等离子体原子发射光谱法测量每个心肌块中的绝对铁含量。虽然福尔马林对T_2^*没有显著影响，但随着福尔马林储存时间的延长，T_2^*值会略有缩短。对死后心脏进行T_1值测量更具挑战性，因为福尔马林可导致T_1值明显缩短。有了这些信息，就有可能推导出铁和T_2^*，以及铁和T_2之间关系的公式如下。

$[Fe] = 45.0 \times (T_2^*)^{-1.22}$ 和 $[Fe] = 561.4 \times (T_2)^{-1.67}$

对于这两个方程，心肌铁浓度 $[Fe]$ 是以mg/g 干重来测量的。T_2 和 T_2^* 值都以 ms 为单位。

六、CMR 成像方案

（一）心脏铁测量技术

射频脉冲导致自旋质子偏离平衡状态。在这个射频脉冲之后，质子立即通过两个独立的过程，即 T_1 恢复和 T_2 弛豫，开始恢复平衡。这些基本的物理原理在心脏铁含量的评估中发挥了优势。磁场中的任何不均匀性都会导致自旋更快地失相位，由于细胞内颗粒铁会导致局部磁场不均匀性，心肌内存在的铁越多，自旋质子返回平衡状态的速度就越快。使用能够在重复的时间间隔（每隔几毫秒）采集图像数据的特定序列，可以测量弛豫或恢复曲线的衰减常数。这种技术被称为磁共振弛豫技术。心肌"图"可以自动生成，其中每个像素代表一个 T_2^*、T_2 或 T_1 值，这可使分析更容易。全面的心脏铁评估可以非常快速地进行，并且不需要 GBCA。

（二）使用 T_2^* 测量铁

T_2^* 测量需要使用梯度回波序列（表33-1）。所有数据都可以在一次屏气中获得，图像在多个不同的回波时间（即多回波序列）采集。与用于测量 T_1 和 T_2 的自旋回波序列相比，梯度回波图像主要是 T_2^* 加权的，因此更容易受到磁场不均匀性的影响，特别是在心脏铁过载患者中受到含铁血黄素聚集颗粒的影响。随着铁浓度的增加，信号衰减更快，导致 T_2^* 时间更短。两个多回波序列已经通过临床应用验证，可以提供"亮血"或"黑血"图像（图33-3和图33-4）[13,14]。黑血序列提供了具有清晰心肌边界的高对比度图像，并且对可能影响 T_2^* 测量的伪影和背景噪声不敏感。

（三）采用 T_2 的铁测量

早期的技术依赖于在 T_2 加权自旋回波序列图像上测量心肌和骨骼肌之间的信号强度比，但是成像参数的微小变化对结果有显著影响，导致

表 33-1 CMR 成像方案

方 案	序 列	图 像
定位像	bSSFP	轴位、冠状位及矢状位
形态和功能	bSSFP	覆盖整个左心室的短轴平面、长轴平面（VLA、HLA、LVOT）
CMR-T_2^*铁成像	T_2^*加权扰相梯度回波序列	短轴平面（心室中部层面）

bSSFP. 平衡稳态自由进动；HLA. 水平长轴；LVOT. 左心室流出道；VLA. 垂直长轴

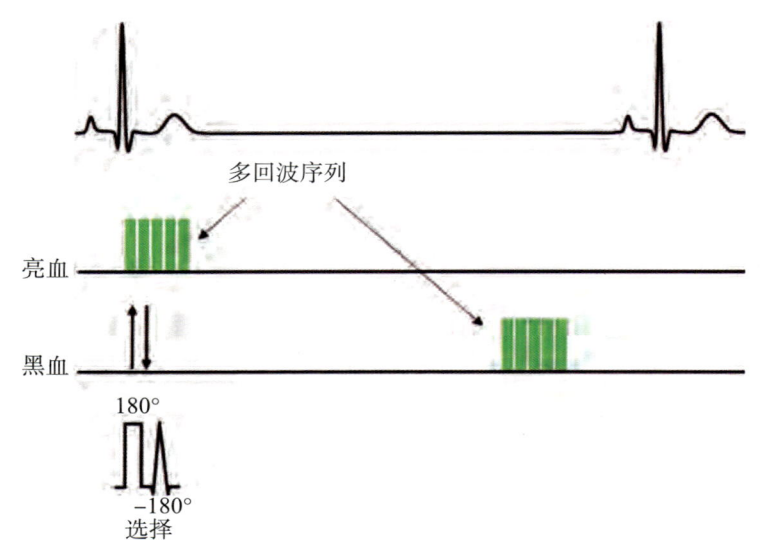

◀ 图 33-3　T_2^* 序列采集时相

亮血序列在心电图 R 波触发后立即采集所有回波时间的图像，以获得血流和心肌壁运动伪影最少的高质量图像，而黑血序列在 R 波上使用双反转恢复脉冲来使血液信号抑制，并在心脏静止时在舒张末期采集多回波 T_2^* 序列

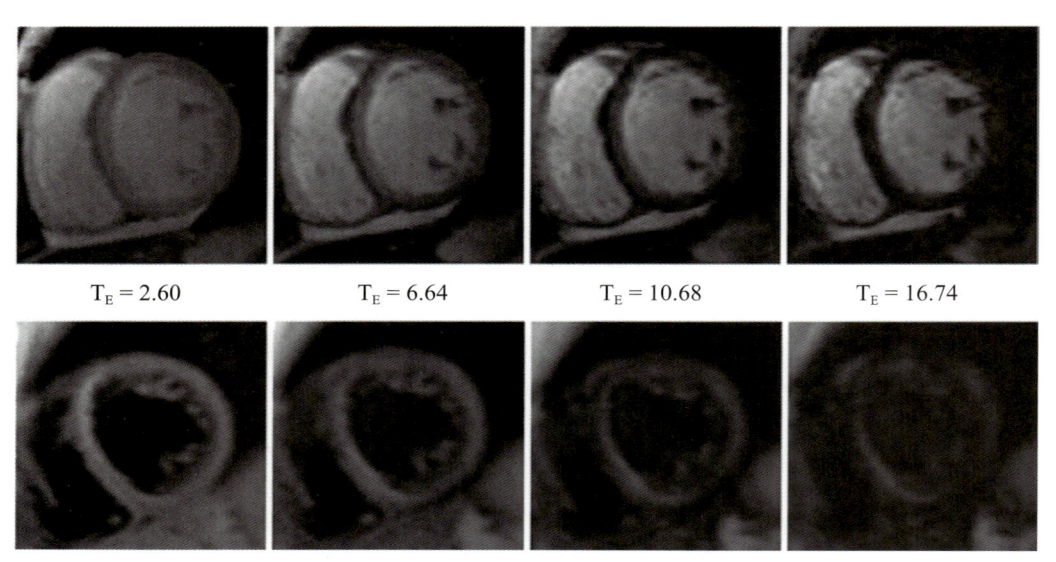

▲ 图 33-4　初始射频脉冲后随回波时间（T_E）增加的左心室中央段短轴层面系列图像

随着 T_2^* 衰变的发生，心肌逐渐变暗。上面一行显示亮血图像，下面一行显示黑血图像

在比较不同中心的结果时出现局限性和较差的可重复性。对于 T_2 测量，一系列等间距 180° 重新聚焦的射频脉冲序列可用于在多个回波时间（TE）产生一系列自旋回波序列。从这个序列中产生一组图像，信号强度逐渐降低，从而通过衰减曲线计算出 T_2 值，这与计算 T_2^* 值类似。T_2 也像 T_2^* 值一样，随着心肌铁的增加而缩短。

（四）采用 T_1 的铁测量

T_1 的测量依赖于反转恢复序列，T_1 表示在 180° 射频脉冲后，磁化恢复到其平衡值的 63% 所需的时间。为了在体内测量 T_1，可以在一定的反转时间范围内获得一系列反转恢复图像。一种改进的 "Look-Locker"（MOLLI）序列可以在一次屏气中产生心脏的 T_1 值图，T_1 mapping 越来越多地用于临床评估。T_1 有助于为 T_2^* 提供额外的信息，并被认为在较低的心肌铁负荷水平下准确性和可重复性更好[15]。在影响心脏的两种情况中，即心肌铁质沉着症和 Anderson-Fabry 病，可以看到低初始（对比增强前）T_1 值。非铁负荷心

脏的 T_1 值正常范围为 800～1000ms，但也存在一些变化，可能需要不同的中心对正常受试者进行 T_1 mapping 扫描，以建立本中心的"正常"值。

七、CMR 图像分析

T_2^* 的体内测量可能受到组织边界（如心肌/肺界面）处的磁敏感伪影、肝脏中铁负荷的程度、前室间沟和后室间沟中血管中的脱氧血液，以及心脏运动的影响。因此，对于 T_2^* 的常规分析，建议选择覆盖间隔壁全层的感兴趣区（ROI）来测量每个回波时间的平均信号强度。这可以避免许多伪影影响。需要注意确保血池信号和其他伪影从 ROI 中排除。绘制信号强度与回波时间关系曲线，并拟合单指数衰减曲线以得出 T_2^* 值（图 33-5），该值代表信号强度衰减到其初始值的 37% 所用的时间。每个回波时间的信号强度（SI）由以下方程中给出（其中 SI_0 表示时间零点的信号强度，T_E 表示回波时间）。

$$\text{Signal intensity}（SI）= SI_0 \times e^{-T_E/T_2^*}$$

由于严重的心肌铁负荷，随后的回波时间受到背景噪声、运动和血池伪影的影响。该噪声背景使信号强度不能达到基线，因此可能会影响 T_2^* 值的计算。在已经提出的处理该问题的众多方法中，删除曲线的最终数据点（也称为"截断"）被认为是最准确的。建议仅使用专用且经过验证的分析软件进行计算。T_2^* 是一种高度可靠的测量方法，已被证明具有较高的观察者间和观察者内的可重复性，以及相隔几小时或几天、跨不同地点和扫描设备平台的不同研究之间的高可重复性。

八、诊断效能与临床结局

（一）T_2^* 与预后的关系

EF 值是地中海贫血重型患者心脏监测的重要组成部分，但对于心力衰竭事件的充分预测并不理想。高的基础心排血量掩盖了细微但重要的收缩功能变化，临床医生仅能在铁过载病程晚期发现 EF 值损伤。事实上在 EF 值几乎正常的地中海贫血重型患者中可以看到低心肌 T_2^* 值。因此，心肌 T_2^* 是比 LVEF 更敏感的预测心力衰竭事件的生物学标志物。在随访 1 年的 652 名地中海贫血重型患者队列中，记录了 80 例心力衰竭。在心力衰竭事件后随访中位数为 158d，CMR 评估的平均 EF 值为 43.1%。几乎所有心力衰竭患者的 T_2^* < 10ms，平均 T_2^* 时间为 6.7ms。在没有干预的情况下，1 年内发生心力衰竭的风险情况（图 33-6），随着心肌 T_2^* 降至 10ms 以下，风险迅速上升。重要的是，与 T_2^* 值 > 10ms 的患者相比，心肌 T_2^* 值 < 6ms 的患者 1 年内发生心力衰竭的相对风险为 270（95%CI 64～1129；P < 0.001），而血清铁蛋白水平 ≥ 2500μg/L 并无

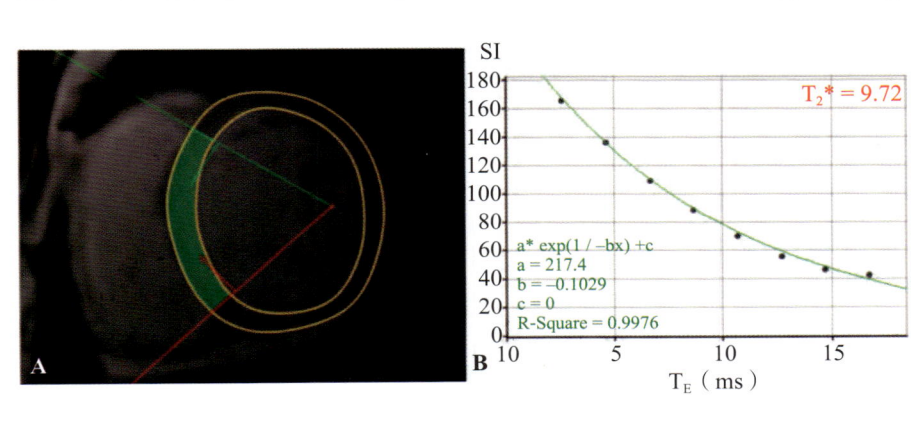

◀ 图 33-5 T_2^* 值的计算
在心室中部间隔壁选择一个最佳的感兴趣区域（A）。然后绘制每个回波时间的信号强度（B）。拟合单指数趋势线推导 T_2^* 值。本例得出的 T_2^* 值为 9.72ms，提示严重的心脏铁负荷

预后预测价值。值得注意的是，一旦确诊心力衰竭，则预后很差。根据对大量地中海贫血患者的临床观察，得出心脏并发症的"风险范围"，T_2^* < 10ms 代表高风险，10～20ms 代表中等风险，> 20ms 代表低风险。

在使用心肌 T_2^* 之前，传统的评估地中海贫血症风险的方法是使用肝脏铁水平和血清铁蛋白。然而，在当时心源性死亡比例仍然很高，这可能是由于不同脏器的铁负荷程度不一致造成的。图 33-7 显示了肝脏和心脏铁负荷不一致的例子。受试者工作特征曲线分析表明，在预测心力衰竭方面，T_2^* 明显更具优势（图 33-8），因此应尽可能地进行心肌 T_2^* 测量。

一旦确定了低 T_2^* 值，就有可能通过强化螯合治疗来尽快降低心脏铁含量。这可以大大降低患心力衰竭的风险，这点非常重要，因为一旦确诊心力衰竭，它会导致心脏功能不可逆的恶化，最终导致死亡。随机对照试验数据表明，心力衰竭的治疗通常联合去铁酮和去铁胺，具有最高的心脏铁清除率，改善心室功能。1999 年英国引入心肌 T_2^* 后，在随后的 5 年中，记录的心源性死亡人数减少了 71%（图 33-9）。

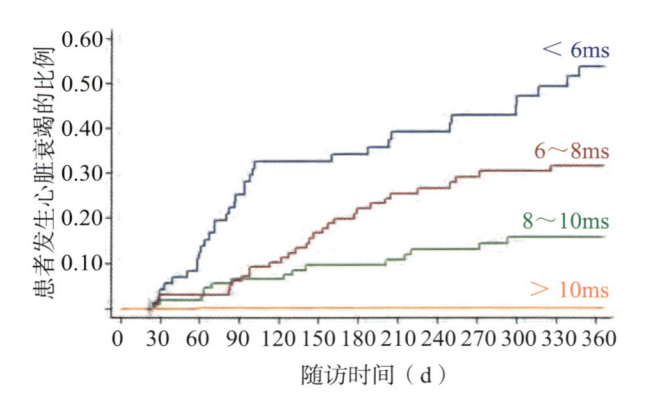

▲ 图 33-6 发生心力衰竭的风险与心肌 T_2^* < 10ms 密切相关

T_2^* 的减少会大大增加心力衰竭风险，在 T_2^* < 6ms 时，如果当前的螯合治疗没有变化，则发生心力衰竭的可能性为 47%（经许可引自 Kirk P, Roughton M, Porter JB, et al. Cardiac T_2^* magnetic resonance for prediction of cardiac complications in thalassemia major. *Circulation* 2009；120：196-198. ©2009 American Heart Association 版权所有，Wolters Kluwer Health, Inc. 出版）

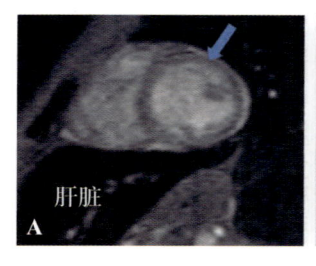

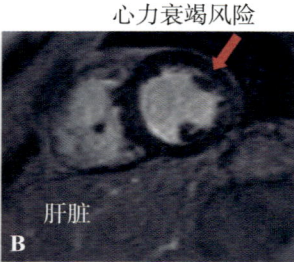

▲ 图 33-7 心脏铁和肝脏铁负荷程度可不一致

A. 正常心脏（灰色）和肝的重度铁负荷（黑色）；B. 与图 A 相反。心脏铁负荷重的患者有心力衰竭的风险，而肝脏铁负荷程度不足以判定患病风险［经许可引自 Anderson LJ, Holden S, Davis B, Prescott E, Charrier CC, Bunce NH, Firmin DN, Wonke B, Porter J, Walker JM, Pennell DJ. Cardiovascular T_2-star（T_2^*）magnetic resonance for the early diagnosis of myocardial iron overload. *Eur Heart J* 2001；23：2171-2179 © 2001 Oxford University Press 版权所有］

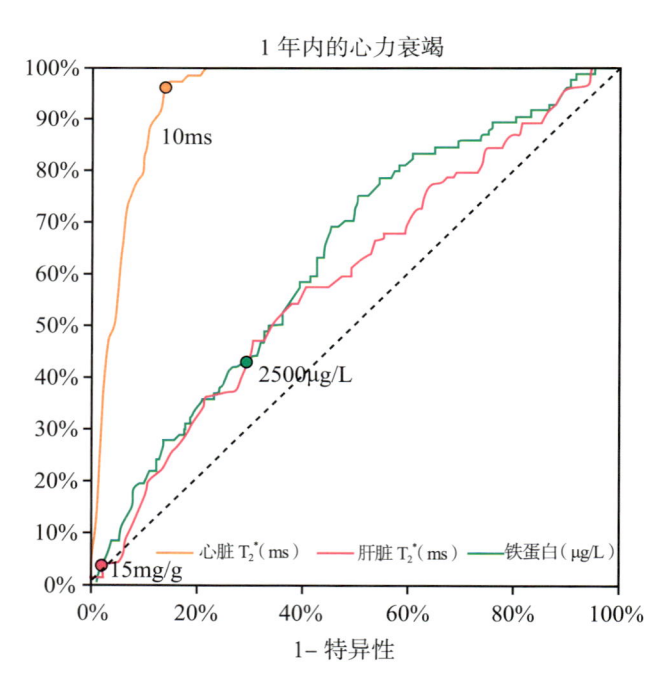

▲ 图 33-8 受试者工作特征曲线比较心肌 T_2^*（黄）、肝脏铁（紫）和血清铁蛋白（绿）对心力衰竭的预测价值，结果显示 T_2^* 测量的预测价值大大优于常规测量

经许可引自 Kirk P, Roughton M, Porter JB, et al. Cardiac T_2^* magnetic resonance for prediction of cardiac complications in thalassemia major. *Circulation* 2009；120：196-198.©2009 American Heart Association 版权所有，Wolters Kluwer Health, Inc. 出版

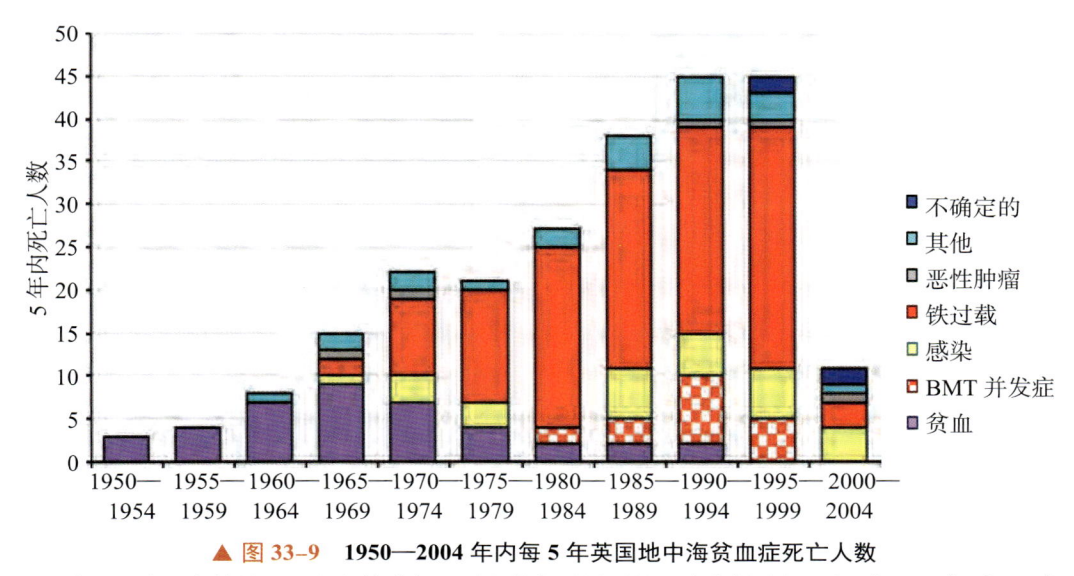

▲ 图 33-9 1950—2004 年内每 5 年英国地中海贫血症死亡人数

因移民导致患者数量和死亡人数增加。死亡的主要原因是心力衰竭（红区）。在 1999 年引入 T_2^* 后，心源性死亡人数大幅下降了 71%［经许可引自 Modell B, Khan M, Darlison M. Survival in beta-thalassaemia major in the UK：data from the UK Thalassaemia Register.*Lancet*.2000 Jun 10；355（9220）：2051–2.© 2000 Elsevies 版权所有］

（二）急性心力衰竭

急性心力衰竭的研究很少。一项随访研究显示，连续不间断静脉注射去铁胺治疗的急性心力衰竭患者中，死亡率只有 1/7。只有一项关于地中海贫血急性心力衰竭的随机对照试验，在招募了 23% 的患者后因招募不足而终止 [16]。因此，对急性心力衰竭的研究效能不足，结果解释困难。该试验表明，去铁胺与去铁酮联合治疗后的 EF 值（1 年时 EF 值增加 8.4%）并不显著高于进行标准治疗管理的去铁胺单药治疗（1 年时 EF 值增加 4.1%）。而肝脏铁和铁蛋白通过联合治疗显著降低。

（三）慢性铁质沉着症

有铁螯合剂治疗心脏铁的随机试验。口服去铁酮 100mg/（kg·d）在中等心脏铁负荷下显示出比皮下注射去铁胺更好的心脏铁清除效果，并且改善了 LVEF 和 RVEF [2]。75mg/（kg·d）的去铁酮与去铁胺的联合治疗优于单独去铁胺治疗，并且改善了 LVEF 和 RVEF [3]。心脏铁清除率高于单独使用任何一种药物的清除率。因此，对于严重的铁负荷和 EF 值降低的情况，建议采用联合治疗。口服地拉罗司在降低心脏铁含量方面并不比去铁胺差，两种治疗都不能提高心功能 [6]。最后，不断有证据表明去铁酮和地拉罗司联合应用有潜在作用 [17]。

九、前景展望

随着铁沉积性心肌病预防和管理，以及贫血的改善，患者存活率提高，但老年地中海贫血症重型患者仍可能面临心血管健康的威胁。糖尿病是公认的缺血性心脏病和心力衰竭的高危险因素，可由胰腺的铁浸润引起。由于贫血，即使 T_2^* 值正常，原本顺应性扩张的血管也可能会变得僵硬。通过脉搏波传导速度或增强指数测量的内皮功能障碍，与普通人群和糖尿病患者更差的心血管预后相关。地中海贫血重型患者中这些较传统的风险因素的增加是否会转化为更高的缺血性心脏病风险尚不清楚，但大型注册研究，如意大利的 MIOT 网络，将能够解决这些问题[18]。CMR 心肌 T_1 mapping 是一种跟踪非地中海贫血重型患者心肌间质纤维化的新技术，但使用 T_1 测量间质纤维化的一个主要问题是 T_1 值随着铁的增加而缩短，从而导致信号混杂。如果技术问题能够得到解决，T_1 有可能成为一种新的铁生物学标志物，因此考虑在 3T 上应用它是值得关注的。心肌 T_1 mapping 在预测心脏并发症中的作用尚未确定。正在进行的试验将确定钙通道阻滞药在与螯合疗法联合使用时降低心肌铁含量的效果[19]。最后，基因治疗研究的最新进展给予了地中海贫血重型患者、家庭和护理人员治愈的希望。

十、结论

CMR 在心肌铁过载患者中的应用是一个成功的案例。心肌 T_2^* 的测量完全是无创的，不需要任何对比剂，有大量证据表明 T_2^* 作为一种诊断和监测工具可以改善患者的预后。心肌 T_2^* 通过活检中的铁含量进行验证，显示其具有高度可重复性，因此可以用于监测治疗效果。由于 CMR 被应用到有心肌铁过载和相关心力衰竭风险的患者，死于心力衰竭患者的比例显著下降。因此，CMR 心肌 T_2^* 可作为心肌铁过载的理想生物学标志物。

推荐阅读

[1] Anderson LJ, Holden S, Davis B, et al. Cardiovascular T_2–star (T_2^*) magnetic resonance for the early diagnosis of myocardial iron overload. *Eur Heart J*. 2001;23:2171–9.
[2] Carpenter JP, He T, Kirk P, et al. On T_2^* magnetic resonance and cardiac iron. *Circulation*. 2011;123:1519–28.
[3] Kirk P, Roughton M, Porter JB, et al. Cardiac T_2^* magnetic resonance for prediction of cardiac complications in thalassemia major. *Circulation*. 2009;120:196–198.
[4] Pennell DJ, Udelson JE, Arai AE, et al. Cardiovascular function and treatment in beta-thalassemia major: a consensus statement from the American Heart Association. *Circulation*. 2013;128:281–308.
[5] Tanner MA, Galanello R, Dessi C, et al. A randomized, placebocontrolled, double-blind trial of the effect of combined therapy with deferoxamine and deferiprone on myocardial iron in thalassemia major using cardiovascular magnetic resonance. *Circulation*. 2007;115:1876–84.

参考文献

[1] Pennell DJ, Udelson JE, Arai AE, et al. Cardiovascular function and treatment in beta-thalassemia major: a consensus statement from the American Heart Association. *Circulation*. 2013;128:281–308.
[2] Tanner MA, Galanello R, Dessi C, et al. A randomized, placebo-controlled, double-blind trial of the effect of combined therapy with deferoxamine and deferiprone on myocardial iron in thalassemia major using cardiovascular magnetic resonance. *Circulation*. 2007;115:1876–84.
[3] Tanner MA, Galanello R, Dessi C, et al. Combined chelation therapy in thalassemia major for the treatment of severe myocardial siderosis with left ventricular dysfunction. *J Cardiovasc Magn Reson*. 2008;10:12.
[4] Kirk P, Roughton M, Porter JB, et al. Cardiac T_2^* magnetic resonance for prediction of cardiac complications in thalassemia major. *Circulation*. 2009;120:1961–8.
[5] Carpenter JP, He T, Kirk P, et al. On T_2^* magnetic resonance and cardiac iron. *Circulation*. 2011;123:1519–28.
[6] Pennell DJ, Berdoukas V, Karagiorga M, et al. Randomized controlled trial of deferiprone or deferoxamine in beta-thalassemia major patients with asymptomatic myocardial siderosis. *Blood*. 2006;107:3738–44.
[7] Davis BA, O'Sullivan C, Jarritt PH, et al. Value of sequential monitoring of left ventricular ejection fraction in the management of thalassemia major. *Blood*. 2004;104:263–9.
[8] Wood JC, Kang BP, Thompson A, et al. The effect of deferasirox on cardiac iron in thalassemia major: impact of total body iron stores. *Blood*. 2010;116:537–43.
[9] Anderson LJ, Wonke B, Prescott E, et al. Comparison of effects of oral deferiprone and subcutaneous desferrioxamine on myocardial iron concentrations and ventricular function in betathalassaemia. *Lancet*. 2002;360:516–20.

[10] Modell B, Khan M, Darlison M. Survival in beta-thalassaemia major in the UK: data from the UK Thalassaemia Register. *Lancet.* 2000;355:2051–2.

[11] Borgna-Pignatti C, Rugolotto S, De Stefano P, *et al.* Survival and complications in patients with thalassemia major treated with transfusion and deferoxamine. *Haematologica.* 2004;89:1187–93.

[12] Anderson LJ, Holden S, Davis B, *et al.* Cardiovascular T_2-star (T_2^*) magnetic resonance for the early diagnosis of myocardial iron overload. *Eur Heart J.* 2001;23:2171–9.

[13] Westwood M, Anderson LJ, Firmin DN, *et al.* A single breath-hold multiecho T_2^* cardiovascular magnetic resonance technique for diagnosis of myocardial iron overload. *J Magn Reson Imaging.* 2003;18:33–9.

[14] He T, Gatehouse PD, Kirk P, *et al.* Black-blood T_2^* technique for myocardial iron measurement in thalassemia. *J Magn Reson Imaging.* 2007;25:1205–9.

[15] Sado DM, Maestrini V, Piechnik SK, *et al.* Noncontrast myocardial T_1 mapping using cardiovascular magnetic resonance for iron overload. *J Magn Reson Imaging.* 2015;41:1505–11.

[16] Porter JB, Wood J, Olivieri N, *et al.* Treatment of heart failure in adults with thalassemia major: response in patients randomised to deferoxamine with or without deferiprone. *J Cardiovasc Magn Reson.* 2013;15:38.

[17] Elalfy MS, Adly AM, Wali Y, Tony S, Samir A, Elhenawy YI. Efficacy and safety of a novel combination of two oral chelators deferasirox/deferiprone over deferoxamine/deferiprone in severely iron overloaded young beta thalassemia major patients. *Eur J Haematol.* 2015;95:411–20.

[18] Meloni A, Ramazzotti A, Positano V, *et al.* Evaluation of a web-based network for reproducible T_2^* MRI assessment of iron overload in thalassemia. *Int J Med Inform.* 2009;78: 503–12.

[19] Fernandes JL, Sampaio EF, Fertrin K, *et al.* Amlodipine reduces cardiac iron overload in patients with thalassemia major: a pilot trial. *Am J Med.* 2013;126:834–7.

第 34 章 CMR 在心脏再同步化治疗的作用
Cardiovascular magnetic resonance in cardiac resynchronization therapy

Francisco Leyva Charlotte Manisty 著
李 瑛 朱君磊 译 戴沁怡 徐 磊 校

一、概述

心力衰竭是大多数心脏疾病发病和死亡的最终共同途径，对生存和生活质量具有毁灭性影响。虽然随着 20 世纪 80 年代药物治疗的出现，临床结果有所改善，但当时没有认识到纠正传导障碍可以进一步改善愈后。

大量证据表明，心室间和心室内传导障碍导致心力衰竭[1]。CRT 的设计是希望纠正这种干扰以改善左心室功能。来自单个病例研究和小样本患者系列的证据得到了大型随机对照试验结果的支持。目前全世界的临床指南建议对部分心力衰竭患者进行 CRT 治疗。

尽管 CRT 是一种电传导治疗，但它最终必须发挥机械作用来改善心脏功能。基于影像学可以评价心脏动力学，人们的注意力集中在它在选择患者和优化 CRT 从植入到随访过程中的作用。本章探讨了 CMR 在 CRT 中的作用。这篇综述的一个潜在信息是，影像学只是接受 CRT 患者评估的一个组成部分。

二、解剖与病理

在正常心脏中，心内膜电激活在 10ms 内发生，这对应于大约 60ms 的表面 QRS 持续时间。通常，LBBB 是由于快速传导纤维损伤，传导让位于通过较慢传导心肌的心室内传导。因此，心室内传导减慢，左心室激活模式改变（图 34-1）。因此，室间隔最早被激活，在收缩期不会进一步缩短，并且过早松弛。晚期激活的左心室外侧游离壁受到早期收缩期预拉伸，随后收缩期缩短和延迟松弛。本质上，相对的左心室壁（室间隔和左心室游离壁）是异相的，大部分能量耗散在相对的心肌节段，而不是有效射血。

除了引起室内不同步外，左心室激活的延迟还会导致左侧房室延迟或房室不同步的延长。这导致室间"不协调"。因此，舒张期充盈受损，左心室等容期增加，左心室搏出量减少，二尖瓣反流恶化。左心室前负荷的减少导致收缩减少，通过 Starling 机制。室间、心室内和房室不同步的综合效应是降低心排血量。

在理想的实验条件下，CRT 可以同时或顺序激活左心室间隔和游离壁，从而导致机械同步和心排血量的恢复（图 34-1）。除了其急性影响外，

第 34 章 CMR在心脏再同步化治疗的作用
Cardiovascular magnetic resonance in cardiac resynchronization therapy

CRT 还会产生长期的功能变化，如局部拉伸的逆转，以及收缩期缩短和机械功的增加。在 LBBB 心力衰竭的动物模型中，局部肥大消失，左心室质量减少，左心室腔大小在接受 2 个月的 CRT 治疗后恢复正常。

三、临床背景

在 CRT 的第一个里程碑式试验 COMPANION[2] 中，CRT-除颤（CRT-D）可使总死亡率降低 36%，而 CRT-起搏（CRT-P）具有中性作用。CARE-HF[3] 将 CRT-P 与最佳药物治疗进行了比较，结果显示 CRT-P 降低了总死亡率 36%，以及总死亡率或因重大心血管事件计划外住院的复合终点降低了 37%。进一步的研究支持在轻度心力衰竭患者中使用 CRT。CRT 的益处已在"实际"实践中得到了广泛的证明（图 34-2）[4]。

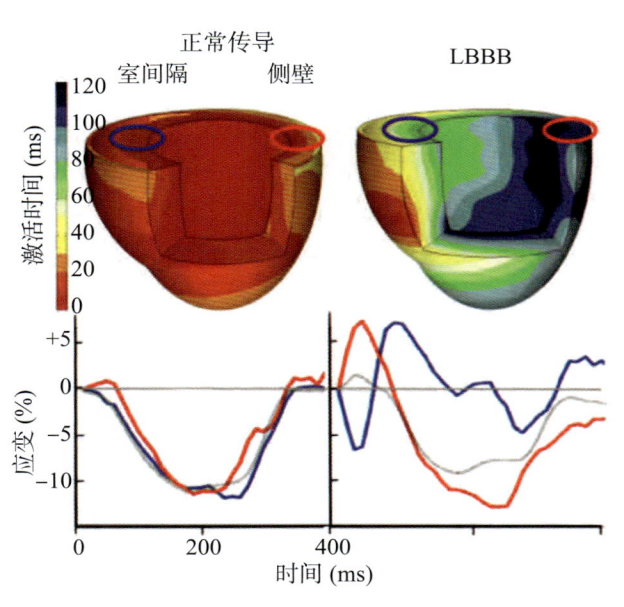

▲ 图 34-1 左束支传导阻滞的机械效应（LBBB）
犬心脏正常激活和 LBBB 期间心室激活（上图）和应变（下图）的 3D 表现，其中早期室间隔激活（蓝色圆圈）导致早期缩短（蓝色描迹）和晚期侧壁激活（红色圆圈）导致收缩早期拉伸，随后在射血阶段缩短。灰色轨迹表示平均左心室应变［经许可引自 Prinzen FW, Vernooy K, De Boeck BW, Delhaas T. Mechano-energetics of the asynchronous and resynchronized heart. *Heart Fail Rev* 2011; 16(3):215-24.© 2011 Prinzen FW, et al.; licensee Springer 版权所有; De Boeck BW, Kim B, Teske AJ, Hummeling RW, Doevendans PA, Cramer MJ, Prinzen FW.Threedimensional mapping of mechanical activation patterns, contractile dyssynchrony and dyscoordination by two-dimensional strain echocardiography: rationale and design of a novel software toolbox.*Cardiovasc Ultrasound* 2008; 6:22.© 2008 De Boeck BW, et al.; licensee BioMed Central, Ltd 版权所有; Mills RW, Cornelussen RN, Mulligan LJ, Strik M, Rademakers LM, Skadsberg ND, van Hunnik A, Kuiper M, Lampert A, Delhaas T, Prinzen FW.Left ventricular septal and left ventricular apical pacing chronically maintain cardiac contractile coordination, pump function and efficiency.*Circ Arrhythm Electrophysiol* 2009; 2(5):571-9.© 2009 American Heart Association 版权所有, Wolters Kluwer Health, Inc. 出版］

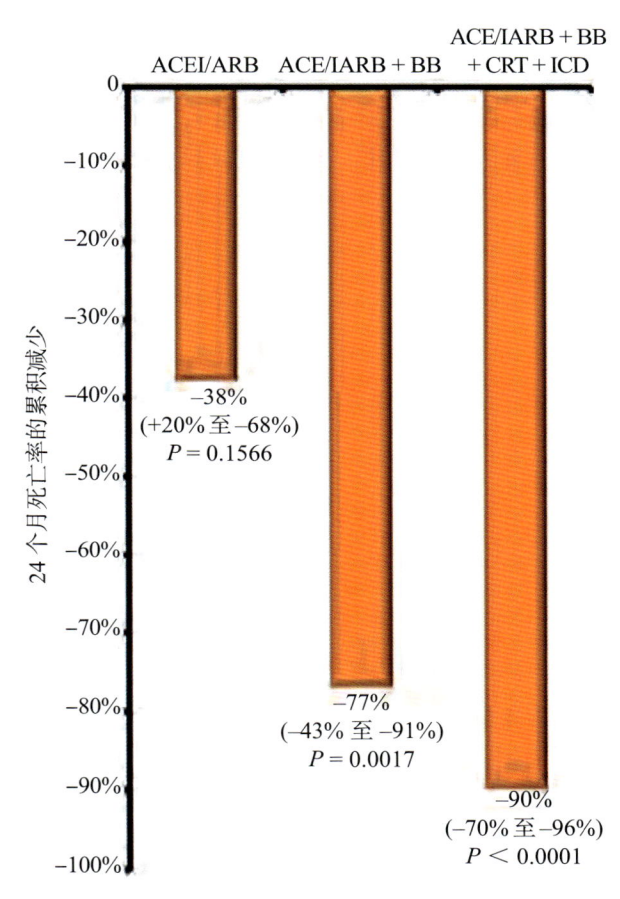

▲ 图 34-2 心力衰竭药物和器械治疗的益处
该图显示了符合所有 4 种心力衰竭治疗条件的患者（368 名）中，与无治疗相比，序贯治疗相关的 24 个月死亡率的累积减少。ACEI. 血管紧张素转化酶抑制药；ARB. 血管紧张素受体阻滞药；BB. β 受体拮抗药；CRT. 心脏再同步化治疗；ICD. 植入型心律转复除颤器［经许可引自 Fonarow GC, Albert NM, Curtis AB, Gheorghiade, M, Liu Y, Mehra MR, O'Connor CM, Reynolds D, Walsh MN, Yancy CW. Incremental Reduction in Risk of Death Associated With Use of Guideline-Recommended Therapies in Patients With Heart Failure: A Nested Case-Control Analysis of IMPROVE.HF. *J Am Heart Assoc* 2012; 1(1): 16-26. https://doi.org/10.1161/JAHA.111.000018. © John Wiley & Sons, Inc 版权所有］

现代医学表明，尽管存在机械不同步，但QRS持续时间＜120ms的患者不会受益[5]。在单个患者数据网络Meta分析中，QRS时间为140ms时明显有利于生存，而在QRS时间为120～140ms时则无明显益处（图34-3）[6]。同样的Meta分析表明，LBBB形态学在单变量分析中作为生存获益的预测因子出现，但在多变量分析中没有。尽管如此，临床指南在选择患者时采用了QRS持续时间和心室内传导阻滞类型的阈值（表34-1至表34-3）[7]。

与任何其他疗法一样，一些患者可能对CRT没有反应。大约30%的患者无反应（图34-4），但是这个比例取决于有无反应的标准。尽管如此，在70%的患者中有反应而且是非常有效的治疗，特别是对药物治疗没反应的CRT患者。我们还应该考虑其他改变对CRT反应的因素，如右心室功能障碍、肺动脉高压、肾衰竭和瓣膜疾病。女性和非缺血性病因是有利因素。可改变的因素包括药物治疗的优化、左心室导联位置、合适的房室和室内同步，以及最大化双心室起搏。

四、影像学与CRT

超声心动图是CRT领域中最广泛使用的成像方式。它用于量化左心室功能，正如本章中在CMR和CRT中所讨论的，它在针对左心室电极放置方面正在取得进展。

使用超声心动图对整体不同步性进行量化曾经被用作评估潜在的CRT患者。基于这样一种模式，即电不同步，以及由此推论的机械不同步，应该与有利的CRT结果相关。虽然一些超声心动图标记物在小型（通常是单中心）研究中预测了CRT反应，但这并没有得到多中心研究的支持，如PROSPECT研究[8]。超声心动图衍生的不

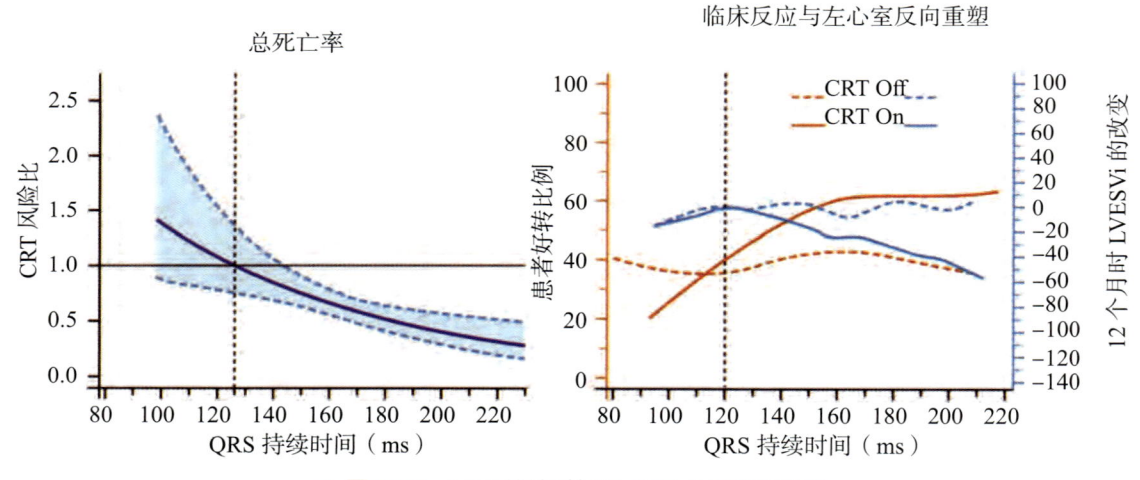

▲ 图34-3 QRS持续时间和CRT的反应和结果

左图显示了与QRS持续时间相关的风险比（y轴和紫色实线）和95%CI（蓝色阴影）对CRT患者与对照组总死亡率的影响。数据来自一个全球的心脏CRT试验的个体患者数据网络Meta分析。垂直虚线（风险比为1.0，无影响）表示QRS持续时间，超过该时间总死亡率有50%的概率降低。右图为逆向研究的亚组分析，显示了12个月时临床反应改善的患者比例（金色实线为CRT组，金色虚线为对照组）和左心室收缩末期容积指数（LVESVi）的绝对变化（蓝线实线为CRT组，蓝色虚线为对照组）[经许可左图引自 Cleland JG, Abraham WT, LindeC, Gold MR, Young JB, Claude Daubert J, Sherfesee L, Wells GA, Tang AS. An individual patient meta-analysis of five randomized trials assessing the effects of cardiac resynchronization therapy on morbidity and mortality in patients with symptomatic heart failure. *Eur Heart J* 2013; 34（46）: 3547-56. © 2013 Oxford University Press 版权所有。右图引自 Gold MR, Thebault C, Linde C, Abraham WT, Gerritse B, Ghio S, St John Sutton M, Daubert JC. Effect of QRS duration and morphology on cardiac resynchronization therapy outcomes in mild heart failure: results from the Resynchronization Reverses Remodeling in Systolic Left Ventricular Dysfunction（REVERSE）study. *Circulation* 2012; 126（7）: 822-9.https://doi.org/10.1161/CIRCULATIONAHA.112.097709. © 2012 American Heart Association 版权所有，Wolters Kluwer Health, Inc. 出版］

第 34 章　CMR在心脏再同步化治疗的作用
Cardiovascular magnetic resonance in cardiac resynchronization therapy

表 34-1　关于 CRT 的电生理治疗指南：窦性心律患者的 CRT 适应证

推　荐	类　别	等　级
1. QRS 持续时间＞150ms 的 LBBB 推荐 CRT：慢性心力衰竭（心力衰竭）患者并且 LVEF＜35%，其心功能仍在 NYHA Ⅱ、Ⅲ级，以及经过治疗的非卧床的Ⅳ级患者。	Ⅰ	A
2. QRS 持续时间为 120~150ms 的 LBBB 推荐 CRT：用于慢性心力衰竭患者和 LVEF ≤ 35% 的患者，这些患者尽管接受了充分的治疗，但仍处于 NYHA 心功能Ⅱ、Ⅲ级和非卧床Ⅳ级	Ⅰ	B
3. QRS 持续时间＞150ms 的非 LBBB 患者应考虑接受慢性心力衰竭患者的 CRT 治疗，LVEF ≤ 35% 的患者，尽管接受了充分治疗，仍处于 NYHA 心功能Ⅱ、Ⅲ级和非卧床Ⅳ级	Ⅱa	B
4. QRS 持续时间为 120~150ms 的非 LBBB 患者可考虑接受慢性心力衰竭患者的 CRT 治疗，LVEF ≤ 35% 的患者尽管接受了充分治疗，但仍保留 NYHA 心功能Ⅱ、Ⅲ级和非卧床Ⅳ级	Ⅱb	B
5. 不建议对 QRS 持续时间＜120ms 的慢性心力衰竭患者进行 CRT 治疗	Ⅲ	B

CRT. 心脏再同步化治疗；LBBB. 左束支传导阻滞；NYHA. 纽约心脏协会；LVEF. 左心室射血分数
经许可引自 Brignole M，Auricchio A，Baron-Esquivias G，et al. 2013 ESC Guidelines on cardiac pacing and cardiac resynchronization therapy: the Task Force on cardiac pacing and resynchronization therapy of the European Society of Cardiology（ESC）. Developed in collaboration with the European Heart Rhythm Association（EHRA）. *Eur Heart J* 2013；34（29）：2281-329. © Oxford University Press 版权所有

表 34-2　心脏电复律指南：持续性心房颤动患者心脏电复律的适应证

推　荐	类　别	等　级
1. 患有心力衰竭、宽 QRS 和 LVEF 降低的患者 　ⅠA. 慢性心力衰竭患者，固有 QRS ≥ 120ms，LVEF ≤ 35%，尽管接受了充分的药物治疗，但仍处于 NYHA 功能性Ⅲ级和非卧床Ⅳ级，只要能够实现尽可能接近 100% 的 BiV 起搏，则应考虑行 CRT 　ⅠB. 如果房室结起搏不完全，应增加房室结消融	Ⅱa	B
2. 作为房室结消融术的候选对象，心率失控的患者 　作为房室结消融术的候选对象，LVEF 降低的患者应考虑 CRT	Ⅱb	b

CRT. 心脏再同步化治疗；NYHA. 纽约心脏协会；LVEF. 左心室射血分数
经许可引自 Brignole M，Auricchio A，Baron-Esquivias G，et al. 2013 ESC Guidelines on cardiac pacing and cardiac resynchronization therapy: the Task Force on cardiac pacing and resynchronization therapy of the European Society of Cardiology（ESC）. Developed in collaboration with the European Heart Rhythm Association（EHRA）. *Eur Heart J* 2013；34（29）：2281-329. © 2013 Oxford University Press 版权所有

同步测量的最强有力的测试出现在 Echo-CRT 研究中，在该研究中，QRS＜120ms 且超声心动图显示机械不同步的患者被随机分配到 CRT "开"或 "关"[5]。在 CRT "开"组出现更多死亡后，该研究因无效而停止。根据这一研究和其他研究[9, 10]，很明显，在患者选择中不应采用机械不同步。这是目前世界范围内 CRT 临床指南的建议。

五、CMR 与 CRT

超声心动图可能仍然是心力衰竭患者的初始成像方式，但 CMR 的应用范围正在扩大。使用 SSFP，CMR 提供了准确的心室体积量化，具有出色的空间分辨率。重要的是，由 CMR 测量的左心室容积和 LVEF 的研究间变异性优于超声心动图[11]。因此，根据 CMR 被认为有接受 CRT 合适

表 34-3 CRT 的 ESC 指南中，升级或没有进行过 CRT 的患者适应证：具备常规起搏器适应证和心力衰竭

推 荐	类 别	等 级
1. 从传统起搏器或 ICD 心脏复律器升级 CRT 适用于 LVEF ＜ 35% 的心力衰竭患者，尽管接受了充分的治疗，但仍有高比例的心室起搏患者的 NYHA Ⅲ级和Ⅳ级	I	B
2. 未进行 CRT 治疗 心力衰竭患者应考虑 CRT 治疗，降低射血分数，并期望高比例的心室起搏以降低心力衰竭的危险	Ⅱa	B

CRT. 心脏再同步化治疗；NYHA. 纽约心脏协会；LVEF. 左心室射血分数
经许可引自 Brignole M，Auricchio A，Baron Esquivias G，et al. 2013 ESC Guidelines on cardiac pacing and cardiac resynchronization therapy: the Task Force on cardiac pacing and resynchronization therapy of the European Society of Cardiology (ESC). Developed in collaboration with the European Heart Rhythm Association (EHRA). *Eur Heart J* 2013；34（29）：2281–329. © 2013 Oxford University Press 版权所有

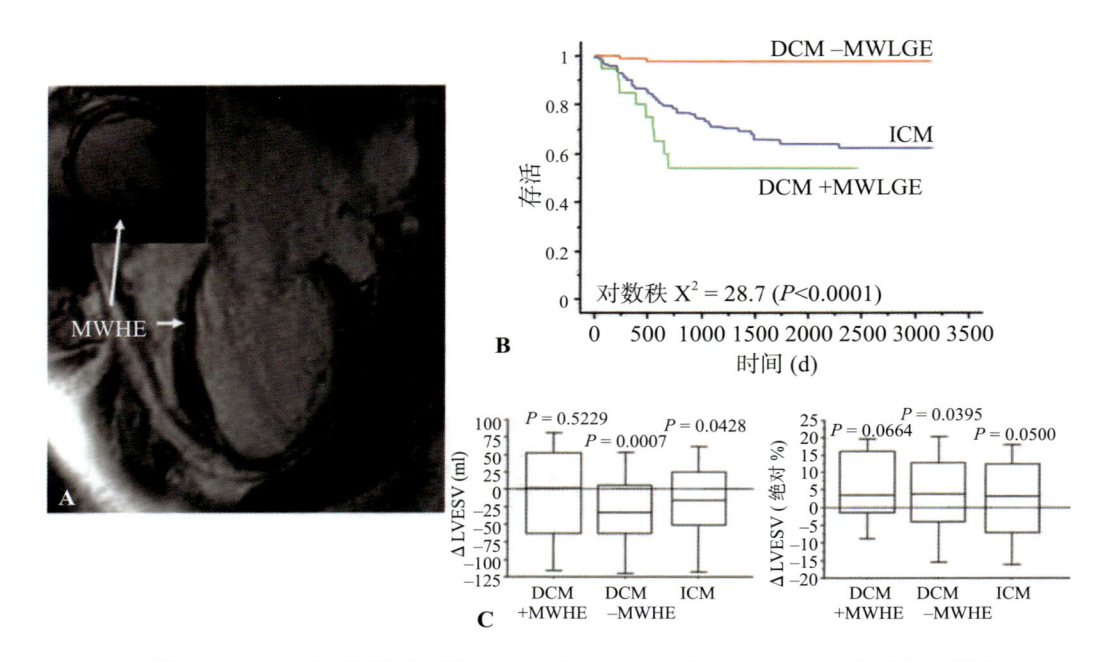

▲ 图 34-4 心肌中层纤维化对接受 CRT 治疗后扩张型心肌病（DCM）患者的影响
A. 显示了一个患有扩张型心肌病的患者心肌中层纤维化的例子；B. 显示了与缺血性心肌病患者相比，伴或不伴有中层延迟强化（MWLGE）患者的心血管死亡率；C. 根据有无 MWLGE，显示 CRT 后左心室收缩容积的变化（ΔLVESV）。请注意有 MWLGE 的愈后更差［经许可引自 Leyva F，Taylor RJ，Foley PW，Umar F，Mulligan LJ，Patel K，Stegemann B，Haddad T，Smith RE，Prasad SK. Left ventricular midwall fibrosis as a predictor of mortality and morbidity after cardiac resynchronization therapy in patients with nonischemic cardiomyopathy. *J Am Coll Cardiol* 2012；60（17）：1659–67. © 2012 American College of Cardiology Foundation 版权所有，Elsevier 出版］

的患者可能超声心动图检查后认为是不合适的。

尽管指南建议相反，但机械不同步应该预测 CRT 结果的概念仍然引起了人们的关注。有人认为，由于其固有的高空间分辨率和研究间变异性，CMR 可能比超声心动图表现更好。在这方面，CMR tagging 是体内评估心肌位移的金标准，但这耗时费力，临床上还没有建立这种适应证。与之相似，流速编码（VENC）和应变编码（SENC）磁共振是有前景的，但尚未获得临床实践的认可。还探索了更容易获得的心肌位移、应变和变形的测量方法[12, 13]。尽管这些措施具有科学价值，但没有一项在随机对照试验中得到验证。与超声心动图一样，在选择患者时不应使用机械不同步的 CMR 测量。

心力衰竭的病因在药物和器械治疗中至关重要。传统上，心力衰竭的病因是根据临床病史，结合心电图、超声心动图和冠状动脉造影来确定的。然而，众所周知，30%的患者心梗是无症状的。此外，冠状动脉可能通畅，典型的心电图异常可能不存在。RWMA也可能发生在非缺血性心肌病中。正如第4章所讨论的，LGE-磁共振成像对瘢痕成像的能力是独特的，这在心肌病的诊断中是至关重要的。然而，在CRT文献中，不同形式的所谓"非缺血性"心肌病之间几乎没有区别，因此，根据潜在的病因，CRT的效果仍然存在不确定性。

新出现的证据也为LGE-CMR在预后风险分层中的作用提供了证据。在一项单中心研究中，White等发现无反应者的瘢痕负荷高于有反应者[14]。Chalil等还表明，临床反应使用综合评分评估，综合评分定义为1年无住院生存率加上NYHA改善≥1级或6min步行距离改善≥25%，瘢痕≥33%的患者的临床反应是瘢痕＜33%的患者的2倍以上[15]。尽管增加瘢痕负荷的观点很有吸引力，但与CRT反应或CRT后结果相关的瘢痕负荷的分界点尚未得到外部验证。因此，高瘢痕负荷本身不应用于选择能否接受CRT治疗的患者。

扩张型心肌患者群中的心肌瘢痕也与不良预后有关。在一项观察性研究中，Gulati等研究表明，在特发性扩张型心肌病患者中，心肌中层纤维化预测死亡率（HR 2.43），独立于LVEF[16]。在接受CRT-P治疗的患者中，Leyva等发现心肌中层纤维化与心血管死亡风险增加18.5倍有关[17]。在8.7年的随访期内，与中层没有纤维化的患者相比，15%的中层纤维化患者突然死亡（假定为心律失常性死亡）。尽管这些研究支持瘢痕和扩张型心肌病心律失常之间的联系，但其他研究表明并非如此。总的来说，扩张型心肌病患者的中层瘢痕应被视为心律失常事件的"高危"因素。

LGE-CMR的瘢痕成像也可能有助于预测心律失常性死亡。Nazarian等的研究表明，透壁性为26%～75%的心肌瘢痕能够预测可诱导VT，与LVEF无关[18]。瘢痕异质性也与心律失常风险相关。虽然心肌瘢痕作为临床结果的预测指标的证据是令人信服的，但该领域的研究要么是观察性的，要么只是证明原理。没有瘢痕测量或其临界值，被外部证实可作为心律失常死亡的预测指标或从ICD治疗中获益。

LGE-CMR的一个有前途的作用是针对左心室导线放置，这在CRT装置植入中至关重要。在这方面，大型观察研究表明，透视导联位置对长期结果没有影响，而一项随机对照试验的亚组分析表明，心尖导联位置似乎是不可取代的[19]。然而，重要的是，这些研究依赖于透视，透视没有提供关于起搏心肌的生物学信息，如活性。在这方面，已经表明，通过分割和延长QRS波群，起搏左心室节段内的瘢痕可导致次优同步。CRT患者的急性压力-容积曲线研究表明，起搏瘢痕心肌减少了每搏输出量，而起搏存活心肌可增加每搏输出量。这些发现与长期临床研究一致，在长期临床研究中，起搏瘢痕左心室游离壁节段与CRT后较高的心脏死亡率和心力衰竭住院率相关[15]。关于CRT安装者的一个大型CMR观察研究，Leyva等发现左心室导联位于瘢痕上的与位于存活心肌上相比，心血管死亡的风险高6倍以上（图34-5）[20]。心血管死亡的高风险是由泵衰竭和心脏性猝死共同介导的。然而，我们应该考虑到，是否CMR引导的方法比传统的透视方法效果更好的研究尚未进行。目前，将左心室导联位置远离瘢痕的证据似乎令人信服。用于规划左心室导联放置的新LGE-CMR方法正在出现（图34-6）。

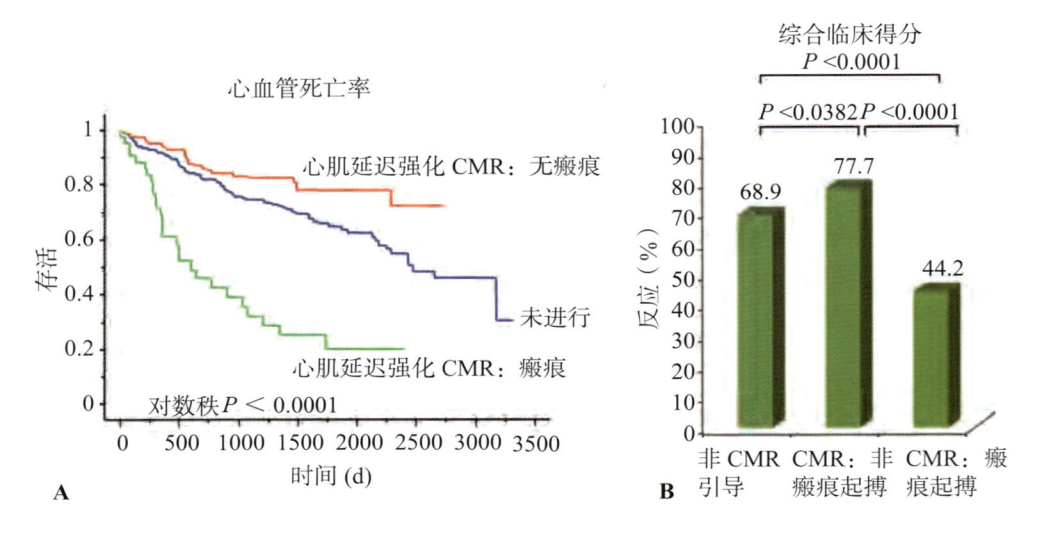

▲ 图 34-5 根据左心室导联与心肌瘢痕的关系，心血管死亡率和 CRT 后的症状反应

A. 显示了接受 CRT 治疗的患者 > 9.1 年的心血管死亡率，分为植入前进行 CMR 和未进行 CMR 的患者。植入前进行 CMR 的患者被细分为左心室导线放置在瘢痕或非瘢痕心肌上的患者。B. 显示了这些组的综合临床反应［经许可引自 Leyva F, Foley P, Chalil S, Ratib K, Smith R, Prinzen F, Auricchio A. Cardiac resynchronisation therapy guided by late gadolinium-enhancement cardiovascular magnetic resonance. J Cardiovasc Magn Reson 2011; 13（1）: 29–35. https://doi.org/10.1186/1532–429X-13-29. © 2011 Leyva F, et al.; licensee BioMed Central, Ltd 版权所有］

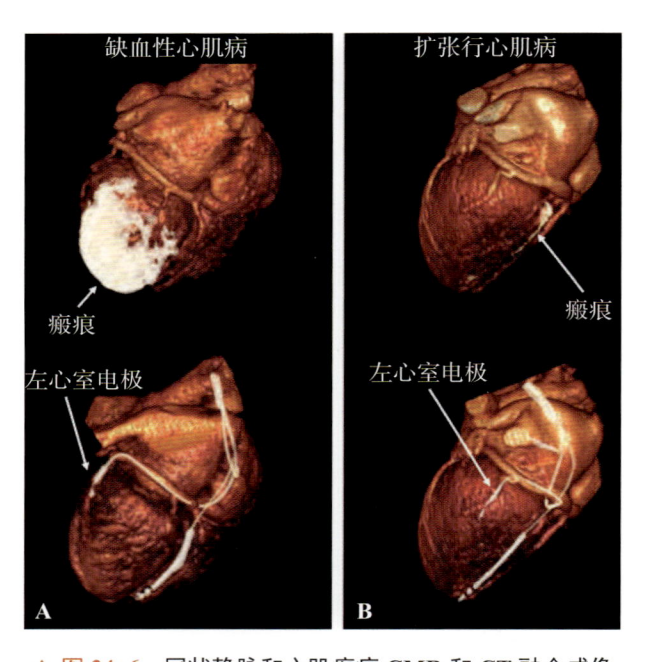

▲ 图 34-6 冠状静脉和心肌瘢痕 CMR 和 CT 融合成像

A. 显示了一个有巨大透壁瘢痕患者的 CT 和 CMR 采集（3T）融合。使用交互模型将左心室导线部署在前外侧静脉，而不是后外侧静脉，这将清楚地覆盖在瘢痕上。B. 显示了 1 名患有扩张型心肌病的患者，其右心室壁至间隔壁的插入点处有纤维化。这两次扫描都被用来指导左心室电极导线避开瘢痕（经许可转载，图片由 James White 教授提供）

CMR 在左心室导联放置中另一个可能的应用是，左心室靶向刺激在晚期电和（或）机械激活的节段进行可以最大限度地发挥 CRT 的作用。超声心动图研究，如 STARTER（斑点追踪辅助电极区再同步化治疗）[21]（图 34-7）和 TARGET（靶向左心室导线放置以指导心脏再同步化治疗）[22]，表明在晚期机械激活的左心室节段上部署左心室导线可在 CRT 后产生更好的反应。这些研究为应用特征跟踪（FT）–CMR[23] 评估植入 CRT 装置前的心肌变形提供了基础。在一项回顾性研究中，Taylor 等使用 FT-CMR 和 LGE-CMR 的组合来评估 CRT 治疗的患者心肌瘢痕和周向应变（图 34-8）[24]。在晚期机械激活的无瘢痕节段上部署左心室导联尖部的患者，其心脏死亡率比早期激活节段上部署左心室导联的患者低 73%。当单独考虑机械激活时，在这些终点中，左心室导联位置在晚期机械激活节段或位于远端节段的患者之间没有差异。当瘢痕被认为是孤立的，左心室导联位置位于瘢痕与降低 76% 心脏死亡率相关。如果左心室导线部署在无瘢

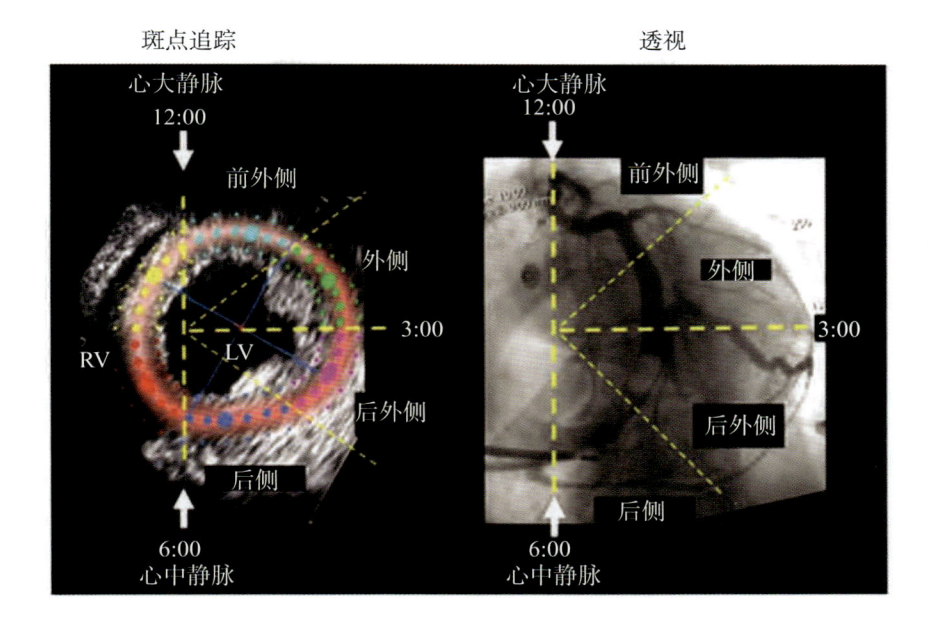

第 34 章　CMR在心脏再同步化治疗的作用
Cardiovascular magnetic resonance in cardiac resynchronization therapy

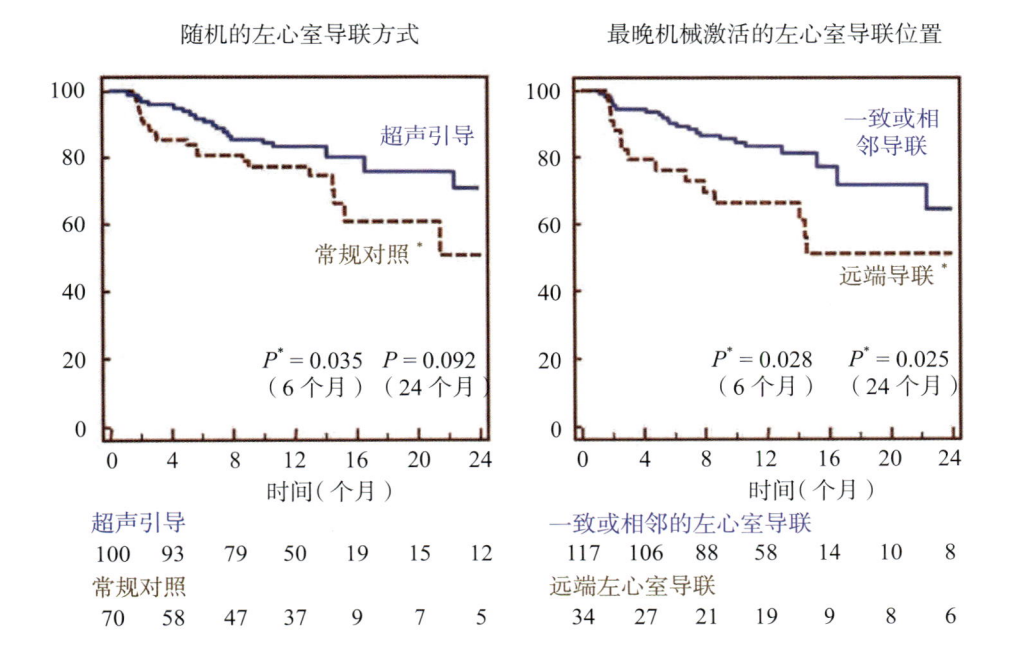

▲ 图 34-7　使用超声心动图斑点追踪定位左心室导联位置。在斑点追踪辅助电极区再同步化治疗研究中，187 名接受 CRT 治疗的患者被随机分为超声心动图引导和非引导植入组。以超声心动图引导的策略在 6 个月的无事件生存率中有 11% 的相对改善（超声心动图引导为 92%，而对照组为 81%；$P=0.035$）。左心室导联一致的患者（在晚期激活节段）在 2 年时的预后优于远端左心室导联的患者（$P=0.025$）

经许可引自 Saba S，Marek J，Schwartzman D，Jain S，Adelstein E，White P，Oyenuga OA，Onishi T，Soman P，Gorcsan J, 3rd. Echocardiography-guided left ventricular lead placement for cardiac resynchronization therapy: results of the Speckle Tracking Assisted Resynchronization Therapy for Electrode Region trial. *Circ Heart Fail* 2013；6（3）：427-34，https://doi.org/10.1161/CIRCHEARTFAILURE. 112.000078. © 2013 American Heart Association 版权所有，Wolters Kluwer Health，Inc 出版

痕、晚期收缩的节段上，左心室反向重构的患者比例最高。使用 CMR 电影 DENSE 也有类似的发现[25]。

CMR 在定位左心室放置点中的另一个潜在应用是冠状静脉成像。通常，电极植入时需行冠状窦静脉造影。对于经验丰富的术者，球囊闭塞下透视静脉造影是一个简单的过程，提供了比 CMR 或 CT 更好的图像质量。即使静脉在 CMR 或透视中显示对左心室导联的放置不太合适，但不一定不能放置。静脉可以使用选择性、套圈和双导丝技术拉直，静脉狭窄可以使用静脉成形术处理。重要的是，无论是冠状动脉造影还是计算机断层扫描都不能可靠识别冠状窦口或静脉间瓣膜。因此，常规植入前不推荐 CMR 静脉成像。尽管如此，特殊情况下，如先天性心脏病和植入失败时 CMR 会有所帮助。

此外还探索了 LGE-CMR 在定位右心室电极放置中的作用。Wong 等发现在 CRT 无反应组与对照组的比较中，左心室及右心室平均瘢痕体积较高，左心室（23%±23%，8%±14%；P= 0.01）和右心

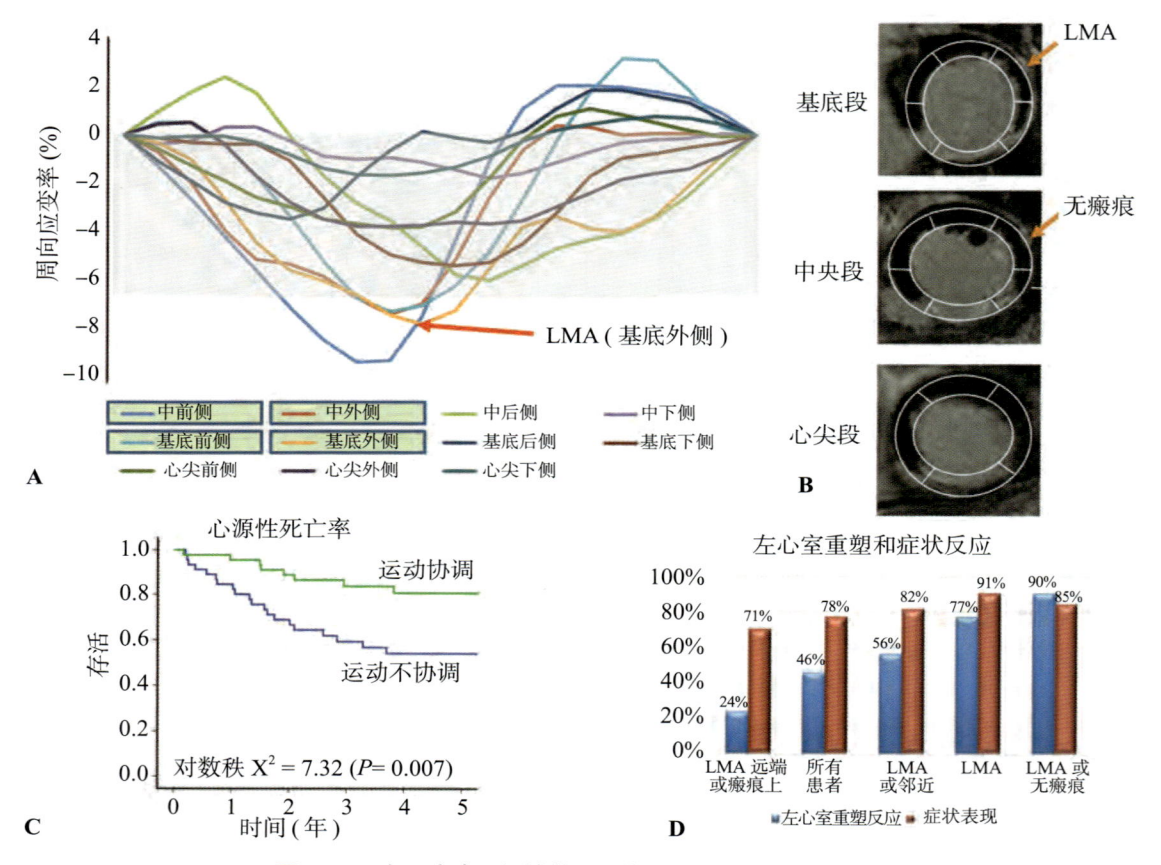

▲ 图 34-8 心肌瘢痕和机械激活，使用特征跟踪和 LGE-CMR

A. 通过 FT-CMR（心脏磁共振特征追踪技术），显示了一个心动周期内的周向应变率（%）曲线，峰值周向应变≤ -6.3% 的节段被视为瘢痕，并从晚期机械激活（LMA）节段的分析中排除（灰色区域）。峰值应变＞ -6.3% 的节段包括基底层面前、侧壁，以及中央层面前、侧壁（绿色区域）。其中，基底外侧段是 LMA 段。B. 显示从基底到心尖层面的左心室短轴 LGE-CMR，心肌瘢痕显示为白色。C. 显示了运动协调（无瘢痕，无 LMA）较运动不协调［瘢痕和（或）早期激活段］在心源性死亡率上的优势。D. 显示不同起搏点特征下，左心室重塑（左心室收缩末期容积减少≥ 15%）和症状的表现［经许可引自 Taylor RJ, Umar F, Panting JR, Stegemann B, Leyva F. Left ventricular lead position, mechanical activation, and myocardial scar in relation to left ventricular reverse remodeling and clinical outcomes after cardiac resynchronization therapy: A feature-tracking and contrast-enhanced cardiovascular magnetic resonance study. *Heart Rhythm* 2016；13（2）：481-9. 2016 Heart Rhythm Society 版权所有，Elsevier 出版］

室（40%±32% 和 24%±30%；P=0.04）[26]。两个起搏区均无瘢痕时，有效率为 81%，当右心室、左心室或两者都有瘢痕时，有效率分别为 55%、25% 和 0%。以上发现需要更多外部数据证实。

六、CMR 成像方案

如前所述，CMR 在 CRT 中的作用在于其提供了左心室功能、活性、心肌瘢痕和局部室壁运动 / 变形的可靠测量能力，以下是推荐的 CRT 术前 CMR 成像方案（表 34-4）。

七、CMR 图像分析

当对预期进行 CRT 的患者进行 CMR 的分析和报告时，重要的是要确保报告能够被术者理解，术者通常不熟悉 AHA 分段，而是用将心脏视为"钟面"的方法[24]（图 34-9）。使用这种方法，左心室纵向分为基底、中间和心尖部，使用 30° 右前斜透视投影，并且使用 30° 左前倾斜投

表 34-4 CRT 术前 CMR 成像方案

方 案	序 列	成像平面
定位	bSSFP	横轴位、冠状位和矢状位
解剖	T_1 轴位黑血成像，8~10mm 连续层面	从肺尖到横膈——寻找心脏失代偿的证据
形态及功能	bSSFP 以每个心动周期 25 个相位为目标，平均时间分辨率 40ms（如需要可适用于特征跟踪软件进行分析）	短轴图像，从二尖瓣到心尖层面——层厚 6~8mm，层间距 2~4mm，合计大致 10mm 长轴平面——VLA（垂直长轴）、HLA（水平长轴）和 LVOT（左心室流出道）（两个垂直层面）
早期钆增强	钆注入 < 2min 2D 节段 IR GRE，对于血栓 TI 设定为 450~550ms	长轴（VLA、HLA、LVOT） 3 个短轴层面（基底、中央、心尖）
LGE	钆注入后 10min 2D 节段 IR GRE（PSIR）	短轴平面覆盖整个左心室长轴平面（VLA、HLA、LVOT）
可选： 先进的组织特征成像模块如怀疑炎性 / 浸润性心肌病病因	T_2 加权成像 • 黑血 T_2 加权 STIR，或 • T_2 预备单激发 SSFP 序列 初始 T_1 mapping Look-Locker 成像（MOLLI、SHMOLLI、等效序列） T_2 mapping 采用不同 T_2 准备时间获得的 T_2- 准备单次激发 SSFP 序列	短轴平面覆盖整个长轴平面（VLA、HLA、LVOT）
首过灌注成像——腺苷负荷静息灌注成像（排除缺血病因）	GRE-EPI 混合、GRE、SSFP 的饱和恢复成像	每个心动周期 3 个短轴层面
冠状静脉解剖成像（仅当怀疑异常解剖时）	钆注入后 5min 3D 全心，心电触发、呼吸导航门控、IR SSFP 序列	3D 全心脏采集
特征跟踪	bSSFP 关于"形态和功能"	关于"形态和功能"

CRT. 心脏再同步化治疗；CMR. 心脏磁共振成像；bSSFP. 平衡稳态自由进动序列；TI. 反转时间；PSIR. 相位敏感梯度回波；IR. 反转恢复；VLA. 垂直长轴；HLA. 水平长轴；LVOT. 左心室流出道；GRE-EPI. 梯度回波平面成像；GRE. 梯度回波序列；SSFP. 稳态自由进动；STIR. 短时间 TI 反转恢复

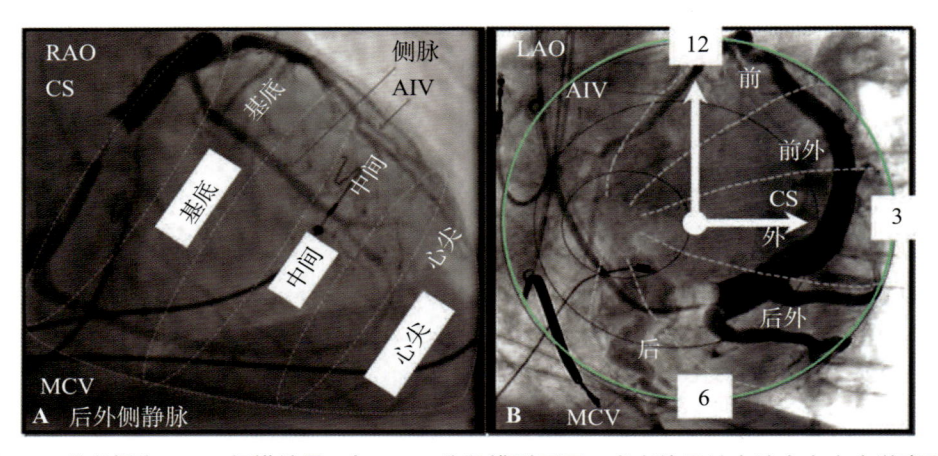

▲ 图 34-9 向 CRT 术者报告 CMR 扫描结果。与 AHA 分段模型不同，术者使用钟点法在左心室游离壁上定位左心室电极位置。因此，左心室纵向分为基底、中间和心尖段，圆周位置应以钟点位置来定义。左侧图片显示了右前斜（RAO）透视。心肌瘢痕的边界和分布最好用这种方法来描述

AIV. 前室间静脉；CS. 冠状窦；MCV. 心中静脉［经许可引自 Singh JP, Klein HU, Huang DT, Reek S, Kuniss M, Quesada A, Barsheshet A, Cannom D, Goldenberg I, McNitt S, Daubert JP, Zareba W, Moss AJ. Left Ventricular Lead Position and Clinical Outcome in the Multicenter Automatic Defibrillator Implantation Trial– Cardiac Resynchronization Therapy（MADIT –CRT）Trial. *Circulation* 2011；123（11）：1159–1166, https://doi.org/10.1161/CIRCULATIONAHA. 110.000646. © 2011 American Heart Association 版权所有 Wolters Kluwer Health, Inc 出版］

影在圆周上作为钟面。应使用这种方法向术者报告心肌瘢痕、运动或形变数据。

在作者的常规临床实践中，除存在磁共振不兼容装置的患者，所有预期 CRT 患者都进行了 CMR，如前所述，CMR 得出的 LVEF 值通常不同于超声心动图得出的 LVEF 值[11]，后会经多学科讨论做出最终决定。植入前，当决定避开心肌瘢痕作为理想的左心室电极位置时，报告会优先提示并由术者再次审核。利用目前的技术，可以很容易地将 CMR 图像输入到导管室的屏幕中。OsiriX（http://www.osirix-viewer.com），这是一个用于处理透视和 CMR 图像的免费平台，在这方面可能会有所帮助[20]。

在书写 CMR 检查报告时，我们应该考虑术中可能使用的电极类型。传统的左心室电极由导丝尖端的一个电极组成。多极导线通常有 4 个电极，现在是大多数中心的标准配置。使用设备编程，有效的起搏向量可以在植入后以电子方式重新编程，而不需要物理重新定位（图 34-10）。因此，在多极导丝中，导线尖端不是唯一有效的起搏点。

八、诊断效能和临床预后

CMR 在左心室功能、室壁运动和心肌瘢痕量化中的作用已得到充分证实。然而，还没有关于 CMR 应用于 CRT 患者选择或 CRT 设备植入中的随机对照研究。虽然相关的观察性研究对 CRT 患者的管理方面做出了重大贡献，但还需要多中心研究来加以验证。而 CMR 在预后风险分层应用的相关研究同样如此。

九、前景展望

到目前为止，对 CMR 在 CRT 中扮演的角色，已经在电极植入术前的患者中进行了探索，但对其在植入术后患者中的可能贡献知之甚少。几个中心已报道了 CMR 在对于目前被认为

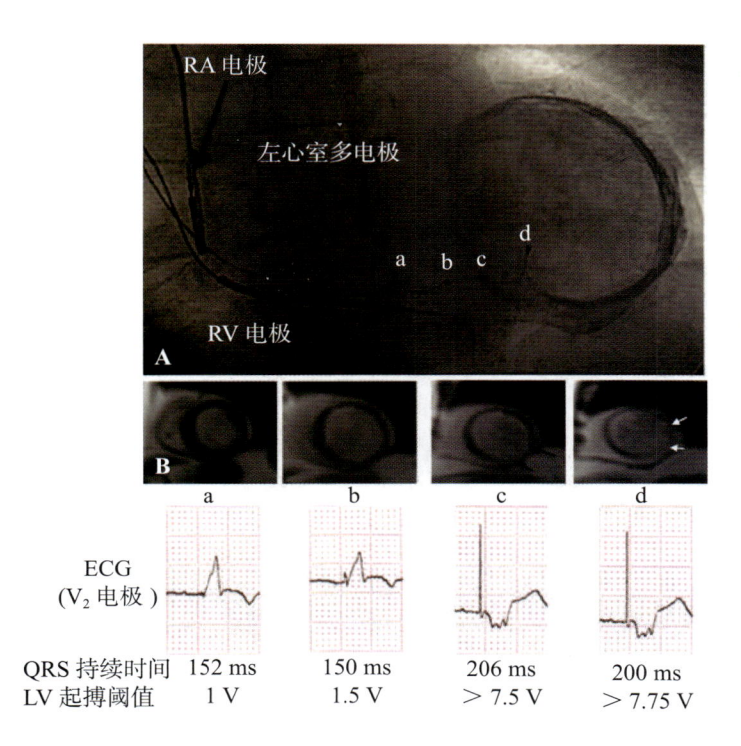

◀ 图 34-10 使用左心室多电极对心肌瘢痕区周围的起搏向量进行重新定位

A. 左心室多电极横跨钙化的左心室室壁瘤的 30°右前斜透视像；B. 导丝的远端对着心肌瘢痕（白箭）。与 a 极和 b 极起搏相比，c 极和 d 极起搏（瘢痕）与更长的 QRS 长度、更高的起搏阈值和不同的 QRS 形态学相关。电极的精确位置是通过将透视叠加在 LGE-CMR 视图上得到的。RA. 右心房；RV. 右心室；LV. 左心室［经许可引自 Abozguia K, Leyva F. Targeting viable myocardium in cardiac resynchronization therapy using a multipolar left ventricular lead. *Circulation* 2011；123（22）：e617-8，https：//doi.org/ 10.1161/CIRCULATIONAHA.110.017400. © 2011 American Heart Association 版权所有，Wolters Kluwer Health，Inc. 出版］

是"非 CMR 兼容"心脏设备的患者中的安全性方面的尝试。安全措施包括扫描期间的连续心电图、血压和氧饱和度监测，非设备依赖型患者需关闭设备，将电极设置为双极配置，使用低场强和梯度，以及射频设置。随着 CMR——"安全"或"有条件下安全"装置的出现，电极植入后评估左心室重塑和左心室电极位置似乎成为可能。然而，由装置和导丝电极产生的伪影将是一个限制。

几个团队已经报道了将实时透视和电解剖标测与 CMR 图像相融合。这些技术有望为植入术者提供融合的 CMR 和透视成像，从而在植入时提供心脏解剖、功能和电标测的实时图像。然而，迄今为止，这一领域的发展取决于独立于供应商的融合平台的发展。

十、结论

心脏磁共振成像（CMR）有助于确定心力衰竭的病因，并准确测定心脏功能、心肌存活能力，以及心肌瘢痕的位置和范围。而这对 CRT 能提供诸多有用信息。随着符合 CMR 检查条件装置的发展，或可改进 CRT 对心功能影响的评估，并在植入术后指导 CRT 的优化。

十一、利益冲突

Francisco Leyva 是 Medtronic Inc，St Jude Medical，LivaNova 和 Boston Scientific 的顾问，并得到了他们的研究支持。Charlotte Manisty 没有利益冲突。

推荐阅读

[1] Bristow MR, Saxon LA, Boehmer J, et al. for the Comparison of Medical Therapy, Pacing and Defibrillation in Heart Failure (COMPANION) Investigators. Cardiac resynchronization therapy with or without an implantable defibrillator in advanced heart failure. *N Engl J Med*. 2004;350:2140–50.

[2] Cleland JGF, Daubert J-C, Erdmann E, et al. The effect of cardiac resynchronization on morbidity and mortality in heart failure. *N Engl J Med*. 2005;352:1539–49.

[3] Leyva F, Foley P, Chalil S, et al. cardiac resynchronization therapy guided by late gadolinium-enhancement cardiovascular magnetic resonance. *J Cardiovasc Magn Res*. 2011;13:29.

[4] Leyva F, Nisam S, Auricchio A. 20 Years of cardiac resynchronization therapy. *J Am Coll Cardiol*. 2014;64:1047–58.

[5] Leyva F, Taylor RJ, Foley PW, et al. Left ventricular midwall fibrosis as a predictor of mortality and morbidity after cardiac resynchronization therapy in patients with nonischemic cardiomyopathy. *J Am Coll Cardiol*. 2012;60:659–67.

[6] Prinzen FW, Vernooy K, De Boeck BW, Delhaas T. Mechanoenergetics of the asynchronous and resynchronized heart. *Heart Fail Rev*. 2011;16:215–24.

[7] Taylor RJ, Umar F, Panting JR, Stegemann B, Leyva F. Left ventricular lead position, mechanical activation, and myocardial scar in relation to left ventricular reverse remodelling and clinical outcomes after cardiac resynchronization therapy: a feature-tracking and contrast-enhanced cardiovascular magnetic resonance study. *Heart Rhythm*. 2016;13:481–9.

参考文献

[1] Leyva F, Nisam S, Auricchio A. 20 Years of cardiac resynchronization therapy. *J Am Coll Cardiol*. 2014;64:1047–58.

[2] Bristow MR, Saxon LA, Boehmer J, et al. for the Comparison of Medical Therapy, Pacing and Defibrillation in Heart Failure (COMPANION) Investigators. Cardiac resynchronization therapy with or without an implantable defibrillator in advanced heart failure. *N Engl J Med*. 2004;350:2140–50.

[3] Cleland JGF, Daubert J-C, Erdmann E, et al.; Cardiac Resynchronization-Heart Failure (CARE-HF) study investigators. The effect of cardiac resynchronization on morbidity and mortality in heart failure. *N Engl J Med*. 2005;352:1539–49.

[4] Fonarow GC, Albert NM, Curtis AB, et al. Incremental reduction in risk of death associated with use of guidelinerecommended therapies in patients with heart failure: a nested case-control analysis of IMPROVE HF. *J Am Heart Assoc*. 2012;1:16–26.

[5] Ruschitzka F, Abraham WT, Singh JP, et al.; EchoCRT Study Group. Cardiac-resynchronization therapy in heart failure with a narrow QRS complex. *N Engl J Med*. 2013;369:1395–405.

[6] Cleland JG, Abraham WT, Linde C, et al. An individual patient meta-analysis of five randomized trials assessing the effects of cardiac resynchronization therapy on morbidity and mortality in patients with symptomatic heart failure. *Eur Heart J*. 2013;34:3547–56.

[7] Brignole M, Auricchio A, Baron-Esquivias G, et al. 2013 ESC Guidelines on cardiac pacing and cardiac resynchronization therapy: the Task Force on cardiac pacing and resynchronization therapy of the European Society of Cardiology (ESC). Developed in collaboration with the European Heart Rhythm Association (EHRA). *Eur Heart J*. 2013;34:2281–329.

[8] Chung E, Leon A, Tavazzi L, et al. Results of the Predictors of Response to CRT (PROSPECT) Trial. *Circulation*. 2008;117:2608–16.

[9] Marwick T. Hype and hope in the use of echocardiography for selection for cardiac resynchronization therapy: the tower of Babel revisited. *Circulation*. 2008;117:2573–6.

[10] Fornwalt BK, Sprague WW, BeDell P, et al. Agreement is poor among current criteria used to define response to cardiac resynchronization therapy. *Circulation*. 2010;121:1985–91.

[11] Grothues F, Smith GC, Moon JC, et al. Comparison of interstudy reproducibility of cardiovascular magnetic resonance with two-dimensional echocardiography in normal subjects and in patients with heart failure or left ventricular hypertrophy. *Am J Cardiol*. 2002;90:29–34.

[12] Chalil S, Stegemann B, Muhyaldeen S, et al. Intraventricular dyssynchrony predicts mortality and morbidity following cardiac resynchronization therapy: a study using cardiovascular magnetic resonance tissue synchronization imaging. *J Am Coll Cardiol*. 2007;50:243–52.

[13] Foley PW, Khadjooi K, Ward JA, et al. Radial dyssynchrony assessed by cardiovascular magnetic resonance in relation to left ventricular function, myocardial scarring and QRS duration in patients with heart failure. *J Cardiovasc Magn Reson*. 2009;11:50.

[14] White JA, Yee R, Yuan X, et al. Delayed enhancement magnetic resonance imaging predicts response to cardiac resynchronization therapy in patients with intraventricular dyssynchrony. *J Am Coll Cardiol*. 2006;48:1953–60.

[15] Chalil S, Stegemann B, Muhyaldeen S, et al. Effect of posterolateral left ventricular scar on mortality and morbidity following cardiac resynchronization therapy. *Pacing Clin Electrophysiol*. 2007;30:1201–9.

[16] Gulati A, Jabbour A, Ismail TF, et al. Association of fibrosis with mortality and sudden cardiac death in patients with nonischemic dilated cardiomyopathy. *JAMA*. 2013;309:896–908.

[17] Leyva F, Taylor RJ, Foley PW, et al. Left ventricular midwall fibrosis as a predictor of mortality and morbidity after cardiac resynchronization therapy in patients with nonischemic cardiomyopathy. *J Am Coll Cardiol*. 2012;60:1659–67.

[18] Nazarian S, Bluemke DA, Lardo AC, et al. Magnetic resonance assessment of the substrate for inducible ventricular tachycardia in nonischemic cardiomyopathy. *Circulation*. 2005;112:2821–5.

[19] Singh JP, Klein HU, Huang DT, et al. Left ventricular lead position and clinical outcome in the Multicenter Automatic Defibrillator Implantation Trial-Cardiac Resynchronization Therapy (MADIT-CRT) Trial. *Circulation*. 2011;123:1159–66.

[20] Leyva F, Foley P, Chalil S, et al. Cardiac resynchronisation

[21] Saba S, Marek J, Schwartzman D, et al. Echocardiography-guided left ventricular lead placement for cardiac resynchronization therapy: results of the Speckle Tracking Assisted Resynchronization Therapy for Electrode Region trial. *Circ Heart Fail.* 2013;6:427–34.

[22] Khan FZ, Virdee MS, Palmer CR, et al. Targeted left ventricular lead placement to guide cardiac resynchronization therapy: the TARGET study: a randomized, controlled trial. *J Am Coll Cardiol.* 2012;59:1509–18.

[23] Moody WE, Taylor RJ, Edwards NC, et al. Comparison of magnetic resonance feature tracking for systolic and diastolic strain and strain rate calculation with spatial modulation of magnetization imaging analysis. *J Magn Reson Imaging.* 2015;41:1000–12.

[24] Taylor RJ, Umar F, Panting JR, Stegemann B, Leyva F. Left ventricular lead position, mechanical activation, and myocardial scar in relation to left ventricular reverse remodeling and clinical outcomes after cardiac resynchronization therapy: a feature-tracking and contrast-enhanced cardiovascular magnetic resonance study. *Heart Rhythm.* 2016;13:481–9.

[25] Bilchick KC, Kuruvilla S, Hamirani YS, et al. Impact of mechanical activation, scar, and electrical timing on cardiac resynchronization therapy response and clinical outcomes. *J Am Coll Cardiol.* 2014;63:1657–66.

[26] Wong JA, Yee R, Stirrat J, et al. Influence of pacing site characteristics on response to cardiac resynchronization therapy. *Circ Cardiovasc Imaging.* 2013;6:542–50.

[27] Prinzen FW, Vernooy K, De Boeck BW, Delhaas T. Mechanoenergetics of the asynchronous and resynchronized heart. *Heart Fail Rev.* 2011;16:215–24.

[28] De Boeck BW, Kirn B, Teske AJ, et al. Three-dimensional mapping of mechanical activation patterns, contractile dyssynchrony and dyscoordination by two-dimensional strain echocardiography: rationale and design of a novel software toolbox. *Cardiovasc Ultrasound.* 2008;6:22.

[29] Mills RW, Cornelussen RN, Mulligan LJ, et al. Left ventricular septal and left ventricular apical pacing chronically maintain cardiac contractile coordination, pump function and efficiency. *Circ Arrhythm Electrophysiol.* 2009;2:571–9.

[30] Gold MR, Thebault C, Linde C, et al. Effect of QRS duration and morphology on cardiac resynchronization therapy outcomes in mild heart failure: results from the Resynchronization Reverses Remodeling in Systolic Left Ventricular Dysfunction (REVERSE) study. *Circulation.* 2012;126:822–9.

[31] Abozguia K, Leyva F. Targeting viable myocardium in cardiac resynchronization therapy using a multipolar left ventricular lead. *Circulation.* 2011;123:e617–18.

第 35 章　运动员心脏与运动员心脏性猝死的预防

Athlete's heart and prevention of sudden cardiac death in athletes

Jürgen Scharhag　Katherine C Wu　Philipp Bohm　Cristina Basso　著

朱君磊　译　　戴沁怡　徐磊　校

一、概述

运动员的心脏是对规律运动的生理性适应，它通常存在于大训练量及高强度训练的耐力型运动员中。有规律的体育锻炼和参与运动可以降低全因死亡率和心血管死亡率，而且运动员（尤其是耐力运动员）比久坐不动的对照组寿命更长。然而，运动也可以触发患有未知心脏疾病的运动员发生运动相关的心搏骤停和死亡（srSCD）。对锻炼者和运动员进行前期筛查，可以显著降低srSCD 的发生率[1]，CMR 具有高敏感性和高特异性，可以区分生理性及病理性的心脏适应。

二、解剖与病理

运动员心脏描述了在反复剧烈运动时，心脏在结构、功能和电适应方面的变化。基于每项运动所需的主要训练方式，如静态训练（力量训练）与动态训练（耐力）会对心脏造成急性和慢性影响。持续的高水平耐力活动会显著增加骨骼肌的氧需求，这需要增加全身氧的摄入及输送。心率和每搏输出量会增加，以提高心排血量和血流量。而当外周血管阻力降低时，心排血量的增加往往会适度增加收缩压。在长时间耐力运动的后期（＞ 3～6h），心脏功能会下降，称为"心脏疲劳"，LVEF 减少 4%～6%，会在运动后 48h 内恢复[2]。其确切的机制尚未阐明，但可能是多因素的，包括 β 肾上腺素受体对长期运动诱导的循环儿茶酚胺增加的敏感性降低、氧化应激增加和（或）急性心肌细胞损伤。总的来说，耐力训练主要影响左心室和右心室的容积负荷。相比之下，力量训练只需要适度增加摄氧量和心排血量，但由于外周血管阻力和收缩压的显著但短暂的升高，会显著影响心室的压力负荷。

具有高训练量和强度的耐力运动员身上通常可以观察到运动员心脏，其特征是四腔心增大。相似的双心室改变，例如左心室和右心室的质量、容量和功能方面的变化也已经证实，并被认为是健康运动员心脏平衡肥大的特征（图 35-1 和图 35-2）[3-5]。其他学者同样描述了右心室成比例地扩张，与左心室相比，扩张[6] 可能是过度训练刺激和（或）恢复不足所致损伤累积的结果。尽管运动员心脏总体心室质量由于偏心肥大而增加。但其室壁厚度倾向于正常或仅轻微增加。发生这种适应是为了在心脏容积增大的情况下使室壁应力正常化。静息 LVEF 和 RVEF 一般正常到轻微降低。运动员的心室倾向于更加顺应及可扩张。早期舒张功能正常至增强，左心室的扭转和解旋也有报道。

多年来，人们普遍认为力量训练会导致轻度向心性左心室肥厚（Morganroth 假说）。然而，从抗阻训练的个体获得的经验数据受到测量技术的显著限制，而文献中对抗阻运动员的研究也很少。因此目前没有足够的证据支持耐力训练和阻力训练适用不同的心脏慢性适应性肥大模型（偏心对向心）。阻力运动员左心室心腔的尺寸虽然比未经训练的对照组大，但比耐力运动员的要小。另据描述阻力运动员的增厚左心室数值与耐力运动员的测量值相似，但多项研究表明，耐力训练运动员的左心室质量大于力量训练运动员的左心室质量[7]。与阻力运动员右心室和左心房结构和功能有关的数据有限。

就绝对值而言，运动员心脏尺寸的变化与非运动员相比相对较小，为壁厚增加 < 2mm 或 15%～20%，心腔扩大 10%。最近的证据表明，在心脏尺寸的评估中纳入身体尺寸指数非常重要。但最佳评判方法（体重、体表面积、去脂体重）尚未达成共识。

在重复性高强度的运动中，心脏在其适应过程中可能产生慢性损害，其程度如何仍有争议。与久坐不动的对照组相比，关于运动员的动脉粥样硬化过程是否减弱，也有相互矛盾的数据。有报道显示，在 ≥ 50 岁[8] 的马拉松运动员中，冠状动脉钙化评分较高，但由于研究的横断面情况和可能的选择性偏倚，其结果需要谨慎解

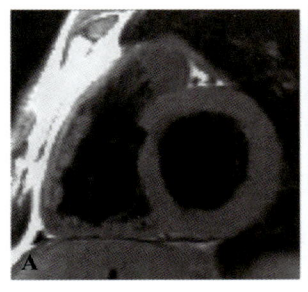

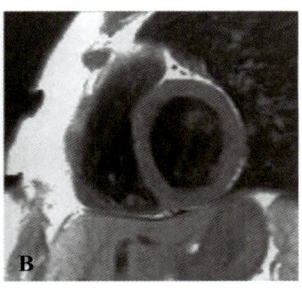

▲ 图 35-1　耐力运动员（A）和未经训练的对照受试者（B）舒张末期 T_1 加权短轴层面。与对照受试者的心脏相比，耐力运动员具有双侧心室心腔体积增大及心肌质量更大的特征，而其左、右心室比例与未训练的对照受试者相同

经许可引自 Scharhag J, Schneider G, Urhausen A, Rochette V, Kramann B, Kindermann W. Athlete's heart: right and left ventricular mass and function in male endurance athletes and untrained individuals determined by magnetic resonance imaging. *J Am Coll Cardiol*. 2002；40（10）：1856–63. © 2002 Elsevier 版权所有

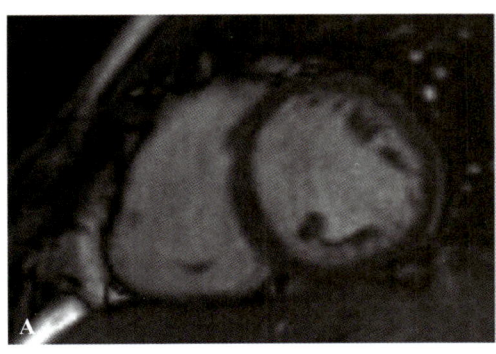

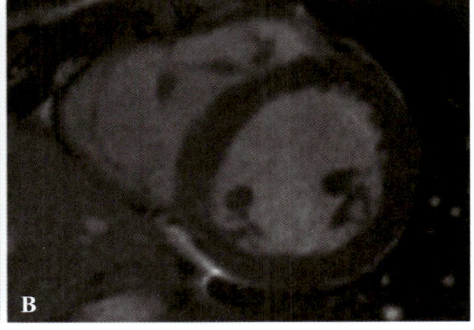

▲ 图 35-2　电影舒张末期静止帧图像。久坐对照组男性（A）（体表面积 $1.84m^2$，左心室舒张末期容积 158ml，左心室质量 98g，右心室舒张末期容积 193ml，右心室质量 37g）和男性优秀运动员（B）（体表面积 $2.37m^2$，左心室舒张末期容积 317ml，左心室质量 345g，右心室舒张末期容积 331ml，右心室质量 63g）

经许可引自 Petersen SE, Hudsmith LE, Robson MD, Doll HA, Francis JM, Wiesmann F, et al. Sex-specific characteristics of cardiac function, geometry, and mass in young adult elite athletes. *J Magn Reson Imaging*. 2006；24（2）：297–303. © 2006 Wiley-Liss, Inc 版权所有

读。动物研究表明，随着耐力训练的延长，心肌纤维化可能会加速。人体研究报道中，血浆胶原蛋白代谢标志物的增高，尤其是心室肥大的运动员中可以看到一些标记物的水平更高。反复进行高强度耐力训练可能会导致心房和心室出现斑片状瘢痕。近期，耐力训练对增加潜在 ARVC 风险患者发病率的影响引起了人们的兴趣。研究表明，运动训练可能优先增加右心室心腔的大小和质量。这可能会使 ARVC 病遗传易感者的心肌损伤和瘢痕加速进展，甚至在正常人中也是如此。

使用提高成绩的物质会进一步对运动员的心脏产生不利影响。而这一系列潜在的滥用物质包括合成代谢类固醇、皮质类固醇、肽类激素、生长因子、促红细胞生成素、β₂ 受体激动药、激素和代谢调节药、利尿药、兴奋剂和大麻素[9]。这些药物中的许多种可影响运动诱导的肾上腺素能过度激活。合成代谢类固醇通过广泛表达的肾上腺素能受体刺激细胞蛋白合成来增加肌肉量。因此，包括心脏在内的所有器官系统都会增大。与没有合成代谢类固醇滥用史的力量运动训练、力量和耐力联合训练和耐力训练运动员相比，只有滥用合成代谢类固醇的力量训练运动员显示出向心性左心室肥厚的证据[10]。此外，此类药物可促进心肌纤维化的发展，从而对收缩和舒张功能产生不利影响，甚至在停止滥用合成代谢类固醇后仍可持续存在[11]。其他药物，如 β₂ 受体激动药、人生长激素、促红细胞生成素和人绒毛膜促性腺激素，也有类似合成代谢类固醇的作用，可使 LV 肥大和舒张功能障碍进展更加恶化。甲基苯丙胺等兴奋剂可诱导儿茶酚胺介导的心脏毒性，其特征是冠状动脉痉挛、心动过速和高血压，可引起心肌损伤和坏死，并导致心肌纤维化和左心室肥厚。

三、临床背景

尽管定期体育活动可降低全因死亡率和心血管死亡率，但与久坐的对照组相比，常锻炼者和运动员患 srSCD 的风险增加了 3～4 倍[1]。体育锻炼，特别是高强度训练，在运动员有潜在心血管疾病的情况下，是典型室性心律失常的潜在诱发因素。对于 srSCD 的发病率情况，统计中因其不同的研究方法和对象人群而有所区别，但可以保守假设，在 35 岁以下的年轻运动员中发病率为 0.7～3.0/10 万，在年龄较大的运动员中发病率为 7/10 万。一般认为，srSCD 有两个发病高峰，较小的峰值发生在 20—30 岁的运动员中，而 45—60 岁运动员的发病峰值比前者高 3～5 倍[13,14]。90% 以上的 srSCD 发生在男性锻炼者或运动员身上。

在不同的研究中，srSCD 的病因各不相同[13]。< 35 岁的年轻运动员中最常见的原因是遗传性或先天性心血管异常[15]。在北美，HCM 是 srSCD 的最常见病因，而在意大利的威尼托地区，在对运动员实施了系统的参赛前筛查计划后，ARVC 被发现是最常见的原因[1]。更多的病因包括冠状动脉异常、扩张型心肌病、心肌炎、动脉粥样硬化性心脏病、主动脉夹层/主动脉疾病、通道病等。

srSCD 潜在病因可通过心血管检查检出，从而使 srSCD 的发生明显降低，这正好可以解释，为何在法律强制要求行参与前心电图筛查的国家，一些病因不太普遍，甚至几乎不存在[1]。欧洲体育委员会[16]，美国心脏协会和美国心脏病协会[17] 已经给出了患有心血管疾病的竞技运动员的运动种类资格推荐。表 35-1 概述了竞技运动员心肌疾病和运动种类资格。然而，运动资格的决定还应基于文献中给出的建议，并结合个人情况。

表 35-1 竞技运动员心肌疾病与运动资格

	ESC 2005 [16]	AHA/ACC 2015 [17]
肥厚型心肌病（HCM）	• 明确的 HCM：不应参与竞技运动 • 明确的 HCM，低风险特征（亲属中无 SCD，无症状，左心室轻度肥厚，运动时血压反应正常，无室性心律失常）：低强度动态运动 • 只有基因异常，无形态改变，无症状，无左心室肥厚，没有室性心律失常：仅娱乐性、非竞技性的体育活动	• 具有可能或明确的临床表现并诊断为 HCM（即疾病表型为左心室肥厚）：不应从事竞技运动（低强度除外） • 无症状，2D 超声心动图和 CMR 显示无左心室肥厚的基因型阳性 HCM，无 HCM 相关 SCD 家族史：可进行竞技体育
扩张型心肌病（DCM）	• 明确的 DCM：不应参与竞技运动 • 明确的扩张型心肌病，低风险特征（亲属中无 SCD，EF ≥ 40%，运动时血压反应正常，无复杂的室性心律失常）：低、中强度动态和低静态运动	• 出现症状的运动员，并存在原发性非肥厚型限制性心肌病和浸润性心肌疾病的，不应参加大多数竞技运动，但某些情况下的低强度运动可能例外
致心律失常性右心室心肌病（ARVC）	• 明确的 ARVC：不应参与竞技运动	• 对 ARVC 有明确诊断、几近确诊或可能诊断的运动员不应参加大多数竞技运动（可能的例外：在特定情况下为低强度等级运动）
左心室非致密性心肌病（LVNC）		• 对于诊断为 LVNC 和收缩功能正常的无症状患者，在动态监测或运动试验中没有出现严重的室性快速性心律失常，特别是没有不明原因晕厥的既往病史者，可以考虑进行竞技运动 • 明确诊断为 LVNC，并经动态监测或运动测试显示为收缩功能受损或严重房性或室性快速性心律失常（或有晕厥史）的运动员不应参加竞技运动，低强度运动可能除外
心肌炎	• 活动性心肌炎或心包炎：不应参与竞技运动 • 心肌炎或心包炎痊愈后，无症状，左心室功能正常，无心律失常：可参与各类竞技运动	• 患有疑似或确诊心肌炎的运动员因活动性炎症的存在，不应参加竞技运动 • 在恢复竞技运动之前，发病最初表现为符合心肌炎的急性临床综合征的运动员，应在首次发病后至少 3～6 个月应接受静息超声心动图、24h 动态心电图监测、运动负荷心电图检查 • 如果满足下列各项指标，运动员恢复训练和比赛就是合理的 　- 左心室收缩功能在正常范围内 　- 心肌损伤、炎症和心力衰竭的血清标记物恢复正常 　- 没有临床相关的心律失常

ARVC. 致心律失常性右心室心肌病；CMR. 心血管磁共振；LVNC. 左心室非致密化性心肌病；EF. 射血分数；SCD. 心脏性猝死
#. 关于运动资格的决定，应基于文献中给出的建议，并结合其个人情况

四、运动员心脏成像

目前，还没有一个公认的参与训练前筛查方案来识别有 srSCD 风险的运动员。虽然美国心脏协会和欧洲心脏协会都建议进行筛查，但美国心脏协会的共识文件中主张使用完整的病史和家族史，以及体检作为最初的筛查，而欧洲心脏协会的主张中还包括使用 12 导联心电图。可根据临床可疑征象判断是否需要进一步的心血管评估和检查。最初的筛查中，左心室功能、质量、容积和主动脉径线测量可通过超声心动图来获得，但显然心脏磁共振也可以起到很重要的作用。对可能有缺血性心脏病或冠状动脉异常的有症状运动员，可考虑冠状动脉 CT 检查（CCT）或 CMR、SPECT 或 PET 心肌灌注成像（MPI）也同样是合理的。

经胸超声心动图（transthoracic echocardiography, TTE）是运动心脏病学领域中最常用的非侵入性成像方式，它可以提供运动相关及病理性心脏适

应之间的重要鉴别信息。超声心动图的优势在于对左心室、瓣膜、心包和主动脉尺寸的评估，而对右心室和冠状动脉病理改变的评估仍是一种挑战。与训练相关的心脏大小变化可以通过结合心脏体积及身高来量化分析。运动员心脏的定义为，女性≥12ml/kg体重和男性≥13ml/kg体重的心脏体积。15%的耐力运动员左心室舒张末期直径增加到≥60mm，而左心室壁厚度则保持正常或在正常范围上限（2%～4%的运动员为13～15mm）。非裔加勒比运动员左心室重塑的特点是心腔大小增加类似，但室壁增厚更明显。其相对室壁增厚，被定义为左心室厚度与舒张末期内径的比值，在运动员中其比值≤42%～43%。运动员心脏的偏心性心脏肥大也包括右心室，其扩张程度通常与左心室扩张及两个心房的扩张等比例。尽管运动员在拥有运动员心脏时，其静息下LVEF/RCEF常轻度降低，但其静息时的心脏收缩功能是正常的。然而，健康运动员的收缩功能的增加在负荷ECG下是正常的（保留收缩储备）。与未经训练的个体相比，静息时舒张功能通常是正常的（E/A＞2，e'速度增加，E/e'低）。在超声心动图技术的不断发展中，其最新成果是3D超声心动图和心肌变形成像，其有助于更好地区分生理和病理性心脏肥大。

CCT作为一种成熟的无创性成像方法，用于诊断表现为劳力性胸痛或运动性晕厥的运动员是否患有缺血性心脏病和冠状动脉异常。此外，亚临床缺血性心脏病可通过钙化积分扫描进行检查[18]。一项研究报道称，在与年龄和危险因素匹配的对照组比较中，耐力运动员的钙化积分更高[8]。得益于CCT排除明确缺血性心脏病的高准确性，其作用在运动员的筛查中变得越来越重要。随着CT辐射剂量伴随CT扫描技术的发展而显著降低，CT将拥有更广泛的诊断适用性。然而，目前CCT仍然是运动员筛查领域的一种辅助检查方法，不建议作为首选检查[19]。

最常见的两种心肌放射性核素显像技术是SPECT和PET。SPECT和PET心肌灌注成像（MPI）常规用于检测缺血性心脏病，但关于运动员心肌灌注成像（MPI）的数据很少。一项对男性运动员进行的SPECT研究显示，心肌在左心室肥厚的区域存在灌注缺损。在另一项研究中，静息TI-201心肌灌注缺损在耐力运动员中很常见，但与在超声心动图下检测到的左心室壁运动异常无关。应用PET扫描并测量心肌血流量，运动员心脏和耗氧量，与久坐受试者相比，耐力运动员单位质量心肌血流量和心肌耗氧量减少。综上所述，所有这些研究表明，心脏核医学成像应该用于研究目的，但不建议作为运动员人群的临床首选影像检查。

五、运动员的CMR

通常，训练有素或优秀的耐力运动员具有高训练量（例如每周跑步≥70km或5～10h的耐力训练），同时包含高动强度训练。其心脏具有均衡型的肥大，LV舒张末期容积与RV舒张末期容积的比例为1，这是健康运动员心脏的特征[3, 4, 5, 20]。有趣的是，LaGerche和Heidbuchel猜测，相比于左心室，右心室成比例地增大、扩张可能是由于过度训练刺激和（或）损伤恢复不足积累的结果（图35-3），因此被称为运动诱导的ARVC[6]。然而，在最近的一项使用了增强CMR、组织多普勒超声成像、斑点追踪超声心动图来检查优秀耐力运动员左心室和右心室功能及质量研究中，其结果并不支持运动诱发ARVC的假设（图35-4）[3]。右心室扩张和右心室收缩功能降低的同时，伴有左心室重塑缺失，应怀疑ARVC的可能[19]。RVEF有助于区分ARVC和运动员心脏生理性适应，而RV舒张末期容积指数

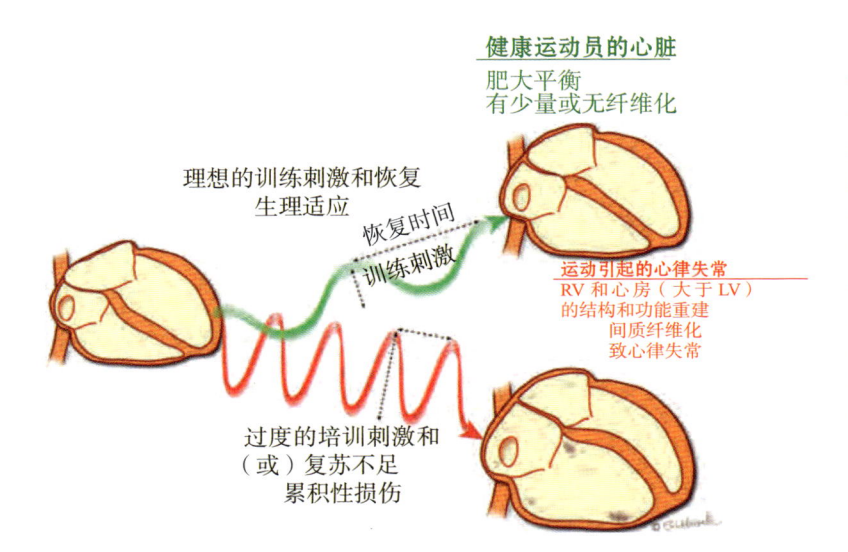

第 35 章　运动员心脏与运动员心脏性猝死的预防
Athlete's heart and prevention of sudden cardiac death in athletes

◀ 图 35-3　LaGerche 和 Heidbuchel 的假说。健康的均衡运动训练与恢复使生理重塑，增强心脏结构和功能，更好地耐受后续运动负荷。反之，过度运动（训练强度过大或恢复时间过短）可能会导致心脏损伤和心律失常性重塑，主要影响右心室和心房

LV. 左心室；RV. 右心室［经许可引自 La Gerche A, Heidbuchel H. Can intensive exercise harm the heart? You can get too much of a good thing. Circulation. 2014；130（12）：992-1002. © 2014 Wolters Kluwer Health, Inc 版权所有］

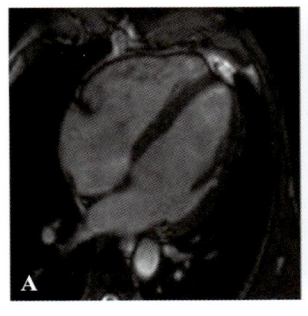

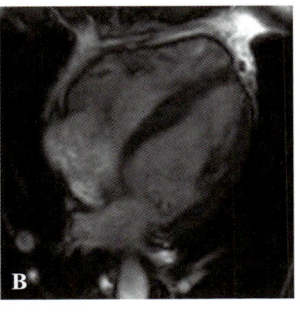

▲ 图 35-4　前铁人三项世界冠军（A）和多次铁人三项冠军（B）的舒张末期四腔心图像。与左心相比，右心心尖部和中央部右心室游离壁膨出更加明显，右心小梁化增加，RVEF（41%）较低

RV. 右心室；RVEF. 右心室射血分数［经许可引自 Bohm P, Schneider G, Linneweber L, Rentzsch A, Krämer N, Abdul-Khaliq H, et al. Right and Left Ventricular Function and Mass in Male Elite Master Athletes：A Controlled Contrast Enhanced CMR Study . Circulation 2016；133（20）：1927-1935. © 2016 Wolters Kluwer Health, Inc 版权所有］

则不能。运动员 LV/RV 舒张末期容积比为 1 是一个很好的替代指标，代表两心室的正常等比例适应[20]。到目前为止，还没有进行过关于停止训练对右心室影响的研究。

耐力运动员左心室和右心室质量增加是其心肌偏心性肥大的结果。在没有合成代谢类药物滥用史的力量型运动员中，CMR 没有发现任何心室呈向心性肥大。因此，如果存在左心室向心性肥大，则必须考虑左心室或右心室质量增加的病理原因（如高血压心脏、HCM）。需注意，由于不同的研究方案和研究对象，运动员左心室和右心室舒张末期容积和质量的平均参考值和上限参考值差异显著，另外，将体表面积纳入左心室和右心室参数指数变化的考量也很重要。CMR 经常比超声心动图得出更高的心房和心室的尺寸，而对于室壁厚度和心肌质量，CMR 得出的值则较低[21]，但在鉴别运动员心脏和 HCM 方面，CMR 优于超声心动图。此外，LGE 可以在 HCM 和 DCM 中提供进一步的诊断信息，以将其与运动员心脏相区分。不过，无 LGE 并不能排除 HCM 或 DCM[19]。另外，在运动员心脏中运动诱导的过度小梁化属生理性正常改变，与左心室非致密性心肌病（LVNC）之间难以鉴别。与对照组相比，目前定义的 LVNC 标准对于运动员，尤其是对于非洲裔的运动员来说，常常十分符合[22, 23]。但是，符合 LVNC 诊断标准的运动员在平均 48 个月的观察期内并没有出现不良心脏事件[22]。虽仍缺乏科学数据来支持建立 LVNC 运动员的权威危险分层[24]，但最近还是发布了对于竞技运动员运动资格的推荐[17]。

在运动员心脏中，其左右心房也扩大了，但左心房增大是否会是导致后续心房颤动潜在的决定性因素仍存争议。超声心动图中，运动员左心房上限定义为女性 45mm，男性 50mm。由于超声心动图

413

有低估左心房容积的趋势，CMR 有望替代其成为更具吸引力的影像检查方法，同时，业已证实女性运动员左心房重构不如男性运动员明显[19]。

六、CMR 成像方案

运动员心脏的影像学检查目的是辨别由高强度训练引起的心脏生理变化和可能具有相似形态学特征的病理性改变。CMR 最具吸引力的是，无论是在评估个体初始状态时，还是在随访一段时间内的纵向变化时（如对运动停止的反应）。其在评估心脏容量、质量、整体和局部功能方面具备高准确性和可重复性。长期以来，SSFP 电影 CMR 一直是心肌质量和体积评估的主要工具。CMR 组织可以通过心肌应变和应变率定量化测定将局部收缩和松弛量化，其具有较高的准确性和重复性。最新出现的组织追踪方法也有助于从 SSFP 电影 CMR 图像中测量这些局部参数。LGE 序列可以检测和量化局灶性纤维化，而 T_1 mapping 方法可以评估弥漫性心肌纤维化。而检查方案的确定应针对运动员心脏的临床怀疑和鉴别诊断进行个体化调整。如怀疑 ARVC，则应加扫更加详细 RV 成像（压脂或不压脂）。如果怀疑是心肌炎，应考虑 T_2 加权成像和 EGE 序列。如临床考虑 CAD，可以进行药物负荷磁共振检查，但对于训练有素的运动员，运动负荷成像检查可能更适合作为首选评估方法（表 35–2）。

七、诊断效能与临床结局

虽然总的来说超声心动图是用于评价是否存在运动员心脏，并将其与病理改变相区分的一线

表 35–2　CMR 成像方案

扫描方案	序　列	层　面
定位像	bSSFP	轴位、冠状位和矢状位
形态和功能	bSSFP	短轴平面需覆盖整个左心室 长轴平面（VLA、HLA、LOVT 视图） 短轴平面覆盖整个右心室 长轴平面（右心室垂直长轴使三尖瓣流入和右心室流出道成同一平面视图）（经肺动脉瓣矢状面或斜矢状面）
可选：如怀疑 ARVC 的扫描方案（见第 25 章）	黑血序列（双反转 – 恢复 T_1 加权快速自旋回波序列，有或无脂肪抑制）	选择性标准横轴或斜横轴视图 评估右心室和左心室脂肪浸润
可选：如果怀疑有 CAD，则采用腺苷/瑞加德松负荷–静息灌注或大剂量多巴酚丁胺负荷功能成像（见第 15 章、第 20 章和第 21 章）	灌注成像：饱和–恢复成像的梯度回波–平面回波混合序列、GRE 或 SSFP 多巴酚丁胺负荷成像：SSFP	灌注成像：短轴视图（一次心跳最少 3 个层面） 多巴酚丁胺负荷：3 个短轴和 3 个长轴视图
LGE	Gd 注射后约 10min 2D 节段的 IR GRE 的相位敏感反转恢复序列（PSIR）或 3D 序列	LV 和 RV 的视图与形态和功能的检查序列相同。但需考虑 RV 特殊的 T_1 恢复时间
可选：如果怀疑为心肌炎，可使用 EGE 和水肿成像（见第 27 章）	EGE：Gd 注射后立即进行 T_1 加权 TSE 扫描 水肿：T_2 加权序列	EGE：需 5 个层面在轴向上包含全部 LV 水肿成像：短轴和长轴视图

ARVC. 致心律失常性右心室心肌病；bSSFP. 平衡稳态自由进动；CAD. 冠状动脉硬化性心脏病；CMR. 心脏磁共振；EGE. 早期钆增强；HLA. 水平长轴；LGE. 心肌延迟强化；Gd. 钆；GRE. 梯度回波；LV. 左心室；LVOT. 左心室流出道；RV. 右心室；SSFP. 稳态自由进动；VLA. 垂直长轴；3D. 三维；IR. 反转恢复

成像方式，但 CMR 可以带来更高的诊断准确性。尤其在超声心动图质量不佳时，CMR 因其可为超声心动图提供更多的信息而显得更为重要。病理性 LV 肥大可通过各种几何测量方法与运动员心脏区分开来。最具价值的报告指数是 LV 舒张期心肌厚度与容积比值（＜ 0.15mm × m²/ml），它可以对运动员心脏和病理 LV 肥大予以鉴别（例如因 HCM 或高血压导致的疾病），其 AUC 为 0.993，相应敏感性为 80%，特异性为 99%[19]。LGE 的存在及其强化形式，尤其在具有显著 LV 肥厚的患者中，可提示其患 HCM 的可能。但是，没有 LGE 也不能排除其患病可能。对于 ARVC 的诊断，尽管隐匿型 ARVC 常需要通过 EMB 或电压图等组织特性检查来为最终诊断提供依据。但 CMR 仍对于右心室的评估极具优势，特别是当怀疑存在 ARVC 时。此外，对比增强 CMR 是一种更灵敏的成像方法，可以通过其非侵入性组织特征数据检测 LV 是否受累。事实上，对于非经典的 ARVC 类型缺乏特定的诊断指南，这也解释了对 LV 受累认识不足原因。LGE 经常在没有伴随形态功能异常的室壁节段被检测到，LGE 的出现早于 LV 功能障碍的发生。通常累及下侧壁和下间隔壁，并呈心外膜下或心肌中层分布[25, 26]。应始终注意与心肌炎相鉴别。

八、前景展望

未来关于运动员心脏的 CMR 研究应着眼于进一步阐明急性和慢性 RV 适应或适应不良，特别是对长时间和高强度的耐力运动员的急性和慢性影响。此外，心脏形态和功能的纵向观察必须在专业和业余运动员中进行。同时，需要更多的关于女性运动员、老运动员及不同种族运动员的心脏适应性 CMR 数据。随着成像技术的发展和进步，如先进的组织特征评价，包括 T_1 和 T_2 mapping、非对比序列，以及 3D 序列使用的增加等，将有助于进一步阐明运动员心脏病理生理学上的新认知，并改进鉴别诊断。

九、结论

CMR 为辨别生理性心脏适应（运动员心脏）和病理性心脏改变提供了一种准确性高的诊断方法。CMR 除了提供一项令人信服的技术来研究大运动量和运动类型对心脏适应性的影响，还可以帮助识别或排除增加运动员心脏性猝死风险的相关因素。CMR 序列通常包含标准电影序列，以用于评估左心室和右心室的大小和功能、左心室质量及室壁厚度，而 CMR 心肌组织特征定量评价更是因其能提供病理学指标，进而能指导疾病的管理。

推荐阅读

[1] Araújo CGS, Scharhag J. Athlete: a working definition for medical and health sciences research. *Scand J Med Sci Sports*. 2016;26:4–7.

[2] Corrado D, Basso C, Pavei A, Michieli P, Schiavon M, Thiene G. Trends in sudden cardiovascular death in young competitive athletes after implementation of a preparticipation screening program. *JAMA*. 2006;296:1593–601.

[3] Eijsvogels TMH, Fernandez AB, Thompson PD. Are there deleterious cardiac effects of acute and chronic endurance exercise? *Physiol Rev*. 2016;96:99–125.

[4] Galderisi M, Cardim N, D'Andrea A, et al. The multi-modality cardiac imaging approach to the Athlete's heart: an expert consensus of the European Association of Cardiovascular Imaging. *Eur Heart J Cardiovascular Imaging*. 2015;16:353.

[5] La Gerche A, Heidbuchel H. Can intensive exercise harm the heart? You can get too much of a good thing. *Circulation*. 2014;130:992–1002.

[6] Levine BD. Can intensive exercise harm the heart? The benefits

of competitive endurance training for cardiovascular structure and function. *Circulation.* 2014;130:987–91.
[7] Montisci M, Mazloum El R, Cecchetto G, *et al*. Anabolic androgenic steroids abuse and cardiac death in athletes: morphological and toxicological findings in four fatal cases. *Forensic Sci Int.* 2012;217 (1–3): e13–18.
[8] Naylor LH, George K, O'Driscoll G, Green DJ. The athlete's heart: a contemporary appraisal of the 'Morganroth hypothesis'. *Sports Med.* 2008;38:69–90.
[9] Sanchis-Gomar F, Pérez LM, Joyner MJ, Löllgen H, Lucia A. Endurance exercise and the heart: friend or foe? *Sports Med.* 2015;46:459–66.
[10] Scharhag J, Löllgen H, Kindermann W. Competitive sports and the heart: benefit or risk? *Dtsch Arztebl Int.* 2013;110(1–2):14–24.
[11] Semsarian C, Sweeting J, Ackerman MJ. Sudden cardiac death in athletes. *Br J Sports Med.* 2015;49:1017–23.
[12] Thiene G, Carturan E, Corrado D, Basso C. Prevention of sudden cardiac death in the young and in athletes: dream or reality? *Cardiovasc Pathol.* 2010;19:207–17.
[13] Urhausen A, Kindermann W. Sports-specific adaptations and differentiation of the athlete's heart. *Sports Med.* 1999;28: 237–44.

参 考 文 献

[1] Corrado D, Basso C, Pavei A, Michieli P, Schiavon M, Thiene G. Trends in sudden cardiovascular death in young competitive athletes after implementation of a preparticipation screening program. *JAMA.* 2006;296:1593–601.
[2] Eijsvogels TMH, Fernandez AB, Thompson PD. Are there deleterious cardiac effects of acute and chronic endurance exercise? *Physiol Rev.* 2016;96:99–125.
[3] Bohm P, Schneider G, Linneweber L, *et al*. Right and left ventricular function and mass in male elite master athletes: a controlled contrast enhanced CMR study. *Circulation.* 2016;133:1927–35.
[4] Scharhag J, Schneider G, Urhausen A, Rochette V, Kramann B, Kindermann W. Athlete's heart: right and left ventricular mass and function in male endurance athletes and untrained individuals determined by magnetic resonance imaging. *J Am Coll Cardiol.* 2002;40:1856–63.
[5] Petersen SE, Hudsmith LE, Robson MD, *et al*. Sex-specific characteristics of cardiac function, geometry, and mass in young adult elite athletes. *J Magn Reson Imaging.* 2006;24:297–303.
[6] La Gerche A, Heidbuchel H. Can intensive exercise harm the heart? You can get too much of a good thing. *Circulation.* 2014;130:992–1002.
[7] Naylor LH, George K, O'Driscoll G, Green DJ. The athlete's heart: a contemporary appraisal of the 'Morganroth hypothesis'. *Sports Med.* 2008;38:69–90.
[8] Möhlenkamp S, Lehmann N, Breuckmann F, *et al*. Running: the risk of coronary events: Prevalence and prognostic relevance of coronary atherosclerosis in marathon runners. *Eur Heart J.* 2008;29:1903–10.
[9] Montisci M, Mazloum El R, Cecchetto G, *et al*. Anabolic androgenic steroids abuse and cardiac death in athletes: morphological and toxicological findings in four fatal cases. *Forensic Sci Int.* 2012;217(1–3):e13–18.
[10] Urhausen A, Kindermann W. Sports-specific adaptations and differentiation of the athlete's heart. *Sports Med.* 1999;28:237–44.
[11] Urhausen A, Albers T, Kindermann W. Are the cardiac effects of anabolic steroid abuse in strength athletes reversible? *Heart.* 2004;90:496–501.
[12] Siscovick DS, Weiss NS, Fletcher RH, Lasky T. The incidence of primary cardiac arrest during vigorous exercise. *N Engl J Med.* 1984;311:874–7.
[13] Bohm P, Scharhag J, Meyer T. Data from a nationwide registry on sports-related sudden cardiac deaths in Germany. *Eur J Prev Cardiol.* 2016;23:649–56.
[14] Marijon E, Tafflet M, Celermajer DS, *et al*. Sports-related sudden death in the general population. *Circulation.* 2011;124:672–81.
[15] Thiene G, Carturan E, Corrado D, Basso C. Prevention of sudden cardiac death in the young and in athletes: dream or reality? *Cardiovasc Pathol.* 2010;19:207–17.
[16] Pelliccia A, Fagard R, Bjørnstad HH, *et al*. Recommendations for competitive sports participation in athletes with cardiovascular disease: a consensus document from the Study Group of Sports Cardiology of the Working Group of Cardiac Rehabilitation and Exercise Physiology and the Working Group of Myocardial and Pericardial Diseases of the European Society of Cardiology. *Eur Heart J.* 2005;26:1422–45.
[17] Maron BJ, Udelson JE, Bonow RO, *et al*. Eligibility and disqualification recommendations for competitive athletes with cardiovascular abnormalities: Task Force 3: hypertrophic cardiomyopathy, arrhythmogenic right ventricular cardiomyopathy and other cardiomyopathies, and myocarditis: A Scientific Statement From the American Heart Association and American College of Cardiology. *J Am Coll Cardiol.* 2015;66:2362–71.
[18] Schroeder S, Achenbach S, Bengel F, *et al*. Cardiac computed tomography: indications, applications, limitations, and training requirements: report of a Writing Group deployed by the Working Group Nuclear Cardiology and Cardiac CT of the European Society of Cardiology and the European Council of Nuclear Cardiology. *Eur Heart J.* 2008;29:531–56.
[19] Galderisi M, Cardim N, D'Andrea A, *et al*. The multi-modality cardiac imaging approach to the Athlete's heart: an expert consensus of the European Association of Cardiovascular Imaging. *Eur Heart J Cardiovasc Imaging.* 2015;16:353.
[20] Luijkx T, Velthuis BK, Prakken NHJ, *et al*. Impact of revised Task Force Criteria: distinguishing the athlete's heart from ARVC/D using cardiac magnetic resonance imaging. *Eur J Prev Cardiol.* 2012;19:885–91.
[21] Prakken NHJ, Teske AJ, Cramer MJ, *et al*. Head-to-head comparison between echocardiography and cardiac MRI in the evaluation of the athlete's heart. *Br J Sports Med.* 2012;46:348–54.
[22] Gati S, Chandra N, Bennett RL, *et al*. Increased left ventricular trabeculation in highly trained athletes: do we need more stringent criteria for the diagnosis of left ventricular non-

compaction in athletes? *Heart*. 2013;99:401–8.

[23] Luijkx T, Cramer MJ, Zaidi A, *et al.* Ethnic differences in ventricular hypertrabeculation on cardiac MRI in elite football players. *Neth Heart J*. 2012;20:389–95.

[24] Ganga HV, Thompson PD. Sports participation in non-compaction cardiomyopathy: a systematic review. *Br J Sports Med*. 2014;48:1466–71.

[25] Perazzolo Marra M, Leoni L, Bauce B, *et al.* Imaging study of ventricular scar in arrhythmogenic right ventricular cardiomyopathy comparison of 3D standard electroanatomical voltage mapping and contrast-enhanced cardiac magnetic resonance. *Circ Arrhythm Electrophysiol*. 2012;5:91–100.

[26] Perazzolo Marra M, Rizzo S, Bauce B, *et al.* Arrhythmogenic right ventricular cardiomyopathy. *Herz*. 2015;40:600–6.

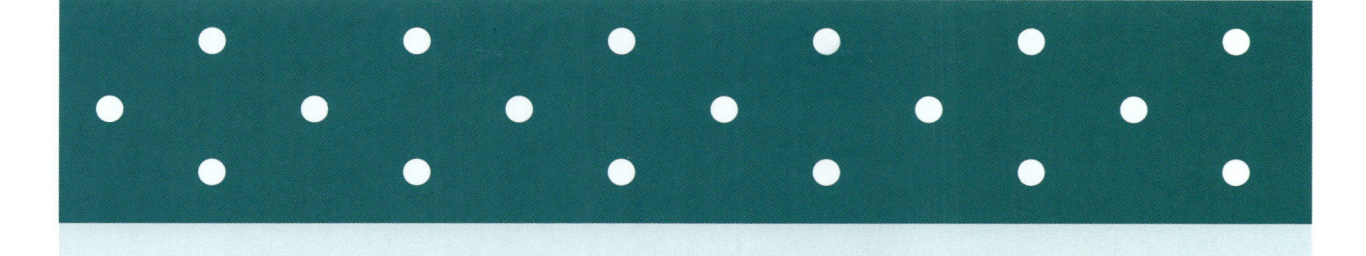

第六篇

心包疾病
Pericardial disease

第36章　心包疾病 ·· 420

第 36 章　心包疾病

Pericardial disease

Deborah Kwon　Helen She　Herbert Frank　Teresa Sykora　著
朱君磊　译　　杨琳　徐磊　校

一、概述

心包疾病可以是孤立疾病，也可能是系统性疾病的一部分。临床实践中所遇到的心包综合征主要包括心包炎（急性、亚急性、慢性和复发性）、心包积液、心脏压塞、缩窄性心包炎和心包肿物。尽管心包疾病的发病率相对较高，但流行病学数据较少，特别是来自基层医疗机构的。心包炎是最常见的心包疾病，在意大利城市的统计中，急性心包炎的年发病率为 27.7/10 万。心包疾病约占所有住院患者的 0.1% 和急诊胸痛患者的 5%[1, 2]。心包疾病的诊治需要高质量的图像，而 CMR 是一种重要且用途广泛的成像方法，可对所有常见心包疾病的存在、范围和临床分期做出明确诊断。

二、解剖与病理

（一）正常解剖

心包主要由围绕心脏由两层无血管结构构成。脏层心包附着于心肌心外膜表面，由单层间皮细胞组成。壁层心包大多没有细胞，而由弹性蛋白和胶原纤维组成。正常情况下，心包厚度＜ 2mm。壁层心包的弹性类似于橡胶，帮助将心脏容量限制在正常范围内。心包具有完善的神经支配；因此，当心包出现炎性反应，患者常感到胸痛。两层心包间的腔隙常规可以容纳≤ 50ml 的液体，以提供润滑作用。心包反折出现在大血管和横膈膜周围。

（二）病理生理

心包在生理学上对心脏有重要作用。除了将心脏固定在胸腔内的作用，还可以保护心脏免于感染，同时，它对心脏容积起着重要的限制作用。心包在轻度拉伸应力下顺从性良好，但会随着拉伸程度逐步增加而变得坚韧。当达到心包容积的极限时，增加容积将导致心包压力急剧增加，这种压力最终将被传递至心内而形成心内充盈压力。心包压力对右心的影响更大，因为右心充盈压力较低。一旦心包压力超过心内压力，将观察到收缩期右心房反向运动，随后是舒张期右心室受压，这是大量心包积液下的血流动力学征象。

心包也支配了舒张期的相互作用。由于心室间相互依赖现象，相邻心室之间的心内充盈压通过室间隔传递。生理学上，吸气时，右心室静脉回流增加，而左心室存在继发充盈不足。呼气时情况则正好相反。在正常情况下，胸腔压力的变化可通过心包平均地传递到肺静脉和所有心腔。因此，心室的有效充盈压梯度在整个呼吸周期中仅略有变化。心包缩窄和心脏压塞阻碍了胸腔压力向心腔内的完全传递，从而使呼吸时的压差效应放大。在吸气过程中，由于肺静脉压力的降低，左心的充盈梯度降低，同时左心室舒张压由于胸膜腔内压力向心脏的传递减少而得以维持，由此导致了跨二尖瓣流入量减少及室间隔左移。由于心室相互依赖，右心室充盈增加。到呼气时，情况又正好相反。跨二尖瓣和三尖瓣的血流也分别反映在肺静脉和肝静脉的流速上——肺静脉舒张期正向血流在吸气时减少，呼气时增加；而在呼气时，肝静脉正向血流减少，反向血流增加（图 36-1 和图 36-2）[3, 4]。

三、临床背景

心包疾病包含不同的临床表现，分别具有不同的症状和体征，因而可归类为特定的"综合征"。典型的心包综合征包括心包炎、心包积液、心脏压塞和缩窄性心包炎。需要特别注意的是，当患者出现心包炎同时伴随心肌炎性受累时，文献中通常称之为"心肌-心包炎"[5]。

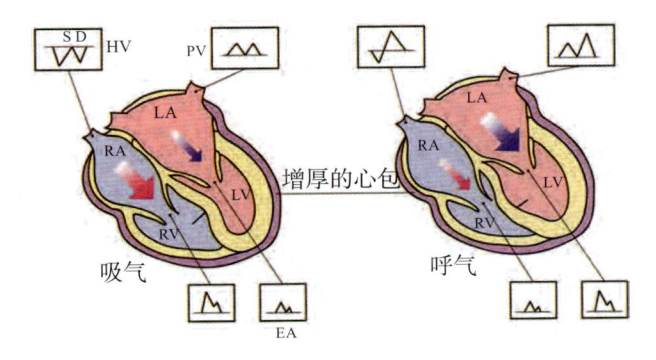

▲ 图 36-1　缩窄性心包炎跨瓣和中心静脉流速示意图
吸气时左心室充盈减少导致室间隔左移，流入右心室的血流增加。呼气时，情况正好相反
EA. 二尖瓣流入；HV. 肝静脉；LA. 左心房；RA. 右心房；LV. 左心室；RV. 右心室；PV. 肺静脉；SD. 收缩舒张

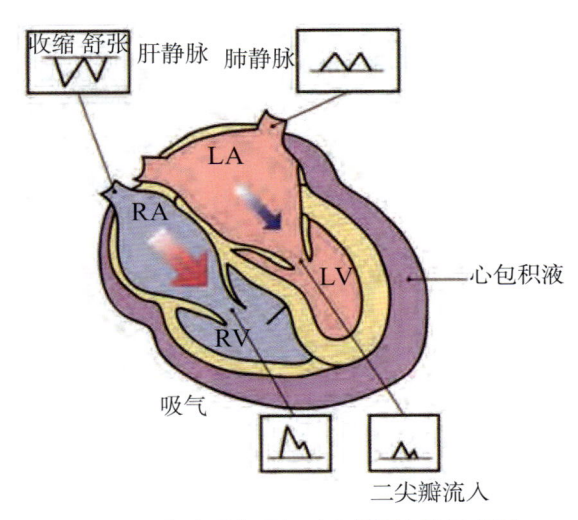

▲ 图 36-2　心脏压塞吸气时室间隔左移示意图
LA. 左心房；RA. 右心房；LV. 左心室；RV. 右心室

四、心包多模态成像

多模态成像是心包疾病诊疗中不可或缺的一部分，推荐应用于所有疑似心包疾病的患者。欧洲心血管影像学会（EACVI）发表了一份关于心包多模式成像的共识声明[6]。推荐超声心动图作为大多数疑似或已知心包疾病患者诊断和随访的一线成像检查，其具有广泛适用性和成本低廉的特点，并且可评估心包基本解剖和功能。在临床实践中，结合超声心动图和临床评估及其他基础检查（如心电图、胸部 X 线和血生化），足以对绝大多数患者进行临床诊疗。其他影像学检查可作为对超声心动图评估的补充，特别是 CT 和 CMR。CT 可以测量心包厚度，还可以提供心包钙化和任何相关胸部病变的信息。

五、心包疾病 CMR

CMR 被认为是评估心包疾病最灵活、全面的成像方式。大 FOV 及无电离辐射使 CMR 成为确认超声心动图结果及在急性期和随访时检查病变情况的理想方法。CMR 的 T_1 加权和 T_2

加权黑血成像序列，可用于测量心包厚度，报告中正常心包厚度为1.2~1.7mm（异常值通常＞2~3mm）。从SSFP电影成像中可以准确评估心包积液的存在和位置，与超声类似，它还可用于对血流动力学的功能性评估。LGE可补充心包炎症的特殊信息，特别是对伴有心肌病的患者，逐渐兴起的mapping参数测量方法可提供更多的疾病相关信息。

有关CMR成像方案和分析方法的进一步细节将在随后的段落中展开详述。

六、心包疾病

（一）先天性心包缺如

先天性心包缺如是一种罕见的疾病，有报道患病率为15/34 000（0.044%）[7]。大多数心包缺如为部分缺如，且发生在左侧。偶可见缺如发生在右侧或膈面[8]。通常情况下，肺动脉主干窗为心包覆盖，其内包含脂肪组织。左侧心包缺如时，肺组织可嵌入主动脉与肺动脉主干之间，并偶尔通过缺损部位压迫左心耳。由于这些异常，心脏常向左旋。先天性心包缺如可能合并其他先天性异常，包括房间隔缺损、动脉导管未闭、二尖瓣狭窄或法洛四联症。此外，心包缺如也在支气管囊肿、肺隔离症、漏斗胸和膈疝的患者中有报道[7]。心包缺如的发生机制尚不清楚，但可能是因为继发于主静脉左侧导管的过早萎缩，因其无法滋养左侧胸心包隔膜，最终导致心包发育失败。这种异常大都没有临床意义，心包缺如患者如没有合并其他先天性异常，通常是无症状，无风险的。先天性心包缺如的并发症可包括心腔的疝和嵌顿，尤其是左心耳，可导致潜在的严重并发症[7]，有时需要手术闭合或扩大缺损以缓解疝出。

心包缺如患者的胸片表现为肺动脉突出影，心尖向左后旋转。超声心动图所见可包括由于心脏左移引起的超声心动图窗口异常、异常形状的心室、室间隔矛盾运动或心脏"摆动"。CT和CMR可直接显示心包组织和脂肪的缺如，并明确心脏位置的变化。此外，CT和CMR也适用于此类患者可能合并的其他先天性异常的检查。

CMR被认为是识别先天性心包缺如的参考标准，因为它提供了最佳的对比分辨率。CMR方案包括T_1加权和T_2加权黑血序列采集的轴位系列图像，以及轴位和特定平面下采集的电影SSFP图像。在心包缺如时，CMR可显示左心耳或肺动脉主干向左突出，肺组织疝入主动脉与肺动脉间，以及心底部与膈之间。CMR还可能显示正常心脏中主动脉前心包隐窝的缺失。如心包全部缺如，可观察到心脏向左后旋转。可采集脂肪饱和图像，以及EGE/LGE图像以得到更多有用信息。由于FOV较大，CMR也可对整个胸部进行评估，并发现纵隔和肺的相关异常（图36-3）。

（二）心包炎

急性心包炎是不典型胸痛的常见病因，且占

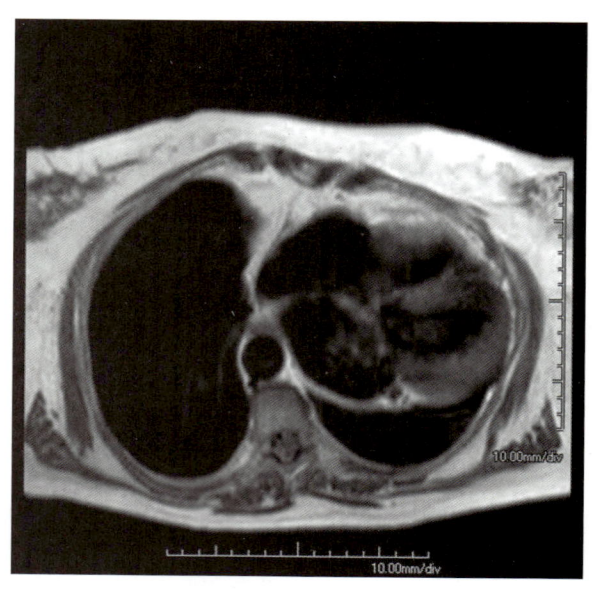

▲ 图36-3 轴位T_1加权黑血CMR图像显示部分心包先天性缺如

比高达急诊就诊人数的 5%[9]。然而，由于该病的诊断没有明确的"金标准"，因此其真正发病率很可能被低估。最常见引起心包炎的病因为特发性或病毒性。急性心包炎的诊断标准包括典型位置的胸膜炎性胸痛、心包摩擦音、典型广泛 ST 段抬高伴 PR 压低，以及心包积液。15%～30% 的急性心包炎患者在单次发作后，会出现复发性心包炎，高达 50% 的初次复发患者会有后续发作[10,11]。

经胸超声心动图通常是首选，常常是唯一需要的影像学检查方法，以明确心包积液的存在及其临床相关性，包括与少量的生理性心包积液的鉴别[6]。心脏 CT 在非外伤性急性心包炎的疑似患者初步评估中提供的额外诊断价值有限。然而，CT 检查通常是急诊室常规处置的一部分，以评估胸痛的其他病因，因此 CT 很可能是发现本病的首项检查。增厚、非钙化的心包和心包积液可提示急性心包炎的存在。少数情况下，如存在显著的心包炎症，特别是在增强 CT 扫描的延迟期，可见心包强化[12]。

CMR 通常是诊断急性心包炎的次选成像方法。电影 SSFP 成像可提供左心室和右心室的全面及局部功能评估。心包增厚的程度和伴随心包积液的量可用 T_1 加权黑血成像来测量。当心包增厚 ≥ 3mm，高度提示心包炎。心包炎症的急性程度可以通过 T_2 加权短时间反转恢复序列（STIR）图像来评估，心包内的高亮信号提示处于炎症进展伴新生血管形成的急性病程中。然而，需注意的是，心包腔内的液体也可以呈高亮信号，这可能会干扰我们对心包壁层水肿的识别能力[13,14]。心包 LGE 也是提示显著心包炎症的一个指标（图 36-4）。虽然壁层心包大多是非细胞性的，但在急性心包炎中会出现新生血管，并且由于壁层心包胶原含量高且细胞外间隙增加，使钆对比剂得以到达壁层心包并出现强化。LGE 可用于指导治疗，对于可疑复发性心包炎患者，持续的心包强化可能表明需要给予更积极的抗炎或免疫抑制治疗。

在一些伴有心包积液的急性心包炎患者中，也可以看到脏层心包的炎症。如存在明显的心包积液，可以分辨出心包的双层结构。此外，有高达 5% 的患者，同时存在心肌炎与心包炎，其典型影像表现已在第五篇第 27 章中详述。

（三）心包积液

心包积液可见于特定的影响心包的疾病中，包括感染、肿瘤和自身免疫或炎性过程（放射治疗和药物诱导后），也可能发生在一般疾病中，包括甲状腺功能减退或终末期肾病。心包内出血可能是由创伤、心肌梗死后心室游离壁破裂或医

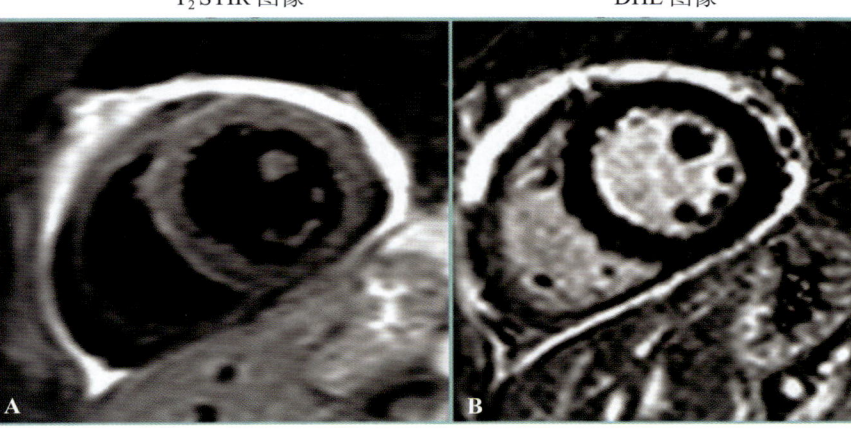

T_2 STIR 图像　　　　DHE 图像

◀ 图 36-4　48 岁，女性，表现为胸痛
A. 脂肪抑制的 T_2 加权成像，显示心包明显强化，提示急性心包炎症；B. 脂肪抑制的钆对比剂延迟强化成像显示心包显著强化，提示急性心包炎症

源性原因（例如经皮心脏装置植入）引起的。主动脉夹层也可能导致逆行性出血。

当怀疑心包积液时，就应进行心脏的影像学检查，因为临床病史或查体并不能提供明确诊断。成像检查对于确认积液的存在、描述积液的严重程度和范围、分辨积液的性质（渗出液或漏出液）、确定心脏血流动力学影响，以及最终指导心包穿刺术等是必不可少的。

虽然超声心动图是一线的影像检查方法，但CT和CMR可对特定患者进行更全面的评估。通过测量积液的CT衰减值（Hu），可有助于区分单纯心包积液、出血性积液和化脓性积液[6, 12]。CMR可以提供关于心包积液量的大小和位置，以及心包增厚程度的准确信息，并通过使用T_1加权和T_2加权黑血成像和电影SSFP成像准确描述心包的限制性和心脏充盈之间的关系。

CMR可检测到≥30ml的心包积液。一般来说，若CMR图像显示右心室前方环形积液区域宽度＜4mm，为少量积液；宽度＞5mm，为中等量积液（100～500ml）。大量积液时，可在右心房和右心室前方见到积液并见心脏周围不对称性环形积液区。但因积液分布不均，心包腔的厚度和积液的实际容积无直接关系。与心室容积定量测量类似，通过对覆盖整个心包的多层电影系列图像进行容积分析可以更精确的量化心包积液量（表36-1）。

此外，CMR信号特征有助于确定心包积液的性质。漏出液在CMR图像上通常表现为T_1加权像低信号和T_2加权像上高信号，而蛋白含量及细胞含量较多的渗出液，通常在T_1加权像上呈高信号，而在T_2加权像上呈等信号。分隔、小空腔和碎片的存在提示复杂心包积液。心包积血的信号强度取决于出血时间的长短，因为血红蛋白与其分解产物脱氧血红蛋白和正铁血红蛋白具有不同的CMR信号特征。慢性机化血肿通常

表36-1 心包积液程度的估计

心包积液的量化
• 微量心包积液，常无血流动力学影响，仅在心脏收缩期可见
• ＜1cm：相当于约300ml
• 1～2cm：约500ml
• ＞2cm：通常＞700ml
• "心脏摆动"：大量心包积液

在黑血序列中呈低信号，黑点代表钙化、纤维化或含铁血黄素沉积，通常血肿周围可见低信号的含铁血黄素环包绕。

除了T_1和T_2加权黑血序列成像外，bSSFP电影成像可用于确定心包液成分，并能更好地显示纤维条索或凝固血液的存在[14]。双反转恢复快速自旋回波序列（DIR-FSE）成像也可用于描述心包液特征，但是这些方法获得的信号在一定程度上取决于心包液在采集中是否流动。自由流动的采集，如漏出液，无信号强度，但复杂的无流动的采集则呈中到高信号强度。

此外，黑血和电影CMR可精确显示心包各层，并评估其厚度与成分，因此可以将单纯心包积液与心包炎炎性渗出或恶性心包疾病区分开来（图36-5、表36-2和表36-3）。

（四）心脏压塞

心脏压塞的特点是心包内压力升高并等于心内舒张压，心室充盈受限，随后心排血量减低。压塞的发生可以是急性的或亚急性的。如未及时治疗，急性压塞是突发且致命的，是一种临床急症。鉴于其威胁生命的特点，以急诊超声心动图为一线检查。最重要的超声心动图表现包括心包积液、下腔静脉扩张、Doppler证实的每搏输出量减低，以及舒张期心室反向运动或塌陷[12]。

CMR在心脏压塞的危急患者中作用有限，但在超声心动图血流动力学评估不典型且难以确

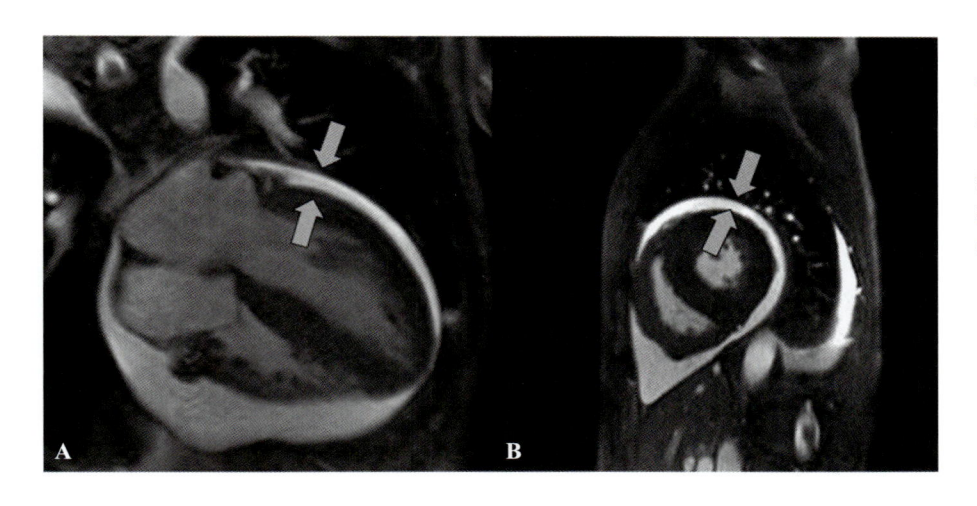

▲ 图 36-5 心肌淀粉样变性患者的水平长轴（A）和短轴（B）CMR 图像。通过真实稳态进动快速（true-FISP）磁共振电影成像可区分心包内液体和心包各层（箭）

表 36-2 不同类型心包积液的 T_1 加权和 T_2 加权图像信号特征

	T_1 加权成像	T_2 加权成像
透明液体	低信号	高信号
纤维蛋白成分	低信号	低信号
血液	低信号/高信号*	低信号/高信号*
脓液	较心肌呈低或等信号	高信号
纤维成分	低信号	低信号/高信号**
钙化	低信号	低信号

心包内液体在心动周期期间的位移可能会引起信号的变化
*.信号强度取决于血红蛋白分解代谢产物（表36-3）；**.信号的类型和对比剂的摄取取决于该组织的血管化程度和细胞特性

表 36-3 血红蛋白分解产物的 T_1 和 T_2 加权信号强度

	T_1 加权成像	T_2 加权成像
氧合血红蛋白（0～12h）	低信号	高信号
脱氧血红蛋白（12～72h）	低信号	低信号
正铁血红蛋白（3～15d）	高信号	高信号
含铁血黄素（>15d）	低信号	低信号

信号表现类似于实性组织内的信号表现。然而，在积液情况下，血液与浆液性液体混合，只有出血量较大后才能观察到

定心脏压塞的患者中，可以提供有力的确诊依据。CMR 对重要功能性积液的诊断标准与超声心动图相似，但如果超声心动图图像质量不佳，则 CMR 可能更易识别。在心脏压塞患者中，可观察到舒张期右心室游离壁受压、收缩早期右心房塌陷、左心室和右心室形态扭曲，以及吸气早期可能出现室间隔向左移位[6, 12]。

（五）缩窄性心包炎

缩窄性心包炎通常很难诊断，需要多种成像方式才能实现正确诊断。然而，由于没有明确的金标准，并且由于患者可能同时患有缩窄性和限制型心脏病（即放射性心脏病），缩窄性心包炎的准确诊断仍然具有挑战性。缩窄性心包炎的基线评估包括全面的临床评估，以及带有呼吸测量计的综合超声心动图。心脏 CT 检查可进一步显示心包的特征，特别是评估心包钙化的存在和（或）程度。CMR 可以提供补充信息，特别是在超声心动图诊断不确定的患者中。由于舒张期心脏充盈快速且突然终止而导致的圆锥样心室变形、各心腔的舒张受限，以及显著的舒张期反弹，都能在电影 CMR 成像上予以显示。这种呼吸性、心室间相互依赖性的充盈最好用自由呼吸实时电影 CMR 来识别[15]。

与超声心动图相似，在自主呼吸患者中，呼吸时跨二尖瓣血流也可以通过实时相位对比 CMR 来评估。在一项小型研究中，跨二尖瓣血流随呼吸的变异＞25%对诊断缩窄性心包炎具有高度的敏感性和特异性[16]。

除了功能信息，CMR还提供了额外的心包组织特征，这对确定缩窄性心包炎患者的最佳治疗策略具有重要的临床意义。LGE和T_2 STIR成像可以将作为缩窄性心包炎病因的潜在急性心包炎与慢性心包炎区分开来，这两种疾病的治疗方法不同。T_2 STIR信号增高并出现心包延迟强化符合急性心包炎表现，而心包T_2 STIR信号正常情况下出现心包显著延迟强化则提示该疾病处于亚急性期（图36-6）。

最后，心包T_2 STIR信号正常且无延迟强化则提示进展到慢性炎症消退期（图36-7和图36-8）。

有缩窄的生理学改变但无心包炎证据的患者，对抗炎药物的反应较差，可能需要行心包切除术[17]。图36-9展示了一个典型缩窄性心包炎患者的心包病理标本。在一项小型研究中，心包LGE的程度被证明可以明确预测哪些急性心包炎患者的心包缩窄生理学改变为可逆的[18]。与心包无强化的患者相比，明显心包LGE的患者更有可能通过抗炎药物缓解缩窄性心包炎[18]。此外，一些有趣的证据表明，通过CMR评估后，对心包轻度LGE的活动性炎症患者给予术前用药，可能有助于最终需要手术切除心包的患者获得更好的手术效果。此外，已有研究显示心包强化的定量评估可以预测缩窄性心包炎患者的临床预后[19]。因此，CMR不仅可用于缩窄性心包炎的诊断，并且可用于指导优化治疗（图36-10）。

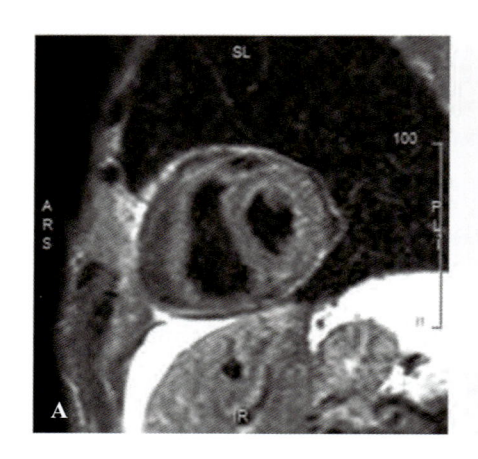

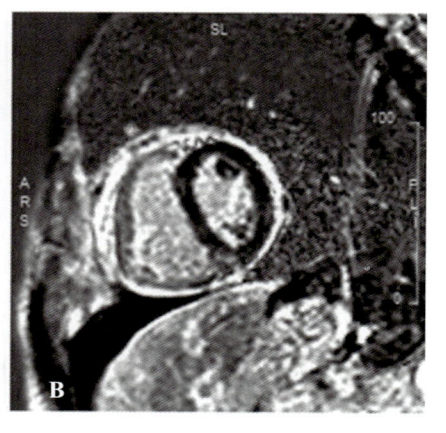

◀ **图36-6** 38岁，男性，表现为反复胸痛

A.脂肪抑制T_2加权图像，心包无明显强化，表明没有急性心包炎；B.延迟强化图像表现为心包明显强化。这一发现，结合图36-2，提示亚急性心包炎

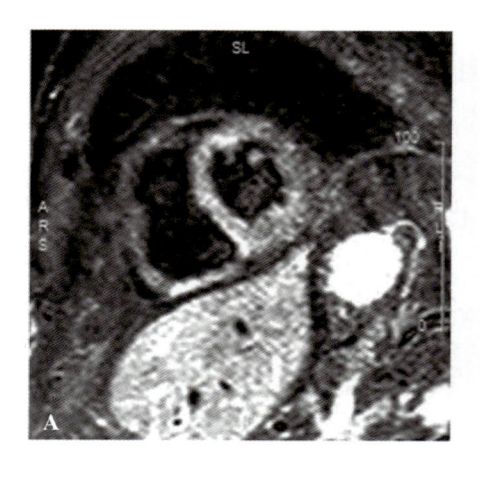

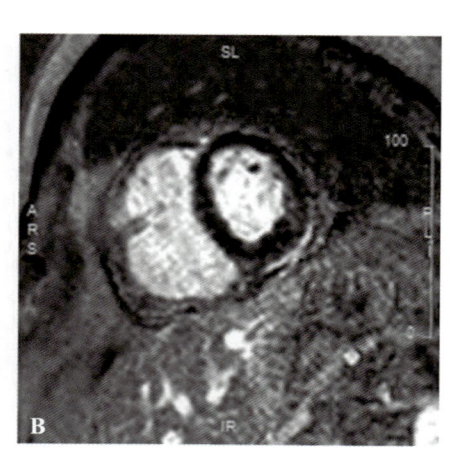

◀ **图36-7** 64岁，男性，出现充血性心力衰竭

A.脂肪抑制的T_2加权图像，心包无显著强化，表明没有急性心包炎；B.延迟强化图像显示心包无明显强化

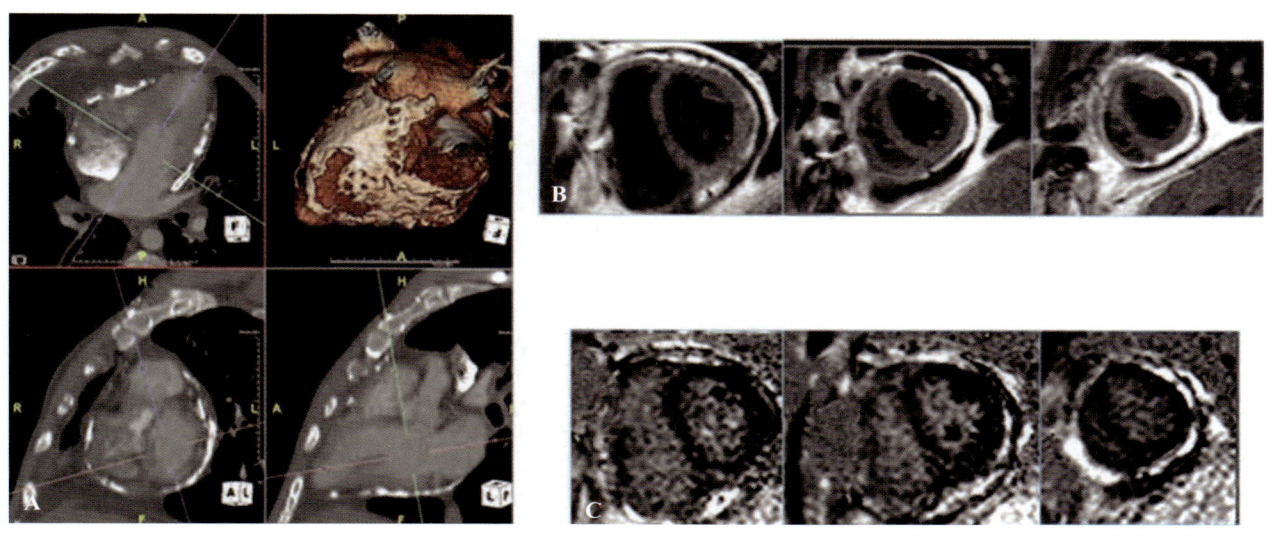

第 36 章 心包疾病
Pericardial disease

▲ 图 36-8 A.CT 显示心包钙化；B. 心包钙化在磁共振黑血序列成像上分辨不清；C. 在磁共振延迟强化成像上也分辨不清

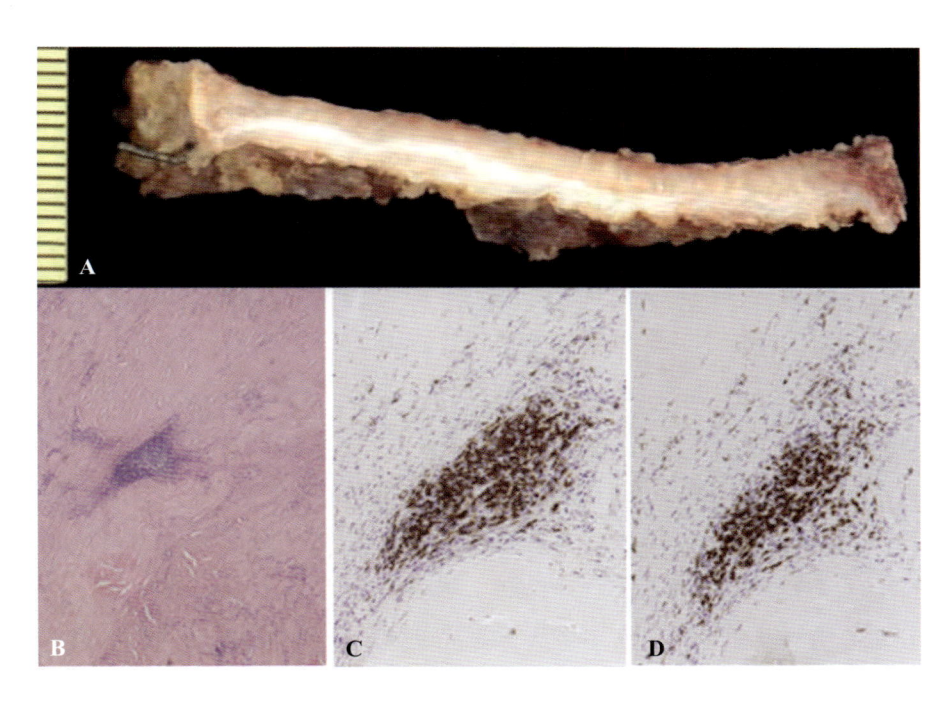

◀ 图 36-9 A. 大体观察可见弥漫、严重的纤维性增厚（5mm）；B. 组织学（HE 染色）检查可见多灶性慢性炎性淋巴细胞及浆细胞，并伴有轻度钙化；C 和 D. 免疫组化显示细胞主要为 CD20+ 的 B 细胞和 CD3+ 的 T 细胞

经许可引自 Guaricci AI, Basso C, Tarantini G. Recurrent syncope on effort due to concealed constrictive pericarditis. *Eur Heart J.* 2013；34：1817. © 2013 Oxford University Press 版权所有

（六）心包肿瘤

原发性心包肿瘤非常罕见，可以是良性的，也可以是恶性的。所有心脏原发肿瘤的发病率为 0.02%~0.056%；在这其中，起源于心包的只占 6.7%~12.8% [20]。心包肿瘤以直接侵犯或转移更为常见 [20, 21]。迄今为止报道中最多见的心包良性病变是心包囊肿。其他良性心包肿瘤还包括脂肪瘤、畸胎瘤、纤维瘤、血管瘤和神经源性肿瘤等。不同类型的心包恶性原发肿瘤包括间皮瘤、不同组织学类型的肉瘤、淋巴瘤和胸腺瘤。转移性心包肿瘤最常见来源包括肺癌或乳腺癌、黑色素瘤和淋巴瘤。

心包肿瘤患者的症状可以有很大差异，这取决于肿瘤的特征（良性/恶性）、生长速度、相关表现（即心包积液）、邻近结构的侵犯，以及患

427

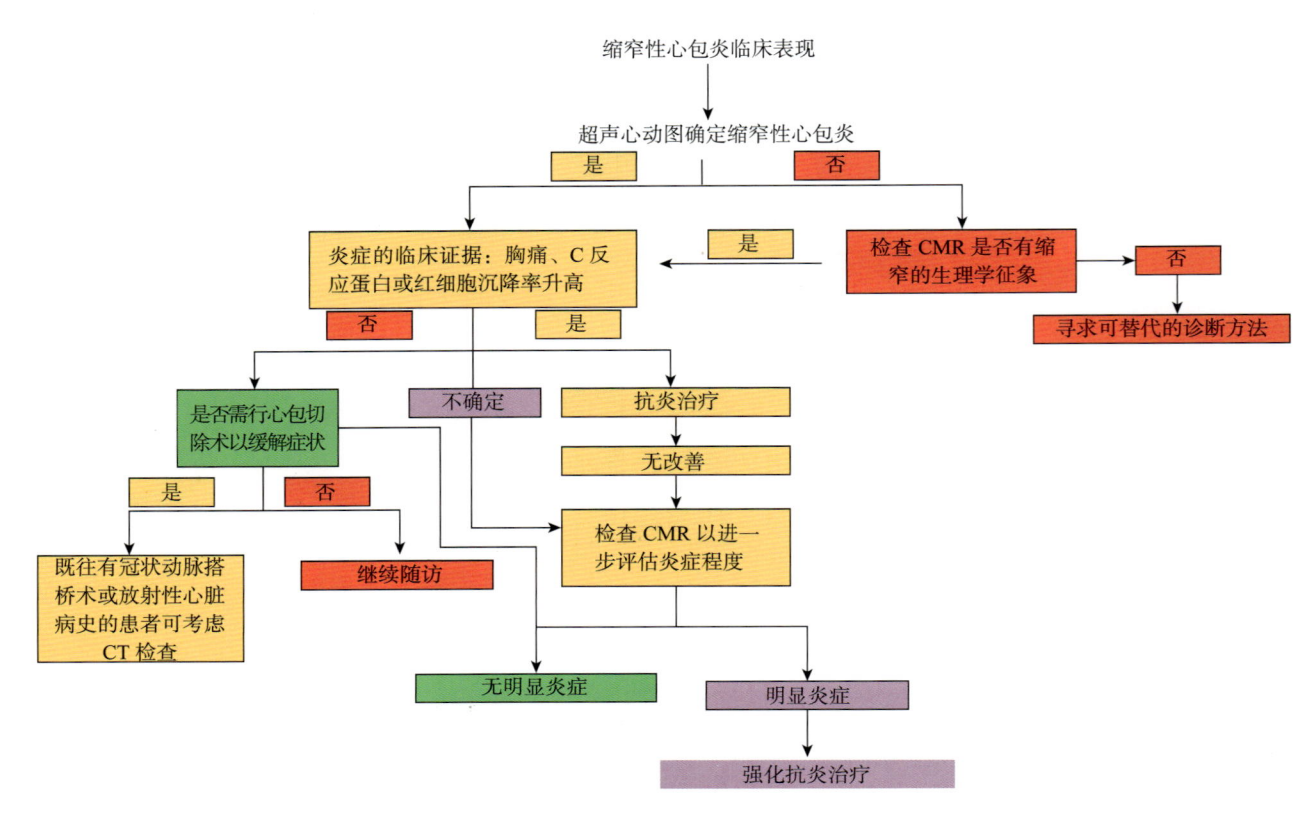

▲ 图 36-10 应用 CMR 管理和治疗可疑缩窄性心包炎患者的流程图

者的基础疾病。

心包占位有时可在因其他原因进行的胸部 X 线检查中被发现，例如，发现心影增大或纵隔轮廓异常时。超声心动图是心血管影像诊断的一线方法，但对于侵犯特征的评估常常是有限的且间接的，如对心包积液或心包增厚的辨别。因此，通常需要额外的断层图像作为补充。CT 可提供心包肿瘤的准确位置，并可对其周边结构及器官的侵犯情况做出评估。此外，如果为转移性心包肿瘤，CT 可对原发肿瘤的来源进行评估。又或者，行 CMR 成像可提供心包占位的无创 3D 评估，并根据心腔和心外结构侵犯情况来区分良、恶性。CMR 还可以评估心包占位对心脏功能的影响及是否存在压迫心脏的生理学改变[21]。然而，心包占位的诊断通常很有挑战性。与心脏肿瘤的 CMR 成像方法类似，心包占位的 CMR 方案包括多个脉冲序列，以了解组织特征，包括有或无脂肪饱和的 T_1 和 T_2 加权黑血成像、电影成像、首过灌注和 EGE/LGE。T_1 mapping 和 T_2 mapping 可增加更多的诊断相关信息[22, 23]。

1. 心包囊肿

心包囊肿很少见（发病率为 1/10 万），约占所有纵隔肿瘤的 7%，典型好发部位为右心膈角（51%～70%）或左心膈角（28%～38%）[24]。心包囊肿大多是先天性的，因为其囊壁由单层间皮细胞排列构成，也称为间皮囊肿。囊内通常充满清澈液体。

大多数患者的心包囊肿是在患者因其他原因行胸部 X 线、超声心动图或 CT 扫描时偶然发现的，患者常无症状。大的心包囊肿可能会引发症状[4]，包括非典型胸痛、呼吸困难或持续性咳嗽。极少数情况下，心包囊肿会引发晕厥、心律失常、右心衰竭（由于囊肿内出血）、心脏压塞或心脏性猝死。

心包囊肿的诊断检查包括超声心动图、CT 和 CMR，以确定其大小、密度和周围结构。虽然超声心动图是首选的基础检查方法，但并不总是能清楚地发现心包囊肿。虽然 CMR 和 CT 在观察心脏解剖结构方面效果相似，但 CMR 可以提供很好的组织特征信息，这对于识别恶性病变侵入心肌是非常重要的[22, 23]。在心脏 CT 中，心包囊肿表现为边界清晰的薄壁结构，呈囊状、圆形或椭圆形，形态规则。增强后无强化，为水样密度特征。在 CMR 中，心包囊肿的识别依靠其典型好发部位，在 T_1 加权图像上呈低或等信号，在 T_2 加权图像上呈均匀的高信号。（图 36-11 至图 36-13）。囊肿在 LGE 中无强化。CMR 还能够显示心包囊肿相关性心包炎。

对发现心包囊肿的患者，根据其症状，选择继续观察、经皮抽吸或手术切除作为相应治疗策略。对心包囊肿患者，特别是出现新症状或症状加重的患者进行连续的 CMR 随访，可以确定病变的生长间隔。

2. 脂肪瘤

心包脂肪瘤通常是偶然发现的，一般无症状，除非肿瘤大到足以引起心脏邻近结构的压迫。脂肪瘤在 CMR 上的特征是 T_1 加权图像上的高亮信号和与之相比略低的 T_2 加权像高信号，类似于皮下脂肪。应用脂肪预饱和技术后信号强度的减低支持脂肪瘤的诊断。脂肪瘤相对缺乏血供，对比增强 CMR 中无强化。脂肪瘤通常不需要治疗。

3. 血管瘤

血管瘤多在尸检中偶然发现，可以发生于任何年龄。在 CMR 检查中，血管瘤表现为 T_1 中等信号强度和 T_2 高信号强度。由于其富含血管，血管瘤在注射对比剂时及之后都表现为高信号。钙化可能导致信号不均[23]。

4. 畸胎瘤

畸胎瘤常见于儿童患者，常在子宫内时就被发现。畸胎瘤起源于全部 3 个胚层，具有潜在恶变可能。它们通常附着于主动脉根部或肺动脉干上，常与之带蒂相连。发生在成人中的畸胎瘤非常罕见。

畸胎瘤在 CMR 上通常表现为信号混杂的肿块。肿瘤内常见钙化和脂肪。畸胎瘤常伴有心包积液，这可能是导致部分患病胎儿死亡的一个原因[25, 26]。如果早期发现并手术切除畸胎瘤会带来良好的长期预后。

5. 纤维瘤

心包纤维瘤好发于儿童，但也可见于成人。心包纤维瘤在 T_2 加权像上呈低信号，在 T_1 加权像上呈低至等信号。在 LGE 成像中，心包纤维瘤通常没有或只有轻微强化，因为心包纤维瘤含有的血管相当有限，即使出现强化，也通常表现

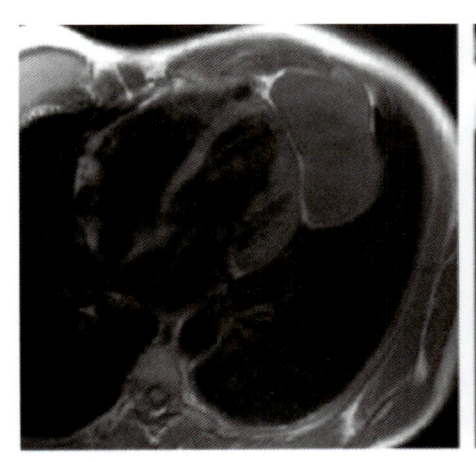

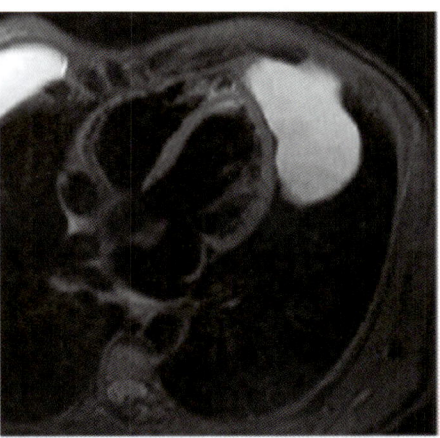

◀ 图 36-11 年轻无症状患者。偶然于胸部 X 线片上发现心影形态改变。CMR 检查显示存在心包囊肿（T_1 低信号和 T_2 高信号）

经许可转载，图片由 Jan Bogaert. Lauven，Belgium. 提供

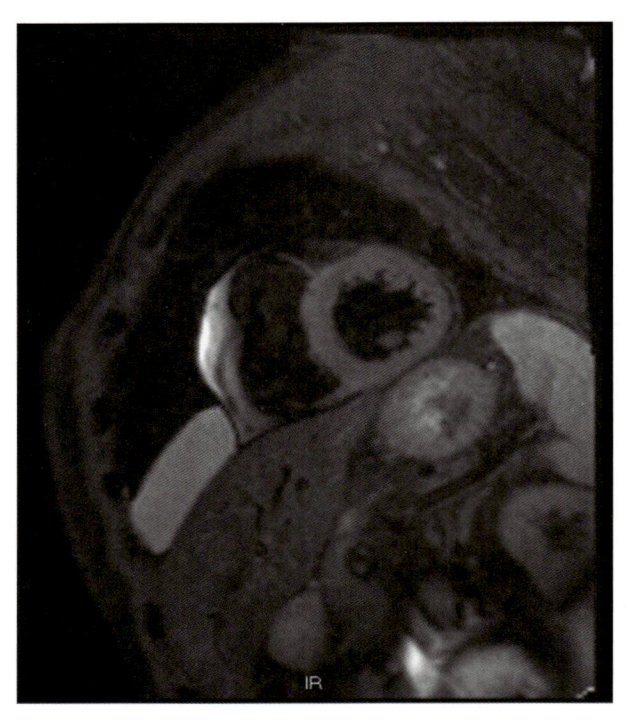

▲ 图 36-12 年轻无症状患者，超声心动图提示可疑胸膜及心包积液。T_2 图像显示存在囊性占位，可能源于胸膜

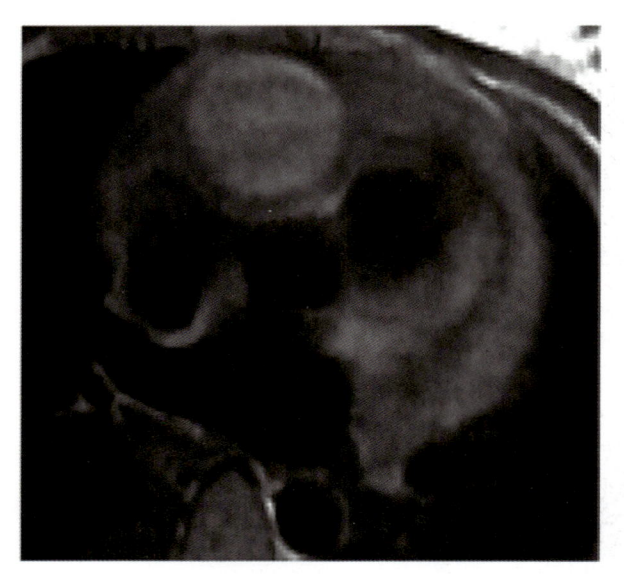

▲ 图 36-13 包裹性心包囊肿，在 T_2 加权成像上呈高信号

为不均质强化[1,20]。

6. 间皮瘤

间皮瘤是最常见的心包原发恶性肿瘤[14]。常与出血性心包积液相关联。间皮瘤起源于壁层心包的间皮细胞。在 CMR 中多表现为 T_1 加权像上与心肌类似的等信号，在 T_2 加权像上信号不均匀。LGE 成像上，强化也是不均匀的。心包间皮瘤预后差。

7. 肉瘤

心包肉瘤包括多种亚型（血管肉瘤、滑膜肉瘤、纤维肉瘤、脂肪肉瘤、横纹肌肉瘤和未分化肉瘤等）。无论哪种类型的原发性心包肉瘤，预后都很差。心包肉瘤最常见的病理类型是血管肉瘤，常与大量出血性心包积液相关联。血管肉瘤常发生肿瘤内的坏死和出血，使得其在 T_1 加权图像上的信号强度不均匀。在 T_2 加权像上，与心肌相比，血管肉瘤表现为不均匀高信号。注射对比剂后，可见血管肉瘤呈"日光"样显著强化[20]。

8. 淋巴瘤

B 细胞淋巴瘤占心包淋巴瘤的大多数。它们通常表现为大量心包积液。在 CMR 中，淋巴瘤在 T_1 加权像上表现为低信号，在 T_2 加权像上表现为等至高信号。在对比增强图像上，淋巴瘤呈不均匀强化，中心区强化较弱（图 36-14 和图 36-15）。

9. 心包转移瘤

大约 10% 的恶性肿瘤患者发生心包转移。心包转移通常未被发现，但与预后不良相关，其转移途径可为直接扩散或血行或淋巴扩散。最有可能累及心包的肿瘤包括肺癌、乳腺癌、黑色素瘤和淋巴瘤。如果心包转移瘤出现症状，主要与心包积液有关。

CMR 表现包括心包积液、结节性心包增厚和心包肿块。多数恶性肿瘤在 LGE 成像上可见强化。大多数恶性肿瘤在 T_1 加权像上表现为低信号强度，在 T_2 加权像上表现为高信号，但黑色素瘤因黑色素的存在，可能在 T_1 加权像上表现为高信号和 T_2 加权像上偏低信号。

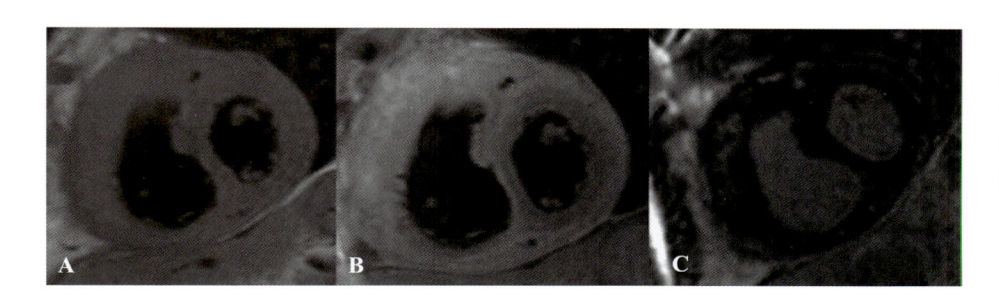

◀ 图 36-14 右心室心肌肉瘤的 T_1 加权（A）、T_2 加权（B）和 LGE（C）图像。由于肿瘤浸润，无法辨别心包

七、前景展望

CMR 最与众不同的特征之一是可以量化炎症或愈合心包的体积，这将在未来使对发生心包炎患者进行风险分层成为可能。此外，T_1 mapping 和 T_2 mapping 技术的使用将进一步强化 CMR 的组织特征评价能力，但这些不断发展的方法到目前为止，很大程度上还未在心包疾病中得到验证。随着未来发展的技术，现有 CMR 方法的日常应用并结合其他成像技术，可以提供心包疾病的最佳评估，并帮助建立最佳治疗策略。

八、结论

虽然超声心动图仍然是心包疾病患者中最广泛使用的成像技术，但越来越多的患者已将心脏磁共振作为二线诊断方法。而 CMR 的高空间分辨率可对心包形态提供更佳评估，同时 CMR 也可评估在炎症或肿瘤中常被累及的周边组织及结构。此外，CMR 可对心包疾病（如心包积液和心包缩窄）进行功能性评价，并对限制性疾病予以鉴别诊断。在部分患者中，需要额外进行 CT 检查，来确认或排除钙化的存在。这些成像技术的结合为心包病理学的精确定义提供了基本信息，并指导更加合理的患者管理。

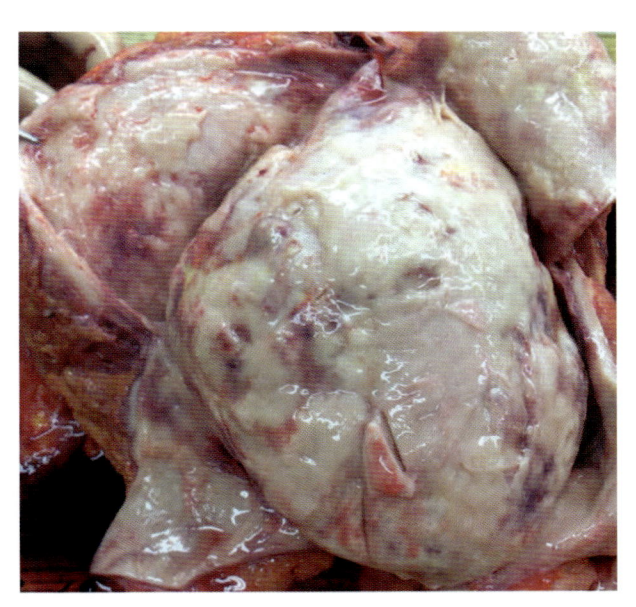

▲ 图 36-15 心脏尸检示心包肿瘤浸润

推荐阅读

[1] Bogaert J, Francone M. Cardiovascular magnetic resonance in peri-cardial diseases. *J Cardiovasc Magn Reson*. 2009;11:14.
[2] Cosyns B, Plein S, Nihoyanopoulos P, *et al*.; European Association of Cardiovascular Imaging (EACVI); European Society of Cardiology Working Group (ESC WG) on Myocardial and Pericardial dis-eases. European Association of Cardiovascular Imaging (EACVI) position paper: Multimodality imaging in pericardial disease. *Eur Heart J Cardiovasc Imaging*. 2015;16:12–31.
[3] Cremer PC, Kwon DH. Multimodality imaging of pericardial disease. *Curr Cardiol Rep*. 2015;17:24.
[4] Feng D, Glockner J, Kim K, *et al*. Cardiac magnetic resonance imaging pericardial late gadolinium enhancement and elevated inflammatory markers can predict the reversibility of constrictive pericarditis after antiinflammatory medical therapy: a pilot study. *Circulation*. 2011;124:1830–7.
[5] Verhaert D, Gabriel RS, Johnston D, Lytle BW, Desay MW, Klein AL. The role of multimodality imaging in the management of pericardial disease. *Circ Cardiovasc Imaging*. 2010;3:333–43.

参 考 文 献

[1] Imazio M, Cecchi E, Demichelis B, *et al.* Myopericarditis versus viral or idiopathic acute pericarditis. *Heart.* 2008;94:498–501.

[2] Kyt?V, Sipil?J, Rautava P. Clinical profile and influences on outcomes in patients hospitalized for acute pericarditis. *Circulation.* 2014;130:1601–6.

[3] Appleton CP, Hatle LK, Popp RL. Cardiac tamponade and pericardial effusion: respiratory variation in transvalvular flow velocities studied by Doppler echocardiography. *J Am Coll Cardiol.* 1988; 11:1020–30.

[4] Oh JK, Hatle LK, Seward JB, *et al.* Diagnostic role of Doppler echocardiography in constrictive pericarditis. *J Am Coll Cardiol.* 1994;23:154–62.

[5] Adler Y, Charron P, Imazio M, *et al.* 2015 ESC Guidelines for the diagnosis and management of pericardial diseases: The Task Force for the Diagnosis and Management of Pericardial Diseases of the European Society of Cardiology (ESC)Endorsed by: The European Association for Cardio-Thoracic Surgery (EACTS). *Eur Heart J.* 2015;36:2921–64.

[6] Cosyns B, Plein S, Nihoyanopoulos P, *et al.* European Association of Cardiovascular Imaging (EACVI) position paper: Multimodality imaging in pericardial disease. European Association of Cardiovascular Imaging (EACVI); European Society of Cardiology Working Group (ESC WG) on Myocardial and Pericardial diseases. *Eur Heart J Cardiovasc Imaging.* 2015;16:12–31.

[7] Shah AB, Kronzon I. Congenital defects of the pericardium: a review. *Eur Heart J Cardiovasc Imaging.*2015;16:821–7.

[8] Van Son JA, *et al.* Congenital partial and complete absence of the pericardium. *Mayo Clin Proc.* 1993;68:743–7.

[9] Lange RA, Hillis LD. Clinical practice: acute pericarditis. *N Engl J Med.* 2004;351:2195–202.

[10] Imazio M, Bobbio M, Cecchi E, *et al.* Colchicine as firstchoice therapy for recurrent pericarditis: results of the CORE (COlchicine for REcurrent pericarditis) trial. *Arch Intern Med.* 2005;165:1987–91.

[11] Imazio M, Brucato A, Cemin R, *et al.* Colchicine for recurrent pericarditis (CORP): a randomized trial. *Ann Intern Med.* 2011; 155:409–14.

[12] Cremer PC, Kwon DH. Multimodality imaging of pericardial disease. *Curr Cardiol Rep.* 2015;17:24.

[13] Young PM, Glockner JF, Williamson EE, *et al.* MR imaging findings in 76 consecutive surgically proven cases of pericardial disease with CT and pathologic correlation. *Int J Cardiovasc Imaging.* 2012;28:1099–109.

[14] Bogaert J, Francone M. Cardiovascular magnetic resonance in pericardial diseases. *J Cardiovasc Magn Reson.* 2009;11:14.

[15] Francone M, Dymarkowski S, Kalantzi M, Rademakers FE, Bogaert J. Assessment of ventricular coupling with real-time cine MRI and its value to differentiate constrictive pericarditis from restrictive cardiomyopathy. *Eur Radiol.* 2006;16:944–51.

[16] Thavendiranathan P, Verhaert D, Walls MC, *et al.* Simultaneous right and left heart real-time, free-breathing CMR flow quantification identifies constrictive physiology. *JACC Cardiovasc Imaging.* 2012;5:15–24.

[17] Zurick AO, Bolen MA, Kwon DH, *et al.* Pericardial delayed hyperenhancement with CMR imaging in patients with constrictive pericarditis undergoing surgical pericardiectomy: a case series with histopathological correlation. *JACC Cardiovasc Imaging.* 2011;4:1180–91.

[18] Feng D, Glockner J, Kim K, *et al.* Cardiac magnetic resonance imaging pericardial late gadolinium enhancement and elevated inflammatory markers can predict the reversibility of constrictive pericarditis after antiinflammatory medical therapy: a pilot study. *Circulation.* 2011;124:1830–7.

[19] Cremer PC, Tariq MU, Karwa A, *et al.* Quantitative assessment of pericardial delayed hyperenhancement predicts clinical improvement in patients with constrictive pericarditis treated with anti-inflammatory therapy. *Circ Cardiovasc Imaging.* 2015;8(5): pii: e003125.

[20] Restrepo CS, Vargas D, Ocazionez D, *et al.* Primary pericardial tumors. *Radiographics.* 2013;33:1613–30.

[21] Grebenc ML, Rosado de Christenson ML, Burke AP, Green CE, Galvin JR. Primary cardiac and pericardial neoplasms: radiologic- pathologic correlation. *Radiographics.* 2000;20:1073–103; quiz 1110–1, 1112.

[22] Verhaert D, Gabriel RS, Johnston D, Lytle BW, Desai MY, Klein AL. The role of multimodality imaging in the management of pericardial disease. *Circ Cardiovasc Imaging.* 2010;3:333–43.

[23] Motwani M, Kidambi A, Herzog BA, Uddin A, Greenwood JP, Plein S. MR imaging of cardiac tumors and masses: a review of methods and clinical applications. *Radiology.* 2013; 268:26–43.

[24] Stoller JK, Shaw C, Matthay RA. Enlarging, atypically located pericardial cyst: recent experience and literature review. *Chest.* 1986; 89:402–6.

[25] Beghetti M, Prieditis M, Rebeyka IM, Mawson J. Images in cardiovascular medicine: intrapericardial teratoma. *Circulation.* 1998; 97:1523–24.

[26] Tollens T, Casselman F, Devlieger H, *et al.* Fetal cardiac tamponade due to an intrapericardial teratoma. *Ann Thorac Surg.* 1998; 66:559–60.

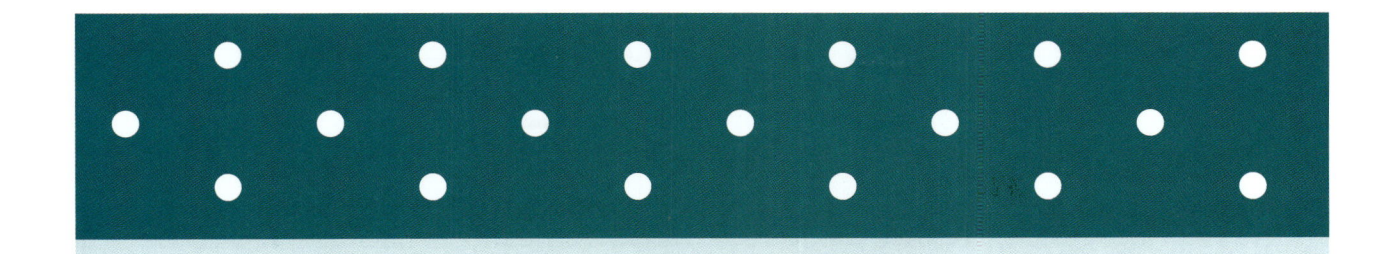

第七篇

血管疾病磁共振成像
Vascular disease

第 37 章　血管疾病磁共振成像 ·· 434

第 37 章 血管疾病磁共振成像
CMR of vascular disease

Francisco Alpendurada　Christoph A Nienaber　Raad H Mohiaddin　著
杨 琳 译　戴沁怡　徐 磊 校

一、血管疾病概述

由于人口老龄化及工业化国家（也包括发展中国家）的肥胖和糖尿病等危险因素的日益普遍，血管疾病日益成为一项严峻的临床挑战。目前，有创血管造影技术是许多血管疾病的首选诊断方法和主要评估手段，基于导管的介入治疗和先进的血管腔内成像技术得到越来越多的应用。与此同时，无创成像技术，如超声心动图、多排 CT 成像（MDCT）和心血管磁共振成像（CMR/MRA），也已用于血管的评估，不仅能够提供管腔信息，还能够提供管壁相关信息。超声心动图仍是许多血管疾病中的首选诊断方法，但对于一些血管区域难以通过超声探查或需要较大而详细的观察范围时，通常需要进行 CT 和 CMR/MRA 检查。与 CMR/MRA 相比，MDCT 检查相对更容易且快速，但患者需接受碘对比剂注射并受到电离辐射。CMR/MRA 虽没有这些局限性，但其操作技术要求更高，并且其空间分辨率低于 MDCT（表 37-1）。

血管疾病涵盖了一大类多种不同疾病，因此，在本章中按不同血管系统分成多个标题进行阐述。

二、主动脉

（一）概述

主动脉是人体最大的血管，也是通往全身主要动脉的共同通道，通过主动脉将含氧血液输送到每个器官和系统。它由 3 层结构组成：①基底膜上的内皮细胞组成的内膜，为血液流动提供了光滑的表面；②富含弹性蛋白和平滑肌的中层，使主动脉能够扩张和收缩；③富含胶原和成纤维细胞的外膜，为血管和淋巴管提供额外的支撑结构。因此，主动脉是具有弹性的动态结构，它随着每次心跳而扩张和收缩，将心脏泵出的搏动式血流转换成了一种更为连续的流动模式。在心脏舒张期，主动脉通过其弹性发挥"第二泵"的作用（Windkessel 效应），以维持整个心动周期中靶器官灌注压力的相对稳定。由于主动脉与左心室相连，主动脉接收了心脏所输出的全部高压、搏动的血流。主动脉的持续高血流动力学负荷状态不可避免地导致主动脉壁的退行性变，使主动脉易于发生病理变化。

（二）解剖与病理

在解剖学上，主动脉分为 4 段，包括升主动

表 37-1 血管疾病评价的影像学方法

影像学方法	优 势	局限性	适应证	注 解
超声心动图	• 应用广泛、便携、快速、全面 • 可在床旁进行心脏、主动脉瓣和主动脉的评估	• 不同的声窗对体循环和肺血管远段评价能力不足	• 主动脉近端扩张或夹层 • 主动脉缩窄 • 评估近段的肺动脉、肺静脉和下腔静脉 • 血管疾病对心脏的影响	• 一线成像方式（特别是在紧急情况下），但往往需要进行补充检查 • 经食管超声可用于评估主动脉夹层，但是属于半有创性，需要镇静
X 线造影	• 时间和空间分辨率高	• 电离辐射 • 碘对比剂 • 无法评价血管壁	• 血管的管腔评估 • 冠状动脉疾病评估	• 最高的时间和空间分辨率 • 有创
CT	• 应用广泛 • 图像采集快且稳定 • 空间分辨率高	• 电离辐射 • 碘对比剂 • 功能评价信息有限	• 广泛用于血管评价 • 适用于急症情况	• 由于其适用范围广、检查快、相对成本较低和诊断准确性较高，因而被广泛使用
CMR	• 多层面、高分辨率的心血管图像 • 安全 • 提供解剖和功能信息	• 采集时间相对较长 • 应用范围有限 • 幽闭恐惧症 • 植入电子设备和金属物 • 肾源性系统性纤维化	• 广泛用于评估血管及其对心脏的影响 • 适用于病情监测	• 全面的形态和功能信息 • 由于无辐射，特别适合随访使用 • 不适用于病情不稳定的患者
PET	• 全身性评估 • 炎症活动	• 成本 • 应用范围有限 • 辐射	• 心内膜炎（怀疑主动脉人工瓣膜/导管受累，远端栓塞） • 主动脉炎	• 不能直接评估血管 • 作为一种辅助成像方式来寻找炎症和感染

CMR. 心脏磁共振；CT. 计算机断层扫描；PET. 正电子发射断层显像

脉、主动脉弓、胸降主动脉和腹主动脉。主动脉根部连接升主动脉与心脏，冠状动脉由此发出。主动脉根部呈球状，包括了至主动脉瓣环水平的主动脉瓣。主动脉根部在瓣环水平的正常直径为 17~29mm，主动脉窦部直径扩张至 26~40mm，在窦管交界处直径缩小至 18~32mm[1]。窦管交界连接主动脉根部与升主动脉。管状的升主动脉是主动脉中解剖位置位于最前方的部分，其直径 22~36mm，升主动脉末端开始发出头臂动脉。主动脉弓是主动脉上端弯曲的部分，由此部分发出分支向头、颈和上肢供血。胸降主动脉起始于左锁骨下动脉开口远端，走行于胸腔后方，靠近脊柱，并发出成对的肋间动脉，其正常直径为 20~30mm。降主动脉下行至膈水平移行为腹主动脉。腹主动脉的主要分支包括腹腔干、肠系膜上动脉、肾动脉、肠系膜下动脉和成对的腰动脉。腹主动脉在末端发出双侧髂总动脉（或远端分叉）前的正常直径约为 20mm。双侧髂总动脉的分支负责向盆腔和下肢供血（图 37-1）[2]。通常在右肺动脉水平测量升主动脉和降主动脉的直径，腹主动脉的直径可以在各分支水平测量，以进行连续评估。

主动脉的病理改变包括急性损伤，特别是主动脉夹层、穿通性溃疡、壁间血肿（IMH）、主动脉炎和创伤性损伤，以及慢性疾病（如缩窄和主动脉瘤）。这些疾病的病理生理学将在后面的段落中详细描述。

（三）临床相关

在欧洲和世界范围内，主动脉疾病是心血管

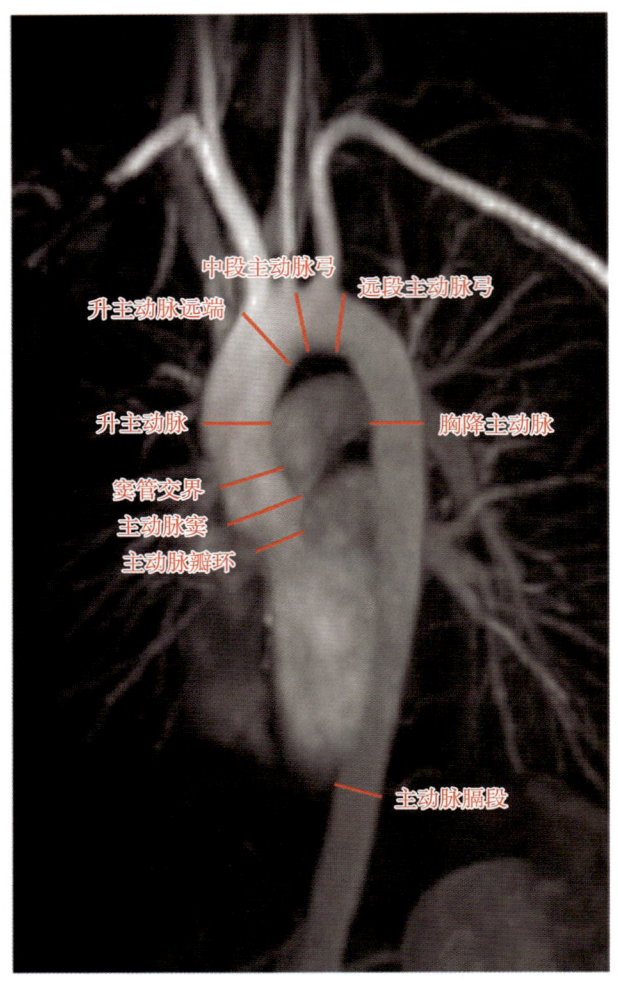

EACVI 心血管磁共振教程
The EACVI Textbook of Cardiovascular Magnetic Resonance

▲ 图 37-1　主动脉磁共振增强血管成像

增强血管成像（最大密度投影重建）显示正常胸主动脉和弓部分支，红线为主动脉测量时的解剖学标志线

疾病发病率和死亡率的主要原因。这些疾病包括先天性疾病（如主动脉缩窄）和慢性疾病（如动脉瘤），以及急性疾病（如主动脉夹层）。主动脉疾病，特别是动脉瘤和夹层的发生率不断增加，很大程度上是由于人口的日益老龄化。诊断和治疗能力的提高使得对许多主动脉疾病的早期诊断和更好的治疗干预成为可能，同时也导致这类疾病的医疗保健费用持续上升，其中部分原因是影像学检查在疾病筛查、治疗计划和随访方面的应用增加。

（四）主动脉成像

主动脉成像对于主动脉病变患者的监测至关重要，因为主动脉管径的大小是主动脉并发症和死亡的重要预测因子[3]。准确的测量对于确定外科预防性主动脉置换术的最佳时间和术式至关重要。然而，由于主动脉复杂的几何结构增加了主动脉径线测量的难度。TTE 可用来对部分主动脉进行成像，能够显示主动脉根部的扩张或近端内膜片。经食管超声心动图检查（trans-esophageal echocardiography，TEE）能更清晰地显示近段主动脉，但最可靠的主动脉成像方法是 CT 断层成像和 CMR 并 MRA 成像（表 37-1）。CT 由于其高空间分辨率和大 FOV，通常是首选的主动脉成像方式。对于病情严重且不稳定的患者，超声心动图和 CT 是首选的成像方法，而对于病情稳定的患者，CMR/MRA 是较好的选择。

（五）CMR 在主动脉成像中的应用

CMR 的一个关键特征是它能够利用多序列成像提高其诊断能力（表 37-2）。不同的脉冲序列具有不同的特性，从而提供互补且全面的信息，这些信息可以应用于不同的临床环境中。

1. CMR 成像方法的适用性

自旋回波（SE）序列由于其特有的黑血对比[4]而对血管成像具有重要意义。因此，SE 序列通常用于显示血管壁、斑块特征和累及管壁的并发症，如内膜片和壁间血肿。T_2 加权序列能够检测到含水量的增加，可用于评估主动脉壁的炎症，如主动脉炎。相反，亮血 GRE 序列则通常用来评估血管通畅度、血管走行和连接。此外，电影 GRE 成像可以提供血管壁运动和整个心动周期内血流的动态信息，从而评估血管的扩张性，以及血管腔内的血流方式或湍流。然而，存在血管夹、线圈、支架和胸骨钢丝时，成像会受到磁敏感效应的影响，尤其是对平衡稳态自由进动梯度回波（bSSFP GRE）脉冲序列成像产生影响。在这种情况下，可考虑选择不易受金属物影

表 37-2 用于血管疾病评价的 CMR 序列

序列	应用	注解
Spin-echo	• 血管壁： 　- 壁间血肿 　- 动脉炎 • 内膜片 • 斑块特征	• 黑血成像 • 降低对伪影的敏感性 • 仅用于解剖结构成像 • 不能进行功能成像
GRE	• 血管通畅度、走行及连接 • 血流动力学	• 亮血成像 • 解剖及功能成像 • 金属物导致的偏共振伪影影响其应用
GRE SSFP	• 电影成像	• 动态评估血管壁 • 评价内膜片与真假腔的关系 • 判断破口位置
扰相梯度回波	• 电影成像有严重金属伪影时 • 血流成像	• 定量评估瓣膜狭窄 / 反流 • 评价侧支血流 • 肺动脉高压严重程度评价
血管造影术	• 小而迂曲的血管成像 • 介入方案制订	• 空间分辨率高 • 采集时间长
TOF-MRA	• 脑血管成像	• 不需要对比剂 • 很大程度上依赖于运动和流动
CE-MRA	• 可选择的血管成像方式	• 需要对比剂和屏气
3D SSFP	• 当有钆禁忌证、屏气不良和针状物恐惧症时，可替代 CE-MRA	• 同时显示动静脉管腔 • 心律失常、运动伪影及金属伪影可导致图像质量下降

CE. 对比增强；GRE. 梯度回波；MRA. 磁共振血管成像；SE. 自旋回波序列；SSFP. 稳态自由进动；TOF. 时间飞跃法

响的扰相梯度回波（spoiled GRE）脉冲序列进行成像。

流速编码成像用于血管评估时，可通过将净前向血流除以图像采集时估计的 R-R 间期数来量化血管流量。此外，瓣膜疾病相关的反流率可以通过反向血流除以总正向血流来估算。最后，通过推导沿心动周期像素信息的积分可获得血流曲线。由于 CMR 可获得一致的图像质量和进行多平面采集[5]，因此 CMR 所测量的血流量是准确可靠的。

人们对 4D 血流 CMR 在血管疾病中的应用越来越关注。4D 血流的潜在应用包括对主动脉二瓣畸形、主动脉缩窄和主动脉瘤[6]等疾病的血流研究。然而，由于其适用范围和采集时长方面的限制，使得该技术目前仅限于科研中应用。

多年来已经发展出了多种血管成像技术。使用时间飞跃法磁共振血管成像（TOF-MRA）是通过多个射频脉冲抑制使流动的血液相对于周围组织形成天然流入增强的效果。静止的组织呈现持续的黑色信号，而不饱和血液不断流入成像层面使管腔内信号变亮。TOF-MRA（和类似序列）的优点是不需要注射对比剂。在 TOF-MRA 中，图像质量很大程度上取决于血液流动的方向和强度。因此，在对变化多样的胸腹部血管进行研究时 TOF-MRA 的适用性较低。其目前主要用于评估头颈部，以及上肢和下肢的循环情况[7]。

在临床实践中，对比增强（CE）-MRA 是血管成像的传统方法。采集时间通常需要 15~20s，单次屏气即可完成，因此呼吸伪影极小。对比剂通常采用高压注射器注射，标准用量为0.1～0.2mmol/kg。如果血流路径特殊，可考虑采用动态时间分辨MRA（TR-MRA）显示不同血管腔的顺序增强。由于采集快速（通常＜10s），TR-MRA可以连续多次采集血管影像，从而显示出血管充盈的不同阶段。这种方法对于评估动静脉畸形、心外分流，以及主动脉夹层真假腔内不同血流状态特别有用。由于具有较高的信噪比和使用较小的对比剂剂量[8]，TR-MRA在高场强（3T）磁共振成像中已普遍应用。

对增强后血管成像数据与增强前的血管图像数据进行数字减影，可消除大部分背景噪声，进一步改善血管腔和外部结构之间的对比度。减影后的数据可重建为3D最大密度投影（MIP）和表面遮盖显示（SSD）形式。也可采用后处理方法从3D容积数据中提取血管结构的2D投影图像。

2. CMR成像方案

尽管每个患者和每种疾病情况都不一样，但我们鼓励采用系统化的方法以获得评估主动脉和血管疾病的最佳结果。主动脉及血管成像建议采用以下步骤。

(1) 非屏气成像：初始评估包括获取感兴趣区中3个正交平面（轴位、冠状位和矢状位）的一组单次激发图像。由于这些图像仅在一个心动周期内采集获得，与常规序列相比，图像信噪比和空间分辨率欠佳。虽然采集这些图像的最初目的是为常规序列确定扫描层面提供参考，但由于单次激发图像在同一平面采集可保证良好的一致性和可重复性，因此这些图像通常已可提供一个粗略的血管结构并进行血管大小的估测。对胸主动脉管径进行连续测量时，采用经升主动脉与降主动脉间的斜矢状位层面较标准矢状位层面更为理想。亮血SSFP序列可以更好地显示血管间的连接关系，此外也可考虑采用黑血快速自旋回波序列（TSE）。由于单次激发序列是在舒张中晚期采集图像，因此电影序列图像和单次激发图像的测量结果需进行谨慎比较。

(2) 屏气成像：SSFP电影序列对提供解剖学信息特别有用，也可提供心脏和血管在心动周期中的动态信息。电影图像通常平行或垂直血管轴线采集，或采用正交方式获得更全面的覆盖范围（例如在轴位或冠状位层面评估主动脉夹层）。扫描层厚通常设置为7～8mm，但在评估小血管结构和分支时可以减小到5mm。SE序列可以作为GRE序列的补充用来更详细的评估血管壁，T_1WI图像具有更高的信噪比和图像质量，而T_2WI图像则可以在主动脉炎时发现炎症表现。血流成像通常用于评估电影图像中的可疑喷射或异常血流模式。与血流方向一致的平面内或平面内速度图，能够量化穿过狭窄（如主动脉缩窄）的峰值速度，或确定与主动脉疾病相关的主动脉反流的反流分数。血流成像也可用于确认或排除主动脉夹层中两个腔之间的交通，以及真假腔之间的破口位置。在血管明显狭窄或闭塞的情况下，通过平面内成像可以量化主动脉缩窄时侧支的血流量，或在怀疑有锁骨下动脉窃血时显示血流的方向。

(3) 血管成像：当需要更详细的信息时，特别是在评估弯曲或小血管或考虑干预时，血管成像可提供3D高分辨率图像数据。由于需要更复杂的设置、更长的图像采集时间和可能出现与注射对比剂相关的并发症（尽管较低），血管成像往往在检查最后时进行。序列的选择取决于成像血管的范围、疾病的复杂性和患者的依从性。CE-MRA具有最高的信噪比和空间分辨率，通常是首选的血管成像方法。当有钆禁忌证或CE-MRA采集不理想时，可以考虑采用非对比增强序列。TOF-MRA最适合于不太受运动影响的区域，如大脑、颈部和四肢。3D SSFP 序列可作为 CE-MRA 的重要替代方案，特别是当需要同时评估动脉和静脉管腔时。大多数血管成像采用冠状位层面、前后方向相位编码，但由于血管形态的差异可能需要略微倾斜采集层面及编码方向（如颈动脉和腹主动脉），以保证更好的覆盖成像血管。

无论采用哪种 MRA 方法，头颈部和四肢血管成像都需要使用专用线圈。对于 CE-MRA 锁骨下动脉血管成像，很重要的一点是在可能的情况下，要在成像血管的对侧注射对比剂，以避免相邻锁骨下静脉中的对比剂造成的磁敏感伪影。还应记住，外周注射血管与目标成像血管之间的距离越长，由于对比剂的稀释，可能会出现图像质量的下降。对于主动脉远段和外周循环尤其如此，特别是在主动脉明显狭窄或其他导致心排血量降低的情况下。静脉血管成像也可能受到影响，特别是在腹部和下肢。因此，可以考虑采用 3D SSFP 血管成像，以在静脉管腔中获得更均匀的信号。另一方面，由于 CE-MRA 在血池和无血管的腔内血栓之间有较好的对比度，因此对静脉血栓的检测具有较高的灵敏度。

3. CMR 图像分析

如前所述，CMR 能够平行或垂直主动脉轴显示各段主动脉（图 37-1），并对整个主动脉进行精确和可重复性的测量[9]。标准的双斜位测量对于评估主动脉管径大小随时间发生的变化非常重要。CMR 具有很好的观察者内和观察者间的可重复性，且与 CT 测量结果非常一致[10, 11]。应在感兴趣点垂直于主动脉轴进行测量，以避免测量错误[9]。但在主动脉直径测量中是否应包括或排除主动脉壁尚无共识，以往的研究可能使用主动脉腔内直径或外径。此外，对于用于测量主动脉直径的序列类型尚无明确的建议，通常首选空间分辨率较高的序列。目前尚不清楚是应该在心电图门控收缩期还是舒张期进行测量，但理论上舒张末期测量结果的可重复性最好，在可能的情况下应进行舒张末期测量。总之，尽管对于如何进行主动脉测量还缺乏共识，但人们普遍认为应该在预先确定的解剖标志处垂直进行主动脉测量，并且应详细描述使用的测量方法以便于随访研究中进行更好的对比。由于主动脉管径每年的变化程度可能很细微而被忽视，因此，应该尽可能与可获得的最早的图像数据进行对比[3]。关于各类主动脉疾病的详细内容将在后面的章节中进行介绍。

三、主动脉疾病 CMR 征象及诊断

（一）主动脉夹层

主动脉夹层是一种危及生命的疾病，由内膜撕裂引起，导致主动脉壁各层分离（图 37-2）。初始撕裂部位可发生在主动脉的任何部位，但通常位于血流动力学压力较高的部位，如升主动脉近段侧壁或降主动脉近段峡部。随后，内膜片形成并将真腔与新形成的假腔分隔开。随着血液继续流入主动脉壁的中层，内膜片沿血流顺行或逆行方向继续撕裂。正常血流由真腔分流入假腔可导致缺血、主动脉瓣反流和心脏压塞、主动脉破裂，多数患者未能及时治疗而最终导致死亡。

夹层是发生在主动脉的最常见的严重事件，每年的发病率为 3/10 万～5/10 万[11]。它在发病的第一个 24h 具有很高的死亡率（每小时 1%～2%），且在 2 周内维持在 80% 左右的高死亡率水平[12]。因此，早期诊断对获得最佳治疗和生存至关重要。

各种因素都可以增加主动脉夹层的风险。高龄、血脂异常、高血压可促进动脉粥样硬化改变和细胞外基质降解，导致主动脉壁脆性增加。高

血压会增加主动脉壁的压力，从而引发内膜的撕裂[13]。遗传疾病，如马方综合征、Loeys-Dietz综合征、Ehlers-Danlos综合征、Turner综合征，都与主动脉夹层的形成有关，特别是在年轻患者中。

主动脉夹层可分为急性（发病2周内）、亚急性（发病后3个月内）和慢性（发病后3个月以上）。然而，这种分类并不能很好地指导治疗决策。而通常是根据解剖的位置和范围来决定治疗方案。Stanford分类法就是基于这一理念的结果，且为目前最常用的分类方法。根据这一分类，累及升主动脉的A型夹层占到了所有患者的2/3[14]。A型夹层预后较差，通常需要紧急手术。另一方面，Stanford B型夹层只累及主动脉弓或降主动脉，升主动脉不受累，这一类型夹层的预后较好，通常采用药物治疗或联合血管腔内修复治疗（特别是在出现并发症如持续疼痛、内膜片进展或缺血的情况下）。在疑似急性主动脉夹层时，超声心动图和CT是首选的成像方式，因为它们更易采集到图像且更适合情况不稳定的患者。超声心动图通常用于近段主动脉夹层的诊断。此外，它对发现主动脉瓣反流、心包积液和压塞等并发症非常有用。据报道，超声心动图诊断近段主动脉夹层的敏感性和特异性分别可达到77%～80%和93%～96%[9]。但在较远端的夹层中，其敏感性可能会下降到70%[15]。经食管超声可以减少某些经胸声窗的限制，更好地显示主动脉壁、内膜片、主动脉管腔和真假腔间的血流。因此，其诊断准确性较高，敏感性可达99%，特异性达89%[16]。CT被认为是急性主动脉夹层的首选方式，因为它具有较高的诊断准确性并能提供全面的信息，有助于计划治疗干预措施。CMR也具有接近100%的诊断准确率[17]，但由于前文所述的局限性，目前CMR在急性主动脉夹层中通常仅在其他成像方式无法确定的情况下使用（图37-3）。然而，进行CMR检查，可以显示全面和详细的解剖和功能信息。因此，虽然CMR不是急性夹层的一线成像方式，但在亚急性和慢性主动脉夹层中，目前建议CMR可代替CT以

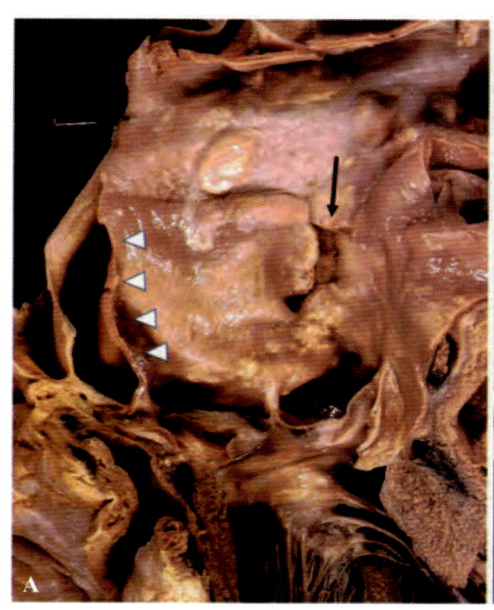

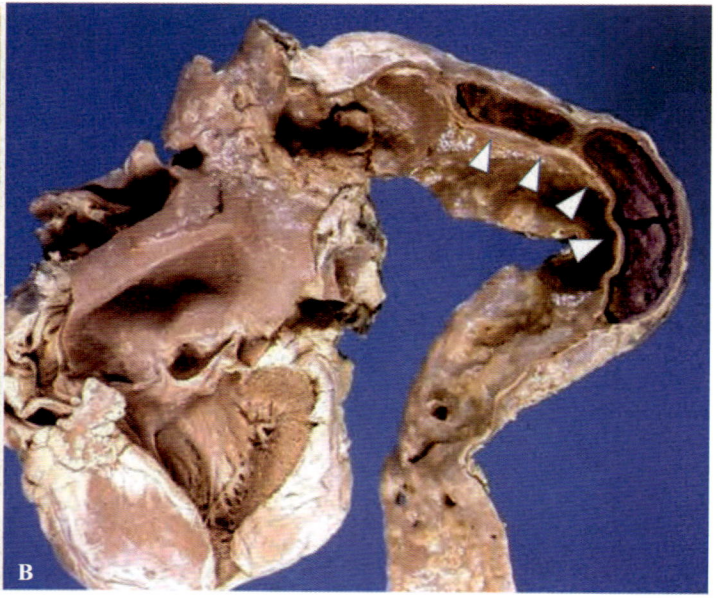

▲ 图37-2 急性与慢性主动脉夹层

A. A型急性主动脉夹层（箭头），垂直主动脉瓣上方见内膜片（黑箭）；B. B型慢性主动脉夹层，可见真假双腔和假腔血栓性闭塞（箭头）

经许可转载，图片由Cristina Basso of the Cardiovascular Pathology Unit，University of Padua，Padua，Italy提供

避免受到电离辐射（这对年轻患者[9]尤为重要）和使用肾毒性对比剂。

对于主动脉夹层的 CMR 成像方案，最初的黑血和亮血单次激发成像有助于评估主动脉的整体形态和夹层内膜片的位置和累及范围。电影图像可提供更好的图像质量和夹层的动态成像。通过专用的血流成像则可以更好地确定内膜破口、再破口位置及血流模式。主动脉瓣反流可以通过电影图像来显示，也可通过血流成像来量化分析。心包积液很容易被检出。SE 序列上的低信号和 SSFP 序列上的高信号可提示为漏出液。而 T_1 加权或 SSFP 序列显示心包腔内存在中等强度信号，则提示含有血液成分，有主动脉破裂入心包腔的危险。CE-MRA 在评估内膜片、真假腔及其与分支血管的关系方面尤为有用。可以通过线样内膜片的中断来确定破口和再破口位置，而确定它们的位置是制定手术或介入治疗方案的关键。真腔通常比假腔小，并在收缩期出现扩张表现。相反，假腔通常较大，常表现为顺行血流减少或缺失，易形成血栓（图 37-4）。由于由假腔供血的靶器官可能灌注不足，因此识别血管分支是来自真腔还是假腔非常重要。在肾脏这样成对的器官中，CE-MRA 上出现相对于对侧肾脏的萎缩、信号强度减低或延迟强化都可提示缺血的存在。

（二）主动脉壁间血肿

主动脉壁间血肿（IMH）是急性主动脉综合征的一种，它是在没有原发性内膜撕裂的情况下，发生在主动脉壁中层的出血（图 37-5）[18]。在许多方面，IMH 与主动脉夹层相似，两者具有一些共同的病理生理机制和临床表现。事实上，IMH 最初被描述为没有内膜撕裂的夹层并认为是由于主动脉壁内小滋养血管破裂造成。5%~15% 的急性主动脉综合征表现为 IMH，是出现夹层的前兆，高达 30% 的 IMH 进展为夹层。主动脉夹层和 IMH 通常都发生在主动脉壁的最大应力点。主动脉夹层的并发症，例如主动脉瓣反流、心包和胸腔积液，也可在 IMH 中看到。由于 IMH 与主动脉夹层有相似的风险，对 IMH 的早期诊断同样重要。

CT 和 CMR 是评估 IMH 的主要影像学方法。典型的影像特征包括整个或部分主动脉壁受累呈圆形或新月形增厚，未见内膜破口或血管壁内血流征象（图 37-6）。主动脉壁的信号特征，特别是高铁血红蛋白的形成，有助于判定 IMH 的病程长短[19, 20]。另外重要的一点是，由于 IMH 局限于主动脉壁，没有主动脉腔内的改变，因此血管成像技术的用处不大。IMH 的一个重要鉴别诊断是腔内血栓。它通常出现在较大的主动脉瘤腔内的血流停滞区域或夹层的假腔中。血栓的边缘往往是不规则的，而 IMH 的边缘则相对更规则且容易识别。当存在内膜钙化时，使用 CT 有助于显示位于 IMH 内缘和腔内血栓外缘的内膜钙化。

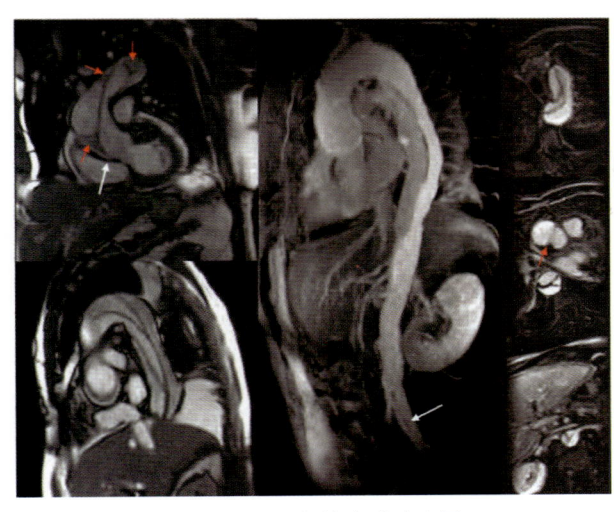

▲ 图 37-3 急性主动脉夹层
胸主动脉 SSFP 图像（左图）可见起源于主动脉根部并延伸至髂动脉的复杂主动脉夹层（白箭），如 CE-MRA MIP 投影（中图）所示。主动脉弓、主动脉根部和左肾动脉 MPR 重建图像（右图）更清晰地显示了具有多个腔的复杂夹层。升主动脉假腔内可见血栓（红箭）

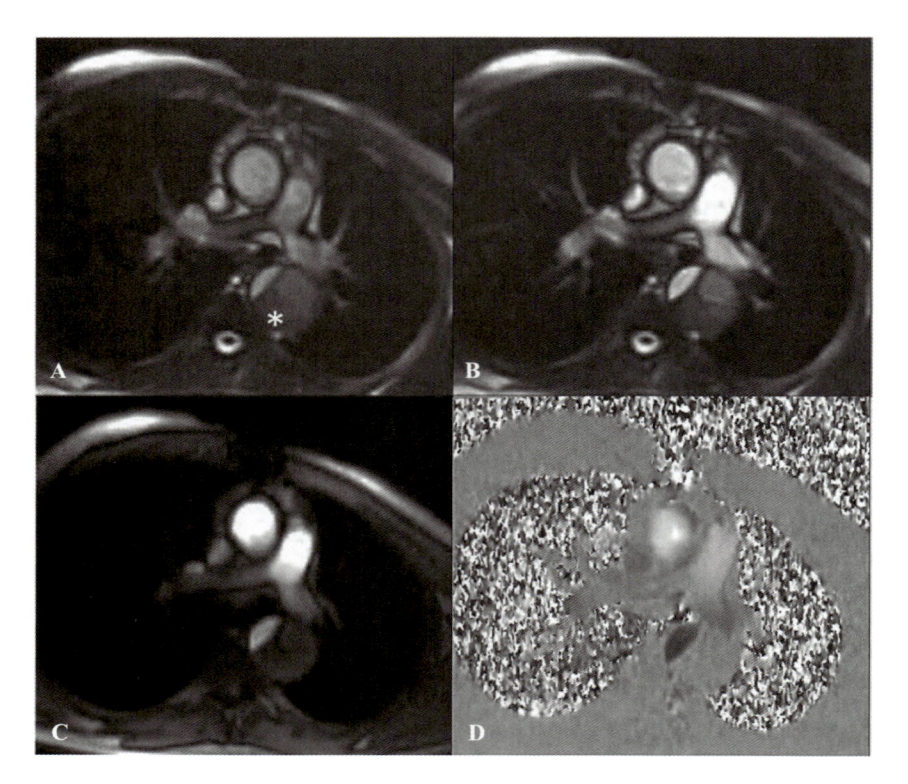

◀ 图 37-4 慢性主动脉夹层合并假腔内部分血栓形成

A 型主动脉夹层，升主动脉置换，降主动脉残余内膜片将管腔分隔为较小的真腔和较大的假腔。舒张期（A）和收缩期（B）的 SSFP 图像显示真腔在收缩期扩张。相应的幅度（C）和速度图像（D）证实了真腔内为顺行血流（暗色信号），假腔内为停滞血流（灰色信号）。如 SSFP 和幅度图像所示，假腔内部分血栓形成（*）

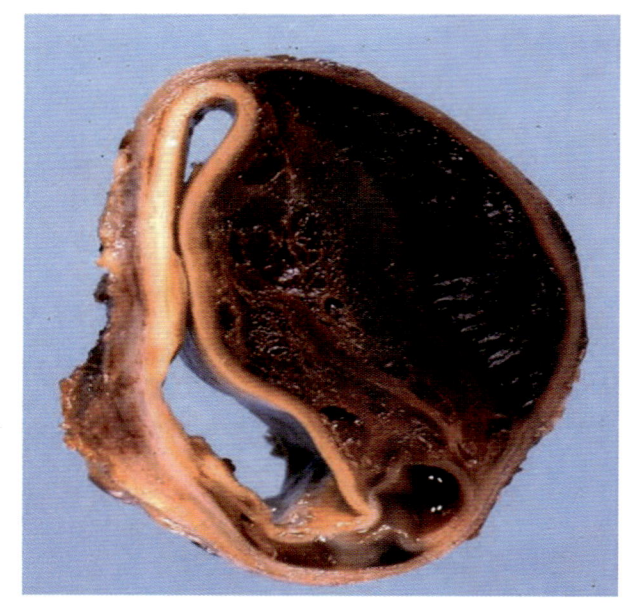

▲ 图 37-5 主动脉壁间血肿标本横切面

经许可转载，图片由 Cristina Basso of the Cardiovascular Pathology Unit, University of Padua, Padua, Italy 提供

是动脉粥样硬化斑块侵蚀或破裂至主动脉中层和外膜，约占急性主动脉综合征的 5%[18]。它通常出现在具有多种心血管危险因素的老年人群中，主要见于降主动脉或腹主动脉。目前，对于主动脉溃疡的预后转归尚无共识[21, 22]。有持续性疼痛、扩张迹象和血流动力学不稳定时可考虑手术或血管内治疗，而对无症状的患者可进行医学管理。由于尚缺乏可用的证据，目前的共识建议主动脉穿通性溃疡和 IMH 的一般治疗方法都是对病情进行监测，并采用和主动脉夹层一样的治疗方式[18]。

在 CMR/MRA 图像上，主动脉溃疡在极端情况下会表现为向外的突出或进展为假性动脉瘤。有时动脉粥样硬化在 MRA 图像中可表现为主动脉壁的低信号区或管腔不规则。

（三）主动脉穿通性溃疡

顾名思义，主动脉穿通性溃疡与动脉粥样硬化有关，被认为是一种累及内膜的疾病。其原因

（四）主动脉外伤

主动脉外伤通常是由严重的机动车事故中身体出现快速减速、行人受伤和高空坠落引起[23]。

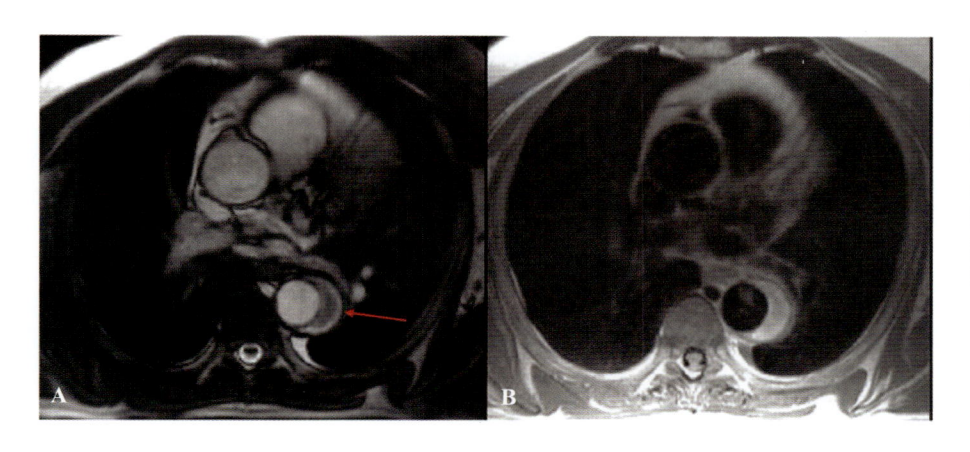

◀ 图 37-6　主动脉壁间血肿 CMR 图像

A. 胸主动脉 SSFP 轴位静态图像显示主动脉壁新月形增厚（红箭）；B. 同一层面的 T_2WI TSE 图像显示主动脉壁内高信号，提示急性主动脉综合征

受最大应力影响的主动脉节段位于主动脉峡部上方，大约 90% 的主动脉破裂发生在这个部位[24, 25]。外伤性损伤为横向撕裂，撕裂程度从内膜到外膜不等[26]。在环形撕裂病变中可转变为梭形动脉瘤，而在部分撕裂时，表现为局限性憩室或在更严重的患者中表现为假性动脉瘤（图 37-7）。动脉瘤在急性期和亚急性期的进展值得关注，特别是对环形撕裂病变，必须进行密切监测，以预测进行血管内介入或手术修复的可能。既往研究显示，没有任何撕裂损伤的内膜出血和血肿倾向于自愈[27]。在极端情况下，主动脉（包括外膜和外膜周围结缔组织）可能完全破裂，导致急性大出血。CMR 可用于证实外伤性主动脉损伤和随访。

（五）主动脉炎

主动脉炎是另一类异常的主动脉疾病，其中对大动脉炎（Takayasu arteritis）的病因学研究最为普遍。虽然主动脉炎可伴有主动脉扩张，但中等管径血管的狭窄和闭塞是更为典型的表现。在大动脉炎中，常累及主动脉弓部的分支血管，但胸腹主动脉也可受累[28]。在 CMR 上，活动性炎症性疾病表现为主动脉壁增厚，T_2 加权序列为高信号，注射钆对比剂后呈典型强化[29]。而其慢性期的特征则表现为广泛的血管周围纤维化，主动脉壁通常无强化[30]。^{18}F-FDG PET 结合 CMR 成像，在检测早期大动脉炎中似乎具有潜在价值[31]。

（六）主动脉缩窄

主动脉缩窄是主动脉腔的变窄，典型部位位于左锁骨下动脉起始以远，与动脉韧带相对。它是一种较为常见的主动脉病变，约占先天性心脏病的 7%。多见于男性，常伴有其他异常（如主动脉二瓣畸形、动脉导管未闭和 Willis 环动脉瘤）或综合征（如 Shone 复杂综合征或 Turner 综合征）。超声心动图是一线成像方法，CMR 在诊断或缩窄严重程度不确定或需要确定最佳治疗方案时使用。CMR 评估的关键是准确采集主动脉缩窄处的图像。这使得在电影图像中可准确测量缩窄的大小，并在血流图像中精确估计缩窄处的峰值速度。除了缩窄的大小和峰值速度外，还应确定其他重要征象。侧支循环和左心室肥厚的出现提示显著的缩窄。可以通过 3D 血管成像来完成 CMR 检查，这将有助于治疗计划的制订。这一内容在先天性主动脉疾病章节（见第十篇，第 53 章）有更详细的阐述。

（七）主动脉瘤

主动脉扩张是相对于正常人的主动脉管径的增加[1, 32]。影响主动脉管径大小的因素包括年龄、性别和体型。随着时间的推移，主动脉会逐渐扩张和延长，每生存 10 年，男性主动脉扩张约 0.9mm，女性主动脉扩张约 0.7mm[33]。这似乎是

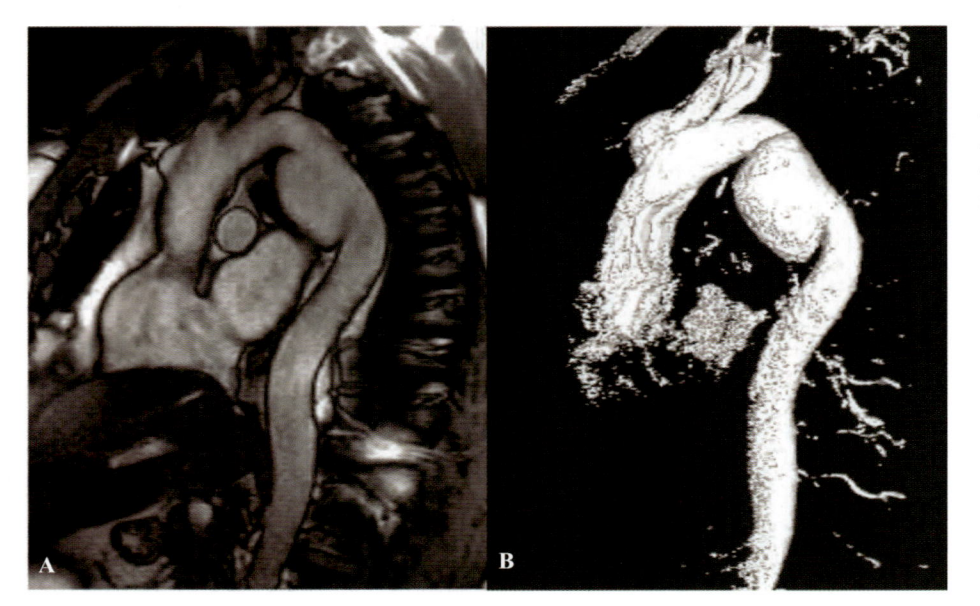

图 37-7 外伤后动脉瘤
A. 胸主动脉 SSFP 静态图像显示降主动脉近端前外侧的动脉瘤，结合道路交通事故的病史考虑符合外伤后病变；B. 胸主动脉 CE-MRA SSD 投影图像

老化的结果，与胶原 – 弹性蛋白比增高和管壁刚性增加有关[9]。扩张的进展速度取决于多个因素的相互作用，既有影响主动脉壁组织完整性的内在因素，也有可增加管壁血流应力导致扩张加速的外在调节因素，如高血压。根据 Laplace 定律，随着管径的增加，主动脉壁的张力将大幅上升，随之主动脉破裂和夹层的风险也会增加。

目前，有几种无创性方法用于评估主动脉硬化，如脉搏波传导速度和增强指数。脉搏波传导速度等于脉搏波传播的距离除以传播距离所花费的时间。动脉硬化程度的增加会导致动脉中脉搏波传导速度的增加。搏动性或膨胀性等增强指标取决于收缩期和舒张期横断面面积的变化。这些膨胀参数会随着管壁硬度的增加而减小。

动脉瘤是一种显著的扩张形式（图 37-8），通常定义为动脉直径比正常管径至少增加 50%。胸主动脉的动脉瘤很常见，据报道每年每 10 万人中有 10.9 名发生[34]。其中，升主动脉的动脉瘤最常见（60%），其次是降主动脉（40%），而主动脉弓、胸主动脉伴腹主动脉的动脉瘤较少发生[35]。动脉瘤可分为真性动脉瘤和假性动脉瘤。真性动脉瘤更为常见，是由主动脉内膜的退变造成的，而假性动脉瘤是主动脉壁内膜和中层的局部穿通造成的。因此，典型的假性动脉瘤具有狭窄的颈部，扩张的瘤体由主动脉外膜和主动脉周围组织包绕形成。动脉粥样硬化最常引起真性动脉瘤，通常呈梭形，并累及长段的主动脉。囊状动脉瘤较少见，但与梭形动脉瘤一样，大多是动脉粥样硬化的结果。钝性胸部创伤、感染和医源性病因（如手术或导管介入治疗等）常表现为假性动脉瘤。

尽管年龄越大主动脉瘤的发生率越高，但主动脉扩张也可能发生在年轻患者中，尤其是伴有诱发因素的患者，如马方综合征、Loeys-Dietz 综合征等结缔组织病或家族性主动脉瘤综合征。先天性疾病，如主动脉瓣二瓣畸形和主动脉缩窄，也与主动脉节段性扩张有关，且可能存在双重病理改变，即血管壁完整性降低和血流模式异常，影响局部剪切应力并随之出现扩张[6]。

根据 ESC 指南，当主动脉最大直径达到 55mm 时，应进行预防性干预治疗。对于马方综合征或主动脉瓣二瓣畸形，以及具有危险因素（例如主动脉缩窄、有夹层家族史或主动脉直径每年增大 > 3mm）的患者应降低界值至 50mm。

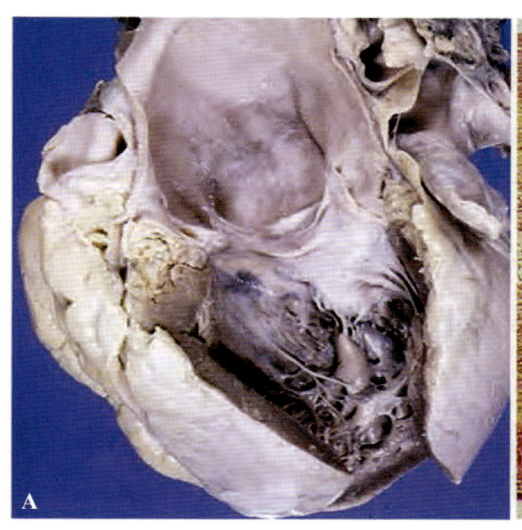

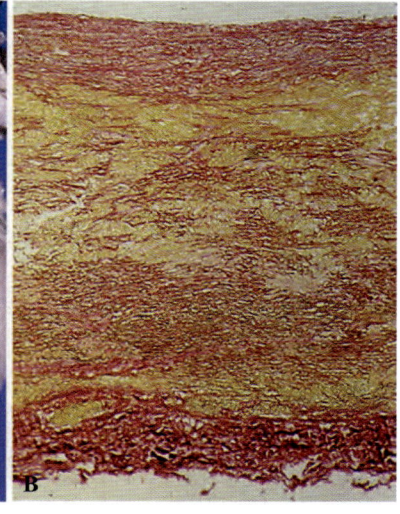

图 37-8 主动脉瓣关闭不全伴主动脉窦扩张

A. 主动脉瓣、主动脉窦和部分升主动脉的大体图片；B. 主动脉壁中层弹力纤维严重断裂的组织学（弹性 van Gieson 染色）表现（经许可转载，图片由 Cristina Basso of the Cardiovascular Pathology Unit, University of Padua, Padua, Italy 提供）

甚至也曾提出对马方综合征伴危险因素的患者应降低阈值至 45mm。对于遗传性疾病患者，建议定期进行临床影像学随访，并考虑对家庭成员进行筛查。马方综合征患者在诊断和随访中要求使用超声检查。Loeys-Dietz 综合征患者应在诊断时完成主动脉成像，之后每隔 1 年，最好使用 CMR 进行一次从脑血管到股动脉的筛查。介入治疗后，则建议在术后 1 个月、6 个月、12 个月及之后每年进行一次主动脉成像。如果在第一年期间病情稳定，此后的影像随访间隔可不必过于严格[9]。在进行超声心动图的初步评估后，通常 CMR 比 CT 更适合用于对主动脉瘤的系列评估，特别是对年轻的动脉瘤患者，尽量避免电离辐射。同时评估主动脉瓣也有助于确定最佳的治疗策略（图 37-9）。

用于动脉瘤成像的 CMR 方案应该包括在基线和随访[9]期间对整个主动脉和主动脉瓣的评估。经典的方案中包括黑血 SE、电影成像和 MRA。如前所述，当有关主动脉瓣疾病时，可辅以血流流速编码成像（图 37-10）。当评估动脉瘤时，重要的是描述其位置、程度、形状、大小和进展速度，与分支血管及邻近结构的关系，以及一些可能需要手术的复杂因素，例如主动脉瓣反流、压迫相邻结构、夹层、壁间血肿或穿通性溃疡（表 37-3）。在系列检查中，所有的测量都必须基于相同的图像类型（黑血、电影或 MRA），并使用相同的分析方法（心脏成像周期和包含/排除主动脉壁测量）。

四、外周动脉

（一）概述

外周动脉的大部分病理改变与主动脉相似，因此图像采集和分析的原理基本上是相同的。然而，有几点需要注意。由于分支动脉通常很细小，因此需要用更高分辨率的序列来更好地显示。传统的 SE 和 GRE 成像可以调整到较小的视野和扫描层厚，以提高空间分辨率，但会以降低信噪比为代价。3D 序列成像需要较长的采集时间，但由于其空间分辨率高，因此适合于此类检查。由于这些外周血管不具有像主动脉那样的运动性和扩张性，因此通常选择非心电门控序列，如 TOF-MRA 或 CE-MRA，也不会受到运动伪影的较大影响。虽然外周动脉通常被认为是那些远离主动脉分支的动脉，但

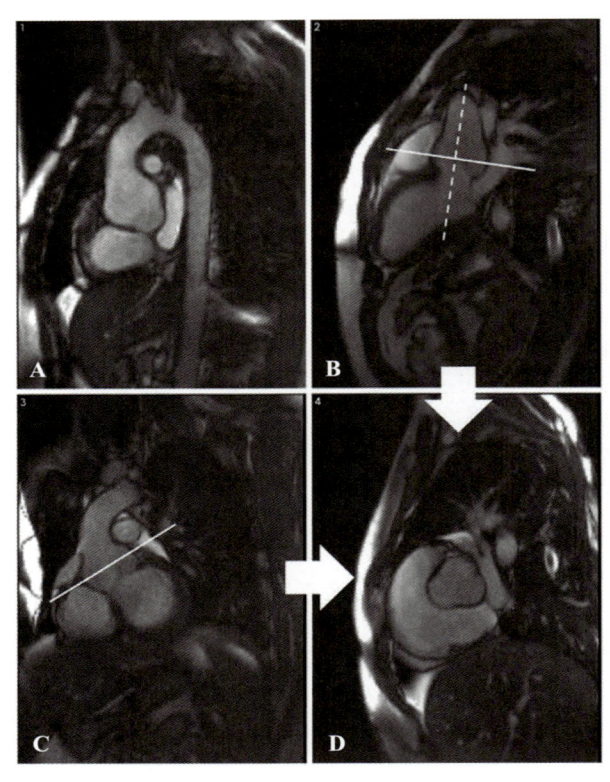

▲ 图 37-9 主动脉瘤

马方综合征患者的主动脉近段动脉瘤。舒张末期胸主动脉 SSFP 静态图像（A）显示马方综合征典型的主动脉根部扩张，窦管交界消失。沿左心室流出道图像（B）中的虚线可获得覆盖主动脉根部和升主动脉的垂直切面图（C）。沿实线获得的切面图为主动脉根部图像（D），可以用来进行主动脉根部窦-窦、窦-连合处之间的径线测量

在本书中主动脉的所有主要分支都被认为是外周动脉。

（二）解剖与病理

起源于主动脉弓的动脉向头部、颈部和上肢供血。主动脉弓分支的解剖结构通常包括 3 支血管，由近至远依次为头臂动脉（或无名动脉）及其分出的右锁骨下动脉和右颈总动脉，左颈总动脉，以及左锁骨下动脉。颈总动脉在 C_4 水平分叉，发出位于前方向颈部和面部供血的颈外动脉，以及位于后方的颈内动脉。颈内动脉起始部呈球状膨大，由于颈内动脉负责向脑部供血，因此更具临床意义。主动脉弓形态的解剖学变异在人群中的发生率为 30%[36]。最常见的一些变异包括头臂动脉和左颈总动脉共干，左颈总动脉起自头臂动脉（有时该变异被称为牛角型），左椎动脉单独起自主动脉弓，右锁骨下动脉起自主动脉弓远端并绕行食管后方（也称为迷走右锁骨下动脉）。这些解剖变异通常是偶然被发现的，无症状，但在制订主动脉治疗方案时可能有临床意义。Kommerell 憩室是指位于左或右侧主动脉弓远端的主动脉憩室，可有异常的锁骨下动脉自此发出走行至对侧。这一表现并不常见，其在正常人群中的发病率约为 1%，但由于它对气管或食管形成压迫，可出现喘鸣或吞咽困难症状，并且具有较高的主动脉夹层和破裂的发生率。因此，当憩室出现症状或明显扩张时，建议手术切除[37]。血管环是引起气管或食管受压的另一个潜在的外在原因，在第十篇第 53 章中对此有更详细的描述。

腹腔干和肠系膜动脉负责向腹腔脏器供血，而肾动脉负责向肾脏供血。主动脉远端最后分为双侧髂总动脉，髂总动脉又分为向盆腔大部供血的髂内动脉和延续为股总动脉向下肢供血的髂外动脉。

动脉粥样硬化是最常见的继发性疾病，可导致管腔狭窄甚至闭塞。其他导致缺血的原因还包括血栓栓塞性疾病和主动脉病变的延伸，如夹层或壁间血肿累及主动脉分支。

（三）临床相关

颈动脉疾病通常是由于动脉粥样硬化所致，并且构成卒中的危险因素。当发现颈动脉杂音，存在多种卒中危险因素或进行冠状动脉、主动脉和外周动脉疾病术前评估，以及怀疑颈动脉引发神经系统事件时，应考虑进行颈动脉狭窄的筛查。当出现上肢疼痛无力、两手臂血压不一致或怀疑有锁骨下动脉窃血时，通常要对锁骨下动脉进行评估。

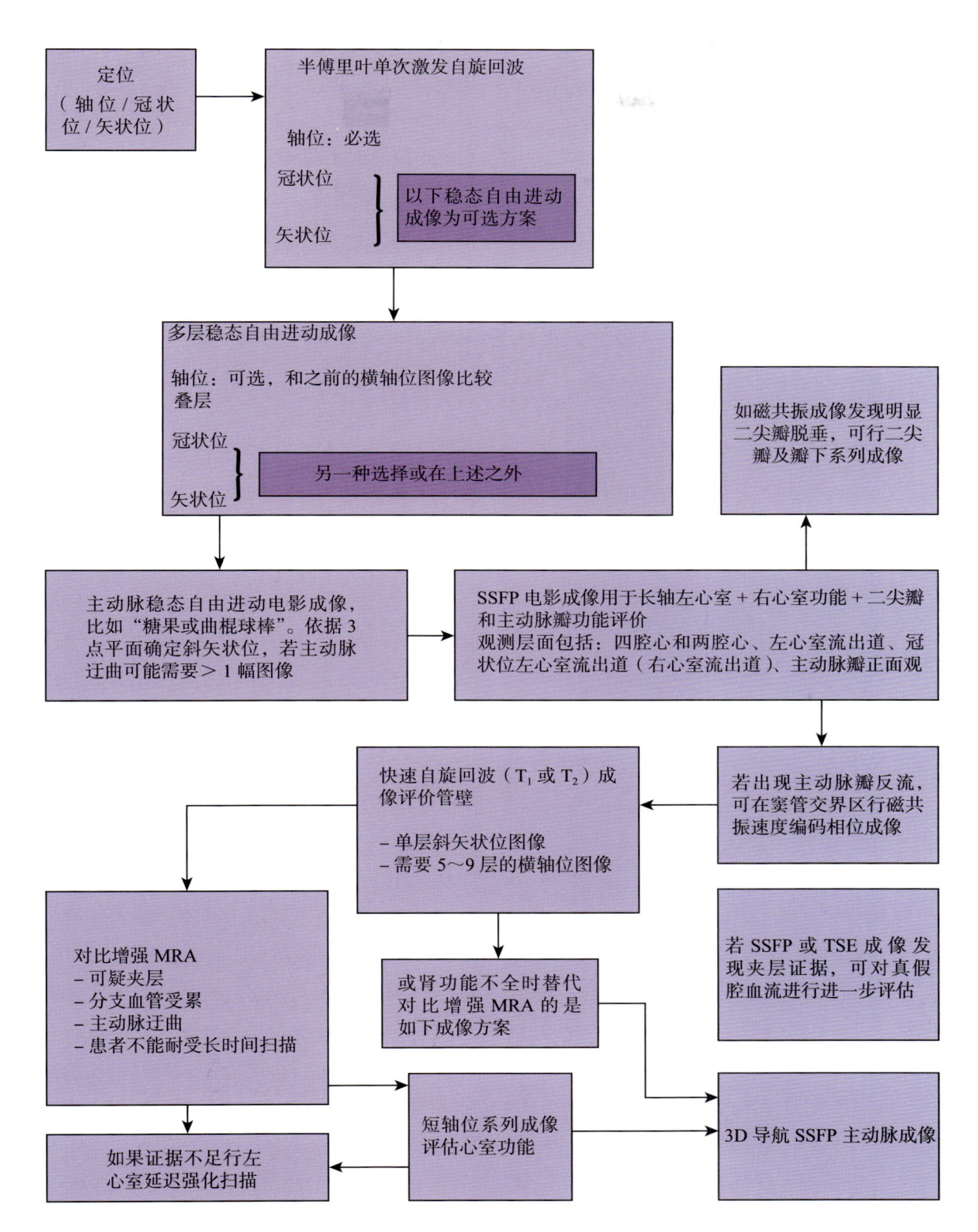

第 37 章 血管疾病磁共振成像
CMR of vascular disease

▲ 图 37-10 马方综合征 CMR 成像方案

经许可引自 Helen Dormand, Raad H Mohiaddin. Cardiovascular Magnetic Resonance in Marfan syndrome. *Journal of Cardiovascular Magnetic Resonance* 2013 15：33. © 2013 Dormand and Mohiaddin 版权所有

表 37-3 主动脉评价要点回顾

主动脉评价要点
• 不同节段的管径（使用固定方法，例如测量舒张末期的管腔内径）
• 分支形态（如果必要）
• 扩张或动脉瘤形成 　◇位置 　◇扩张程度 　◇形态（如梭形、囊状） 　◇与分支血管及邻近结构的关系 　◇大小和进展速度
• 主动脉并发症 　- 夹层 　　◇内膜片位置和范围 　　◇破口和再破口 　　◇真假腔与分支血管的关系 　　◇靶器官灌注 　　◇主动脉瓣反流 　　◇心包积液 　　◇冠状动脉受累 　- 壁间血肿 　　◇位置和范围 　　◇与血管壁的关系 　　◇与邻近血管的关系 　　◇血流狭窄和阻塞 　- 主动脉瓣形态及功能

当出现血管源性症状或体征时，需要对腹部动脉分支进行评估。然而，由于广泛的侧支循环，大部分腹部分支病变是无症状的，仅在评估腹主动脉时偶然发现。肾血管疾病是继发性高血压的最常见原因，当有顽固性高血压时应怀疑肾血管病变可能并可通过血管成形术进行治疗。肾动脉狭窄主要有两种形式。动脉粥样硬化在老年人群中，特别是具有多种心血管危险因素的男性中更为普遍。典型的动脉粥样硬化性肾动脉狭窄累及肾动脉的开口和近段，通常是腹主动脉广泛病变的延续[38]。纤维肌性发育不良主要见于中年女性，其血管成像的典型征象为"串珠样"改变。

对有间歇性跛行和严重肢体缺血的患者，应进行髂动脉、股动脉、腘动脉和胫动脉的评

估。动脉粥样硬化也是这一类血管疾病的最常见原因。

（四）外周动脉成像

虽然超声是评估颈动脉的一线方法，但其图像质量不稳定，并有操作者依赖。CT 和 MR 具有良好的图像质量，可以更准确地判断腔内狭窄的存在及其严重程度。传统 X 线血管造影是评价外周动脉狭窄和闭塞的参考标准。然而，由于其有创性和发生并发症的风险，已被无创性和高准确性的 CT 和 MR 所取代[39]。

（五）CMR 在外周动脉成像中的应用

CE-MRA 是目前首选的评估颈动脉的 MRI 技术，也可使用 TOF-MRA，特别是当有钆禁忌证时。主动脉弓部血管成像通常在冠状面定位，并采用专用的颈部线圈来改善颈部血管的成像质量。颈动脉狭窄的位置、范围和严重程度等信息是决定采用支架植入术还是外科动脉内膜剥脱术的重要细节。CMR 具有最成熟的颈动脉斑块成像模式，这得益于不同序列的组合使其具有非常高的空间分辨率。一些已发表的组织学对照结果显示，CMR 可以准确描述动脉粥样硬化斑块的不同组成部分，包括富含脂质的坏死核心、纤维帽、钙化和斑块内出血。有建议认为，无论狭窄程度如何，斑块特征都可以进一步细化风险分层，并确定哪些患者更适合颈动脉内膜剥脱术或颈动脉支架植入术。然而，是否能够在简单的管腔成像基础上增加先进的斑块成像用于挑选适合介入治疗的患者，还需要更大的多中心试验来确定[40]。

CE-MRA 是诊断锁骨下动脉狭窄的首选成像技术（图 37-11）。静脉通路应选择患病手臂的对侧，以避免病变血管因相邻的静脉中弹丸式注射对比剂形成的 T_2^* 磁敏感效应所可能产生的假性狭窄。当锁骨下动脉与同侧椎动脉近端有明显狭

窄或闭塞时可发生锁骨下动脉窃血。其血流动力学改变可以通过轴位平面血流采集中出现颈动脉（前向流动）与椎动脉（逆向流动）间相反血流方向进行证实。

CE-MRA 也是诊断肾动脉疾病的首选 MRI 技术（图 37-12），其整体的敏感性和特异性大致分别为 97% 和 93%[41]。但是，由于会产生金属伪影，使得 MRA 在有肾动脉支架时应用受限。副肾动脉存在于约 20% 的人群中，通常没有临床意义，除了在行肾交感神经阻断术或肾移植时需要考虑。

过去，TOF-MRA 是评估外周动脉的首选 MRI 技术，但它已被更快速、可靠的 CE-MRA 技术所取代，后者的整体灵敏性和特异性分别为 93% 和 94%[39]。传统的外周 CE-MRA 是基于连续对比剂弹丸式注射跟踪技术进行采集，从主动脉远端分叉到足部需要自动移床以覆盖 ≥ 3 个视野范围[42]。然而，静脉污染使得大多数远端 MRA 的图像质量不理想。在这种情况下，时间分辨 MRA 成像（TR-MRA）在评估肢体末梢供血动脉方面比首过 MRA 和传统血管造影更为可靠[43]。

五、肺动脉

（一）概述

肺动脉将体静脉的脱氧血经右心输送到肺毛细血管，与肺泡接触变成含氧血。涉及肺动脉的疾病包括先天性疾病、肺栓塞和肺动脉高压。

（二）解剖与病理

肺动脉主干（或肺动脉干）与右心室相连，分为左肺动脉和右肺动脉，向同侧肺内供血。这些肺动脉分支进一步分为各支叶级肺动脉，进而分为段级和亚段级分支，所有这些分支图像都可以通过先进的成像技术获得。肺动脉是低阻力肺循环的一部分，因此比高阻力的动脉系统动脉顺应性更好。

（三）临床相关

当压力升高时，肺动脉会扩张并顺应性减低，但与主动脉不同的是，即使在肺动脉极端扩张的情况下，也不考虑进行干预。肺动脉狭窄、闭塞或缺如的发生通常与先天性心脏病有关，在有临床意义时可能需要经皮介入或手术干预。

（四）肺动脉成像

超声心动图是一线成像方式，但即使存在理想的声窗，也仅限应用于肺动脉干。传统的 X 线血管造影术已经被 CT 取代。CMR 是 CT 的替代方案，但由于分辨率较低，在屏气采集过程中可能出现运动伪影，CMR 在评估肺动脉段级分支时准确性下降。

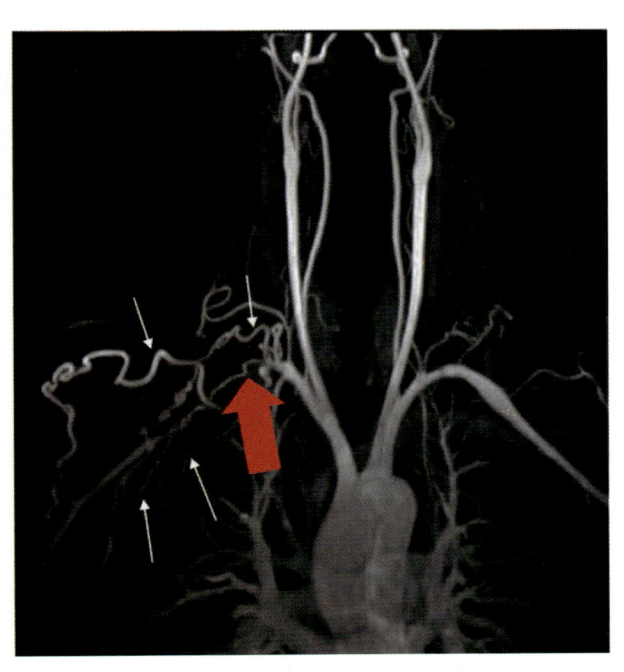

▲ 图 37-11 锁骨下动脉疾病
右锁骨下动脉闭塞。胸主动脉和弓部血管 CE-MRA MIP 重建图像显示锁骨下动脉闭塞（宽红箭）。腋动脉侧支血管（细白箭）清晰可见

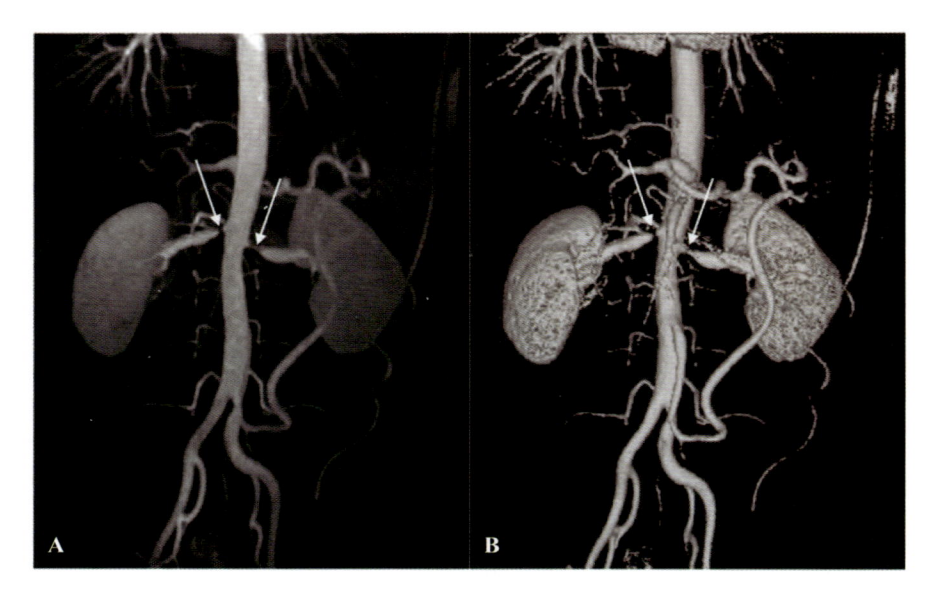

◀ 图 37-12 肾动脉疾病：肾动脉狭窄

腹主动脉 CE-MRA 的 MIP（A）和 SSD（B）重建图像显示双侧肾动脉近段显著狭窄（白箭）

（五）CMR 在肺动脉成像中的应用

肺动脉的评估通常遵循主动脉成像的原则。在初步的解剖结构单次激发成像后，从电影图像可以获得肺动脉主干和分支的大小及扩张程度的信息。在有肺动脉狭窄的情况下，可以根据跨狭窄处的血流峰值速度和每侧肺的相对血流量来估计狭窄严重程度。高分辨率 CE-MRA 可显示较小的（叶级、段级和亚段级）肺动脉。据报道，CMR 能够采集中心肺动脉的横断面电影图像，并获得收缩期和舒张期的正常参考值[44]。和主动脉一样，肺动脉的大小也取决于年龄、性别和体表面积。在某些先天性心脏病患者中，肺动脉有时可能很小、纤细或狭窄。在这种情况下，评估其扩张性、流速峰值和肺相对血流量可能有助于确定肺动脉狭窄的显著性。相反，当肺动脉扩张时，通常是肺动脉高压或先天性心脏病导致的结果。

肺栓塞是静脉血栓栓塞的一种严重表现，其30 天内死亡率高达 30%[45]。对于出现急性胸痛的患者，特别是有呼吸衰竭或休克的患者，肺栓塞是一项重要的鉴别诊断。CT 是紧急情况下进行血管成像的首选技术，优于在很大程度上已被弃用的传统 X 线血管造影。通气灌注显像也是一种可选择的成像方式，对评价慢性血栓栓塞性疾病最有用。MRA 也可用于肺栓塞的诊断（图37-13）。在迄今为止最大的多中心前瞻性试验中，CE-MRA 检测肺栓塞的灵敏度为 78%，特异性为 99%。但是，在 25% 的患者中出现运动伪影和段级或亚段级分支动脉显影模糊等 MRA 技术不足的表现。因此，CE-MRA 仅限于在参与该研究的中心内常规使用，以及用于对标准成像检查方法禁忌的患者[46]。利用 CE-MRA 评估肺灌注是一种很有前景的检测肺动脉血栓栓塞的技术。TR-MRA 通过检测灌注缺损诊断慢性血栓栓塞性肺动脉高压的总体灵敏度为 97%，特异性为92%[47]。对肺动脉充盈缺损和肺灌注缺损的联合研究，使 CMR 在慢性血栓栓塞性肺动脉高压方面具有潜在的筛查作用。

六、肺静脉

（一）概述

肺静脉将含氧血液从肺毛细血管输送到左心房。与影像学评估相关的肺静脉疾病包括导致心内分流的异常静脉回流和心房颤动（AF），后者

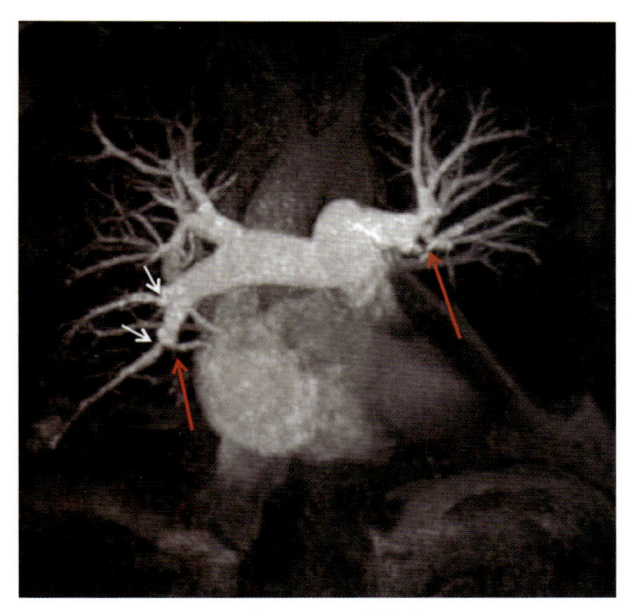

第 37 章 血管疾病磁共振成像
CMR of vascular disease

▲ 图 37-13 肺栓塞

肺动脉增强血管成像（MIP 重建）显示左下肺动脉和右下肺动脉基底段分支（红箭）闭塞，伴有其余分支开口处局灶性狭窄（白箭）

多种类型心律失常，特别是心房颤动的广泛应用的方法[49]。左心房和肺静脉的形态变化很大，1/3 的患者可发现肺静脉异常，如左或下肺静脉共干、单发右中肺静脉等。因此，目前计划进行介入手术前常规进行 CT、超声心动图和 CMR 成像检查。

肺静脉狭窄是心房颤动消融治疗的主要并发症之一[50]。通常在手术后 3～6 个月出现与肺动脉楔压增高和肺充血相关的临床表现。心房食管瘘是另一个少见但具有高死亡率的严重并发症[51]。患者通常在手术后数天至数周出现脓毒症、消化系统症状或栓塞性脑血管事件，其治疗包括进行紧急修复手术。

越来越多地采用涉及肺静脉的消融治疗。

（二）解剖与病理

通常肺静脉的解剖分布为 4 条肺静脉（右上、右下、左上、左下）分别单独回流至左心房的后外侧壁。但也存在解剖学上的变异，如左上和左下肺静脉共同起源或右中叶肺静脉的单独开口，这些变异与制订心房颤动消融手术方案有关[48]。肺静脉异常引流是指肺静脉引流到左心房以外的血管或心腔。它们可以独立发生被偶然发现，但通常合并有其他先天性心脏病，特别是静脉窦型的房间隔缺损。这些异常将在第十篇第 50 章和第 51 章中更详细地讨论。

（三）临床相关

通常在怀疑肺静脉异常引流或相关先天性心脏病（第十篇第 47 章和第 53 章）和电生理手术前评估左心房和肺静脉解剖时需要进行肺血管成像。肺静脉和左心房射频消融已成为一种治疗

（四）肺静脉成像

可考虑采用 TEE、CT、CMR 评估肺静脉及肺静脉狭窄情况（图 37-14）。虽然超声心动图，特别是 TEE，可以确定肺静脉的起源，但 CT 和 CMR 检查可作为参考标准给出最终评价。在许多机构中，心脏 CT 由于具有更好的空间分辨率和图像采集速度而成为肺静脉成像的首选方法。而 CMR 对管径正常的肺静脉具有相似的诊断价值。此外，在非增强 CMR 技术中不需要使用弹丸式注射追踪（bolus-track）方法。

（五）CMR 在肺静脉成像中的应用

横轴位电影图像可用于肺静脉的初步评估，以评价它们各自的形态和走行。如果怀疑有肺静脉狭窄，轴位基础上可增加垂直方向的电影成像和沿血流方向的血流成像。CE-MRA 或 SSFP MRA 序列的血管成像对于左心房和肺静脉 3D 成像非常有用。

3D MRA 最适用于心房颤动导管消融前 CMR 对左心房和肺静脉的解剖学评价，可以与电 - 解剖图系统进行融合，使得术中透视时间、

451

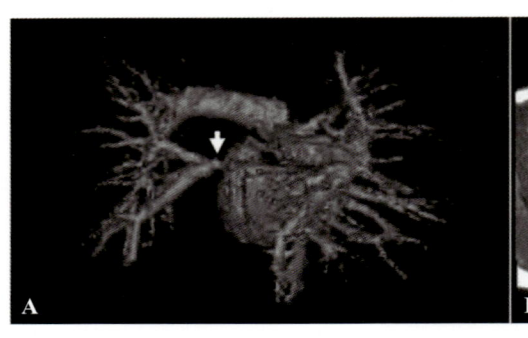

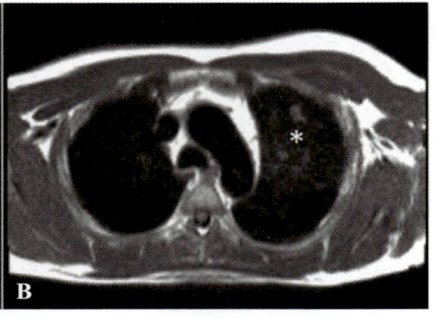

◀ 图 37-14 肺静脉狭窄
A. 左前斜位 3D 对比增强肺静脉血管成像（SSD 图像）显示慢性心房颤动消融术后，左侧共干肺静脉局限狭窄（白箭）；B. 横轴位自旋回波序列图像显示同侧左肺上叶淤血/实变（*）

操作时间明显缩短并减少电离辐射暴露[49]。

CMR 还可以在心房颤动消融前提供更多的关键信息。例如，通过使用 2D EGE 图像或 3D CE-MRA[52]，使 CMR 成像在识别左心房和左心耳血栓方面获得与 TEE 同样的有效性。CMR 对肺静脉解剖的识别可以指导导管消融，降低导管消融后心房颤动复发的可能性[48]。心房纤维化是引起左心房重构、持续性房颤进展和治疗无效的主要决定因素之一。因此，利用 CMR 延迟强化序列对心房纤维化进行的研究引起了学者的极大兴趣。一份初步报道显示，左心房延迟强化程度与肺静脉隔离时电-解剖图上的低电压程度，以及随访时的心房颤动复发率密切相关[53]。这些发现被一项大型多中心研究证实，并指出延迟强化程度是成功消融后心房颤动复发的一个强有力的预测因子，且独立于其他传统变量，例如左心房大小和二尖瓣病变[54]。但是，在初始入组的患者队列中，高达 20% 的患者由于图像质量不佳而被排除在最终分析之外。左心房纤维化的评估具有挑战性，在 CMR 延迟强化常规应用于临床实践之前，需要进一步改进左心房延迟强化成像的采集和分析方法、准确性和可重复性。

电影成像、血流成像和 MRA 的联合应用，使 CMR 在提供肺静脉狭窄严重程度的解剖学和功能学信息方面具有优势，但支架植入术（被认为是治疗该并发症的首选方法）会影响 CMR 的图像质量。口服和静脉注射对比剂的胸部 CT 检查是诊断心房-食管瘘的首选成像方法。当出现左心房或左心室内气体、纵隔内气体或对比剂时，可疑诊为心房-食管瘘。在消融术前进行口服 GBCA 的 MRA 成像有助于食管解剖结构与电解剖图的融合，从而降低心房颤动射频消融中发生心房-食管瘘的风险[55]。

七、肺动脉高压

（一）概述

肺动脉高压的病因包含了一系列导致肺血管阻力（PVR）[56]和肺动脉压（PAP）增加的疾病。影像学检查，包括 CMR，在肺动脉高压的诊断和治疗中起着越来越重要的作用。

（二）解剖与病理

肺动脉高压最常见的原因是左心或肺部疾病，但也可以由肺动脉血管病变和慢性肺血栓栓塞引起。肺血管病变是一种部分遗传性疾病，可导致重要的血管活性介质（如前列环素、一氧化氮和内皮素-1）的不均衡。肺动脉血管树渐进性变窄增加了右心室后负荷和右心力衰竭的发生。在慢性肺血栓栓塞性疾病中，肺动脉高压是由于肺血管破坏导致血管缺血收缩的结果，而在左心疾病中，左心房压力升高可导致继发性肺动脉压升高。

（三）临床相关

诊断肺动脉高压是一项挑战。肺动脉高压最常见的症状是进行性呼吸困难，晚期表现为活动性头晕、晕厥、水肿和腹水。其他症状包括心绞痛、心动过速引起的心悸或咯血。在诊断检查过程中，除了详细的临床检查还需进行心电图、胸部 X 线片和肺功能检查，以及其他影像检查。

（四）肺动脉高压成像

影像检查不仅在肺动脉高压的诊断和量化中起着重要的作用，而且在判断预后、治疗和治疗反应方面也起着重要的作用。由于肺动脉高压的病因是多样的，当怀疑有特定的诊断时，需采用不同的成像方式。超声心动图用于评估左心和右心的大小和功能，排除分流，并通过测定三尖瓣反流射流速度来估计肺动脉收缩压。CT 和肺动脉 CT 成像可显示肺动脉血管树，用于发现慢性血栓栓塞性疾病。右心导管术也经常用来测量肺动脉收缩压，当压力≥ 25mmHg 时可诊断肺动脉高压。

（五）CMR 在肺动脉高压成像中的应用

在肺动脉高压的背景下，CMR 可用于评估左心疾病、先天性心脏病（特别是心内或心外分流），偶尔用于评价慢性血栓栓塞性疾病。由于肺血管系统和右心室是一个功能单元，因此，CMR 也经常用于评估肺动脉高压对肺动脉和右心室的影响（图 37-15）[57]。研究表明肺血管阻力增加与收缩期和舒张期肺动脉管径增加，肺动脉硬化的指标升高（搏动性、顺应性、容量、膨胀性），肺动脉血流减少（峰值流速、平均流速、加速时间、射血时间）有良好的相关性[58]。也有类似的研究认为，肺动脉高压对心脏产生的影响包括：①肺血管阻力增高使右心室肥厚并容积增加；②右心室射血分数减低；③室间隔变平；④三尖瓣反流；⑤右心房扩张；⑥心包积液；⑦由于右心室的压迫和心排血量的减低导致左心室大小和心肌质量的减少[59]。虽然上述参数与肺动脉压之间有良好的相关性，并提出了数学模型，但这些指标尚缺少多中心试验的验证，阻碍了 CMR 在肺动脉压定量测量中发挥作用，肺动脉压仍常规采用多普勒超声心动图和右心导管检查来评估。值得注意的是，对肺动脉高压延迟强化的研究表明，在右心室/左心室插入点有心肌纤维化的发生，在更严重的情况下，可以扩展到室间隔内。延迟强化的数量与右心室扩张、肥厚、射血分数降低，以及肺动脉压的升高相关。一项单中心研究表明，延迟强化可以预测肺动脉高压的恶化，但还需要更大规模的研究来证实这一发现是否具有独立的价值[60]。

已经证实 CMR 测量的右心室结构和功能与肺动脉高压患者严重程度和预后相关[61]。CMR 还可以监测治疗效果，一些研究报道了内科[62]和外科治疗[63]对右心室结构和功能的积极影响[64]。最近的一项研究表明，在治疗肺动脉高压期间，右心室射血分数的变化能较肺血管阻力变化更好的预测预后[65]。因此，CMR 测量的右心室射血分数可以作为对治疗反应的无创参考指标，而无须进行有创的右心导管检查。

八、体静脉

（一）概述

体静脉是胸部和腹部影像检查的重要组成部分，但常常被忽视。体静脉异常通常无症状，多在常规检查中偶然发现。但在某些情况下，体静脉可产生病理影响，成为导致临床表现的罪魁祸首。因此，识别体静脉的正常解剖结构、先天性变异和内源性或外源性获得性疾病，对于准确诊

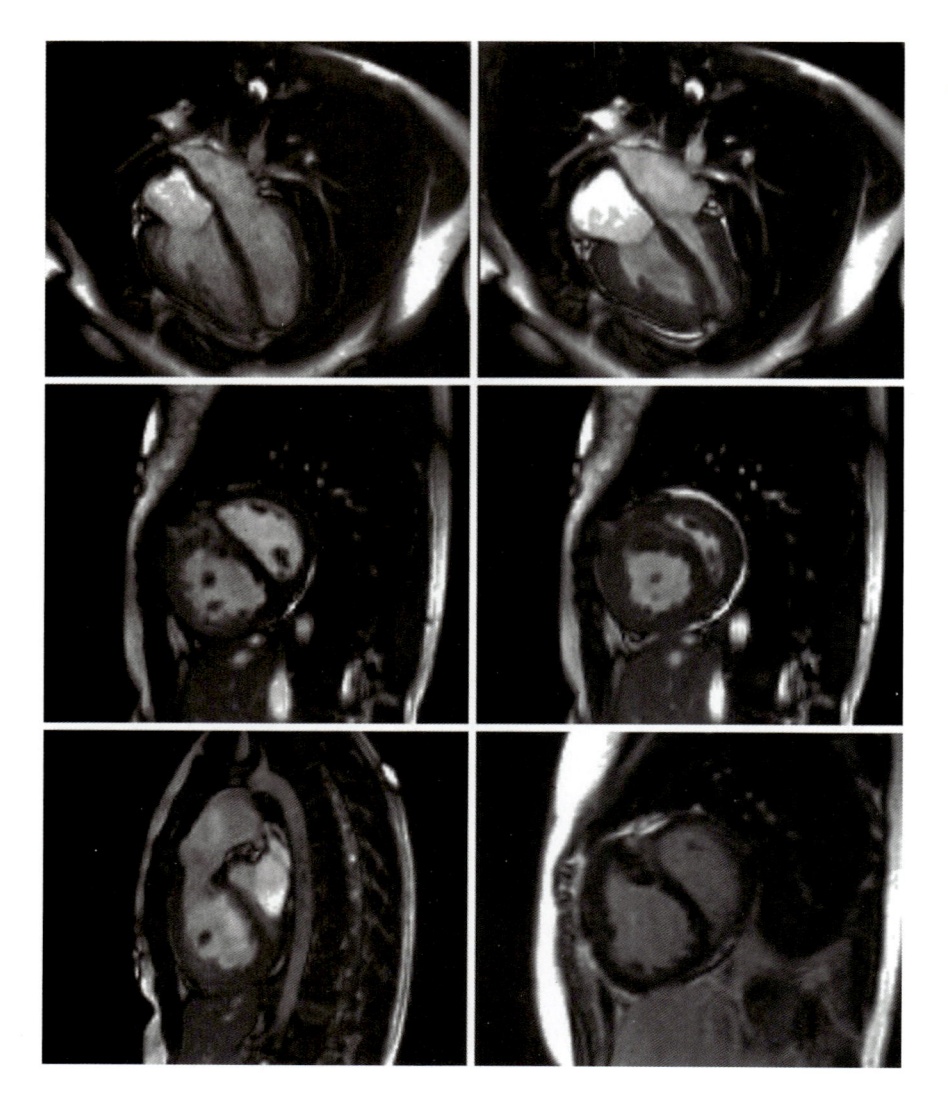

图 37-15 肺动脉高压患者的心脏

严重肺动脉高压患者的典型表现。上层：舒张末期（左图）和收缩末期（右图）4C SSFP 静止图像显示左心室扩张、右心室明显肥厚、左心室相对较小。中层：SA SSFP 静止图像显示舒张末期（左图）室间隔变平，收缩期末期（右图）室间隔向左侧弓起。下层：右心室流出道 SSFP 静止图像（左图）显示右心室肥大，肺动脉相对于降主动脉管腔扩张；延迟强化 SA 图像（右图）显示右心室 / 左心室插入点的特征性强化

断和临床合理决策都非常重要[66]。

（二）解剖与病理

上腔静脉位于纵隔右侧，从身体上半部携带脱氧静脉血至右心房[66]。它通常是由左右头臂静脉汇合而成，但也可由于静脉系统发育异常而引起解剖变异。永存左上腔静脉是胸部静脉系统最常见的先天性异常。它通常起源于左侧无名静脉，沿纵隔左侧下行，经扩张的冠状静脉窦流入右心房。在一般人群中，永存左上腔静脉的患病率为 0.5%，但在先天性心脏病患者中可高达 10%[67]。当横断面成像显示冠状静脉窦扩张时，应怀疑永存左上腔静脉的存在。右上腔静脉可以存在或不存在，当存在时，左右上腔静脉间可能存在粗细不等的桥静脉连接。这种正常变异除了可导致植入电子设备或中心静脉导管的操作更有挑战性，或在心脏手术体外循环使用腔静脉插管时需要考虑外，并无更大临床意义。

下腔静脉是腹部和下肢静脉回流的主要收集管道[68]。它由 4 个节段组成，包括肝段、肾上段、肾段和肾下段，每一段都有不同的胚胎起源。原始静脉还会形成奇静脉、半奇静脉和髂总静脉[69]。腹部静脉的个体发生是复杂的，正常发育的失败可导致先天性下腔静脉变异，如下腔静脉缺如、中断或重复、左下腔静脉和奇静脉或半奇静脉延续进入胸腔。虽然这些异常不常见且通

常并无症状，但识别这些变异对于静脉手术操作（如右心导管或放置滤器）以预防肺栓塞复发非常重要。

（三）临床相关

上腔静脉狭窄或闭塞可由长期的中心静脉置管、起搏器、肿瘤侵犯、纵隔结构压迫、创伤、辐射和纤维性纵隔炎引起。严重的狭窄或闭塞可导致上腔静脉综合征，其特征表现为静脉回流受阻引起的颈部、面部和上肢肿胀[66]。上腔静脉综合征的治疗主要是针对病因，包括拔除中心静脉导管或起搏器导线、使用抗生素、抗凝或溶栓治疗、球囊血管成形术、支架置入，以及很少需要进行的手术修复等，都可作为残余狭窄的辅助治疗方式。

血栓是下腔静脉阻塞的主要原因，使患者有发生肺栓塞的危险。下腔静脉血栓形成的危险因素包括高凝状态、恶性肿瘤、静脉血淤滞、局部压迫和下腔静脉滤器。下腔静脉内血栓可单独发生，但更多是骨盆和下肢深静脉血栓形成的延伸或栓塞的结果。与瘤栓不同，单纯血栓在注射对比剂后无强化和管腔扩张[68]。抗凝是主要治疗方法，但在已充分抗凝仍提示有静脉血栓栓塞复发可能时，或者有抗凝治疗的禁忌证或并发症时，可使用下腔静脉滤器。下腔静脉肿瘤分为原发性和继发性。平滑肌瘤和平滑肌肉瘤起源于血管壁的平滑肌细胞，是最常见的起源于大静脉的原发肿瘤，但是继发于恶性肿瘤的侵犯更为常见[70]。

平滑肌肉瘤主要表现为向腔内或腔外生长，可导致静脉阻塞和继发血栓形成。肾细胞癌是侵犯下腔静脉最常见的恶性肿瘤[71]。CT 是评估肾细胞癌及其转移的首选影像学检查方法。但另一方面，CMR 在评估肿瘤对下腔静脉腔内侵犯程度方面似乎更可靠[72]。由于肝内静脉和膈上静脉的累及在手术过程中通常需要体外循环，因此对下腔静脉受累情况的恰当评估对于手术分期和确定手术类型至关重要。侵犯下腔静脉壁是很罕见的，但可能需要进行节段性切除并下腔静脉移植[73]。其他可能侵犯静脉的恶性肿瘤包括肾上腺皮质癌、肝细胞癌、Wilms 瘤，或肝脏、肾脏、肾上腺的转移瘤[68]。

（四）体静脉成像

超声心动图可用于显示体静脉，但确诊通常需要横断面成像。CMR 是常规评估体静脉的首选成像技术，它较 CT 能更好地显示体静脉，而不易受对比剂伪影的影响。

（五）CMR 在体静脉成像中的应用

与传统的静脉造影相比，CE-MRA 在诊断胸部中心静脉狭窄和闭塞方面具有同等的敏感性和特异性[74]。最近，自由呼吸非增强 3D SSFP MRA 也显示出了与 CE-MRA 类似的图像质量和诊断价值，因此可以考虑作为评估胸部中心静脉的一种选择[75]。血栓形成通常是长期置入中心静脉导管和电子设备的电极线、心内膜炎或较为少见的肿瘤侵犯所引起的并发症（图 37-16）。单纯血栓因无血管结构，在注射对比剂后没有强化，易于被 MR 所识别。反之，非增强 CT 或增强 CT，血栓因被对比剂伪影遮挡而不易被发现。由于上腔静脉内血栓可以引起血流的阻塞或肺栓塞，因此，对上腔静脉内血栓的检测非常重要。

血栓形成也是下腔静脉疾病中最常见的病因，但与上腔静脉相比，肿瘤侵犯更为普遍。原发性和继发性恶性肿瘤累及下腔静脉具有相似的影像学特征。通常在 T_1 加权图像上呈等信号，在 T_2 加权图像上呈高信号，注射对比剂后呈不同程度的不均匀强化。由于腔内肿瘤阻塞血流，常见伴有血栓形成。在这种情况下，由于血栓无对比剂强化，因此钆对比剂增强成像可有效地将肿瘤

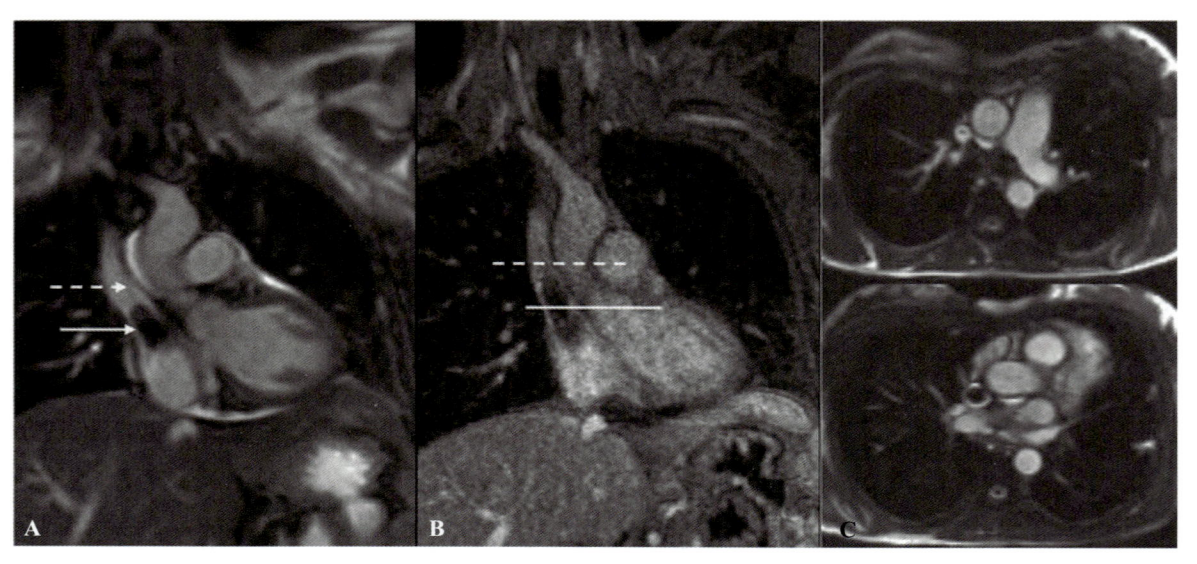

▲ 图 37-16 上腔静脉内导管相关性血栓

血栓附着在上腔静脉内的中心静脉导管上。A. 冠状位 SSFP 图像显示中心静脉导管（虚箭）远端低信号团块（实箭）；B. 相应的 CE-MRA 图像显示无钆对比剂强化，符合血栓表现；C. 轴向 SSFP 图像对应虚线层面（上方）可见中心静脉导管，对应实线层面（下方）可见血栓及周围包绕一圈的血流信号。上腔静脉近端未扩张，提示无明显血流阻塞

与血栓成分区分开来。

在评价体静脉内肿块时，轴位和冠状位、矢状位的系列电影成像有助于确定肿块的位置和范围。此外沿肾静脉或下腔静脉轴的电影成像可作为补充，以更好地进行分期。描述肿块是否使体静脉扩张或血流阻塞非常重要，因为它会影响到手术计划。如果怀疑有完全阻塞，采用垂直于血管横断面的速度图有助于判断管腔的通畅度，如显示肿块周围环绕的血流。奇静脉系统的扩张是血流严重阻塞的间接征象。T_1 和 T_2 加权 TSE 序列有助于进一步描述肿物。静脉期采集 CE-MRA 将有助于显示腔内肿块的范围和受累血管的通畅程度。由于对比剂在下腔静脉内淤滞，可有助于显示腔内的血栓成分。注射对比剂后的图像还可以进一步显示肿物的特征，肿瘤成分会显示不均匀的强化，而血栓物质则根本不强化。

九、前景展望

CMR 在血管疾病中的进展很大程度上是由扫描机硬件、序列设计、重建算法，以及新的对比剂的发展所推动的。CE-MRA 序列的空间分辨率和采集时间将被优化，特别是在更高的场强中。新兴的 SSFP MRA 替代方案不需要使用对比剂就可提供高诊断图像质量。连续性移动扫描床的技术在 CE-MRA 大范围血管成像中的应用在逐渐完善，相对于多步采集，它在保持图像质量的同时将使扫描计划更加简单并缩短采集时间。钆膦维司（gadofosveset）是第一种被批准用于血管成像的血管内对比剂[76]。与现有的细胞外 GBCA 相比，它能可逆性的与血清白蛋白结合，提供更长的血管内增强和扫描时间窗。与常规药物相比，其成像似乎较少依赖于弹丸式注射效果并且可提高诊断准确性，但这些还有待进一步研究证明。分子对比剂和杂交 PET-CMR 成像使我们对斑块活性、易损性和血栓并发症风险有了进一步的理解[77]。尽管已获得组织学证实，但还需进一步研究评价在管腔狭窄程度以外，CMR 斑块特征对临床治疗决策的影响。动脉自旋标记和 BOLD 序列已被用于靶器官（如大脑和肾

脏）的灌注研究。所获得的信息在未来可能有助于确定病理过程的功能学意义，如动脉狭窄或夹层。肺灌注的研究应用很有发展前景，它可以作为肺血管成像的补充用于肺血栓栓塞疾病的评估[47]。4D 血流 CMR 有助于了解心血管生理学和病理生理学，以及血流动力学对心脏和血管系统的影响。其血流定量分析可与标准的 2D 相位对比序列相媲美，并且其具有可在任何位置回顾性放置分析层面的功能将有利于评估复杂血流模式。但要确立该技术的适用性还需要更广泛的序列应用、更快的采集及后处理时间，以及多中心试验的证实[78]。

十、结论

在所有的成像方式中，CMR 可能是在血管疾病评估中提供最多信息的一种。它可以在任何平面或位置获得高质量的图像且不受任何解剖结构的约束，对血管具有强大的可视化功能，并可提供精确的测量结果。功能性电影图像能够评价血管的机械性能，评估血流模式，并观察血管疾病对心脏的影响。组织特征性可以提供管壁结构和相关并发症（如血栓或出血）的进一步细节。由于 CMR 不涉及电离辐射和肾毒性对比剂，因此特别适用于血管疾病的长期随访。

推荐阅读

[1] Goldstein SA, Evangelista A, Abbara S, *et al*. Multimodality imaging of diseases of the thoracic aorta in adults: from the American Society of Echocardiography and the European Association of Cardiovascular Imaging: endorsed by the Society of Cardiovascular Computed Tomography and Society for Cardiovascular Magnetic Resonance. *J Am Soc Echocardiogr*. 2015;28:119–82.

[2] Mussa FF, Horton JD, Moridzadeh R, Nicholson J, Trimarchi S, Eagle KA. Acute aortic dissection and intramural hematoma: a systematic review. *JAMA*. 2016;316:754–6.

参考文献

[1] Burman ED, Keegan J, Kilner PJ. Aortic root measurement by cardiovascular magnetic resonance: specification of planes and lines of measurement and corresponding normal values. *Circ Cardiovasc Imaging*. 2008;1:104–13.

[2] Baliga RR, Nienaber CA, Bossone E, *et al*. The role of imaging in aortic dissection and related syndromes. *JACC Cardiovasc Imaging*. 2014;7:406–24.

[3] Mongeon FP, Marcotte F, Terrone DG. Multimodality noninvasive imaging of thoracic aortic aneurysms: time to standardize? *Can J Cardiol*. 2016;32:48–59.

[4] Herfkens RJ, Higgins CB, Hricak H, *et al*. Nuclear magnetic resonance imaging of the cardiovascular system: normal and pathologic findings. *Radiology*. 1983;147:749–59.

[5] Kondo C, Caputo GR, Masui T, *et al*. Pulmonary hypertension: pulmonary flow quantification and flow profile analysis with velocity-encoded cine MR imaging. *Radiology*. 1992;183:751–8.

[6] Bissell MM, Hess AT, Biasiolli L, *et al*. Aortic dilation in bicuspid aortic valve disease: flow pattern is a major contributor and differs with valve fusion type. *Circ Cardiovasc Imaging*. 2013;6:499–507.

[7] Lim RP, Koktzoglou I. Noncontrast magnetic resonance angiography: concepts and clinical applications. *Radiol Clin North Am*. 2015;53:457–76.

[8] Lohan DG, Krishnam M, Tomasian A, Saleh R, Finn JP. Timeresolved MR angiography of the thorax. *Magn Reson Imaging Clin N Am*. 2008;16:235–48.

[9] Erbel R, Aboyans V, Boileau C, *et al*. 2014 ESC Guidelines on the diagnosis and treatment of aortic diseases: Document covering acute and chronic aortic diseases of the thoracic and abdominal aorta of the adult. The Task Force for the Diagnosis and Treatment of Aortic Diseases of the European Society of Cardiology (ESC). *Eur Heart J*. 2014;35:2873–926.

[10] Jabbour A, Ismail TF, Moat N, *et al*. Multimodality imaging in transcatheter aortic valve implantation and post-procedural aortic regurgitation: comparison among cardiovascular magnetic resonance, cardiac computed tomography, and echocardiography. *J Am Coll Cardiol*. 2011;58:2165–73.

[11] Olsson C, Thelin S, Ståle E, Ekbom A, Granath F. Thoracic aortic aneurysm and dissection: increasing prevalence and improved outcomes reported in a nationwide population-based study of more than 14,000 cases from 1987 to 2002. *Circulation*. 2006;114:2611–18.

[12] Nienaber CA, von Kodolitsch Y. Meta-analysis of the prognosis of thoracic aortic dissection: changing mortality in the last four

[13] Yin H, Pickering JG. Cellular senescence and vascular disease: novel routes to better understanding and therapy. *Can J Cardiol*. 2016;32:612–23.

[14] Hagan PG, Nienaber CA, Isselbacher EM, *et al*. The International Registry of Acute Aortic Dissection (IRAD): new insights into an old disease. *JAMA*. 2000;283:897–903.

[15] Iliceto S, Ettorre G, Francioso G, Antonelli G, Biasco G, Rizzon P. Diagnosis of aneurysm of the thoracic aorta. Comparison between two non invasive techniques: two-dimensional echocardiography and computed tomography. *Eur Heart J*. 1984;5:545–55.

[16] Erbel R, Engberding R, Daniel W, Roelandt J, Visser C, Rennollet H. Echocardiography in diagnosis of aortic dissection. *Lancet*. 1989;1:457–61.

[17] Nienaber CA, von Kodolitsch Y, Nicolas V, *et al*. The diagnosis of thoracic aortic dissection by noninvasive imaging procedures. *N Engl J Med*. 1993;328:1–9.

[18] Evangelista A, Czerny M, Nienaber C, *et al*. Interdisciplinary expert consensus on management of type B intramural haematoma and penetrating aortic ulcer. *Eur J Cardiothorac Surg*. 2015;47:209–17.

[19] Nienaber CA, von Kodolitsch Y, Petersen B, *et al*. Intramural hemorrhage of the thoracic aorta. Diagnostic and therapeutic implications. *Circulation*. 1995;92:1465–72.

[20] Murray JG, Manisali M, Flamm SD, *et al*. Intramural hematoma of the thoracic aorta: MR image findings and their prognostic implications. *Radiology*. 1997;204:349–55.

[21] Coady MA, Rizzo JA, Hammond GL, Pierce JG, Kopf GS, Elefteriades JA. Penetrating ulcer of the thoracic aorta: what is it? How do we recognize it? How do we manage it? *J Vasc Surg*. 1998;27:1006–15.

[22] Tittle SL, Lynch RJ, Cole PE, *et al*. Midterm follow-up of penetrating ulcer and intramural hematoma of the aorta. *J Thorac Cardiovasc Surg*. 2002;123:1051–59.

[23] Richens D, Kotidis K, Neale M, Oakley C, Fails A. Rupture of the aorta following road traffic accidents in the United Kingdom 1992–999. The results of the co-operative crash injury study. *Eur J Cardiothorac Surg*. 2003;23:143–8.

[24] Hunt JP, Baker CC, Lentz CW, *et al*. Thoracic aorta injuries: management and outcome of 144 patients. *J Trauma*. 1996;40:547–55.

[25] Kodali S, Jamieson WR, Leia-Stephens M, Miyagishima RT, Janusz MT, Tyers GF. Traumatic rupture of the thoracic aorta. A 20-year review: 1969–989. *Circulation*. 1991;84:III 40–6.

[26] Richens D, Field M, Neale M, Oakley C. The mechanism of injury in blunt traumatic rupture of the aorta. *Eur J Cardiothorac Surg*. 2002;21:288–93.

[27] Fattori R, Celletti F, Descovich B, *et al*. Evolution of posttraumatic aortic aneurysm in the subacute phase: magnetic resonance imaging follow-up as a support of the surgical timing. *Eur J Cardiothorac Surg*. 1998;13:582–86.

[28] Nastri MV, Baptista LP, Baroni RH, *et al*. Gadolinium-enhanced three-dimensional MR angiography of Takayasu arteritis. *Radiographics*. 2004;24:773–86.

[29] Choe YH, Han BK, Koh EM, Kim DK, Do YS, Lee WR. Takayasu's arteritis: assessment of disease activity with contrast-enhanced MR imaging. *AJR Am J Roentgenol*. 2000;175:505–11.

[30] Choe YH, Kim DK, Koh EM, Do YS, Lee WR. Takayasu arteritis: diagnosis with MR imaging and MR angiography in acute and chronic active stages. *J Magn Reson Imaging*. 1999;10:751–7.

[31] Meller J, Grabbe E, Becker W, Vosshenrich R. Value of F-18 FDG hybrid camera PET and MRI in early takayasu aortitis. *Eur Radiol*. 2003;13:400–5.

[32] Davis AE, Lewandowski AJ, Holloway CJ, *et al*. Observational study of regional aortic size referenced to body size: production of a cardiovascular magnetic resonance nomogram. *J Cardiovasc Magn Reson*. 2014;16:9.

[33] Vriz O, Driussi C, Bettio M, Ferrara F, D'Andrea A, Bossone E. Aortic root dimensions and stiffness in healthy subjects. *Am J Cardiol*. 2013;112:1224–9.

[34] Clouse WD, Hallett JW Jr, Schaff HV, Gayari MM, Ilstrup DM, Melton LJ 3rd. Improved prognosis of thoracic aortic aneurysms: a population-based study. *JAMA*. 1998;280:1926–9.

[35] Isselbacher EM. Thoracic and abdominal aortic aneurysms. *Circulation*. 2005;111:816–28.

[36] Layton KF, Kallmes DF, Cloft HJ, Lindell EP, Cox VS. Bovine aortic arch variant in humans: clarification of a common misnomer. *AJNR Am J Neuroradiol*. 2006;27:1541–2.

[37] Tanaka A, Milner R, Ota T. Kommerell's diverticulum in the current era: a comprehensive review. *Gen Thorac Cardiovasc Surg*. 2015;63:245–59.

[38] Tafur-Soto JD, White CJ. Renal artery stenosis. *Cardiol Clin*. 2015;33:59–73.

[39] Jens S, Koelemay MJ, Reekers JA, Bipat S. Diagnostic performance of computed tomography angiography and contrast-enhanced magnetic resonance angiography in patients with critical limb ischaemia and intermittent claudication: systematic review and meta-analysis. *Eur Radiol*. 2013;23:3104–14.

[40] Brinjikji W, Huston J 3rd, Rabinstein AA, Kim GM, Lerman A, Lanzino G. Contemporary carotid imaging: from degree of stenosis to plaque vulnerability. *J Neurosurg*. 2016;124:27–42.

[41] Tan KT, van Beek EJ, Brown PW, van Delden OM, Tijssen J, Ramsay LE. Magnetic resonance angiography for the diagnosis of renal artery stenosis: a meta-analysis. *Clin Radiol*. 2002;57:617–24.

[42] Nielsen YW, Thomsen HS. Contrast-enhanced peripheral MRA: technique and contrast agents. *Acta Radiol*. 2012;53:769–777.

[43] Welman CJ, Harrison C, Low RS. Contrast-enhanced magnetic resonance angiography of the peripheral arteries: technique, tips, pitfalls and problems. *J Med Imaging Radiat Oncol*. 2013;57:125–40.

[44] Burman ED, Keegan J, Kilner PJ. Pulmonary artery diameters, cross sectional areas and area changes measured by cine cardiovascular magnetic resonance in healthy volunteers. *J Cardiovasc Magn Reson*. 2016;18:12.

[45] Sogaard KK, Schmidt M, Pedersen L, Horvath-Puho E, Sorensen HT. 30-year mortality after venous thromboembolism: a population-based cohort study. *Circulation*. 2014;130:829–36.

[46] Stein PD, Chenevert TL, Fowler SE, *et al*. Gadolinium-enhanced magnetic resonance angiography for pulmonary embolism: a multicenter prospective study (PIOPED III). *Ann Intern Med*. 2010;152:434–43, W142–W143.

[47] Rajaram S, Swift AJ, Telfer A, *et al*. 3D contrast-enhanced lung perfusion MRI is an effective screening tool for chronic thromboembolic pulmonary hypertension: results from the

ASPIRE Registry. *Thorax*. 2013;68:677–8.

[48] McLellan AJ, Ling LH, Ruggiero D, *et al*. Pulmonary vein isolation: the impact of pulmonary venous anatomy on long-term outcome of catheter ablation for paroxysmal atrial fibrillation. *Heart Rhythm*. 2014;11:549–56.

[49] Walters TE, Ellims AH, Kalman JM. The role of left atrial imaging in the management of atrial fibrillation. *Prog Cardiovasc Dis*. 2015;58:136–51.

[50] Pazos-López P, García-Rodríguez C, Guitián-González A, *et al*. Pulmonary vein stenosis: etiology, diagnosis and management. *World J Cardiol*. 2016;8:81–8.

[51] Ghia KK, Chugh A, Good E, *et al*. A nationwide survey on the prevalence of atrioesophageal fistula after left atrial radiofrequency catheter ablation. *J Interv Card Electrophysiol*. 2009;24:33–6.

[52] Rathi VK, Reddy ST, Anreddy S, *et al*. Contrast-enhanced CMR is equally effective as TEE in the evaluation of left atrial appendage thrombus in patients with atrial fibrillation undergoing pulmonary vein isolation procedure. *Heart Rhythm*. 2013;10:1021–7.

[53] Oakes RS, Badger TJ, Kholmovski EG, *et al*. Detection and quantification of left atrial structural remodeling with delayedenhancement magnetic resonance imaging in patients with atrial fibrillation. *Circulation*. 2009;119:1758–67.

[54] Marrouche NF, Wilber D, Hindricks G, *et al*. Association of atrial tissue fibrosis identified by delayed enhancement MRI and atrial fibrillation catheter ablation: the DECAAF study. *JAMA*. 2014;311:498–506.

[55] Faletti R, Rapellino A, Barisone F, *et al*. Use of oral gadobenate dimeglumine to visualise the oesophagus during magnetic resonance angiography in patients with atrial fibrillation prior to catheter ablation. *J Cardiovasc Magn Reson*. 2014;16:41.

[56] Simonneau G, Robbins IM, Beghetti M, *et al*. Updated clinical classification of pulmonary hypertension. *J Am Coll Cardiol*. 2009;54:S43–S54.

[57] Champion HC, Michelakis ED, Hassoun PM. Comprehensive invasive and noninvasive approach to the right ventricle-pulmonary circulation unit: state of the art and clinical and research implications. *Circulation*. 2009;120:992–1007.

[58] Sanz J, Kuschnir P, Rius T, *et al*. Pulmonary arterial hypertension: noninvasive detection with phase-contrast MR imaging. *Radiology*. 2007;243:70–79.

[59] Swift AJ, Rajaram S, Hurdman J, *et al*. Noninvasive estimation of PA pressure, flow, and resistance with CMR imaging: derivation and prospective validation study from the ASPIRE registry. *JACC Cardiovasc Imaging*. 2013;6:1036–47.

[60] Blyth KG, Groenning BA, Martin TN, *et al*. Contrast enhanced cardiovascular magnetic resonance imaging in patients with pulmonary hypertension. *Eur Heart J*. 2005;26:1993–9.

[61] van Wolferen SA, Marcus JT, Boonstra A, *et al*. Prognostic value of right ventricular mass, volume, and function in idiopathic pulmonary arterial hypertension. *Eur Heart J*. 2007;28:1250–7.

[62] Roeleveld RJ, Vonk-Noordegraaf A, Marcus JT, *et al*. Effects of epoprostenol on right ventricular hypertrophy and dilatation in pulmonary hypertension. *Chest*. 2004;125:572–9.

[63] Kasimir MT, Seebacher G, Jaksch P, *et al*. Reverse cardiac remodelling in patients with primary pulmonary hypertension after isolated lung transplantation. *Eur J Cardiothorac Surg*. 2004;26:776–81.

[64] Bradlow WM, Gibbs JS, Mohiaddin RH. Cardiovascular magnetic resonance in pulmonary hypertension. *J Cardiovasc Magn Reson*. 2012;14:6.

[65] van de Veerdonk MC, Kind T, Marcus JT, *et al*. Progressive right ventricular dysfunction in patients with pulmonary arterial hypertension responding to therapy. *J Am Coll Cardiol*. 2011;58:2511–9.

[66] Sonavane SK, Milner DM, Singh SP, Abdel Aal AK, Shahir KS, Chaturvedi A. Comprehensive imaging review of the superior vena cava. *Radiographics*. 2015;35:1873–92.

[67] Ratliff HL, Yousufuddin M, Lieving WR, *et al*. Persistent left superior vena cava: case reports and clinical implications. *Int J Cardiol*. 2006;113:242–6.

[68] Smillie RP, Shetty M, Boyer AC, Madrazo B, Jafri SZ. Imaging evaluation of the inferior vena cava. *Radiographics*. 2015;35:578–592.

[69] Bass JE, Redwine MD, Kramer LA, Huynh PT, Harris JH Jr. Spectrum of congenital anomalies of the inferior vena cava: crosssectional imaging findings. *Radiographics*. 2000;20:639–52.

[70] Alfuhaid TR, Khalili K, Kirpalani A, Haider MA, Wilson SR, Daneman A. Neoplasms of the inferior vena cava: pictorial essay. *Can Assoc Radiol J*. 2005;56:140–7.

[71] Cuevas C, Raske M, Bush WH, *et al*. Imaging primary and secondary tumor thrombus of the inferior vena cava: multi-detector computed tomography and magnetic resonance imaging. *Curr Probl Diagn Radiol*. 2006;35:90–101.

[72] Kandpal H, Sharma R, Gamangatti S, Srivastava DN, Vashisht S. Imaging the inferior vena cava: a road less traveled. *Radiographics*. 2008;28:669–89.

[73] Raj V, Alpendurada F, Christmas T, Moat NE, Mohiaddin RH. Cardiovascular magnetic resonance imaging in assessment of intracaval and intracardiac extension of renal cell carcinoma. *J Thorac Cardiovasc Surg*. 2012;144:845–51.

[74] Kim CY, Merkle EM. Time-resolved MR angiography of the central veins of the chest. *AJR Am J Roentgenol*. 2008;191:1581–8.

[75] Tomasian A, Lohan DG, Laub G, Singhal A, Finn JP, Krishnam MS. Noncontrast 3D steady state free precession magnetic resonance angiography of the thoracic central veins using nonselective radiofrequency excitation over a large field of view: initial experience. *Invest Radiol*. 2008;43:306–13.

[76] Goyen M. Gadofosveset-enhanced magnetic resonance angiography. *Vasc Health Risk Manag*. 2008;4:1–9.

[77] Bender YY, Pfeifer A, Ebersberger HU, *et al*. Molecular cardiovascular magnetic resonance: current status and future prospects. *Curr Cardiol Rep*. 2016;18:47.

[78] Dyverfeldt P, Bissell M, Barker AJ, *et al*. 4D flow cardiovascular magnetic resonance consensus statement. *J Cardiovasc Magn Reson*. 2015;17:72.

第八篇
瓣膜疾病
Valve disease

第 38 章　瓣膜疾病 …………………………………………………………… 462

第 38 章 瓣膜疾病
Valve disease

João L Cavalcante　Florian von Knobelsdorff　Saul Myerson　著
梁俊福　译　杨琳　徐磊　校

一、概述

CMR 的独特功能非常适用于瓣膜疾病成像，但由于超声心动图被认为可以提供更好的瓣膜图像，因而 CMR 经常被忽视。虽然在一些患者中，这个观点是正确的，且在大多数情况下超声心动图仍将是瓣膜疾病成像的一线方法。但在许多情况下，CMR 可以提供更多额外的或优于超声心动图的信息，特别是对于反流性病变。CMR 成像平面不受限制因而能够清晰显示瓣膜和流出道，即使是在一些困难的情况下（如胸廓畸形、肥胖），心脏解剖结构或心脏位置对成像具有挑战性（如心脏术后、先天性心脏病），或者需要清楚识别流出道血流受阻位置等。CMR 具有优异的图像质量并通过相位对比血流图来测量血流流速及流量，可以量化评估瓣膜功能异常（狭窄和反流）的程度，并能够准确量化评估对相关心室容积、心肌质量及功能的影响。另外，可补充应用延迟强化和 T_1 mapping 技术评估心肌瘢痕，以增加对心肌特性的评估。最后，还可通过电影或 3D 血管成像对大血管解剖进行很好的直观显示，这对于明确瓣膜功能异常的病因、相关并发症［如扩张、缩窄、未来风险和（或）制订手术计划］都非常重要。

在评估瓣膜疾病时，应充分利用 CMR 这些优势，而不是重复超声心动图或多层 CT 所见。充分认识 CMR 的局限性，合理使用磁共振序列并仔细分析图像以便提供最准确的信息，同样也很重要。

二、瓣膜疾病的解剖与病理

（一）房室瓣（二尖瓣和三尖瓣）

二尖瓣是一个复杂的解剖结构，由 1 个大的鞍状瓣环、2 个大而软的瓣叶（前叶：舌状；后叶：月牙状，包裹着前叶），以及附着于左心室壁的瓣下支持结构 – 腱索和乳头肌构成。瓣膜的复杂结构使得其在舒张期可大幅度开放使血液从低压的左心房流入左心室，而瓣下支撑结构能够固定瓣叶，对抗左心室的高收缩压，防止瓣叶脱垂。错综复杂的结构常导致原发（器质性）的反流，通常是由二尖瓣退行性病变、心内膜炎、急性心肌梗死或乳头肌断裂所致。继发（或功能性）二尖瓣反流是由于左心室和（或）二尖瓣环扩大或左心室功能障碍而发生，由于扩张或运动功能减退的左心室壁牵拉瓣下装置从而导致二尖瓣对合不良。多种二尖瓣反流机制可能同时存在，使病因很难确定。患者通常对慢性严重二尖瓣反流耐受良好，是由于左心室和左心房通过扩张来代偿容量负荷过度，并维持了正常的心排血量。

二尖瓣狭窄常由风湿性心脏病引起，典型表现为瓣叶增厚、纤维化、瓣叶融合，以及因压力增加导致的左心房进行性扩大。罕见原因包括二尖瓣瓣环钙化（存在于10%的老年患者中，其中1%～2%的老年人可发展为老年钙化性二尖瓣狭窄[1]）。

三尖瓣复合体由1个大的三尖瓣环、3个瓣叶（前、后、隔）、3个独立的乳头肌和腱索组成。轻度至中度三尖瓣反流较常见，通常耐受良好，但严重的三尖瓣反流与容量超负荷有关，并导致进行性右心室扩大。与二尖瓣病变类似，三尖瓣反流可由原发性瓣膜解剖结构病变引起，或更为常见的是继发于因右心房和（或）右心室扩张所导致的瓣环扩张，以及因游离壁扩张所导致的乳头肌移位（即功能性三尖瓣反流）[2,3]。此外，也可由医源性损伤导致，例如胸部创伤或心脏起搏器/ICD导线植入。三尖瓣狭窄很少见，通常由风湿性瓣膜病变引起（同时合并风湿性二尖瓣病变）。

（二）半月瓣（主动脉瓣和肺动脉瓣）

主动脉瓣和肺动脉瓣由3个半月瓣（半月形、口袋状）组成，心室舒张时瓣口关闭。半月瓣比房室瓣小，功能也不复杂，因为较高的心室收缩压足以打开这些半月瓣，所以它们的结构设计只需能够在舒张期关闭时对抗来自主动脉和肺动脉的压力。

主动脉瓣反流可由主动脉瓣结构异常或主动脉根部（特别是窦管交界区）扩张导致，这些异常使得瓣尖张力增加，并阻碍了瓣叶的良好闭合（图38-1）。急性主动脉瓣反流最常见的原因是感染性心内膜炎（瓣尖穿孔、赘生物引起闭合不全或并发主动脉根部脓肿）或主动脉夹层。

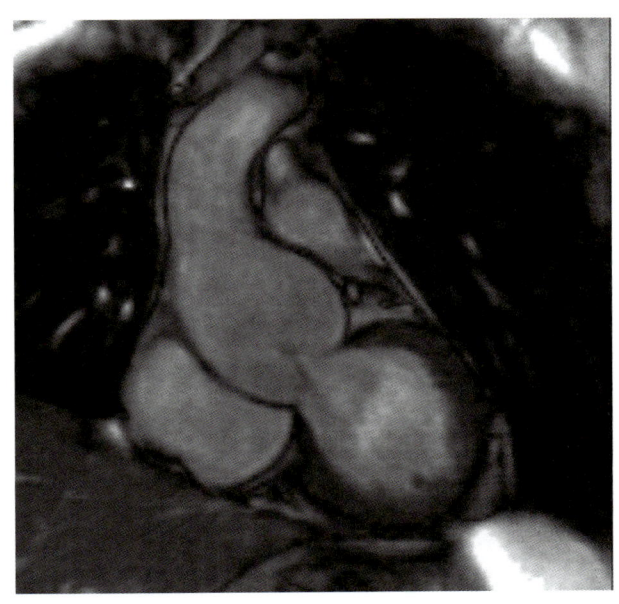

▲ 图38-1 马方综合征主动脉扩张
冠状位左心室流出道层面SSFP成像显示舒张期因主动脉窦扩张而导致瓣叶闭合不良，轻度主动脉瓣反流

主动脉瓣狭窄是由可导致瓣叶变硬或融合的疾病所引起。在西方国家，最常见的原因是主动脉瓣退行性增厚和钙化，它是一种常见的老年人疾病。主动脉瓣二瓣畸形也是一个常见的病因，风湿性瓣膜病中也可发生，特别是老年人或在一些发展中国家。罕见的原因包括放射性瓣膜炎和良性肿瘤。病理示例如图38-2所示。

主动脉瓣二瓣畸形是最常见的先天性心脏畸形，一般人群中1%～2%受累，并有多种形态学表现[4]。两叶瓣的瓣口较小，许多患者成年后由于瓣尖钙化而出现瓣口狭窄。也可表现为低效闭合，以及部分瓣膜不能正常工作。它还与主动脉病变密切相关，如主动脉根部扩张（可加重反流趋势）和缩窄（50%为二尖瓣）。即使没有狭窄[8]，它也可引起升主动脉明显的血流异常[5-7]，可能是造成主动脉病变的重要原因。

主动脉瓣狭窄的进展导致左心室适应性肥厚，以降低室壁应力。主动脉瓣狭窄的进展与心肌纤维化的进展和左心室僵硬相关[9]，而左心室的过度肥厚可导致适应不良，从而增加心血管不

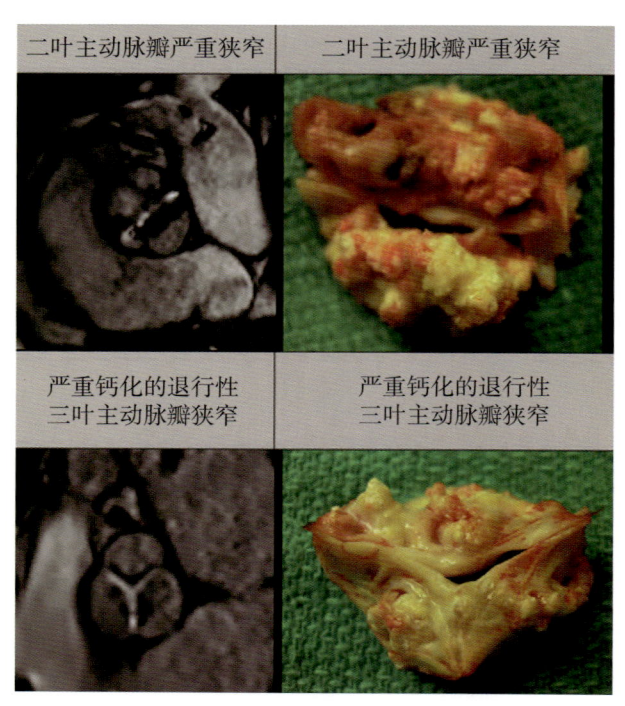

二叶主动脉瓣严重狭窄	二叶主动脉瓣严重狭窄
严重钙化的退行性三叶主动脉瓣狭窄	严重钙化的退行性三叶主动脉瓣狭窄

▲ 图 38-2　主动脉狭窄的病理
心血管磁共振图像（左）和尸检标本（右）

良事件的风险和发生左心室功能障碍的可能。

肺动脉瓣反流在原发瓣膜疾病中并不常见，大多数与之前行手术瓣膜切除/肺动脉狭窄的瓣膜切除术或肺动脉瓣球囊成形术（例如法洛四联症或其他肺动脉圆锥异常）有关。血流动力学上显著的肺动脉瓣反流可引起右心室容量负荷过大，伴随心腔扩张，最终导致右心室收缩功能障碍。继发性或功能性肺动脉瓣反流可由肺动脉扩张和（或）严重的肺动脉高压引起，但非常少见。

肺动脉瓣狭窄通常是先天性的，有时梗阻会随年龄的增长而改善，但许多患者在儿童时期就需要进行干预并在成年后进行进一步治疗。右心室压力负荷过大可导致右心室适应性肥厚。

三、临床背景

（一）发病率

心脏瓣膜疾病（valvular heart disease，VHD）的发病率随着人口老龄化而增加[10]。医疗保健的改善使预期寿命得到提高，并且改变了心脏瓣膜疾病的流行病学特点。在印度半岛、中东和撒哈拉以南非洲地区，风湿性心脏病仍是心脏瓣膜疾病最常见的原因，但在工业化国家，由于过去30~40年儿童链球菌感染的减少，心脏瓣膜疾病的发生有所下降。现在，与老龄化相关的退行性瓣膜疾病更为常见。OxValve 的研究表明，在65岁以上的正常人群中瓣膜疾病的发病率为31%[11]，虽然其中大多数仅为二尖瓣或主动脉瓣的轻度反流，但仍有约10%的患者患有中度或重度瓣膜疾病（以主动脉瓣狭窄或二尖瓣反流为主）。

（二）临床症状

由于有效的心室适应性和进展缓慢的血流动力学改变，使得慢性瓣膜疾病可以很多年都不会出现症状。只有严重的瓣膜疾病才可能引起症状，即使如此，某些严重的瓣膜疾病患者也可能数年没有症状（例如2/3的重度二尖瓣反流患者可保持5年以上无症状）[65]。呼吸困难或运动耐受力下降是最常见的症状，但非特异性，常被误诊为"正常老化"。

重度二尖瓣狭窄患者首发症状出现在运动时或心房颤动发作后。长期重度二尖瓣狭窄，会引起继发性肺动脉高压，并与发病率增加相关，可导致右心室肥厚、功能障碍和三尖瓣反流的加重。

与慢性代偿性反流相比，在急性主动脉瓣或二尖瓣反流时，若反流程度严重，由于造成左心室舒张末期压力突然升高，而左心室尚未适应，可导致患者很快出现临床症状（通常伴有肺水肿）。

主动脉瓣狭窄最终可导致劳力性呼吸困难、心绞痛或晕厥等症状，通常出现在疾病进展的晚期。心肌灌注血流储备减少可能是导致症状进展的机制之一，因为心肌进行性肥厚需要更多的冠状动脉血流。CMR 已证实，心肌进行性肥厚与需氧能力下降、左心室重塑密切相关[12]。

严重的三尖瓣反流和（或）肺动脉瓣反流患者进展为右心室功能不全时，初始症状为劳力性呼吸困难和乏力。随后发展为头晕、心悸、偶发晕厥。静脉淤血可引起肝淤血、腹水和外周水肿[3]。

（三）瓣膜疾病的处理

根据目前欧洲和北美指南，许多瓣膜疾病手术或经导管介入治疗的适应证是出现症状和（或）左心室收缩功能恶化[13-15]。指南建议可在一些左心室功能受限不明确的患者中应用运动平板试验以诱发症状出现[13, 15]。真正无症状患者则需要定期监测症状的发展和疾病进展情况，目前并不推荐常规进行瓣膜置换或修复治疗。但有一个例外，对严重二尖瓣反流的无症状患者可行预先二尖瓣修复术，如果在优秀的医疗中心其修复可能性＞95%，死亡率＜1%（指南推荐级别：Ⅱa）[13, 15]，但没有证据表明这种方法能够改善预后。

最新指南同样强调："对复杂心脏病患者的理想护理，最好是在能够提供所有诊断和处理措施的中心进行，包括可进行专业的复杂主动脉瓣或二尖瓣修复、主动脉手术和介入治疗"。在优秀的瓣膜中心拥有多学科专家团队，参与质量持续改进过程，并能公开报道其结果[15, 16]。

经导管主动脉瓣置入术（transcatheter aortic valve implantation，TAVI）是一项真正的技术革命，可用于治疗不能耐受主动脉瓣置换术或手术并发症风险高的有症状的重症患者。目前也有研究评估该技术在中等风险患者中的应用。临床随机试验已经证明 TAVI 的优势，指南在多学科心脏团队讨论后认可了 TAVI 在这些患者中的使用[13, 15]。经导管二尖瓣修复/置换术对于手术风险高的原发性二尖瓣反流患者同样可以产生良好的效果，且经皮穿刺装置技术也在不断发展中。对伴有心肌病和功能性/缺血性二尖瓣反流患者的持续研究有望确定该技术在这些患者中的作用[17]。

在 TAVI（尽管最近才被美国批准）之前，已经应用 Melody（美敦力公司）瓣进行了多年的经皮肺动脉瓣置入术。

四、瓣膜疾病成像

任何疑似瓣膜疾病的患者都应通过超声心动图进行评估，通常超声心动图可以确定诊断，并提供瓣膜疾病的机制、病因、严重程度、对血流动力学的影响，以及评估其他并发症。

最近的一些心脏瓣膜疾病指南也认识到先进的心血管成像的重要性，特别是多层螺旋 CT 和 CMR。当超声心动检查无法确诊或有分歧[18]，或者需要进一步补充信息（例如定量测量反流、左心室容积/功能、瓣膜钙化）改善风险评估时[19]，CT 和 CMR 等成像方法成为临床进行 VHD 诊断和量化评估严重程度的重要工具。CMR 越来越有助于更好地量化评估瓣膜疾病的严重程度，特别是反流性病变，且能预测患者预后[20-22]，以及评估心肌纤维化（替代性和弥漫性/间质性）[23-26]。

当今是经导管瓣膜介入治疗的时代，直视化手术已不再可行，详细、先进的术前规划和术中决策都严重依赖于影像学引导。多层螺旋 CT[27, 28] 和 CMR[29, 30] 的横断面成像将继续在这一领域[66]发挥重要作用，对瓣膜置换术后瓣周漏的量化评估也同样发挥重要作用。

五、瓣膜疾病 CMR 成像

（一）瓣膜疾病 CMR 成像概述

CMR 能最大限度地为临床医生提供评估瓣膜疾病的有用信息。应选择能够提供相关信息的技术进行成像，并且针对特定问题应对序列进行优化。例如，在观察瓣叶细节时，应采用薄层（4～5mm）扫描并仔细定位，同时应优化血流成像序列的定位，设置恰当的流速编码限制。

（二）瓣膜疾病 CMR 成像计划

与其他疾病一样，稳态自由进动（SSFP）成像可以获得瓣膜疾病的许多解剖和功能信息。瓣膜成像序列通常从心脏标准长轴电影图像开始，可提供主动脉瓣、二尖瓣和三尖瓣的良好信息。其他体位的主动脉瓣图像通常也是需要获得的，特别是垂直于三腔心／左心室流出道层面的斜冠状位图像以观察主动脉根部（图 38-3），而经瓣尖水平的短轴位收缩期图像常用于显示瓣膜的解剖形态和（或）开放受限（图 38-4）。并且在初始序列没有充分展示流出道时，它还可以用于优化左心室流出道的二次成像。肺动脉瓣成像则从右心室流出道层面成像开始（即经过右心室流出道和肺动脉瓣的斜矢状位层面），还可能需要垂直于该层面进行经肺动脉瓣的第二层面成像（图 38-5）。

相位对比血流成像[31]可用于定量测量血流速度（狭窄时的喷射血流）或流量（反流时的喷射血流），具体内容在本章评估瓣膜狭窄和瓣膜

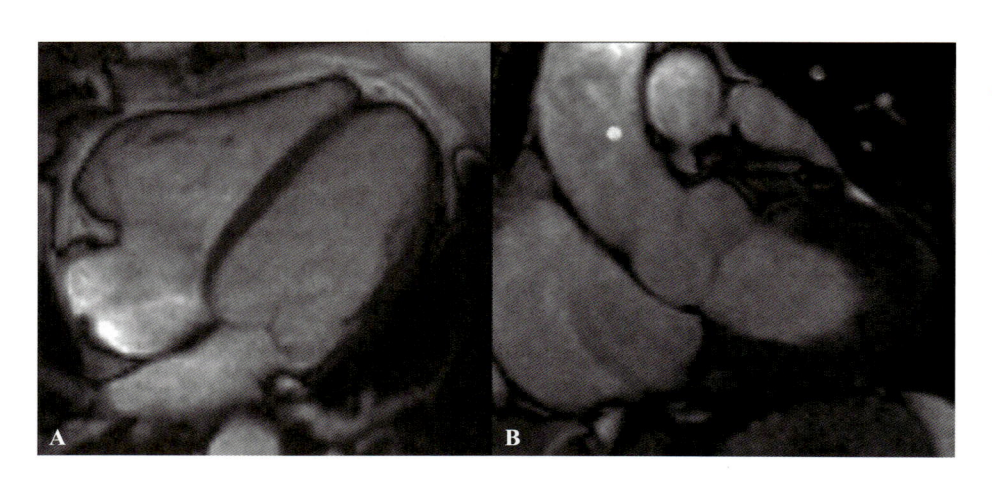

◀ 图 38-3 正常瓣膜的 SSFP 电影静态图像
A. 水平长轴（HLA）切面显示三尖瓣和二尖瓣；B. 左心室流出道冠状位切面显示主动脉瓣

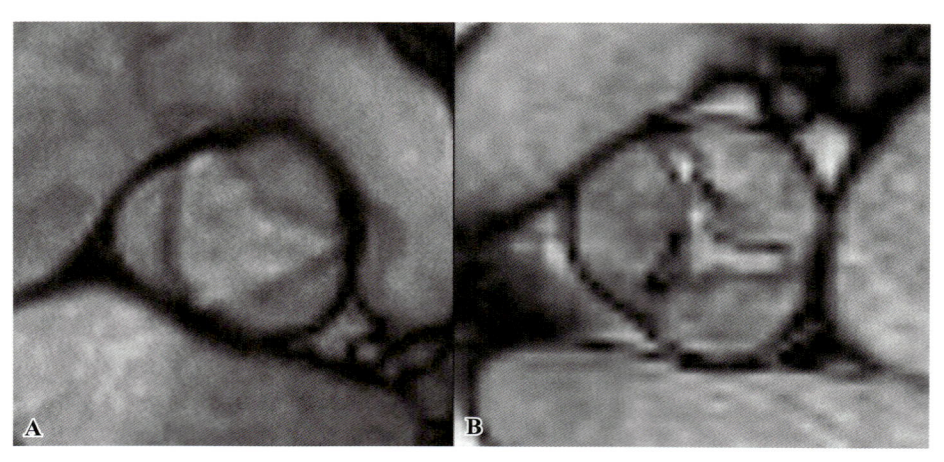

◀ 图 38-4 经主动脉瓣短轴位收缩期 SSFP 电影图像
A. 正常主动脉瓣，开放良好；B. 主动脉瓣中－重度狭窄并开放受限

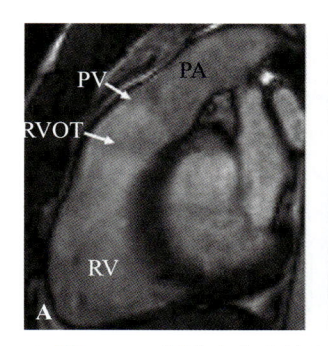

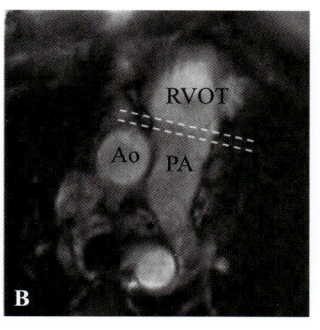

第 38 章 瓣膜疾病
Valve disease

▲ 图 38-5 标准右心室流出道层面舒张期图像（A）显示部分右心室中部心腔、右心室流出道（RVOT）（漏斗部）、肺动脉瓣（PV）（通常观察不清）及肺动脉（PA）近段。平行右心室流出道层面（B）显示短缩的右心室流出道、肺动脉瓣及肺动脉近段，虚线表示经肺动脉瓣层面成像的位置（RV. 右心室；Ao. 主动脉）

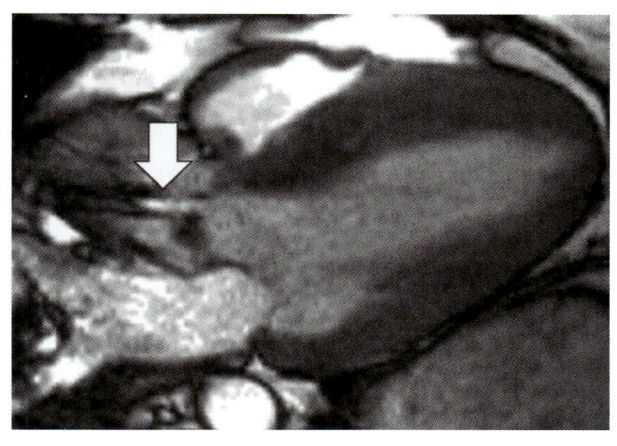

▲ 图 38-6 主动脉瓣严重狭窄患者收缩期左心室流出道（三腔心）SSFP 图像
注意开放受限的瓣叶和高速的窄喷射血流（白箭），中心为层流（白色），周围为湍流（黑色）

反流部分中详述。用于测量狭窄喷射血流的速度时，成像层面通常设定于病变瓣膜下游狭窄处；定量测量反流血流时，则设定于主动脉瓣或肺动脉瓣的上方。对于心律不齐和（或）无法进行充分屏气的患者，相位对比评估需要采用自由呼吸采集并增加信号平均数。最后，需要进行心室容积 SSFP 电影成像（详见本章"瓣膜反流的评估"部分）来量化分析左心室和右心室的容积、质量及功能，以确定瓣膜疾病对相应心室血流动力学的影响。

（三）瓣膜狭窄的评估

即使是主动脉根部成角或难以观察的肺动脉流出道，CMR 也可以准确评估瓣膜狭窄。标准和垂直于左心室或右心室流出道层面能为瓣膜狭窄提供良好的定性评估（图 38-6 和图 38-7），也可以识别瓣上或瓣下狭窄[18]。而对于定量评估，直接测量瓣口面积是最好的选择。收缩期短轴 SSFP 电影图像经瓣尖切面可以准确测量瓣口解剖面积，且与经食管超声心动图有良好的一致性[32-34]。需要注意确保扫描层面通过瓣尖，扫描多个平行的薄层切面有助于定位最佳层面（图 38-8）。

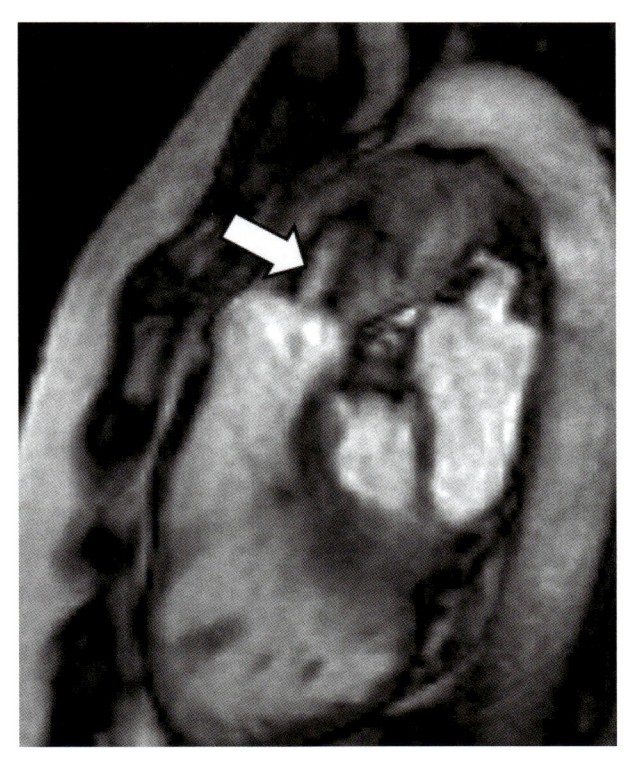

▲ 图 38-7 收缩期右心室流出道层面显示肺动脉瓣狭窄的高速喷射血流（白箭）

通过相对比流速图可以测量跨瓣峰值流速（可使用修正的 Bernoulli 方程式估测跨瓣流速）。平行于瓣尖短轴垂直平面流速图（缩流断面；图 38-9）是最佳的测量方式，能避免经常出现在层内测量时的因狭窄喷射血流产生的部分容积效应

467

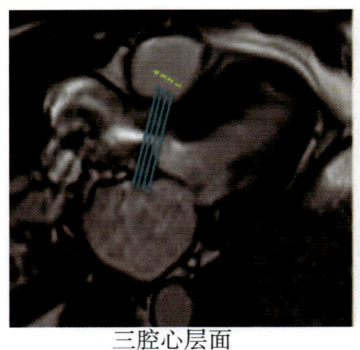

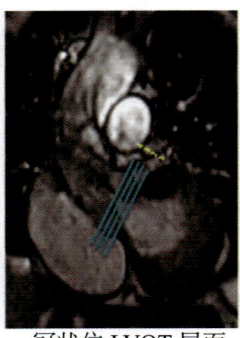

EACVI 心血管磁共振教程
The EACVI Textbook of Cardiovascular Magnetic Resonance

三腔心层面　　　冠状位 LVOT 层面　　　短轴混叠层面

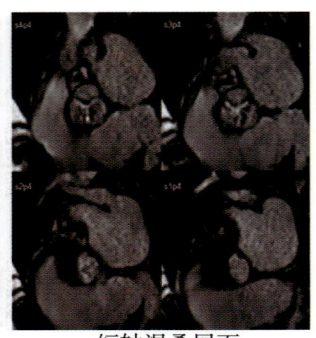

◀ 图 38-8　多层屏气电影成像采用两个正交切面显示主动脉瓣狭窄（收缩中期图像）

在这两个定位像中采用多条定位线扫描以确定合适的采集层面（主动脉瓣尖水平），用于在主动脉瓣瓣口平面进行瓣口解剖面积的测量

所导致的流速低估情况。然而，对于严重狭窄的喷射血流（特别是速度＞3.5～4m/s），由于喷射血流的部分容积效应、湍流信号缺失，以及高血流加速度和轴向内移动引起的相位移动误差[35-37]等原因，即使是穿层流速评估也可能不太准确。因此，直接瓣膜平面测量常常是最可靠的技术（对于经食管超声来说也是如此），但对于超声心动图难以显示的主动脉瓣或肺动脉瓣，流速评估仍是有用的。CMR 可以提供功能/有效瓣口面积（类似于超声心动图中的连续性方程），但直接平面测量法通常更可靠。重要的是，CMR 和超声心动图测量主动脉瓣开放面积（解剖学狭窄）时，2D 平面测量结果往往略大于连续性方程（缩流断面处的有效瓣口面积）所计算的结果。在评估瓣膜狭窄对心室的影响时，左心室质量和功能评价也很重要。

瓣膜狭窄严重程度的分级依赖超声心动图数据（表 38-1）。CMR 没有特定的瓣膜狭窄阈值且与 CMR 参数相关的预后研究数据有限，通常 CMR 使用与超声心动图一致的狭窄分级阈值。虽然关于左心室质量作为预后预测因子的一些报道之间相互矛盾，但研究已显示采用延迟强化评价心肌局灶性纤维化与未来是否需要手术之间存在相关性[38]。未来的研究可能证明 T_1 mapping 可用于对心肌弥漫性纤维化的评价，且已有一项研究显示有症状的主动脉瓣狭窄患者的心肌 T_1 值较高，但该项数值在中度或重度主动脉瓣狭窄中

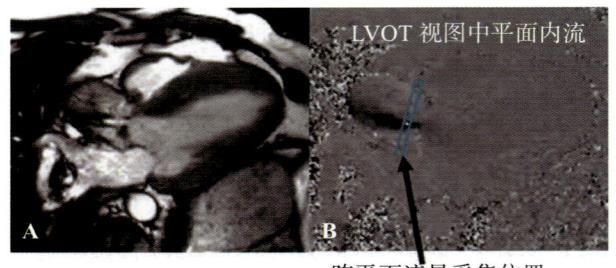

跨平面流量采集位置

跨平面最大编码流速 = 400cm/s

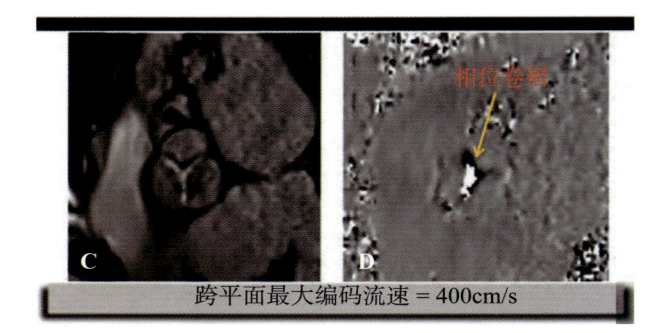

▲ 图 38-9　2D 相位对比法测量主动脉瓣喷射血流峰值流速

初始在三腔心层面进行层内的相位对比屏气采集，可注意到在缩流颈处血流的湍流（A）和相位卷褶（B）。在前面出现血流卷褶的位置进行穿层的相位对比屏气采集，流速编码 400cm/s 时可采集到持续的相位卷褶（C 和 D），提示主动脉瓣峰值流速＞4m/s，由此确定为重度主动脉瓣狭窄

高度重叠[39]。

CMR 也可用于评估二尖瓣和三尖瓣狭窄。采用舒张期垂直瓣尖切面进行短轴位 SSFP 电影成像以便于通过直接平面法准确测量瓣膜面积[40]（图 38-10）。需要特别注意的是，一定要仔细确认经瓣尖层面的位置，以最大限度地提高测量精确度。由于考虑到瓣膜较大的活动度，以及左心室基底部瓣环的正常运动，采用多层平行薄层采

表 38-1 超声心动图定义瓣膜严重狭窄的标准

指标	主动脉瓣狭窄	二尖瓣狭窄	三尖瓣狭窄
瓣口面积（cm²）	< 1.0	< 1.0	—
瓣膜面积指数（cm²/m² BSA）	< 0.6	—	—
平均压力阶差（mmHg）	> 40[a]	> 10[b]	≥ 5
最大喷射流速（m/s）	> 4.0[a]	—	—
流速比	< 0.25	—	—

BSA. 体表面积
a. 在正常心排血量患者中；b. 适用于窦性心律患者，可根据心率进行解释

[经许可引自 Vahanian A, Alfieri O, Andreotti F, et al. Guidelines on the management of valvular heart disease (version 2012): The Joint Task Force on the Management of Valvular Heart Disease of the European Society of Cardiology (ESC) and the European Association for Cardio-Thoracic Surgery (EACTS). *European Heart Journal*, Volume 33, Issue 19, 1 October 2012, Pages 2451–2496, https://doi.org/10.1093/eurheartj/ehs109. © 2012 Oxford University Press 版权所有]

集方式可能对准确定位有帮助。

（四）瓣膜反流的评估

CMR 可以对瓣膜反流进行成像，既可使用标准长轴位 SSFP 电影图像（图 38-11），也可以使用本章"瓣膜狭窄评估"中描述的主动脉瓣或肺动脉瓣切面。二尖瓣和三尖瓣成像需要额外的层面来显示出所有与瓣叶相关的部分[18]。对于所有瓣膜，垂直于瓣叶的薄层切面图像都有助于显示详细的解剖和功能特征。对于有偏心性喷射血流的二尖瓣反流患者，可通过采集三腔心电影系列图像来显示二尖瓣反流的机制和解剖受累特征，并有助于定性评估喷射血流的严重程度；这也有助于观察肥厚型心肌病患者二尖瓣收缩期前向活动（SAM）时左心室流出道的动态梗阻，以及二尖瓣反流的血流喷射方向和严重程度（图 38-12）；还可以观察和测量反流瓣口（图 38-13）。瓣膜反流时喷射血流形成湍流在 SSFP 上可显示为信号缺失，但当喷射血流较宽且为层流时（特别是肺动脉瓣反流），可能只观察到少量信号缺失，因此很容易导致严重反流的漏诊。在这种情况下，层内血流图有助于识别反流的喷射血流。

CMR 在评估瓣膜反流方面的一个明显优势是能对重要参数进行定量评估，特别是反流量 / 反流分数和左心室或右心室容积（第三篇，第 13 章；图 38-14），这对于评估心室对瓣膜病变的反应很重要。此外，二尖瓣或三尖瓣反流可能是功能性的，由于左心室收缩或舒张不良导致，因此正确评估室壁的功能和结构是鉴别的关键，特别是在乳头肌附着点的位置。钆对比剂延迟强化（第三篇，第 16 章）有助于识别可导致功能性二尖瓣反流的梗死瘢痕。

应用位于瓣上的单层穿层血流图进行主动脉瓣和肺动脉瓣反流的量化，可以很容易地测量正向和反向血流容积（图 38-15），并计算反流分数（反流容积 / 正向容积 × 100%）。对于二尖瓣或三尖瓣反流则通常进行间接测量，计算方法是

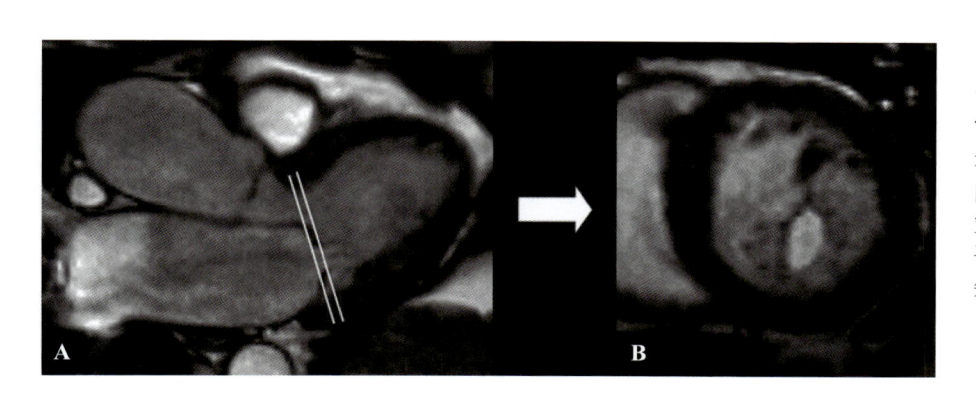

◀ **图 38-10 二尖瓣狭窄的评估**

在舒张期设置垂直于二尖瓣尖的图像层面（实线，A），可以获得穿层的 SSFP 电影图像（B）。用平面测量法可以很容易地测量二尖瓣的开放面积

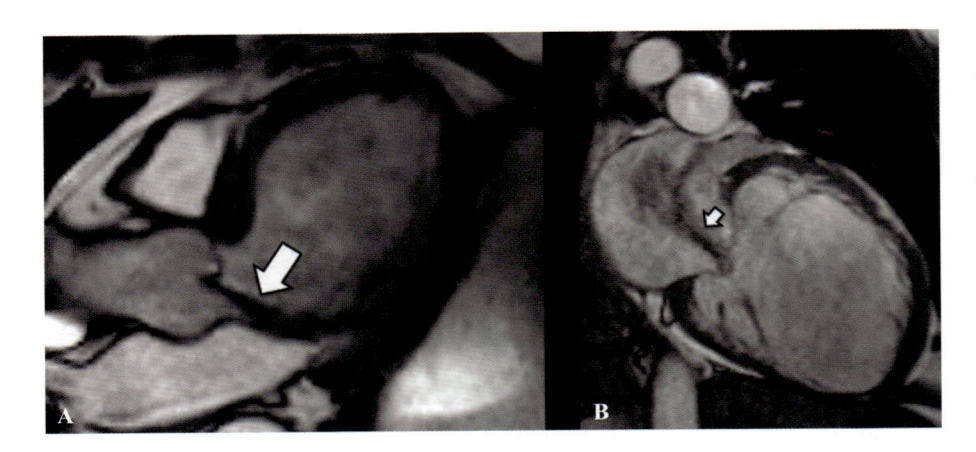

◀ 图 38-11　A. 舒张期左心室流出道（三腔心）SSFP 图像显示主动脉瓣反流的偏心喷射血流（白箭）；B. 收缩期两腔心 SSFP 图像显示 1 名扩张型缺血性心肌病患者的继发性缺血性二尖瓣反流（白箭）

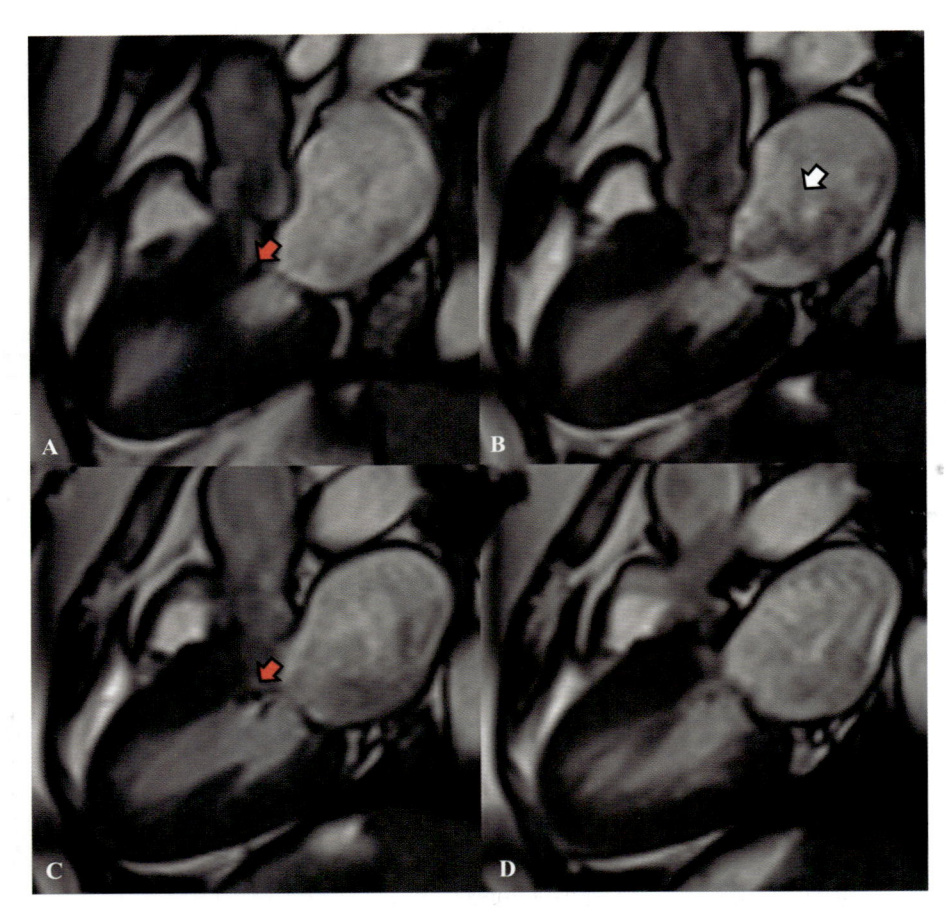

◀ 图 38-12　4 张平行的三腔心 SSFP 系列电影图像（A 至 D）显示二尖瓣收缩期前向活动（红箭；A 和 C）和后向二尖瓣反流的喷射血流（白箭；B）

从测量左/右心室容积得到的每搏输出量减去相位对比测量得到的主动脉/肺动脉血流容积（图 38-16）[41]。直接测量瓣膜的正/反向血流是可行的，但比较困难，因为瓣膜运动幅度大且高速喷射的血流会产生严重的湍流。背景相位偏移误差[36]可导致血流测量的不准确；瓣环的生理性运动[42]常导致对主动脉/肺动脉瓣反流的低估（图 38-17）；而不准确的容积轮廓也可导致血流测量的不准确。因此，需要注意确保数据的可靠性，包括正确选择流速编码（VENC）窗，在等中心磁场中定位相位对比血流成像平面，使用背景校正（需要的情况下）以减少血流偏移误差，仔细分析左右心室容积以确保容积数据准确。尽管存在这些局限性，反流容积或分数和左心室舒

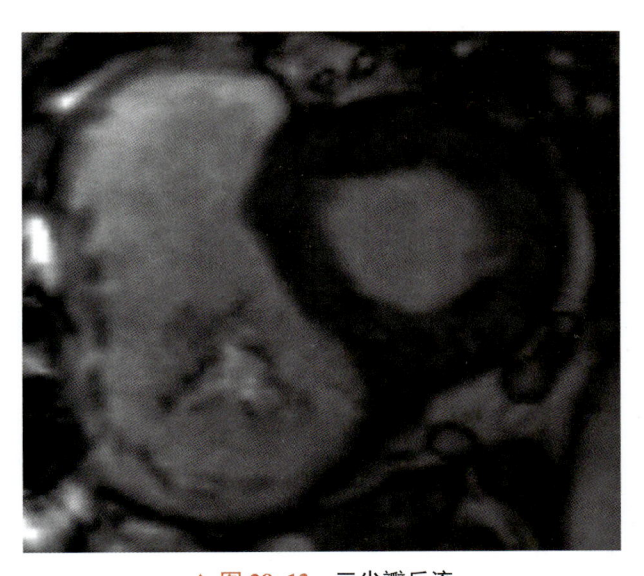

▲ 图 38-13 三尖瓣反流

收缩期经三尖瓣尖的短轴位图像。瓣叶闭合不良和大的缺损显而易见

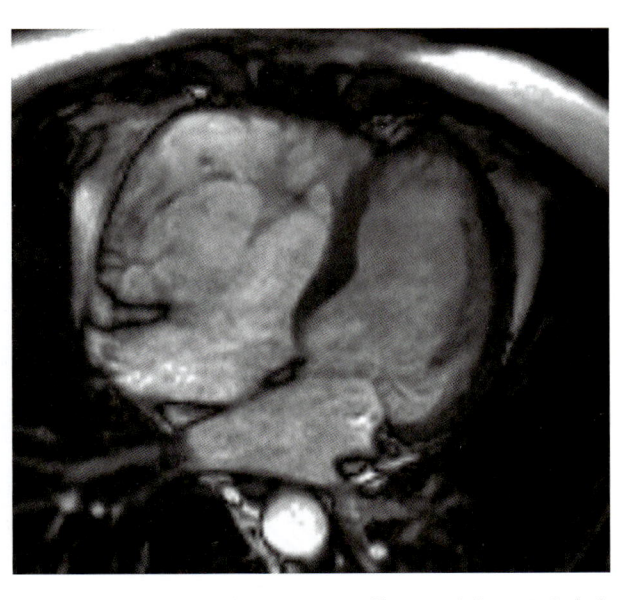

▲ 图 38-14 水平长轴位 SSFP 图像显示继发于严重肺动脉瓣反流的右心室扩张

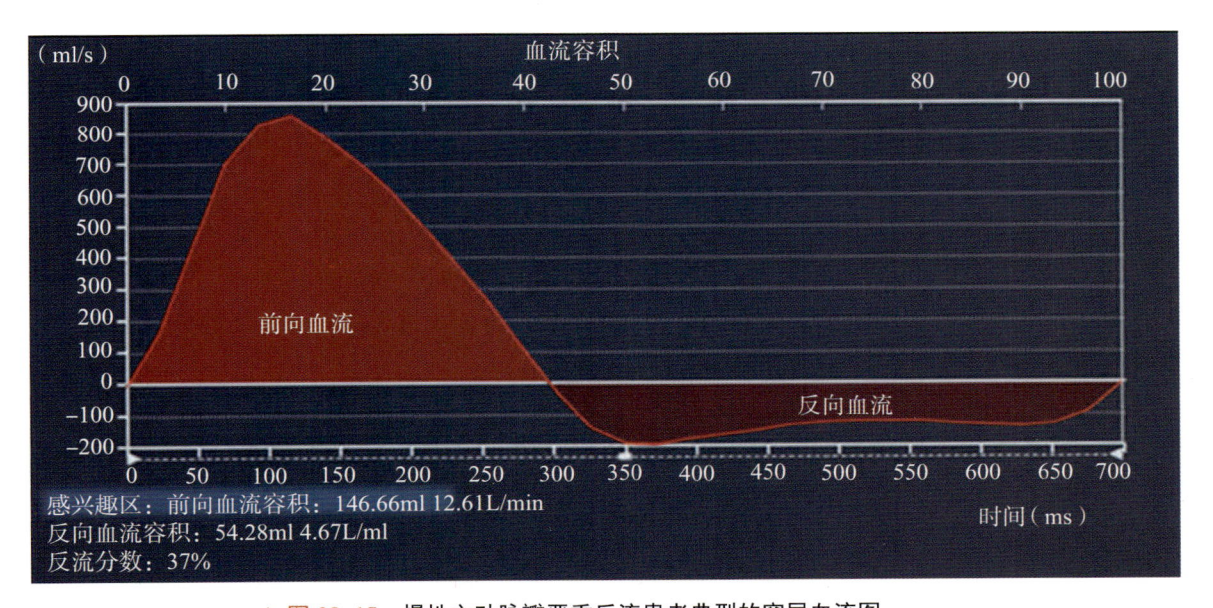

▲ 图 38-15 慢性主动脉瓣严重反流患者典型的穿层血流图

基线下面积代表反流容积（全舒张期反向血流）[经许可引自 Cavalvante JL, Lalude OO, Schoenhagen P and Lerakis S. Cardiovascular Magnetic Resonance Imaging for Structural and Valvular Heart Disease Interventions. *JACC Cardiovasc Interv*.2016 Mar 14; 9（5）: 399–425. doi: 10.1016/j.jcin.2015.11.031.© 2016 American College of Cardiology Foundation 版权所有，Elsevier 出版]

张末期容积已被证实对未来症状的发展和是否需要手术具有较高的预测力[20, 21]（图 38-18）。这些研究还表明，在症状进展之前，相对于二尖瓣反流（反流指数 40%~50%），主动脉瓣反流的耐受阈值较低（反流指数 33%）。也有证据表明超声心动图难以区分中、重度主动脉瓣反流[21, 43]，且有高估二尖瓣反流的倾向[20]。

目前反流严重程度分级的阈值来源于超声心动图数据，但这些最近的研究[20, 21, 43]表明 CMR 特异性阈值可能更合适，且与预后更密切相关。

471

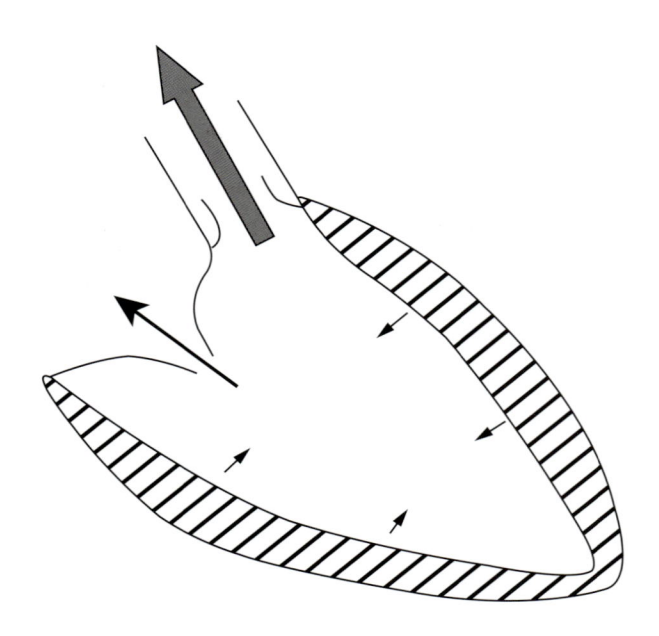

▲ 图 38-16 CMR 间接法定量测量二尖瓣反流

在收缩期，左心室搏出量喷射至主动脉（大灰箭）或经二尖瓣反流（黑箭）。二尖瓣反流容积（二尖瓣反流的严重程度）可以通过搏出量（通过容积 SSFP 系列获得）减去收缩期主动脉前向血流量（通过相位对比速度图获得）来计算

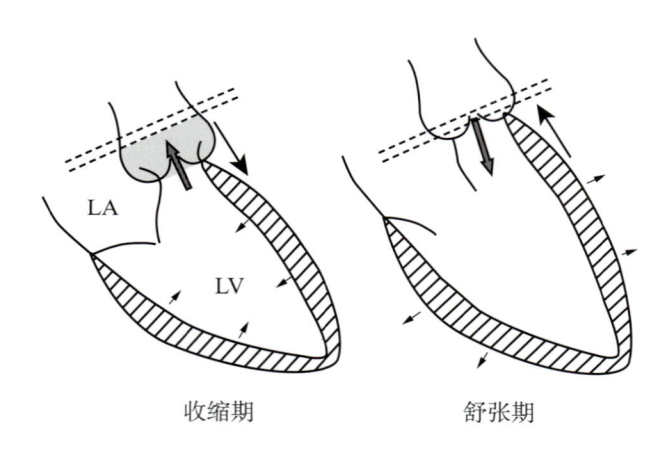

▲ 图 38-17 潜在低估主动脉瓣反流的机制

在收缩期，主动脉瓣与血流图成像平面之间的距离扩大由以下几方面因素造成：①主动脉瓣向心尖移动；②主动脉窦和主动脉根部的弹性扩张。收缩期进入该区域（灰色区）的血液，在舒张期返回左心室（通过瓣口反流），而未能通过血流图的成像平面（虚线），因此无法被测量。加剧因素（所有导致间距容积增加的因素）包括：①瓣膜与血流成像平面之间的距离较大；②左心室剧烈的纵向收缩（常见于严重的主动脉瓣反流）；③扩张的主动脉窦（主动脉瓣反流的常见原因）。缓解因素包括：①血流成像平面的定位尽可能靠近瓣膜；②层面追踪技术，即血流成像平面可随瓣环运动而一起运动，但仅在某些磁共振系统中应用

表 38-2 显示了建议的 CMR 特异性反流分级阈值。

（五）混合瓣膜疾病

在混合瓣膜疾病（一个瓣膜同时存在狭窄和反流）中，一种病变通常占主导地位，并决定着患者的治疗。仅凭流速（如采用超声心动图连续波多普勒）来区分病变每个构成部分的严重程度是困难的，因为反流增加了通过瓣膜的前向血流，从而增加了与狭窄无关的流速。CMR 可用于评估混合瓣膜疾病患者，常有助于区分瓣膜病变各构成部分的严重程度，但也有一定的局限性。混合瓣膜疾病的狭窄部分可以通过直接平面测量法精确量化（见本章"瓣膜狭窄评估"），无须考虑反流程度。反流部分也可以通过相位对比血流图进行评估（见本章"瓣膜反流的评估"）。但与多普勒相比，狭窄后的升主动脉内血流往往是高流速的湍流，这会降低血流采集的准确性[36]，导致可能出现更大的错误。此外，用于评估反流的流速编码，常被用来消除收缩期峰值流量时的信号卷褶，但在舒张期流量较低时流速编码的设定相对过高，这会导致舒张期的血流测量因噪声而可能出现错误。也可以进行两个血流的采集（一个是收缩期高流速编码，另一个是舒张期低流速编码），但是这种通过两个独立血流测量计算出的反流分数可能会出现更大的误差。因此，其他的间接测量方法会有助于证实反流，如左心室和右心室每搏输出量的差异（如果只有一个瓣膜存在反流）或通过观察降主动脉全舒张期逆向血流来确定主动脉瓣反流的严重程度等[44]。

然而，在二尖瓣和三尖瓣混合病变评价时却没有类似的局限性，主要是由于对其反流的评估是间接使用主动脉或肺动脉的血流（见本章"瓣膜反流的评估"），因此不受湍流和高流速的影响，而混合病变中的狭窄成分可以用直接平面测

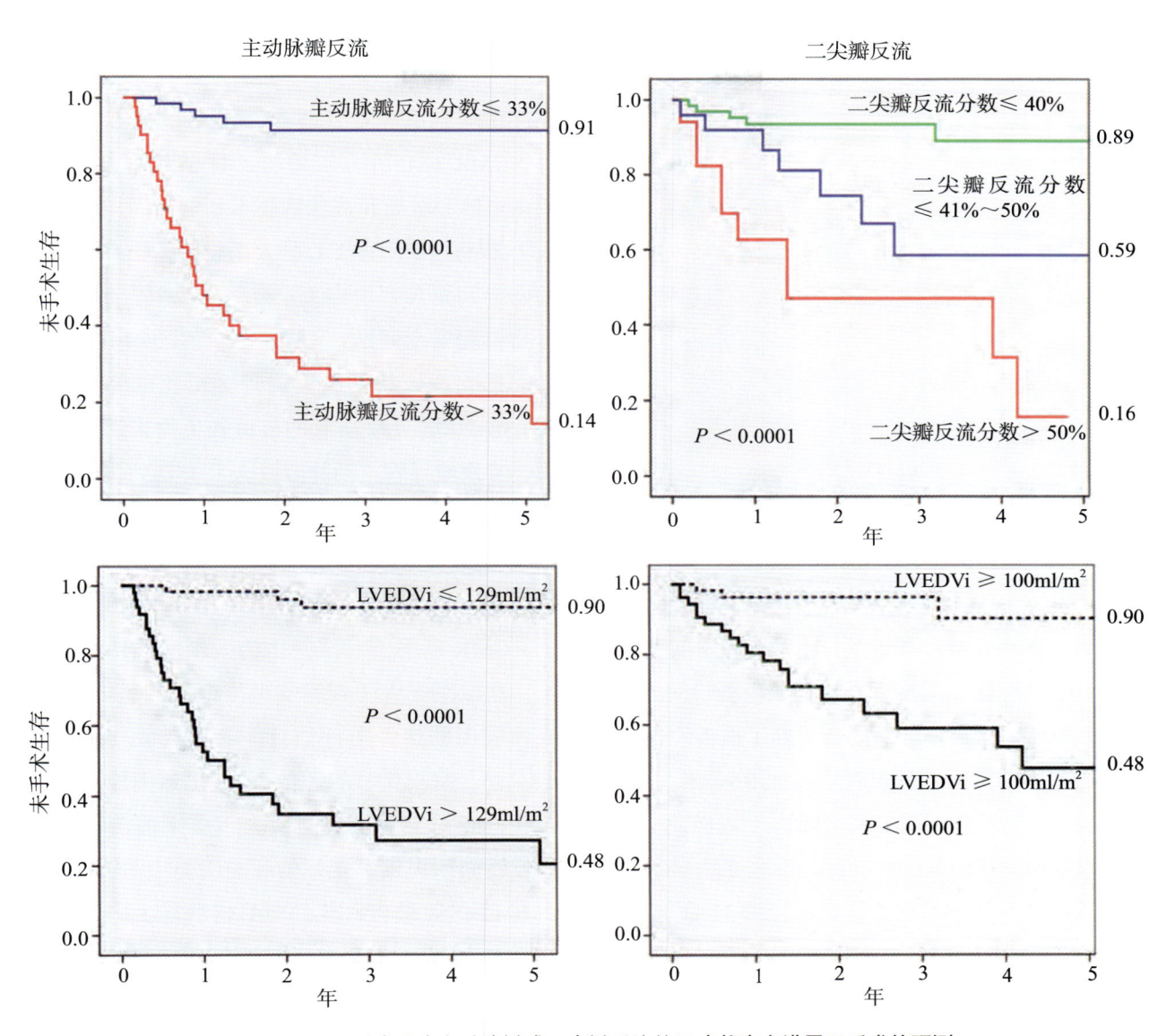

▲ 图 38-18 对中重度主动脉瓣或二尖瓣反流的无症状患者进展至手术的预测
LVEDVi. 左心室舒张末期容积指数

量法进行量化。

混合瓣膜疾病尚无确切的阈值来确定其严重程度，通常使用单一瓣膜病变时的参考值。然而，混合病变可能比最严重的单一病变对心脏造成的负担更大，这已在主动脉瓣混合病变中证实[45, 46]。有意思的是，研究显示在混合病变的评价中可使用超声心动图连续波多普勒单纯测量跨瓣流速来评估因反流（除狭窄造成以外）所增加的前向流速[45]。CMR 也可重复这种评估，但进一步的 CMR 特异性研究将更有助于评价对混合病变各构成部分进行准确评估的临床实用性。

（六）与主动脉瓣相关的主动脉成像

主动脉瓣病变常伴有胸主动脉的异常（图 38-19）。在主动脉瓣狭窄中，血流动力学异常可导致狭窄后扩张[47, 48]。主动脉二瓣患者，由于遗传易感性和血流动力学改变可导致升主动脉动脉瘤形成[7, 49]，并且与主动脉缩窄也密切相关。此

表 38-2 CMR 评估瓣膜反流严重程度的建议

类 型	轻 度	中 度	重 度
主动脉瓣和肺动脉瓣反流			
反流分数（%）	0～15	16～30	＞30
反流容积（ml/cycle）	0～20	21～40	＞40
AR LV 舒张末期容积指数（ml/m²）			＞130
二尖瓣和三尖瓣反流			
反流分数（%）	0～20	21～40	＞40
反流容积（ml/cycle）	0～30	31～60	＞60
MR LV 舒张末期容积指数（ml/m²）			＞100

AR. 主动脉瓣反流；LV. 左心室；MR. 二尖瓣反流

外，尽管主动脉瓣形态正常，主动脉根部扩张仍可导致主动脉瓣关闭不全，特别是当窦管交界处受到影响时，因为瓣叶的闭合受到了损害[50]。最后，一些主动脉瓣术后患者中（如 Ross 术），可能出现主动脉扩张，需要密切随访[51]。因此，主动脉瓣成像时应包括胸主动脉，反之亦然。CMR 主动脉成像有几种方法（第七篇，第 37 章）。对于详细的主动脉评估，常常需要 3D 增强血管成像，但新的无对比剂血管成像技术包括 3D SSFP 容积成像已被广泛应用[52]。新的心电门控成像方法对于评估和测量主动脉瓣环、主动脉根部和窦管交界区非常有用。在临床实践中，通常用一组横轴位图像（SSFP 或 HASTE）来粗略评估胸主动脉就已足够。

（七）人工瓣膜置换术后

在经胸或经食管超声心动图检查不能确定时，CMR 对心脏人工瓣膜的评估具有价值[53]。用于自体心脏瓣膜成像的技术和切面同样适用于人工瓣膜[18,54]。对于心脏人工瓣膜，仍有一些小的安全问题需要考虑（第二篇）。胸骨金属线并不会引起安全问题，图像判读通常也不受影响，除非感兴趣区特别靠近胸骨金属丝造成的伪影（图 38-20）。几乎所有的机械和生物人工心脏瓣膜、常规经导管主动脉瓣置入术（TAVI）中的假体及瓣环成形术中的人工瓣环均标记为磁共振安全或 1.5T 磁共振条件下安全，并且大多数在 3T 磁场条件下也是安全的[55,56]。

CMR 可用于对某些生物人工瓣膜狭窄的评价，这取决于人工瓣膜支架或框架的组成成分。成像层面的选择与评估自体心脏瓣膜一致（参见本章，瓣膜狭窄的评估），流出道图像可观察瓣膜，经瓣尖短轴位图像为直接平面测量收缩期瓣膜面积提供了良好的观测层面（图 38-21），CMR 评估效果与超声心动图相当[57]。因为机械瓣或 TAVI 人工瓣的瓣口存在明显的磁敏感伪影，故 CMR 不能很好地显示，但通过对人工瓣膜以远垂直平面血流评估可以识别出异常的血流模式或异常的高流速（图 38-22）。

通过在紧邻人工瓣膜的上方进行相位对比血流测量，可以评估肺动脉和主动脉人工瓣反流情况，评估方法与自体肺动脉瓣和主动脉瓣评

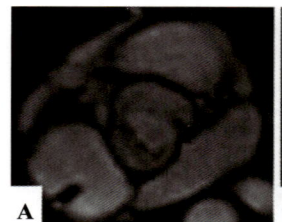

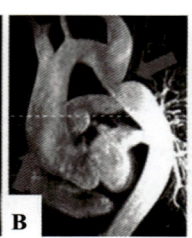

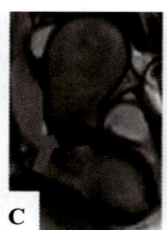

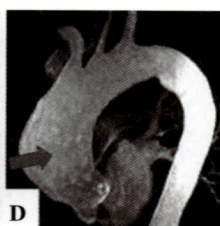

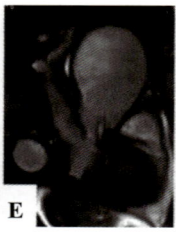

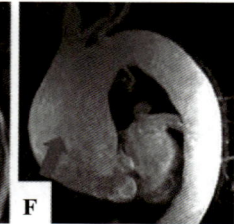

▲ 图 38-19 主动脉瓣（A）相关的主动脉成像和与主动脉二瓣畸形（B）密切相关的升主动脉瘤和主动脉缩窄。主动脉机械瓣置换术后伴升主动脉瘤（C 和 D）。巨大升主动脉瘤并瓣尖错位导致的主动脉瓣反流（E 和 F）

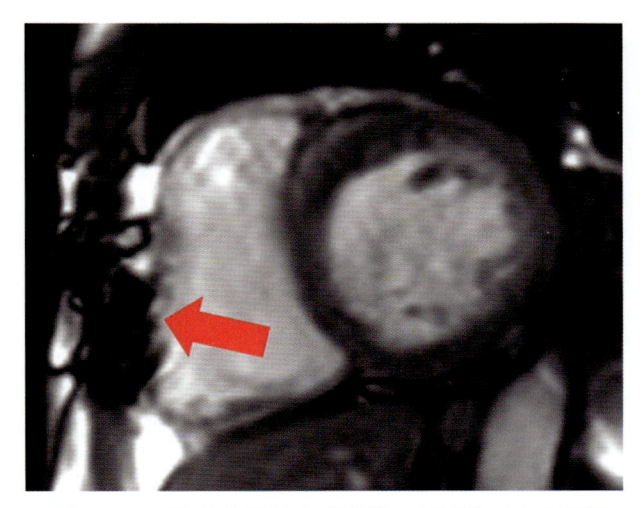

第 38 章 瓣膜疾病
Valve disease

▲ 图 38-20 胸骨金属丝产生伪影，但不构成安全问题，通常也不影响 CMR 的诊断质量

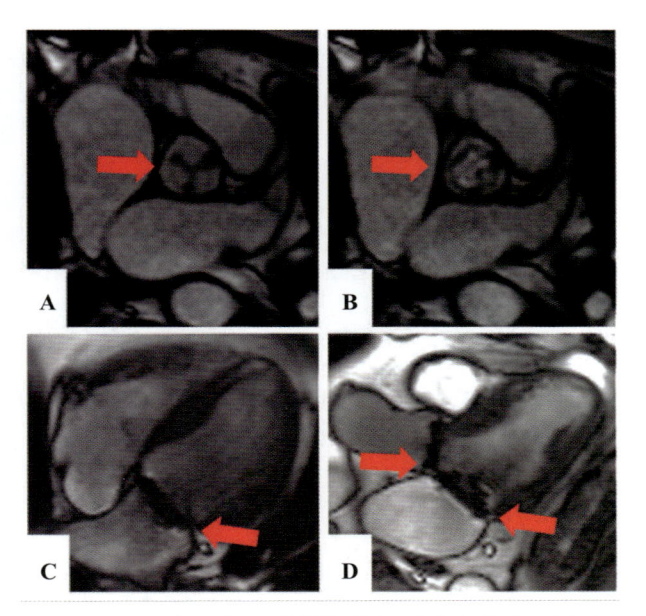

▲ 图 38-21 舒张期和收缩期的主动脉生物人工瓣（A 和 B）、二尖瓣机械人工瓣（C）、主动脉瓣和二尖瓣机械人工瓣（D）

价方法一致（见本章"瓣膜反流的评估"）（图 38-22）。测量位置与瓣膜间距越大，对反流量的低估越明显，但并不会严重到妨碍结果的判读。对某些患者，CMR 还可以通过专门对反流区域进行评估来区分人工瓣膜漏和瓣周漏（图 38-23）。TAVI 术后由于人工瓣膜支架/框架周围的大量伪影，很难区分瓣膜漏和瓣周漏。但有研究表明，CMR 对 TAVI 瓣关闭不全程度的评估更加可靠，而超声心动图则更易低估反流[58]。与经胸超声对 TAVI 术后 6d（中位数）的评价结果相比，CMR 对 TAVI 术后 40d 瓣周漏的定量评价结果与临床结局之间具有更强的相关性[59]。反流分数＞ 30% 的患者被认为属于因心力衰竭住院和全因死亡风险较高的一组。二尖瓣和三尖瓣人工瓣反流的量化评估与自体瓣膜基本相同（见本章"瓣膜反流评估"）。

临床试验中，瓣膜干预措施对心脏重构的影响是一个常用的研究终点，观测指标如心室容积、质量、纤维化程度等，都可通过 CMR 进行非常准确的测定[60]。

CMR 通常不能评估人工瓣膜心内膜炎或血栓，因为这些物质具有高度的移动性，而 CMR 的空间和时间分辨率有限。

六、前景展望

（一）CMR 特定阈值将有助于评估瓣膜疾病严重程度和（或）指导治疗

目前，瓣膜病变严重程度分级的阈值是基于超声心动图的数据。即使是超声心动图的这些阈值，大多也是基于共识，很少有研究确定最佳阈值应该是多少。有时候，CMR 和超声心动图评估之间的差异也表明需要确定 CMR 的特异性阈值。CMR 能提供更精确的瓣膜病变相关量化参数（如反流量、左心室质量和容积等），再结合预后相关的研究数据[20, 21]，有可能为确定与临床结局密切相关的 CMR 严重程度阈值提供相关数据。

（二）瓣膜疾病中心肌纤维化的 T_1 mapping 成像

瓣膜疾病对相应心室的影响决定了其临床重

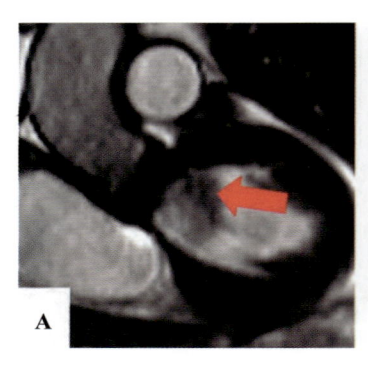

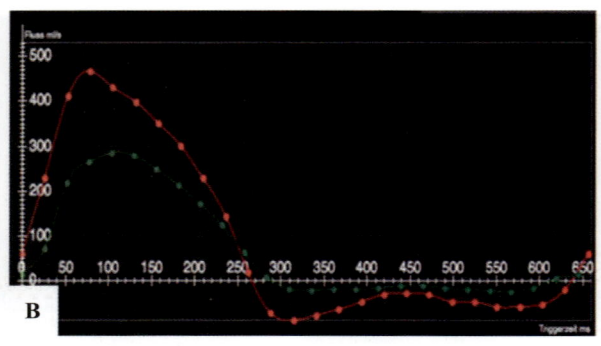

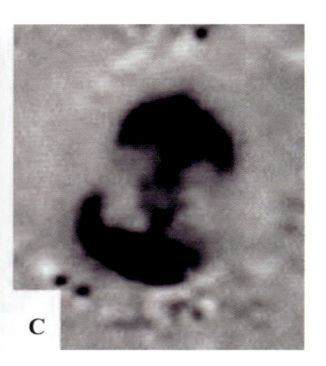

▲ 图 38–22 舒张期 SSFP 电影图像显示 SAPIEN XT TAVI 人工瓣附近的反流喷射血流（A）。升主动脉（红色）、降主动脉（绿色）相位对比血流测量显示，反流指数为 22%（低 – 中度），降主动脉未见明显全舒张期逆向血流（B）。倾斜二叶式金属瓣下游的典型穿层血流模式。可注意到两个半球形瓣口喷射出的新月形血流，与中心瓣口喷射出的较小的线样血流连接在一起（C）

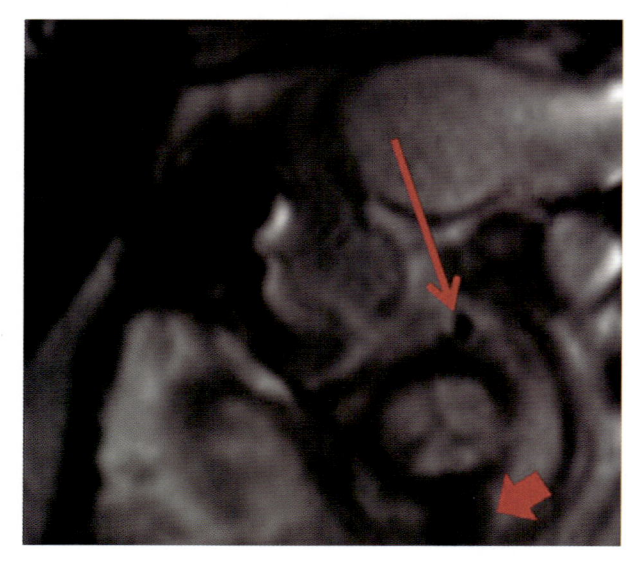

▲ 图 38–23　1 名二尖瓣生物人工瓣置换术后出现溶血的患者

SSFP 图像可见假体旁两个反向喷射血流呈黑色（信号缺失）：①后中部瓣周漏（6 点钟位置，短红箭），采用经心尖（不停跳）置入室间隔缺损封堵器方式封堵漏口；②前外侧漏（12 点钟位置，长红箭），计划采用经皮入路方式封堵

要性。因此，能够尽早发现心室不良变化的方法非常重要。T_1 mapping 能够评估瓣膜疾病的间质纤维化，特别是主动脉瓣狭窄，心肌 T_1 时间随着心肌纤维化的增多而延长，并与主动脉瓣狭窄的严重程度相关[39]。其他研究报道，与健康对照组相比，主动脉瓣狭窄组的 ECV 升高[61]。因此，T_1 mapping 有望成为评价纤维化的无创性生物标志物，但许多研究表明，T_1 mapping 值在不同病变程度组间存在明显的重叠，这需要进一步研究来解决这一问题。

（三）4D 血流

对升主动脉进行复杂的主动脉血流显像被证明可能与主动脉瓣的评估和治疗相关[62]（图 38–24）。该技术为主动脉内的血流模式和管壁剪切力分布提供了新的信息，并在主动脉二瓣和主动脉瓣狭窄时表现异常[7, 48]。研究显示主动脉组织学病变区域与剪切力最大区域相一致[63]，并且减少主动脉异常血流模式的方法（例如通过主动脉人工瓣的选择[64]）在未来可能被证实其价值。

七、结论

CMR 为瓣膜疾病的评估提供了独特的信息。CMR 的优势包括成像平面不受限制，电影成像评估瓣膜形态，准确定量测量心室容积、心肌质量和心脏功能，而且能通过相位流速编码图像来定量测量瓣膜狭窄和反流。MRA 可补充对血管的评估。包括 4D 血流成像在内的新兴工具，与超声心动图和 CT 一起，有望进一步提升 CMR 在瓣膜疾病患者中的应用价值。

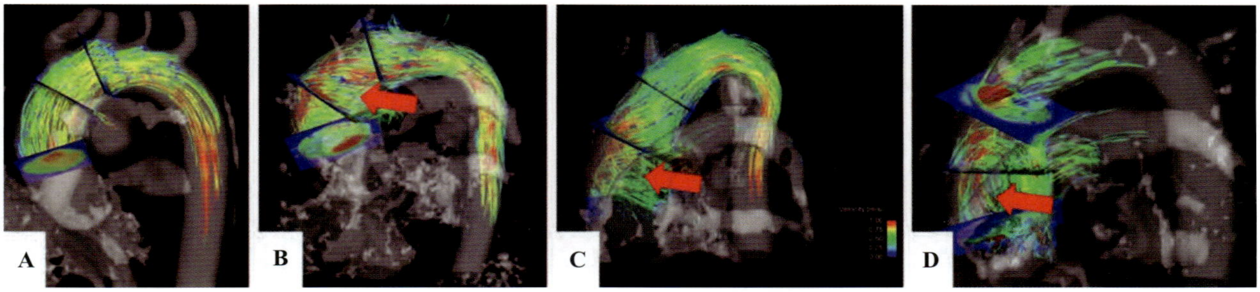

第 38 章 瓣膜疾病
Valve disease

▲ 图 38-24 胸主动脉 4D 血流显像

A. 健康志愿者规则的收缩期血流；B 和 C. 2 名轻度主动脉瓣狭窄患者，主动脉中形成螺旋血流；D. 主动脉瓣严重狭窄患者，主动脉中形成涡流

推荐阅读

[1] Cavalcante JL, Lalude OO, Schoenhagen P, Lerakis S. Cardiovascular magnetic resonance imaging for structural and valvular heart disease interventions. *JACC Cardiovasc Interv*. 2016;9:399–425.

[2] Dulgheru R, Pibarot P, Sengupta PP, *et al*. Multimodality imaging strategies for the assessment of aortic stenosis: Viewpoint of the Heart Valve Clinic International Database (HAVEC) Group. *Circ Cardiovasc Imaging*. 2016;9:e004352.

[3] Myerson SG. Heart valve disease: Investigation by cardiovascular magnetic resonance. *J Cardiovasc Magn Reson*. 2012;14:7.

[4] Nayak KS, Nielsen JF, Bernstein MA, *et al*. Cardiovascular magnetic resonance phase contrast imaging. *J Cardiovasc Magn Reson*. 2015;17:71.

[5] von Knobelsdorff-Brenkenhoff F, Trauzeddel RF, Schulz-Menger J. Cardiovascular magnetic resonance in adults with previous cardiovascular surgery. *Eur Heart J Cardiovasc Imaging*. 2014;15:235–248.

参考文献

[1] Akram MR, Chan T, McAuliffe S, Chenzbraun A. Non-rheumatic annular mitral stenosis: prevalence and characteristics. *Eur J Echocardiogr*. 2009;10:103–5.

[2] Ton-Nu TT, *et al*. Geometric determinants of functional tricuspid regurgitation: insights from 3-dimensional echocardiography. *Circulation*. 2006;114:143–9.

[3] Rodes-Cabau J, Taramasso M, O'Gara PT. Diagnosis and treatment of tricuspid valve disease: current and future perspectives. *Lancet*. 2016;388:2431–42.

[4] Michelena HI, *et al*. Bicuspid aortic valve: identifying knowledge gaps and rising to the challenge from the International Bicuspid Aortic Valve Consortium (BAVCon). *Circulation*. 2014;129:2691–704.

[5] Bissell MM, *et al*. Aortic dilation in bicuspid aortic valve disease: flow pattern is a major contributor and differs with valve fusion type. *Circ Cardiovasc Imaging*. 2013;6:499–507.

[6] Mahadevia R, *et al*. Bicuspid aortic cusp fusion morphology alters aortic three-dimensional outflow patterns, wall shear stress, and expression of aortopathy. *Circulation*. 2014;129:673–82.

[7] Barker AJ, *et al*. Bicuspid aortic valve is associated with altered wall shear stress in the ascending aorta. *Circ Cardiovasc Imaging*. 2012;5:457–66.

[8] Della Corte A, *et al*. Restricted cusp motion in right-left type of bicuspid aortic valves: a new risk marker for aortopathy. *J Thorac Cardiovasc Surg*. 2012;144:360–9, 9. e1.

[9] Krayenbuehl HP, *et al*. Left ventricular myocardial structure in aortic valve disease before, intermediate, and late after aortic valve replacement. *Circulation*. 1989;79:744–55.

[10] Nkomo VT, *et al*. Burden of valvular heart diseases: a populationbased study. *Lancet*. 2006;368:1005–11.

[11] d'Arcy JL, *et al*. Large-scale community echocardiographic screening reveals a major burden of undiagnosed valvular heart disease in older people: the OxVALVE Population Cohort Study. *Eur Heart J*. 2016;37:3515–22.

[12] Steadman CD, *et al*. Determinants and functional significance of myocardial perfusion reserve in severe aortic stenosis. *JACC Cardiovasc Imaging*. 2012;5:182–9.

[13] Joint Task Force on the Management of Valvular Heart Disease of the European Society of Cardiology (ESC); European Association for Cardio-Thoracic Surgery (EACTS), Vahanian A, Alfieri O, Andreotti F, Antunes MJ, *et al*. Guidelines on the management of valvular heart disease (version 2012). *Eur Heart J*. 2012;33:2451–96.

[14] Nishimura RA, Carabello B. Operationalizing the 2014 ACC/AHA Guidelines for Valvular Heart Disease: A Guide for Clinicians. *J Am Coll Cardiol*. 2016;67:2289–94.

[15] Nishimura RA, *et al*. 2014 AHA/ACC guideline for the management of patients with valvular heart disease: a report of the American College of Cardiology/American Heart Association Task Force on Practice Guidelines. *J Am Coll*

Cardiol. 2014;63:e57–e185.
[16] Lancellotti P, et al. ESC Working Group on Valvular Heart Disease position paper—heart valve clinics: organization, structure, and experiences. Eur Heart J. 2013;34:1597–1606.
[17] Nishimura RA, Vahanian A, Eleid MF, Mack MJ. Mitral valve disease—current management and future challenges. Lancet. 2016;387:1324–34.
[18] Myerson SG. Heart valve disease: investigation by cardiovascular magnetic resonance. J Cardiovasc Magn Reson. 2012;14:7.
[19] Chambers JB, Myerson SG, Rajani R, Morgan-Hughes GJ, Dweck MR. Multimodality imaging in heart valve disease. Open Heart. 2016;3:e000330.
[20] Myerson SG, et al. Determination of clinical outcome in mitral regurgitation with cardiovascular magnetic resonance quantification. Circulation. 2016;133:2287–96.
[21] Myerson SG, et al. Aortic regurgitation quantification using cardiovascular magnetic resonance: association with clinical outcome. Circulation. 2012;126:1452–60.
[22] Uretsky S, et al. Discordance between echocardiography and MRI in the assessment of mitral regurgitation severity: a prospective multicenter trial. J Am Coll Cardiol. 2015;65:1078–88.
[23] Chin CW, et al. A clinical risk score of myocardial fibrosis predicts adverse outcomes in aortic stenosis. Eur Heart J. 2016;37:713–23.
[24] Dweck MR, Boon NA, Newby DE. Calcific aortic stenosis: a disease of the valve and the myocardium. J Am Coll Cardiol. 2012;60:1854–63.
[25] Edwards NC, et al. Quantification of left ventricular interstitial fibrosis in asymptomatic chronic primary degenerative mitral regurgitation. Circ Cardiovasc Imaging. 2014;7:946–53.
[26] de Meester de Ravenstein C, et al. Histological validation of measurement of diffuse interstitial myocardial fibrosis by myocardial extravascular volume fraction from Modified Look-Locker imaging (MOLLI) T_1 mapping at 3 T. J Cardiovasc Magn Reson. 2015;17:48
[27] Blanke P, Schoepf UJ, Leipsic JA. CT in transcatheter aortic valve replacement. Radiology. 2013;269:650–69.
[28] Blanke P, et al. Multimodality imaging in the context of transcatheter mitral valve replacement: establishing consensus among modalities and disciplines. JACC Cardiovasc Imaging. 2015;8:1191–208.
[29] Cavalcante JL, Lalude OO, Schoenhagen P, Lerakis S. Cardiovascular magnetic resonance imaging for structural and valvular heart disease interventions. JACC Cardiovasc Interv. 2016;9:399–425.
[30] Rogers T, Waksman R. Role of CMR in TAVR. JACC Cardiovasc Imaging. 2016;9:593–602.
[31] Gatehouse PD, et al. Applications of phase-contrast flow and velocity imaging in cardiovascular MRI. Eur Radiol. 2005;15:2172–84.
[32] Reant P, et al. Absolute assessment of aortic valve stenosis by planimetry using cardiovascular magnetic resonance imaging: comparison with transesophageal echocardiography, transthoracic echocardiography, and cardiac catheterisation. Eur J Radiol. 2006;59:276–83.
[33] John AS, et al. Magnetic resonance to assess the aortic valve area in aortic stenosis: how does it compare to current diagnostic standards? J Am Coll Cardiol. 2003;42:519–26.
[34] Tanaka K, Makaryus AN, Wolff SD. Correlation of aortic valve area obtained by the velocity-encoded phase contrast continuity method to direct planimetry using cardiovascular magnetic resonance. J Cardiovasc Magn Reson. 2007;9:799–805.
[35] Firmin DN, Nayler GL, Kilner PJ, Longmore DB. The application of phase shifts in NMR for flow measurement. Magn Reson Med. 1990;14:230–41.
[36] O'Brien KR, et al. MRI phase contrast velocity and flow errors in turbulent stenotic jets. J Magn Reson Imaging. 2008;28:210–18.
[37] Sondergaard L, et al. Mitral and aortic valvular flow: quantification with MR phase mapping. J Magn Reson Imaging. 1992;2:295–302.
[38] Dweck MR, et al. Mid-wall fibrosis is an independent predictor of mortality in patients with aortic stenosis (abstr). Heart. 2011;97:A94.
[39] Bull S, et al. Human non-contrast T_1 values and correlation with histology in diffuse fibrosis. Heart. 2013;99:932–7.
[40] Djavidani B, et al. Planimetry of mitral valve stenosis by magnetic resonance imaging. J Am Coll Cardiol. 2005;45:2048–53.
[41] Kramer CM, et al. Standardized cardiovascular magnetic resonance (CMR) protocols 2013 update. J Cardiovasc Magn Reson. 2013;15:91.
[42] Kozerke S, Scheidegger MB, Pedersen EM, Boesiger P. Heart motion adapted cine phase-contrast flow measurements through the aortic valve. Magn Reson Med. 1999;42:970–8.
[43] Gabriel RS, et al. Comparison of severity of aortic regurgitation by cardiovascular magnetic resonance versus transthoracic echocardiography. Am J Cardiol. 2011;108:1014–20.
[44] Bolen MA, et al. Cardiac MR assessment of aortic regurgitation: holodiastolic flow reversal in the descending aorta helps stratify severity. Radiology. 2011;260:98–104.
[45] Zilberszac R, et al. Outcome of combined stenotic and regurgitant aortic valve disease. J Am Coll Cardiol. 2013;61:1489–1495.
[46] Egbe AC, Luis SA, Padang R, Warnes CA. Outcomes in moderate mixed aortic valve disease: is it time for a paradigm shift? J Am Coll Cardiol. 2016;67:2321–9.
[47] Otto CM, Prendergast B. Aortic-valve stenosis—from patients at risk to severe valve obstruction. N Engl J Med. 2014;371:744–56.
[48] von Knobelsdorff-Brenkenhoff F, et al. Evaluation of aortic blood flow and wall shear stress in aortic stenosis and its association with left ventricular remodeling. Circ Cardiovasc Imaging. 2016;9:e004038.
[49] Verma S, Siu SC. Aortic dilatation in patients with bicuspid aortic valve. N Engl J Med. 2014;370:1920–9.
[50] Enriquez-Sarano M, Tajik AJ. Clinical practice. Aortic regurgitation. N Engl J Med. 2004;351:1539–46.
[51] Stulak JM, et al. Spectrum and outcome of reoperations after the Ross procedure. Circulation. 2010;122:1153–8.
[52] von Knobelsdorff-Brenkenhoff F, Gruettner H, Trauzeddel RF, Greiser A, Schulz-Menger J. Comparison of native high-resolution 3D and contrast-enhanced MR angiography for assessing the thoracic aorta. Eur Heart J Cardiovasc Imaging. 2014;15:651–8.
[53] Hendel RC, et al. ACCF/ACR/SCCT/SCMR/ASNC/NASCI/SCAI/SIR 2006 appropriateness criteria for cardiac computed tomography and cardiac magnetic resonance imaging: a report of the American College of Cardiology Foundation

Quality Strategic Directions Committee Appropriateness Criteria Working Group, American College of Radiology, Society of Cardiovascular Computed Tomography, Society for Cardiovascular Magnetic Resonance, American Society of Nuclear Cardiology, North American Society for Cardiac Imaging, Society for Cardiovascular Angiography and Interventions, and Society of Interventional Radiology. *J Am Coll Cardiol*. 2006;48:1475–97.

[54] von Knobelsdorff-Brenkenhoff F, Trauzeddel RF, Schulz-Menger J. Cardiovascular magnetic resonance in adults with previous cardiovascular surgery. *Eur Heart J Cardiovasc Imaging*. 2014;15:235–48.

[55] Levine GN, *et al*. Safety of magnetic resonance imaging in patients with cardiovascular devices: an American Heart Association scientific statement from the Committee on Diagnostic and Interventional Cardiac Catheterization, Council on Clinical Cardiology, and the Council on Cardiovascular Radiology and Intervention: endorsed by the American College of Cardiology Foundation, the North American Society for Cardiac Imaging, and the Society for Cardiovascular Magnetic Resonance. *Circulation*. 2007;116:2878–91.

[56] Shellock FG. *Reference Manual for Magnetic Resonance Safety, Implants and Devices*. Los Angeles, CA: Biomedical Research Publishing Group; 2011.

[57] von Knobelsdorff-Brenkenhoff F, *et al*. Feasibility of cardiovascular magnetic resonance to assess the orifice area of aortic bioprostheses. *Circ Cardiovasc Imaging*. 2009;2:397–404, 2 p following 404.

[58] Crouch G, *et al*. Quantitative assessment of paravalvular regurgitation following transcatheter aortic valve replacement. *J Cardiovasc Magn Reson*. 2015;17:32.

[59] Ribeiro HB, *et al*. Cardiovascular magnetic resonance to evaluate aortic regurgitation after transcatheter aortic valve replacement. *J Am Coll Cardiol*. 2016;68:577–85.

[60] Merten C, *et al*. Aortic regurgitation and left ventricular remodeling after transcatheter aortic valve implantation: a serial cardiac magnetic resonance imaging study. *Circ Cardiovasc Interv*. 2013;6:476–83.

[61] Chin CW, *et al*. Optimization and comparison of myocardial T_1 techniques at 3T in patients with aortic stenosis. *Eur Heart J Cardiovasc Imaging*. 2014;15:556–65.

[62] Markl M, Kilner PJ, Ebbers T. Comprehensive 4D velocity mapping of the heart and great vessels by cardiovascular magnetic resonance. *J Cardiovasc Magn Reson*. 2011;13:7.

[63] Guzzardi DG, *et al*. Valve-related hemodynamics mediate human bicuspid aortopathy: insights from wall shear stress mapping. *J Am Coll Cardiol*. 2015;66:892–900.

[64] von Knobelsdorff-Brenkenhoff F, *et al*. Blood flow characteristics in the ascending aorta after aortic valve replacement-a pilot study using 4D-flow MRI. *Int J Cardiol*. 2014;170:426–33.

[65] Rosenhek R, Rader F, Klaar U, et al. Outcome of watchful waiting in asymptomatic severe mitral regurgitation. *Circulation*. 2006;113:2238–2244.

[66] Naoum C, Blanke P, Cavalcante JL, Leipsic J. Cardiac computed tomography and magnetic resonance imaging in the evaluation of mitral and tricuspid valve disease: implications for transcatheter interventions. *Circ Cardiovasc Imaging*. 2017;10(3): pii: e005331. PMID: 28292860.

第九篇

肿物和肿瘤

Masses and tumours

第 39 章	流行病学及分类	482
第 40 章	CMR 在心脏肿瘤中的应用方法	485
第 41 章	心脏良性肿瘤	488
第 42 章	心脏恶性肿瘤	493
第 43 章	转移瘤	497
第 44 章	心包肿瘤	499
第 45 章	心脏血栓	501

第 39 章 流行病学及分类

Epidemiology and classification

Cristina Basso　Peter T Buser　Stefania Rizzo　Massimo Lombardi　Gaetano Thiene　著
梁俊福　译　　杨琳　徐磊　校

一、心脏肿物和肿瘤简介

心脏肿瘤的诊断可大致分为两个时期，20世纪80年代以前和以后。在20世纪80年代前，心脏肿瘤很少被发现，多数在血管造影时发现，部分接受手术切除。最终诊断主要是由病理学家做出（即所谓的"外科病理学"）。自20世纪80年代以来，由于超声心动图、心脏CT和CMR等无创影像方法的引入和广泛应用，心脏肿瘤的诊断能力发生了巨大变化。时至今日，所有这些方法都已常规用于在体心脏肿瘤的诊断，并且CMR被认为是最通用的成像技术。本部分主要介绍用于心脏肿瘤成像的CMR方法，并总结最常见的心脏和心旁肿瘤的典型CMR表现。

二、流行病学与分类

心脏肿物包括肿瘤、血栓、赘生物、钙化病变及其他少见疾病（表39-1）[1,2]。根据世界卫生组织最新的分类，心脏肿瘤包括良性肿瘤和肿瘤样病变、恶性肿瘤和心包肿瘤（表39-2）[3]。

原发性心脏肿瘤尸检患病率为1∶2000，继发性肿瘤为1∶100，继发性与原发性肿瘤比为20∶1[1-3]。心脏转移瘤的发生率在心外恶性肿瘤患者中为2.3%～18.3%[4]。原发性心脏肿瘤中大约10%是恶性，90%为良性。良性肿瘤以黏液瘤居多，其次是乳头状弹力纤维瘤，这些肿瘤越来越多地被超声心动图检查发现，若发生于左心侧，可行手术切除。至于心脏原发恶性肿瘤，则以未分化的多形性肉瘤为主，其次是血管肉瘤和平滑肌肉瘤。在<18岁的儿童中，以纤维瘤和横纹肌瘤最为常见[1-3,5-7]，而原发恶性肿瘤很少见，以横纹肌肉瘤和罕见变异的恶性畸胎瘤为代表[1-3]。

表 39-1 非肿瘤性心脏肿物和解剖误区

非肿瘤性心脏肿物	解剖或影像误区
血栓	瓣膜线（尖）
感染性赘生物/愈合心内膜炎、瓣叶假性动脉瘤	半月瓣结（尖）
其他感染性肿物（棘球蚴囊肿、结核瘤、曲霉瘤）	界嵴（右心房）
钙化（钙化无定形肿瘤）	腔静脉瓣（右心房）
二尖瓣环营养不良性钙化	Chiari 网（右心房）
心内膜心肌纤维化/Loeffler 心内膜炎	左心耳与左上肺静脉之间的肌性嵴样凸起（左心房）
异位甲状腺组织	冠状静脉窦扩张
支气管源性囊肿	假腱索（左心室）
血性囊肿（儿童）	异常肌小梁（心室）
心脏静脉曲张（心房）	卵圆窝动脉瘤（右心房）
间皮/单核细胞性心脏赘生物	术后改变
巨大兰伯赘生物（纤维样赘生物）	影像伪影
心包囊肿	

经许可引自 Basso C, Rizzo S, Valente M, Thiene G. Cardiac masses and tumours. Heart, 2016 Aug 1; 102（15）: 1230–45. doi: 10-1136/heartjnl-2014-306364. © 2016 BMJ Publishing Group, Ltd, and the British Cardiovascular Society 版权所有

表 39-2 原发性心脏肿瘤世界卫生组织分类标准

	ICD-O
良性和肿瘤样	
• 组织细胞样心肌病	
• 成熟心肌细胞错构瘤	
• 横纹肌瘤	8900/0
• 成人细胞性横纹肌瘤	8904/0
• 心脏黏液瘤	8840/0
• 乳头状弹力纤维瘤	
• 血管瘤 – 毛细血管瘤 – 海绵状血管瘤	9120/0
• 心脏纤维瘤	8810/0
• 脂肪瘤	8850/0
• 房室结囊性肿瘤	8454/0
• 其他良性心脏肿瘤 – 炎性肌纤维母细胞瘤 – 胚胎细胞肿瘤 　◇ 成熟畸胎瘤 　◇ 未成熟畸胎瘤 　◇ 卵黄囊瘤	8825/1 9080/0 9080/3 9071/3
• 副神经节瘤	8680/1
• 颗粒细胞瘤	9580/0
• 神经鞘瘤	9560/0
恶性肿瘤	
• 血管肉瘤	9120/3
• 未分化多形性肉瘤	8830/3
• 骨肉瘤	9180/3
• 黏液纤维肉瘤	8811/3
• 平滑肌肉瘤	8890/3
• 横纹肌肉瘤	8900/3
• 滑膜肉瘤	9040/3
• 多样性肿瘤	
• 心脏淋巴瘤	
• 转移性肿瘤	
心包肿瘤	
• 孤立性纤维瘤 恶性	8815/1 8815/3
• 血管肉瘤	9120/3
• 滑膜肉瘤	9040/3
• 恶性间皮瘤	9050/3
• 生殖细胞肿瘤 – 成熟畸胎瘤 – 未成熟畸胎瘤 – 混合性生殖细胞瘤	 9080/0 9080/3 9085/3

ICD-O. 国际肿瘤学疾病分类

推荐阅读

[1] Basso C, Rizzo S, Valente M, Thiene G. Cardiac masses and tumours. *Heart*. 2016;102:1230–1245.

[2] Basso C, Valente M, Thiene G. *Cardiac Tumor Pathology*. New York, NY: Springer Humana Press; 2013.

[3] Travis WD, Brambilla E, Burke AP, Marx A, Nicholson AG. *WHO Classification of Tumours of the Lung, Pleura, Thymus and Heart*. Lyon: IARC Press; 2015.

参考文献

[1] Basso C, Rizzo S, Valente M, Thiene G. Cardiac masses and tumours. *Heart*. 2016;102:1230–45.

[2] Basso C, Valente M, Thiene G. *Cardiac Tumor Pathology*. New York, NY: Springer Humana Press; 2013.

[3] Travis WD, Brambilla E, Burke AP, Marx A, Nicholson AG. *WHO Classification of Tumours of the Lung, Pleura, Thymus and Heart*. Lyon: IARC Press; 2015.

[4] Bussani R, De-Giorgio F, Abbate A, Silvestri F. Cardiac metastasis. *J Clin Pathol*. 2007;60:27–34.

[5] Uzun O, Wilson DG, Vujanic GM, Parsons JM, De Giovanni JV. Cardiac tumours in children. *Orphanet J Rare Dis*. 2007;2:11.

[6] Padalino MA, Basso C, Milanesi O, et al. Surgically treated primary cardiac tumors in early infancy and childhood. *J Thorac Cardiovasc Surg*. 2005;129:1358–63.

[7] Padalino MA, Vida VL, Boccuzzo G, et al. Surgery for primary cardiac tumors in children: early and late results in a multicenter European Congenital Heart Surgeons Association study. *Circulation*. 2012;126:22–30.

第 40 章 CMR 在心脏肿瘤中的应用方法

CMR approach in cardiac tumours

Cristina Basso　Peter T Buser　Stefania Rizzo　Massimo Lombardi　Gaetano Thiene 著

梁俊福 译　杨琳　徐磊 校

一、CMR 心脏肿瘤成像方法

通过多模态无创性成像可以识别心脏肿物。显然，2D 超声心动图始终是首选诊断方法，而 CMR 和 CT 作为补充方法，各有优势和局限性[1-9]。

二、CMR 序列

对于怀疑或已知心脏肿瘤的患者，由于需要回答以下几个问题，使得 CMR 检查显得非常单调、费时。

(1) 三个空间平面的大小径线。

(2) 形态学。

(3) 最终的血流动力学的影响。

(4) 周围组织浸润情况。

(5) 磁性特征，例如相当于正常心肌的 T_1 和 T_2 加权像信号特征。

(6) 相邻组织特征。

(7) 丰富的微血管系统。

(8) 心包积液的存在和特点。

(9) 胸腔积液的存在和特点。

(10) 心脏功能和心腔大小评估。

这意味着必须获得许多不同类型的图像：①电影图像用于回答（1）～（4）和（10）的问题；②黑血 T_1 加权图像用于回答（2）、（4）和（5）的问题；③ T_2 加权图像用于回答（4）和（5）的问题；④黑血 T_1 加权脂肪抑制图像回答（6）的问题；⑤无论是注射对比剂后早期的黑血 T_1 加权还是首过灌注都是回答（7）的问题；⑥钆对比剂延迟强化来回答（6）的问题。此外，必须在不同的平面上获得图像，才能很好地定义整个肿物。

三、良恶性肿瘤的鉴别

一旦获得所有信息，术者就有机会做出准确性很高的诊断，不仅可以区分良性和恶性肿瘤，还可以提供关于肿瘤类型的相关信息[5, 8]。鉴别良恶性肿瘤的标准中指出，良性肿瘤的径线很少＞ 5cm。磁共振往往表现为更均匀的信号强度，且无任何浸润倾向。同样，伴有心包和胸腔积液则提示更高的恶性可能性。表 40-1 和表 40-2 中列出了区分良性和恶性肿瘤的相关表现[8]。

表 40-1 常见心脏肿瘤影像学诊断相关病理特征

心脏肿物	常见部位	大体形态	组织学特征	CMR 组织特性
血栓	左心房、心腔内	均质、褐色、表面粗糙、易碎、随时间发生钙化	纤维蛋白网、血细胞、成纤维细胞和肉芽组织（取决于血栓的时长）	T_1 低信号（新鲜血栓呈高信号）无强化
转移瘤	右心房和右心室、心腔内、壁内	坚硬，界清，棕褐色至黄色	恶性腺体浸润，有坏死	低 T_1 信号 高 T_2 信号 不均匀强化
黏液瘤	心房（卵圆窝常见），心腔内	表面光滑或有绒毛，多数带蒂，黏液样柔软，颜色斑驳（从暗红色到黄白色）。常伴有出血、血栓和钙化	梭形或星状细胞，假性血管结构，黏液样基质，出血。可出现营养不良性钙化	等或低 T_1 信号 高 T_2 信号 不均匀强化
乳头状弹性纤维瘤	瓣膜、心腔内	如水中有细小叶片的树枝状	无血管的弹力纤维结构，内皮细胞，常有血栓	较小，可移动，多数无更多特征
血管瘤	任何部位，心腔及壁内	深红色至紫色，非黏液样，常呈海绵状	大小不一的血管（毛细血管，海绵状，或动静脉）	混杂的 T_1 和 T_2 高信号，显著而持久的强化
脂肪瘤	任何部位，心腔及壁内	黄色，柔软，光滑，边界清楚，息肉状或带蒂	白色脂肪，有纤维包膜和一些纤维间隔	T_1 和 T_2 显著高信号，压脂序列信号减低 无强化
横纹肌瘤	任何部位，心腔及壁内	边界清晰，质硬，均匀，白色或灰色，结节状	星形细胞（空泡状，增大的心肌细胞，由于富含糖原，胞浆清）	等 T_1 信号 等或高 T_2 信号 无或轻微强化
纤维瘤	心室、壁内	边界清晰，质硬，白色团块样，切面呈典型轮辐状	成纤维细胞和胶原束，部分弹性纤维，钙化常见	T_1、T_2 和 SSFP 均呈低信号 延迟期强化
血管肉瘤	右心房室、心腔内、壁内及心包	红色，边界不规则，常有正常心肌浸润	血管丰富、心肌浸润、多形性、坏死和有丝分裂	T_1、T_2 信号混杂，不均匀强化（"辐射"状）
其他肉瘤	左心房（后壁或顶部常见）、心腔内、壁内及心包	黏液样或质硬、表面粗糙，常有正常心肌浸润	心肌浸润、多形性、坏死和有丝分裂。可见钙化或骨骼	等 T_1 信号 高 T_2 信号， 强化不均匀且多变
淋巴瘤	右心房、心腔内、壁内、心外膜	灰白色融合结节沿心外膜和心肌分布	多为非典型恶性 B 淋巴细胞增生伴广泛的间质浸润和心肌细胞坏死	等 T_1 和 T_2 信号 无强化或强化多变

经许可引自 Basso C，Rizzo S，Valente M，Thiene G. Cardiac masses and tumours. *Heart*, 2016 Aug 1; 102（15）: 1230–45. doi: 10.1136/heartjnl-2014–306364. © 2016 BMJ Publishing Group, Ltd, and the British Cardiovascular Society 版权所有

表 40-2 心脏及心旁肿瘤和肿物特征的恶性预测价值

项 目	敏感度	特异度	阳性预测值	阴性预测值
位置	0.86	0.58	0.58	0.86
信号不均匀	0.86	0.48	0.53	0.84
周围组织浸润	0.64	0.70	0.58	0.74
直径> 5cm	0.55	0.78	0.67	0.68

（续表）

项 目	敏感度	特异度	阳性预测值	阴性预测值
心包积液	0.50	0.88	0.73	0.73
胸腔积液	0.50	0.91	0.79	0.73
增强后信号强化程度	0.88	0.34	0.42	0.83

经许可引自 Hoffmann U，Globits S，Schima W，Loewe C，Puig S，Oberhuber G，Frank H. Usefulness of magnetic resonance imaging of cardiac and paracardiac masses. *Am J Cardiol*. 2003；92：890–5. © 2003 Excerpta Medica，Inc 版权所有，Elsevier 出版

推 荐 阅 读

[1] Beroukhim RS, Prakash A, Buechel ER, et al. Characterization of cardiac tumors in children by cardiovascular magnetic resonance imaging: a multicenter experience. *J Am Coll Cardiol*. 2011;58: 1044–54.

[2] Fussen S, De Boeck BW, Zellweger MJ, et al. Cardiovascular magnetic resonance imaging for diagnosis and clinical management of suspected cardiac masses and tumours. *Eur Heart J*. 2011;32: 1551–60.

[3] Hoffmann U, Globits S, Schima W, et al. Usefulness of magnetic resonance imaging of cardiac and paracardiac masses. *Am J Cardiol*. 2003;92:890–5.

[4] Motwani M, Kidambi A, Herzog BA, Uddin A, Greenwood JP, Plein S. MR imaging of cardiac tumors and masses: a review of methods and clinical applications. *Radiology*. 2013;268:26–43.

[5] Randhawa K, Ganeshan A, Hoey ET. Magnetic resonance imaging of cardiac tumors: part 1, sequences, protocols, and benign tumors. *Curr Probl Diagn Radiol*. 2011;40:158–68.

[6] Randhawa K, Ganeshan A, Hoey ET. Magnetic resonance imaging of cardiac tumors: part 2, malignant tumors and tumor-like conditions. *Curr Probl Diagn Radiol*. 2011;40:169–79.

参 考 文 献

[1] Auger D, Pressacco J, Marcotte F, Tremblay A, Dore A, Ducharme A. Cardiac masses: an integrative approach using echocardiography and other imaging modalities. *Heart*. 2011;97:1101–9.

[2] Motwani M, Kidambi A, Herzog BA, Uddin A, Greenwood JP, Plein S. MR imaging of cardiac tumors and masses: a review of methods and clinical applications. *Radiology*. 2013;268:26–43.

[3] Beroukhim RS, Prakash A, Buechel ER, et al. Characterization of cardiac tumors in children by cardiovascular magnetic resonance imaging: a multicenter experience. *J Am Coll Cardiol*. 2011;58:1044–54.

[4] Fussen S, De Boeck BW, Zellweger MJ, et al. Cardiovascular magnetic resonance imaging for diagnosis and clinical management of suspected cardiac masses and tumours. *Eur Heart J*. 2011;32:1551–60.

[5] Hoffmann U, Globits S, Schima W, et al. Usefulness of magnetic resonance imaging of cardiac and paracardiac masses. *Am J Cardiol*. 2003;92:890–5.

[6] Randhawa K, Ganeshan A, Hoey ET. Magnetic resonance imaging of cardiac tumors: part 1, sequences, protocols, and benign tumors. *Curr Probl Diagn Radiol*. 2011;40:158–68.

[7] Randhawa K, Ganeshan A, Hoey ET. Magnetic resonance imaging of cardiac tumors: part 2, malignant tumors and tumor-like conditions. *Curr Probl Diagn Radiol*. 2011;40:169–79.

[8] Pazos-López P, Pozo E, Siqueira ME, et al. Value of CMR for the differential diagnosis of cardiac masses. *JACC Cardiovasc Imaging*. 2014;7:896–905.

[9] Tumma R, Dong W, Wang J, Litt H, Han Y. Evaluation of cardiac masses by CMR-strengths and pitfalls: a tertiary center experience. *Int J Cardiovasc Imaging*. 2016;32:913–20.

第 41 章 心脏良性肿瘤
Benign cardiac tumours

Cristina Basso Peter T Buser Stefania Rizzo Massimo Lombardi Gaetano Thiene 著
高一峰 译   杨 琳 徐 磊 校

一、肌细胞分化的良性肿瘤

横纹肌瘤

1. 病理形态学

横纹肌瘤可发生在心脏的任何部位，可位于心肌内或位于腔内并附着于右心室和左心室心肌上，为有蒂或无蒂的肿物。其通常为多个无包膜的白色或灰色结节状肿块，大小从几毫米到几厘米。在组织学上，肿瘤由增大的、空泡化的横纹肌细胞组成，细胞质中有丰富的糖原沉积，由于细胞质从中央细胞核向细胞外围呈放射状延伸，故镜下呈特征性的"蜘蛛细胞"外观[1-4]。

2. CMR 表现

与心肌相比，肿瘤在 SSFP 电影序列上呈低信号，增强后呈等信号，在 T_1 加权压脂序列上呈等信号，在 T_2 加权压脂序列上可能呈稍高信号。在所有序列中，肿瘤呈均匀信号表现[5,9]（图 41-1）。

二、多能间充质细胞分化的良性肿瘤

（一）心脏黏液瘤

1. 病理形态学

黏液瘤通常为椭圆形或球形的、边界清晰

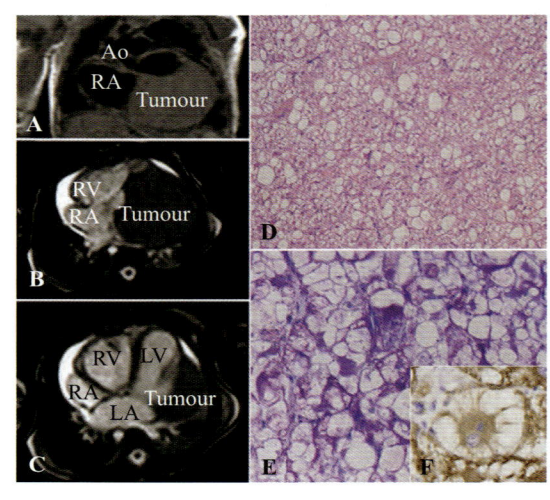

▲ 图 41-1 横纹肌瘤
左心室心肌壁内肿物的 CMR 和组织学特征。心电触发屏气质子密度（BH-PD）T_1 加权快速自旋回波序列（T_1WI FSE）冠状位图像（A）显示一巨大均匀等信号肿物累及左心室壁。心电触发屏气 SSFP 电影轴位图像（B）显示心脏肿物累及室间隔。心电触发屏气 SSFP 电影四腔心图像（C）未见心内梗阻。注射钆对比剂后，肿物未见显著强化。组织病理学显示，肿胀的肌细胞体积增大，细胞质清晰，细胞核位于中央（D），通过细胞质链与细胞外围相连（即蜘蛛细胞）；由于细胞质中有大量糖原沉积，增大的细胞呈空泡状（E）。免疫组化显示横纹肌细胞肌球蛋白染色呈阳性（F），符合心脏横纹肌瘤表现
Ao. 主动脉；RA. 右心房；Tumour. 肿瘤；RV. 右心室；LV. 左心室；LA. 左心房

的、可移动的心内膜肿物，大多（75%）位于左心房，但也可位于右心房（图 41-2 至图 41-4）。肿块可带蒂，在近卵圆窝处有细小附着点，也可以为宽基底的无蒂黏液瘤。瘤体大小不一，有报道瘤体直径可高达 15cm。大体观察，黏液瘤可

以呈表面光滑的实性肿块，有时可呈分叶状，也可以有绒毛及多个易碎的复叶。肿物表面可形成血栓。肿物切面可见肿块内成分不均匀，混有坏死、囊变及纤维化的黏液样区和出血区。肿物可以发生钙化，当钙化广泛时，可呈结石样外观（结石黏液瘤）。在组织学上，典型的黏液瘤细胞（所谓的贴壁生长型细胞）是嵌在黏液样基质中，含有不定量的蛋白聚糖、胶原和弹性蛋白。这些成分要么独立存在，要么形成"血管样"的聚集体。常见厚壁血管附着于心内膜附近，而较小的血管分布于肿物内。腺体成分少见。肿瘤内还可见出血、富含含铁血黄素的巨噬细胞和（或）铁质沉积物、炎症细胞、纤维化、囊性变、坏死、血栓形成及钙化和化生骨形成[1-3]（图41-5）。

2. CMR 表现

由于含有多种组织学成分，因此黏液瘤在 CMR 各序列上的信号表现不同。在某些罕见情况下，肿物可以在所有序列中均呈低信号，这与组织病理学上的出血和血红蛋白沉积有关[10]。通常，与心肌信号相比，肿块在 T_1 加权 FSE 序列上呈低信号，T_2 加权 FSE 序列呈高信号，SSFP 电影序列中，与心肌信号比呈高信号并伴有低信号区，与血池信号比则呈低信号。首过灌注可见轻度强化，且肿块一半以上的区域可见不均匀延迟强化[6, 7]。

（二）弹性纤维瘤

1. 病理形态学

弹性纤维瘤为带蒂的、边界清楚的心内肿物，通常 < 1.5cm，且与瓣膜关系密切（图41-6）。大体观察，肿物通常呈灰白色、质软。

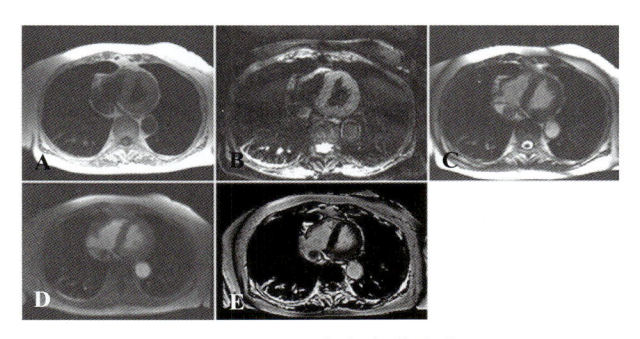

▲ 图 41-3　右心房黏液瘤

肿物边界清楚、呈球形、可移动、带蒂并附着在房间隔的右侧。A. 肿物在 T_1 加权 FSE 序列上，与正常心肌比，呈等信号；B. T_2 加权 FSE 序列呈等信号，部分边缘呈环形高信号；C. 在 SSFP 电影序列上呈稍高信号；D. 首过灌注未见强化；E. 未见延迟强化

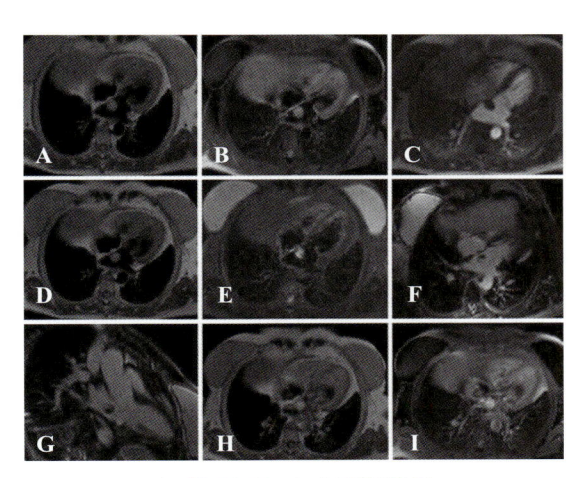

▲ 图 41-2　左心房黏液瘤

左心房内附着于房间隔的圆形肿块。在不同类型的图像中，肿块均呈不均匀信号表现。在黑血 TSE T_1 序列上，与心肌信号强度相同（A）；黑血 TSE T_1 压脂序列呈稍高信号（B）；在 SSFP 电影序列上，与心肌信号强度相同（C）；黑血 TSE 质子加权像呈稍高信号（D）；T_2 STIR 序列呈明显高信号（E）；GRE-IR 延迟强化图像（LGE 图像）可见对比剂不均匀摄取（F 和 G）；黑血 TSE T_1 序列（H）及黑血 TSE T_1 压脂序列（I）略有对比剂不均匀摄取

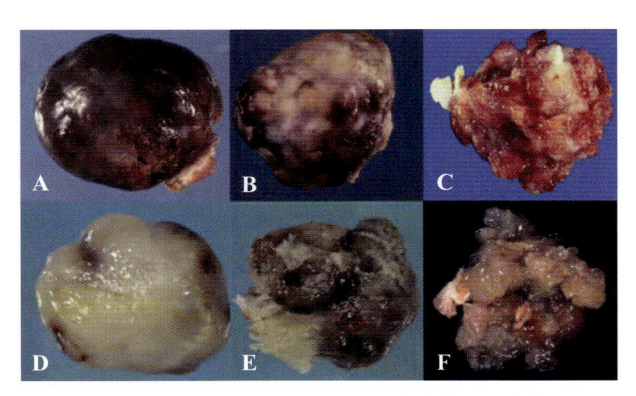

▲ 图 41-4　手术切除的心脏黏液瘤大体特征

A. 表面光滑、质软、黏稠，色黄白；B. 表面光滑，质软且可见出血，呈深棕色；C. 表面呈多结节样，质软，黏液样，可见出血；D. 表面光滑，质韧，可见钙化（"结石黏液瘤"）；E. 表面可见绒毛，质软易碎，黏液样；F. 表面可见绒毛，质软易碎，黏液样并伴有血栓形成。需注意呈短柄状的附着端（B、C、E 和 F）

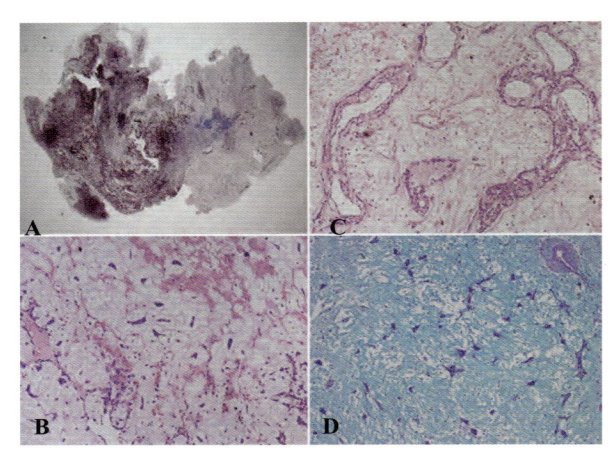

▲ 图 41-5 黏液瘤的组织学特征
A. 全景组织学显示不同质的组织成分，黏液区和出血区交替出现；B. 黏液瘤细胞（所谓的贴壁生长型细胞），通常包埋在黏液样基质中；C. 黏液瘤细胞形成"血管样"聚集体；D. 黏液样基质，富含蛋白聚糖

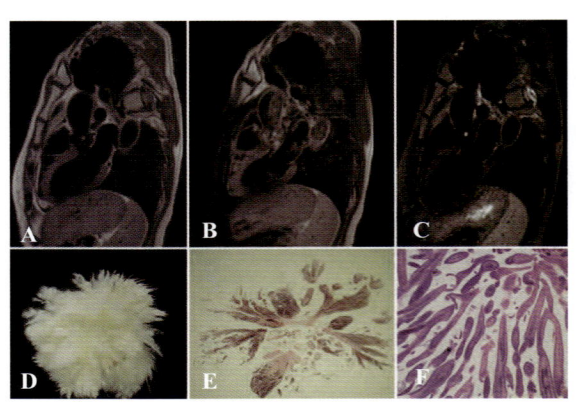

▲ 图 41-6 主动脉瓣乳头状弹性纤维瘤
病灶为附着在主动脉瓣尖上的小圆形肿物。A. 小肿物在黑血 TSE T_1 序列上呈稍高信号；B. 对比剂摄取量非常少；C. T_2 STIR 序列呈高信号；D. 手术切除的主动脉瓣肿物大体病理观察显示呈乳头状外观，类似水中的海葵；E. 组织学显示多个无血管纤维弹性分叶从主干分出；F. 更高放大倍数下的弹性纤维分叶

弹性纤维瘤有多个乳头状分叶，尤其是当浸入水中时可具有类似海葵样的外观。在组织学上，从主干分出的每个分叶都由一个中央无血管的弹性核心组成，被富含蛋白聚糖的黏液层覆盖，并排列有单层内皮细胞。于分叶内可发现急性期和机化的血栓，也可发生纤维化或钙化。

2. CMR 表现

由于肿物的体积小、活动度大，用 CMR 对其进行检测具有相当的挑战性。在 T_1 和 T_2 加权 FSE 序列上，肿物与心肌相比呈等信号，且在压脂序列上无明显信号抑制。在 SSFP 电影序列上，与心肌相比，这些高活动度的肿物呈低信号。首过灌注通常无强化，但可见均匀的延迟强化，这反映了纤维弹性组织内钆的积聚[7,8]。

（三）血管瘤

1. 病理形态学

约 75% 的血管瘤患者呈肌壁内生长，其余 25% 则为心房或心室腔内生长。肿物的大小差异很大，偶尔直径可 > 8cm。根据组织病理学特征，血管瘤可分为 3 种类型：①海绵状血管瘤（多发扩张的薄壁血管）；②毛细血管血管瘤（较小的毛细血管样血管）；③动静脉血管瘤或环状动脉瘤（发育不良的畸形动脉和静脉）。

2. CMR 表现

与心肌相比，血管瘤在 T_1 加权 FSE 序列上呈等信号或稍高信号，T_2 加权 FSE 序列呈明显高信号。首过灌注可见肿物呈明显的、向心性的进行性强化，延迟强化序列上可见病灶外周结节样强化和向心进行性填充，有时可因肿物的钙化和分隔而出现不均匀强化[11]。

三、肌成纤维细胞分化的良性肿瘤

心脏纤维瘤

1. 病理形态学

大体观上，纤维瘤通常为单发、质韧、边界清楚、色白、螺纹样外观，且几乎总是生长在肌壁内，通常位于右心室、左心室游离壁内或室间隔内（图 41-7）。这种肿瘤体积可十分巨大，直径甚至可达 8cm，从而导致心室腔的阻塞和（或）无法手术切除，以至于最终需要进行心脏移植[4,12,13]。在组织学上，肿物成分均匀，其内有成纤维细胞与丰富的胶原蛋白和弹性纤维混合，并经常包裹一些心肌细胞。肿块无包膜，通常延伸到周围的心肌中。这些肿瘤内偶尔可见淋巴单核细胞聚集和钙化区域。

2. CMR 表现

在 T_1 和 T_2 加权 FSE 序列上，根据纤维组织成分的密度不同，与心肌相比，肿块呈不均匀的等/低信号。在 SSFP 电影序列上肿物信号多变。与正常心肌相比，心肌标记序列未见肿物变形[7, 14, 15]。首过灌注可表现为无强化、不均匀强化或轻度强化，而几乎总是可见不均匀的延迟强化伴中心低强化。

四、其他

（一）脂肪瘤

1. 病理形态学

脂肪瘤呈黄色、质软、光滑、均匀、边界清楚、有包膜，通常为单发。肿物可呈息肉状或带蒂，可发生在心脏的任何部位，尤其好发于脏层和壁层心包。在组织学上，脂肪瘤为成熟脂肪细胞形成的局限性肿块，包裹在薄的纤维胶原网中，并形成纤维包膜。临床工作中，我们不应将脂肪瘤与房间隔脂肪瘤样增厚相混淆，房间隔脂肪瘤样增厚是一种无包膜的良性病变，其典型特征为房间隔处的成熟脂肪细胞增生并混杂肥大的心肌细胞。

2. CMR 表现

脂肪瘤与所有磁共振序列中皮下脂肪的信号强度一致。而房间隔脂肪瘤样增厚，其脂肪组织未被包裹，表现为房间隔的弥漫性增厚，并延伸到邻近的右心房后壁，不累及卵圆窝[6]。在 T_1 和 T_2 加权 FSE 序列和 SSFP 电影序列上，脂肪瘤呈高信号，首过灌注和延迟强化序列中均无强化表现，而使用脂肪抑制序列应能够抑制其信号强度（图 41-8）[7, 8, 16, 17]。

（二）房室结囊性肿瘤

1. 病理形态学

该肿瘤更准确地说属于一种内胚层发育停滞。它表现为位于右侧房间隔基底部膜部间隔区域的局限性隆起。囊肿可能不甚明显。在组织学上，它由多个不同大小的囊肿组成，这些囊肿可能含有液体，通常由柱状、过渡型或鳞状细胞排

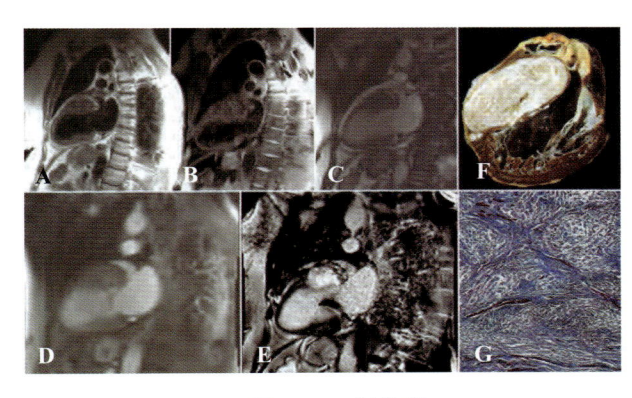

▲ 图 41-7 纤维瘤

前间隔壁基底段纤维瘤。与正常心肌相比，肿物在 T_1 FSE 加权像（A）、T_2 FSE 加权像（B）、SSFP 电影序列（C）和首过灌注序列（D）中均呈等信号。肿物在延迟强化序列上呈显著强化（E）。间隔壁纤维瘤的大体病理照片可见间隔壁心肌内一个边界清楚的白色质韧肿块（F）。在组织学上，它由分布均匀的胶原束构成（G）

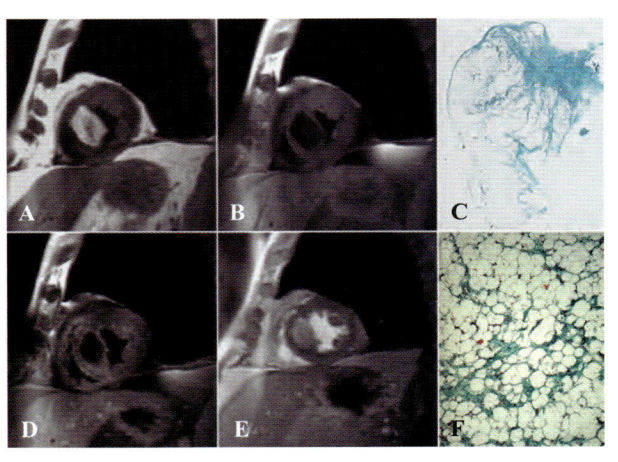

▲ 图 41-8 脂肪瘤

肿物位于心室中央段间隔壁内，边界非常清晰。A. 与正常心肌相比，病灶呈高信号；B. 脂肪抑制序列可见其信号被抑制；C. 增强后未见强化；D.SSFP 电影序列呈稍高信号；E. 手术切除的脂肪瘤的全景组织学图像；F. 局部特写可见伴有间质纤维化的成熟脂肪细胞

列而成。房室结发生移位或缺失。

2. CMR 表现

由于房室结囊性肿瘤的诊断大多数是在尸检或出于其他原因对心脏进行影像学检查时偶然确立的，仅有少数患者报告中有 CMR 结果[18]。肿物可有钙化和囊性成分，其内有富含蛋白质的液体。与心肌相比，肿瘤在 T_1 加权 FSE 序列上通常呈高信号，T_2 加权 FSE 序列呈高信号或等信号。

推 荐 阅 读

[1] Basso C, Rizzo S, Valente M, Thiene G. Cardiac masses and tumours. *Heart*. 2016;102:1230–45.

[2] Colin GC, Dymarkowski S, Gerber B, Michoux N, Bogaert J. Cardiac myxoma imaging features and tissue characteristics at cardiovascular magnetic resonance. *Int J Cardiol*. 2016;202:950–51.

[3] Fang L, He L, Chen Y, Xie M, Wang J. Infiltrating lipoma of the right ventricle involving the interventricular septum and tricuspid valve: report of a rare case and literature review. *Medicine (Baltimore)*. 2016;95:e2561.

[4] Fussen S, De Boeck BW, Zellweger MJ, et al. Cardiovascular magnetic resonance imaging for diagnosis and clinical management of suspected cardiac masses and tumours. *Eur Heart J*. 2011;32:1551–60.

[5] Gravina M, Casavecchia G, Totaro A, et al. Left ventricular fibroma: what cardiac magnetic resonance imaging may add? *Int J Cardiol*. 2014;176:e63–e65.

[6] Padalino MA, Vida VL, Bhattarai A, et al. Giant intramural left ventricular rhabdomyoma in a newborn. *Circulation*. 2011;124:2275–7.

[7] Randhawa K, Ganeshan A, Hoey ET. Magnetic resonance imaging of cardiac tumors: part 1, sequences, protocols, and benign tumors. *Curr Probl Diagn Radiol*. 2011;40:158–68.

[8] Suzuki K, Matsushita S, Suzuki H, et al. Cystic tumor of the atrioventricular node: computed tomography and magnetic resonance imaging findings. *J Thorac Imaging*. 2014;29:W97–W9.

参 考 文 献

[1] Basso C, Rizzo S, Valente M, Thiene G. Cardiac masses and tumours. *Heart*. 2016;102:1230–45.

[2] Basso C, Valente M, Thiene G. *Cardiac Tumor Pathology*. New York, NY: Springer Humana Press; 2013.

[3] Travis WD, Brambilla E, Burke AP, Marx A, Nicholson AG. *WHO Classification of Tumours of the Lung, Pleura, Thymus and Heart*. Lyon: IARC Press; 2015.

[4] Padalino MA, Vida VL, Boccuzzo G, et al. Surgery for primary cardiac tumors in children: early and late results in a multicenter European Congenital Heart Surgeons Association study. *Circulation*. 2012;126:22–30.

[5] Beroukhim RS, Prakash A, Buechel ER, et al. Characterization of cardiac tumors in children by cardiovascular magnetic resonance imaging: a multicenter experience. *J Am Coll Cardiol*. 2011;58:1044–54.

[6] Fussen S, De Boeck BW, Zellweger MJ, et al. Cardiovascular magnetic resonance imaging for diagnosis and clinical management of suspected cardiac masses and tumours. *Eur Heart J*. 2011;32:1551–60.

[7] Randhawa K, Ganeshan A, Hoey ET. Magnetic resonance imaging of cardiac tumors: part 1, sequences, protocols, and benign tumors. *Curr Probl Diagn Radiol*. 2011;40:158–68.

[8] Tumma R, Dong W, Wang J, Litt H, Han Y. Evaluation of cardiac masses by CMR-strengths and pitfalls: a tertiary center experience. *Int J Cardiovasc Imaging*. 2016;32:913–20.

[9] Padalino MA, Vida VL, Bhattarai A, et al. Giant intramural left ventricular rhabdomyoma in a newborn. *Circulation*. 2011;124:2275–7.

[10] Colin GC, Dymarkowski S, Gerber B, Michoux N, Bogaert J. Cardiac myxoma imaging features and tissue characteristics at cardiovascular magnetic resonance. *Int J Cardiol*. 2016;202:950–1.

[11] Tomasian A, Iv M, Lai C, Krishnam MS. Cardiac hemangioma: features on cardiovascular magnetic resonance. *J Cardiovasc Magn Reson*. 2007;9:873–6.

[12] Valente M, Cocco P, Thiene G, et al. Cardiac fibroma and heart transplantation. *J Thorac Cardiovasc Surg*. 1993;106:1208–12.

[13] Nathan M, Fabozzo A, Geva T, Walsh E, del Nido PJ. Successful surgical management of ventricular fibromas in children. *J Thorac Cardiovasc Surg*. 2014;148:2602–8.

[14] Padalino MA, Basso C, Thiene G, Stellin G. Images in cardiovascular medicine: Giant right ventricular fibroma in an infant. *Circulation*. 2002;106:386.

[15] Gravina M, Casavecchia G, Totaro A, et al. Left ventricular fibroma: what cardiac magnetic resonance imaging may add? *Int J Cardiol*. 2014;176:e63–e5.

[16] Salanitri JC, Pereles FS. Cardiac lipoma and lipomatous hypertrophy of the interatrial septum: cardiac magnetic resonance imaging findings. *J Comput Assist Tomogr*. 2004;28:852–6.

[17] Fang L, He L, Chen Y, Xie M, Wang J. Infiltrating lipoma of the right ventricle involving the interventricular septum and tricuspid valve: report of a rare case and literature review. *Medicine (Baltimore)*. 2016;95:e2561.

[18] Suzuki K, Matsushita S, Suzuki H, et al. Cystic tumor of the atrioventricular node: computed tomography and magnetic resonance imaging findings. *J Thorac Imaging*. 2014;29:W97–W9.

第 42 章 心脏恶性肿瘤
Malignant tumours

Cristina Basso　Peter T Buser　Stefania Rizzo　Massimo Lombardi　Gaetano Thiene　著
高一峰　译　杨琳　徐磊　校

一、肉瘤

（一）血管肉瘤

1. 病理形态学

血管肉瘤是一种菜花样、深棕色或黑色、具有出血性及侵袭性的右心房肿物，其大小不等，突入心房腔，边界不清，常延伸至右心室及心包，若累及心包会导致血性心包积液[1-3]（图 42-1）。

在组织学上，血管肉瘤通常分化良好，免疫染色 CD31 阳性率 > 90%。其血管管腔形态不规则，呈网状及正弦曲线样，并可见频繁有丝分裂的多形性细胞。于镜下常可观察到间变性梭形细胞。细胞质丰富的圆形细胞是上皮样变异血管肉瘤的特征。肿瘤内常见坏死和出血区域。

2. CMR 表现

在 CMR 上，由于肿瘤组织坏死和高铁血红蛋白形成，与心肌相比，血管肉瘤在 T_1 加权 FSE 序列上表现为等信号，T_2 加权 FSE 序列呈低信号。在 SSFP 电影序列上，由于坏死和出血，肿物表现为高信号伴其内低信号区。由于有粗大血管形成，肿块内可见血管流空信号。在对比增强时，首过灌注可见"日光样"的显著强化，延迟强化时可见肿块边缘强化而中央无强化[4-6]。

（二）其他类肉瘤

1. 平滑肌肉瘤

呈均匀、质韧、灰白色腔内生长的肿块，通常位于左心房后壁，可侵及肺静脉或肺动脉漏斗部及肺动脉。在组织学上，肿块由梭形细胞束组成，具有坏死区和高有丝分裂活动。免疫组化通常有肌间线蛋白表达[1-3, 7]。

2. 未分化多形性肉瘤

呈息肉样的心内膜肿瘤，可无蒂或带蒂，典型

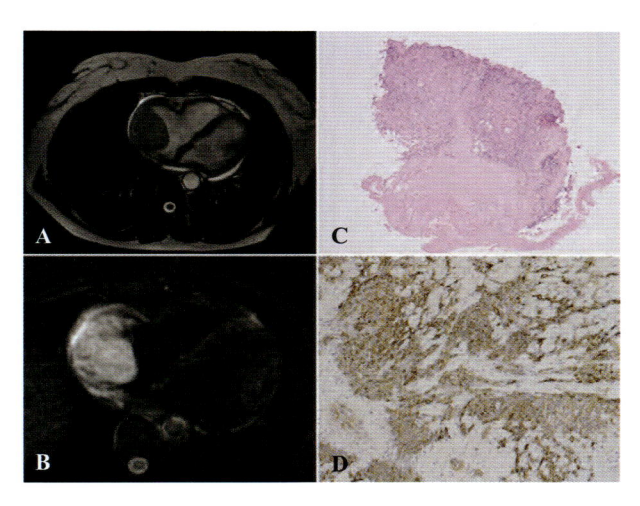

▲ 图 42-1　右心房血管肉瘤，右心房内可见一卵圆形的大肿物
A. SSFP 电影序列图像；B. T_2 加权图像显示肿物呈高信号，可见肿瘤对心房前壁和后壁均有非常明显的侵袭；C. 心肌心内膜活检标本显示纤维组织和非典型多形性梭形细胞增生；D. CD31 和Ⅷ因子细胞染色呈阳性，符合血管肉瘤

者位于左心房，与黏液瘤类似。肿块可侵及肺静脉和肺实质。病灶可呈均匀的灰白色或由于出血和坏死导致颜色混杂。在组织学上，黏液纤维肉瘤构成细胞广泛，但以未分化类型为主，且具有显著的多形性。常具有席纹状结构和不同含量的胶原基质，且易见有丝分裂活动、巨细胞和坏死。

3. 黏液纤维肉瘤

一种以基于心内膜生长的、大部均质的肿瘤，肿块突入心房腔内。组织学上，黏液纤维肉瘤表现为黏液样基质内无明显多形性的梭形或圆形细胞。无坏死，也没有轮辐状结构或明显的多形性。

4. 其他

心脏横纹肌肉瘤是一种巨大的、实性的侵袭性肿块，切面呈灰白色，可发生在任何腔室的心肌内，很少呈腔内生长。大多数心脏横纹肌肉瘤是胚胎型的，而肺泡型和多形性型者少见。免疫组化染色显示平滑肌肌动蛋白、肌间线蛋白及成肌素阳性。

心脏骨肉瘤通常表现为结节状肿块，具有侵袭性，边缘不规则，也可表现为带蒂肿块伸入血管腔或心腔内。切面呈不均匀、质硬、白色，有出血、坏死和骨性区域。在组织学上，可以观察到分化良好的小梁状骨肉瘤区域，以及分化差的骨基质性肉瘤区。约一半的患者中存在软骨肉瘤区域。大多数肿瘤表达平滑肌肌动蛋白，软骨区域中表达S100蛋白。

脂肪肉瘤通常生长于心房腔内，为黄色、有时呈黏液样的松质肿块。在组织学上，可描述为多形性和黏液样脂肪肉瘤亚型。

滑膜肉瘤通常为息肉状，表面光滑，好发于心房和心包。肿物可呈白褐色或红褐色伴有出血、坏死或囊性病灶，也可表现为均匀、肉质样肿物。发生于心脏的肿物中仅可见到单相梭形细胞和双相（梭形细胞和上皮细胞）变异体这两种组织学类型。可通过梭形细胞束之间水肿的存在

与纤维肉瘤进行组织学鉴别。肿块内可见钙化。有报道称其上皮抗体免疫染色呈阳性。

5. CMR 表现

与心肌相比，横纹肌肉瘤、平滑肌肉瘤和未分化肉瘤在 T_1 加权 FSE 序列上呈等信号，在 T_2 加权 FSE 序列上呈等或稍高信号（平滑肌肉瘤）（图42-2）。纤维肉瘤和脂肪肉瘤在 T_1 和 T_2 加权序列呈不均匀信号。脂肪肉瘤中很少含有大量肉眼可见的脂肪和坏死，但可见出血。骨肉瘤在 T_1 加权 FSE 序列上呈低信号，在 T_2 加权 FSE 序列上呈高信号，钙化常见。注射对比剂后，大多数肉瘤由于肿块内存在坏死和出血而表现出不均匀强化[4]。

二、心脏淋巴瘤

（一）病理形态学

原发性心脏淋巴瘤主要累及右心，呈巨大

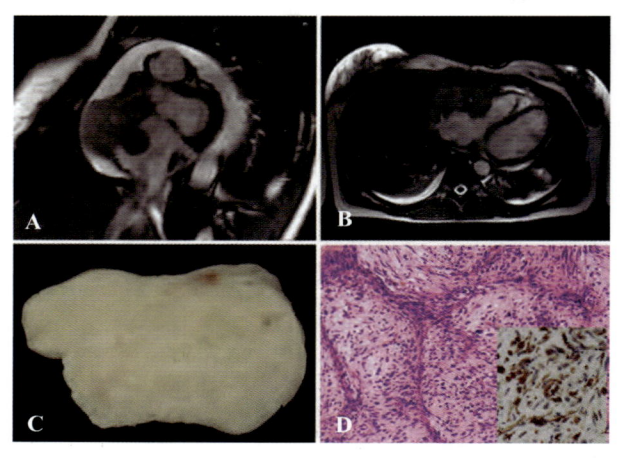

▲ 图 42-2 右心肉瘤（术中组织学诊断为平滑肌肉瘤）
房室沟水平短轴位 SSFP 电影序列（A）及轴位 SSFP 电影序列（B），可见肿块较大，表面不规则，侵及右心房前壁和下壁（A）及整个三尖瓣房室沟，完全包裹右冠状动脉，但未导致血管闭塞（B）。病变进一步延伸至右心室前壁（B）。可见心包和胸腔积液。在 SSFP 电影序列（A 和 B）上，与正常心肌相比，肿物呈等信号。手术切除后的肉瘤大体病理可注意到肿块呈质硬、油脂样的外观（C）。组织学检查（D）可见多形性细胞呈轮辐状排列于黏液样基质中，细胞肌间线蛋白染色（D，右下方插图）呈阳性，符合平滑肌肉瘤的诊断

或多个灰白色的结节样肿块，可侵及心包并伴有血性心包积液。在组织学上，最常见的亚型为弥漫大 B 细胞淋巴瘤，占所有患者的 75% 以上。CD20、CD19 和 CD79a 阳性为其特征性表现。肿瘤细胞类似中心母细胞或免疫母细胞。需除外原发性纵隔大 B 细胞淋巴瘤引起的继发性心脏改变[1-3]。

（二）CMR 表现

与心肌相比，淋巴瘤在 T_1 加权 FSE 序列上倾向于等信号，在 T_2 加权 FSE 序列上倾向于局部高信号，相应地，在 T_2 mapping 序列上其 T_2 弛豫时间可有显著异常（高达 140ms）[7]（图 42-3 和图 42-4）。注射钆对比剂后，首过灌注轻度强化，延迟强化不均匀强化，为淋巴瘤的特征表现[4, 8-10]。

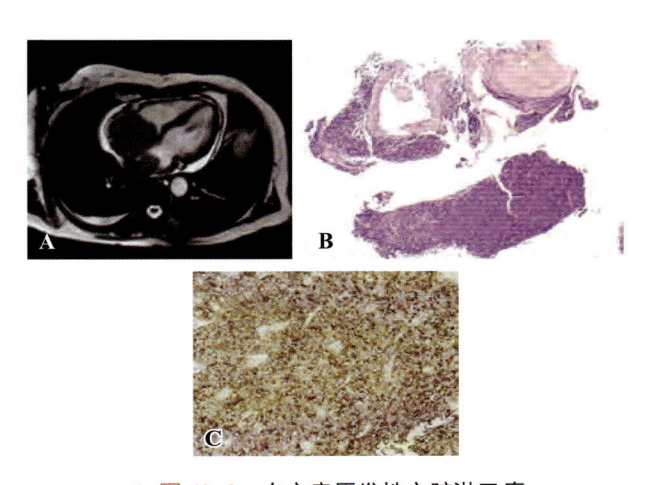

▲ 图 42-3　右心房原发性心脏淋巴瘤
A. CMR 显示右心房腔内肿块；B. 心内膜心肌活检样本显示非典型多形性大淋巴细胞增生；C. CD20 细胞染色阳性，符合原发性 B 细胞淋巴瘤

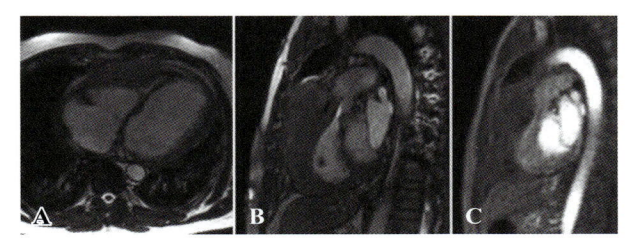

▲ 图 42-4　右侧原发性心脏淋巴瘤
轴位（A）和矢状位（B）SSFP 电影序列显示巨大不规则肿块侵及整个右心室前壁，部分延伸至三尖瓣房室沟；可见少量心包积液。在 SSFP 电影序列上，与正常心肌相比，肿块信号不均匀，呈等信号伴局灶性信号缺失。矢状位首过灌注呈伴有局灶性黑点的不均匀强化（C），黑点代表局灶性坏死

推荐阅读

[1] Baessler B, Rudolf V, Friedrichs N, Maintz D, Bunck AC. Case of myocardial relapse of a T-cell lymphoma after hematopoietic stem cell transplantation demonstrated by cardiovascular magnetic resonance and endomyocardial biopsy. *Circulation*. 2014;130:e44–e7.

[2] Colin GC, Symons R, Dymarkowski S, Gerber B, Bogaert J. Value of CMR to differentiate cardiac angiosarcoma from cardiac lymphoma. *JACC Cardiovasc Imaging*. 2015;8:744–6.

[3] Deetjen AG, Conradi G, Mölmann S, Hamm CW, Dill T. Cardiac angiosarcoma diagnosed and characterized by cardiac magnetic resonance imaging. *Cardiol Rev*. 2006;14:101–3.

[4] Mazzola A, Spano JP, Valente M, et al. Leiomyosarcoma of the left atrium mimicking a left atrial myxoma. *J Thorac Cardiovasc Surg*. 2006;131:224–6.

[5] Randhawa K, Ganeshan A, Hoey ET. Magnetic resonance imaging of cardiac tumors: part 2, malignant tumors and tumor-like conditions. *Curr Probl Diagn Radiol*. 2011;40:169–79.

[6] Travis WD, Brambilla E, Burke AP, Marx A, Nicholson AG. *WHO Classification of Tumours of the Lung, Pleura, Thymus and Heart*. Lyon: IARC Press; 2015.

参考文献

[1] Basso C, Rizzo S, Valente M, Thiene G. Cardiac masses and tumours. *Heart*. 2016;102:1230–45.

[2] Basso C, Valente M, Thiene G. *Cardiac Tumor Pathology*. New York, NY: Springer Humana Press; 2013.

[3] Travis WD, Brambilla E, Burke AP, Marx A, Nicholson AG. *WHO Classification of Tumours of the Lung, Pleura, Thymus*

and Heart. Lyon: IARC Press; 2015.

[4] Randhawa K, Ganeshan A, Hoey ET. Magnetic resonance imaging of cardiac tumors: part 2, malignant tumors and tumor-like conditions. *Curr Probl Diagn Radiol*. 2011;40:169–79.

[5] Colin GC, Symons R, Dymarkowski S, Gerber B, Bogaert J. Value of CMR to differentiate cardiac angiosarcoma from cardiac lymphoma. *JACC Cardiovasc Imaging*. 2015;8:744–6.

[6] Deetjen AG, Conradi G, Mölmann S, Hamm CW, Dill T. Cardiac angiosarcoma diagnosed and characterized by cardiac magnetic resonance imaging. *Cardiol Rev*. 2006;14:101–3.

[7] Mazzola A, Spano JP, Valente M, *et al*. Leiomyosarcoma of the left atrium mimicking a left atrial myxoma. *J Thorac Cardiovasc Surg*. 2006;131:224–6.

[8] Randhawa K, Ganeshan A, Hoey ET. Magnetic resonance imaging of cardiac tumors: part 1, sequences, protocols, and benign tumors. *Curr Probl Diagn Radiol*. 2011;40:158–68.

[9] Baessler B, Rudolf V, Friedrichs N, Maintz D, Bunck AC. Case of myocardial relapse of a T-cell lymphoma after hematopoietic stem cell transplantation demonstrated by cardiovascular magnetic resonance and endomyocardial biopsy. *Circulation*. 2014;130:e44–e7.

[10] Pagé M, Grasso AE, Carpenter JP, Sheppard MN, Karwatowski SP, Mohiaddin RH. Primary Cardiac Lymphoma: Diagnosis and the Impact of Chemotherapy on Cardiac Structure and Function. *Can J Cardiol*. 2016;32:931.

第 43 章 转移瘤
Metastatic tumours

Cristina Basso　Peter T Buser　Stefania Rizzo　Massimo Lombardi　Gaetano Thiene　著
高一峰　译　杨琳　徐磊　校

一、病理形态学

肿瘤的心脏转移较为罕见，但若仔细查阅，其发病率似乎并没有预期的那么低，为 2.3%～18.3%[1]。虽然还未有恶性肿瘤先转移到心脏的实例，但有些肿瘤确实比其他肿瘤更常累及心脏。

Bussani 等的系列研究表明[2]，心脏转移率最高的肿瘤是胸膜间皮瘤（48.4%），而后依次为黑色素瘤（27.8%）、肺腺癌（21%）、未分化癌（19.5%）、肺鳞癌（18.2%）和乳腺癌（15.5%）。其他心脏转移率较高的肿瘤包括卵巢癌（10.3%）、淋巴骨髓增生性肿瘤（9.4%）、支气管肺泡癌（9.8%）、胃癌（8%）、肾癌（7.3%）和胰腺癌（6.4%）。2/3 的心脏转移会累及心包，1/3 累及心外膜或心肌，只有 5% 累及心内膜。

二、CMR 表现

心脏转移瘤具有恶性肿瘤的特征且信号多变，通常（60%）在应用对比剂后发生强化（图 43-1）。肿瘤可以累及所有心腔，在 22% 的患者中发现有多心腔受累[3]。除了黑色素瘤，CMR 信号无明显特异性。由于黑色素缩短 T_1 弛豫时间的特性，可使黑色素转移瘤在 T_1 加权 FSE 序列上呈高信号，T_2 加权 FSE 序列呈低信号，SSFP 电影序列呈中到低信号。但该信号表现只在少数患者中可见，因为 T_1 信号强度是与转移瘤中的实际黑色素含量相关的。此外，无色素性黑色素瘤的转移也不具有这些典型信号特征。血性心包积液的检出率较高[1, 4]。

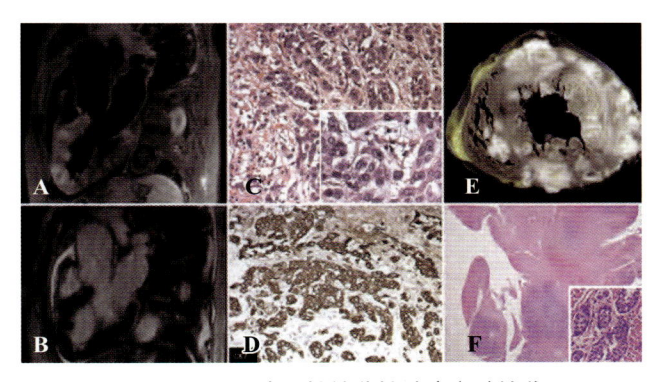

▲ 图 43-1　隐匿性转移性肺癌心脏转移

A. CMR 心肌组织特征，长轴位 T_2 压脂序列显示多个高信号结节；B. 注射对比剂后 T_1 反转恢复序列延迟强化扫描显示在相同部位有不均匀的钆对比剂摄取。可注意到多发结节累及整个室间隔；C. 经支气管活检，组织学显示不规则样腺体的弥漫性浸润，伴有细胞异型性；D. 免疫组化显示显著的 CK7 细胞质免疫反应；E. 尸检显示心脏横轴位切面上可见白色、质硬的转移结节；F. 组织学显示心肌内结节由肿瘤上皮组织增生构成（右下方插图）[经许可引自 Perazzolo MM, Thiene G, De Lazzari M, et al. Concealed metastatic lung carcinoma presenting as acute coronary syndrome with progressive conduction abnormalities. *Circulation*.2012 Mar27；125（12）：e499-502.]

推荐阅读

[1] Allen BC, Mohammed TL, Tan CD, Miller DV, Williamson EE, Kirsch JS. Metastatic melanoma to the heart. *Curr Probl Diagn Radiol*. 2012;41:159–64.

[2] Bussani R, De-Giorgio F, Abbate A, Silvestri F. Cardiac metastasis. *J Clin Pathol*. 2007;60:27–34.

[3] Pun SC, Plodkowski A, Matasar MJ, *et al*. Pattern and prognostic implications of cardiac metastases among patients with advanced systemic cancer assessed with cardiac magnetic resonance imaging. *J Am Heart Assoc*. 2016; 5: e003368.

[4] Villa A, Eshja E, Dallavalle S, Bassi EM, Turco A. Cardiac metastases of melanoma as first manifestation of the disease. *J Radiol Case Rep*. 2014;8:8–15.

参考文献

[1] Villa A, Eshja E, Dallavalle S, Bassi EM, Turco A. Cardiac metastases of melanoma as first manifestation of the disease. *J Radiol Case Rep*. 2014;8:8–15.

[2] Bussani R, De-Giorgio F, Abbate A, Silvestri F. Cardiac metastasis. *J Clin Pathol*. 2007;60:27–34.

[3] Pun SC, Plodkowski A, Matasar MJ, *et al*. Pattern and prognostic implications of cardiac metastases among patients with advanced systemic cancer assessed with cardiac magnetic resonance imaging. *J Am Heart Assoc*. 2016;5:e003368.

[4] Allen BC, Mohammed TL, Tan CD, Miller DV, Williamson EE, Kirsch JS. Metastatic melanoma to the heart. *Curr Probl Diagn Radiol*. 2012;41:159–64.

第 44 章 心包肿瘤

Pericardial tumours

Cristina Basso　Peter T Buser　Stefania Rizzo　Massimo Lombardi　Gaetano Thiene　著

高一峰　译　杨琳　徐磊　校

心包肿瘤

本章内容包括孤立性纤维肿瘤、根据分化程度进行分类的心包肉瘤、心包间皮瘤和生殖细胞肿瘤[1-3]。

症状与心包腔内的肿物病变有关，主要包括心包炎和心包积液。

孤立性纤维肿瘤是一种成纤维细胞肿瘤，具有特征性的组织学表现，可见圆形或梭形细胞、纤维基质，且常见血管外皮细胞瘤样脉管系统。在 CT 上，孤立性纤维肿瘤表现为均匀的、边界清楚的分叶状肿块，通常邻近心包表面。CMR 上，肿块呈 T_1WI 等低信号，T_2WI 高信号。

心包最常见的原发恶性肿瘤是心包间皮瘤。虽然罕见，但在所有心脏和心包原发肿瘤中其占比可达约 3%，在所有间皮瘤中占比 < 2%[3]。肿瘤起源于间皮细胞或呈间皮样分化。与胸膜间皮瘤一样，大多数心包间皮瘤为弥漫性恶性间皮瘤。心包间皮瘤的活体诊断之所以具有挑战性，主要是因为其较为罕见。超声心动图、CT 和 CMR 显示心包弥漫性增厚，伴有肿瘤结节和积液，与心包缩窄类似[4]。心包间皮瘤是局部侵袭性肿瘤，可侵及胸膜并包裹心脏和大血管。

最后，心包内生殖细胞肿瘤起源于心包内的生殖细胞，大多发生在婴儿或儿童时期。迄今为止，所有报道的心包内生殖细胞肿瘤都为畸胎瘤或卵黄囊瘤。畸胎瘤通常是多囊性的，可含有大片实性区域和骨质。肿块通过蒂附着于大血管上，直接由主动脉供血。

推荐阅读

[1] Fernandes R, Nosib S, Thomson D, Baniak N. A rare cause of heart failure with preserved ejection fraction: primary pericardial mesothelioma masquerading as pericardial constriction. *BMJ Case Rep*. 2014;2014: bcr2013203194.

[2] Travis WD, Brambilla E, Burke AP, Marx A, Nicholson AG. *WHO Classification of Tumours of the Lung, Pleura, Thymus and Heart*. Lyon: IARC Press; 2015.

参考文献

[1] Basso C, Rizzo S, Valente M, Thiene G. Cardiac masses and tumours. *Heart*. 2016;102:1230–45.

[2] Basso C, Valente M, Thiene G. *Cardiac Tumor Pathology*. New York, NY: Springer Humana Press; 2013.

[3] Travis WD, Brambilla E, Burke AP, Marx A, Nicholson AG. *WHO Classification of Tumours of the Lung, Pleura, Thymus and Heart*. Lyon: IARC Press; 2015.

[4] Fernandes R, Nosib S, Thomson D, Baniak N. A rare cause of heart failure with preserved ejection fraction: primary pericardial mesothelioma masquerading as pericardial constriction. *BMJ Case Rep*. 2014;2014: bcr2013203194.

第 45 章 心脏血栓
Cardiac thrombi

Cristina Basso　Peter T Buser　Stefania Rizzo　Massimo Lombardi　Gaetano Thiene 著
高一峰 译　杨琳 徐磊 校

一、病理形态学

心脏血栓是最常见的心内肿块，位于心房腔、心室腔内，也可两者均有。它们在大小、形态和活动度方面差异很大，通常呈均匀、褐色外观，表面粗糙、易碎，并随着时间的推移发生钙化。组织学上，急性期血栓可见纤维蛋白网包裹血细胞，而成纤维细胞、肉芽组织和新生血管是机化血栓的特征[1, 2]。

二、CMR 表现

心内血栓的信号在 T_1 加权像上大多与心肌信号强度相似，在 50% 的患者中，T_2 加权像可呈稍高信号。与肿瘤相比，血栓通常体积更小且质地更均匀，增强后显示良好（表 45-1）。肿瘤在 T_2 加权像上通常呈高信号。值得注意的是，在 LGE 图像上，需要延长反转时间来更好地确定血栓的存在。反转时间≥ 422ms 可获得最佳的诊断准确度[3]。T_1 和 T_2 加权像、首过灌注和 LGE 图像相结合通常可让术者增加对诊断的信心。然而，在许多患者中，心腔内血栓可能仅在梗死后患者的 LGE 图像中偶然发现并确诊。实际上，心内血栓性物质的存在常与节段性室壁运动异常和瘢痕的存在相关。

三、肿块及肿瘤部分总结

心脏肿瘤患者的治疗需要肿瘤科医生、病理科医生、外科医生和影像科医生之间非常紧密的交流。这不仅仅适用于手术前的诊断阶段，同样也适用于随访阶段，因为许多患者在术后需要定期进行影像学复查。由于可以提供一些独特的影像学信息、无电离辐射、使用不含碘对比剂，CMR 非常适合心脏和心旁肿物的诊断和随访。CMR 不仅可以精确定位肿瘤，还可以鉴别肿瘤良恶性，在某些情况下，甚至可以确定肿瘤类型。

表 45-1 磁共振征象在鉴别血栓和肿瘤方面的诊断准确性

项 目	敏感性（%）	特异性（%）	PPV（%）	NPV（%）	准确性（%）
直径＜2.4cm	84	78	88	72	82
面积＜4.1cm²	89	80	89	79	86
信号均匀	99	54	81	96	84
活动度	87	33	72	56	69
T_2 加权高信号	58	85	81	65	71
首过灌注（−）	96	70	81	93	85
LGE（−）	95	71	86	88	87
T_1 时间≥422ms	67	80	77	71	73

NPV. 阴性预测值；PPV. 阳性预测值；LGE. 心肌延迟强化（经许可引自 Pazos-López P, Pozo E, Siqueira ME, García-Lunar I, Cham M, Jacobi A, Macaluso F, Fuster V, Narula J, Sanz J. Value of CMR for the differential diagnosis of cardiac masses. *JACC Cardiovasc Imaging*, 2014; 7: 896–905, https://doi.org/10.1016/j.jcmg.2014.05.009.© 2014 American College of Cardiology Foundation 版权所有，Elsevier 出版）

推荐阅读

[1] Basso C, Rizzo S, Valente M, Thiene G. Cardiac masses and tumours. *Heart*. 2016;102:1230–45.

[2] Basso C, Valente M, Thiene G. *Cardiac Tumor Pathology*. New York, NY: Springer Humana Press; 2013.

[3] Randhawa K, Ganeshan A, Hoey ET. Magnetic resonance imaging of cardiac tumors: part 1, sequences, protocols, and benign tumors. *Curr Probl Diagn Radiol*. 2011;4:158–68.

参考文献

[1] Basso C, Rizzo S, Valente M, Thiene G. Cardiac masses and tumours. *Heart*. 2016;102:1230–45.

[2] Basso C, Valente M, Thiene G. *Cardiac Tumor Pathology*. New York, NY: Springer Humana Press; 2013.

[3] Randhawa K, Ganeshan A, Hoey ET. Magnetic resonance imaging of cardiac tumors: part 1, sequences, protocols, and benign tumors. *Curr Probl Diagn Radiol*. 2011;4:158–68.

第十篇

先天性心脏病
Congenital heart disease

第 46 章	概述	504
第 47 章	先天性心脏病的节段分析法	506
第 48 章	先天性心脏病及婴幼儿心脏磁共振序列优化	513
第 49 章	用于手术规划的 CMR 新技术	519
第 50 章	分流的评估	526
第 51 章	肺循环：肺动脉和肺静脉评估	533
第 52 章	三尖瓣 Ebstein 畸形	542
第 53 章	先天性主动脉疾病	549
第 54 章	大动脉转位磁共振成像	557
第 55 章	法洛四联症磁共振成像	569
第 56 章	右心室双出口	581
第 57 章	单心室和手术治疗	588

第 46 章 概述

Introduction

Emanuela R Valsangiacomo Buechel　Vivek Muthurangu　著
张　楠　译　戴沁怡　徐　磊　校

在先天性心脏病（congenital heart disease，CHD）患者的诊断和随访过程中，CMR 得到了越来越广泛的应用。利用 CMR，可以通过任意平面扫描，实现心内结构和血管解剖形态评价，以及标准化功能测量（包括心室体积、功能和血流等）。因此，CMR 可以对先天性心脏病的患者进行一站式检查。

先天性心脏病儿童诊断过程中，当 TTE 无法提供完整的解剖和（或）血流动力学信息时，推荐进行 CMR 检查[1]。成年先天性心脏病患者接受 CMR 检查[2]的主要目的是对血流动力学和解剖[3]进行准确的连续性的评估。近年来先天性心脏病影像学评价的指南中提出，CMR 在法洛四联症和大动脉转位术后患者的多模态成像评价中起到了核心作用[4,5]。

近年来发表了多篇先天性心脏病患者 CMR 检查指南，从临床适应证和扫描方法的角度给出了规范化的建议[6,7]。但是，扫描者需要具备先天性心脏病相关的专业知识，来获得良好的图像质量，并对复杂畸形进行正确的扫描和解读[8,9]。对于先天性心脏病复杂畸形的评价，CMR 检查仍然具有相当的挑战性。CMR 不能简单地被视为是一种评估先天性心脏病解剖的影像学方法，同时也是评估心血管功能无创性方法。功能学结果的评价和解读，需要影像科和临床医生了解不同畸形的血流动力学特点。

此外，扫描者必须对不同的 CMR 序列扫描技术非常熟悉，还要了解如何使采集参数适应患者的个人需求（如婴幼儿患者快心率和心脏结构较小，以及成人先天性心脏病患者屏气能力有限）。由于先天性心脏病的心血管解剖往往较为复杂，推荐由专业人员进行 CMR 图像扫描。

本章概述了先天性心脏病影像学检查方法和常见畸形，其中 CMR 具有重要的临床诊断作用。

参 考 文 献

[1] Prakash A, Powell AJ, Geva T. Multimodality noninvasive imaging for assessment of congenital heart disease. *Circ Cardiovasc Imaging*. 2010;3:112–25.

[2] Kilner PJ, Geva T, Kaemmerer H, Trindade PT, Schwitter J, Webb GD. Recommendations for cardiovascular magnetic resonance in adults with congenital heart disease from the respective working groups of the European Society of Cardiology. *Eur Heart J*. 2010;31:794–805.

[3] Baumgartner H, Bonhoeffer P, De Groot NMS, *et al*. ESC Guidelines for the management of grown-up congenital heart disease (new version 2010). The Task Force on the Management of Grown-up Congenital Heart Disease of the European Society

of Cardiology (ESC). 2010;31:2915–57.

[4] Valente AM, Cook S, Festa P, *et al*. Multimodality imaging guidelines for patients with repaired tetralogy of Fallot: A Report from the American Society of Echocardiography: developed in collaboration with the Society for Cardiovascular Magnetic Resonance and the Society for Pediatric Radiology. *J Am Soc Echocardiogr*. 2014;27:111–41.

[5] Cohen MS, Eidem BW, Cetta F, *et al*. Multimodality imaging guidelines of patients with transposition of the great arteries: A Report from the American Society of Echocardiography developed in collaboration with the Society for Cardiovascular Magnetic Resonance and the Society of Cardiovascular Computed Tomography. *J Am Soc Echocardiogr*. 2016;29:571–621.

[6] Fratz S, Chung T, Greil GF, *et al*. Guidelines and protocols for cardiovascular magnetic resonance in children and adults with congenital heart disease: SCMR expert consensus group on congenital heart disease. *J Cardiovasc Magn Reson*. 2013; 15:1–26.

[7] Valsangiacomo Buechel ER, Grosse-Wortmann L, Fratz S, *et al*. Indications for cardiovascular magnetic resonance in children with congenital and acquired heart disease: an expert consensus paper of the Imaging Working Group of the AEPC and the Cardiovascular Magnetic Resonance Section of the EACVI. *Eur Heart J Cardiovasc Imaging*. 2015;16:281–97.

[8] Thomas JD, Zoghbi WA, Beller GA, *et al*. ACCF 2008 training statement on multimodality noninvasive cardiovascular imaging: A Report of the American College of Cardiology Foundation/American Heart Association/American College of Physicians Task Force on Clinical Competence and Training developed in collaboration with the American Society of Echocardiography, the American Society of Nuclear Cardiology, the Society of Cardiovascular Computed Tomography, the Society for Cardiovascular Magnetic Resonance, and the Society for Vascular Medicine. *J Am Coll Cardiol*. 2009;53:125–46.

[9] Helbing WA, Mertens L, Sieverding L. Recommendations from the Association for European Paediatric Cardiology for training in congenital cardiovascular magnetic resonance imaging. *Cardiol Young*. 2006;16:410–12.

第 47 章 先天性心脏病的节段分析法

Segmental approach to congenital heart disease

Carla Frescura　Gaetano Thiene　著
张　楠　译　杨　琳　徐　磊　校

一、概述

先天性心脏病主要是心脏结构的各种发育缺陷，同时能够引起心腔及血管内正常血流紊乱。

诊断先天性心脏病必须使用通用术语，不仅包括单纯的心房和心室间隔缺损，还包括心腔、血管顺序及连接异常。心腔顺序的改变，决定了血流的变化。

De La Cruz[1, 2] 及 Van Praagh[3] 提出，心脏是由不同的节段按照顺序形成的。Bob Anderson 和一些英国学派[4-8] 提出了精确的分类方法，即"心腔的顺序定位"。

正常心脏被看作是一座 3 层楼的建筑，其中心房是地基，心室是一层，大动脉是二层。各层之间通过房室瓣及大动脉瓣互相连接，同时也通过房、室间隔完全隔开。建立心室和血管的顺序是规划外科修复的先决条件，目的是重建正确的血流，建立正常的肺循环和体循环顺序，并且相互完全分离。

在心脏病理学的方法中，有两个基本步骤，包括解剖部位、心腔和血管的鉴别，以及心脏结构的部位和连接的识别。

二、心脏解剖

心脏位于胸部中部，1/3 位于身体中线的右侧，2/3 位于左侧。心尖部指向左侧（左位心）。心脏轮廓呈梯形，右心缘由右心房和上腔静脉构成，下缘由右心室构成。左心室和部分左心耳形成左心缘。大动脉构成梯形的上部，主动脉位于右侧，肺动脉位于左侧。

每个心腔都有解剖学特征，可以进行形态学识别。特征性的结构在正常，以及病理性心脏中均一直存在，而部分结构可能在心脏畸形时发生缺失。我们将前者定义为"恒定结构"，后者定义为"附属结构"。附属结构存在时，对形态识别有很大的帮助。

三、心房

每个心房都是由平滑的窦部构成的。右心房接受体静脉回流（上、下腔静脉和冠状窦）。左心房接受肺静脉血回流（表 47-1）。通过引流静脉作为鉴别标准是不准确的，因为静脉可能存在异常连接，例如在无脾或多脾综合征中。

表 47-1 心房的解剖标志

结构类型	右心房	左心房
恒定结构	• 右心耳呈三角形，与心房交界呈宽基底相连 • 心耳内和房室交界处的界嵴和多个梳状肌	• 左心耳呈长管状，与心房交界呈窄基底相连 • 没有界嵴，只有心耳内的梳状肌
附属结构	• 上下腔静脉与冠状窦引流 • 伴有卵圆窝和其边缘结构的房间隔	• 肺静脉回流 • 带卵圆孔瓣的房间隔

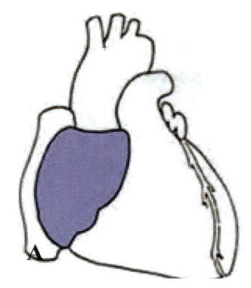

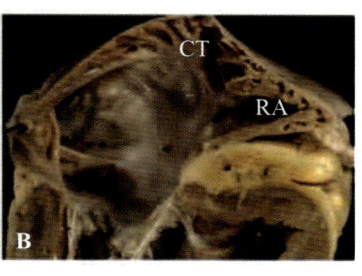

▲ 图 47-1 右心房的解剖标志
A. 右心耳宽三角形形态；B. 右心房解剖切面。注意右心耳（RA）和心房之间的连接处，以及界嵴（CT）和梳状肌的存在

此外，房间隔的形态（包括右侧有边缘的卵圆窝和左侧的卵圆孔瓣）只能用于判定房间隔完整的心脏，但不能用于存在心房缺损或无房间隔的心脏。

心房耳是始终存在的，可以用于识别心房形态，包括病理性心脏（表 47-1）。右心耳呈现一个宽阔的三角形，与心房呈宽基底相连（图 47-1）。房耳和房室交界处周围有多块梳状肌。在上腔静脉和心耳之间有一个突出的肌嵴（界嵴），它与多块梳状肌相连。

左心耳同样是一个始终存在的形态标志，呈长管状，与左心房呈窄基底相连（图 47-2）。房耳内可见梳状肌，在房室交界处不存在类似于界嵴的突出肌肉结构。

四、心室

心室由 3 个不同的部分组成，包括流入道、心尖和流出道。流入道部分从房室交界处延伸至房室瓣膜的乳头肌附着处；心尖部呈小梁状并形成心室腔的大部分，流出道延伸至心室-动脉（VA）交界处。

右心室偏前，流入道包含三尖瓣，由三片瓣叶组成。与二尖瓣不同的是，并不是所有的

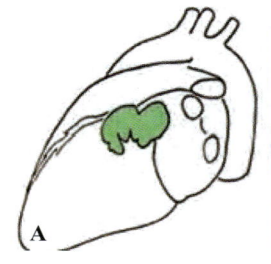

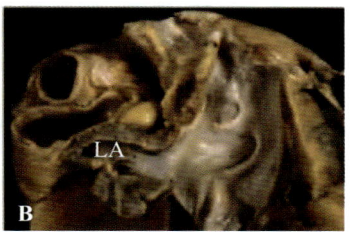

▲ 图 47-2 左心房的解剖标志
A. 左心耳外部形状示意图，呈长管状；B. 左心房的内部解剖，左心耳（LA）与心房之间呈窄基底相连。左心房耳内可见短的梳状肌

瓣叶都是通过腱索附着在主乳头肌上的。实际上，三尖瓣隔叶显示多条腱索直接附着在室间隔（图 47-3 和表 47-2）。然而，三尖瓣的特点是存在微小的隔侧乳头肌，也被称为 Lancisi 肌，伸入隔缘肉柱（TSM），支持间隔和前叶之间的连合（图 47-3）。这些解剖学标记（Lancisi 肌和三尖瓣隔叶隔膜上多个附着物）在有瓣膜时很有用，但在没有瓣膜的三尖瓣闭锁的心脏中就没有用了。

右心室心尖也总是存在于病理性心脏中，伴有粗糙的肌小梁和特定的肌肉结构（图 47-2 和表 47-2）。最突出的结构是 TSM，其近端通过调节束与前乳头肌相连，远端分叉成两条，一条前缘与游离壁相连，另一条后缘位于室间隔膜部。之间存在室上嵴，它覆盖了右心室腔，并在三尖瓣和肺动脉瓣之间造成了肌肉不连续。

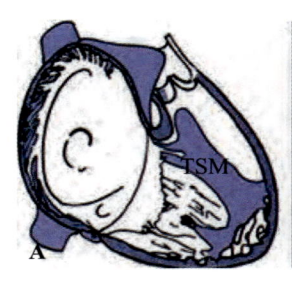

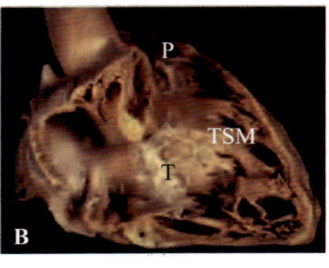

▲ 图 47-3 右心室的解剖标志

A. 示意图：存在一个突出的肌肉结构——隔缘肉柱（TSM），并通过调节束与三尖瓣的前乳头肌相连；B. 在超声心动图的标准切面上显示右心腔的相应解剖标本。三尖瓣隔叶（T）显示多个腱索直接插入室间隔。肌性漏斗位于三尖瓣和肺动脉瓣之间（P）。右心室心尖-小梁部分以粗大的小梁和 TSM 的存在为特征

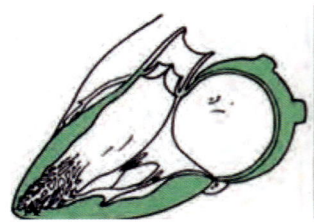

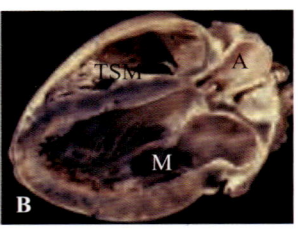

▲ 图 47-4 左心室的解剖标志

A. 左心室的示意图，心尖部有细小的肌小梁，基底部间隔光滑。二尖瓣和主动脉瓣之间有纤维性连接；B. 左心室解剖。二尖瓣（M）未见腱索插入室间隔。注意识别右心室的 TSM

瓣尖和右瓣瓣尖下方构成膜性隔膜。

五、大血管

在正常心脏中，肺动脉起源于右心室，位于左前。而主动脉起源于左心室的后方，位于右后（表 47-3）。大动脉呈螺旋状，流出道相互交叉。

肺动脉会发出左右肺动脉分支，因此易于辨认。而主动脉发出冠状动脉和头臂血管。

动脉导管未闭存在时，与肺动脉干相连，使肺循环和降主动脉相通。

所有大动脉的解剖学标记都被认为是附属结构，因为它们在不同的心脏畸形中往往表现多样。

六、心腔顺序分析

在对心腔和血管进行解剖学判定之后，就可以进行顺序分析了。

心脏是由 3 个确定的部分组成，包括心房、心室和大动脉。心房在房室交界处与心室相连，心室在心室大动脉交界处与大动脉相连（图 47-5）[3-8]。

这些结构（心房相对于心室，心室相对于大动脉）的正确连接保证了正常的血液流动。而单个结构（右心室相对于左心室，肺动脉相对于主

表 47-2 心室的解剖标志

结构类型	右心室	左心室
恒定结构	• 肌小梁形态粗糙 • 室间隔边缘存在肌小梁 • 具有内侧乳头肌（Lancisi 肌）	• 肌小梁形态细腻 • 基底段室间隔光滑 • 心尖部细小的小梁
附属结构	• 三尖瓣伴室间隔内腱索插入 • 三尖瓣和肺动脉瓣之间存在肌性结构	• 二尖瓣，无室间隔内腱索插入 • 二尖瓣和主动脉瓣之间的纤维性连接

与嵌在房室瓣之间的左心室流出道不同，右心室流出道位于前部，距离三尖瓣很远。肺动脉瓣比主动脉瓣高，因此流出道间隔的一部分将左心室和右心室流出道分开，另一部分将肺动脉漏斗与主动脉窦部分开。

左心室位于左后位，特征是心尖部有细小的小梁，基底部光滑（图 47-4 和表 47-2）。心室内没有明显的间隔肌束。流入道部分包含完全由乳头肌支撑的二尖瓣，同时不合并室间隔内腱索插入（图 47-4）。在二尖瓣和主动脉瓣之间没有肌间隔，主动脉与二尖瓣前叶形成纤维连接。

室间隔由约 95% 的肌肉组织和 5% 的纤维组织组成。纤维成分位于室间隔的基底部，在无瓣

表 47-3 大血管的解剖标志

肺动脉	主动脉
• 肺动脉主干位于左前	• 主动脉位于右后
• 肺动脉瓣和三尖瓣之间存在肌肉组织不连续	• 主动脉瓣和二尖瓣之间存在纤维连接
• 发出肺动脉分支	• 发出冠状动脉和头臂动脉
• 肺动脉干与动脉导管连接	

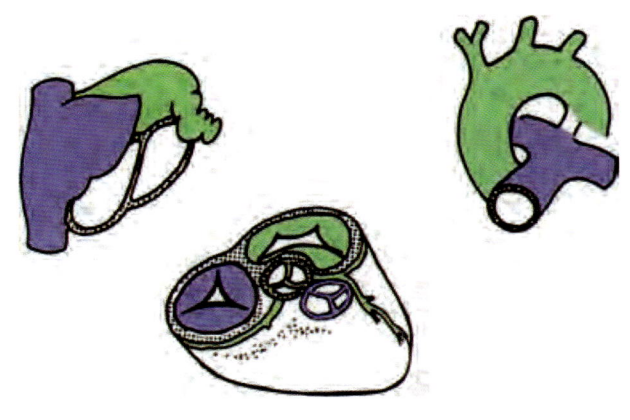

▲ 图 47-5 心腔的顺序

正常心脏可分为 3 个部分，包括心房、心室和大动脉，它们在房－室和心室－动脉交界处相互连接

动脉）的空间关系不那么重要，因为它们不影响血流的顺序。

七、心房位

节段性方法的第一步是确定心房位，包括心房的形态和位置[6]（框 47-1）。

框 47-1 心房位
- 正位
- 反位（镜面）
- 右心房异构
- 左心房异构

心房正位时，形态右心房位于右侧，形态左心房位于左侧（图 47-6A）。三叶肺和短主支气管位于右侧，双叶肺和长主支气管位于左侧。在没有异常静脉引流的情况下，全身静脉血（上腔静脉、下腔静脉和冠状窦）回流至右心房。肺静脉回流至左心房。隔膜下，肝脏在腹部的右侧，胃和脾脏在腹部的左侧。

心房反位是心房正位的镜像形态，横膈膜上方及下方脏器，包括心房、肺和内脏的位置与正常情况相反。形态学右侧结构位于左侧，形态学左侧结构位于右侧（图 47-6B）。

在某些情况下，心房和肺的形态是对称的，

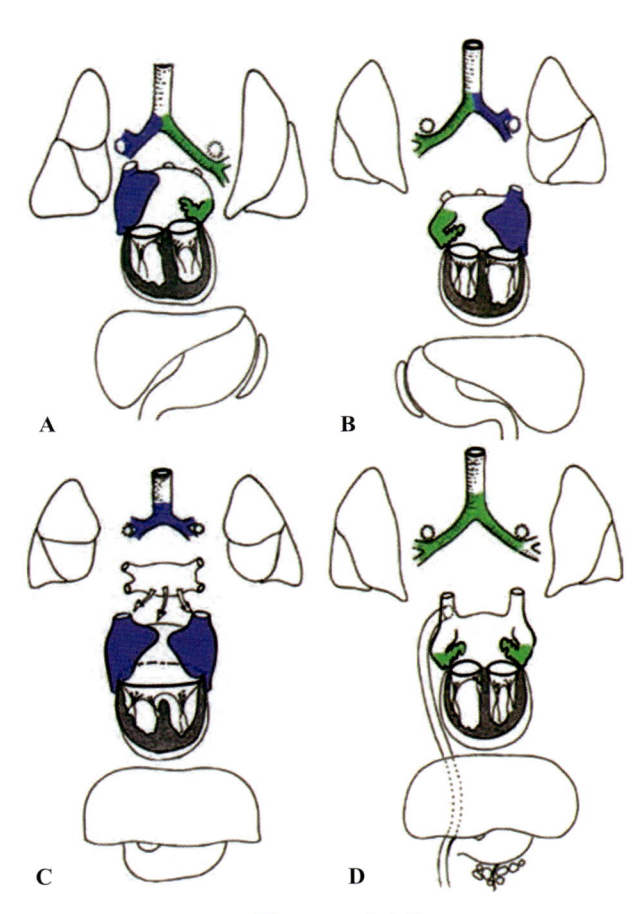

▲ 图 47-6 心房位

A. 心房正位，形态学右心房位于右侧，形态学左心房位于左侧。三叶肺和短的主支气管位于右侧，双叶肺和长的主气管位于胸腔的左侧。B. 心房反位是心房正位的镜面形态。C. 右心房异构时，两个心耳形态均为右心房耳形态，双侧肺呈三叶状，支气管较短。膈下有腹部器官异位，脾通常缺失（无脾综合征）。D. 左心房异构时，双侧心耳和肺均呈左侧形态，双侧支气管较长。腹部器官异位，通常为多脾（多脾综合征）

第 47 章　先天性心脏病的节段分析法
Segmental approach to congenital heart disease

509

均表现为右侧或左侧的形态（图 47-6C 和 D）。

右心房异构表现为两心房耳均呈右心房耳形态，双侧肺具有三叶肺和短的对称支气管。完全性肺静脉异位引流发生率较高，脾脏可能缺失（无脾综合征）。

左心房异构的特点是双侧心房耳呈左心耳形态，双侧均为双叶肺和长支气管。常见下腔静脉中断并伴有奇静脉延续进入上腔静脉，合并多脾（多脾综合征）。左、右心房异构均与膈下器官异位相关。

八、房室连接

心房位确定后，需要明确心房与心室的连接。

当两心房分别与单一心室相连时，房室连接为双心室；当两个心房与单一心室相连时，房室连接为单心室（框 47-2）。

框 47-2　房室连接
双心室 　－ 房室连接一致 　－ 房室连接不一致 　－ 心室异构（左或右） **单心室** 　－ 心室缺如：右或左 　－ 双流入道：右心室型、左心室型、未定型心室

当心房正位或反位时，双心室的房室连接分为：①房室连接一致（形态学右心房与右心室相连，形态学左心房与左心室相连）（图 47-7A）；②房室连接不一致（形态学右心房与左心室相连，形态学左心房与右心室相连）[9]（图 47-7B）。

在心房异构的患者中，双心室与心房之间的房室连接是不确定的。这时，心室空间关系的定义直接通过位置命名（形态学右心室位于右侧或左侧）。

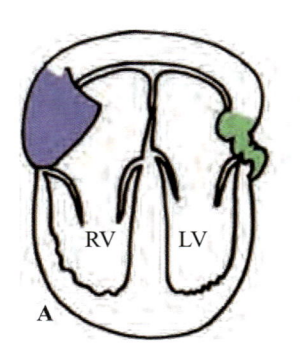

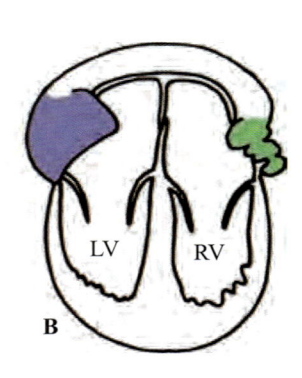

▲ 图 47-7　心房正位，双心室房室连接
A. 房室连接一致：右心房与右心室连接，左心房与左心室连接；B. 房室连接不一致，右心房与左心室相连，左心房与右心室相连
LV. 左心室；RV. 右心室

单心室的情况下，往往分为两种情况，一种是一侧房室瓣不存在（分别为三尖瓣闭锁和二尖瓣闭锁）[10-11]，另一种为两个心房大部分（>75%）通过两个独立或共同的房室瓣（双流入道）连接到单一心室腔（图 47-8）[12-14]。在所有单心室连接的患者中，优势心室腔可以是右心室、左心室或极少数未定型的心室。应该强调的是，大多数情况下存在第二个发育不良的心室腔。

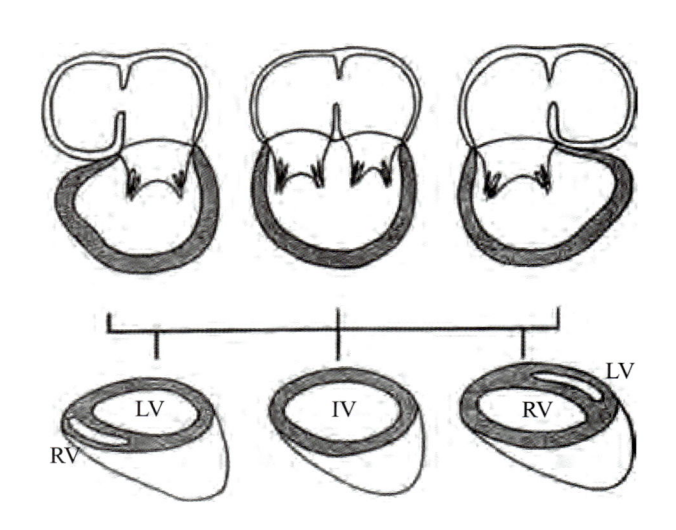

▲ 图 47-8　单心室房室连接示意图
一侧房室瓣膜缺失或两侧房室瓣连接至单一心室腔，此时单一心室可以为形态学左心室、形态学右心室或未定型
IV. 未定型心室；LV. 左心室；RV. 右心室

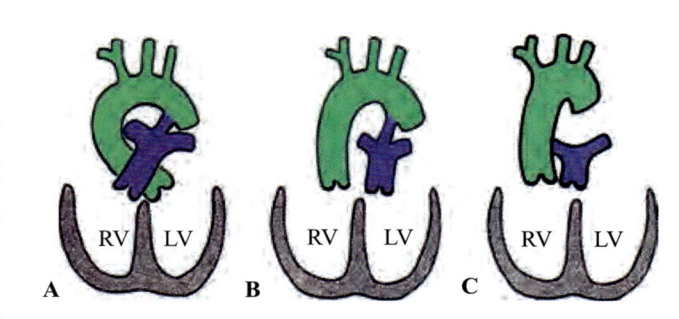

九、心室－大动脉连接

心室－大动脉连接是心脏节段分析的最后一步（框 47-3）。

框 47-3　心室－大动脉连接

- 连接一致
- 连接不一致：大动脉转位
- 双出口：右心室双出口、左心室双出口、未定型心室双出口
- 单一流出道
  - 单主动脉流出道（肺动脉闭锁）
  - 单肺动脉流出道（主动脉闭锁）
  - 共同动脉干

在正常心脏中，心室－大动脉连接一致，此时肺动脉起自右心室，主动脉起自左心室（图 47-9A）。当主动脉起源于右心室，肺动脉起源于左心室时，心室－大动脉连接不一致[15]（图 47-9B）。

心房正位或心房反位情况下，房－室连接一致，而心室－大动脉连接不一致时，称为完全性大动脉转位[16]。房－室连接和心室－大动脉连接不一致合并存在时称为矫正性大动脉转位[17]。

完全性大动脉转位，体循环和肺循环是平行运行的，只有在合并心房或心室水平分流或动脉导管未闭的情况下，患者才能存活。矫正性大动脉转位，房－室和心室－大动脉水平的双重连接异常，维持正常的血液循环，术语"校正性"指的是血液循环校正。

心室双出口时，两条大动脉或一条半以上的大动脉来自同一个心室腔。最常见的是右心室双出口[17]（图 47-9C）。

当只有一条大血管自心脏发出时，就会出现单一流出道的情况。可以是肺动脉闭锁[18-19]、主动脉闭锁[20] 或共同动脉干[21]（图 47-10）。

心室和大动脉的关系描述：在心房异构的患者中，心室的空间位置是相对的，不能单纯地将房室连接定义为一致或不一致。

大动脉的异常关系可能提示心脏畸形的存在，如完全性或矫正性大动脉转位，但这不是一定的。

心脏在胸腔中的位置，左位心是指正常心脏的位置，主要位于胸腔的左侧，心尖部指向左侧。右位心，心脏主要位于胸腔的右侧，心尖指向右侧。

十、结论

在复杂先天性心脏病检查和图像解读中，要求医生对每一种单一心脏畸形的解剖学特征有深刻的了解。在治疗前、治疗中和治疗后进行 CMR 检查，推荐采用节段分析法来完成先天性畸形的描述和检查。

▲ 图 47-9　心室－大动脉连接

A. 心室－大动脉连接一致，主动脉起源于左心室，肺动脉起源于右心室；B. 心室－大动脉连接不一致，主动脉起源于右心室，肺动脉起源于左心室；C. 双出口，两条大动脉或一条以上的大动脉均起自同一心室，图中两条大动脉都来自右心室
LV. 左心室；RV. 右心室

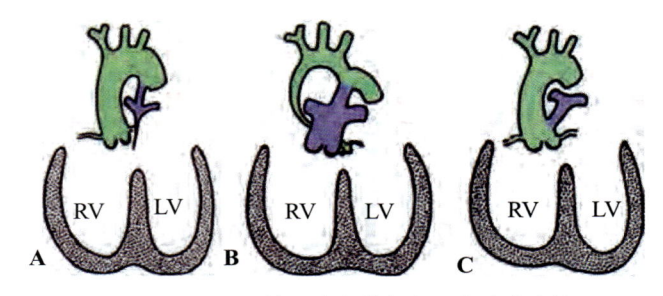

▲ 图 47-10　单一流出道心室－大动脉连接

A. 单一主动脉流出道，肺动脉闭锁；B. 单一肺动脉流出道，主动脉闭锁；C. 共同动脉干，单一的共同动脉干起源于心脏，并同时供应肺循环、体循环和冠状动脉循环
LV. 左心室；RV. 右心室

推荐阅读

[1] Anderson RH, Ho SY. Sequential segmental analysis—description and categorization for the millennium. *Cardiol Young*. 1997;7:98–116.
[2] Shinebourne EA, Macartney FJ, Anderson RH. Sequential chamber localization: logical approach to diagnosis in congenital heart disease. *Br Heart J*. 1976;38:327–40.
[3] Van Praagh R. The segmental approach to diagnosis in congenital heart disease. In: Bergsma D, ed. *Birth Defects*, Original Article Series, volume 8. Baltimore: Williams and Wilkinson; 1972: pp. 4–23.

参考文献

[1] De la Cruz MV, Nadal-Ginard B. Rules for the diagnosis of visceral situs, truncoconal morphologies and ventricular inversions. *Am J Cardiol*. 1972;84:19–32.
[2] De la Cruz MV, Berrazueta JR, Arteaga M, Attie P, Soni J. Rules for diagnosis of atrioventricular discordance and spatial relation of the ventricles. *Br Heart J*. 1976;38:341–54.
[3] Van Praagh R. The segmental approach to diagnosis in congenital heart disease. In: Bergsma D, ed. *Birth Defects*, Original Article Series, volume 8. Baltimore: Williams and Wilkinson; 1972: pp. 4–23.
[4] Shinebourne EA, Macartney FJ, Anderson RH. Sequential chamber localization: logical approach to diagnosis in congenital heart disease. *Br Heart J*. 1976;38:327–40.
[5] Tynan MJ, Becker AE, Macartney FJ, Quero-Jimenez M, Shinebourne EA, Anderson RH. Nomenclature and classification of congenital heart disease. *Br Heart J*. 1979;41:544–53.
[6] Macartney FJ, Zuberbuhler JR, Anderson RH. Morphological considerations pertaining to recognition of atrial isomerism. Consequence for sequential chamber localization. *Br Heart J*. 1980;44:657–67.
[7] Anderson RH. Simplifying the understanding of congenital malformations of the heart. *Int J Cardiol*. 1991;32:131–42.
[8] Anderson RH, Ho SY. Sequential segmental analysis—description and categorization for the millennium. *Cardiol Young*. 1997;7:98–116.
[9] Mahle WT, Marx GR, Anderson RH. Anatomy and echocardiography of discordant atrioventricular connections. *Cardiol Young*. 2006;16(Suppl 1):65–71.
[10] Anderson RH, Wilkinson JL, Gerlis LM, Smith A, Becker AE. Atresia of the right atrioventricular orifice. *Br Heart J*. 1977;39:414–28.
[11] Thiene G, Daliento L, Frescura C, De Tommasi M, Macartney FJ, Anderson RH. Atresia of the left atrioventricular orifice. Anatomical investigation in 62 cases. *Br Heart J*. 1981;45:333–41.
[12] Van Praagh R, Ongley PA, Swan HJC. Anatomic types of single or common ventricle in man: morphologic and geometric aspects of sixty necropsied cases. *Am J Cardiol*. 1964;3:367–86.
[13] Jacobs M, Anderson RH. Nomenclature of the functional univentricular heart. *Cardiol Young*. 2006;16(Suppl 1):3–8.
[14] Frescura C, Thiene G. The new concept of univentricular heart. *Front Pediatr*. 2014;2:62–78.
[15] Anderson RH, Henry GW, Becker AE. Morphologic aspects of complete transposition. *Cardiol Young*. 1991;1:41–53.
[16] Van Praagh R, Van Praagh S. Anatomically corrected transposition of the great arteries. *Br Heart J*. 1967;29:112–18.
[17] Lev M, Bharati S, Meng CCL, Liberthson R, Paul MH, Idris SF. A concept of double outlet right ventricle. *J Thorac Cardiovasc Surg*. 1972;64;271–81.
[18] Thiene G, Bortolotti U, Gallucci V, Valente ML, Dalla Volta S. Pulmonary atresia with ventricular septal defect. *Br Heart J*. 1977;39:1223–42.
[19] Bull C, De Leval RM, Mercanti C, Macartney FJ, Anderson RH. Pulmonary atresia and intact ventricular septum: a revised classification. *Circulation*. 1982;66:266–72.
[20] Thiene G, Gallucci V, Macartney FJ, Del Torso S, Pellegrino PA, Anderson RH. Anatomy of aortic atresia. Cases presenting with a ventricular septal defect. *Circulation*. 1979;59:173–8.
[21] Collett RW, Edwards JE. Persistent truncus arteriosus: a classification according to anatomic types. *Surg Clin North Am*. 1949;29:1245–70.

第 48 章 先天性心脏病及婴幼儿心脏磁共振序列优化

Adapting CMR sequences for CHD and imaging small patients

Vivek Muthurangu 著

张楠 译　杨琳 徐磊 校

一、概述

先天性心脏病和其他儿童心脏疾病的 CMR 检查与成人获得性心脏病基本相同。但是由于先天性心脏病 CMR 检查所需要解决的临床问题不同于成人获得性心脏病，因此在使用的序列和进行的扫描方面的侧重点不同。在本章中，将回顾用于先天性心脏病检查的主要序列，并讨论针对婴幼儿扫描的优化。

二、平衡稳态自由进动

（一）2D SSFP Cine 成像

2D SSFP Cine 成像对先天性心脏病的诊断具有重要意义。它专门用于评估动态解剖学、瓣膜功能障碍和心室功能。与传统的 GRE 电影序列不同，bSSFP 具有部分流动补偿功能，血池信号在整个心脏周期中是均匀的[1]。同时高速血流会导致信号丢失，从而可以对喷射状的血流进行定性评估。

由于多层 2D SSFP Cine 成像不依赖于复杂的几何模型，因此是评估心室容积的参考标准方法。这种方法在先天性心脏病检查中尤为重要，其原因主要有以下两点。首先，右心室往往比左心室更有价值（如法洛四联症修复患者），而且右心室在超声心动图上很难完全显示；其次，先天性心脏病患者的心室解剖结构可能非常复杂，造成几何模型或有限的 2D 视图的评估不准确。传统 2D SSFP 电影序列的一个问题是需要屏气进行扫描。婴幼儿是不能配合的，特别是那些患有严重先天性心脏病的儿童。因此，在 CMR 扫描过程中，8 岁以下儿童常使用基础麻醉以保证呼吸平稳。

婴幼儿扫描的优化

婴幼儿直接使用成人 bSSFP Cine 序列进行扫描通常图像效果不佳。因此，有必要优化婴幼儿 Cine 扫描序列（表 48-1）。婴幼儿与成人相比，最明显的区别之一是心脏结构更小。人们可能会认为较小的结构需要更高的空间分辨率成像。然而，在进行 2D SSFP Cine 成像时，增加空间分辨率会导致 TR 较长，这会导致 bSSFP 图像中出现暗带伪影，在湍流存在的情况下尤其明显。因此，我们在提高扫描空间分辨率的同时，要确保

TR≤3.5ms。提高空间分辨率时，暗带伪影并不是唯一面临的问题。另一个不良反应是降低信噪比，这也会对图像质量产生不利影响。因此，增加空间分辨率实际上会导致图像质量变差，因此在进行婴幼儿 Cine 成像的优化时应该考虑到这一点。基础麻醉条件下进行 CMR 检查，婴幼儿呼吸浅弱，有可能取消并行采集技术，从而提高信噪比。婴幼儿显著区别于成人的另一个特点是心率更高。这与动态 Cine 成像的时间分辨率相关。大多数 Cine 序列应用回顾性心脏门控采集，因此可以用任意数量的相位进行重建。但是真正的时间分辨率与每段所采集的线数有关。TR 乘以线数即近似的时间分辨率（回顾性心脏门控的时间分辨率不是精确的）。已经有大量的工作研究准确描述心脏运动所需的心脏时相的数量，大多数研究表明每个心动周期需要 20 个实时的时相[2]。应该注意的是，增加时间分辨率（和空间分辨率）会增加扫描时间，这将在呼吸补偿一节中讨论（参见本章中"婴幼儿扫描-镇静技术和呼吸补偿"）。

表 48-1　不同年龄组 2D SSFP Cine 成像参数

参　数	成　人	幼　儿	婴　儿
FOV（mm）	350	300	250
T_R/T_E（ms/ms）	3.0/1.5	3.2/1.6	3.2/1.6
相位编码	256	208~224	192~208
层厚（mm）	8~10	6~8	5~6
空间分辨率（mm）	1.4	1.3~1.4	1.2~1.3
并行采集加速因子	2	2	1~2
时间分辨率（ms）	40	30	20

FOV. 视野；T_R. 重复时间；T_E. 回波时间

（二）3D SSFP 全心成像

3D SSFP 全心成像技术的出现和发展，可以通过非增强扫描，改善心脏解剖的评价，同时也不依赖于先天性心脏病专家的扫描建议[3]。传统上的全心扫描技术是在心脏相对静止期触发的单相采集。因此能够一定程度上消除心脏运动伪影，可以用来评估心内解剖。然而，由于扫描时间很长，序列采集不能在一次屏气中完成。因此，大多数全心成像的数据采集是在自由呼吸时使用呼吸导航技术获得的。虽然 bSSFP 的读出提供了极佳的图像对比度，但这些序列也通常包含有 T_2 准备和脂肪饱和以进一步改善对比度。产生的图像具有很高的心肌/血池对比度和清晰的边缘，可以基于简单的阈值技术进行容积再现（volume rendering）和表面再现（surface rendering）（在创建 3D 打印时很有用）。此外，通常重建的体素大小几乎是各向同性的，可以进行精确的多平面重组[3]。

婴幼儿扫描的优化

如果没有进行优化，全心成像的图像质量往往较差。一定程度上是关于 bSSFP 的问题，如 2D bSSFP 电影成像部分所讨论的（参见本章中的 2D SSFP Cine 成像）。然而，也有一些特定于全心成像的问题需要考虑[4]。第一个是要求在心脏相对静止的时期成像。在成年人中心动周期末段时采集数据通常就可以了。但并不适用于婴幼儿，这是由于婴幼儿心脏最长的静止期通常是收缩末期。此时，使用 Cine 图像（四腔心层面）来评估心动周期中的运动对于找到相对静止期是至关重要的。通过 Cine 图像，可以评估心脏静止的确切时相（收缩或舒张期）和持续时间，从而优化整个心脏序列的图像。所有的婴幼儿全心成像时，均需要进行采集时相的优化。另一个重要的优化是在对比剂注射后立即进行 3D bSSFP 成像。尽管整个心脏序列在理论上是"非增强"的，但钆对比剂能够在优化图像上起作用。这样能够为婴儿和年龄较大的儿童提供高质量的成像（表48-2）。然而，由于心率非常高、信噪比较差和与流动相关的伪影增加，新生儿的 3D 全心成像仍然很困难。

表 48-2 不同年龄组 3D 全心成像参数

参数	成人	幼儿	婴儿
FOV（mm）	400	330	300
T_R/T_E（ms/ms）	3.0/1.5	3.2/1.6	3.2/1.6
相位编码	256~272	256	256
层厚（mm）	1.5~1.6	1.3	1.2
空间分辨率（mm）	1.5~1.6	1.3	1.2
并行采集加速因子	2~3	2	1~2
采集时间窗（ms）	80~100	60~80	50~60

FOV. 视野；T_R. 重复时间；T_E. 回波时间

三、扰相梯度回波成像

（一）流速编码相位对比 MR

血流量和血流速度的量化是先天性心脏病治疗的重要手段。肺-体血流量（Qp/Qs）比值、瓣膜反流分数和血管狭窄的量化用于评估疾病进展、手术适宜性和手术时机。流速编码相位对比磁共振（PC Cine MR）可以无创地量化血管的血流。PC Cine MR 的基本原理是利用编码梯度在运动的组织中形成相位，该相位与运动速度成正比。将体素速度乘以面积会获得流过体素的体积。随后对血管 ROI 中的体素流量进行求和，并随时间积分，就能够获得每搏输出量和心排血量的结果。与有创血氧仪相比，使用该技术测量的心排血量和 Qp/Qs 比值已被证明是准确的[5, 6]。此外，PC Cine MR 已经在大量的实验模体中得到了验证[6, 7]。由于其高度的准确性和可重复性，PC Cine MR 现在被认为是无创评估容积流量（包括分流和瓣膜反流）的参考标准方法。PC Cine MR 还可以估计狭窄处的压力阶差。然而，由于体素内平均，PC Cine MR 会低估峰值速度，这在与多普勒超声心动图测量[8]进行比较时应该考虑到。

婴幼儿扫描的优化

流量的准确测量依赖于婴幼儿扫描的优化。最重要的考虑因素是空间分辨率。对保证准确评估体积流量所需的精确空间分辨率进行了研究，需要确保感兴趣区中有 ≥ 16 个像素[9]，因此会限制在小血管中使用常规屏气血流成像。因此，建议在婴幼儿患者中使用自由呼吸 PC Cine MR，平均使用 2~3 次采集信号来减少呼吸运动伪影。只要遵守 16 像素规则，就可以使用加速 PC Cine MR 屏气序列[10]。时间分辨率对于保持准确性也很重要。这对于在心脏周期中发生明显的平面内位移的血管尤其重要。低时间分辨率会导致血管模糊和重影。研究表明，心动周期中 20~30 个时相就足以进行精确的流量测量[11]。与 bSSFP Cine 成像一样，大多数 PC Cine MR 序列都是回顾性心脏门控采集的，时间分辨率也是以类似的方式控制的。PC Cine MR 特有的另一个重要方面是设置流速编码梯度。这是通过设置流速编码（Venc）来实现的，该速度表示相位卷褶的速度。为获得最佳速度噪声比，Venc 应设置为略高于感兴趣血管的最大预期速度（约 120%）。峰值速度可以使用预扫描（低分辨率 PC Cine MR 序列）进行测量，有利于精确地设置 Venc。这一过程需要一定的时间，所以在临床实践中，最大预期速度往往是简单估计，通常借助于先前的超声心动图评估。在这种情况下，应该记住，分流和瓣膜反流会导致峰值速度增加，即使在没有任何狭窄的情况下也是如此。相反，如果血管扩张，血流量正常（即马方综合征或肺动脉高压），峰值流速将会降低。因此，在设置 Venc 时，考虑到特定病变的生理情况是至关重要的。

（二）钆增强 MR 血管造影

钆增强 MRA［对比增强 MRA（CEMRA）］经常用于评估先天性心脏病的血管解剖[12]。它依赖于钆的 T_1 弛豫时间缩短效应，结合快速 3D 扰相梯度回波成像。在欧洲，所有用于婴幼儿的钆螯合对比剂都是细胞外对比剂。这意味着对比剂能够迅速离开血池并与细胞外液平衡。因此，血管成像最好在第一次或第二次对比剂后进行，相当于对比剂注射后的第 1min。要做到这一点，必须快速采集 MRA 数据，因此不能使用心脏门控技术。CEMRA 获取的图像代表了整个心脏周期的平均值。因此，CEMRA 难以准确评估心内结构。在婴儿和年龄较大的儿童中，使用钆增强 MRA 评估的血管解剖学的准确性已被证明与 X 线血管造影和手术结果相媲美[12]。事实上，CE MRA 的使用极大地改变了对先天性心脏病的评估，在有 CMR 经验的中心进行的诊断性心导管检查的数量显著减少。

婴幼儿扫描的优化

婴幼儿接受 CEMRA 检查时，需要考虑进行几点优化（表 48-3）。第一个问题与采集时机有关。传统上，早期和晚期血管造影的采集时间在 10~20s。通常，两次采集之间有一个很短的间隔（10s），可以允许患者呼吸几次。然而，采集婴幼儿数据时，由于对比剂的快速流出，两次采集之间不能有明显间隔，这会需要相对长时间的屏气。婴幼儿往往不能够配合屏气，这也是需要进行基础麻醉的主要原因之一。通常利用团注追踪技术来实现获取准确的触发时相。团注追踪序列通常利用单一厚冠状位层面（覆盖心脏和大血管）来实时成像，显示心脏和血管的对比度。当对比剂达到感兴趣的解剖结构时，可以触发 CE MRA 扫描。大多数 MRA 序列是 k 空间中心填充（首先填充 k 空间的中心）。因此，要注意不能过早触发，因为早期采集的信息与图像信号对比度有关。婴幼儿接受 CE MRA 检查的另一个问题是空间分辨率。婴幼儿感兴趣区的解剖结构较小，需要更高的空间分辨率成像。然而，提高空间分辨率会对信噪比和扫描时间产生不利影响。因此，建议不要扫描空间分辨率 < 1mm 的图像，因为这会导致扫描时间过长且信噪比较低。

表 48-3 不同年龄组 CE MRA 参数

参　数	成　人	幼　儿	婴　儿
FOV（mm）	400	350	250
T_R/T_E（ms/ms）	2.0/0.8	2.0/0.8	3.0/1.0
相位编码	272	224~256	192~256
层厚（mm）	1.5	1.3~1.6	1.0~1.3
空间分辨率（mm）	1.5	1.3~1.6	1.0~1.3
并行采集加速因子	2~4	2~4	1~4

FOV. 视野；T_R. 重复时间；T_E. 回波时间

四、婴幼儿扫描 – 镇静技术和呼吸补偿

呼吸运动补偿在 CMR 中至关重要，尤其是婴幼儿患者常常具有挑战性。如前所述，传统的 CMR 序列将在几秒到几分钟的时间范围内采集的数据组合在一起。因此呼吸运动非常重要，如果不加以控制，会造成明显的运动相关伪影。传统的呼吸运动补偿方法是屏气成像。在成年人中，这种方法是很稳定的，可以获得很好的图像质量。然而，对于婴幼儿来说，配合屏气会很困难。在 8 岁以下的孩子通常不能遵守屏气指令。即使在 8 岁以上，一些孩子也很难保持长时间的屏气，在屏气末段会出现残余运动。因此，在进行屏气成像时，将扫描时间保持在适合儿童的时长是至关重要的。试图消除呼吸伪影，可能意

味着降低空间或时间分辨率。对于不能屏气的儿童，有 3 种传统的解决方案。第一种是在基础麻醉下进行 CMR。这种方法的好处是它确保了成像过程中完全消除呼吸运动的影响。不采用并行采集进行长时间的扫描（如 CE MRA 或 Cine 成像）时（这样做是为了提高 SNR），这一点尤其重要。然而，基础麻醉伴随着一定的风险[13]，对患者舒适性降低，费用相对昂贵。另一种方法是在简单的镇静状态下进行 CMR[14]。操作容易得多，也能减少患者的焦虑。此外，研究表明，深度镇静对先天性心脏病患者没有增加风险[15]。镇静的儿童不能遵循屏气指示。因此，通常采用多次采集信号平均来降低呼吸运动伪影。在 PC Cine MR 中，信号平均往往常规应用，并且有较好的效果。

五、前景展望

正如前面几节所讨论的，婴幼儿 CMR 成像需要进行优化，以便提供有用的诊断信息。目前正在开发的新技术将使婴幼儿 CMR 变得更容易，包括实时成像和 4D Flow 技术。实时成像是一种单次激发技术，它依赖于新的加速技术（如 SENSE、k-t BLAST 和压缩感知），并允许在一次心跳中获取多幅图像。这意味着可以在自由呼吸过程中获取实时数据。多项研究表明，使用实时技术能够获取准确的心室容积和流量[16, 17]。4D Flow 成像可以提供有关解剖和整个心脏的血流数据，结合了电影成像、PC Cine 磁共振和全心脏成像的优点[18]。然而，目前的 4D Flow 技术需要很长的采集和后处理时间，阻碍了它们的常规临床应用。

六、结论

婴幼儿进行 CMR 检查具有挑战性。任何积极的优化也会伴随有负面影响（即增加空间分辨率会降低 SNR）。这些影响应该根据特定问题和特定患者综合考虑。只有当优化提高了检查的成功率、获得必要临床信息时，才是有效的。如果操作正确，婴幼儿检查能够从 CMR 优化中获益。

推荐阅读

[1] Fratz S, Chung T, Greil GF, et al. Guidelines and protocols for cardiovascular magnetic resonance in children and adults with congenital heart disease: SCMR expert consensus group on congenital heart disease. *J Cardiovasc Magn Reson*. 2013;15:51.

[2] Lotz J, Meier C, Leppert A, Galanski M. Cardiovascular flow measurement with phase-contrast MR imaging: basic facts and implementation. *Radiographics*. 2002;22:651–71.

[3] Scheffler K, Lehnhardt S. Principles and applications of balanced SSFP techniques. *Eur Radiol*. 2003;13:2409–18.

[4] Sorensen TS, Korperich H, Greil GF, et al. Operator-independent isotropic three-dimensional magnetic resonance imaging for morphology in congenital heart disease: a validation study. *Circulation*. 2004;110:163–9.

参考文献

[1] Scheffler K, Lehnhardt S. Principles and applications of balanced SSFP techniques. *Eur Radiol*. 2003;13:2409–18.

[2] National Radiological Protection Board. *Guidelines on Patient Dose to Promote the Optimisation of Protection for Diagnostic Medical Exposures*. Chilton: National Radiological Protection Board; 1999, Vol. 10(1).

[3] Sorensen TS, Korperich H, Greil GF, et al. Operator-independent isotropic three-dimensional magnetic resonance imaging for

morphology in congenital heart disease: a validation study. *Circulation*. 2004;110:163–9.

[4] Fenchel M, Greil GF, Martirosian P, *et al*. Three-dimensional morphological magnetic resonance imaging in infants and children with congenital heart disease. *Pediatr Radiol*. 2006;36:1265–72.

[5] Beerbaum P, Korperich H, Barth P, Esdorn H, Gieseke J, Meyer H. Noninvasive quantification of left-to-right shunt in pediatric patients: phase-contrast cine magnetic resonance imaging compared with invasive oximetry. *Circulation*. 2001;103:2476–82.

[6] Muthurangu V, Taylor A, Andriantsimiavona R, *et al*. Novel method of quantifying pulmonary vascular resistance by use of simultaneous invasive pressure monitoring and phase-contrast magnetic resonance flow. *Circulation*. 2004;110:826–34.

[7] Hundley WG, Li HF, Hillis LD, *et al*. Quantitation of cardiac output with velocity-encoded, phase-difference magnetic resonance imaging. *Am J Cardiol*. 1995;75:1250–5.

[8] Steeden JA, Jones A, Pandya B, Atkinson D, Taylor AM, Muthurangu V. High-resolution slice-selective Fourier velocity encoding in congenital heart disease using spiral SENSE with velocity unwrap. *Magn Reson Med*. 2012;67:1538–46.

[9] Tang C, Blatter DD, Parker DL. Accuracy of phase-contrast flow measurements in the presence of partial-volume effects. *J Magn Reson Imaging*. 1993;3:377–85.

[10] Steeden JA, Atkinson D, Hansen MS, Taylor AM, Muthurangu V. Rapid flow assessment of congenital heart disease with highspatiotemporal- resolution gated spiral phase-contrast MR imaging. *Radiology*. 2011;260:79–87.

[11] Lotz J, Meier C, Leppert A, Galanski M. Cardiovascular flow measurement with phase-contrast MR imaging: basic facts and implementation. *Radiographics*. 2002;22:651–71.

[12] Valsangiacomo Buchel ER, DiBernardo S, Bauersfeld U, Berger F. Contrast-enhanced magnetic resonance angiography of the great arteries in patients with congenital heart disease: an accurate tool for planning catheter-guided interventions. *Int J Cardiovasc Imaging*. 2005;21:313–22.

[13] Stockton E, Hughes M, Broadhead M, Taylor A, McEwan A. A prospective audit of safety issues associated with general anesthesia for pediatric cardiac magnetic resonance imaging. *Paediatr Anaesth*. 2012;22:1087–93.

[14] Fogel MA, Weinberg PM, Parave E, *et al*. Deep sedation for cardiac magnetic resonance imaging: a comparison with cardiac anesthesia. *J Pediatr*. 2008;152:534–9, 9 e1.

[15] Windram J, Grosse-Wortmann L, Shariat M, Greer ML, Crawford MW, Yoo SJ. Cardiovascular MRI without sedation or general anesthesia using a feed-and-sleep technique in neonates and infants. *Pediatr Radiol*. 2012;42:183–7.

[16] Muthurangu V, Lurz P, Critchely JD, Deanfield JE, Taylor AM, Hansen MS. Real-time assessment of right and left ventricular volumes and function in patients with congenital heart disease by using high spatiotemporal resolution radial k-t SENSE. *Radiology*. 2008;248:782–91.

[17] Steeden JA, Atkinson D, Taylor AM, Muthurangu V. Assessing vascular response to exercise using a combination of real-time spiral phase contrast MR and noninvasive blood pressure measurements. *J Magn Reson Imaging*. 2010;31:997–1003.

[18] Vasanawala SS, Hanneman K, Alley MT, Hsiao A. Congenital heart disease assessment with 4D flow MRI. *J Magn Reson Imaging*. 2015;42:870–86.

第 49 章 用于手术规划的 CMR 新技术
Novel CMR techniques for advanced surgical planning

Mark A Fogel 著

张 楠 译 杨琳 徐磊 校

一、概述

在过去的 10 年中，CMR 已经发展成为许多干预措施规划的必要工具，因为它能够提供精确的 3D 解剖图像，并结合关键的血流动力学信息。一些新的 CMR 技术应用于该领域。计算流体力学（CFD）建模、3D 打印、4D Flow 成像和 X 线 MR（XMR）/ 介入性 CMR 是目前很有前途的工具，它们可能会影响和改善许多先天性心脏病患者的治疗策略。

二、外科手术规划的计算流体力学模型

虽然所有的术前影像都可以用来作为"手术规划"（SP），但在本章中，我们将把 SP 称为利用术前数据来模拟手术过程或手术结果的行为。它是 3D 医学成像、应用计算机视觉、计算机辅助设计和 CFD 建模的全部或部分组合，以模拟和（或）为外科手术提供可视化指导。该模拟通常在多种解剖和生理状态下执行，以确定该过程的稳定性。这种方法有多种优点，例如评估标准干预措施和创建新的手术策略，而不会危及患者的健康；这可能会带来临床和经济获益。

以单心室患者的 Fontan 手术为例。该手术是放置一条管道[全腔静脉 – 肺动脉连接术（total cavopulmonary connection，TCPC）]，被动地将全身静脉回流引导到肺动脉（参见第 57 章）。单心室是先天性心脏病死亡率最高的畸形，尽管 TCPC 是一种短期效果普遍可以接受的治疗方法，但在长期随访中，"Fontan 术后衰竭"仍然是一个问题。进行性心室功能障碍、蛋白丢失性肠病、运动耐量差、肺动静脉畸形（PAVM）和肝功能障碍是最常见的并发症。这些疾病是多因素的，许多患者的潜在原因尚不清楚；然而，越来越多的证据表明，TCPC 血流动力学在它们的发展中起着重要作用。例如，运动不耐受可能与 TCPC 功率损失（PL）随运动水平的增加呈指数增加有关，这在很大程度上导致了心室前负荷受限[1, 2]。SP 方法可以提供预测并发症的线索，并通过模拟和定义每个患者的 TCPC 几何结构和血流动力学的最佳设计来避免并发症的发生。

到目前为止，单心室患者的 SP 有两个主要目标。一种是将 TCPC 功率损耗降到最低。因为 TCPC 允许血液不通过心室，而从全身静脉直接回流到肺部。此时将功率损失降到最低是非常重要的，这样可以使血液更容易地进入肺部。第二个目标是将肝脏血流等量的分配到两侧肺。众所

周知，某种形式的不明"肝因子"（HF）可以抑制 PAVM 的形成，在已经存在 PAVM 的肺中，合并肝脏血流将导致 PAVM 的消退。如果 SP 能通过设计来维持双肺的 HF 水平，那么在有 PAVM 风险的患者将会获益（图 49-1）。这两个目标的实现都要依赖于 SP，因为 Fontan 的几何形状可以改变，以最大限度地减少能量损失，并适当地引导血液。

三、CMR 用于外科手术规划

在规划 Fontan 手术和 TCPC 时，SP 的目的是限制 PL 和控制肝脏血流分布；所有的模拟都用于评估和区分手术方案。

整个 SP 流程包含 4 个基本步骤和 2 个评估阶段（图 49-2）。术前使用 CMR 进行解剖和血流成像，然后进行详细的图像处理，以确定当前的血流动力学和生理学。"虚拟手术"是在工作站上与生物工程师、心脏病专家和外科医生一起进行的，以确定各种选择，随后进行 CFD 以获得每个选择的生理和血流动力学。最后，团队开会确定哪种方案是最优的，然后进行手术。

作者开发的 SP 方法需要患者个性化的解剖信息。虽然静态 SSFP CMR 是提取信息的方法，但是重建工具可以应用于不同的 CMR 序列（如血管造影）和成像方式（如 CT），只要它们为分割提供足够的解剖细节。以下是过程中每个阶段的更多细节。

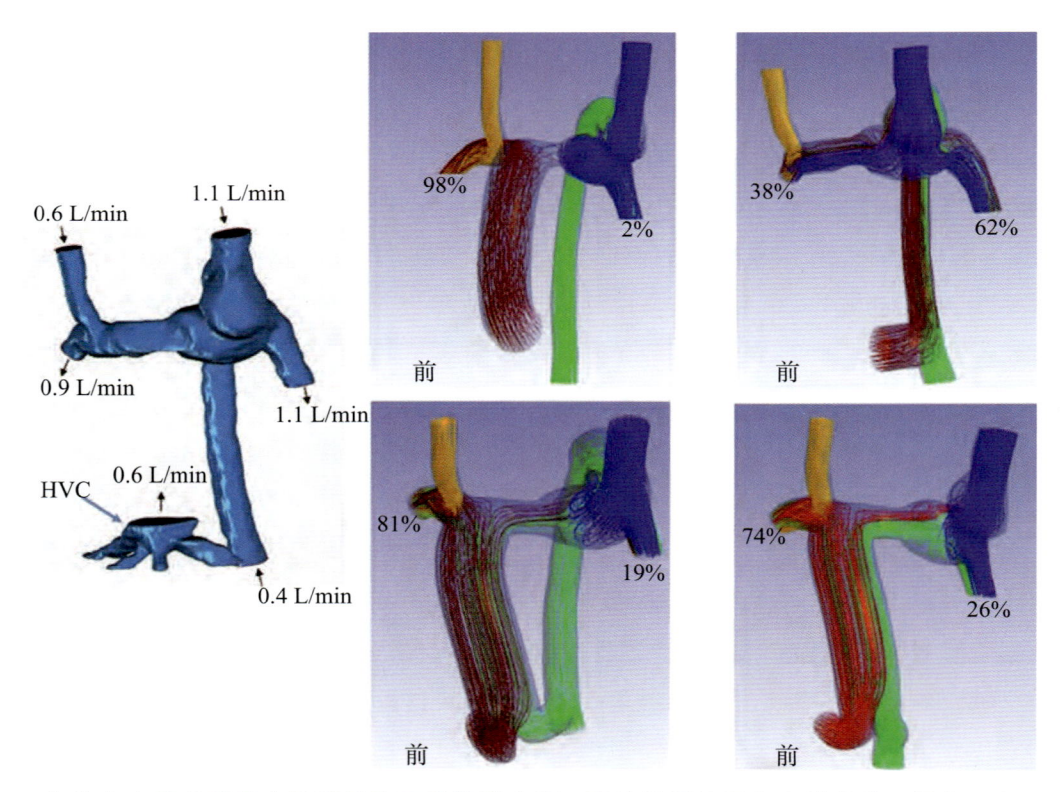

▲ 图 49-1　1 名单心室患者双侧上腔静脉和下腔静脉中断，奇静脉延续至左上腔静脉，行右双向 Glenn 和左 Kawashima 手术（左肺动脉与左上腔静脉相连）后，应用 CFD 进行手术计划。左图通过 CMR 显示了固有的全身静脉解剖，而其余的图显示了 4 种手术方案，以及使用 CFD 计算的血流剖面和流向两肺的肝静脉。肝静脉汇合（HVC）在图像的下部可见，这是一种需要引导进入肺动脉的血流。中上图仅是一条通往中央肺动脉的肝脏管道，而中下图既有一条通往中央肺动脉的肝脏管道，也有一条肝脏至奇静脉的管道。右上图仅是肝脏至奇静脉的管道，而右下图显示了奇静脉的结扎，并通过奇静脉至肝脏的通道将血液输送至中央肺动脉。最佳的肝脏血流流向两肺的分流是使用右上图实现的，**38%** 的肝脏血流通过肝至奇静脉管道流向右肺

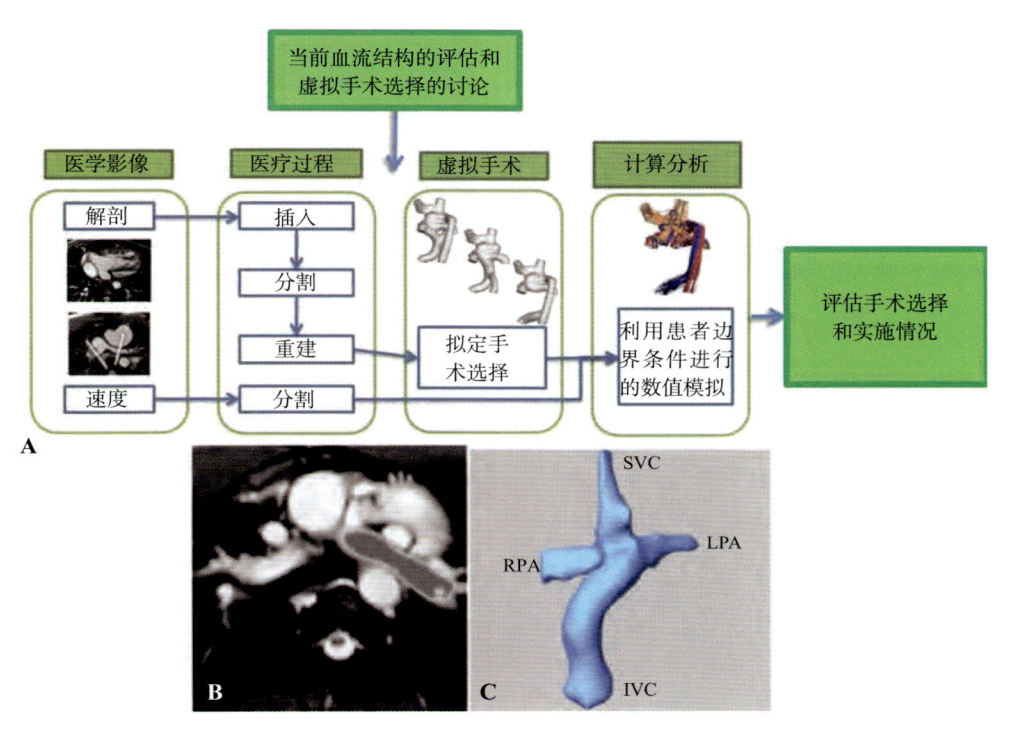

第 49 章 用于手术规划的CMR新技术
Novel CMR techniques for advanced surgical planning

▲ 图 49-2 使用 CFD 进行手术规划的步骤
A. 演示每一步；B. 显示"bouncing ball"算法如何创建一个外壳；C. 生成 Fontan 路径的 3D 模型

(1) CMR：作为当前进程输入所需的最基本的成像内容。

- 高分辨率、心脏门控、静态、轴位亮血容积数据，用来重建双向 Gleen 或 TCPC 及周围结构。
- 所有感兴趣血管回顾性心电门控通过平面（包括所有腔静脉和分支肺动脉）的相位对比速度图。
- 可选成像包括 4D Flow 序列，包含 TCPC 以确定在体状态下的血流，并与 CFD 血流进行比较。

(2) 解剖重建：从 CMR 图像中准确重建患者解剖结构的技术[3]，包括插值、分割和 3D 重建。

(3) 分析 PC Cine MR 数据：速度分割采用具有梯度向量流的参数化活动轮廓[4]。采用自动、自适应中值滤波方法消除流动伪影和噪声。对照人工分割的验证显示出极好的一致性[5]。

(4) CFD：通过数值求解基本流体力学（Navier-Stokes 方程）和质量守恒方程，CFD 方法提供了给定边界条件下的物理域内的流场和压力场[6]。通过大量的实验测试，时间平均速度场和流动剖面与试验和活体成像数据有很好的一致性[7]。

(5) 虚拟手术：在解剖和 PC Cine MR 数据分析之后，使用 CFD 来确定当前的生理和血流动力学。生物工程师、心脏病学家和外科医生之间进行了详细的讨论，以确定最佳手术选择。然后在计算机上对不同的术后结构进行建模。最后，生物工程师、心脏病学家和外科医生对所有选项进行评估，并实施最佳选项（图 49-1）。

(6) 集总参数和顺应性建模：集总参数模型是一种广泛应用的心血管模拟工具系统。在这种方法中，可以在整体水平上评估全身反应，而不需要对解剖细节进行建模。最近，降阶模型已经与 3D CFD 解算器结合起来，作为提高规定边界条件的准确性和真实性的一种手段[8]。这种耦合策略是一种特别有价值的工具，可以自然地近似

521

正确评估各种手术方案所需的术后血流状况。这是一种有用的辅助工具。

由于篇幅所限，不能给出更多的例子，但读者可参考相关参考文献[9]。

四、3D 打印

3D 打印也通常被称为"快速成型"或"附加制造"，已经使用了几十年，并在工业研究和制造中显示出了实用性[10]。来自医学图像的解剖结构可以用 3D 打印精确地复制到物理模型中[11,12]，这种方法可以帮助医生进行外科和介入手术规划，它们的效用在文献[13]和出版物中已经大量的报道。

先天性心脏病的 3D 打印可以追溯到 20 世纪中期。各种类型的 3D 打印，如立体光刻、光聚合等，已经被用来展示简单和复杂的先天性心脏病[14]。CMR 和 CT 都被用作 3D 模型的成像方式，同时也有一些正在进行的利用 3D 超声心动图进行 3D 建模的工作，这将是制造瓣膜及其装置的一个重要进步。2007 年的一项研究通过将病理心脏样本的大小和形状与 3D 模型进行数学比较，验证了这项技术的准确性[15]。

从 CMR 数据集（也可以使用 CT 数据集）创建 3D 模型相对简单。心血管系统的 3D 亮血图像是创建模型的基础。例如，基于钆的反转恢复 GRE 图像，应用心电门控触发、使用呼吸导航、以 1mm 的各向同性分辨率进行图像采集。数据集被导入到软件包中，该软件包可用于分割显著的解剖特征，然后创建".stl"文件（形状的 3D 数学表示）。然后，3D 打印机使用该文件来创建模型。可以生成血池的 3D 模型，或者在软件中通过在血池周围放置一个"壳"来生成；也可以生成心脏和大血管管腔的 3D 模型（图 49-3）。

通过 CMR 图像对在先天性心脏病进行 3D

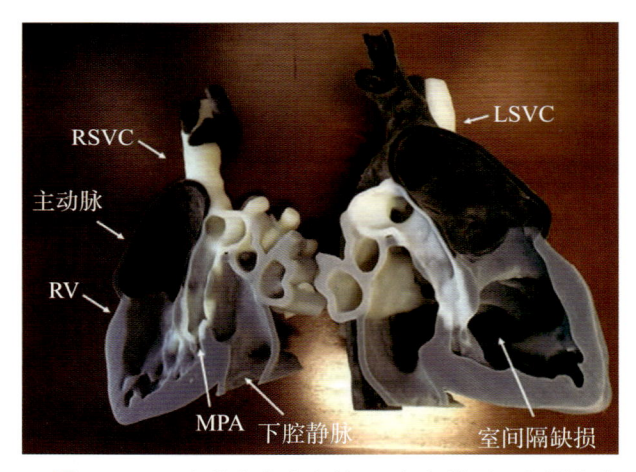

▲ 图 49-3　一个单心室患者的 3D 打印模型，包括右心室双出口合并肺动脉瓣下和肺动脉狭窄，二尖瓣和左心室发育不良，以及严重的肺动脉主干弥漫性发育不良。这是一个管腔模型，可以看到心脏的内部结构，沿右心室流出道切面切开，在长轴上可以看到主动脉（AO）和肺动脉主干（MPA），右上腔静脉（RSVC）和左上腔静脉（LSVC）

打印的多种应用已经被使用，还有一些目前正在讨论中。3D 模型可以用于教学，了解解剖学，并讨论如何修复。外科医生或介入心脏病学家可以根据该模型规划外科手术或介入治疗。

五、4D Flow 成像

本文提到的 4D Flow 成像是指 CMR 能够在 3 个正交平面中逐个像素地生成速度图，可视化工具允许在 3D 中对这些速度和周围解剖结构的速度矢量进行成像[16]。虽然这项技术已经变得更加精准、精确，但它可以追溯到 21 世纪初，所以它并不是真正的新技术[17]。血流模式、涡流的形成、狭窄或反流及碰撞流都可以通过这种技术，以及解剖结构进行成像。此外，可以评估 3D 数据中任何血管中的血流，从而避免了在患者完成检查后单独评估这些血管或甚至遗漏数据的情况。目前的限制包括采集时间长（如 5～20min）、空间分辨率有限，以及缺乏实时能力。使用新技术（如压缩感知）其中一些缺点可

第 49 章　用于手术规划的CMR新技术
Novel CMR techniques for advanced surgical planning

以得到解决。

在先天性心脏病患者中，4D Flow 成像已经应用于一系列病变，包括主动脉二瓣[18]、主动脉缩窄（图 49-4）[19] 和单心室[20]。例如，可视化单心室患者 Fontan 通路中的 4D 血流[21] 显示了流碰撞和涡流影响流向每个肺的血流量。

六、XMR/ 介入 CMR

XMR 定义为心导管介入术与 CMR 的结合。患者通过可移动的工作台在介入设备和磁共振成像设备之间转换，并且可以以任何顺序进行转换，或者多次进行。这种技术的结合允许在同一天对同一患者采用两种模式中的最佳模式，以获得生理学和血流动力学的信息。XMR 已被证明在先天性心脏病的儿童导管介入术中可减少辐射暴露和对比剂量[22]。例如，XMR 已用于计算 PVR[23]。单心室患者的 XMR 的研究中，在同一天、一次麻醉过程中，术前量化体-肺侧支血流，通过介入实现侧支消融后，体-肺侧支血流明显减少[24]。

CMR 介入是指仅在 CMR 的环境中进行介入操作。这对于儿童避免电离辐射，特别是在单心室患者中很重要，单心室患者从出生到 Fontan 手术治疗的累积中位辐射剂量为 25.7mSv[25]。此外，CMR 介入可以进行电解剖标测和射频消融[26]，通过 CMR 不仅仅能够观察软组织，从而改善心血管系统导航，同时通过 T_2、T_1 软组织对比及 LGE 能够直接观察消融病变[27]。结构性心脏病介入治疗，如主动脉缩窄血管成形术[28] 和肺动脉狭窄[29]，已经应用于人体，但目前尚未广泛使用。临床前介入治疗也已经成功应用于房间隔和室间隔缺损封堵术[30]，以及房间隔穿刺术和球囊房间隔造口术[31]。

七、结论

从前面的讨论中可以清楚地看到，4 种新的 CMR 技术正在先天性心脏病患者的治疗中产生更大、更显著的影响。这些新技术耗费了数百万小时的开发和艰苦工作，类似于我们今天所使用的 CMR 中的原始程序。40 年后的某一天，这些技术将会变得很平常，其他技术也将会取代它们而被认为是"新型技术"。

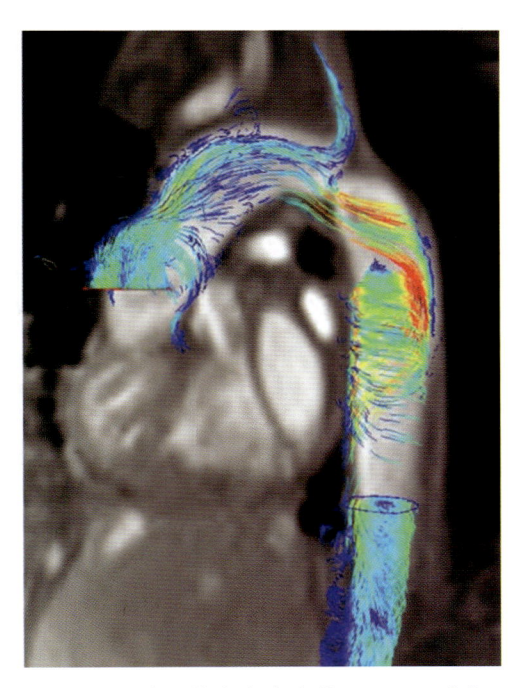

▲ 图 49-4　主动脉重建后单心室患者的 4D Flow 成像，显示术后继发性血流模式

推荐阅读

[1] Grant EK, Faranesh AZ, Cross RR, *et al*. Image fusion guided device closure of left ventricle to right atrium shunt. *Circulation*. 2015;132:1366–7.

[2] Haggerty CM, Yoganathan AP, Fogel MA. Magnetic resonance imaging- guided surgical design: can we optimise the Fontan operation? *Cardiol Young*. 2013;23:818–23.

[3] Razavi R, Hill DL, Keevil SF, *et al*. Cardiac catheterisation guided by MRI in children and adults with congenital heart disease. *Lancet*. 2003;362:1877–82.

[4] Tang E, Restrepo M, Haggerty CM, *et al*. Geometric characterization of patient specific total cavopulmonary connections and its relationship to hemodynamics. *JACC Cardiovasc Imaging*. 2014;7:215–24.

参考文献

[1] Whitehead KK, Pekkan K, Kitajima HD, Paridon SM, Yoganathan AP, Fogel MA. Nonlinear power loss during exercise in singleventricle patients after the fontan: Insights from computational fluid dynamics. *Circulation*. 2007;116:I165–71.

[2] Sundareswaran KS, Pekkan K, Dasi LP, *et al*. The total cavopulmonary connection resistance: a significant impact on single ventricle hemodynamics at rest and exercise. *Am J Physiol Heart Circ Physiol*. 2008;295:H2427–35.

[3] Frakes DH, Smith MJ, Parks J, Sharma S, Fogel SM, Yoganathan AP. New techniques for the reconstruction of complex vascular anatomies from MRI images. *J Cardiovasc Magn Reson*. 2005;7:425–32.

[4] Frakes D, Smith M, Zelicourt Dd, Pekkan K, Yoganathan AP. Three-dimensional velocity field reconstruction. *J Biomech Eng*. 2004;126:727–35.

[5] Sundareswaran K, Frakes D, Fogel M, Soerensen D, Oshinski JN, Yoganathan A. Optimum fuzzy filters for phase-contrast magnetic resonance imaging segmentation. *J Magn Reson Imaging*. 2009;29:155–65.

[6] Pekkan K, de Zelicourt D, Ge L, *et al*. Physics-driven CFD modeling of complex anatomical cardiovascular flows—a TCPC case study. *Ann Biomed Eng*. 2005;33:284–300.

[7] Tang E, Haggerty C, Khiabani R, *et al*. Numerical and experimental investigation of pulsatile hemodynamics in the total cavopulmonary connection. *J Biomech*. 2013; 46, 373–82.

[8] Pennati G, Corsini C, Cosentino D, *et al*. Boundary conditions of patient-specific fluid dynamics modelling of cavopulmonary connections: possible adaptation of pulmonary resistances results is a critical issue for virtual surgical planning. *Interface Focus*. 2011;1:297–307.

[9] Sundareswaran K, de Zelicourt D, Sharma S, *et al*. Correction of pulmonary arteriovenous malformation using image based surgical planning. *JACC Cardiovasc Imaging*. 2009;2:1024–30.

[10] Cui X, Boland T, D'Lima DD, Lotz MK. Thermal inkjet printing in tissue engineering and regenerative medicine. *Recent Pat Drug Deliv Formul*. 2012;6:149–55.

[11] Kim MS, Hansgen AR, Wink O, Quaife RA, Carroll JD. Rapid prototyping: a new tool in understanding and treating structural heart disease. *Circulation*. 2008;117:2388–94.

[12] Weidenbach M, Razek V, Wild F, *et al*. Simulation of congenital heart defects: a novel way of training in echocardiography. *Heart*. 2009;95:636–41.

[13] Ruisoto P, Juanes JA, Contador I, Mayoral P, Prats-Galino A. Experimental evidence for improved neuroimaging interpretation using three-dimensional graphic models. *Anat Sci Educ*. 2102;5:132–7.

[14] Noecker AM, Chen JF, Zhou Q, *et al*. Development of patientspecific three dimensional pediatric cardiac models. *ASAIO J*. 2006;52:349–53.

[15] Greil GF, Wolf I, Kuettner A, *et al*. Stereolithographic reproduction of complex cardiac morphology based on high spatial resolution imaging. *Clin Res Cardiol*. 2007;96:176–85.

[16] Stankovic Z, Allen BD, Garcia J, Jarvis KB, Markl M. 4D flow imaging with MRI. *Cardiovasc Diagn Ther*. 2014;4:173–92.

[17] Markl M, Draney MT, Hope MD, *et al*. Time-resolved 3–dimensional velocity mapping in the thoracic aorta: visualization of 3–directional blood flow patterns in healthy volunteers and patients. *J Comput Assist Tomogr*. 2004;28: 459–68.

[18] Entezari P, Schnell S, Mahadevia R, *et al*. From unicuspid to quadricuspid: influence of aortic valve morphology on aortic three-dimensional hemodynamics. *J Magn Reson Imaging*. 2014;40:1342–6.

[19] Riesenkampff E, Fernandes JF, Meier S, *et al*. Pressure fields by flow-sensitive, 4D, velocity-encoded CMR in patients with aortic coarctation. *JACC Cardiovasc Imaging*. 2014;7:920–6.

[20] Markl M, Geiger J, Kilner PJ, *et al*. Time-resolved three-dimensional magnetic resonance velocity mapping of cardiovascular flow paths in volunteers and patients with Fontan circulation. *Eur J Cardiothorac Surg*. 2011;39:206–12.

[21] Haggerty CM, Yoganathan AP, Fogel MA. Magnetic resonance imaging-guided surgical design: can we optimise the Fontan operation? *Cardiol Young*. 2013;23:818–23.

[22] Abu Hazeem AA, Dori Y, Whitehead KK, *et al*. X-ray magnetic resonance fusion modality may reduce radiation exposure and contrast dose in diagnostic cardiac catheterization of congenital heart disease. *Catheter Cardiovasc Interv*. 2014;84:795–800.

[23] Pushparajah K, Tzifa A, Bell A, *et al*. Cardiovascular magnetic resonance catheterization derived pulmonary vascular resistance and medium-term outcomes in congenital heart disease. *J Cardiovasc Magn Reson*. 2015;17:28.

[24] Dori Y, Glatz AC, Hanna BD, *et al*. Acute effects of embolizing systemic-to-pulmonary arterial collaterals on blood flow in patients with superior cavopulmonary connections: a pilot study. *Circ Cardiovasc Interv*. 2013;6:101–6.

[25] Downing TE, McDonnell A, Zhu X, *et al*. Cumulative

medical radiation exposure throughout staged palliation of single ventricle congenital heart disease. *Pediatr Cardiol*. 2015;36:190–5.

[26] Kuehne T, Yilmaz S, Schulze-Neick I, *et al*. Magnetic resonance imaging guided catheterization for assessment of pulmonary vascular resistance: in vivo validation and clinical application in patients with pulmonary hypertension. *Heart*. 2005;91:1064–9.

[27] Lardo AC, McVeigh ER, Jumrussirikul P, *et al*. Visualization and temporal/spatial characterization of cardiac radiofrequency ablation lesions using magnetic resonance imaging. *Circulation*. 2000;102:698–705.

[28] Krueger JJ, Ewert P, Yilmaz S, *et al*. Magnetic resonance imagingguided balloon angioplasty of coarctation of the aorta: a pilot study. *Circulation*. 2006;113:1093–100.

[29] Tzifa A, Krombach GA, Kramer N, *et al*. Magnetic resonance-guided cardiac interventions using magnetic resonance-compatible devices: a preclinical study and first-in-man congenital interventions. *Circ Cardiovasc Interv*. 2010;3:585–92.

[30] Buecker A, Spuentrup E, Grabitz R, *et al*. Magnetic resonanceguided placement of atrial septal closure device in animal model of patent foramen ovale. *Circulation*. 2002;106:511–15.

[31] Raval AN, Karmarkar PV, Guttman MA, *et al*. Real-time MRI guided atrial septal puncture and balloon septostomy in swine. *Catheter Cardiovasc Interv*. 2006;67:637–43

第 50 章 分流的评估
Assessing shunts

Lars Grosse-Wortmann **著**
张 楠 王 辉 **译** 杨 琳 徐 磊 **校**

一、概述

分流性病变是迄今为止最常见的先天性心脏病（CHD）类型。他们的解剖范围从"简单的"间隔缺损或动脉导管到复杂的多水平体 – 肺循环分流。CMR 在分流性病变的诊断中起着重要作用。除了解剖形态之外，它的独特之处在于测量血流的能力。因此，CMR 非常适合于分流性病变的形态学和血流动力学评估。

二、解剖与病理

心血管分流分为心内分流和心外分流。心内分流包括心房内分流（卵圆窝缺损，以及静脉窦和冠状窦缺损）、房室间隔缺损（AVSD）、室间隔缺损（VSD）和冠状动脉 – 支气管瘘。

心外分流涉及动脉，如动脉导管未闭（PDA）和肺动脉主干窗（APW）或静脉，包括部分异常肺静脉连接（PAPVC），以及罕见的毛细血管。孤立性房间隔缺损（ASD）、室间隔缺损和 PDA 分别占所有 CHD 的 30%～40%、30%～60% 和 5%～10%。偶尔，分流性病变在出生后发生，通常是复杂 CHD 的并发症，如肺动脉主干侧支动脉、双向腔肺连接患者的 PAVM、Fontan 循环患者。

一些患者通过手术建立分流，通常是在主动脉或无名动脉和肺动脉之间，以增加肺血流量。另一个例子是 Fontan 导管和肺静脉心房之间的人工连通或"开窗"。

三、临床背景与病理生理学

简单的左向右分流的临床表现取决于分流到肺循环的程度、肺血管床的健康状况，以及心脏功能。分流的程度是通过肺循环（Qp）与体循环（Qs）的比值来评价的。大多数 Qp/Qs ≤ 1.5 的患者往往无临床症状。而大多数 Qp/Qs > 2.0 的患者会出现一定程度的充血性心力衰竭。心脏功能通常是正常的或高动力的，以补偿肺血流的增加。心室功能障碍是长期容量过载造成的，通常也是左向右分流患者后负荷增加的原因。作为复杂 CHD 的组成部分，分流患者的临床表现更为多样，通常由相关病变决定。

四、分流性病变的影像学检查

影像的作用是识别分流病变的解剖结构，并量化分流量和血流动力学意义，同时描述相关病变。胸片通常通过显示肺血管增加、增大的心脏轮廓和中心肺动脉段，来提供左向右分流的诊断线索。有时能够显示异常的血管通道，如 PAPVC 中的弯刀静脉。超声心动图是评估分流的主要成像方式，至少在简单的病变中，是治疗和外科决策所需的唯一影像检查方式。超声心动图很容易描绘出心房间交通、室间隔缺损、肺动脉瓣狭窄和肺动脉主干窗的位置和解剖大小。然而，在声窗不理想的情况下，异常连接的肺静脉可能会被遗漏。分流幅度由缺损的大小、分流的彩色多普勒喷射宽度、缺损的平均（心房水平分流）和峰值瞬时梯度（房室瓣远端分流），以及心房和（或）心室容量负荷的证据推断得出。对于超声心动图图像不佳的患者，当需要更详细的解剖和血流动力学信息时，CMR 是一种有价值的补充检查（见下文）。心导管可用于评估肺血管床的完整性，经皮介入可作为外科治疗的替代方法。除非有 CMR 检查的禁忌证，或者怀疑有超声心动图无法描述的相关病变，否则很少需要做 CT 检查。同样，核医学检查虽然能够量化左向右分流的程度，但由于存在辐射及存在可替代技术，因此在如今的评估中作用不大。

五、CMR 与分流病变

CMR 对疑似或确诊分流病变患者的评估能够明确以下信息。

- 肺循环和体循环之间分流的位置、大小和数量，包括复杂多级分流中每个分流的信息。
- 分流方向。
- 分流幅度。
- 血流受限。
- 心房和心室容积负荷的程度。
- 心室功能。
- 肺血管健康状况的间接信息。
- 相关病变。

六、CMR 成像序列

分流病变 CMR 检查最重要的要素总结见表 50-1。

表 50-1 用于评估分流的 CMR 成像序列

序 列	提 示	备 注
静态 SSFP	心内和心外解剖心力衰竭的征象：胸腔和（或）心包积液	利用 3 个正交平面覆盖整个胸部，这样通常能够建立准确的解剖诊断
SSFP Cine	心内解剖，心室容积和功能	在分流的平面进行成像有助于动态观察间隔缺损在整个心脏周期内大小和形状的变化
PC Cine	Qp 和 Qs（测量位置见表 50-2）	多级分流可以单独进行量化
增强血管造影	血管解剖	时间分辨血管造影可用于显示分流方向和展示心内分流

Qp. 肺循环血流量；Qs. 体循环血流量

七、CMR 分流量化评价原则

分流的量化总体上由流入肺循环的血流量（Qp）和流入体循环的血流量（Qs）来表示。左向右的分流导致 Qp 增加，而右向左的分流导致 Qs 增加。几种不同的分流可以在同一个患者中共存。例如，PAPVC（左向右分流）伴有 ASD（也是从左到右）的患者。当净分流是从左向右时，Qp/Qs > 1；而当 Qp/Qs < 1 时，提示净分流是从右向左分流。第三篇第 18 章讨论了相位对比技术的细节和局限性。由于血流的湍流和不连贯，通过 PC CMR 直接定量评价通过间隔缺损和肺动脉主干窗的分流准确性不高[1]。

通常将 Qp 定义为通过肺毛细血管床并通过肺静脉排出的总流量。在体肺动脉侧支血管存在的情况下，肺静脉中的流量超过肺动脉中的流量[2]。Qs 是灌注全身毛细血管的血流，通常近似于升主动脉血流。存在 PDA 或体肺动脉侧支血管时，升主动脉的流量 > Qs。

另一种测量 Qp/Qs 的方法是通过右心室 – 左心室每搏输出量的比例。大多数专家认为由于右心室心内膜分割存在很大的挑战，因此这种方法不如 PC CMR 评价结果准确[3]。此外，这种方法在瓣膜反流的情况下是不准确的[4]。偶尔，在 Qp/Qs 偏离 1 的时候，能够发现以前未预料到的分流病变。考虑到 PC CMR 和每搏输出量测量的稳定性，这些结果应提示存在分流。出于"内部验证"的目的，即评估测量的准确性，应比较不同方法测量的 Qp 和 Qs（心室容量测量与 PC CMR 或不同位置的 PC CMR 测量）[2]。例如，在没有心脏外分流的患者中，上腔静脉和降主动脉流量的总和应该接近升主动脉的流量。这些方法之间的差异（> 20%）显著超过了预期的测量误差和生理分流（主要通过肋间动脉）的幅度，必须考虑所有功能和解剖信息进行彻底检查。如果对产生的差异无法明确解释的话，最实用的方法是"信任"最不容易出错的测量，即通常在主要动脉和静脉进行 PC 流量测量。

八、CMR 评估分流

（一）分流血流动力学

PC CMR 是 Qp 和 Qs 无创定量的金标准[5]。使用 CMR，可以通过测量不同位置的血流来准确地量化 Qp 和 QS，这取决于存在的病变类型（表 50-2）。

一般来说，遵循上述原则，通过 PC CMR 在靠近心脏的位置进行测量，Qp 始终是肺静脉流量的总和，Qs 始终是 IVC 和 SVC 流量的总和[6]。降主动脉中的血流在技术上更容易获得，可以替代 IVC 的血流，除非有来自腹主动脉的体肺侧支或体静脉侧支。根据解剖结构，即分流的位置，除肺静脉和腔静脉外的血流也可分别用作 Qp 和 Qs。

Qp 偶尔会被用于评估 VSD 或 ASD 手术可能性。结合心导管以确定用于计算 PVR 的肺血管床的压力阶差。通过测量肺动脉和肺静脉的血流，可以分别量化异常引流静脉和 ASD 的分流，

表 50-2 计算各种分流病变 Qp 和 Qs 的流量测量位置

类型	Qp	Qs
心内分流	• 肺动脉主干 • 肺动脉分支总和 • 肺静脉 • 右心室每搏输出量（无室间隔缺损）	• 升主动脉 • 下腔静脉和上腔静脉的总和 • 降主动脉和上腔静脉总和 • 左心室每搏输出量（无室间隔缺损）
心外分流	• 肺静脉 • 肺动脉分支总和（适用于肺动脉主干窗或冠状动脉 – 肺动脉瘘，但不适用于动脉导管未闭或体肺动脉侧支） • 左心室每搏输出量（没有心内分流或异常肺静脉连接）	• 下腔静脉和上腔静脉的总和 • 降主动脉和上腔静脉总和 • 升主动脉（适用于肺动脉主干窗或冠状动脉 – 肺动脉瘘，但不适用于动脉导管未闭或体肺动脉侧支） • 右心室每搏输出量（没有心内分流或异常肺静脉连接）

Qp. 肺循环血流量；Qs. 体循环血流量（经许可引自 Valsangiacomo-Buechel ER, Grosse-Wortmann S, Fratz S, et al. Indications for cardiovascular magnetic resonance in children with congenital and acquired heart disease: an expert consensus paper of the Imaging Working Group of the AEPC and the Cardiovascular Magnetic Resonance Section of the EACVI. *European Heart Journal-Cardiovascular Imaging*, Volume 16, Issue 3, 1 March 2015, Pages 281–297, https://doi.org/10.1093/ehjci/jeu129. © 2015 Oxford University Press 版权所有）

提示患者可以经皮介入封堵继发孔型房间隔缺损（非冠状静脉窦型），同时不修复异常肺静脉。室上分流，包括 ASD 和 PAPVC，导致右心房和右心室增大（图 50-1），而房室瓣"下方"的分流，包括 VSD、APW 和 PDA，导致左心房和左心室扩张，尽管右心室扩张可能出现在慢性严重分流中。

在复杂 CHD 中常常存在多级分流，经常存在相反的分流方向。例如，在"开窗"的 Fontan 循环患者中的 Fontan 通道至体循环心房的分流（右向左分流）（图 50-2）和体肺侧支（左向右分流）[7]。

新生儿左心发育不良综合征也可以存在复杂分流，房间隔缺损处存在左向右分流，PDA 处主要是右向左分流。在法洛四联症伴肺动脉闭锁和肺动脉主干侧支患者中，通过 VSD 存在右向左分流，通过肺动脉主干侧支存在左向右分流。在这些患者中，术前低 Qp/Qs 表明有肺血管疾病，并与 VSD 闭合和右心室至肺动脉连接建立后的肺动脉高压相关[8]。在这些复杂的肺血供应的患者中，不能通过心导管术可靠地获得 Qp/Qs。

临床上对于单纯的右向左分流（没有左向右分流）很少用 CMR 进行评估，因为分流的存在和方向可以通过超声心动图确定，并且可以基于氧饱和度和运动耐量判断分流的严重程度。肺动静脉畸形（PAVM）是一种独特的右向左分流，在单心室患者中很常见，会导致低氧血症，因为静脉血直接从肺毛细血管前动脉分支流向肺静脉，绕过肺泡 / 毛细血管系统，导致患者出现发绀，但 Qp/Qs 仍保持正常，即接近于 1。虽然 CT 和血管造影术是检测 PAVM 的金标准，但大的病变通常也可以通过 CMR 动脉造影发现[9]。

（二）分流的形态学

为了描绘分流位置和形态，CMR 在特定的情况下是有用的。例如，垂直于间隔缺损的多个平面的 SSFP 电影图像提供了整个心动周期内缺损位置和大小的评估。通常规定这些电影图像在横轴位和短轴方向获取。此外，使用 PC 序列的层面内电影成像可以获得整个心动周期内缺损大小的信息。例如，在 ASD 患者的 PC 电影采集中，

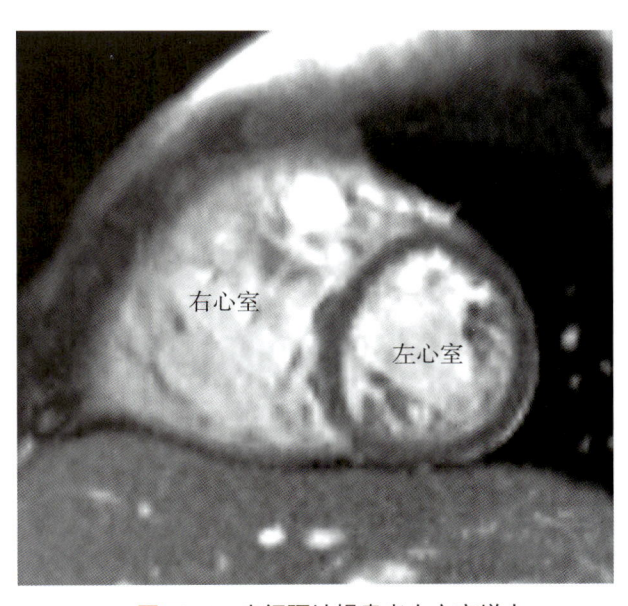

▲ **图 50-1 房间隔缺损患者右心室增大**
12 岁女孩，巨大继发孔型房间隔缺损。短轴 bSSFP Cine 序列显示右心室扩张，舒张末期容积为 213ml/m²。Qp/Qs 为 2.2

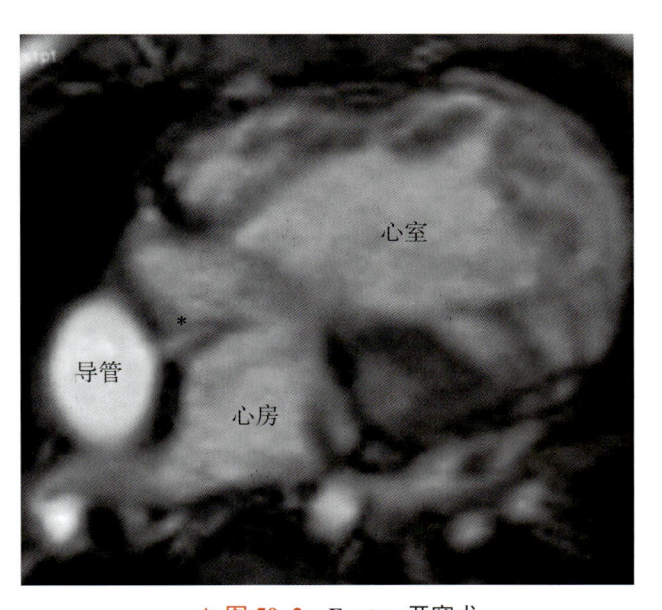

▲ **图 50-2 Fontan 开窗术**
心外 Fontan 开窗患者水平长轴 Cine 序列中的静止图像。开窗（*）使血液右向左分流进入心房

限制流速编码＜40cm/s，通过ASD的血流导致卷褶伪影从而清晰界定缺损范围（图50-3）[10]。

对于多发室间隔缺损（所谓的"瑞士奶酪间隔"）患者，门控3D SSFP采集有助于描绘缺损的确切大小、位置和出口位置，这些信息可能很难通过超声心动图获得（图50-4）。

在右心室双出口复杂分流病变的患者中，室间隔和大动脉之间的局部解剖关系是决定手术策略的主要因素，但通过超声心动图展示具有挑战性。3DCMR和快速成像有助于理解复杂的局部解剖关系。

血管分流，在通常位置上没有直的未闭动脉导管，对于超声心动图来说常为一个挑战[8, 12, 13]。CEMRA很容易详细描述心外分流，如部分型肺静脉异位引流（PAPVC）和肺动脉主干侧支（MAPCA）[14]。使用门控采集，CMR可充分显示细小结构，包括婴儿和幼儿肺动脉闭锁或冠状动脉-支气管动脉瘘中的小、中型主动脉-肺动脉侧支[15]。通常情况下，这些检查足以进行手术计划，从而可以避免CT和血管造影。当需要避免使用对比剂时，作为替代，可以选择心电门控及膈肌导航的3D SSFP序列，甚至是无对比剂的亮血GRE序列。更常见的是，静态或电影模式的SSFP成像常常被用于心脏外分流的解剖学诊断。

九、报告及误区

分流病变CMR报告的关键要素总结见表50-3。

如前所述，CMR的Qp和Qs分别由肺静脉排出总量和下腔静脉总流量来定义。当将CMR血流量和分流容量与心导管检查中基于不同定义和假设的有创性血氧测定法和Fick方法的结果联系起来时，了解这些定义是很重要的。例如，在双向腔静脉肺动脉连接的患者中，CMR的Qp几

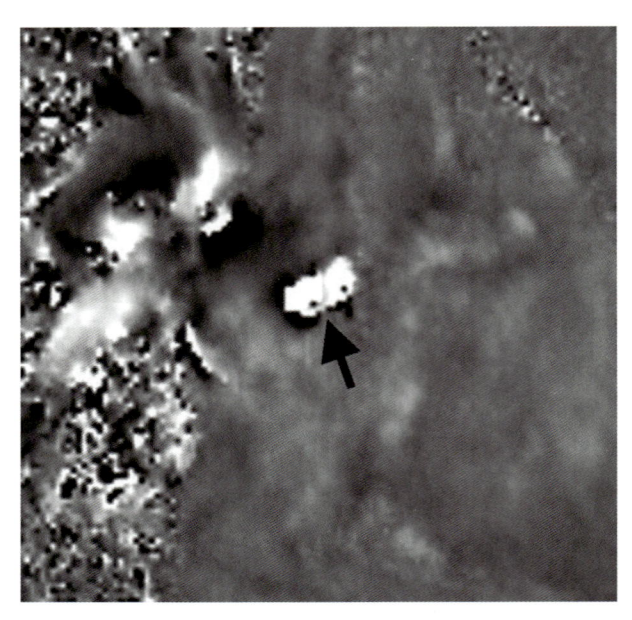

▲ 图50-3 房间隔缺损血流相位对比成像

在低流速编码限制下，相位对比平面内采集的静止图像。房间隔缺损（ASD，黑箭）的血流导致卷褶伪影，在整个心动周期都能清楚地显示缺损的边缘

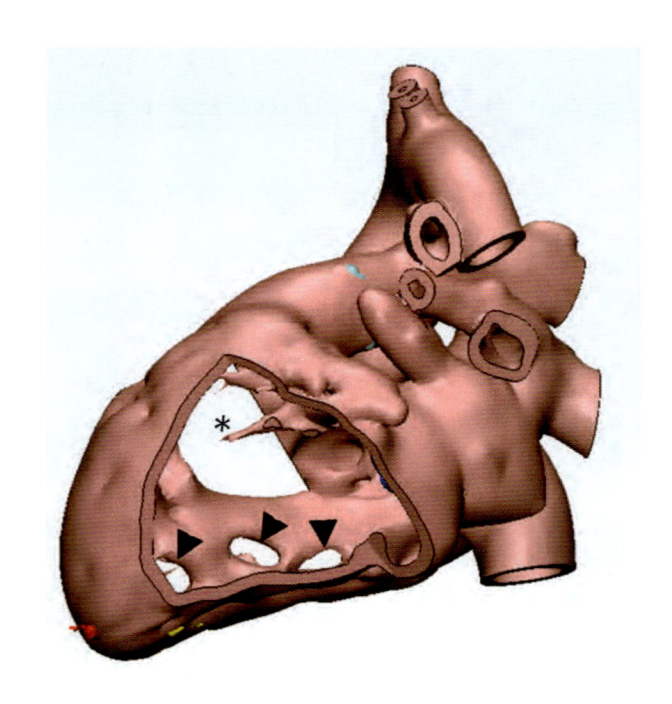

▲ 图50-4 "瑞士奶酪"室间隔

门控3D采集的容积再现图像。室间隔膜周部缺损（*），并伴肌部多发缺损（黑箭）（经许可转载，图像由Dr SJ Yoo, Toronto提供）

表 50-3 分流病变报告的关键要素

解剖
• 分流的类型、位置、大小和数量
• 复杂多级分流中每个分流的信息
• 相关病变

功能
• 左心室和右心室大小和射血分数
• 通过血流评估的 Qp/Qs
• 通过每搏输出量的容积评估的 Qp/Qs
• 肺动脉高压证据

乎总是比导管的 Qp 大，这可能是因为进入 Fick 方程的血氧含量的采样位置导致的[16]。

在健康人中，测量 Qp/Qs 略 > 1（≤ 1.2）是很常见的。没有病理分流的 Qp/Qs > 1 的原因包括：①少量支气管动脉血液引流至肺静脉（形成左向右分流）；②未测到的冠状动脉血流，导致对 Qs 的低估；③ CMR 流量测量所固有的测量误差。

虽然 CMR 是肺血流量的金标准，但它不能测量压力，而压力是计算肺血管阻力（PVR）所必需的。阻力反映了肺血管床的健康状况，以及它是否能够在供给血管（即肺动脉）内压力不过度升高的情况下容纳一定量的血流量。当 PVR 高于一定阈值时，表明分流病变不宜手术。然而，在简单的左向右分流中，以 CMR 的 Qp/Qs ≥ 2.5 为参考，预测 PVR ≤ 3.5 WU·m^2，其敏感性为 83%，特异性为 100%（译者注：原文有误，核查原始文献，已修改）[17]。在较复杂的病变或 Qp/Qs < 2.5 时，通常需要心导管检查，最好再结合 CMR PC 测量的 Qp。CMR 的另一个局限性是不能直接测量心内分流。跨 ASD 或 VSD 的血流为湍流，这不符合 PC 电影成像的原则。

十、诊断性能与临床结局

CMR 能够无创测量任何足够大的血管内的血流，这是在关注分流病变患者中的一项独有

优势。2001 年，Beerbaum 及其同事通过与采用 Fick 方法的有创性血氧测量法对比，获得了 PC CMR 在简单左向右分流病变中定量 Qp/Qs 的准确性[18]。不到 15 年后，由于 PC CMR 已成为包括分流评估在内的血流量定量的金标准，该文献已被认为是一个历史性文献。分流的血流量通常是患者临床状况的主要决定因素，也是手术决策的重要因素。尽管很少需要 CMR 来决定干预的指征，但 Qp/Qs 的精确量化可提供帮助。在简单的左向右分流病变中，如单纯的房间隔缺损、房室间隔缺损或室间隔缺损、肺动脉主干窗、冠状动脉-支气管动脉瘘或动脉导管未闭，通常 Qp/Qs > 1.5～2.0 定义为存在明显的左向右分流，是手术修复或介入修复缺损的指征之一。

十一、前景展望

4D PC CMR 可采集解剖结构内所有血管的血流信息，有望在未来几年内成为可用于临床的序列。因此，与重复的 2D PC 电影测量相比，这种方法有可能缩短总扫描时间，并防止在后处理过程中丢失信息。此外，4D 血流可确保所有血管都在相同的生理条件下获得。

十二、结论

分流病变是最常见的先天性心脏病。CMR 是继超声心动图之后评估心内和心外分流的二线方法。CMR 提供的解剖信息包括分流的位置、大小和数量。CMR 被认为是通过 PC CMR 流量测量来定量分流量和通过 SSFP 电影心室容量测量来定量心室容量负荷的金标准。特别是在多水平分流病变中，CMR 具有在不同水平测量流量的独特能力，能够阐明复杂的血流动力学，并使 CMR 优于任何其他方法。

推荐阅读

[1] Bell A, et al. Noninvasive assessment of pulmonary artery flow and resistance by cardiac magnetic resonance in congenital heart diseases with unrestricted left-to-right shunt. *JACC Cardiovasc Imaging*. 2009;2:1285–91.

[2] Goo HW, et al. Phase-contrast magnetic resonance quantification of normal pulmonary venous return. *J Magn Reson Imaging*. 2009;29:588–94.

[3] Kilner PJ, Gatehouse PD, Firmin DN. Flow measurement by magnetic resonance: a unique asset worth optimising. *J Cardiovasc Magn Reson*. 2007;9:723–8.

参考文献

[1] Kilner PJ, Gatehouse PD, Firmin DN. Flow measurement by magnetic resonance: a unique asset worth optimising. *J Cardiovasc Magn Reson* 2007;9:723–8.

[2] Grosse-Wortmann L, Lee W, Yoo SJ. Magnetic resonance imaging and computed tomography. In: Anderson RC, Baker EJ, Penny DJ, Redington AN, Rigby ML, Wernovsky G, eds. *Paediatric Cardiology*. Philadelphia, PA: Churchill-Livingstone; 2009: pp. 363–78.

[3] Jeltsch M, Ranft S, Klass O, Aschoff AJ, Hoffmann MH. Evaluation of accordance of magnetic resonance volumetric and flow measurements in determining ventricular stroke volume in cardiac patients. *Acta Radiol*. 2008;49:530–9.

[4] Rominger MB, Kluge A, Bachmann GF. Biventricular MR volumetric analysis and MR flow quantification in the ascending aorta and pulmonary trunk for quantification of valvular regurgitation. *Rofo*. 2004;176:342–9.

[5] Goo HW, Al-Otay A, Grosse-Wortmann L, Wu S, Macgowan CK, Yoo SJ. Phase-contrast magnetic resonance quantification of normal pulmonary venous return. *J Magn Reson Imaging*. 2009;29:588–94.

[6] Valsangiacomo Buechel ER, Grosse-Wortmann L, Fratz S, et al. Indications for cardiovascular magnetic resonance in children with congenital and acquired heart disease: an expert consensus paper of the Imaging Working Group of the AEPC and the Cardiovascular Magnetic Resonance Section of the EACVI. *Eur Heart J Cardiovasc Imaging*. 2015;16:281–97.

[7] Grosse-Wortmann L, Dragulescu A, Drolet C, et al. Determinants and clinical significance of flow via the fenestration in the Fontan pathway: a multimodality study. *Int J Cardiol*. 2013;168:811–17.

[8] Grosse-Wortmann L, Yoo SJ, van Arsdell G, et al. Preoperative total pulmonary blood flow predicts right ventricular pressure in patients early after complete repair of tetralogy of Fallot and pulmonary atresia with major aortopulmonary collateral arteries. *J Thorac Cardiovasc Surg*. 2013;146:1185–90.

[9] Gill SS, Roddie ME, Shovlin CL, Jackson JE. Pulmonary arteriovenous malformations and their mimics. *Clin Radiol*. 2015;70:96–110.

[10] Holmvang G, Palacios IF, Vlahakes GJ, et al. Imaging and sizing of atrial septal defects by magnetic resonance. *Circulation*. 1995;92:3473–80.

[11] Yoo SJ, Thabit O, Ide H, et al. 3D printing in medicine of congenital heart disease. *3D Print Med*. 2015;2:3.

[12] Valsangiacomo ER, Hornberger LK, Barrea C, Smallhorn JF, Yoo SJ. Partial and total anomalous pulmonary venous connection in the fetus: two-dimensional and Doppler echocardiographic findings. *Ultrasound Obstet Gynecol*. 2003;22:257–63.

[13] Grosse-Wortmann L, Al-Otay A, Goo HW, et al. Anatomical and functional evaluation of pulmonary veins in children by magnetic resonance imaging. *J Am Coll Cardiol*. 2007;49:993–1002.

[14] Festa P, Ait-Ali L, Cerillo AG, De Marchi D, Murzi B. Magnetic resonance imaging is the diagnostic tool of choice in the preoperative evaluation of patients with partial anomalous pulmonary venous return. *Int J Cardiovasc Imaging*. 2006;22:685–93.

[15] Makowski MR, Wiethoff AJ, Uribe S, et al. Congenital heart disease: cardiovascular MR imaging by using an intravascular blood pool contrast agent. *Radiology*. 2011;260:680–8.

[16] Downing TE, Whitehead KK, Dori Y, et al. Accuracy of conventional oximetry for flow estimation in patients with superior cavopulmonary connection: a comparison with phase-contrast cardiac MRI. *Circ Cardiovasc Imaging*. 2013;6:943–9.

[17] Bell A, Beerbaum P, Greil G, et al. Noninvasive assessment of pulmonary artery flow and resistance by cardiac magnetic resonance in congenital heart diseases with unrestricted left-to-right shunt. *JACC Cardiovasc Imaging*. 2009;2:1285–91.

[18] Beerbaum P, Korperich H, Barth P, Esdorn H, Gieseke J, Meyer H. Noninvasive quantification of left-to-right shunt in pediatric patients: phase-contrast cine magnetic resonance imaging compared with invasive oximetry. *Circulation*. 2001;103:2476–82.

第 51 章 肺循环：肺动脉和肺静脉评估

The pulmonary circulation: assessing pulmonary arteries and pulmonary veins

Deane Yim　Lars Grosse-Wortmann　著

王 辉 译　杨 琳 校

一、肺动脉

（一）概述

肺动脉（pulmonary arterial，PA）异常可能是先天性的或获得性的。可单独或合并其他心脏异常，如法洛四联症（TOF）。PA 分支结构异常包括狭窄、扩张（主要在肺动脉瓣缺如综合征的情况下）、PA 不连续或畸形及肺动脉悬吊。手术或干预后的 PA 异常，例如 Lecompte 术式的动脉调转术后或 TOF 修复术后，这些内容将另行讨论。

（二）解剖与病理

形态学

胚胎第六主动脉弓形成肺动脉近端和动脉导管。腺肺泡前末梢肺动脉是由内皮细胞壁与新形成的气道结合而形成的 [1-3]。正常的肺动脉主干（MPA）由肺动脉瓣向后、向上走行并分叉成肺动脉左支和右支。右肺动脉自升主动脉后方跨过中线，位于右主支气管（动脉上支气管）下方。左肺动脉在左主支气管（动脉下支气管）的前上方。

肺动脉分支狭窄既包括新生儿期和婴儿早期分支中出现的轻度、生理性的低压力阶差血流紊乱，也有与如 Williams 或 Alagille 综合征相关的严重的多级阻塞 [4-6]。肺动脉缩窄是单侧肺动脉狭窄的重要原因，在 TOF 中并不少见 [7]。在极端情况下，肺动脉缩窄导致肺动脉分支不连续，动脉导管可向与其同侧的肺动脉供血；当动脉导管闭塞时，则导致肺部血流严重不足 [8]。

肺动脉悬吊是一种罕见的血管病变，左肺动脉起源于右肺动脉，自气管远端和食管之间走向左肺门。多数患者伴有气管软化、气管狭窄、完整软骨环和（或）支气管分支异常等气道异常 [9-11]。左肺动脉发育不良并不少见，可导致左肺发育不良 [11]。

肺动脉高压（PH）的定义是静息时肺动脉平均压＞ 25mmHg 或运动时平均肺动脉压＞ 30mmHg。这一正常生活受限状态包括了一系列不同的病因，最近 Evian-Venice 分类将这些病因进行了分组 [13]。PH 常常使左向右分流病变复杂化。其他相对常见的亚型有新生儿持续性 PH 和特发性 PH [14]。

（三）相关临床

肺动脉狭窄的临床表现从轻度狭窄无症状到明显梗阻患者的呼吸困难伴运动耐受性下降。左肺动脉悬吊和完整气管环的患者通常出现在婴儿早期，有呼吸系统症状，包括喘息、喘鸣、咳嗽和呼吸道感染。新生儿 PH 可能依赖呼吸机，需要氧气和其他血管扩张药来促进肺部血液流动。年龄较大的儿童 PH 的临床表现因程度和潜在原因而不同，但发绀、呼吸困难、运动不耐受、疲劳或晕厥是常见的。

（四）肺动脉畸形影像

如果单侧肺动脉狭窄，在 X 线片上受累侧的肺野可出现肺血少，而未受累一侧会由于侧支循环相对患侧肺血流量增多而出现肺血多表现。TTE 常常做出疑似诊断，但如果声窗有限或需要进一步明确解剖或血流动力学变化，则可能需要CMR、CT 或心导管进一步确诊[15, 16]。与常常低估流速的 PC CMR 相比，TTE 可以更准确地测量通过狭窄处的最大流速[17]。需要介入治疗的患者则需进行心导管术检查。CT 使患者暴露在电离辐射中，且不能提供任何功能信息，但当主要为了观察气道时，则可能是一线成像方式，如肺动脉悬吊综合征[11, 18]。

（五）CMR 评估肺动脉

CMR 提供了良好的右心室流出道、肺动脉主干及其分支的解剖图像[19]，并为外科或介入科医师提供一个直观的路线图，以便为患者制订最佳的治疗方案。CMR 提供全面的血流动力学评估，不包括肺动脉压和肺血管阻力[20]。CMR 流量可以与心导管直接测量肺动脉压结合使用来计算肺血管阻力。CMR 评估肺血管的概述见框 51-1。

框 51-1　CMR 在肺动脉评估中的适应证

- 肺动脉分支的解剖学描述
- 描述相关的病灶
- 检测术前和术后肺动脉狭窄
- 肺动脉分支内血流模式的评估
- 定量两肺血流分布
- 肺动脉分支发育的评估
- 评估周围结构，如气道、主动脉
- 心室容积及射血分数

二、肺静脉

（一）概述

肺静脉异常可以是孤立发生的，或作为一种状态或综合征的一部分［例如，异位综合征中的完全性肺静脉异位引流（TAPVC）］，包括异常引流、连接或狭窄。

（二）解剖与病理

形态学

原始肺芽的血液最初通过体腔静脉的前体流出。在妊娠约 4 周时，肺静脉与原始中央肺静脉相连，后者与心管心房背侧融合[21, 22]。部分或全部肺静脉异常连接发生在肺静脉通道无法连通和肺-全身连接持续存在时[22]。

正常的肺静脉解剖包括 4 个单独的肺静脉分别进入左心房。常见的正常变异是存在额外的右中肺静脉或左肺静脉通过共同通道引流。所有肺静脉汇入共同静脉通常是病理性的，并常与异位综合征有关。

PAPVC 描述了一条或多条肺静脉与腔静脉系统的异常连接。PAPVC 最常见的形式是累及右上、中肺静脉，常伴有上静脉窦缺损（图 51-1）。第二种最常见的类型是左上肺静脉通过垂直静脉引流至左侧无名静脉。

所有右侧肺静脉与右心房、下腔静脉或肝静脉的异常连接是弯刀综合征的一部分。这个名

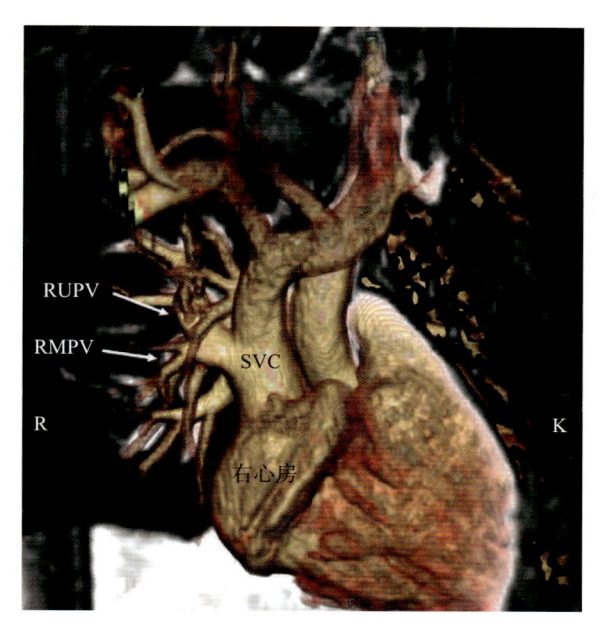

第 51 章 肺循环：肺动脉和肺静脉评估
The pulmonary circulation: assessing pulmonary arteries and pulmonary veins

▲ 图 51-1 磁共振血管增强成像 3D 容积再现重建图像
可见右上肺静脉（RUPV）和右中肺静脉（RMPV）部分连接到上腔静脉（SVC）

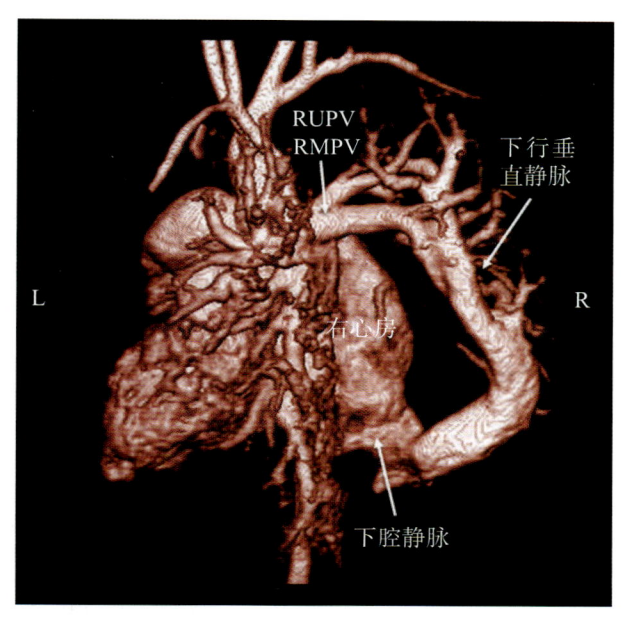

▲ 图 51-2 弯刀综合征患者 3D 容积再现重建图像
所有右侧肺静脉通过下行的垂直静脉进入下腔静脉。RMPV. 右中肺静脉；RUPV. 右上肺静脉

字是由于其在 X 线片上，静脉通道异常类似于一个土耳其弯刀。典型的弯刀综合征与右肺、右侧肺动脉发育不全、纵隔右移、自主动脉发出滋养血管向右肺底部供血、肺分段异常等相关（图 51-2）[23]。

根据进入右心房的异常引流路径，TAPVC 主要分为 4 种亚型，包括心上型、心内型、心下型或混合型。混合型 TAPVC 涉及多种异常。

心上型 TAPVC 是最常见的亚型，肺静脉通常流入左心房后的共同汇合处，然后经垂直静脉上行流入无名静脉。垂直静脉梗阻并不少见，多见于横过左肺动脉和左主支气管处或与无名静脉连接处[24]。

心内型 TAPVC 通常包括肺静脉引流至冠状静脉窦。心下型 TAPVC 为肺静脉汇合后经垂直静脉下行至膈下，与门静脉、肝静脉、静脉导管相通，或罕见的与下腔静脉相通（图 51-3）。心下型 TAPVC 常发生梗阻，可发生在食管裂孔、静脉导管、门静脉或肝静脉水平或沿垂直静

脉。左侧三房心是在胚胎学和血流动力学上都与 TAPVC 有关的一种情况，纤维肌性膜将左心房分成两个腔，肺静脉阻塞的程度取决于左心房上方心腔对下方心腔或右心房的限制程度。

肺静脉狭窄可能是先天性的或在修复异常静脉连接或其他先天性心脏缺陷后继发的，可能影响一个或多个单独的肺静脉。狭窄可以是局部的，例如邻近左心房的肺静脉开口局限性狭窄，也可为整个肺静脉弥漫性长段发育不全，常延伸至肺内分支。

（三）相关临床

肺静脉异常连接的临床症状不同，从无症状（许多伴有 PAPVC 的患者）到重症患者（梗阻性 TAPVC 的新生儿），取决于体-肺分流的大小和是否存在肺静脉阻塞。同样，肺静脉狭窄的临床表现从无症状到严重的肺动脉高压和右心室衰竭。在进行任何肺静脉异常的心脏手术前，必须清楚显示所有的肺静脉及其引流部位。

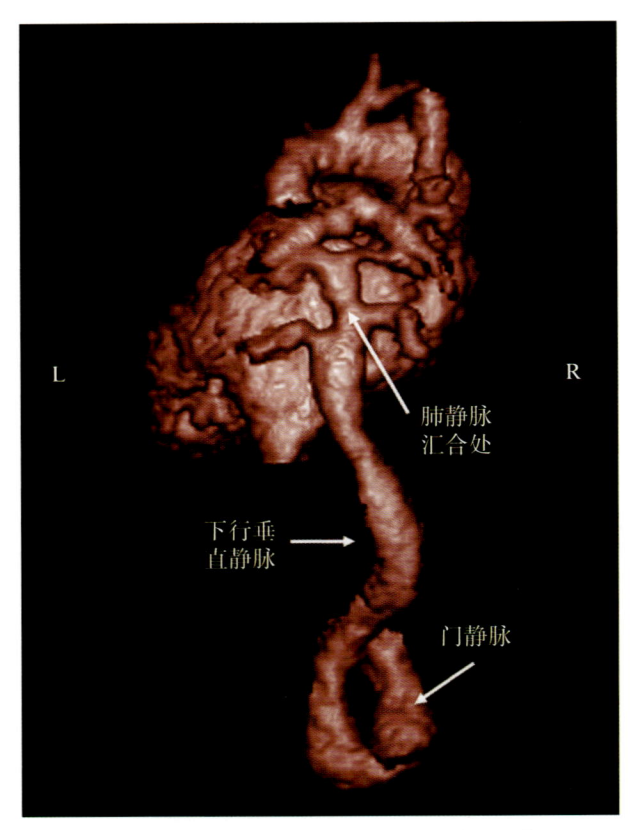

▲ 图 51-3　膈下完全性肺静脉异位引流 3D 容积再现图像

4 条肺静脉全部汇入下行的垂直静脉，垂直静脉下行经门静脉进入下腔静脉。此图未显示下腔静脉和门静脉通道

（四）肺静脉畸形影像

X 线片显示肺血多可提示明显的左向右分流或肺静脉阻塞所致肺水肿的诊断。在大多数肺静脉异常连接的患者中，TTE 可以做出诊断[25]。当超声图像不全面或确定分流量对直接决策很重要时，则需要除了 TTE 之外的其他无创性成像方法，其中以 CMR 最为重要。在肺静脉狭窄中，超声心动图表现不佳[26, 27]，断层成像越来越多地应用于包括之前行肺静脉修复术在内的高危患者的监测成像[26, 28]。

（五）CMR 评估肺静脉

CMR 是评估异常肺静脉连接或狭窄的金标准，可以全面评估解剖、血流和功能[19]。如第十篇第 50 章中所讨论的，当计划干预治疗时，CMR 可以显示解剖结构，识别外部压迫或内在狭窄，并能提供准确的分流量。正因如此，CMR 对比 CT 的优势在于它提供了额外的重要的血流动力学信息。肺静脉内血流定量是可行的，具有较高的准确性和可重复性[29]。当新生儿 TAPVC 受阻时，CT 是首选检查，因为新生儿可能无法耐受长时间的 CMR 检查。框 51-2 提供了 CMR 在肺静脉评估中的作用的临床应用概述。

框 51-2　CMR 在肺静脉评估中的适应证
• 单支肺静脉的解剖描述 • 描述相关病变 • 术前、术后肺静脉狭窄的检测与分层 • 定量肺循环（Qp）和体循环（Qs）血流量 • PAPVC 的心内左向右分流的定量分析 • 评估肺血流在双肺的分布 • 心室容积及射血分数

三、CMR 肺循环成像方案

肺动脉和肺静脉的解剖评估依赖于 2D SSFP（亮血）静态和电影成像、CEMRA、3D IR 和 3D SSFP 方法（图 51-4）[19]。在许多情况下，静态 2D SSFP 成像足以详细描述解剖[31]。平行于血管长轴的平面内 SSFP 电影成像可以看到肺动脉和肺静脉阻塞的部位和严重程度。

CEMRA 是应用于肺动脉和静脉病变的 3 种不同方式之一：①非门控 CEMRA；②心电门控、呼吸导航并使用血管内对比剂或缓慢输注细胞外对比剂的 CEMRA；③时间分辨 MRA。如果要避免使用钆，非对比 3D SSFP 常常会达到同样的目的。然而，这些序列对湍流射流的失相位现象很敏感，肺静脉内的信噪比通常不是很理想。

时间分辨 MRA 常在明显的肺动脉节段性狭窄远端显示灌注缺损。灌注缺损也见于肺血栓栓塞，这可能导致肺动脉高压[32]。自旋回波（黑血）

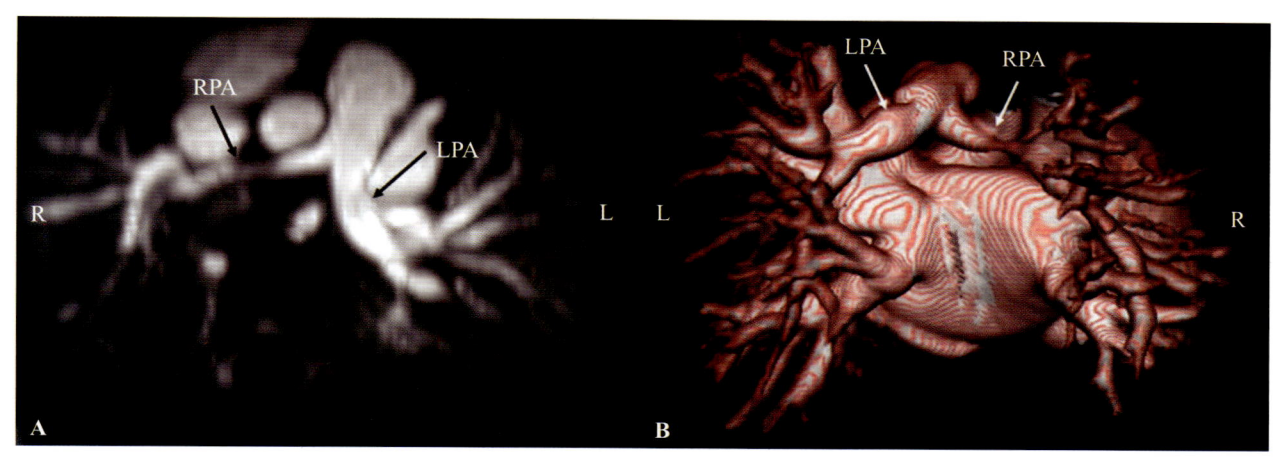

第 51 章 肺循环：肺动脉和肺静脉评估
The pulmonary circulation: assessing pulmonary arteries and pulmonary veins

▲ 图 51-4 右肺动脉（RPA）狭窄

A. 轴位磁共振血管成像 MPR 图像。RPA 呈弥漫性发育不良，中段局部狭窄。左肺动脉（LPA）通畅。B. 容积再现重建图像显示 RPA 中段狭窄

序列可以显示气管支气管树，这在怀疑血管压迫气管（如左肺动脉悬吊）时很重要。

流速编码的 PC 电影成像可以直接测量肺动脉和肺静脉内的血流速度和容积，并量化流向肺部的血流量的左右分布[29]。在异常肺静脉连接中，肺静脉的流量定量对于准确量化体 - 肺分流非常重要（第十篇，第 50 章）。至少应该评估肺动脉主干、右肺动脉和左肺动脉中的流量。在没有心外动脉分流的情况下，升主动脉内的血流可以作为肺血流的"内部验证"。换言之，除非有室间隔缺损或主 - 肺动脉窗，否则右心室心排血量应与肺血流量匹配。

肺循环 CMR 检查应始终包括心室大小和功能的评估，特别是右心室（表 51-1）。

CMR 图像的分析和报告

CMR 报告应提供详细的解剖、血管测量、流量、容积和功能描述（框 51-3）。异常肺静脉连接时，每个单独的肺静脉的解剖结构、引流的位置和是否存在阻塞都需要描述。肺动脉或肺静脉的局部狭窄应与弥漫性发育不全相鉴别。最窄部分的直径应该在两个平面上测量，最好是在 CEMRA 数据集多平面重建后的血管正面观

图像上测量。为了进行连续随访，应在报告中明确指出用于血管测量的序列类型，如果是电影采集，则应说明是在收缩期还是舒张期进行的。肺静脉外压性改变，最常见的是由位于左下肺静脉前方的心脏和其后方的降主动脉造成，并不总是有血流动力学意义。肺门区域的供血血管发育不全提示病情严重及慢性过程。长期肺静脉阻塞时，可出现静脉侧支引流至其他肺静脉或体静脉，最好使用高空间分辨率的 CEMRA 进行分析。

报告中应包括计算两肺血流分布和异常血流曲线模式。肺动脉分支或肺静脉间血流再分配的程度反映了狭窄的严重程度。通常情况下，左肺相对血流＜ 40%，右肺相对血流＜ 50% 即视为异常，应立即寻找病因，包括肺动脉或静脉阻塞，也应寻找肺实质改变，包括肺不张。如果有单侧肺动脉或静脉狭窄，肺血流会重新分配到未受累的肺。严重的单侧或双侧肺静脉狭窄会导致患侧肺动脉和肺发育不良，对侧肺血流量长期增加，进而导致肺动脉压升高。

流速编码的 PC 电影成像也可以检测静脉和动脉的异常血流模式。肺动脉狭窄的典型血流模式是一个带有收缩峰变钝和延长的流速图。在肺

表 51-1 CMR 评估肺动脉和肺静脉方案

方 案	序 列	建 议
肺动脉		
定位	SSFP	
形态	SSFP 静态图像	覆盖整个胸部的横轴、冠状位和矢状位
	SSFP 电影序列	肺动脉分支斜长轴位 当湍流导致信号失相位时，右心室流出道矢状位成像可选择扰相梯度回波序列
	增强血管造影	选择肺动脉主干至弹丸式注射峰值时触发 考虑使用时间分辨血管造影动态评估肺血流量
	3D SSFP	如果出现狭窄引起的湍流，则在心脏舒张期采集
血流	相位对比电影	如果肺动脉内存在湍流，通过肺静脉平面采集肺动脉主干、左肺动脉、右肺动脉 上腔静脉、升主动脉、降主动脉进行内部验证 净流量差 如果存在心内分流，计算 Qp/Qs
功能	SSFP 电影序列	覆盖整个左、右心室的短轴平面（12～13 层）
肺静脉		
定位	SSFP	
形态	SSFP 静态图像	覆盖整个胸部的横轴、冠状位和矢状位
	SSFP 电影序列	如果怀疑有静脉窦型房间隔缺损，则应扫描包括上腔静脉与右心房连接处在内的覆盖肺静脉无间隔的轴位图像
	增强血管造影	选择升主动脉至弹丸式注射峰值时触发 因为肺静脉内信噪比不佳，3D SSFP 通常不能诊断肺静脉病变 部分型肺静脉异位引流时，可考虑采用时间分辨血管造影
血流	相位对比电影	肺动脉主干、左肺动脉、右肺动脉、单支肺静脉、 上腔静脉、升主动脉、降主动脉进行内部验证 如果为回流至上腔静脉的部分型肺静脉异位回流，需测量异常回流肺静脉上方和下方的上腔静脉 净流量差 如果存在部分型肺静脉异位引流，Qp/Qs
功能	SSFP 电影序列	覆盖整个左、右心室的短轴平面，如果怀疑静脉窦型房间隔缺损，则包括整个心房（12～16 层）

静脉狭窄中[28]，狭窄前测量时肺静脉流速通常较低，而狭窄后测量时流速较快[28, 30]。然而，无论测量是在狭窄的近端还是远端，相位的丢失和连续追踪未恢复到基线，表明血流动力学上明显的阻塞（图 51-5）。单侧肺静脉狭窄时，与狭窄同侧肺动脉分支可能出现收缩期前向血流减少和舒张早期血流逆转，而对侧肺动脉分支则可能出现舒张期连续前向血流[33]。

手术修复后肺静脉的血流分布与正常模式不同，可能是由于左心房顺应性降低[28, 30]。收缩期早期可能出现血流逆转，这与二尖瓣关闭时对不顺应左心房的瞬时压力升高有关。舒张波（D 波）可能很明显[28]。

肺动脉高压情况下，肺动脉主干和分支扩张，可见到周围血管呈残根状。如果怀疑肺动脉高压，右心室容积和功能，以及室间隔变平是评估要点。血液从肺部流出受阻时，也可以观察到肺动脉高压。

第 51 章 肺循环：肺动脉和肺静脉评估
The pulmonary circulation: assessing pulmonary arteries and pulmonary veins

---

框 51-3 肺动脉和静脉评估报告的关键要素

肺动脉报告
- 肺动脉管径
- 肺动脉狭窄的位置和严重程度
- 肺动脉分支血流分布
- 肺动脉瓣反流
- 肺循环（Qp）和体循环（Qs）血流量（如果有动脉分流）
- 右心室大小及射血分数
- 肺动脉高压征象

肺静脉报告
- 肺静脉数量及其引流
- 肺静脉狭窄位置及严重程度
- 肺静脉分支（或动脉）血流分布
- 肺循环（Qp）及体循环（Qs）血流量（如有部分型肺静脉异位引流）
- 右心室大小及射血分数
- 肺动脉高压图像

在肺动脉高压存在的情况下，流量曲线的特征是急剧上升到一个较早但较低的峰值速度，随后下降过程中出现多个小峰值，收缩期末出现明显的最低点[31, 34]。在舒张期，前向血流呈持续的波浪形。

四、前景展望

4D 相位对比技术正成为同时评估多血管血流的一种有前途的工具。其对肺动脉和静脉的血流评估对于血流动力学不稳定患者的评估，包括患单心室新生儿的生理学评估等，都具有重要作用。此外，4D 血流成像可以评估狭窄血管内的能量消散、血管壁剪切力和 3D 压力图[35]。

对 PH 患者右心室心肌纤维化的评估，无论是通过 LGE 对局灶瘢痕的评估，还是使用 T_1 弛豫时间测定来评价弥漫性纤维化，都有可能成为评价伴有后负荷增加的右心室重塑不良的标志物。

五、结论

肺动脉和肺静脉异常是先天性心脏病进行 CMR 检查最常见的原因之一。对于动脉和静脉，CMR 提供了出色的解剖描述，以及血管内血流分布和流动模式的重要信息。CMR 是公认的评估异常肺静脉连接或狭窄的方法。特别是使用 3D 序列可以在每个需要的平面上精确描绘每支肺静脉。相位对比电影血流不仅可以精确测量每支肺静脉的血流，还可以研究血流模式，这对于正确理解肺循环的血流动力学是至关重要的。仅有肺动脉压和肺血管阻力仍需通过心导管检查进行有创性测量。

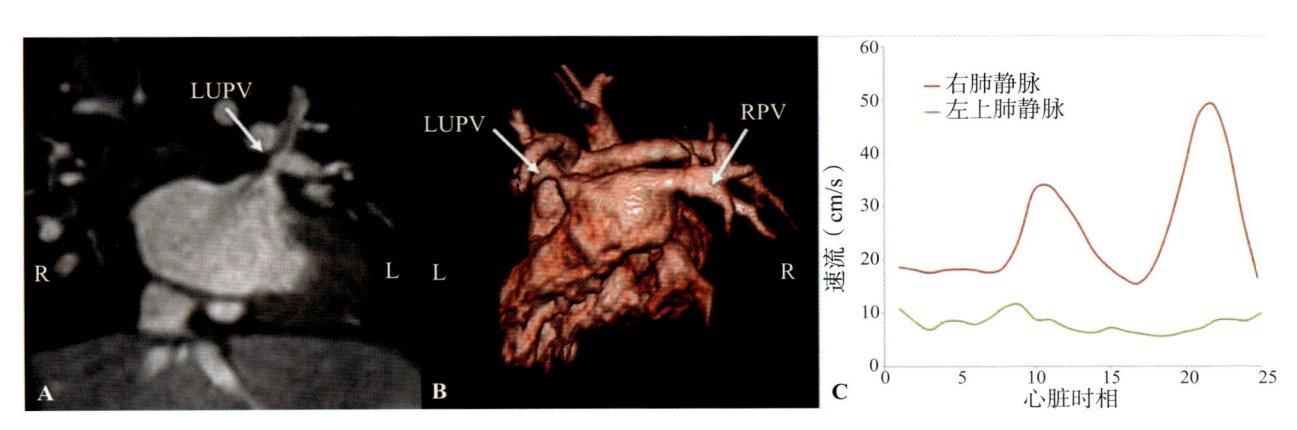

▲ 图 51-5 完全性肺静脉异位引流修复术后左上肺静脉狭窄 1 例
A. 冠状位磁共振血管成像显示左上肺静脉（LUPV）于左心房入口处狭窄。可见进入左心房的狭窄血流束；B. 3D 重建显示左上肺静脉狭窄，右肺总静脉（RPV）通畅；C. 血流图显示了与右肺静脉正常流型相比，在左上肺静脉上游测量的失相模式和低速连续血流

推荐阅读

[1] Grosse-Wortmann L, et al. Anatomical and functional evaluation of pulmonary veins in children by magnetic resonance imaging. *J Am Coll Cardiol.* 2007;49:993–1002.

[2] Swift AJ, et al. Noninvasive estimation of PA pressure, flow, and resistance with CMR imaging: derivation and prospective validation study from the ASPIRE registry. *JACC Cardiovasc Imaging.* 2013;6:1036–47.

参考文献

[1] Moorman A, et al. Development of the heart: (1) formation of the cardiac chambers and arterial trunks. *Heart.* 2003;89:806–14.

[2] Haworth SG, Rabinovitch M. Pulmonary circulation. In: Anderson RC, Baker EJ, Penny DJ, Redington AN, Rigby ML, Wernovsky G, eds. *Paediatric Cardiology.* Philadelphia, PA: Churchill Livingstone; 2010: pp. 117–41.

[3] Webb S, et al. Septation and separation within the outflow tract of the developing heart. *J Anat.* 2003;202:327–42.

[4] Alagille D, et al. Hepatic ductular hypoplasia associated with characteristic facies, vertebral malformations, retarded physical, mental, and sexual development, and cardiac murmur. *J Pediatr.* 1975;86:63–71.

[5] Zalzstein E, et al. Spectrum of cardiovascular anomalies in Williams-Beuren syndrome. *Pediatr Cardiol.* 1991;12:219–23.

[6] Pober BR. Williams-Beuren syndrome. *N Engl J Med.* 2010;362:239–52.

[7] Elzenga NJ, et al. Juxtaductal pulmonary artery coarctation. An underestimated cause of branch pulmonary artery stenosis in patients with pulmonary atresia or stenosis and a ventricular septal defect. *J Thorac Cardiovasc Surg.* 1990;100: 416–24.

[8] Kruzliak P, et al. Unilateral absence of pulmonary artery: pathophysiology, symptoms, diagnosis and current treatment. *Arch Cardiovasc Dis.* 2013;106:448–54.

[9] Sade RM, et al. Pulmonary artery sling. *J Thorac Cardiovasc Surg.* 1975;69:333–46.

[10] Hraska V, et al. Pulmonary artery sling with tracheal stenosis. *Multimed Man Cardiothorac Surg.* 2009;2009:mmcts 2008 003343.

[11] Newman B, Cho Y. Left pulmonary artery sling—anatomy and imaging. *Semin Ultrasound CT MR.* 2010;31:158–70.

[12] Hoeper MM, et al. Definitions and diagnosis of pulmonary hypertension. *J Am Coll Cardiol.* 2013;62(25 Suppl):42–50.

[13] Simonneau G, et al. Updated clinical classification of pulmonary hypertension. *J Am Coll Cardiol.* 2009;54(1 Suppl):S43–54.

[14] Abman SH, et al. Pediatric pulmonary hypertension: Guidelines from the American Heart Association and American Thoracic Society. *Circulation.* 2015;132:2037–99.

[15] Baumgartner H, et al. ESC Guidelines for the management of grown-up congenital heart disease (new version 2010). *Eur Heart J.* 2010;31:2915–57.

[16] Dacher JN, et al. CT and MR imaging in congenital cardiac malformations: where do we come from and where are we going? *Diagn Interv Imaging.* 2016;97:505–12.

[17] Koskenvuo J, Ordovas KG, Higgins CB. Valvular heart disease. In: Fogel MA, ed. *Principles and Practice of Cardiac Magnetic Resonance in Congenital Heart Disease: Form, Function and Flow.* Wiley-Blackwell; 2010: pp. 236–49.

[18] Ciet P, et al. Magnetic resonance imaging in children: common problems and possible solutions for lung and airways imaging. *Pediatr Radiol.* 2015;45:1901–15.

[19] Valsangiacomo Buechel ER, et al. Indications for cardiovascular magnetic resonance in children with congenital and acquired heart disease: an expert consensus paper of the Imaging Working Group of the AEPC and the Cardiovascular Magnetic Resonance Section of the EACVI. *Cardiol Young.* 2015;25:819–38.

[20] Valsangiacomo Buchel ER, et al. Contrast-enhanced magnetic resonance angiography of the great arteries in patients with congenital heart disease: an accurate tool for planning catheterguided interventions. *Int J Cardiovasc Imaging.* 2005;21:313–22.

[21] Webb S, et al. Development of the human pulmonary vein and its incorporation in the morphologically left atrium. *Cardiol Young.* 2001;11:632–42.

[22] Hlavacek AM, Shirali GS, Anderson RH. Pulmonary venous abnormalities. In: Anderson RC, Baker EJ, Penny DJ, Redington AN, Rigby ML, Wernovsky G, eds. *Paediatric Cardiology.* Philadelphia, PA: Churchill-Livingstone; 2010. pp. 497–522.

[23] Gao YA, et al. Scimitar syndrome in infancy. *J Am Coll Cardiol.* 1993;22:873–82.

[24] Burroughs JT, Edwards JE. Total anomalous pulmonary venous connection. *Am Heart J.* 1960;59:913–31.

[25] Valsangiacomo ER, et al. Contrast-enhanced MR angiography of pulmonary venous abnormalities in children. *Pediatr Radiol.* 2003;33:92–8.

[26] Greenway SC, et al. Assessment of pulmonary veins after atriopericardial anastomosis by cardiovascular magnetic resonance. *J Cardiovasc Magn Reson.* 2011;13:72.

[27] Seale AN, et al. Pulmonary vein stenosis: the UK, Ireland and Sweden collaborative study. *Heart.* 2009;95:1944–9.

[28] Valsangiacomo ER, et al. Phase-contrast MR assessment of pulmonary venous blood flow in children with surgically repaired pulmonary veins. *Pediatr Radiol.* 2003;33:607–13.

[29] Goo HW, et al. Phase-contrast magnetic resonance quantification of normal pulmonary venous return. *J Magn Reson Imaging.* 2009;29:588–94.

[30] Grosse-Wortmann L, et al. Anatomical and functional evaluation of pulmonary veins in children by magnetic resonance imaging. *J Am Coll Cardiol.* 2007;49:993–1002.

[31] Shigenaga Y, et al. Acquisition of the pulmonary venous

and left atrial anatomy with non-contrast-enhanced MRI for catheter ablation of atrial fibrillation: usefulness of two-dimensional balanced steady-state free precession. *J Arrhythm*. 2015;31:189–95.

[32] Iwasawa T. Diagnosis and management of pulmonary arterial hypertension using MR imaging. *Magn Reson Med Sci*. 2013;12:1–9.

[33] Roman KS, *et al*. How is pulmonary arterial blood flow affected by pulmonary venous obstruction in children? A phase-contrast magnetic resonance study. *Pediatr Radiol*. 2005;35:580–6.

[34] Bogren HG, *et al*. Pulmonary artery distensibility and blood flow patterns: a magnetic resonance study of normal subjects and of patients with pulmonary arterial hypertension. *Am Heart J*. 1989;118(5 Pt 1):990–9.

[35] Markl M, *et al*. Advanced flow MRI: emerging techniques and applications. *Clin Radiol*. 2016;71:779–95.

[36] Mehta BB, *et al*. Detection of elevated right ventricular extracellular volume in pulmonary hypertension using Accelerated and Navigator-Gated Look-Locker Imaging for Cardiac T_1 Estimation (ANGIE) cardiovascular magnetic resonance. *J Cardiovasc Magn Reson*. 2015;17:110.

第 52 章 三尖瓣 Ebstein 畸形
Ebstein's malformation of the tricuspid valve

Sonya V Babu-Narayan 著
王辉 译 杨琳 徐磊 校

一、概述

Ebstein 畸形是一种罕见的疾病，仅占所有先天性心脏病的 1%[1]，Wilhem Ebstein 在 1866 年首次描述了这种情况，因此以其姓名命名此病[2]。其所涵盖的疾病谱很广。超声心动图在描绘三尖瓣解剖结构、反流严重程度、右心室功能，以及相关的卵圆孔未闭（patent foramen ovale，PFO）或房间隔缺损中分流的存在及血流流向方面具有一线作用。然而，CMR 也是一种很有用的辅助工具，它在定量三尖瓣反流，以及右心房大小、右（左）心室容积和功能方面具有特殊的优势，且无须考虑心脏形态的改变。在临床治疗中，心脏病专家和具有先天性心脏病专长的外科医生需要通过图像对包括手术修复或替换的适应证和时机进行评估，这些都需要具备专业知识。

二、解剖与病理

Ebstein 畸形包括三尖瓣的隔瓣和后瓣（有时是前瓣）从房室连接处向心尖侧移位，进入右心室。它是由心脏发育过程中三尖瓣瓣叶从心内膜分离失败造成的。这导致右心室基底部的心房化。右心室可理解为两部分：①基底部心房化的右心室（aRV），其近端界限在房室沟；②功能性右心室（fRV）。

两组房室瓣附着点之间的距离 > 8mm 提示存在 Ebstein 畸形，或最大移位 > 20mm 可作为成人的诊断标准。在更严重的患者中，移位还伴有向右心室流出道和肺动脉瓣方向的旋转（图 52-1）。三尖瓣瓣叶自身常有形态异常，可出现发育不良、增厚或卷曲。它们可与短缩的腱索相连，并可有乳头肌发育不全。三尖瓣的前叶冗长，多余的组织沿三尖瓣环的前外侧（游离壁）表面附着，可呈帆状，也可呈筛孔样；隔瓣瓣叶沿室间隔表面附着；后叶沿着瓣环的后部附着。后下腱索短缩和栓系的程度决定了手术干预的可能性，即固有瓣膜修复或瓣膜置换的类型。隔瓣和后瓣的联合移位和栓系经常导致瓣叶闭合失败，从而导致三尖瓣反流。

当 Ebstein 畸形严重时，在舒张期收缩的固有右心房与在收缩期收缩的房化右心室之间存在不同步性[3]。房化右心室越大，心房排空的协调性和有效性就越差，导致右心房扩张和效率减低，前向血流减少。当 Ebstein 畸形足够严重时，薄的房化右心室室壁在舒张期反常收缩并压迫左心室，导致左心室室壁运动不同步。这为因心排血量差而导致的运动不耐受，以及由于心腔

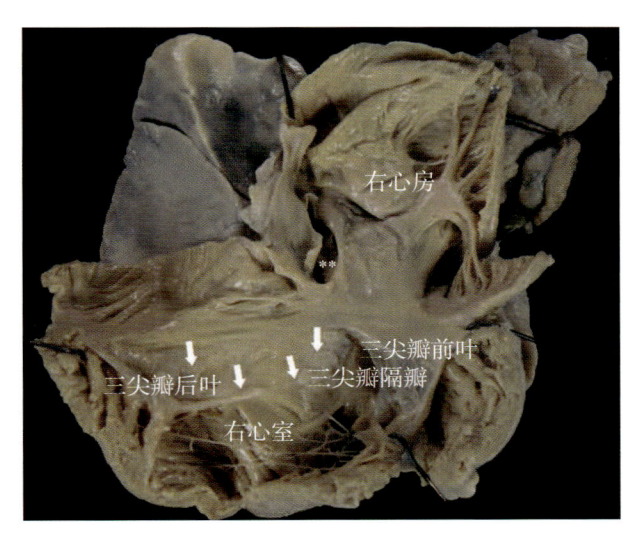

▲ 图 52-1 Ebstein 畸形中三尖瓣移位的位置变化示意图

经许可转载，图片由 Cardiovascular Pathology Unit，University of Padua 提供

扩张和功能障碍可能导致的心律失常提供了发病基础。

重要和常见的相关缺陷包括卵圆孔未闭/房间隔缺损、肺动脉狭窄（高达 10% 的患者为功能性闭锁）、室间隔缺损、动脉导管未闭、二尖瓣疾病、主动脉瓣二瓣畸形、主动脉瓣下狭窄和主动脉缩窄等[4]。三尖瓣 Ebstein 畸形常伴有先天性矫正性大动脉转位（CCTGA；也被称为 L-TGA/ 双重调转）。也可以见到左心室心肌致密化不全[5]。

三、相关临床

随着形态学的严重程度不同，临床表现和预后差异很大。Ebstein 畸形的死亡率与充血性心力衰竭、室性心律失常和心脏性猝死有关。已经报道的一些不良结果的预测因素包括发病时的年龄、解剖的严重程度、三尖瓣反流的级别、发绀、男性、心胸比例增大、运动能力下降和 NYHA 功能分级等[6-9]。成人房性心律失常与其发病率显著相关[1,10]。因此，需要对患者进行单独评估。心脏成像可发现的预后不良的其他征象包括右心室发育不良、前叶栓系、巨大的功能右心房、左心室受压、后叶移位、Ebstein 畸形伴有肺动脉狭窄或闭锁[4]。

四、Ebstein 畸形影像

成像必须充分评估异常的程度和三尖瓣的位移、三尖瓣反流的严重性、功能性右心房扩张的程度、房化右心室的扩张程度、功能右心室的扩张和功能障碍的严重程度、左心室的大小（可能是小的）、心排血量（可能是低的），以及任何与卵圆孔未闭或房间隔缺损相关的异常血流方向的存在和生理学变化。

Ebstein 畸形的胸部 X 线片上表现出的典型特征包括心脏增大，心胸比例 ≥ 0.6[11]，肺血管纹理减少，主动脉和肺动脉干影小，典型的心影呈"方盒形"。心影扩大程度加重可考虑手术干预[11]。

超声心动图仍然是评估 Ebstein 畸形的一线方法。可以详细描述三尖瓣的形态。在对三尖瓣反流分级时，需要一个低脉冲重复频率和奈奎斯特限制来优化低速反流血流的显示和测量。反流可以是多个和（或）筛孔样的，需要确定反流的方向和来源。从三尖瓣反流束可以计算右心室收缩期到右心房的梯度。右心力衰竭时平均右心房压升高。三尖瓣环收缩移位可导致评估右心室功能的可重复性差。

超声心动图和 CMR 在左心室的大小和功能、前叶和隔瓣的可见性、三尖瓣的再手术，以及相关的心脏缺陷等方面提供了相似的信息；然而，CMR 在显示后叶、测量右侧心腔和右心室功能方面优于超声心动图[12]。Celermajer 用超声心动图描述了基于舒张末期四腔心图像的严重程度指数（RA + aRV）/（RV + LA + LV）[6]，结果显示，房化右心室的比例越大，预后越差。如果功能性右心室面积小于右心室总面积的 1/3，则整体预后较差。

五、CMR 与 Ebstein 畸形

表 52-1 总结了 CMR 成像方案，该方案可根据患者耐受性和已知情况进行调整，例如，如果超声心动图已有卵圆孔未闭数据，则 CMR 不需要再尝试显示。

六、CMR 图像分析

（一）心室和心房的容积和功能

CMR 因为不受心脏结构的影响，有助于诊断 Ebstein 畸形，并且仍然是量化左心室和右心室容积和功能的金标准，且没有几何假设和电离辐射。此外，还可量化血流[12, 13, 14 16]。本章所述 CMR 成像方案不仅包括短轴位电影序列，还包括横轴位电影序列（图 52-2），并可如计算心室容积一样计算心房容积。

横轴和短轴位的心室容积测量方法（图 52-2）具有良好的相关性，建议合理使用经验最多的方法。越来越多的人认识到在先天性心脏病中心室与心室的相互作用，应该记住左心室容积和功能也很重要。在于常规的临床实践中，应报告右心室和左心室容积和功能、右心室和左心室的射血分数、功能右心房（即右心房和房化右心室）的面积，以及三尖瓣瓣叶的移位程度。

虽然功能性右心室流入部可出现缩短，但与正常相比，功能性右心室腔常可见扩张。考虑到流出部（而不是流入部）是最常发生扩张的部分，因此四腔心图像可能会产生误导。功能性右心室的扩张与三尖瓣反流的严重程度相关[14]。

表 52-1 三尖瓣 Ebstein 畸形 CMR 成像方案

成像方案
基本定位及形态
• 3D 定位像扫描及无间隔的横轴位、矢状位、冠状位多层成像
SSFP 电影图像
• 横轴电影：从主动脉弓部到右心室底部（能够测量心房及心室容积）
• 标准长轴电影：两腔心、左心室流出道三腔心、左心室流出道冠状位、四腔心
• 主动脉瓣（偶尔为二瓣）
• 心室短轴电影序列：从基底部到心尖
• 右心室长轴电影序列（图 52-3）：右心室流出道矢状位、垂直右心室流出道横轴位、右心室流入道（三尖瓣、肺动脉瓣、主动脉短轴）、右心室斜位（三尖瓣、右心室体部、右心室流出道；通常还包括主动脉长轴，但不是一成不变的）和右心房、右心室两腔心（显示前叶、后下瓣叶）
• 心房短轴电影：用于确定卵圆孔未闭
• 进一步根据以上层面来定位四腔心/两腔心电影，以更好确定三尖瓣反流
血流
• 穿层相位对比电影序列：肺循环量（Qp）和主动脉窦管交界处体循环量（Qs）、心排血量/心脏指数
• 三尖瓣层内和穿层相位对比电影序列：收缩期对齐三尖瓣平面
• 三尖瓣反流的量化：没有严重的心内分流用三尖瓣反流分数：（肺动脉血流 – 右心室收缩末容积）/右心室收缩末容积×100% 或右心室收缩末容积 – 左心室收缩末容积
可选项
• 层内相位对比电影序列：确定卵圆孔未闭血流方向
• CEMRA：肺动脉和主动脉的首过 CEMRA（可选）
• 3D- 非增强 bSSFP（可选）
• 延迟强化序列（可选）：短轴、两腔心、三腔心、四腔心、右心室长轴（通常从增强后 8~15min 开始扫描）
• 层内和穿层右心室流出道相位对比电影序列：如果伴有右心室流出道梗阻则测量峰值流速

（二）三尖瓣的位置、形态和功能

CMR 可充分显示三尖瓣的移位。四腔心切面中是最可能获得包含隔瓣和前瓣的成像层面。值得注意的是，通常可以在右心室长轴位或右心房 – 右心室两腔心层面看到后瓣。在其余的视图中，最常见的是隔瓣和前瓣，但也可以有个别变异（图 52-3）。

三尖瓣反流可以根据正面观三尖瓣血流束的大小进行定性分级，这可以按照本章中的 CMR

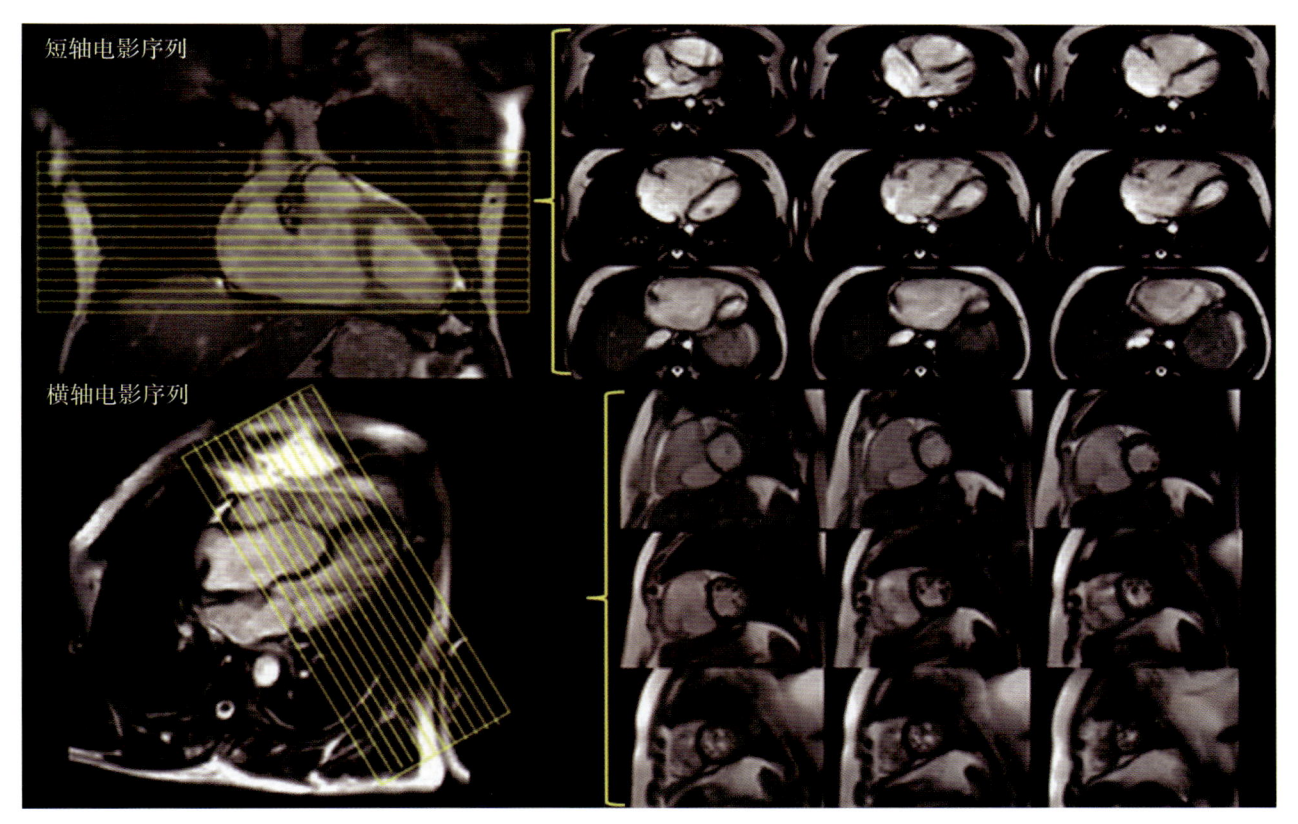

第 52 章 三尖瓣 Ebstein 畸形
Ebstein's malformation of the tricuspid valve

▲ 图 52-2 三尖瓣 Ebstein 畸形的横轴和短轴电影序列

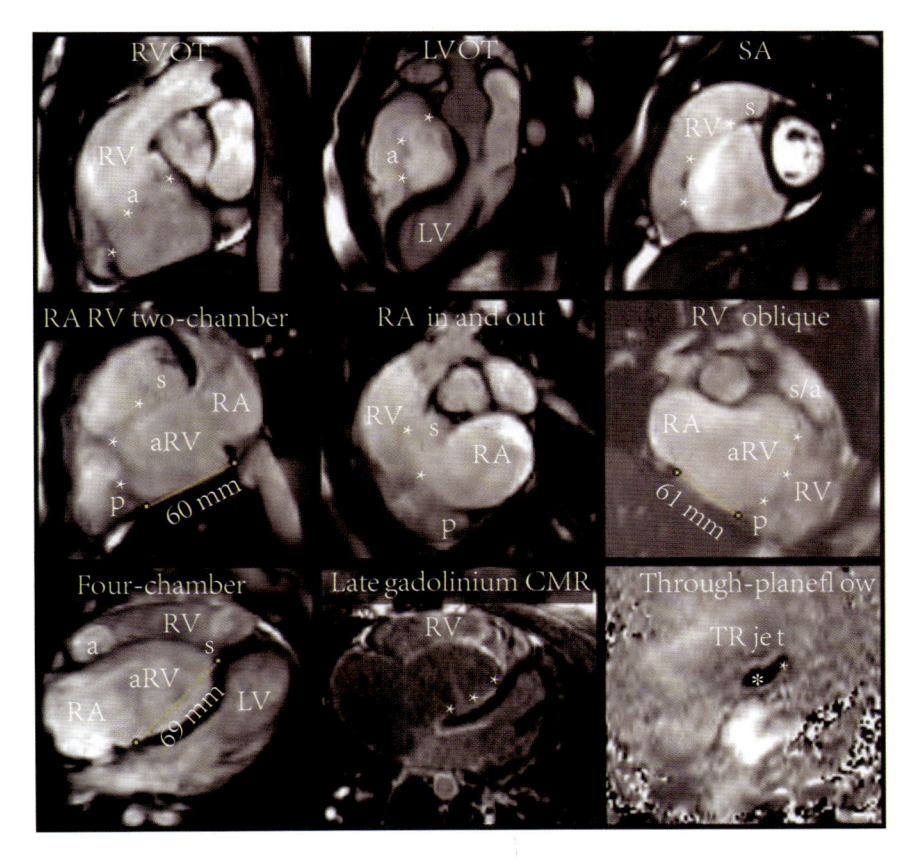

◀ 图 52-3 CMR 视图有助于描绘三尖瓣形态和 Ebstein 畸形伴中重度三尖瓣反流的典型特征

图像标记了不同的成像平面，并在三尖瓣瓣叶或穿层的血流束位置做了标记（*）。与通常的短轴视图相比，瓣口向流出道方向旋转，因此可在右心室流出道和左心室流出道层面上显示。隔瓣（四腔心）距三尖瓣环平面移位 69mm；后瓣移位 60mm（右心房右心室两腔心或长轴视图）

a. 前瓣；aRV. 心房化右心室；LVOT. 左心室流出道；p. 后瓣；RA RV：右心房 右心室；RVOT. 右心室流出道；SA. 短轴；s. 室间隔；LV. 左心室；oblique. 斜位；Late gadolinium CMR. 延迟增强 CMR；Through-plane flow. 通过平面流

545

成像方案（框 52-1）获得。特别是，通过使用最初从横轴位和短轴位电影中获得的图像引导进一步的电影成像，经常可以更好地描绘三尖瓣血流束（图 52-2）。与计算反流分数相比，不建议直接定量通过平面的血流，因为收缩期三尖瓣环平面的通过平面运动会导致测量不准确，而且存在更多可能偏心和发散方向的血流束。血流束宽度＞8mm 和（或）反流分数≥40% 则反映出存在严重的三尖瓣反流。在 Ebstein 畸形中三尖瓣反流并不总是易于准确量化的。CMR 可以很好地检查出多个 / 筛孔样反流束，并定量三尖瓣反流分数。此外，在所有患者中均可计算右心室射血分数。

框 52-1　CMR 关键问题
报告关键要素 • 三尖瓣形态 • 任何三尖瓣反流和（或）三尖瓣狭窄的严重程度 • 是否存在肺动脉狭窄和肺动脉狭窄程度 • 心室测量，包括右心室和左心室容积和功能 • 右心室房化程度 • 是否存在房间隔缺损和基于流量测量的 Qp/Qs

七、诊断效能与临床结局

CMR 容积测量法可以计算出 Celermajer 严重程度指数最初版本中的容积值，但仅限于用超声心动图四腔心平面成像中测量的面积，使用的公式为：（右心房容积 + 房化右心室容积）/（右心室容积 + 左心房容积 + 左心室容积）[6]。

虽然 CMR 指导预后的价值没有很好的定义，在主要心脏事件终点的前瞻性研究中也没有报道，但最近有研究认为 Ebstein 畸形的 CMR 衍生测量指标与已知的心力衰竭标志物和（或）运动能力有关联[17-19]。Hosch 等采用公式计算了舒张末期总的右 / 左心容积指数 [（右心房容积 + 房化右心室容积 + 右心室容积）/（左心房容积 + 左心室容积）][18]。图 52-4 汇总了这些虚拟和真实腔室所包含的区域。

在对 25 名患者的横断面研究中，CMR 的舒张期总左 / 右心容积指数与心力衰竭标志物（BNP）相关，与心肺运动测试时的峰值摄氧量和 VE/VCO_2 斜率相关[18]。

最近，在一项对 79 名未手术修复的成年患者的大型前瞻性单中心队列研究中，评估了 CMR 对于显著 MACE 事件的预后价值[20]。CMR 衍生的双室功能测量与死亡率和持续性室性心动过速相关。首次起病的持续性房性心律失常（AT）先于室性心动过速和死亡，并与右心受损相关。初发房性心律失常与心室容积和隔瓣移位 / 左心室间隔壁长度比值的综合结果相关性最强[20]。

这些数据支持将 CMR 与其他临床数据结合起来，作为 Ebstein 畸形患者定期评估预后的工具。

由于 CMR 能够确定右心室的大小和功能，以及三尖瓣的移位和旋转程度，因此，CMR 在外科医生规划手术修复方法时受到青睐。尽管 CMR 获得的右心室容积和 CMR 检测的功能障碍影响了手术的临床决策，但尚无充足的前瞻性数据支持，且还需验证可能用于术前评估的指标阈值。

15 例 Ebstein 畸形患者行锥形三尖瓣环重建术前后的 CMR 数据显示左心室充盈改善[21]，并与 NYHA 等级和运动功能的改善相关[22]。然而，右心室射血分数并没有得到改善。图 52-5 显示了 1 名患有严重 Ebstein 畸形的儿童在手术前和锥形修复术后的 CMR 检查结果。

CMR 在进一步洞察病理生理学和决定干预结果方面具有重要作用。关于 CMR 在预测心脏事件、预测最佳手术时机或对手术的反应方面的性能的前瞻性大型多中心研究还很少，但 CMR 在未来很有可能发挥作用。

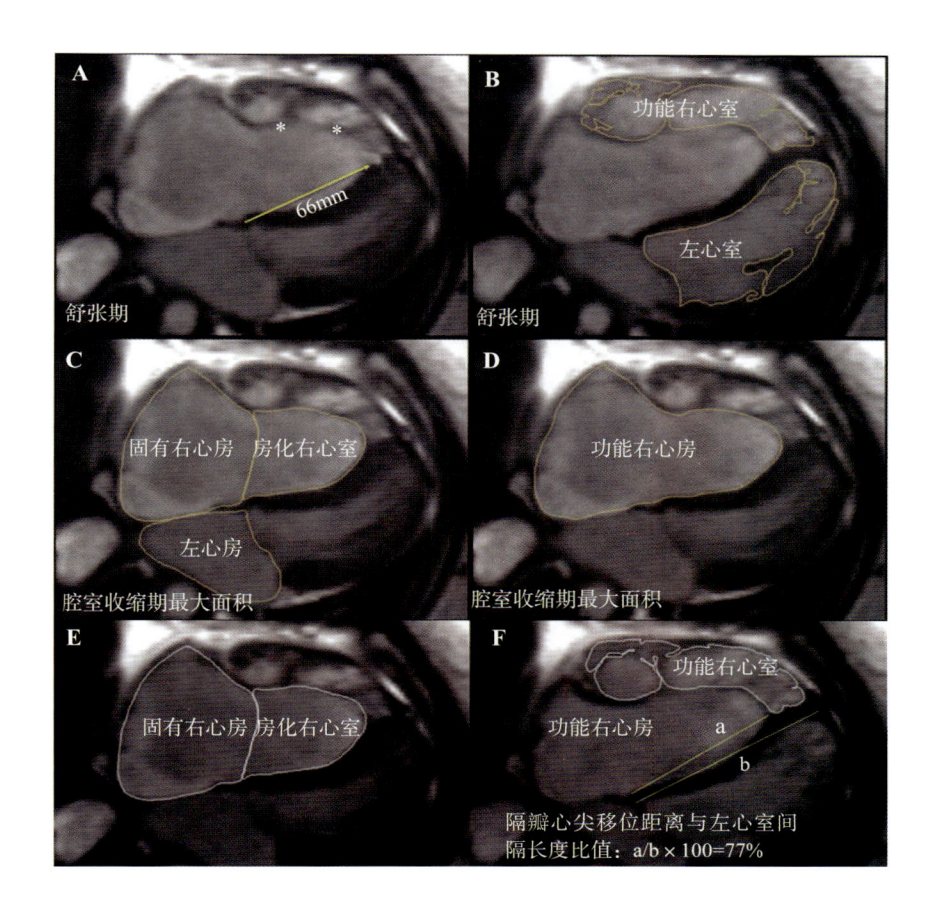

第 52 章　三尖瓣Ebstein畸形
Ebstein's malformation of the tricuspid valve

◀ 图 52-4　固有右心房、房化右心室和功能性右心室测量

A. 三尖瓣的隔瓣（*）向心尖方向移位了 66mm；B 至 F. 测量固有右心房（RA）和房化右心室（RV）容积、功能性右心室容积，隔瓣向心尖移位距离 / 左心室（LV）间隔长度（a/b × 100%）

经许可引自 Rydman R，et al. Major adverse events and atrial tachycardia in Ebstein anomaly predicted by cardiovascular magnetic resonance. *Heart* 2017；0：1-8doi:10.1136/heartjnl-2017-311274. © 2017 BMJ Publishing Group, Ltd. 版权所有

八、结论

Ebstein 畸形是一种复杂的三尖瓣畸形，累及整个右心。CMR 的电影序列在提供三尖瓣的位置、形态和功能方面具有独特性，特别是在显示后瓣和定量估计三尖瓣反流程度方面。此外，CMR 被认为是测量右心室和心房容积及功能的参考标准。CMR 研究的重要发现是，尽管三尖瓣向心尖方向移位，但右心室容积通常增大，而且瓣膜修复后，右心室功能并没有改善。

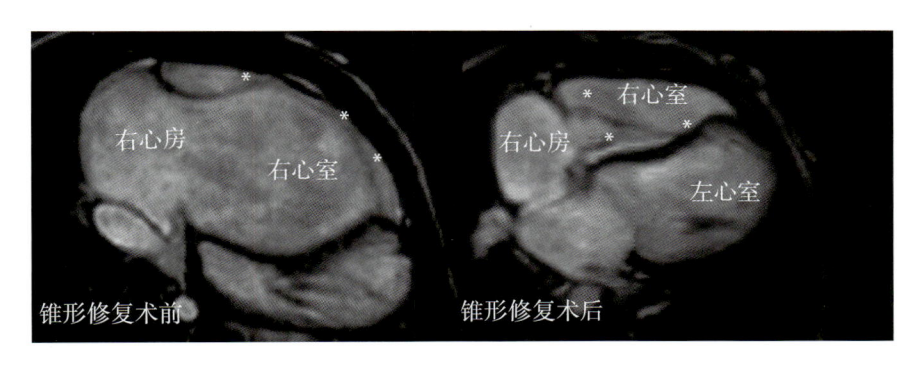

◀ 图 52-5　1 名患有严重 Ebstein 畸形的儿童在手术前和锥形修复术后的 CMR 表现。星号标出了三尖瓣的位置。值得注意的是，术后左心室因为得到充盈，其舒张末期容积明显改善

推荐阅读

[1] Fratz S, Janello C, Muller D, et al. The functional right ventricle and tricuspid regurgitation in Ebstein's anomaly. *Int J Cardiol.* 2013;167:258–61.

[2] Rydman R, Shiina Y, Diller G-P, et al. Major adverse events and atrial tachycardia in Ebstein's anomaly by cardiovascular magnetic resonance. *Heart.* 2018;104:37–44.

[3] Yalonetsky S, Tobler D, Greutmann M, et al. Cardiac magnetic resonance imaging and the assessment of Ebstein anomaly in adults. *Am J Cardiol.* 2011;107:767–73.

参考文献

[1] Attenhofer Jost CH, Connolly HM, Dearani JA, Edwards WD, Danielson GK. Ebstein's anomaly. *Circulation.* 2007;115:277–85.

[2] Ebstein, WE. über einen sehr seltenen Fall von Insufficienz der Valvula tricuspidalis, bedingt durch eine angeborene hochgradige Missbildung derselben. *Archiv für Anatomie, Physiologie und Wissenschaftliche Medicin.* 1866:238–54.

[3] Fabian CE, Mundt WP, Abrams HL. Ebstein's anomaly. The direct demonstration of contractile synchrony between the two parts of the right ventricle. *Investigative Radiol.* 1966;1:63–8.

[4] Shinebourne EA, Rigby ML, Carvalho JS. Pulmonary atresia with intact ventricular septum: from fetus to adult: congenital heart disease. *Heart.* 2008;94:1350–7.

[5] Stahli BE, Gebhard C, Biaggi P, et al. Left ventricular non-compaction: prevalence in congenital heart disease. *Int J Cardiol.* 2013;167:2477–81.

[6] Celermajer DS, Bull C, Till JA, et al. Ebstein's anomaly: presentation and outcome from fetus to adult. *J Am Coll Cardiol.* 1994;23:170–6.

[7] Oechslin EN, Harrison DA, Connelly MS, Webb GD, Siu SC. Mode of death in adults with congenital heart disease. *Am J Cardiol.* 2000;86:1111–16.

[8] Diller GP, Kempny A, Alonso-Gonzalez R, et al. Survival prospects and circumstances of death in contemporary adult congenital heart disease patients under follow-up at a large tertiary centre. *Circulation.* 2015;132:2118–25.

[9] Brown ML, Dearani JA, Danielson GK, et al. Functional status after operation for Ebstein anomaly: the Mayo Clinic experience. *J Am Coll Cardiol.* 2008;52:460–6.

[10] Walsh EP, Cecchin F. Arrhythmias in adult patients with congenital heart disease. *Circulation.* 2007;115:534–45.

[11] Baumgartner H, Bonhoeffer P, De Groot NM, et al. ESC Guidelines for the management of grown-up congenital heart disease (new version 2010). *Eur Heart J.* 2010;31:2915–57.

[12] Attenhofer Jost CH, Edmister WD, Julsrud PR, et al. Prospective comparison of echocardiography versus cardiac magnetic resonance imaging in patients with Ebstein's anomaly. *Int J Cardiovasc Imaging.* 2012;28:1147–59.

[13] Kilner PJ, Geva T, Kaemmerer H, Trindade PT, Schwitter J, Webb GD. Recommendations for cardiovascular magnetic resonance in adults with congenital heart disease from the respective working groups of the European Society of Cardiology. *Eur Heart J.* 2010;31:794–805.

[14] Fratz S, Chung T, Greil GF, et al. Guidelines and protocols for cardiovascular magnetic resonance in children and adults with congenital heart disease: SCMR expert consensus group on congenital heart disease. *J Cardiovasc Magn Reson.* 2013;15:51.

[15] Fratz S, Janello C, Muller D, et al. The functional right ventricle and tricuspid regurgitation in Ebstein's anomaly. *Int J Cardiol.* 2013;167:258–61.

[16] Yalonetsky S, Tobler D, Greutmann M, et al. Cardiac magnetic resonance imaging and the assessment of ebstein anomaly in adults. *Am J Cardiol.* 2011;107:767–73.

[17] Tobler D, Yalonetsky S, Crean AM, et al. Right heart characteristics and exercise parameters in adults with Ebstein anomaly: new perspectives from cardiac magnetic resonance imaging studies. *Int J Cardiol.* 2013;165:146–50.

[18] Hosch O, Sohns JM, Nguyen TT, et al. The total right/left-volume index: a new and simplified cardiac magnetic resonance measure to evaluate the severity of Ebstein anomaly of the tricuspid valve: a comparison with heart failure markers from various modalities. *Circ Cardiovasc Imaging.* 2014;7:601–9.

[19] Hosch O, Ngyuen TT, Laurer P, et al. BNP and haematological parameters are markers of severity of Ebstein's anomaly: correlation with CMR and cardiopulmonary exercise testing. *Eur Heart J Cardiovasc Imaging.* 2015;16:670–5.

[20] Rydman R, Shiina Y, Diller G-P, et al. Major adverse events and atrial tachycardia in Ebstein's anomaly by cardiovascular magnetic resonance. *Heart.* 2018;104:37–44.

[21] da Silva JP, Baumgratz JF, da Fonseca L, et al. The cone reconstruction of the tricuspid valve in Ebstein's anomaly. The operation: early and midterm results. *J Thorac Cardiovasc Surg.* 2007;133:215–23.

[22] Ibrahim M, Tsang VT, Caruana M, et al. Cone reconstruction for Ebstein's anomaly: Patient outcomes, biventricular function, and cardiopulmonary exercise capacity. *J Thorac Cardiovasc Surg.* 2015;149:1144–50.

第 53 章 先天性主动脉疾病
Congenital aortic disease

Francesca R Pluchinotta　Vivek Muthurangu　著
王　辉　译　　杨　琳　徐　磊　校

一、概述

主动脉瓣上狭窄（SVAS）、主动脉弓异常和主动脉缩窄（coarctation of aorta，COA）是累及升、降主动脉的狭窄性病变，导致左心室前向血流受阻。这些异常可单独出现或与其他先天性心脏缺陷一起出现。梗阻性病变会增加左心室的后负荷，如果严重且不治疗，会导致左心室肥厚，最终导致左心室扩张和衰竭。

二、解剖与病理

主动脉是人体最大的血管。它将含氧血液从左心室输送到器官和肌肉。解剖上分为两部分，包括胸主动脉和腹主动脉。正常的左位胸主动脉由主动脉根部（主动脉瓣环到窦管交界上方）、升主动脉（窦管交界到无名动脉）、主动脉弓（无名动脉至左锁骨下动脉）和胸降主动脉（左锁骨下动脉的开口以远到膈肌水平）（图 53-1）。

先天性主动脉病变有很多，在随后的章节中，我们将讨论具体的解剖与病理改变。

（一）主动脉瓣上狭窄

主动脉瓣上狭窄是一种由动脉壁中层或内

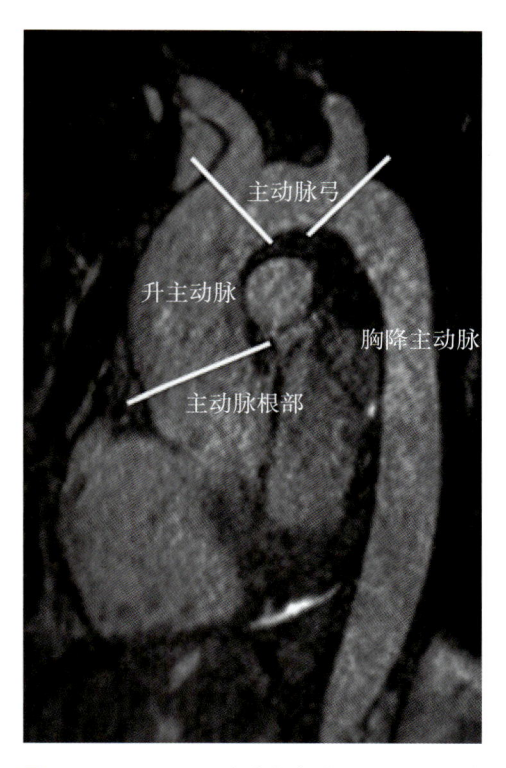

▲ 图 53-1　3D SSSP 全心矢状位图显示主动脉分段

膜增厚引起的全身性疾病。这导致主动脉窦以上升主动脉管腔狭窄。冠状动脉开口狭窄是常见的并发症。此外，升主动脉、主动脉弓可能存在不同程度的发育不全及头颈部血管狭窄[1]。主动脉瓣上狭窄最典型的特征是与弹性蛋白基因缺陷相关，它可以单独发生或属于某种综合征的一部分，如 Williams-Beuren 综合征[2]。

（二）主动脉弓异常

主动脉弓异常包括四种情况：①分支异常；②主动脉弓位置异常（包括右位主动脉弓或主动脉颈弓）；③多发主动脉弓（包括主动脉双弓）；④主动脉弓离断。

胚胎机制通常与主动脉弓、肺动脉和动脉导管胚胎发育期间的融合失败和（或）鳃弓退化有关[3]。分支形态的改变可导致血管环，例如主动脉双弓（图53-2）和右位主动脉弓伴迷走左锁骨下动脉（图53-3），引起支气管阻塞或食管压迫，临床表现为喘息和吞咽受阻。

（三）主动脉缩窄

主动脉缩窄是最常见的主动脉弓异常。它在活产婴儿中的发生率为36/100 000，在先天性心脏病患者中的发生率为6%～8%[4,5]。主动脉缩窄是由主动脉管腔狭窄引起的，通常位于左锁骨下动脉开口以远的动脉导管区域。在胎儿和婴儿中，左颈总动脉与左锁骨下动脉之间的远端横向主动脉弓常发育不全，升主动脉与横向主动脉弓的夹角为锐角。大多数患者在出生后3个月内动脉导管闭塞导致降主动脉血流受限时出现临床症状。在这些患者中，组织学研究显示导管组织环绕主动脉峡部[7]。在年龄较大的儿童和成人中，明显的主动脉弓发育不全并不常见；缩窄段通常是局部发生的并会形成绕过主动脉缩窄部位的侧支循环（图53-4）。在有明显血流动力学改变的缩窄患者中，通常只有很少的顺行血流通过缩窄区，而降主动脉由侧支供血。这导致降主动脉内较缩窄近端主动脉的血流增多[8]。

主动脉缩窄相关心脏异常的发生率高达50%（主动脉瓣二瓣、房间隔缺损、室间隔缺损、主动脉瓣下和主动脉瓣狭窄），提示主动脉缩窄是一种比单纯主动脉狭窄更复杂的缺陷。

（四）临界左心室

在某些情况下，这些阻塞性主动脉病变可能与左心室结构异常有关。在心脏发育过程中，心脏结构内充足的血流是心脏生长的主要原因。在胎儿期，左心室血液流出梗阻减少了左心室输出并增加了通过卵圆孔和动脉导管的分流。因此，通过左心室的血液流量减少，左心室可能无法正常生长。出生时轻度左心室发育不全的患者适宜

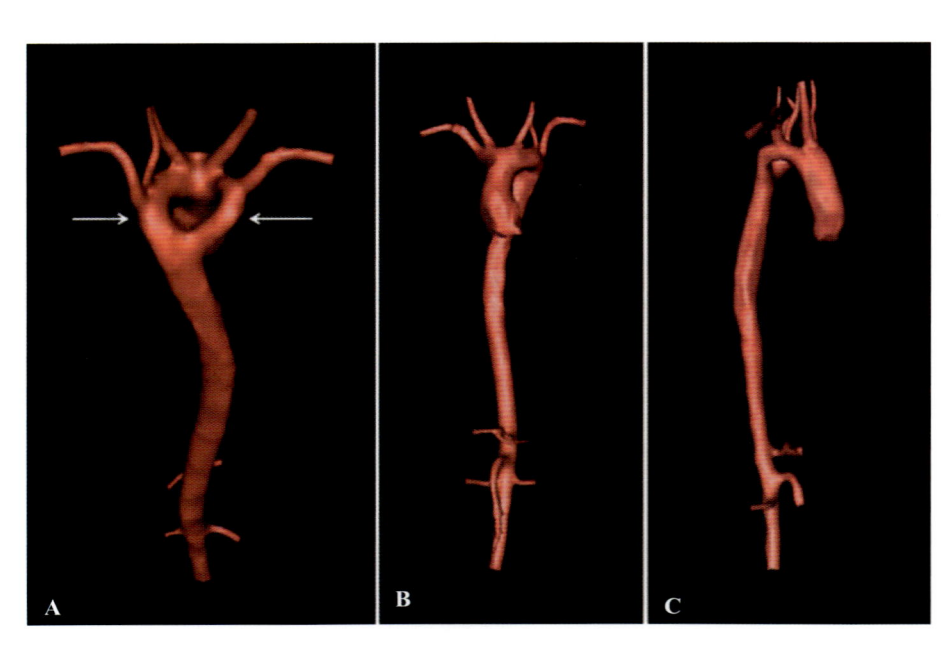

◀ 图53-2 主动脉双弓患者CEMRA容积再现图像（白箭）
A. 上斜位观；B. 正位观；C. 侧位观

第 53 章 先天性主动脉疾病
Congenital aortic disease

与较大的左心室舒张末期容积、较高的左心室与右心室最大输出量容积比，以及较高的二尖瓣与三尖瓣流入比相关[9]。临界左心室常与心内膜弹力纤维增生症（endocardial fibroelastosis，EFE）相关[10]。EFE 的特征是由于胶原蛋白和弹性纤维数量的增加而导致心内膜增厚。增厚的心内膜限制心室的扩张和收缩，导致大多数患者心力衰竭。

三、临床相关

左心梗阻性病变导致左心室后负荷增加，并与左心室肥厚相关。在新生儿主动脉缩窄常见的严重和快速进展性梗阻中，代偿机制失效最终导致心排血量减少和休克。另一方面，成年人的主动脉缩窄，如果梗阻进展缓慢，则左心室室壁应力得以维持，收缩功能通常得以保留，心肌衰竭通常在几十年后由于系统性高血压和缺血性心脏病引起。

四、主动脉狭窄影像

超声心动图，包括彩色多普勒和多普勒频谱，常用于筛查可疑主动脉病变，因为它们操作简单、便宜、便携、安全且应用范围广。然而，

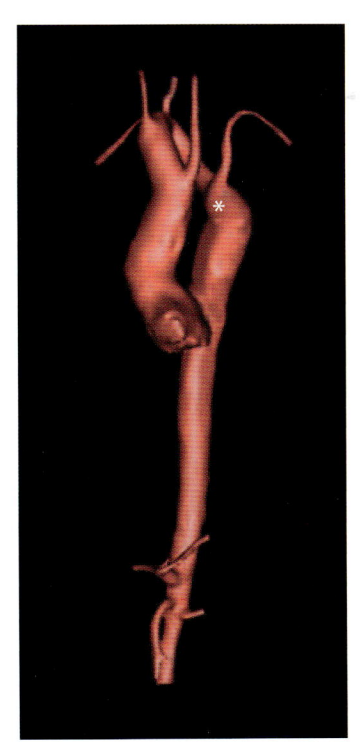

▲ 图 53-3　右位主动脉弓伴迷走左侧锁骨下动脉（译者注：原文表述有误，已修改）（*）容积再现 3D 重建正位图

行双心室修复，而重度左心室发育不全的患者则应进行单心室修复治疗。介于两者之间，有一组患者被描述为临界左心室，即尚有足够容量的小心室，可考虑采用分阶段方法进行双心室修复。Banka 等在 22 名左侧小心腔的患者中确定了与双心室矫治术生存率相关的 CMR 参数。其生存率

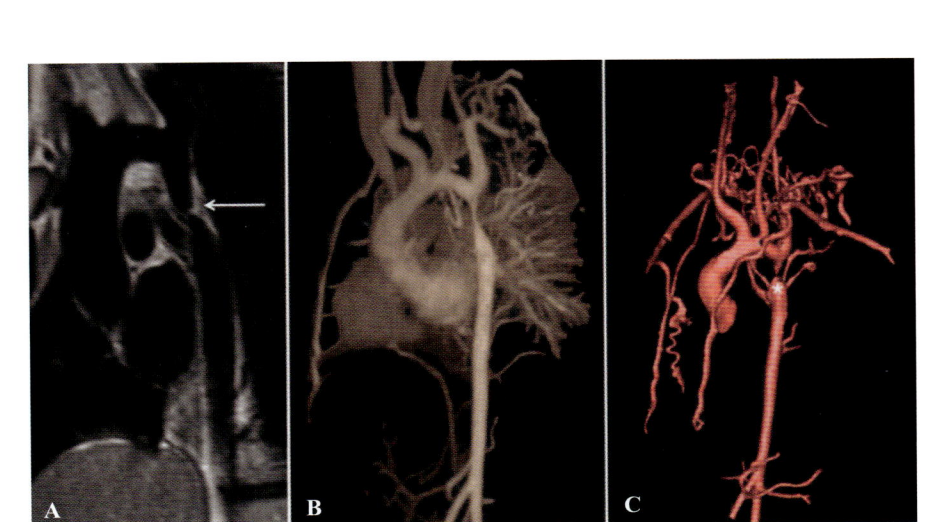

◀ 图 53-4　1 名主动脉缩窄未修复患者
A. 主动脉黑血斜矢状位显示严重的长段主动脉缩窄，累及主动脉峡部（白箭）；B.CEMRA 最大密度投影图像显示多发侧支血管；C.3D 容积再现重建显示主动脉缩窄（*）和多发侧支血管

在年龄较大的儿童和成人中，由于需要增加传感器的距离，超声心动图对整个主动脉的成像可能比较困难，需要额外的成像方式。

CT 和 CMR 都是目前首选的大血管成像技术。与 CT 相比，CMR 除了能准确评估主动脉管腔及管壁的解剖结构外，还能提供复杂的血流动力学信息和心室质量及功能的精确量化。

五、主动脉病变 CMR 的目的

选择进行 CMR 检查的常见指征是在选择治疗方案前进一步完善超声心动图的诊断，或在随访中描述手术矫正或介入干预后的术后变化。

CMR 对左心病变患者的检查目的包括解剖位置的评估，功能评估包括左心室功能和质量，并识别相关的异常。

六、CMR 成像方案

表 53-1 和表 53-2 列出了最常用的先天性主动脉异常的 CMR 成像序列和检查方案示例。

CEMRA 是目前应用最广泛、最有价值的评价主动脉全程的成像技术。它能准确评估主动脉狭窄和扩张，以及主动脉弓的发育异常。标准 CEMRA 的另一替代技术是时间分辨的 CEMRA[12]，它通过快速获取连续图像来显示渐进充盈的血管。时间分辨 CEMRA 已被证明对一系列主动脉异常非常有用，包括血流方向的定义、主动脉缩窄侧支通路的描绘（图 53-4）、主动脉弓异常中可能的韧带附着的识别和锁骨下动脉窃血综合征的检测[13]。

对于不建议使用对比剂或不能屏住呼吸的患者，3D SSFP 可以很好地描述大血管的解剖结构。在主动脉病变中，3D SSFP 对于评估冠状动脉的起源和近段，改善气道、食管和主动脉弓异常的对比，以及测量扩张的主动脉节段特别有用。

3D 技术发现的相关解剖缺陷和大血管狭窄可以通过电影成像证实。具体来说，电影成像（2D bSSFP）在血流湍流的可视化方面非常有用，它可以定性评估狭窄，并显示流经严重狭窄阻塞处的血流。还应通过心室短轴电影成像进行容量分析，并通过测量左心室质量来评估左心室肥厚。如果 SSFP 图像中存在与支架材料或支架方向相关、金属夹或弹簧圈有关的伪影，则可以采用扰相梯度回波（spoiled GRE）电影序列进行成像。对于不能屏住呼吸的患者，可用标准实时成

表 53-1 先天性主动脉疾病成像的可用序列

病　变	BB SE	2D SSFP	PC flow	3D SSFP	CEMRA	LGE
主动脉瓣上狭窄	+	++	++	++	+++	—
主动脉弓和主动脉环	+++	++	++	++	+++	—
主动脉缩窄	++	++	+++	++	+++	—
主动脉扩张	++	++	+	+	+++	—
临界左心室	+	+++	+			+++
心内膜弹力纤维增生症	—					+++

+.可用于病变评估，但有更好的选择，或不能提供比其他技术更多的信息；++.有用的技术，通常用于病变评估；+++.对这一病变的任何研究中都需要的检查部分
BB SE.黑血自旋回波序列；CEMRA.对比增强磁共振血管成像；LGE.心肌延迟强化；PC.相位对比；SSFP.稳态自由进动

表 53-2　CMR 方案

标准成像

- 主动脉弓长轴平面的 SSFP 电影序列
- 完全包括 2 个心室短轴位的连续 SSFP 电影序列
- CEMRA（钆 0.1～0.2mmol/kg）
  - 空间分辨率≥ 1～1.5mm
  - 注射对比剂后≥ 2 次采集
- 另一种非对比 MRA 技术：3D SSFP
- 相位对比电影 MR：升主动脉、肺动脉主干、膈水平降主动脉

基于患者的额外 / 综合成像

- T_1 加权快速自旋回波（黑血）序列：主动脉弓长轴位
- 主动脉根部短轴平面的 SSFP 电影用来观察瓣膜形态和主动脉根部直径
- 相位对比电影 MR：通过测量主动脉缩窄近端和（或）远端，以及降主动脉膈水平的血流来定量主动脉侧支血流
- 左心室两腔心、三腔心及四腔心位的延迟强化

SSFP. 稳态自由进动；CEMRA. 对比增强磁共振血管成像

像替代电影成像技术，因为它不需要屏住呼吸或心电图触发[15]。

黑血自旋回波序列（BB SE）在临床应用较少，但仍然是评估管腔、管壁和纵隔的大血管成像的重要组成部分[16]。该序列尤其擅长评估主动脉瓣上狭窄相关的血管壁增厚，在主动脉缩窄中（图 53-4）观察血管内膜状狭窄，并在主动脉弓异常中明确显示主动脉弓与气道和食管的关系。当怀疑气道受压时，可以结合收缩期和舒张期的轴位和冠状位图像来寻找动态压迫。

相位对比法（PC）电影采集通过测量血流量和流速完成对主动脉功能的评估。在主动脉缩窄患者中，PC 电影通过测量降主动脉缩窄部位近端和降主动脉膈段血流来计算侧支血流量。侧支血流等于主动脉远端和近端血流的差值。PC 电影可以用来测量狭窄处的峰值流速，并获得一个估计的压力阶差值[8, 17]。

在临界左心室中，心肌延迟强化（LGE）有助于描述心内膜弹力纤维增生症（图 53-5）[18]。与电影成像类似，标准 LGE 成像应在心室短轴方向进行，并采用一系列连续层面完整采集两个心室。如果出现 LGE，则应在正交平面上进行成像以确认其存在。其他可能的成像平面是左心室两腔心和三腔心视图，以及右心室三腔心视图和四腔心视图。

七、CMR 图像分析

应针对每个特定的病变和所需的信息进行图像分析和报告。

① CEMRA 数据的后处理，如最大密度投影或表面及容积再现，可以实现 3D 可视化，并更好地了解复杂的血管解剖结构。

② 从 3D 图像数据集进行主动脉测量应采用双斜位重建技术，确保测量在与主动脉血流轴向垂直的平面上进行。在对 CEMRA 数据进行测量时，考虑到图像是在没有心电图触发情况下获得的，重建图像代表了心动周期的平均图像。主动脉根部由于强烈的心脏搏动，可能图像特别模糊。血流加速区域可能会出现信号缺失，如主动脉缩窄部位，从而导致对狭窄的过高估计。在报告解剖结构中应使用与年龄、体型相关的整个主动脉直径的正常值和 Z 值[19]。主动脉梗阻的位置、大小、严重程度，以及是否存在动脉瘤、夹层或降主动脉侧支血管是进一步评估的要点（表 53-3）。

③ 通过速度图可以评估狭窄血流束的速度。然而，需要认识到很重要的一点是 PC 电影的测量精确度依赖于层流，而对湍流区域的计算并不准确[20, 21]。此外，由于像素内速度平均造成 PC 电影对峰值流速的低估。因此，不推荐使用 CMR 进行精确的压力阶差测量。分析流动曲线的形状和斜率也有助于确定狭窄是否显著。

④ 通过 2D SSFP 或 GRE 电影图像计算左心室容积、心肌质量和左心室功能。

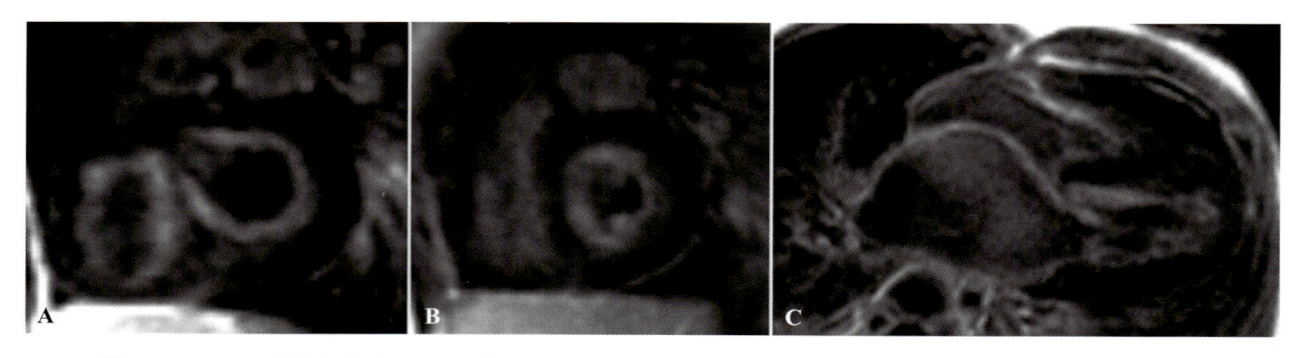

▲ 图 53-5 Shone 综合征患者 LGE 图像，显示左心室短轴（A 和 B）和四腔心平面（C）的心内膜下延迟强化

表 53-3 CMR 图像分析报告要点

要　点
• 主动脉解剖
• 主动脉弓的位置和分支顺序
• 主动脉梗阻的位置、直径和严重程度
• 是否有动脉瘤、夹层或到降主动脉的侧支血管
• 心室参数，包括左心室功能和质量
• 主动脉瓣的形态和功能
• 延迟强化的位置、范围和厚度

⑤ 应识别和报告延迟强化的位置、范围和厚度。

八、诊断效能与临床结局

与传统血管造影相比，即使是在血管细达 2mm 的儿童中，CEMRA 图像血管测量的准确性已得到证实。Valsangiacomo 等在 20 名进行介入心导管检查的先天性心脏病儿童中发现 CEMRA 与主动脉、肺动脉 X 线测量结果具有良好的相关性[23]。

Krishnam 等证明，与 CEMRA 相比，3D SSFP 在 50 名疑似胸主动脉疾病（主动脉瘤、缩窄或夹层）患者中具有同等的诊断灵敏度和特异性[24]。独立的定性和定量图像分析显示，这两种技术都提供了所有主动脉节段的良好的可视化分级。

已有研究证明，使用 CMR 有助于临界左心室患者行单室或双室修复的临床决策[25]。

九、前景展望

一项令人振奋的主动脉疾病评估新技术是 4D 血流成像。该技术能够同时准确量化大血管血流，包括肺静脉和体静脉血流[26]。采用 4D 血流成像，数据为 3D 采集，无须规划 2D 成像平面。此外，有多种可视化和 4D 流速数据分析的方法，这是传统 2D 相位对比 MRI 无法提供的[27]。4D 血流也被用于表征正常和病变主动脉的多向血流模式，进一步加深了我们对血流模式和主动脉病理发展的复杂相互作用的理解[28]。

十、结论

CMR，特别是 3D 序列（如 CEMRA 和 3D SSFP）是非常有用的，强烈推荐用于描述主动脉病变的解剖结构。CMR 在规划干预措施和随访中具有重要作用。对于包括左心室功能和质量、病变的血流动力学意义等额外的重要信息及相关异常的检出，可以通过增加有针对性的 2D SSFP 和 PC 电影 MR 成像来实现。

第 53 章 先天性主动脉疾病
Congenital aortic disease

推荐阅读

[1] Carr JC, Finn JP. MR imaging of the thoracic aorta. *Magn Reson Imaging Clin N Am*. 2003;11:135–48.

[2] Kaiser T, Kellenberger CJ, Albisetti M, Bergstrasser E, Valsangiacomo Buechel ER. Normal values for aortic diameters in children and adolescents—assessment in vivo by contrast-enhanced CMRangiography. *J Cardiovasc Magn Reson*. 2008;10:56.

参考文献

[1] Stamm C, Friehs I, Ho SY, Moran AM, Jonas RA, del Nido PJ. Congenital supravalvar aortic stenosis: a simple lesion? *Eur J Cardiothorac Surg*. 2001;19:195–202.

[2] Merla G, Brunetti-Pierri N, Piccolo P, Micale L, Loviglio MN. Supravalvular aortic stenosis: elastin arteriopathy. *Circ Cardiovasc Genet*. 2012;5:692–6.

[3] Beekman RP, Hazekamp MG, Sobotka MA, et al. A new diagnostic approach to vascular rings and pulmonary slings: the role of MRI. *Magn Reson Imaging*. 1998;16:137–45.

[4] Hoffman JI, Kaplan S. The incidence of congenital heart disease. *J Am Coll Cardiol*. 2002;39:1890–900.

[5] Samanek M, Voriskova M. Congenital heart disease among 815,569 children born between 1980 and 1990 and their 15-year survival: a prospective Bohemia survival study. *Pediatr Cardiol*. 1999;20:411–17.

[6] Sharland GK, Chan KY, Allan LD. Coarctation of the aorta: difficulties in prenatal diagnosis. *Br Heart J*. 1994;71:70–5.

[7] Ho SY, Anderson RH. Coarctation, tubular hypoplasia, and the ductus arteriosus. Histological study of 35 specimens. *Br Heart J*. 1979;41:268–74.

[8] Mohiaddin RH, Kilner PJ, Rees S, Longmore DB. Magnetic resonance volume flow and jet velocity mapping in aortic coarctation. *J Am Coll Cardiol*. 1993;22:1515–21.

[9] Banka P, Schaetzle B, Komarlu R, Emani S, Geva T, Powell AJ. Cardiovascular magnetic resonance parameters associated with early transplant-free survival in children with small left hearts following conversion from a univentricular to biventricular circulation. *J Cardiovasc Magn Reson*. 2014;16:73.

[10] Lurie PR. Endocardial fibroelastosis is not a disease. *Am J Cardiol*. 1988;62:468–70.

[11] Masui T, Katayama M, Kobayashi S, et al. Gadolinium-enhanced MR angiography in the evaluation of congenital cardiovascular disease pre- and postoperative states in infants and children. *J Magn Reson Imaging*. 2000;12:1034–42.

[12] Finn JP, Baskaran V, Carr JC, et al. Thorax: low-dose contrast-enhanced three-dimensional MR angiography with subsecond temporal resolution–initial results. *Radiology*. 2002;224:896–904.

[13] Krishnam MS, Tomasian A, Lohan DG, Tran L, Finn JP, Ruehm SG. Low-dose, time resolved, contrast-enhanced 3D MR angiography in cardiac and vascular diseases: correlation to high spatial resolution 3D contrast-enhanced MRA. *Clin Radiol*. 2008;63:744–55.

[14] Higgins CB, Sakuma H. Heart disease: functional evaluation with MR imaging. *Radiology*. 1996;199:307–15.

[15] Lee VS, Resnick D, Bundy JM, Simonetti OP, Lee P, Weinreb JC. Cardiac function: MR evaluation in one breath hold with realtime true fast imaging with steady state precession. *Radiology*. 2002;222:835–42.

[16] Stemerman DH, Krinsky GA, Lee VS, Johnson G, Yang BM, Rofsky NM. Thoracic aorta: rapid black-blood MR imaging with half-Fourier rapid acquisition with relaxation enhancement with or without electrocardiographic triggering. *Radiology*. 1999;213:185–91.

[17] Steffens JC, Bourne MW, Sakuma H, O'Sullivan M, Higgins CB. Quantification of collateral blood flow in coarctation of the aorta by velocity encoded cine magnetic resonance imaging. *Circulation*. 1994;90:937–43.

[18] Maredia N, English K, Greenwood J. Assessment of endocardial fibroelastosis by cardiac MRI. *Can J Cardiol*. 2008;24:e33.

[19] Kaiser T, Kellenberger CJ, Albisetti M, Bergstrasser E, Valsangiacomo Buechel ER. Normal values for aortic diameters in children and adolescents—assessment in vivo by contrast-enhanced CMR-angiography. *J Cardiovasc Magn Reson*. 2008;10:56.

[20] Fatouraee N, Amini AA. Regularization of flow streamlines in multislice phase-contrast MR imaging. *IEEE Trans Med Imaging*. 2003;22:699–709.

[21] Firmin DN, Nayler GL, Kilner PJ, Longmore DB. The application of phase shifts in NMR for flow measurement. *Magn Reson Med*. 1990;14:230–41.

[22] Carr JC, Finn JP. MR imaging of the thoracic aorta. *Magn Reson Imaging Clin N Am*. 2003;11:135–48.

[23] Valsangiacomo Buechel ER, DiBernardo S, Bauersfeld U, Berger F. Contrast-enhanced magnetic resonance angiography of the great arteries in patients with congenital heart disease: an accurate tool for planning catheter-guided interventions. *Int J Cardiovasc Imaging*. 2005;21(2–3):313–22.

[24] Krishnam MS, Tomasian A, Malik S, Desphande V, Laub G, Ruehm SG. Image quality and diagnostic accuracy of unenhanced SSFP MR angiography compared with conventional contrast-enhanced MR angiography for the assessment of thoracic aortic diseases. *Eur Radiol*. 2010;20:1311–20.

[25] Grosse-Wortmann L, Yun TJ, Al-Radi O, et al. Borderline hypoplasia of the left ventricle in neonates: insights for decisionmaking from functional assessment with magnetic resonance imaging. *J Thorac Cardiovasc Surg*. 2008;136:1429–36.

[26] Nordmeyer S, Riesenkampff E, Crelier G, et al. Flow-sensitive

four-dimensional cine magnetic resonance imaging for offline blood flow quantification in multiple vessels: a validation study. *Am J Roentgenol*. 2010;32:677–83.

[27] Hope MD, Meadows AK, Hope TA, et al. Clinical evaluation of aortic coarctation with 4D flow MR imaging. *J Magn Reson Imaging*. 2010;31:711–18.

[28] Hope TA, Markl M, Wigstrom L, Alley MT, Miller DC, Herfkens RJ. Comparison of flow patterns in ascending aortic aneurysms and volunteers using four-dimensional magnetic resonance velocity mapping. *J Magn Reson Imaging*. 2007;26:1471–9.

第 54 章 大动脉转位磁共振成像

CMR for transposition of the great arteries

Sonya V Babu-Narayan 著

戴沁怡 译 杨琳 徐磊 校

一、概述

大动脉转位（transposition of great arteries，TGA）的发病率为（20~30）/10 万，男女比例为 2∶1。胎儿存活取决于是否存在动脉导管未闭和（或）房间隔、室间隔缺损。如果体循环、肺循环之间循环不充分，需要急诊行球囊房间隔穿刺术以挽救生命。在 20 世纪 50 年代，这类患儿生后第一年死亡率为 89%；由于合并大的房间隔或室间隔缺损，晚期存活的患者较为罕见[1]。Jatene[2] 和 Yacoub[3] 在 20 世纪 70 年代后期开创的大动脉调转手术从解剖和生理学角度矫治了畸形，但直到冠状动脉移植术的出现才做到了根治。因此，当代存活的成年患者中还包括早期接受 TGA 手术的人群，早期手术仅涉及心房水平的血流重建，姑且将形态学右心室作为承担体循环的心室使用（功能性左心室）。如今，这两种手术的幸存者都需要 CMR 随访，TGA 是先天性心脏病 CMR 随访最常见的适应证之一。

先天性矫正型大动脉转位是一种罕见的疾病，仅占先天性心脏病的 1%。

二、解剖与病理

完全型 TGA（complete TGA）是指房-室连接协调而心室-大动脉连接不协调的一组畸形（图 54-1）。形态学右心室连接主动脉，而形态学左心室连接肺动脉，这导致体循环和肺循环并行。通常升主动脉位于肺动脉主干的右前方，命名为右位型 TGA（D-loop TGA），也表示右心室的流入道部分位于形态学左心室的右侧。

由于胚胎期圆锥部旋转异常，导致两大动脉彼此并行，主动脉起自右心室、二尖瓣与肺动脉瓣呈纤维连接。完全型 TGA，如不合并其他心内畸形，命名为单纯型 TGA；合并其他畸形者，包括最常见的室间隔缺损，命名为复杂型 TGA，左心室流出道梗阻和缩窄并不罕见，CMR 也应积极检出。如果 TGA 与室间隔缺损同时伴随肺动脉瓣明显骑跨于室间隔上，形成右心室双出口合并肺动脉瓣下室间隔缺损，也被称为 Taussig-Bing 畸形。

采用节段分析法，按照解剖连接关系，腔静脉-心房、房-室连接、心室、心室-大动脉连接、大动脉依次描述，CMR 扫描应全面、避免遗漏，并显示清晰（第十篇，第 47 章）。

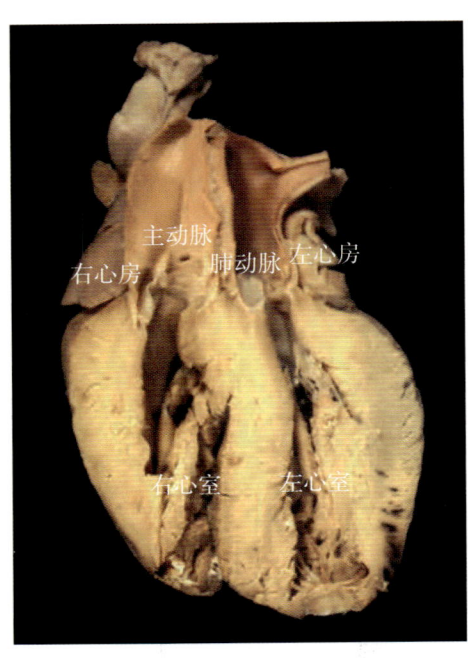

▲ 图 54-1 完全性 TGA 心脏大体标本的心室流出道纵切面，两大动脉并行排列，主动脉及肺动脉均起自错误的心室

经许可转载，图片由 Professor Yen Ho and Dr Karen McCarthy，Brompton Cardiac Morphology Unit，Royal Brompton Hospital 提供

先天性矫正型大动脉转位（congenitally corrected transposition of great arteries，CCTGA），是指房-室连接及心室-大动脉连接都不协调，通常合并肺动脉瓣下左心室流出道梗阻。但肺静脉-左心房、腔静脉-右心房关系协调，即右心房-左心室-肺动脉（脱氧血液），左心房-右心室-主动脉（含氧血液）（图 54-2）。另一种命名法为左位型 TGA（L-loop TGA），表示形态学右心室流入道位于形态学左心室的左侧，二尖瓣和肺动脉瓣呈纤维连接、主动脉瓣下具有肌性漏斗结构，常合并室间隔缺损（膜周部最常见）、肺动脉狭窄和三尖瓣下移（Ebstein）畸形。有高达 90% 的 Ebstein 畸形患者缺少帆状的前叶，也不合并隔叶和下叶的粘连，但是三尖瓣向下、向心尖方向移位[4]。

图 54-3 分别显示了正常心脏、TGA、TGA 心房调转术后和 TGA 动脉调转术后的血流模式。

三、临床相关

现在许多成人 TGA 是 20 世纪 60 年代中期至 80 年代初期进行 TGA 心房调转术的幸存者，包括 Mustard 手术[5] 和 Senning 手术[6]。心房调转术包括切除房间隔并加入板障，即一个由合成材料制成的"隧道"（Mustard 手术）或折叠心房壁（Senning 手术），将肺静脉的血液调转到体循环中，又将体循环中的血液调转到肺动脉瓣下的左心室，从而矫治不协调的心室-大动脉连接。然而，这种术式使形态学右心室承担体循环供血的重任，并使心房壁高度瘢痕化，术后患者有出现房性和室性心律失常、右心衰竭和猝死的风险[4, 7-16]，右心室功能障碍是影响临床预后的决定性因素。

近些年，完全性 TGA 根治术式为大动脉调转手术，即在窦管交界水平切断主动脉和肺动脉，将冠状动脉从原主动脉根部切断并移植到肺动脉根部，同时将肺动脉移植到原主动脉根部、主动脉移植到原肺动脉根部完成调转，并修补房、室水平间隔缺损。

少数 TGA 合并室间隔缺损和肺动脉狭窄的患者可能采用 Rastelli 手术，通过板障缝合室间隔缺损，重建左心室流出道并与升主动脉连通。将肺动脉干分离并缝合，插入右心室-肺动脉人工管道，这种术式的优点是体循环由形态学左心室供血。

CCTGA 患者的生存率高度取决于是否合并其他心脏畸形及其严重程度。不合并室间隔缺损或肺动脉狭窄且心室大小合适的 CCTGA 患者可以一直无症状存活至成年。事实上，未经干预存活到 70—80 岁，甚至 90 岁都有报道，成人 CCTGA 可以偶然被发现，或者在 CMR 检查时意外确诊。

未经手术治疗的 CCTGA 患者，体循环由形

第 54 章 大动脉转位磁共振成像
CMR for transposition of the great arteries

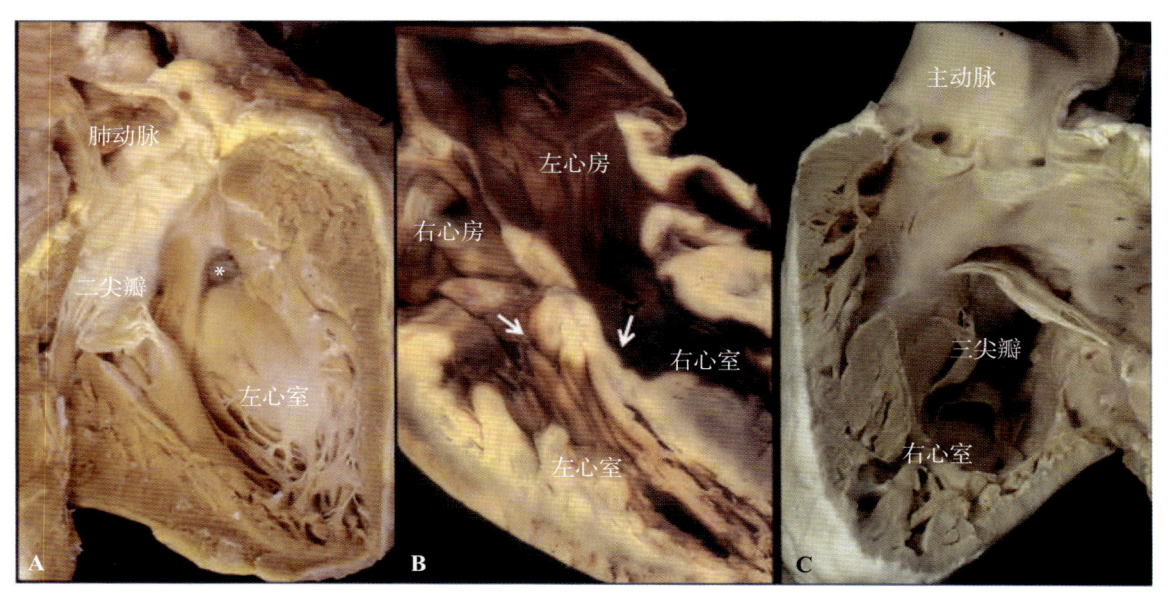

▲ 图 54-2 CCTGA 心脏标本

A. 右侧心室切面显示二尖瓣（MV）、肺动脉干（PA）和小的室间隔缺损（*）；B. 四腔心切面显示右侧和左侧房室瓣在间隔处的附着点反转（白箭）；C. 该心脏的左侧切面显示形态学右心室连接主动脉，以及主动脉下的肌性漏斗结构（经许可转载，图片由 Professor Yen Ho and Dr Karen McCarthy，Brompton Cardiac Morphology Unit，Royal Brompton Hospital 提供）

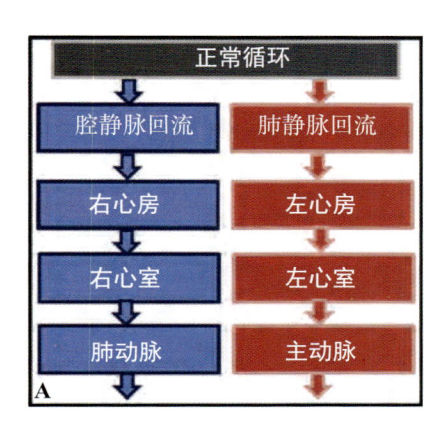

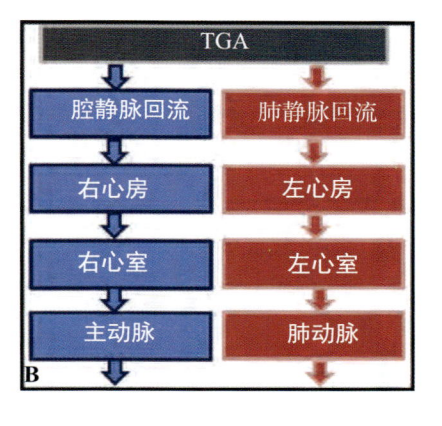

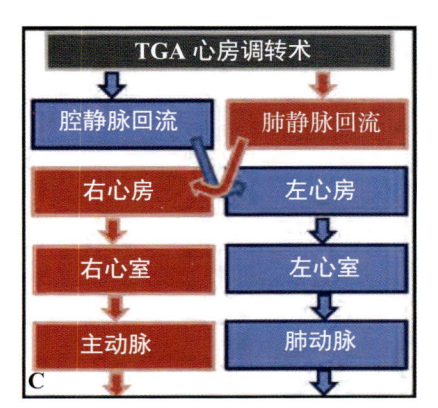

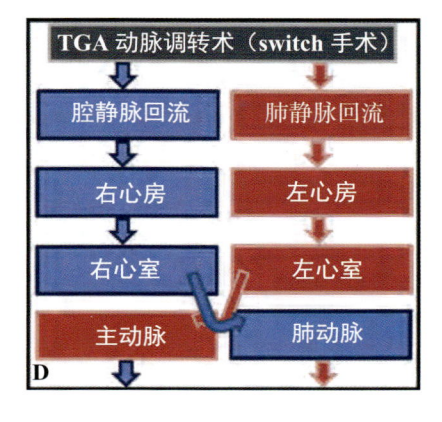

◀ 图 54-3 正常心脏、TGA、TGA 心房调转术、TGA 动脉调转术后的血流模式图

A. 正常循环的血流分别用蓝色和红色表示脱氧和有氧血液；B. 完全性 TGA，房 – 室连接协调与心室 – 大动脉连接不协调导致发绀；C.TGA 心房调转术（无论是 Mustard 手术，还是 Senning 手术）后，血液在心房水平重新调转（箭），使得来自腔静脉的脱氧血液流入肺动脉瓣下形态学左心室，来自肺静脉的含氧血液流入供应体循环的形态学右心室；D.TGA 动脉调转术后，正常循环得以恢复

559

态学右心室供血，因此，右心室功能是长期随访的重点。另一重点是注意观察三尖瓣的形态，因为它不易被修复。三尖瓣反流可能是 CCTGA 的合并畸形，而不是继发于心室功能不全，这种情况可以通过三尖瓣置换手术干预。

CCTGA 术后患者接受的生理性修复包括减轻肺动脉狭窄、植入左心室-肺动脉导管和（或）室间隔缺损修补。"双调转"根治术是将形态学左心室与主动脉连接，使形态学左心室长期维持体循环运转，取代形态学右心室的超负荷。为了根治，需要做心房调转和大动脉调转，可能还需要放置心室内板障来连接左心室与主动脉。当肺动脉瓣下严重梗阻时，需要植入右心室-肺动脉导管。上述畸形，要在术前量化体循环和肺动脉瓣下心室功能，还应评估心房或大动脉手术路径。

四、TGA 成像

超声心动图是术前评估的主要检查手段，然而，超声心动图在定量右心室收缩功能方面存在局限性。此外，随着患者体重的增加，超声心动图的高质量成像则变得更具有挑战性。TGA 或其他先天性心脏病通常需要多种成像方法来获得所有必要的信息[17, 18]。CMR 主要用于心房或动脉调转术后评估[19]。CT（冠状动脉成像）或核素显像（心室灌注和射血分数）一般作为不能耐受 CMR 的补充检查手段[17]。CMR 是 TGA 术后患者进行医学监测的重要检查手段，能够综合评价心腔及导管形态、心室功能（包括心肌活性和灌注、瓣膜功能），以及肺动脉和主动脉的通畅情况。表 54-1 总结了 TGA 和 CCTGA 在手术前后 CMR 的报告要点。

表 54-1 TGA 和 CCTGA 在手术前后行 CMR 检查的报告要点

检查对象	报告要点
TGA 动脉调转术后	• 肺动脉瓣狭窄或反流 • 右心室流出道、肺动脉主干及肺动脉分支近端狭窄 • 右心室大小及功能 • 术后主动脉根部扩张及反流 • 左心室大小及功能 • 心腔内残余分流 • 冠状动脉的起源和近端走行 • 心肌灌注成像（根据临床需求） • LGE（根据临床需求）
TGA 心房调转术后	• 腔静脉及肺静脉回流通路（板障渗漏或梗阻）形态学右心室的大小及功能 • 三尖瓣反流 • 心腔内残余分流 • 左心室大小及功能 • 左心室流出道梗阻（肺动脉瓣下）存在与否、严重程度及其机制 • Qp/Qs • LGE 的组织特征
CCTGA 术前	• 形态学右心室的大小及功能 • 心腔内残余分流 • 三尖瓣形态学改变及反流 • 主动脉反流 • 肺动脉瓣下形态学左心室的大小及功能 • 左心室流出道梗阻（肺动脉狭窄）
CCTGA 解剖学修复术后	• 形态学右心室的大小及功能 • 左心室功能 • 心腔内残余分流 • 三尖瓣形态学改变及反流 • 左心室-肺动脉管道通畅性
CCTGA 生理性修复术后	• 左心室大小及功能 • 右心室功能 • 心腔内残余分流 • 三尖瓣形态学改变及反流 • 大动脉调转后功能评价 • 心房水平调转后功能评价
TGA 合并室间隔缺损、肺动脉狭窄的 Rastelli 术后	• 左心室（肺动脉瓣下）大小及功能 • 左心室流出道梗阻 • 右心室-肺动脉管道功能 • 右心室功能

第54章 大动脉转位磁共振成像
CMR for transposition of the great arteries

（一）TGA 心房调转术后 CMR 评价

图 54-4 为相关 CMR 成像体位，表 54-2 介绍了 CMR 扫描序列成像方案。手术板障呈"裤腿状"，呈斜冠状位放置，两条"腿"分别置于上、下腔静脉中，"腰带"环绕二尖瓣。流出道彼此并行，用以观察梗阻及瓣膜运动，还应除外主动脉缩窄。心排血量和肺动脉血流测量通过水平层面流速和 Qp/Qs 计算。Qp/Qs > 1.1 提示可能存在残余分流，如板障渗漏或室间隔缺损，肺动脉狭窄也应及时检出。

（二）TGA 心房调转术后静脉通路的评价

心房调转手术患者的影像学检查需要评估 3 条心房回流通路，包括肺静脉血流通路（从肺静脉到三尖瓣）和腔静脉血流通路，后者包括上腔静脉和下腔静脉。CMR 需要评价是否存在狭窄及其严重程度。最常见的狭窄部位是上腔静脉，其次是下腔静脉，肺静脉通路狭窄最少见。上、下

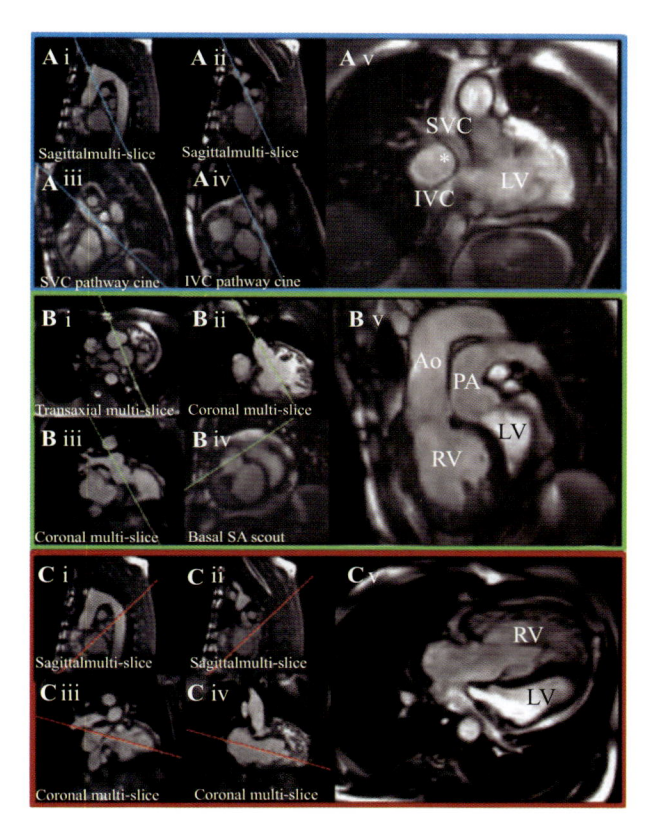

▲ 图 54-4 经矢状面定位像（Ai 和 Aii）确定腔静脉回流成像体位（蓝虚线），采集电影序列（Av），标记板障(*)。在（Av）基础上垂直上、下腔静脉，得出图像（Aiii 和 Aiv），通过调整（Aiii 和 Av）及（Aiv 和 Av）角度进一步得到上、下腔静脉回流的最佳图像。经横断面（Bi）、冠状面（Bii 和 Biii）和基底部短轴定位像（Biv）确定成像体位（绿虚线），得出并行的两大动脉，请注意两大动脉瓣几乎处于同一水平（Bv）。经矢状面（Ci 和 Cii）和冠状面定位像（Ciii 和 Civ）确定成像体位（红虚线），得到肺静脉回流入心房图像（Cv），类似四腔心电影图像。Ao. 主动脉；IVC. 下腔静脉；LV. 左心室；PA. 肺动脉；RV. 右心室；SVC. 上腔静脉；Sagittal multi-slice. 矢状面多层视图；SVC pathway cine. 上腔静脉通路电影图像；IVC pathway cine. 下腔静脉通路电影图像；Transaxial multi-slice. 横断面多层视图；Coronal multi-slice. 冠状位多层视图；Basal SA scout. 基底部短轴位视图

表 54-2 TGA 心房调转术后 CMR 成像方案

基本定位
- 轴位、矢状位、冠状位三平面定位像（多层无间隔扫描）

形态和功能
- SSFP 电影图像
  - 腔静脉通路的显示
  - 调转术后的上、下腔静脉及心房通路的横截面显示
  - 流出道显示
  - 肺静脉及心房板障（四腔心）显示
  - 右心室流入道及流出道（右心室三腔心）
  - 左心室流入道及流出道（左心室三腔心）
  - 主动脉瓣
  - 短轴位（从基底部到心尖部）连续层面心室电影
- 3D SSFP 显示心房调转后的腔静脉和肺静脉通路

血流
- 利用 PC MR 电影垂直层面成像，测量肺动脉主干（Qp）和窦管交界水平的主动脉（Qs）血流，计算心排血量/心脏指数

组织特征
- 短轴和长轴 LGE 图像

可选序列
- 从主动脉弓到右心室底部横轴位连续电影成像，可测量心房、心室容积和定性评估
- CEMRA 用于显示心房调转术后的腔静脉和肺静脉通路[32]
- 上腔静脉、下腔静脉、PAVC 最窄处的 PC MR 电影垂直层面成像，可用于观察单一血流的血流方向与三尖瓣、二尖瓣运动情况
- 调转术后心房通路狭窄的 PC MR 电影水平层面成像，有助于确定其峰值速度（用于特殊患者）

腔静脉通路的狭窄可以通过置入支架缓解。CMR 示心房通路内不明原因的血流增加＞1.0m/s 或板障内的血流中断，都提示梗阻。上腔静脉通路梗阻时，奇静脉扩张和血流逆转（从头到脚）是血流动力学异常的指征。设定 VENC 为 120cm/s，通过对主动脉膈肌水平的奇静脉进行相位对比垂直层面血流成像可以获得扩张奇静脉的血流方向，或者可在进行上腔静脉通路垂直层面采集时偶然观察到奇静脉流向。在正常情况下，奇静脉血流方向与降主动脉血流方向相反；当出现明显梗阻时，奇静脉和降主动脉血流方向相同。在置入心脏起搏器之前，也要评价上腔静脉通路的通畅性和大小。通常需要依靠经验来诊断术后通路梗阻的严重程度，以及小的板障渗漏。覆盖两个心房的心脏短轴和轴位连续 2D SSFP 电影图像，有助于识别小的板障渗漏。大的板障渗漏可以通过外科手术或介入治疗，小的板障渗漏也可以使用脑血管介入治疗常用的封堵器干预。

（三）评价形态学右心室功能

在这种病理状态下，右心室已经适应并承担体循环的重负，开始逐渐扩张和肥厚。左心室位于肺动脉瓣下，此时可以看到室间隔从右心室突向左心室。右心室功能定量是 CCTGA 患者心房调转术后 CMR 检查的关键，CMR 是右心室体积和功能评估的金标准。形态学右心室的功能既是发病率和死亡率的主要决定因素，又与心律失常等一系列医学监测和危险分层有关[20]。所以，右心室功能评价有助于选择临床治疗方案，例如三尖瓣置换或 ICD 植入。

随访期间，数据的可重复性至关重要。在短轴与横轴方向获取的有关右心室体积的数据量很大，有时甚至自相矛盾。单中心对心室容积在轴位或短轴方向采集的喜好不同，与准确性有关的研究结果并非完全一致，可能存在偏差。短轴位成像具有同时采集右心室和左心室图像的优势。此外，计算心肌质量是否包括右心室肌小梁也存在争议，排除肌小梁的优势在于可能更准确地反映其病理变化[21]，特别是在右心室质量的测量结果对判断预后非常重要的情况下；这一排除肌小梁的测量方法的支持者引用的数据表明该方法更具可重复性。无论采用何种方法，对于某个机构而言都应该保证检查方法前后一致，以便评估局部变化。此外，如果在连续随访中出现了明显变化，操作员可以同时测量现在和历史数据，以便确认是否存在真正的进展（图 54-5）。

（四）心房调转术后肺动脉高压

CMR 应及时评价肺动脉高压，它可能是板障渗漏的继发改变。如果继发于肺静脉-心房通路的梗阻，则可能是可逆的。然而，肺血管疾病可能作为心房水平调转手术的晚期并发症，或在术前有大的室间隔缺损或动脉导管未闭，也可以在没有任何危险因素的情况下发生。与右心室相比，肺动脉瓣下的左心室在四腔心切面上呈"正常"大小或左心室壁厚度增加，都提示存在肺动

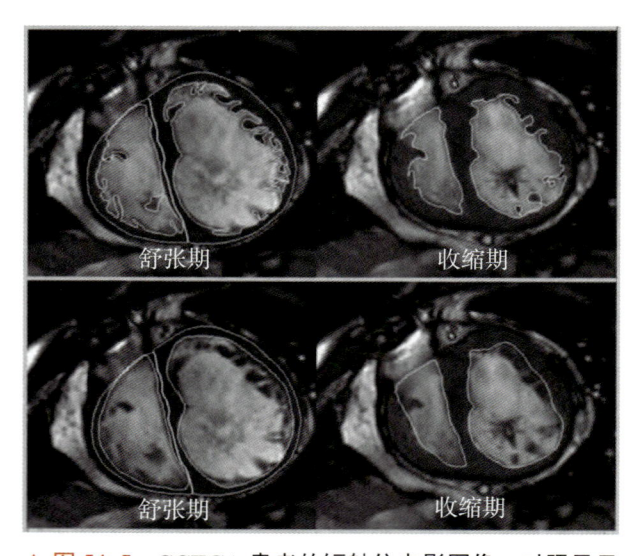

▲ 图 54-5　CCTGA 患者的短轴位电影图像，对照显示两种右心室肌小梁勾画方法，上排包括肌小梁，下排排除肌小梁

脉高压。

（五）形态学右心室的 CMR 组织学特征

形态学右心室的晚期右心功能障碍与心肌纤维化有关。因此，对于 Mustard 或 Senning 手术后患者，应至少进行一次 LGE 检查，同样也可以用于 CCTGA 患者（图 54-6 和图 54-7），LGE 可能在右心室出现，如果 CCTGA 患者术前已经存在延迟强化，表明心肌纤维化与心房调转手术无关。

新的序列如 T_1 mapping，有助于显示弥漫性心肌纤维化。

本章将在诊断性能和预后章节具体讨论 CMR 评估心肌纤维化应用的证据和结果。

五、TGA 动脉调转术后的 CMR 成像

大动脉调转手术使 TGA 在解剖和功能上得到根治，包括大血管调转和冠状动脉移植，近几十年来一直是治疗婴幼儿 TGA 的首选方法。Lecompte[22] 将主动脉调转到肺动脉后面，使肺动脉分支跨越主动脉（图 54-8）。肺动脉瓣上狭窄、主动脉根部扩张、主动脉瓣反流、左心室功能不全和冠状动脉闭塞是术后常见并发症，常规应用 CMR 筛查。肺动脉可以通过 2D SSFP 电影序列和 3D 序列，如血管造影或 3D SSFP 显示（表 54-3）。应采用两个垂直方向显示肺动脉分支，因为这些分支是椭圆形的，单一方向上的狭窄可能造成假象。当怀疑肺动脉狭窄时，穿层 PC 电影 MR 图像评价肺血流，有助于确定是否存在血流动力学意义上的狭窄，层内血流成像还可用于评估峰值流速。

对冠状动脉近端起始位置的评估可以添加到 CMR 常规扫描方案中，CT 在排除冠状动脉狭窄

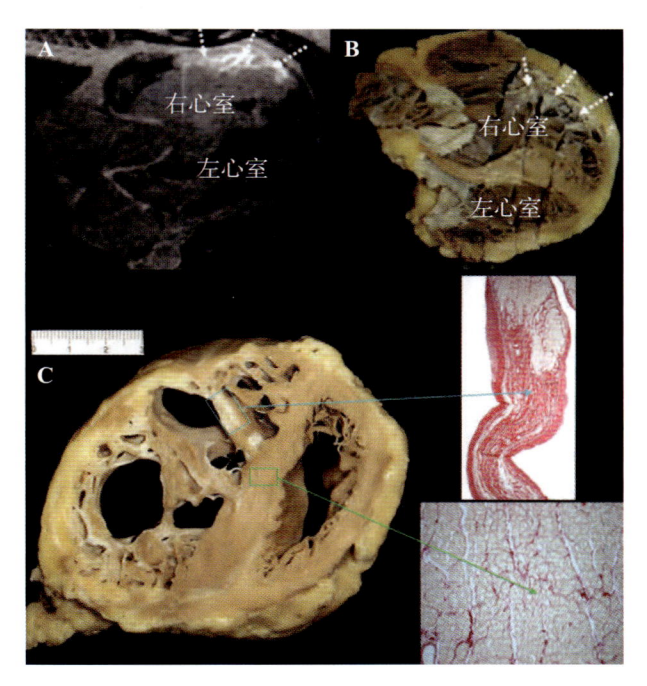

▲ 图 54-6　1 名患者生前 LGE 图像（A）和心脏标本（B）对照，对于右心室游离壁心肌纤维化区域显示两者具有极好的相关性（虚箭）。心脏标本切片（C），右心室 LGE 阳性区域，在大体标本上也显示局灶性纤维化（蓝框），天狼星红染色（picosirius red stain）证实存在广泛的胶原蛋白。在另一区域（绿框），心肌看起来基本正常，但在放大 25 倍时，天狼星红染色提示心肌纤维化，尽管弥漫性纤维化程度较低，LGE 未能发现

（经许可引自 Rydman R, Gatzoulis MA, Ho SY, Ernst S, Swan L, Li W, et al. Systemic right ventricular fibrosis detected by cardiovascular magnetic resonance is associated with clinical outcome, mainly new-onset atrial arrhythmia, in patients after atrial redirection surgery for transposition of the great arteries. Circ Cardiovasc Imaging. 2015; 8, https://doi.org/10.1161/CIRCIMAGING.114.002628. © 2015 American Heat Association 版权所有）

方面更优越，在临床明显怀疑和（或）CMR 诊断不明时应及时使用。如果出现症状、左心室功能不全或左心室瘢痕，应使用负荷灌注 CMR[23]（图 54-9）。

（一）CCTGA 的 CMR 成像

表 54-1 概述了 CCTGA 的报告要点，表 54-4 概述了 CMR 的扫描方案。

关于解剖学矫治术定义如下，肺动脉瓣下仍然是左心室，主动脉瓣下仍然是右心室，但通

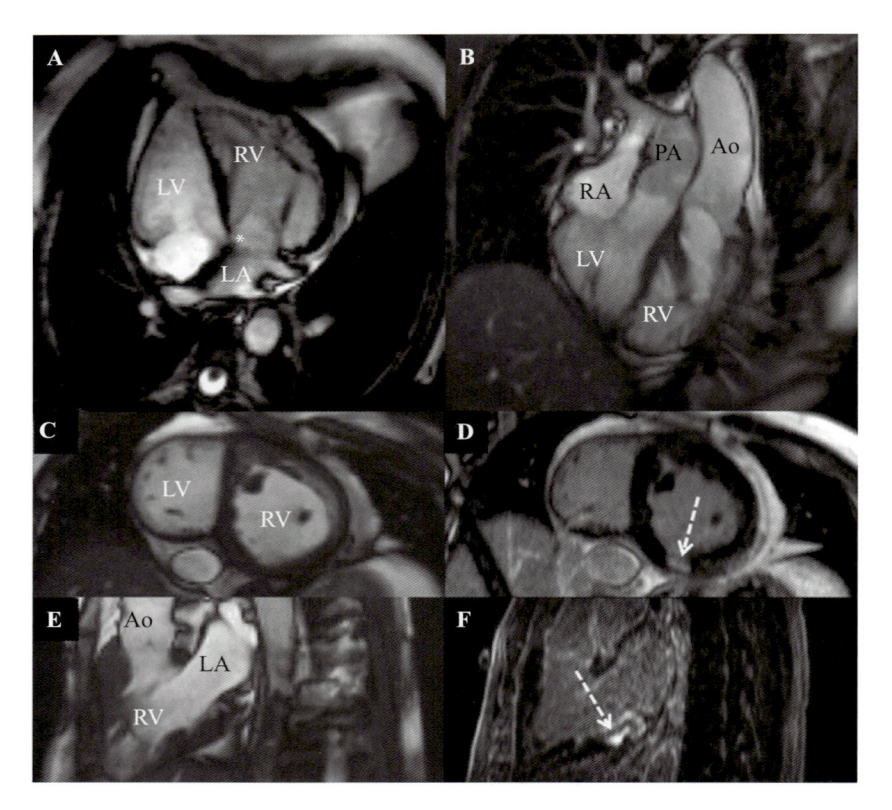

▲ 图 54-7 CCTGA 术前 CMR 图像显示心尖位于右侧、右位心，在 CCTGA 中右位心和中位心常见

A. 形态学右心室（RV）的特征。注意左侧房室瓣略向下移位（*），三尖瓣和右冠状动脉位于右心室侧。还应注意到室间隔不规则的一面可能是调节束，右心室肌小梁也更加粗大。肺静脉回流至正常位置的左心房（LA），连接右心室。B. 右心室发出主动脉（Ao），左心室（LV）发出肺动脉（PA），两者呈并行排列关系；C 和 D. 同一层面的双心室短轴位 SSFP 电影静止图像（C）和 3D LGE CMR 图像（D），可见右心室下壁延迟强化（虚箭）；E. 同一病灶在右心室的三腔心图像；F. 可见下壁基底段的延迟强化（虚箭）

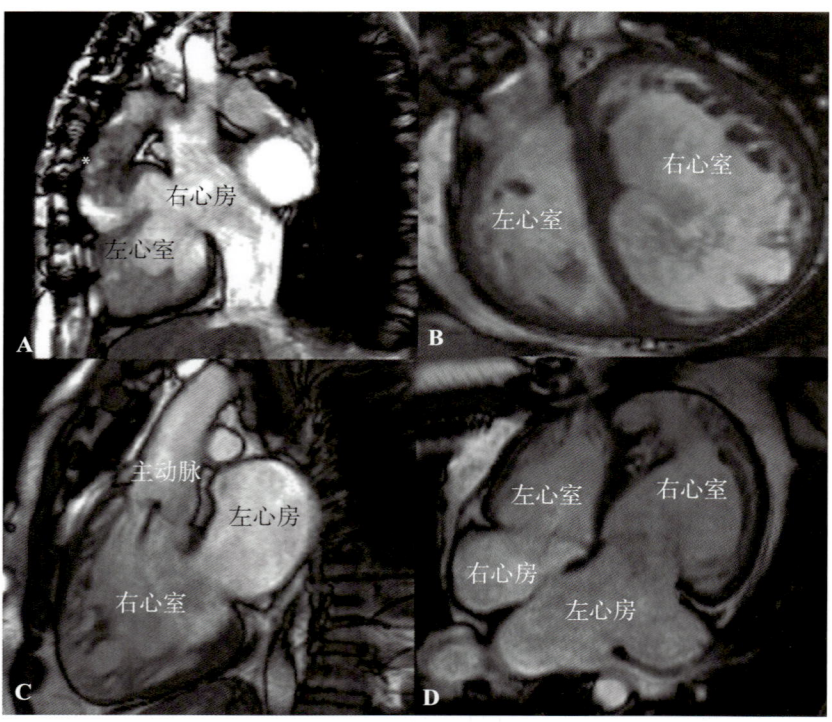

▲ 图 54-8 1 名 CCTGA 生理性矫治患者的 CMR 图像

A. 植入左心室 – 肺动脉导管（*）以减轻左心室流出道梗阻；B. 短轴 SSFP 电影的收缩期图像可见球形扩大和肥厚的形态学右心室，以及因三尖瓣对合不良导致的中央性三尖瓣反流；C. 两腔心 SSFP 电影的舒张期图像可见主动脉瓣下右心室，并有轻度主动脉瓣关闭不全；D. 四腔心 SSFP 电影舒张期图像，需注意三尖瓣略向下移位，以及位于室间隔右侧的调节束

过闭合室间隔缺损和减轻肺动脉瓣下梗阻，包括必要时植入左心室 – 肺动脉管道，消除心内分流。

如果双调转手术要达到生理学矫治的目的，需要在肺动脉环扎术后几个月动态观察左心室的适应性改变，CMR 可用于评估肺动脉环扎术后相关的心室重塑，寻找手术的最佳时机，CMR 也可以显示术后复杂的连接关系。

第 54 章 大动脉转位磁共振成像
CMR for transposition of the great arteries

表 54-3 大动脉调转手术的 CMR 成像方案

基本定位
- 轴位、矢状位、冠状位三平面定位像（多层无间隔扫描）

形态和功能
- SSFP 电影图像
  - 标准长轴电影：两腔心、LVOT 三腔心、LVOT 冠状位、四腔心
  - 主动脉瓣成像，也可选择主动脉瓣连续层面成像
  - 短轴位（从基底部到心尖部）连续层面心室电影图像
  - 右心室长轴位电影图像：RVOT 矢状位、RVOT 短轴位、右心室三腔心、右心室斜位、右心室双腔心
  - 肺动脉电影图像：左、右肺动脉主干及分叉处
- 3D CMR 图像［CEMRA 和（或）3D SSFP］
  - 肺动脉和主动脉 CEMRA
  - 3D SSFP 显示肺动脉、主动脉和冠状动脉近端走行

血流
- 窦管交界水平、穿层 PC 电影 MR 序列测量肺动脉主干（Qp）和主动脉（Qs）血流，测定心排血量 / 心脏指数，可能在同一层面成像
- PC 电影 MR 序列评价左、右肺动脉血流

可选序列
- 连续层面的短轴、双腔心、三腔心、四腔心和右心室长轴切面 LGE，通常从注射对比剂后 8min 开始
- 如果伴有 RVOT 梗阻，层内和穿层 RVOT 血流成像测量峰值流速
- 如果电影图像显示肺动脉分支狭窄，加扫层内肺动脉分支血流
- 有临床指征的心肌负荷灌注

LVOT. 左心室流出道；RVOT. 右心室流出道；LGE. 心肌延迟强化

（二）TGA、室间隔缺损和肺动脉狭窄 Rastelli 手术后 CMR 成像

板障缝合室间隔缺损，并使左心室连接主动脉可能造成晚期左心室流出道梗阻，这可以由 CMR 评估，CMR 也可以很好地显示 Rastelli 手术植入的导管（图 54-10）。

六、诊断效能与临床结局

当形态学右心室出现功能障碍时，需要植

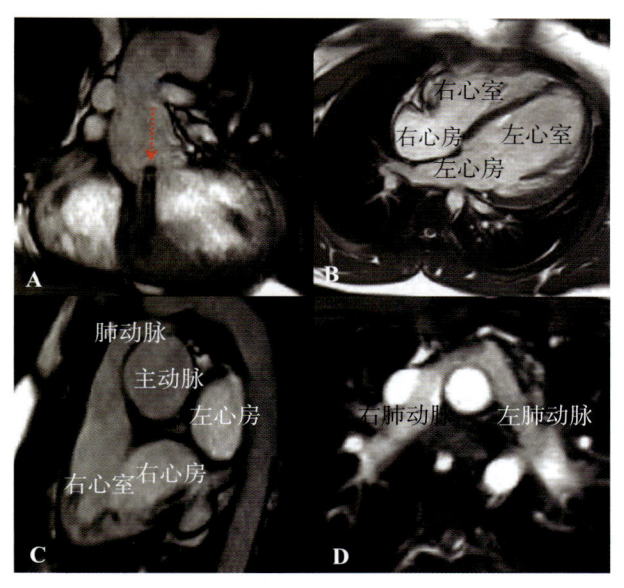

▲ 图 54-9 动脉调转术后的两个主要并发症是主动脉根部扩张、功能障碍（A 和 B）和多级肺动脉狭窄（C 和 D）。图像分别为主动脉瓣关闭不全（A，红箭示喷射血流）和左心室扩张（B）、轻度肺动脉狭窄（C），以及另一角度（D）显示无明显的肺动脉分支梗阻

入 ICD 作为一级预防，目前 CMR 还缺乏循证医学证据给出具体的阈值[24]。右心室射血分数＜ 35% 是一项重要指标，特别是在合并如下危险因素的情况下，包括复杂的室性心律失常、不明原因的晕厥、NYHA 功能分级 Ⅱ 或 Ⅲ 级、QRS 持续时间＞ 140ms 或严重的三尖瓣反流[25]。

心肌纤维化与接受 Mustard 或 Senning 手术治疗 TGA 患者的晚期右心室功能障碍有关[26, 27]（图 54-6）。右心室功能障碍可以早于临床症状发作、心力衰竭和猝死[28]。早期成人先天性心脏病研究表明，LGE 出现于形态学右心室，与右心室功能障碍[26, 29]、运动耐受不良[29] 和心律失常[26, 29] 有关，但此研究纯粹是横断面研究，缺乏组织学验证[26, 29]。也有学者证实形态学右心室 LGE 与组织学上心肌纤维化有关[30]。此外，最近 Rydman 等[20] 发现右心室 LGE 与临床预后密切相关，主要是在持续性室性心动过速、心力衰竭、心脏移植和猝死之前，有持续性房性心律失常[20]。即使 LGE 只检测到少量纤维

565

表 54-4　CCTGA 的 CMR 扫描方案

基本定位和形态学
- 轴位、矢状位、冠状位三平面定位像（多层无间隔扫描）

形态和功能
- SSFP 电影图像
  - 右心室长轴
  - 左心室长轴
  - 短轴基本定位
  - 四腔心
  - 流出道（显示主动脉和肺动脉并行关系）
  - 主动脉瓣
  - 短轴位（从基底部到心尖部）连续层面心室电影

血流
- 窦管交界水平穿层 PC 电影 MR 序列测量肺动脉主干（Qp）和主动脉（Qs）血流，测定心排血量 / 心脏指数，可能在同一层面成像

可选序列
- （从主动脉弓到右心室底部）从上到下连续电影成像，心房和心室容积和定量评估
- 3D SSFP
- 层内和穿层室间隔缺损血流测量
- 如果存在左心室流出道梗阻 / 肺动脉狭窄 / 人工管道的狭窄，做穿层和层内血流测量
- 三尖瓣形态与反流
- 主动脉瓣关闭不全
- 连续层面的短轴、双腔心、三腔心、四腔心和右心室长轴切面延迟强化成像，通常从注射对比剂后 8min 开始

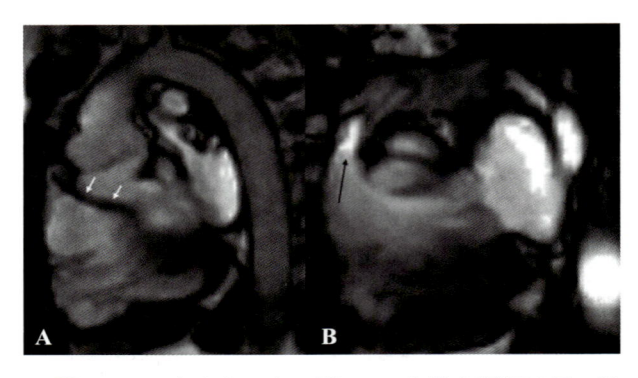

▲ 图 54-10　右心室双出口型 TGA 合并室间隔缺损、肺动脉狭窄 Rastelli 术后的 SSFP 电影静止图像
A. 室间隔板障缝合缺损（白箭）同时将左心室连接到主动脉；B. 肺动脉狭窄的射流及其信号缺失（黑箭），植入的人工管道最小直径为 8mm，峰值流速为 3.5m/s

化，也能确定患者有严重的不良预后，并与临床疾病进展相关，并证明定期复查 CMR 的合理性[20]。作者建议右心室射血分数＜35% 和广泛右心室心肌纤维化患者可考虑植入 ICD 进行心脏性猝死的一级预防。

鉴于 LGE 敏感性不足，对于在组织学上能够证实的形态学右心室的心肌纤维化，应用 T_1 mapping 技术做进一步研究是必要的[20]，已有相关报道[30, 31]。Broberg 等已经发现成年先天性心脏病患者（50 名患者中有 11 名）右心室弥漫性心肌纤维化与心室功能障碍有关[31]。CMR 的进一步对比性研究显示，在 TGA 心房调转术后晚期，形态学右心室心肌细胞间隙扩大，减少了 ECV 评估的可靠性[30]，形态学右心室 T_1 mapping 技术的组织学验证及其在预后中的价值仍有待确定。目前，右心室的 T_1 mapping 技术仍然处于研究阶段。

七、前景展望

使用 CMR 来评估 TGA 是毫无争议的，特别是应用在成年患者中。与获得性心脏病相比，这种患者相对较少，有指导意义的研究结果也不常见。目前研究方向是进一步定义 CMR 的各项阈值，如心室功能、应变、纤维化和临床预后的相关性；以及确定 CMR 检查所需的频率以细化危险分层。实现这一目标的重要条件是建立标准化的前瞻性数据库，并采用多中心的研究模式。

CCTGA 在解剖学上的复杂性给检查设备提出了挑战。当临床考虑植入 ICD 或 CRT 作为一级预防时，CMR 提供的阈值可以作为参考，但是在 CRT 评估方面，需要考虑到 CMR 时间分辨率相对于超声心动图较低的问题。约 40% 的 CCTGA 患者在随访期间可能需要植入 ICD，所以 CMR 也越来越具兼容性，以便更好地服务于患者，这也使得随访系统更准确、更完善。

八、结论

TGA 患者中，CMR 主要应用于术后，作为两种不同的外科术式——心房水平调转手术（Senning）和大动脉调转手术（switch）已经应用了几十年，CMR 检查需要根据具体术式个体化定制。

心房调转术后，图像采集和解读主要集中在形态学右心室的体积和功能，以及静脉-心房板障的评估，需要显示复杂的解剖畸形和常见的并发症，如残余漏或者梗阻。长期随访期间，LGE 检测右心室心肌纤维化可以提示不良预后或识别高风险患者。

动脉调转术后，CMR 需留意肺动脉瓣上狭窄，Lecompte 手术后可能出现一定程度的狭窄，同时评价左心室功能和心肌灌注，如果出现术后主动脉根部扩张和主动脉瓣反流，应充分显示和测量。

CMR 能够准确描述 CCTGA 患者的节段性解剖异常和左心室重塑的演变，双调转手术的成功率取决于肺动脉环缩术后的左心室容积、功能和心肌质量。

推荐阅读

[1] Cohen MS, Eidem BW, Cetta F, *et al*. Multimodality imaging guidelines of patients with transposition of the great arteries: A report from the American Society of Echocardiography developed in collaboration with the Society for Cardiovascular Magnetic Resonance and the Society of Cardiovascular Computed Tomography. *J Am Soc Echocardiogr*. 2016;29: 571–621.

[2] Rydman R, Gatzoulis MA, Ho SY, *et al*. Systemic right ventricular fibrosis detected by cardiovascular magnetic resonance is associated with clinical outcome, mainly new-onset atrial arrhythmia, in patients after atrial redirection surgery for transposition of the great arteries. *Circ Cardiovasc Imaging*. 2015;8(5):pii:e002628.

[3] Warnes CA. Transposition of the great arteries. *Circulation*. 2006;114:2699–709.

参考文献

[1] Wijesekera NT, Babu-Narayan SV, Shore D, Gatzoulis MA. Mustard procedure for late natural survival with complete transposition of the great arteries and atrial septal defect. *Int J Cardiol*. 2005;102:151–3.

[2] Jatene AD, Fontes VF, Paulista PP, *et al*. Anatomic correction of transposition of the great vessels. *J Thorac Cardiovasc Surg*. 1976;72:364–70.

[3] Kempny A, Wustmann K, Borgia F, *et al*. Outcome in adult patients after arterial switch operation for transposition of the great arteries. *Int J Cardiol*. 2013;167:2588–93.

[4] Warnes CA. Transposition of the great arteries. *Circulation*. 2006;114:2699–709.

[5] Mustard WT, Chute AL, Keith JD, Sirek A, Rowe RD, Vlad P. A surgical approach to transposition of the great vessels with extracorporeal circuit. *Surgery*. 1954;36:31–51.

[6] Senning A. Surgical correction of transposition of the great vessels. *Surgery*. 1959;45:966–80.

[7] Roos-Hesselink JW, Meijboom FJ, Spitaels SE, *et al*. Decline in ventricular function and clinical condition after Mustard repair for transposition of the great arteries (a prospective study of 22–29 years). *Eur Heart J*. 2004;25:1264–70.

[8] Puley G, Siu S, Connelly M, *et al*. Arrhythmia and survival in patients >18 years of age after the Mustard procedure for complete transposition of the great arteries. *Am J Cardiol*. 1999;83:1080–4.

[9] Sarkar D, Bull C, Yates R, *et al*. Comparison of long-term outcomes of atrial repair of simple transposition with implications for a late arterial switch strategy. *Circulation*. 1999;100(19 Suppl):II176–81.

[10] Kammeraad JA, van Deurzen CH, Sreeram N, *et al*. Predictors of sudden cardiac death after Mustard or Senning repair for transposition of the great arteries. *J Am Coll Cardiol*. 2004;44:1095–102.

[11] Gelatt M, Hamilton RM, McCrindle BW, *et al*. Arrhythmia and mortality after the Mustard procedure: a 30-year single-center experience. *J Am Coll Cardiol*. 1997;29:194–201.

[12] Oechslin E, Jenni R. 40 years after the first atrial switch procedure in patients with transposition of the great arteries: long-term results in Toronto and Zurich. *Thorac Cardiovasc Surg*. 2000;48:233–7.

[13] Silka MJ, Hardy BG, Menashe VD, Morris CD. A populationbased prospective evaluation of risk of sudden

[14] Hayes CJ, Gersony WM. Arrhythmias after the Mustard operation for transposition of the great arteries: a long-term study. *J Am Coll Cardiol*. 1986;7:133–7.
[15] Moons P, Gewillig M, Sluysmans T, *et al*. Long term outcome up to 30 years after the Mustard or Senning operation: a nationwide multicentre study in Belgium. *Heart*. 2004;90: 307–13.
[16] Dos L, Teruel L, Ferreira IJ, *et al*. Late outcome of Senning and Mustard procedures for correction of transposition of the great arteries. *Heart*. 2005;91:652–6.
[17] Babu-Narayan SV, Giannakoulas G, Valente AM, Li W, Gatzoulis MA. Imaging of congenital heart disease in adults. *Eur Heart J*. 2016;37:1182–95.
[18] Cohen MS, Eidem BW, Cetta F, *et al*. Multimodality imaging guidelines of patients with transposition of the great arteries: A report from the American Society of Echocardiography developed in collaboration with the Society for Cardiovascular Magnetic Resonance and the Society of Cardiovascular Computed Tomography. *J Am Soc Echocardiogr*. 2016;29: 571–621.
[19] Fratz S, Chung T, Greil GF, *et al*. Guidelines and protocols for cardiovascular magnetic resonance in children and adults with congenital heart disease: SCMR expert consensus group on congenital heart disease. *J Cardiovasc Magn Reson*. 2013;15:51.
[20] Rydman R, Gatzoulis MA, Ho SY, *et al*. Systemic right ventricular fibrosis detected by cardiovascular magnetic resonance is associated with clinical outcome, mainly new-onset atrial arrhythmia, in patients after atrial redirection surgery for transposition of the great arteries. *Circ Cardiovasc Imaging*. 2015;8(5): pii:e002628.
[21] Hughes ML, Muthurangu V, Taylor A. Cardiovascular MR imaging— indications, techniques and protocols. *Prog Pediatr Cardiol*. 2010;28:3–10.
[22] Lecompte Y, Zannini L, Hazan E, *et al*. Anatomic correction of transposition of the great arteries. *J Thorac Cardiovasc Surg*. 1981;82:629–31.
[23] Tobler D, Motwani M, Wald RM, *et al*. Evaluation of a comprehensive cardiovascular magnetic resonance protocol in young adults late after the arterial switch operation for d-transposition of the great arteries. *J Cardiovasc Magn Reson*. 2014;16:98.
[24] Silka MJ, Bar-Cohen Y. Should patients with congenital heart disease and a systemic ventricular ejection fraction less than 30. undergo prophylactic implantation of an ICD? Patients with congenital heart disease and a systemic ventricular ejection fraction less than 30% should undergo prophylactic implantation of an implantable cardioverter defibrillator. *Circ Arrhythm Electrophysiol*. 2008;1:298–306.
[25] Khairy P, Van Hare GF, Balaji S, *et al*. PACES/HRS expert consensus statement on the recognition and management of arrhythmias in adult congenital heart disease: developed in partnership between the Pediatric and Congenital Electrophysiology Society (PACES) and the Heart Rhythm Society (HRS). Endorsed by the governing bodies of PACES, HRS, the American College of Cardiology (ACC), the American Heart Association (AHA), the European Heart Rhythm Association (EHRA), the Canadian Heart Rhythm Society (CHRS), and the International Society for Adult Congenital Heart Disease (ISACHD). *Can J Cardiol*. 2014;30(10):e1–63.
[26] Babu-Narayan SV, Goktekin O, Moon JC, *et al*. Late gadolinium enhancement cardiovascular magnetic resonance of the systemic right ventricle in adults with previous atrial redirection surgery for transposition of the great arteries. *Circulation*. 2005;111:2091–8.
[27] Lubiszewska B, Gosiewska E, Hoffman P, *et al*. Myocardial perfusion and function of the systemic right ventricle in patients after atrial switch procedure for complete transposition: long-term follow-up. *J Am Coll Cardiol*. 2000;36:1365–70.
[28] Piran S, Veldtman G, Siu S, Webb GD, Liu PP. Heart failure and ventricular dysfunction in patients with single or systemic right ventricles. *Circulation*. 2002;105:1189–94.
[29] Giardini A, Lovato L, Donti A, *et al*. Relation between right ventricular structural alterations and markers of adverse clinical outcome in adults with systemic right ventricle and either congenital complete (after Senning operation) or congenitally corrected transposition of the great arteries. *Am J Cardiol*. 2006;98:1277–82.
[30] Plymen CM, Sado DM, Taylor AM, *et al*. Diffuse myocardial fibrosis in the systemic right ventricle of patients late after Mustard or Senning surgery: an equilibrium contrast cardiovascular magnetic resonance study. *Eur Heart J Cardiovasc Imaging*. 2013;14:963–8.
[31] Broberg CS, Chugh SS, Conklin C, Sahn DJ, Jerosch-Herold M. Quantification of diffuse myocardial fibrosis and its association with myocardial dysfunction in congenital heart disease. *Circ Cardiovasc Imaging*. 2010;3:727–34.
[32] Johansson B, Babu-Narayan SV, Kilner PJ, Cannell TM, Mohiaddin RH. 3-dimensional time-resolved contrast-enhanced magnetic resonance angiography for evaluation late after the Mustard operation for transposition. *Cardiol Young*. 2010;20:1–7.

第 55 章 法洛四联症磁共振成像
Tetralogy of Fallot

Andrew J Powell 著

戴沁怡 译　杨琳 徐磊 校

一、概述

法洛四联症（tetralogy of Fallot，TOF）是最常见的发绀属先天性心脏病，新生儿中发生率为 1/3500，占总体先天性心脏畸形的 7%～10%。病因尚不明确，已知涉及多种遗传变异，有高达 25% 的患者发现染色体异常，最常见的异常是 21 三体和 22q11.2 微缺失，治疗手段是尽早手术根治。随着过去 50 年医疗水平的进步，极大提高了 TOF 患者的生存率，也使得成人型 TOF 日益常见。尽管如此，这类患者的心内畸形需要终身随访，CMR 不仅可以测量双室的大小和功能、定量瓣膜反流、进行血管成像，还能显示心肌纤维化。因此，TOF 术后随访也是 CMR 在先天性心脏病领域的适应证之一。

二、解剖与病理

尽管 TOF 涉及一系列畸形，但通常认为其发生与胚胎期动脉圆锥干的发育异常有关。包括如下畸形：①漏斗部间隔向前、向上、向左移位，导致肺动脉瓣下狭窄；②肺动脉瓣环发育不良引起的肺动脉瓣狭窄、瓣叶增厚，以及瓣叶异常融合；③室间隔缺损；④主动脉前移并骑跨于室间隔上（图 55-1）。右心室流出道梗阻的程度从轻度到完全梗阻不等（完全梗阻即 TOF 伴肺动脉闭锁，也称为室间隔缺损伴肺动脉闭锁），肺动脉主干通常很小，甚至可能不连续或未发育，在肺动脉闭锁或无肺动脉分支患者中，肺血供来自未闭的动脉导管和（或）来自主动脉及其分支的侧支血管。5%～6% 的 TOF 患者存在冠状动脉走行异常，最常见的是从右冠状动脉发出的左前降支，穿过漏斗部游离壁到达前室间沟。此外，有 1/4 患者并存右位主动脉弓。

三、临床相关

虽然 TOF 患者的临床表现和病程不同，但大多数患儿会在出生到 1 岁之间发生发绀。右心室流出道的进行性梗阻，驱动右心室血液穿过室间隔缺损进入体循环（即右向左分流），所以手术应尽量安排在出生后 6 个月以内。经典根治手术包括室间隔缺损板障缝合和右心室流出道梗阻疏通。当肺动脉瓣环中度或重度发育不良时，右心室流出道板障从肺动脉瓣环一直延伸到肺动脉主干，这样虽然减轻了梗阻，但破坏了瓣膜结构。对于 TOF 合并肺动脉闭锁（也称为肺动脉闭锁合并室间隔缺损）的患者，或者当冠状动脉主

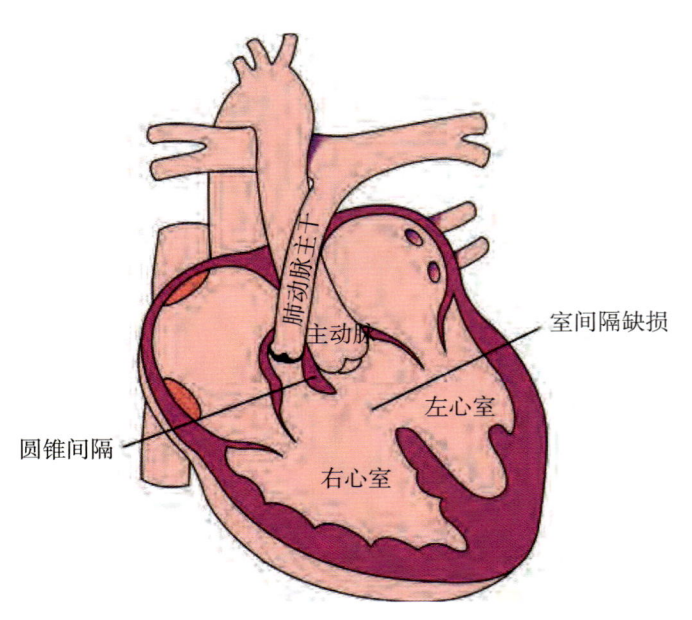

▲ 图 55-1　法洛四联症示意图

支穿过右心室流出道时，可在右心室流出道和肺动脉之间放置一个管道（同种异体移植物或人工血管）。如果肺动脉主干未发育或严重发育不良，则可以行体 – 肺侧支血管单源化手术对其进行修复。对于严重发绀且根治手术风险高的患者（如早产儿），可以采取姑息手术以增加肺血流量，如经皮肺动脉瓣扩张术或 Blalock-Taussig 分流术。

在专科医院接受 TOF 手术的患儿，死亡率为 1%～2%，且术后生存质量高。尽管如此，患者仍存在残余解剖畸形和血流动力学异常（表 55-1）。大多数患者，解除肺动脉瓣狭窄的手术破坏了其功能并导致肺动脉瓣反流。同样，采用漏斗部切开、切除梗阻肌束或覆盖板障来缓解右心室流出道梗阻，可能导致瘢痕形成和漏斗部前壁收缩功能减低，进而发展为瘤样扩张。即使手术成功，右心室流出道梗阻和肺动脉狭窄也可能随着时间推移而进展。同样，部分患者在放置室间隔板障时，因三尖瓣损伤和（或）肺动脉瓣反流引起的右心室扩张而出现进行性三尖瓣反流。此外，手术导致的右束支传导阻滞也非常普遍。

尽管在儿童和青少年时期 TOF 患者能够很好地耐受血流动力学异常，但是从成年早期开始，运动受限、双室功能障碍、心力衰竭、房性和室性心律失常，以及死亡率会相应增加，心脏性猝死的总风险率为 0.2%。

有证据表明，大多数心血管不良事件与持续性室性心动过速有关、小部分与房性心动过速有关。图 55-2 总结了导致心功能不全和心律失常的病理生理因素。减少 TOF 术后并发症的治疗策略包括肺动脉瓣置换、ICD 植入和射频消融术。肺动脉瓣置换术的手术死亡率＜ 2%，术前应充分考虑患者的自然病程、手术风险和潜在获益。对于手术失败的右心室 – 肺动脉人工血管植入和肺动脉瓣（生物瓣）置换，经导管肺动脉瓣植入术成为替代治疗方案。然而，大多数患者的右心室流出道梗阻对于导管输送、支架瓣膜安装系统来说太过狭小。虽然瓣膜置换的手术风险很低，但是瓣膜寿命有限，最终会发生狭窄或者变形。此外，尚未有研究证实瓣膜置换可以提高生存质量。关于室性心动过速和心脏性猝死的预测，以下临床危险因素有相当高的阴性预测值，但阳性预测值并不显著，这些因素包括年龄大、姑息性分流术后、反复晕厥、QRS 持续时间较长、室性心律失常、严重肺动脉瓣反流、右心室扩张和功能障碍、左心室功能障碍，危险因素高的患者很可能被植入 ICD。同样，这种疗法的获益必须考虑其风险，如设备并发症和不良放电。

四、法洛四联症成像

与其他先天性心脏病一样，影像学检查在 TOF 监测和治疗中起着关键作用。对于初步诊断、产前 / 产后检查、制定手术方案，超声心动图检查足以胜任。然而，当肺动脉发育不良并怀疑体 – 肺侧支存在时，常常需要介入导管、CMR 或 CT 检查来充分显示这些畸形。

表 55-1　法洛四联症修复术后的结构和功能异常

结构异常	功能异常
TOF 修复后改变	右心室容积超载
部分或完全去除肺动脉瓣组织	肺动脉瓣反流
漏斗部切开瘢痕	三尖瓣反流
右心室/漏斗肌束的切除	左向右分流
右心房切开瘢痕	室间隔缺损
室间隔缺损板障	房间隔缺损
残余或复发性病变	体-肺侧支血管
右心室流出道梗阻	右心室压力超负荷
肺动脉狭窄	右心室流出道或肺动脉狭窄
室间隔缺损	肺血管疾病
房间隔缺损	肺静脉高压继发左心室舒张功能障碍
获得性病变	右心室收缩功能障碍
三尖瓣反流	右心室舒张功能障碍
右心室流出道动脉瘤	左心室功能障碍
右心室纤维化	主动脉瓣反流
相关异常畸形	心室传导阻滞和不同步
主动脉根部和升主动脉扩张	心律失常
先天性心血管畸形	心房扑动
遗传性非心血管畸形	心房颤动
	室性心动过速
	并发症
	肾脏、肺部、肌肉骨骼和神经发育异常

LV. 左心室；RV. 右心室；TOF. 法洛四联症
经许可引自 Modified with permission from Geva T. Repaired tetralogy of Fallot: the roles of cardiovascular magnetic resonance in evaluating pathophysiology and for pulmonary valve replacement decision support. *J Cardiovasc Magn Reson*. 2011; 13: 9 https://doi.org/10.1186/1532-429X-13-9.© 2011 Geva T; licensee BioMed Central, Ltd. 版权所有

TOF 修复后，残余的心脏异常需要长期影像随访，超声心动图是常规检查手段，但超声心动图存在局限性，例如对右心室体积和功能的定量评估、瓣膜反流的定量评估。随着患者步入成年，并发症逐渐加剧，这些测量结果变得更为重要。此外，随着患者体重的增加，超声心电图的图像质量呈降低趋势。CMR 因其图像质量可靠、可量化右心室和肺动脉瓣反流，以及良好的安全性而成为随访的必要补充手段。CT 同样可以提供心脏和胸部血管的影像，量化心室大小和功能；然而，它不能测量血流和瓣膜反流，并有电离辐射，因此它适用于 CMR 禁忌证患者，例如起搏器和 ICD 植入术后。X 线血管造影已很少用于 TOF 术后复查；相反，基于血管造影的介入手术风起云涌，如肺动脉扩张和支架植入，以及经皮肺动脉瓣植入术。X 线血管造影也可用于诊断不明患者或评估成人患者的冠状动脉情况。核医学在 TOF 术后很少应用，肺灌注扫描能够评价肺灌注不良、放射性核素血管造影能够定量右心室功能，但解剖学信息非常有限；以上两种情况均可以用 CMR 代替，使得核医学的用途很小。

五、CMR 在法洛四联症中的应用

CMR 在年轻患者术前评估的作用有限，对于儿童 TTE 即可满足需要。然而，超声心动图通常难以描绘肺动脉瓣闭锁和严重肺动脉发育不良导致的体-肺侧支血管，对比增强 MRA 能够满足这种需求。与常规 X 线血管造影相比，MRA 可更准确描述复杂性肺动脉狭窄或闭锁患者肺血供的所有来源，包括婴幼儿多发细小体-肺侧支循环[1-3]。

对于 TOF 术后患者，CMR 能够提供全面的影像学评估，专家指南已经推荐常规使用[4-7]。CMR 的优势包括在很大体型范围内都可获得优质图像、准确测量右心室大小和功能且可重复性好、肺动脉瓣反流和肺动脉流量差的定量测量、心肌纤维化的检出和无电离辐射。

CMR 电影序列是目前定量评价右心室和左

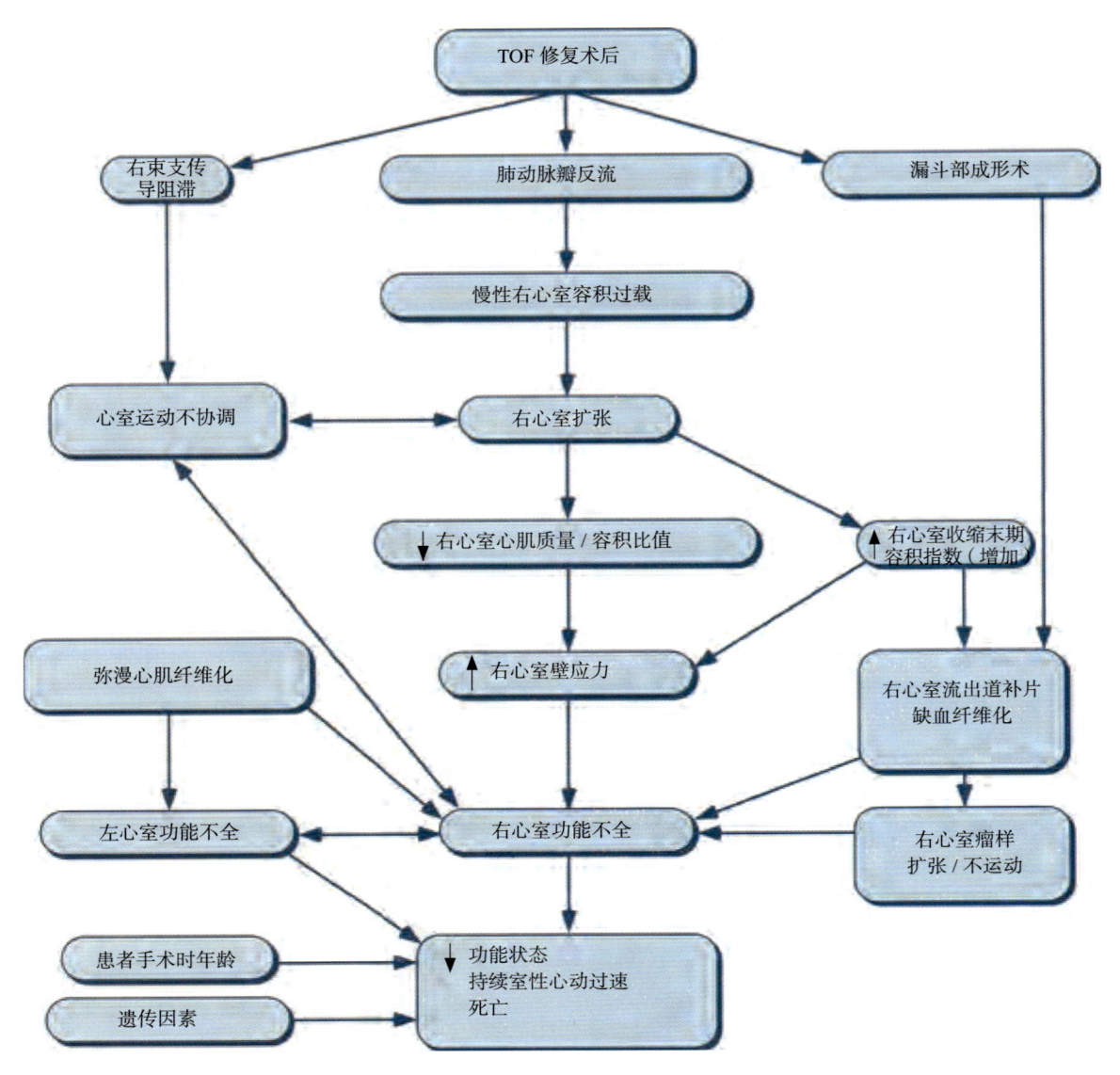

▲ 图 55-2 TOF 修复后右心室功能障碍及临床状态受损的影响因素

经许可改编自 Geva T. Repaired tetralogy of Fallot: the roles of cardiovascular magnetic resonance in evaluating pathophysiology and for pulmonary valve replacement decision support. *J Cardiovasc Magn Reson*. 2011; 13: 9 https://doi.org/10.1186/1532-429X-13-9. © 2011 Geva T; licensee BioMed Central, Ltd. 版权所有

心室容积、射血分数和质量的标准序列[5, 8]。针对右心室评估的成像方法目前存在差异，多数采用心室短轴平面、可以同时兼顾左心室功能；少数采用以右心室心腔为中心的短轴成像[9, 10]，这种方法更容易勾画房室边界，但由于邻近膈面的心外膜和心内膜边界不易区分，不利于测量心肌质量。此外，需要单独的左心室短轴成像来评估左心室功能，从而延长了检查时间。无论采用哪种方法，都应确保扫描范围包括两个心室，因为右心室外侧基底部可能延伸到三尖瓣环之上、容易遗漏。

选取肺动脉主干或右心室-肺动脉人工血管截面完成肺动脉瓣反流量的 CMR 血流定量测量（图 55-3）。当肺动脉狭窄时，湍流造成信号混杂或缺失、导致收缩期低血流的假象，可以通过增加编码速度或测量右心室流出道狭窄近端的收缩期血流来修正。

有 10%～15% 的 TOF 术后患者会出现中度

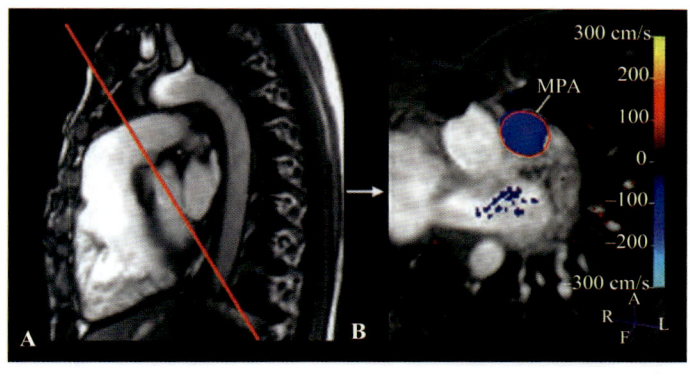

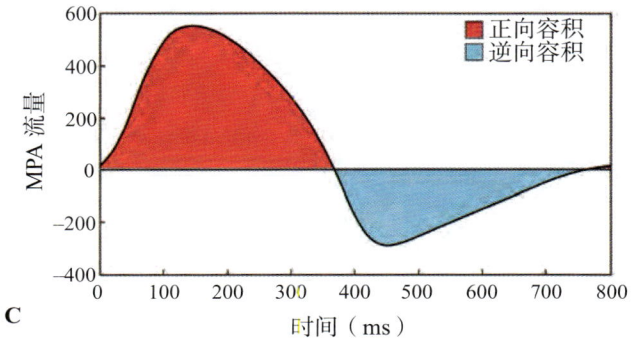

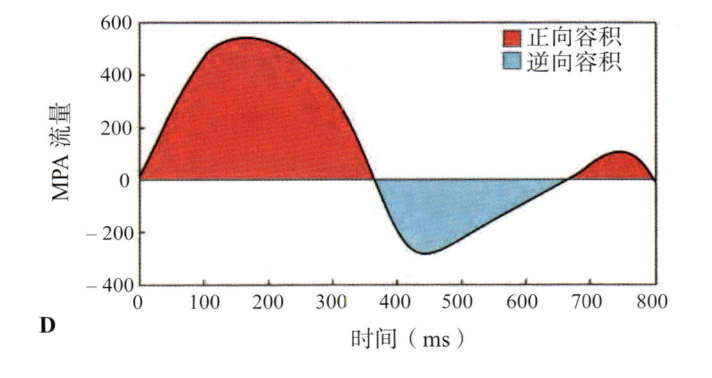

第 55 章 法洛四联症磁共振成像
Tetralogy of Fallot

▲ 图 55-3 **TOF 术后患者的肺动脉主干 CMR 血流定量测量**

A. 右心室流出道长轴显示成像平面（红线），注意应垂直肺动脉主干（MPA）；B. 经血流测量得出的幅度图，显示 MPA 的横截面经相位编码叠加形成的彩色编码流速图；C. 血流量与时间图，显示反流的正向收缩期血流和逆向舒张期血流；D. 另 1 名患者的血流量与时间图，显示正向收缩期血流，逆向舒张早期血流，舒张晚期正向心房收缩血流和不协调的右心室血流［经许可改编自 Valente AM, Cook S, Festa P, Ko HH, Krishnamurthy R, Taylor AM, et al. Multimodality imaging guidelines for patients with repaired tetralogy of Fallot: a report from the American Society of Echocardiography: developed in collaboration with the Society for Cardiovascular Magnetic Resonance and the Society for Pediatric Radiology. *Journal of the American Society of Echocardiography*: official publication of the American Society of Echocardiography. 2014；27（2）：111-41，http://dx.doi.org/10.1016/j.echo.2013.11.009. © 2014 Elsevier 版权所有］

三尖瓣反流[11]。虽然三尖瓣的解剖结构和反流机制在 TTE 或 TEE 上容易观察，但是 CMR 的右心室四腔心、三腔心和短轴电影同样可以提供类似信息。CMR 血流测量可以定位并定量反流量。在不合并室间隔缺损的前提下，反流公式计算：①三尖瓣流入量与肺动脉主干净流量的差值；② CMR 电影序列肺动脉主干正向血流与右心室每搏量的差值。扫描层面应该尽量规范，影响因素包括扫描截面的波动会影响三尖瓣流入量的测量[12]，肌小梁边界的描记误差会影响右心室每搏量的测量。

肺动脉解剖可以使用多种 CMR 技术评估。对比增强 3D MRA 能快速成像，并提供 3D 数据（图 55-4）；心电和呼吸导航门控 3D 全心序列扫描时间较长，但不需使用对比剂，因为仅在心动周期的某一特定时相采集，血管边缘显示更为锐利（图 55-5）；CMR 电影序列是 2D 图像，但它描绘了整个心动周期的运动，因此在显示动态狭窄方面更具优势；最后，当金属植入物存在伪影时，黑血成像更可靠，因为它不易受磁场不均匀性的影响。应使用肺动脉分支的 CMR 血流测量并计算相对血流分布来评估肺动脉分支狭窄造成的功能性影响。然而，当双侧肺动脉分支对称性狭窄时，血流分布可能存在假阴性。

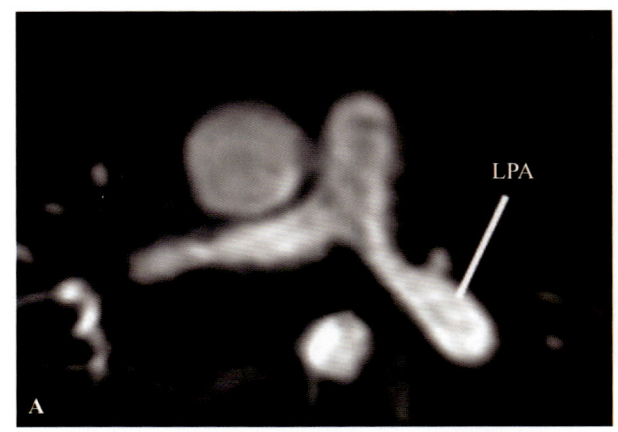

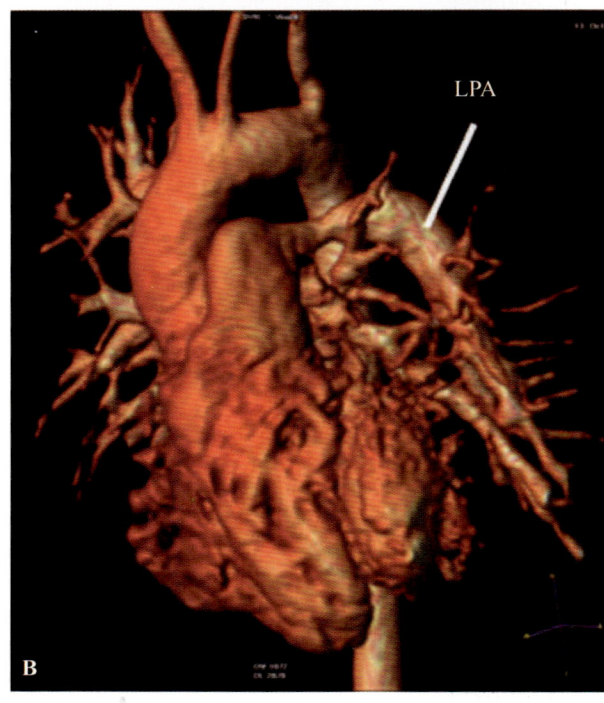

▲ 图 55-4 TOF 和左肺动脉（LPA）近端狭窄患者术后的对比增强磁共振血管成像图像
A. 轴位重建图像；B. 容积再现图像

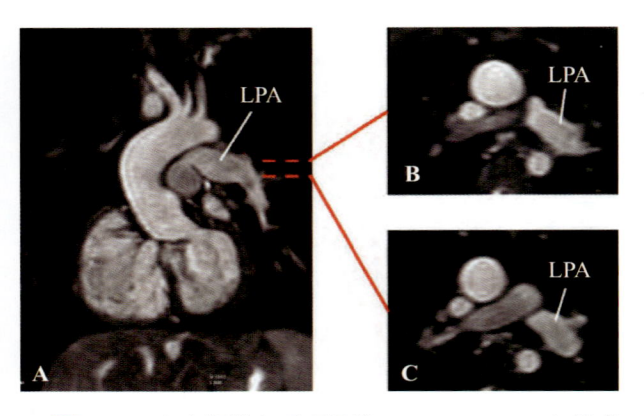

▲ 图 55-5 心电门控和呼吸导航 3D SSFP CMR 血管成像在 TOF 和左肺动脉近端狭窄术后患者中的应用
A. 沿左肺动脉主干长轴斜矢状位重建，显示下壁折曲并伸入至肺动脉主干；B 和 C. 相邻层面轴位重建显示左肺动脉狭窄。注意左肺动脉下壁的折曲狭窄，多角度重建有助于立体结构的观察

虽然 TOF 术后室间隔残余缺损通常经超声心动图诊断，但也可以经 CMR 电影序列观察，增加回波时间可以使收缩期左向右的异常血流束信号更为显著。平行和垂直于室间隔的 CMR 血流序列可以明确缺损位置，CMR 血流还能计算肺循环与体循环血流比，用以评估分流量大小。肺循环血流是肺动脉主干净血流或分支肺动脉净血流的总和。体循环血流是升主动脉净血流或上腔静脉净血流和降主动脉净血流的总和，降主动脉血流可以替代下腔静脉血流，因为下腔静脉在肝静脉和右心房交界处的狭窄段不易成像。

TOF 术后主动脉根部和升主动脉扩张常见。心电门控技术如 CMR 电影序列，或呼吸导航门控 3D 全心序列是监测主动脉根部扩张的首选序列，因为非心电门控扫描主动脉根部的运动会导致图像模糊，升主动脉成像的选择与前面讨论的肺动脉分支成像相似。在一些情况下，需要通过影像学检查对冠状动脉的起源和近端走行进行评估，特别是考虑手术或经皮肺动脉瓣置换的患者[14]。采用心电门控和呼吸导航 3D GRE 序列，选择恰当的相对静止期能够得出令人满意的冠状动脉图像（图 55-6）。最后，应用 LGE 技术评价局灶性心肌瘢痕的累及范围（图 55-7）。

六、TOF 修复术后的 CMR 成像方案

CMR 检查目的包括以下内容：①定量评价双室容积、质量、每搏输出量和射血分数；②显示右心室流出道、肺动脉、主动脉和体-肺侧支血管；③定量评价肺动脉瓣反流、三尖瓣反流、

心排血量和肺 – 体血流比；④评价心肌纤维化。这些检查目的可通过表 55-2 [7, 15] 所列成像方案实现。

七、CMR 图像分析

表 55-3 列出了 TOF 术后 CMR 图像分析要点。采用专用软件，经短轴 SSFP 电影序列连续层面，在收缩末期和舒张末期标记心内膜和心外膜边界进行心功能测量。由于 TOF 术后传导阻滞很常见，右心室收缩末期通常滞后左心室收缩末期 1～3 个心动周期。通过心室短轴与长轴图像联合观察室壁运动，有助于房室瓣和半月瓣定位。是否勾画乳头肌和右心室肌小梁会导致心肌质量结果产生差异[16]。虽然避开乳头肌和肌小梁的勾画方法在理论上更为精确，但在目前缺乏可靠的自动测量软件，这种方法更耗时且会降低测量的可重复性。对某个中心而言，测量方法应该是固定和规范化的。此外，为了优化长期随访患者的资料，应保留分析软件中标记的心室边界，以便与后续研究进行比较，提高一致性。

血管测量应在横断面（垂直于血管长轴）进行，测量最大和最小直径、标注扫描序列和心动周期的时相（收缩期或舒张期）。通过 CMR 对右心室流出道梗阻、肺动脉和右心室 – 肺动脉人工管道的描述，可评估患者是否适合进行经皮肺动脉瓣置入手术[17]。由于经皮肺动脉瓣有直径的限制，需要测量瓣膜锚定区域多个位置的横截面大小，以及从瓣环到肺动脉分叉之间的长度。还应描述冠状动脉相对于锚定区的位置（图 55-6），因为瓣膜撑开时如果压迫冠状动脉，后果不堪设想。

血流测量应该规范化，尽量消除误差，去除人为因素和内部因素（例如肺动脉主干血流等于各分支肺动脉血流的总和）。应采用肺动脉主干血流图评价舒张晚期正向血流（图 55-3），这是限制性右心室舒张功能障碍的生理学标志。当右心室僵硬时，心房收缩推动血液经三尖瓣直接流入肺动脉主干，而不在扩张的右心室停留。TOF 术后晚期的限制性右心室舒张功能障碍仍然是临床研究的热点，关于它是否会导致运动功能的增加，有截然相反的两种结果[18, 19]；另有研究表明，它与更快的右心室扩大[20] 和右心室流出道

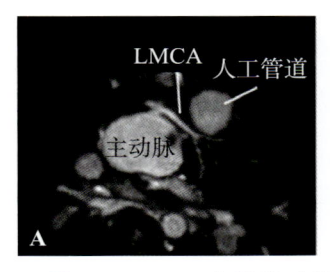

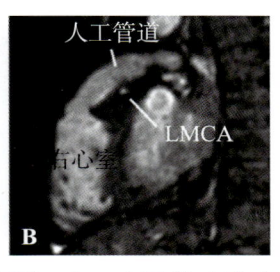

▲ 图 55-6 TOF 合并肺动脉闭锁、单一右冠状动脉畸形、经右心室 – 肺动脉血管重建术后，心电和呼吸导航门控 3D SSFP CMR 血管成像序列
轴位（A）和矢状位（B）重建图像显示左冠状动脉主干（LMCA）正好位于人工管道的后方，介入干预（如支架或瓣膜植入）可能会导致 LMCA 受压

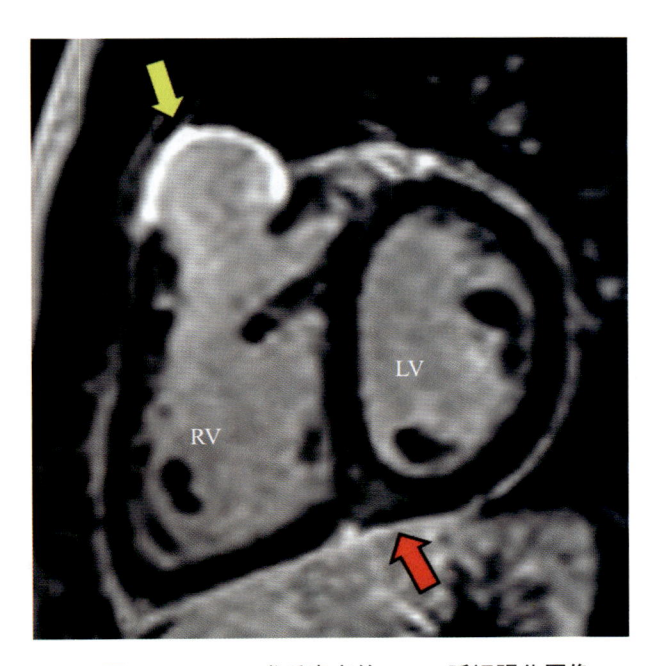

▲ 图 55-7 TOF 术后患者的 CMR 延迟强化图像
右心室流出道（黄箭）和下间隔壁交界处（红箭）均有高信号延迟强化，这是 TOF 修补术后的常见表现

表 55-2　TOF 术后的 CMR 成像方案

序　列	成像体位	成像目的
SSFP	轴位、矢状位、冠状位	定位像
SSFP 电影序列	左心室两腔心 左心室三腔心 右心室三腔心 四腔心 平行于右心室流出道	心室和瓣膜运动 短轴连续成像
SSFP 电影序列	心室短轴连续成像	心室和瓣膜运动 心室测量
SSFP 电影序列	肺动脉短轴连续成像	肺动脉测量
对比增强 3D MRA 和（或）心电、呼吸导航 3D SSFP	胸部（图 55-4 和图 55-5）	评估大血管解剖
血流测量	肺动脉主干（图 55-3） 右肺动脉 左肺动脉 升主动脉 房室瓣	心排血量 Qp/Qs 比值 肺动脉血流分布差异 瓣膜反流
LGE	左心室两腔心 左心室三腔心 右心室三腔心 四腔心 心室短轴连续成像（图 55-7）	评价局灶性心肌纤维化

纤维化[21] 有关。肺动脉瓣反流程度表示为反流分数（图 55-3）和单位体表面积反流量，这些数值经肺动脉主干血流测量计算而来。在不合并其他瓣膜反流、分流或肺动脉主干舒张晚期明显逆向血流的前提下，CMR 电影序列中右心室和左心室每搏输出量的差值等于肺动脉瓣反流量，当除以右心室每搏输出量时，应得到与 CMR 血流测量相似的肺动脉瓣反流分数。

在 TOF 术后患者中，LGE 常见于右心室流出道板障处、室间隔缺损板障处，以及游离壁的上、下室间隔交界处（图 55-7）。LGE 发生在左心室心尖的报道较少，是因为这里曾经在术中放置套管，现在这种术式已基本不用。虽然 LGE 的受累程度可以量化为心肌质量的百分比[22]，但定性描述加上对是否伴有局部运动功能障碍的判断，已足够满足常规报告的需要。

八、诊断效能与临床结局

研究表明，对于 TOF 术后患者，CMR 电影序列的心室参数具有较高的观察者内部、观察者间和研究间一致性[23-26]。尤其是由不同个体进行测量的研究间一致性，其被量化为以百分比表示的平均值除以 2 倍的差值标准差，右心室舒张末期容积的研究间一致性为 13%，收缩末期容积的研究间一致性为 20%，右心室射血分数的研究间一致性为 21%[24]。

以较大儿童和成人 TOF 术后不良结局为依据，CMR 衍生出一些提示不良预后的阈值。Knauth 等对 88 名患者进行单中心回顾性队列研究，发现严重的右心室扩张、右心室和左心室收缩功能障碍是心力衰竭、持续性室性心动过速和心脏性猝死（n=22）复合终点的独立预测因

表 55-3 TOF 术后 CMR 测量和分析要点

内 容	相关特征和测量数据
右心室和左心室大小和收缩功能	舒张末期容积、收缩末期容积、每搏输出量、射血分数、质量和质量体积比绝对值、BSA 校正后数值和标准分数（z-score）（如果可用）
右心室流出道动脉瘤和其他局部室壁运动异常	位置和大小，结合心肌延迟强化扫描
右心室和左心室延迟强化扫描	位置和占室壁厚度的百分比
肺动脉瓣和瓣下狭窄	峰值流速
肺动脉主干和分支肺动脉狭窄或扩张	血管截面测量，各支肺动脉血流测量百分比
肺动脉瓣反流程度	反流量（绝对值和 BSA 校正后数值）、反流分数
三尖瓣反流	位置、机制和反流分数
舒张晚期肺动脉主干有无正向血流	
右心房大小	右心房面积和体积（绝对值和 BSA 校正后数值）
残余室间隔缺损	位置和大小、升主动脉和肺动脉主干血流测量（绝对值和 BSA 校正后数值）、Qp/Qs 比值
残余房间隔缺损	位置和大小、升主动脉和肺动脉主干血流测量（绝对值和 BSA 校正后数值）、Qp/Qs 比值
主动脉环、主动脉根部和升主动脉大小	长轴和（或）横断面测量、标准分数（z-score）
主动脉瓣反流	位置、机制和反流量（绝对值和 BSA 校正后数值）、反流分数
冠状动脉起源和近端走行	与肺动脉主干或右心室 – 肺动脉人工管道的关系
主动脉弓走行和分支发育	
体 – 肺侧支血管和（或）动脉导管未闭	位置、大小、Qp/Qs 比值
心血管结构和胸骨的关系	
其他合并畸形（体循环和肺静脉系统）	
非心血管系统异常	
与之前的 CMR 研究比较	

BSA. 体表面积；CMR. 心脏磁共振成像

子[27]。一项 873 名患者（中位年龄 24 岁）的多中心回顾性队列研究显示，右心室肥厚、CMR 测量的左心室和右心室射血分数降低与死亡（n=28）或持续性室性心动过速（n=4）有关[28]。此外，虽然仅以 QRS 持续时间 ≥ 180ms 作为预测因子可预测这些结果（$C=0.676$；$R^2=0.054$），但在统计学模型中加入 CMR 测量的右心室质量容积比和射血分数可显著改善对预后结果的预测（$C=0.833$；$R^2=0.23$）。在另一项多中心研究中，前瞻性随访 372 名患者，平均随访时间为 7.4 年，其间发生了 20 例不良事件（5 例心脏性死亡、2 例心源性死亡抢救成功、13 例非持续性室性心动过速）[29]。左心室周向应变和右心室纵向应变是不良事件的预测因子，与 QRS 持续时间、左/右心室射血分数和容积、NYHA 分级和最大摄氧量无关。在上述研究中，LGE 的影响未被提及，但 Babu-Narayan 等早期的一项研究表明，右心室 LGE 与年龄增大、症状加重、运动耐受不良、右心室功能障碍和心律失常更具相关性[30]。目前正在研究用 T_1 mapping 技术评价弥漫性纤维化，以优化危险分层[31, 32]。

TOF 术后患者行肺动脉瓣膜置换的适应证尚不确定。临床证实，这与患者体征、症状、病史和实验室检查等综合因素相关。基于 CMR 得出的心室大小和功能、肺动脉瓣和三尖瓣功能、残余分流、右心室流出道动脉瘤（图 55-8）、心肌纤维化（图 55-7）和肺动脉梗阻的程度（图 55-4 和图 55-5）成为综合评价的关键要素，并在已公布的指南中明确阐述[33, 34]。前文提及的危险因素为瓣膜置换手术提供依据，希望手术能够避免不良事件的发生。此外，CMR 研究已经明确右心室扩张的阈值，即舒张末期容积阈值范围在 150~170ml/m^2，收缩末期容积为 80~90ml/m^2。一旦超过此阈值，即使采用瓣膜置换，也很难使右心室大小恢复正常[11, 35-37]。虽然超出此阈值可能会影响手术实施，但尚未证明右心室大小的正常化能够改善远期预后。另有研究表明体积变化率和射血分数对预后也产生重要影响。

此外，还有研究者使用 CMR 检验肺动脉瓣膜置换术后的疗效。研究表明，在术后短期内，肺动脉瓣反流消失，右心室舒张末期容积减少 30%~40%，左心室舒张末期容积略有增加，右心室和左心室射血分数基本保持不变[34, 38, 39]；而长期的随访文章很少。最近一项回顾性研究发现，人工肺动脉瓣膜置换后最终会发生反流和（或）狭窄，而且在瓣膜置换术后 7~10 年，右心室舒张末期容积才逐渐恢复到术前数值[40]，这些研究结果更加强调了瓣膜置换的姑息性及持续监测的重要性。

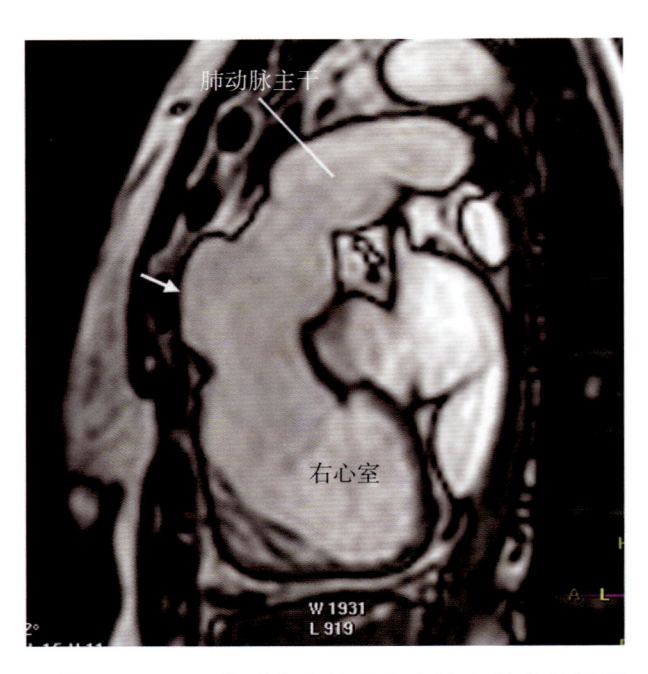

▲ 图 55-8　TOF 术后患者的右心室流出道长轴切面 CMR 电影序列图像

漏斗部前壁的瘤样扩张（白箭），推测是右心室流出道梗阻疏通术后的并发症［经许可改编自 Valente AM, Cook S, Festa P, Ko HH, Krishnamurthy R, Taylor AM, et al. Multimodality imaging guidelines for patients with repaired tetralogy of Fallot: a report from the American Society of Echocardiography: developed in collaboration with the Society for Cardiovascular Magnetic Resonance and the Society for Pediatric Radiology. Journal of the American Society of Echocardiography: official publication of the American Society of Echocardiography.2014; 27（2）: 111–41, http://dx.doi. org/10.1016/j.echo.2013.11.009.© 2014 Elsevier 版权所有］

九、前景展望

CMR 用于评估 TOF 术后患者的疗效已被广泛认可，但仍然需要数据来指导检查的频率。对于相对稳定的患者，可以将有限的资源更好地加以利用[41]。CMR 下一步研究工作将针对肺动脉瓣置换适应证的优化和风险分层的细化。鉴于结果的可靠性，需要多中心合作，最好是采用标准化的前瞻性数据收集。最后，由于右心室流出道和肺动脉瓣置换的解剖结构不同，只有少部分 TOF 术后患者适合经皮肺动脉瓣置换术。随着瓣膜技术的进步和可选型号的完善，CMR 数据可能变得越发重要，动态解剖学数据很可能成为患者个体化瓣膜设计的基础。

十、结论

众多专家指南建议在 TOF 修复术后随访中常规使用 CMR。CMR 在 TOF 术后患者中最重要的优势是对双心室容积、质量和功能的定量评估，右心室流出道和肺动脉的影像学评价，以及肺动脉瓣反流的定量血流测量。另外，可以准确评价体-肺侧支血管和心肌纤维化。

肺动脉瓣反流、右心室扩张和功能障碍是 TOF 术后最常见的并发症，也是影响预后的重要因素。CMR 衍生出的阈值是决定肺动脉瓣膜置换时机的关键因素，而其他参数也是评价预后的重要预测因子。

推荐阅读

[1] Fratz S, Chung T, Greil GF, et al. Guidelines and protocols for cardiovascular magnetic resonance in children and adults with congenital heart disease: SCMR expert consensus group on congenital heart disease. *J Cardiovasc Magn Reson*. 2013;15:51.
[2] Geva T. Repaired tetralogy of Fallot: the roles of cardiovascular magnetic resonance in evaluating pathophysiology and for pulmonary valve replacement decision support. *J Cardiovasc Magn Reson*. 2011;13:9.
[3] Villafane J, Feinstein JA, Jenkins KJ, et al. Hot topics in tetralogy of Fallot. *J Am Coll Cardiol*. 2013;62:2155–66.

参考文献

[1] Geva T, Greil GF, Marshall AC, Landzberg M, Powell AJ. Gadolinium-enhanced 3-dimensional magnetic resonance angiography of pulmonary blood supply in patients with complex pulmonary stenosis or atresia: comparison with X-ray angiography. *Circulation*. 2002;106:473–8.
[2] Prasad SK, Soukias N, Hornung T, et al. Role of magnetic resonance angiography in the diagnosis of major aortopulmonary collateral arteries and partial anomalous pulmonary venous drainage. *Circulation*. 2004;109:207–14.
[3] Srinivas B, Patnaik AN, Rao DS. Gadolinium-enhanced threedimensional magnetic resonance angiographic assessment of the pulmonary artery anatomy in cyanotic congenital heart disease with pulmonary stenosis or atresia: comparison with cineangiography. *Pediatr Cardiol*. 2011;32:737–42.
[4] Valente AM, Cook S, Festa P, et al. Multimodality imaging guidelines for patients with repaired tetralogy of Fallot: a report from the American Society of Echocardiography: developed in collaboration with the Society for Cardiovascular Magnetic Resonance and the Society for Pediatric Radiology. *J Am Soc Echocardiogr*. 2014;27:111–41.
[5] Kilner PJ, Geva T, Kaemmerer H, Trindade PT, Schwitter J, Webb GD. Recommendations for cardiovascular magnetic resonance in adults with congenital heart disease from the respective working groups of the European Society of Cardiology. *Eur Heart J*. 2010;31:794–805.
[6] Silversides CK, Kiess M, Beauchesne L, et al. Canadian Cardiovascular Society 2009 Consensus Conference on the management of adults with congenital heart disease: outflow tract obstruction, coarctation of the aorta, tetralogy of Fallot, Ebstein anomaly and Marfan's syndrome. *Can J Cardiol*. 2010;26: e80–97.
[7] Valsangiacomo Buechel ER, Grosse-Wortmann L, Fratz S, et al. Indications for cardiovascular magnetic resonance in children with congenital and acquired heart disease: an expert consensus paper of the Imaging Working Group of the AEPC and the Cardiovascular Magnetic Resonance Section of the EACVI. *Eur Heart J Cardiovasc Imaging*. 2015;16:281–97.
[8] Prakash A, Powell AJ, Geva T. Multimodality noninvasive imaging for assessment of congenital heart disease. *Circ Cardiovasc Imaging*. 2010;3:112–25.
[9] Fratz S, Schuhbaeck A, Buchner C, et al. Comparison of accuracy of axial slices versus short-axis slices for measuring ventricular volumes by cardiac magnetic resonance in patients with corrected tetralogy of Fallot. *Am J Cardiol*. 2009;103: 1764–9.
[10] Samyn MM, Powell AJ, Garg R, Sena L, Geva T. Range of ventricular dimensions and function by steady-state free precession cine MRI in repaired tetralogy of Fallot: right ventricular outflow tract patch vs. conduit repair. *J Magn Reson Imaging*. 2007;26:934–40.
[11] Geva T, Gauvreau K, Powell AJ, et al. Randomized trial of pulmonary valve replacement with and without right ventricular remodeling surgery. *Circulation*. 2010;122(11 Suppl):S201–8.
[12] van der Hulst AE, Westenberg JJ, Kroft LJ, et al. Tetralogy of Fallot: 3D velocity-encoded MR imaging for evaluation of right ventricular valve flow and diastolic function in patients after correction. *Radiology*. 2010;256:724–34.
[13] Kay WA, Cook SC, Daniels CJ. Evaluation by MRA of aortic

[14] Lurz P, Coats L, Khambadkone S, et al. Percutaneous pulmonary valve implantation: impact of evolving technology and learning curve on clinical outcome. *Circulation*. 2008;117:1964–72.

[15] Fratz S, Chung T, Greil GF, et al. Guidelines and protocols for cardiovascular magnetic resonance in children and adults with congenital heart disease: SCMR expert consensus group on congenital heart disease. *J Cardiovasc Magn Reson*. 2013;15:51.

[16] Freling HG, van Wijk K, Jaspers K, et al. Impact of right ventricular endocardial trabeculae on volumes and function assessed by CMR in patients with tetralogy of Fallot. *Int J Cardiovasc Imaging*. 2013;29:625–31.

[17] Schievano S, Coats L, Migliavacca F, et al. Variations in right ventricular outflow tract morphology following repair of congenital heart disease: implications for percutaneous pulmonary valve implantation. *J Cardiovasc Magn Reson*. 2007;9:687–95.

[18] Gatzoulis MA, Clark AL, Cullen S, Newman CGH, Redington AN. Right ventricular diastolic function 15 to 35 years after repair of tetralogy of Fallot: restrictive physiology predicts superior exercise performance. *Circulation*. 1995;91:1775–81.

[19] van den Berg J, Wielopolski PA, Meijboom FJ, et al. Diastolic function in repaired tetralogy of Fallot at rest and during stress: assessment with MR imaging. *Radiology*. 2007;243:212–19.

[20] Shin YR, Jung JW, Kim NK, et al. Factors associated with progression of right ventricular enlargement and dysfunction after repair of tetralogy of Fallot based on serial cardiac magnetic resonance imaging. *Eur J Cardiothorac Surg*. 2016;50:464–9.

[21] Munkhammar P, Carlsson M, Arheden H, Pesonen E. Restrictive right ventricular physiology after tetralogy of Fallot repair is associated with fibrosis of the right ventricular outflow tract visualized on cardiac magnetic resonance imaging. *Eur Heart J Cardiovasc Imaging*. 2013;14:978–85.

[22] Stirrat J, Rajchl M, Bergin L, Patton DJ, Peters T, White JA. Highresolution 3–dimensional late gadolinium enhancement scar imaging in surgically corrected Tetralogy of Fallot: clinical feasibility of volumetric quantification and visualization. *J Cardiovasc Magn Reson*. 2014;16:76.

[23] Mooij CF, de Wit CJ, Graham DA, Powell AJ, Geva T. Reproducibility of MRI measurements of right ventricular size and function in patients with normal and dilated ventricles. *J Magn Reson Imaging*. 2008;28:67–73.

[24] Blalock SE, Banka P, Geva T, Powell AJ, Zhou J, Prakash A. Interstudy variability in cardiac magnetic resonance imaging measurements of ventricular volume, mass, and ejection fraction in repaired tetralogy of Fallot: a prospective observational study. *J Magn Reson Imaging*. 2013;38:829–35.

[25] Sheehan FH, Kilner PJ, Sahn DJ, et al. Accuracy of knowledgebased reconstruction for measurement of right ventricular volume and function in patients with tetralogy of Fallot. *Am J Cardiol*. 2010;105:993–9.

[26] Parish V, Valverde I, Kutty S, et al. Higher dose dobutamine stress MR imaging in repaired Tetralogy of Fallot: observer variance of volumetric assessment compared with normal volunteers. *J Magn Reson Imaging*. 2013;38:1356–61.

[27] Knauth AL, Gauvreau K, Powell AJ, et al. Ventricular size and function assessed by cardiac MRI predict major adverse clinical outcomes late after tetralogy of Fallot repair. *Heart*. 2008;94:211–16.

[28] Valente AM, Gauvreau K, Assenza GE, et al. Contemporary predictors of death and sustained ventricular tachycardia in patients with repaired tetralogy of Fallot enrolled in the INDICATOR cohort. *Heart*. 2014;100:247–53.

[29] Orwat S, Diller GP, Kempny A, et al. Myocardial deformation parameters predict outcome in patients with repaired tetralogy of Fallot. *Heart*. 2016;102:209–15.

[30] Babu-Narayan SV, Kilner PJ, Li W, et al. Ventricular fibrosis suggested by cardiovascular magnetic resonance in adults with repaired tetralogy of Fallot and its relationship to adverse markers of clinical outcome. *Circulation*. 2006;113:405–13.

[31] Chen CA, Dusenbery SM, Valente AM, Powell AJ, Geva T. Myocardial ECV fraction assessed by CMR is associated with type of hemodynamic load and arrhythmia in repaired tetralogy of Fallot. *JACC Cardiovascular Imaging*. 2016;9:1–10.

[32] Broberg CS, Huang J, Hogberg I, et al. Diffuse LV myocardial fibrosis and its clinical associations in adults with repaired tetralogy of Fallot. *JACC Cardiovascular Imaging*. 2016;9:86–7.

[33] Warnes CA, Williams RG, Bashore TM, et al. ACC/AHA 2008 Guidelines for the Management of Adults with Congenital Heart Disease: a report of the American College of Cardiology/ American Heart Association Task Force on Practice Guidelines (writing committee to develop guidelines on the management of adults with congenital heart disease). *Circulation*. 2008;118:e714–833.

[34] Geva T. Repaired tetralogy of Fallot: the roles of cardiovascular magnetic resonance in evaluating pathophysiology and for pulmonary valve replacement decision support. *J Cardiovasc Magn Reson*. 2011;13:9.

[35] Oosterhof T, van Straten A, Vliegen HW, et al. Preoperative thresholds for pulmonary valve replacement in patients with corrected tetralogy of Fallot using cardiovascular magnetic resonance. *Circulation*. 2007;116:545–51.

[36] Frigiola A, Tsang V, Bull C, et al. Biventricular response after pulmonary valve replacement for right ventricular outflow tract dysfunction: is age a predictor of outcome? *Circulation*. 2008;118(14 Suppl):S182–90.

[37] Lee C, Kim YM, Lee CH, et al. Outcomes of pulmonary valve replacement in 170 patients with chronic pulmonary regurgitation after relief of right ventricular outflow tract obstruction: implications for optimal timing of pulmonary valve replacement. *J Am Coll Cardiol*. 2012;60:1005–14.

[38] Cheung EW, Wong WH, Cheung YF. Meta-analysis of pulmonary valve replacement after operative repair of tetralogy of Fallot. *Am J Cardiol*. 2010;106:552–7.

[39] Ferraz Cavalcanti PE, Barros Oliveira Sa MP, Santos CA, et al. Pulmonary valve replacement after operative repair of tetralogy of Fallot. Meta-analysis and meta-regression of 3118 patients from 48 studies. *J Am Coll Cardiol*. 2013;62:2227–43.

[40] Hallbergson A, Gauvreau K, Powell AJ, Geva T. Right ventricular remodeling after pulmonary valve replacement: early gains, late losses. *Ann Thorac Surg*. 2015;99:660–6.

[41] Wald RM, Valente AM, Gauvreau K, et al. Cardiac magnetic resonance markers of progressive RV dilation and dysfunction after tetralogy of Fallot repair. *Heart*. 2015;101:1724–30.

第 56 章　右心室双出口
Double-outlet right ventricle

Shi-Joon Yoo　Willem A Helbing　著
张丽君　译　戴沁怡　徐　磊　校

一、概述

右心室双出口（double outlet of right ventricle，DORV）属于心室主动脉连接畸形，是指主动脉和肺动脉主干全部或主要来自形态学的右心室[1, 2]。为了对临界患者进行分类，"主要"一词是指主动脉瓣和肺动脉瓣瓣环的 50% 以上。DORV 可以合并各种内脏解剖异常和房室连接异常。DORV 只是描述心室主动脉连接异常，虽然包括 DORV 的心脏畸形非常广泛，在本章中，我们仅讨论单纯性心室主动脉连接异常的 DORV。

二、解剖与病理

在大多数 DORV 患者中，右心室流出道通过漏斗或圆锥或者流出道间隔的肌肉结构分为主动脉瓣下和肺动脉瓣下流出道。少数情况下，漏斗部间隔缺失或退化，使得右心室流出道成为主动脉瓣和肺动脉瓣的共同流出道。在绝大多数情况下，室间隔缺损（VSD）是病理学的重要组成部分。DORV 的血流动力学生理变化和临床表现取决于两个主要因素，室间隔缺损与动脉瓣膜的位置关系及其与动脉瓣的距离；是否存在主动脉或肺动脉流出道的梗阻；其他重要的影响因素还包括室间隔缺损大小和主动脉瓣的发育异常。

室间隔缺损与动脉瓣的关系由如下多种因素决定。

- 室间隔缺损的位置：入口、小梁部、出口或融合部。
- 漏斗部与 VSD 相对缘的解剖方位关系。
- 大动脉间的关系：例如，解剖方位正常的大动脉，主动脉位于右前，两大动脉干并列位于右侧等。
- 主动脉瓣下与肺动脉瓣下漏斗部的范围。

根据室间隔缺损部位与动脉瓣膜的邻近程度，可将右心室双出口型室间隔缺损分为 4 种类型：①主动脉瓣下型室间隔缺损；②肺动脉瓣下型室间隔缺损；③两大动脉下室间隔缺损；④远离两大动脉室间隔缺损（图 56-1 和表 56-1）[1-3]。在交界性患者中，当缺损部与两个动脉瓣之间的距离大于同龄人的主动脉瓣直径时，定义为远离两大动脉型室间隔缺损[4, 5]。极少情况下，DORV 伴有完整的室间隔。

与 1~2 个动脉瓣相关的 VSD 通常累及心室间隔的流出道部分[1]。在这些患者中，VSD 对一个或多个动脉瓣的作用取决于室间隔漏斗部相对于 VSD 边缘的方向。室间隔漏斗部是指分隔主动脉瓣下和肺动脉瓣下流出道的肌肉间隔。一般

▲ 图 56-1 Lev 等对右心室双出口室间隔缺损进行分型
Ao. 主动脉；d. 室间隔缺损；LA. 左心房；PT. 肺动脉干；RA. 右心房；TV. 三尖瓣；PA. 肺动脉

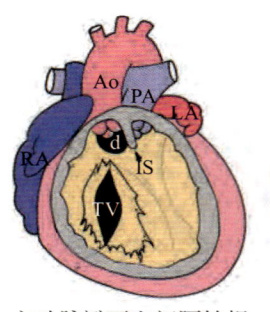

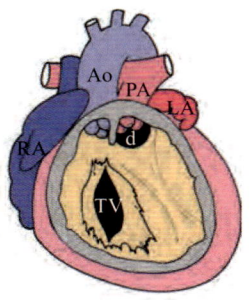

（左上）主动脉瓣下室间隔缺损　（右上）肺动脉瓣下室间隔缺损
（左下）两大动脉下室间隔缺损　（右下）远离大动脉的室间隔缺损

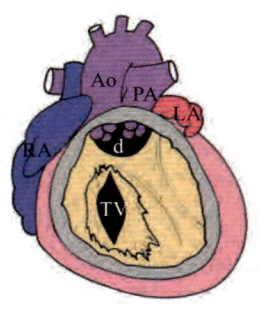

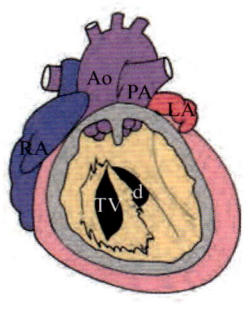

表 56-1　DORV 中室间隔的病理学分型和外科分型

Lev 等对 DORV 室间隔缺损进行病理学分型	DORV 的 STS-EACTS-AEPC 分型（修订版）
主动脉瓣下 VSD	VSD 型
	法洛四联症型
肺动脉瓣下 VSD	TGA 型
两大动脉下的 VSD	
不固定或远离大动脉的 VSD	不固定的 VSD： • 与主动脉瓣下流出道方向一致 • 与肺动脉瓣下流出道方向一致 • 与两大动脉流出道方向均不一致

通常为肺动脉瓣。当大动脉为前后位且室间隔漏斗部与剩余室间隔平行时，VSD 一般对着后方的动脉瓣，多数情况下位于后方的是肺动脉瓣。存在肺动脉瓣下 VSD 的 DORV 也被称为 Taussig-Bing 畸形[6]。当室间隔漏斗部是残存的或发育不良时，VSD 可以与任何一个动脉瓣方向一致（图 56-1）。但是，残存或缺失的室间隔漏斗部并不代表 VSD 的位置。尽管大部分两大动脉下的 VSD 中，室间隔漏斗部是缺失或残存，但在任何类型的 DORV 中都可以看到缺失或残存的室间隔漏斗部，尤其是合并主动脉瓣下 VSD 的 DORV。

主要累及流入道或肌小梁部分的 VSD 通常与两个动脉瓣均相距一定距离，并且被定义为无定型或远离动脉的 VSD（图 56-1）。远离大动脉的 VSD 可以进一步细分为与主动脉瓣下流出道对齐的，与肺动脉瓣下流出道对齐的和与两个流出道都不一致的 VSD（表 56-1）。在描述和定义 VSD 和动脉瓣之间的距离时，应注意的是，当支撑动脉瓣的漏斗部肌肉较长时，累及流出道的 VSD 可能会远离动脉瓣[4]。此外，当漏斗部肌肉较短或缺失时，主要累及流入道或小梁部的 VSD 可能与起自右心室的动脉瓣距离很短。

2/3 伴有主动脉瓣下室间隔缺损的 DORV 与肺动脉流出道狭窄相关，而 1/3 伴有肺动脉瓣下室间隔缺损的 DORV，与小主动脉瓣膜，主动脉缩窄或离断有关。房室瓣的发育异常虽然较少见，如二尖瓣跨立，仍然是比较重要的附加病理改变，尤其是肺动脉瓣下室间隔缺损的患者。其他临床和外科的重要病理改变，包括心室发育不良，肺动脉狭窄和并列左心房耳。

如上所述，尽管众所周知的 DORV 中 VSD 的病理学分型是有用的，但 VSD 与一个或多个动脉瓣的关系并不是总能预测手术方式[3-5,7]。STS-EACTS 学会［以国际胸外科医师学会（STS）和 EACTS 命名的学会］和欧洲儿科心脏病学

情况下，室间隔漏斗部是心室结构的一部分，但在 DORV 中仅为右心室的结构。当漏斗部插入或融合到 VSD 的左边缘时，VSD 对着右侧动脉瓣，在孤立性房室主动脉连接异常的 DORV 中右侧的瓣膜通常为主动脉瓣。当漏斗部融合到 VSD 的右边缘时，VSD 对着左侧动脉瓣，左侧的瓣膜

会（AEPC）根据临床表现和治疗方案定义了4种DORV类型：①VSD型；②法洛四联症型；③TGA型；④不固定VSD型（表56-1）[3-5, 7]。尽管如前所述，众所周知的DORV中VSD的病理学分类是有用的，但VSD对一个或多个动脉瓣的置入并不总是能够预测手术方法[3-5, 7]。

三、临床相关

DORV患者的临床表现和手术选择主要取决于个体患者的解剖和功能的具体组合。许多DORV患者需要早期治疗。需要及早干预的征象包括肺动脉通道的血流畅通、VSD受限、主动脉瓣下梗阻、主动脉弓梗阻性病变、严重的发绀，以及任一心室发育不良。

大部分患者都可行双心室修复，少数情况下只能进行单心室修复。理想的双心室修复是将左心室与主动脉连接，将右心室与肺动脉连接。通过修补室间隔缺损的方式可以实现双心室修复，即在不损害其他结构（如房室瓣和肺动脉流出道）的解剖和功能的基础上，使血流直接而通畅得从左心室流入主动脉[2, 8]。建立通畅的肺动脉流出道通常需要一个管道、跨瓣的补片或导管。当VSD位于肺动脉瓣下，且无法行心室内修复时，VSD修补受限，左心室的血直接流入肺动脉，则需要行大动脉调转或Nikaidoh手术[8]。1/3的DORV患者可以行单心室修复[8]。关于单心室心腔大小、手术要求、长期预后和影像学策略，请参考第57章。对于外科医生而言，评估两个心室的大小、VSD的大小和位置、主动脉瓣和肺动脉瓣与VSD的位置关系，以及是否存在主动脉或肺动脉流出道的梗阻都是很重要的。

在明确手术前，肺动脉流出道通畅的患者可能需要肺动脉束带，严重肺动脉流出道梗阻的患者可能需要进行体－肺动脉分流术，例如在新生儿期进行改良的Blalock-Taussig分流。

四、DORV影像学检查

对DORV患者进行影像学检查的主要目的是评估双心室修复的可行性和手术方案设计。许多DORV的患者需要早期接受治疗。超声心动图是DORV的主要影像学检查手段[9]。解剖结构和功能复杂的患者可能需要额外的CT或CMR成像。CT和CMR血管成像可以提供清晰的3D解剖图像，且CMR还可提供心室容积和血流方面的定量数据[10]。

五、CMR与DORV

（一）术前CMR

CMR可以提供手术相关解剖结构，心室容积和功能，以及体动脉和肺动脉血流的综合信息。此外，CMR血管成像还可用于3D模型打印，以制订手术方案[11]。表56-2总结了常规的CMR方案，图56-2是一个典型案例。

在CMR报告中，应提供制订手术计划所需的相关信息（框56-1）。

对比剂增强血管成像的3D重建尤为重要，因其可以精确地定义外科解剖结构，并促进影像科医生和外科医生之间的交流。使用商用软件，可以将血管成像图转换为容积重建图。在容积重建心腔的表面放置一个外壳，可以展示心内膜表面的解剖结构[11]（图56-2）。心脏3D打印技术的应用越来越广泛，该技术可用于强化外科解剖和实践的理解[11, 12]。

（二）术后CMR

DORV术后患者有出现并发症的风险。需要

表 56-2　DORV 的常规 CMR 方案

CMR 成像序列	成像体位
2D SSFP 成像	轴位 冠状位 矢状面
呼吸导航心电触发 3D 对比剂增强血管成像	全心、大动脉及主要静脉
2D 或 3D 相位对比成像定量评估体循环和肺循环血流	升主动脉 降主动脉（膈肌水平） 肺动脉主干及左、右肺动脉 上腔静脉
2D 电影（SSFP 或 GRE 序列）	两腔心 四腔心 心室短轴位 左心室长轴位 右心室流出道

再次干预的并发症包括左、右心室流出道的梗阻、肺动脉瓣关闭不全、肺动脉狭窄、三尖瓣关闭不全或狭窄及残存室间隔缺损。多伦多小组报道，在首次修复后的第 5 年、第 10 年和第 15 年需要再次干预的发生率分别为 81%、69% 和 59%[8]。

与术前评估一样，超声心动图是初步评估术后改变和心功能的主要手段。对伴有严重后遗症的患者进行中长期随访时，定期采用 CMR 检查更为明智，可用以评估心脏解剖结构和提供定量信息，来确定合适的再干预时机。术后 CMR 方案与第十篇的第 54 章和第 55 章中提到的 TOF 修复和动脉转换术的方案相似。解剖结构的评估需要电影成像、对比剂增强或无对比剂增强的 3D 成像（图 56-3）。当 SSFP 成像存在由湍流引起的伪影时，可以考虑使用快速 GRE 或双反转快速自旋回波序列进行成像。当主动脉或肺动脉流出道存在反流或狭窄时，应记录反流量和比例、最大流速、心室容积和射血分数。解剖学评估应包括冠状动脉近端的起源和走行，尤其是对于需要行动脉调转术、心室流出道重建或经皮瓣膜置换的患者。当使用细胞外对比剂时，可以获取 LGE 图像以排除心肌纤维化或瘢痕。当有残存 VSD 时，需要计算分流量。

六、结论

因 DORV 容易合并多种解剖变异，故 DORV 的外科修复需要精确显示心内和心外的结构异常。CMR 具有 3D 成像的功能，可以显示左心室是否可以通过手术与主动脉连接，而不引起右心室流出道的梗阻，因此 CMR 是理想的评估手段。基于 CMR 成像的 3D 打印技术越来越多地应用于这个领域。此外，CMR 还提供了心室容积和血流的定量数据。

CMR 有助于发现常见的术后残存畸形，包括右心室流出道或左心室流出道梗阻、肺动脉瓣反流、肺动脉狭窄、三尖瓣反流和残存室间隔缺损。

第 56 章 右心室双出口
Double-outlet right ventricle

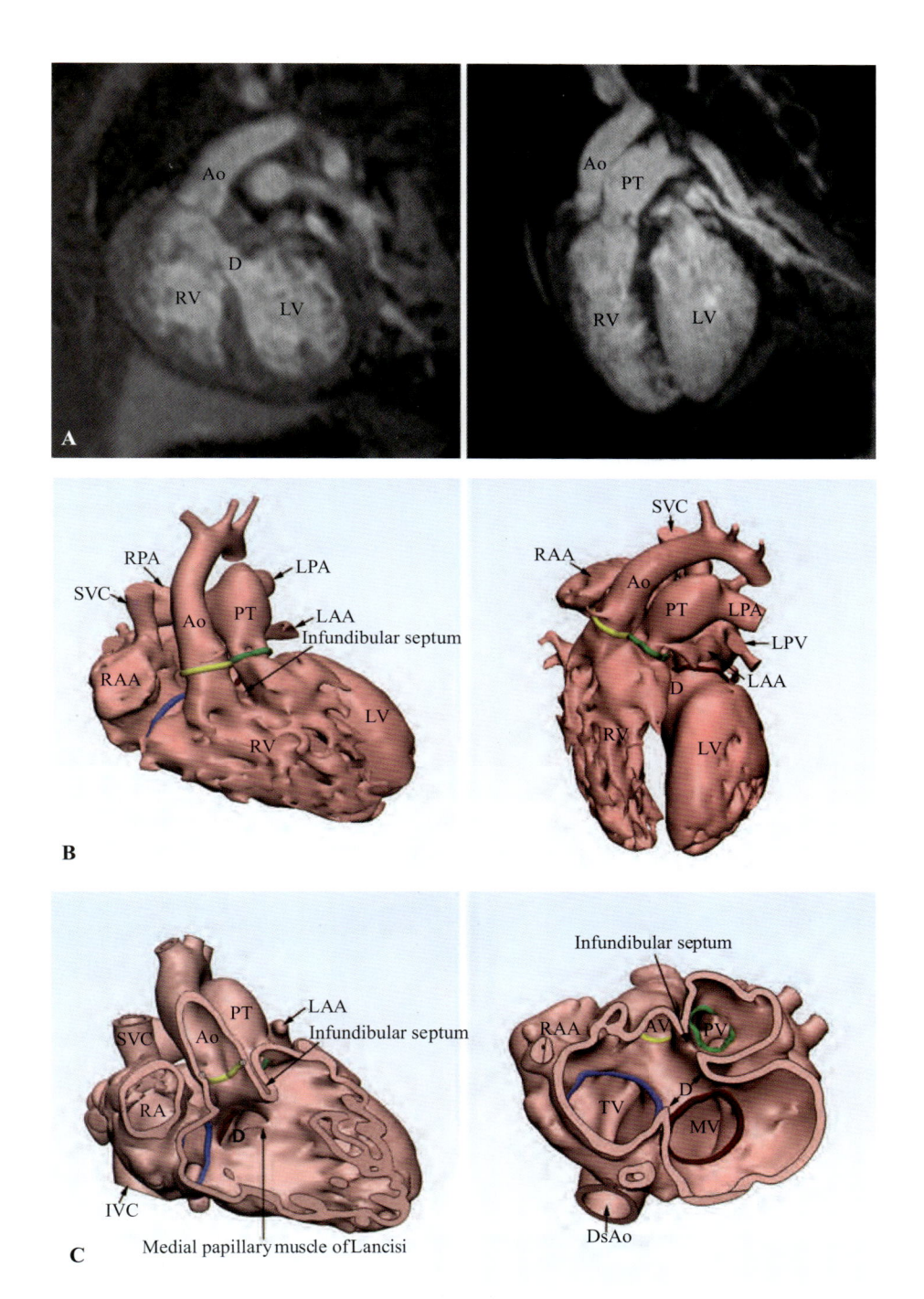

▲ 图 56-2 1 名 6 月龄 DORV 婴儿的 MR 血管造影

A. 沿心室流出道重建 2D 最大密度投影（MIP）图像；B.3D 容积重建血管成像前后位（左图）和左前斜位；C.3D 容积重建显示右心室间隔的心内膜表面（左图）和去掉 2 个心室心尖部的 2/3 后的心室底部。心脏瓣环采用彩色标记。膜周部室间隔缺损累及室间隔 Lancis 乳头肌上、下插入点的流出道和流入道（左图）。室间隔缺损（D）远离两个动脉瓣，但对着主动脉瓣下流出道。突出的漏斗部支撑主动脉瓣致其远离室间隔缺损。电影成像显示，右心室和左心室射血分数正常，右心室和左心室舒张末期容积分别为 96ml/m^2 和 62ml/m^2。相位对比成像显示，肺动脉血流量与体动脉血流量之比为 1.8:1

Ao. 主动脉；AV. 主动脉瓣；D. 室间隔缺损；DsAo. 降主动脉；IVC. 下腔静脉；LA. 左心房；LAA. 左心耳；LPA. 左肺动脉；LPV. 左肺静脉；LV. 左心室；MV. 二尖瓣；PT. 肺动脉干；PV. 肺动脉瓣；RAA. 右心房耳；RPA. 右肺动脉；RV. 右心室；SVC. 上腔静脉；TV. 三尖瓣；Infundibular septum. 圆锥隔；Medial papillary muscle of Lancisi. 内侧乳头肌

EACVI 心血管磁共振教程
The EACVI Textbook of Cardiovascular Magnetic Resonance

> **框 56–1　DORV 手术方案的报告要素**
> - 室间隔缺损的位置及其与膜部间隔的关系，如房室传导轴
> - 室间隔缺损与动脉瓣的关系及距离
> - 三尖瓣与肺动脉瓣、主动脉瓣之间的距离
> - 肺动脉或主动脉是否存在流出道梗阻
> - 心室容积和功能
> - 肺循环血流量和体循环血流量之比（Qp/Qs）
> - 其他异常，例如肺动脉或主动脉弓部阻塞、肺静脉阻塞、房室瓣异常

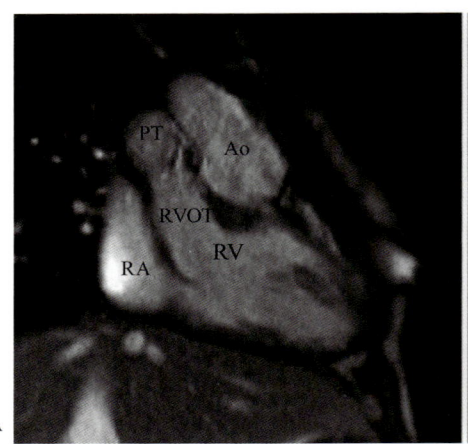

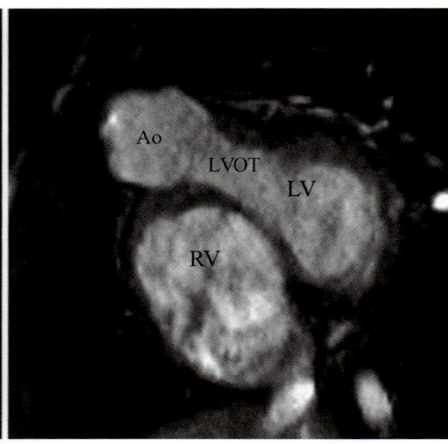

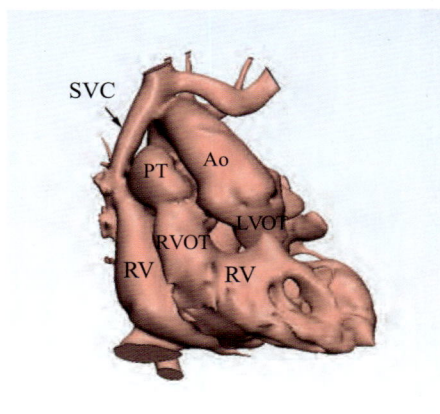

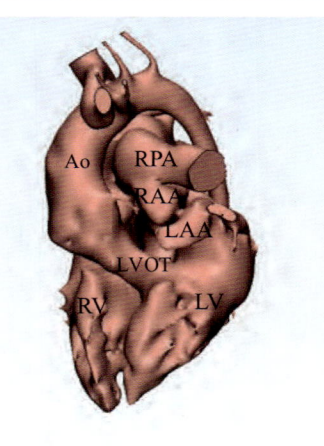

◀ 图 56–3　1 名接受 DORV 心室内修补术的 11 岁男性，膜周部室间隔缺损累及心室的流入道及流出道，两大动脉并列，主动脉位于左侧，合并肺动脉狭窄。2D 电影图像（A）和 MR 容积血管 3D 重建图像（B）显示通向肺动脉干（PT）的右心室流出道（RVOT）通畅，通向主动脉（Ao）的左心室流出道（LVOT）轻度狭窄。存在并列左心耳。相位对比成像得出的时间–容积曲线（C）显示肺动脉干水平存在中度到重度反流。这就是所谓的舒张末期肺动脉干的前向血流。右心室舒张末期容积指数和射血分数分别为 150ml/m² 和 43%。LAA. 左心耳；LV. 左心室；RAA. 右心耳；RPA. 右肺动脉；RV. 右心室；SVC. 上腔静脉；RA. 右心房；LAA. 左心耳

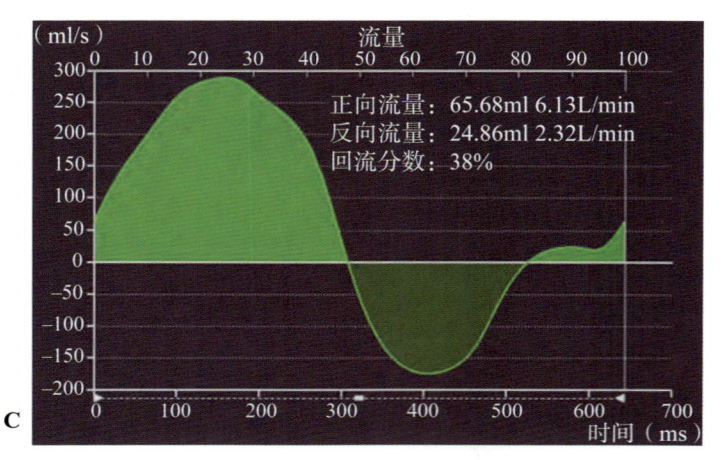

推荐阅读

[1] Bradley TJ, Karamlou T, Kulik A, et al. Determinants of repair type, reintervention, and mortality in 393 children with double-outlet right ventricle. *J Thorac Cardiovasc Surg*. 2007;134: 967–73.

[2] Fratz S, Chung T, Greil GF, et al. Guidelines and protocols for cardiovascular magnetic resonance in children and adults with congenital heart disease: SCMR expert consensus group on congenital heart disease. *J Cardiovasc Magn Reson*. 2013; 15:51–76.

[3] Walters III HL, Mavroudis C, Tchervenkov CI, Jacobs JP, Lacour-Gayet F, Jacobs ML. Congenital heart surgery nomenclature and database project: double outlet right ventricle. *Ann Thorac Surg*. 2000;69:S249–63.

参考文献

[1] Anderson RH, McCarthy K, Cook AC. Double outlet right ventricle. *Cardiol Young*. 2001;11:329–44.

[2] Walters III HL, Mavroudis C, Tchervenkov CI, Jacobs JP, Lacour- Gayet F, Jacobs ML. Congenital heart surgery nomenclature and database project: double outlet right ventricle. *Ann Thorac Surg*. 2000;69:S249–63.

[3] Lev M, Bharati S, Meng L, Liberthson RR, Paul MH, Idriss F. A concept of double outlet right ventricle. *J Thorac Cardiovasc Surg*. 1972;64:271–81.

[4] Belli E, Serraf A, Lacour-Gayet F, et al. Double-outlet right ventricle with non-committed ventricular septal defect. *Eur J Cardiothorac Surg*. 1999;15:747–52.

[5] Artrip JH, Sauer H, Campbell DN, et al. Biventricular repair in double outlet right ventricle: surgical results based on the STS-EACTS International Nomenclature classification. *Eur J Cardiothorac Surg*. 2006;29:545–50.

[6] Taussig HB, Bing RJ. Complete transposition of the aorta and a levoposition of the pulmonary artery. *Am Heart J*. 1949;37: 551–9.

[7] Franklin RC, Anderson RH, Daniels O, et al. Report of the Coding Committee of the Association for European Pediatric Cardiology. *Cardiol Young*. 2002;12:611–18.

[8] Bradley TJ, Karamlou T, Kulik A, et al. Determinants of repair type, reintervention, and mortality in 393 children with doubleoutlet right ventricle. *J Thorac Cardiovasc Surg*. 2007;134:967–73.

[9] Mahle WT, Martinez R, Silverman N, Cohen MS, Anderson RH. Anatomy, echocardiography, and surgical approach to double outlet right ventricle. *Cardiol Young*. 2008;18(Suppl 3):39–51.

[10] Fratz S, Chung T, Greil GF, et al. Guidelines and protocols for cardiovascular magnetic resonance in children and adults with congenital heart disease: SCMR expert consensus group on congenital heart disease. *J Cardiovasc Magn Reson*. 2013;15:51–76.

[11] Yoo SJ, Thabit O, Kim EK, et al. 3D printing in medicine of congenital heart diseases. *3D Print Med*. 2015;2:3.

[12] Farooqi KM, Nielsen JC, Uppu SC, et al. Use of 3–dimensional printing to demonstrate complex intracardiac relationships in double-outlet right ventricle for surgical planning. *Circ Cardiovasc Imaging*. 2015;8(5):pii:e003043.

第 57 章 单心室和手术治疗
The single ventricle and surgical palliation

Mark A Fogel　Willem A Helbin　著
张丽君　译　戴沁怡　徐 磊　校

一、概述

10% 的先天性心脏病患者存在单心室，包括三尖瓣闭锁、左心发育不全综合征、伴有完整室间隔的肺动脉闭锁、左心室发育不全的 DORV、不平衡性房室间隔缺损等[1]。单心室是指仅存在一个可以维持循环的解剖或功能性心室，或虽有两个心室，但无法分别供应体、肺循环系统。

二、解剖与病理

Anderson 等认为最好将心室定义为具有相应的小梁结构的任意腔室[2]。正如 Anderson 等所述，"这种心室可以是右侧或左侧形态，并且总是共存的"，这意味着心室缺失是极为罕见的[2]。一个正常的心室是由一个流入道、一个心尖组成，对于右心室还包含一个流出道[2]。如果流入道和（或）流出道的结构不足和或太小，则称为心室发育不良（图 57-1 至图 57-4）。

单心室在复杂畸形中并不少见，包括位置异常、房室和（或）心室大动脉连接异常和（或）其他合并畸形，包括室间隔缺损和心室环发育异常及流出道畸形。此外，也可能存在心外胸

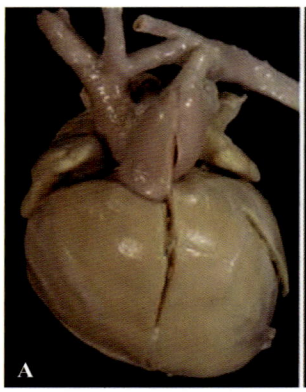

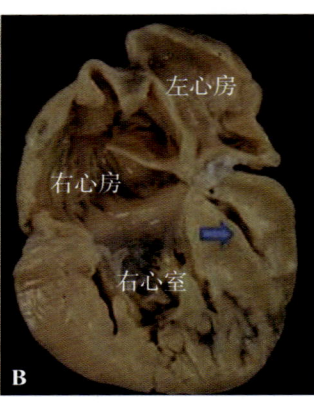

▲ 图 57-1　单一右心室。这是左心发育不良综合征，左心房室连接缺失（二尖瓣闭锁）的病理标本。A. 心脏大体观可见主动脉弓发育不良和动脉导管未闭（连接肺动脉干和降主动脉）；B. 心脏的四腔心切面，左心房和左心室发育不良（蓝箭）及二尖瓣缺失

经许可转载，图片由 Cardiovascular Pathology Unit, University of Padua 提供

部血管畸形和气管支气管异常，包括异位综合征[3]。这些患者的影像学检查应着重于识别和描述心脏和内脏器官的位置、心房排列的细节、房室连接的方式、心室大动脉连接的特点，以及房室瓣膜的解剖和功能、心室形态和功能，包括漏斗部的解剖，以及大血管解剖和位置关系（第 47 章）。这要求对先天性畸形有专业全面的理解，以避免误诊或诊断不全面。

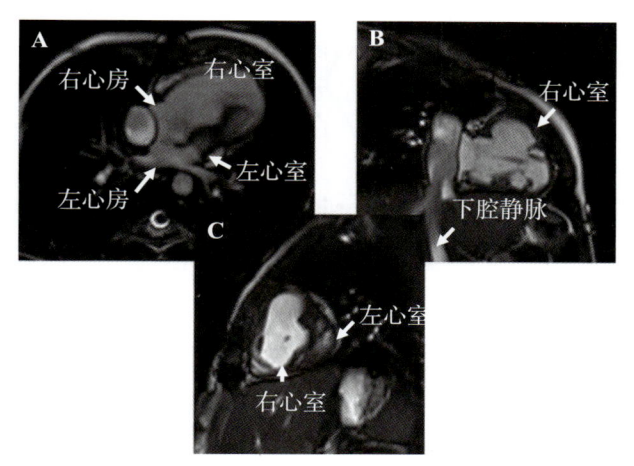

▲ 图 57-2 1 名患有左心发育不良综合征伴二尖瓣狭窄和主动脉瓣狭窄的 4 岁患者在完成 Fontan 术后的 CMR 电影（SSFP）图像
A. 三腔心；B. 长轴位；C. 短轴位

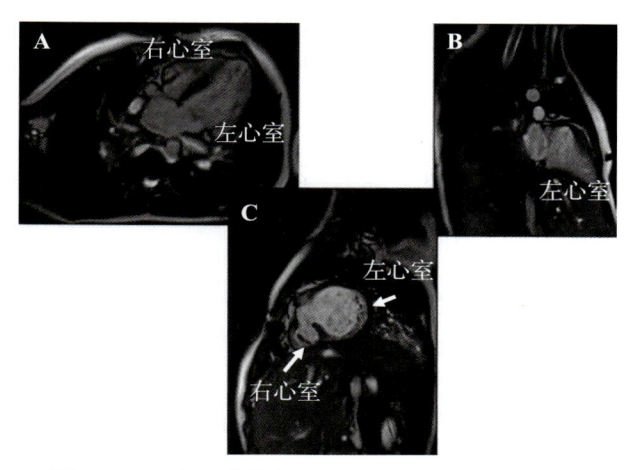

▲ 图 57-4 1 名三尖瓣闭锁、肺动脉狭窄合并中等大小室间隔缺损的 3 岁儿童在双向 Glenn（上腔静脉 - 肺动脉吻合）术后的 CMR 电影成像
A. 三腔心；B. 长轴位；C. 短轴位

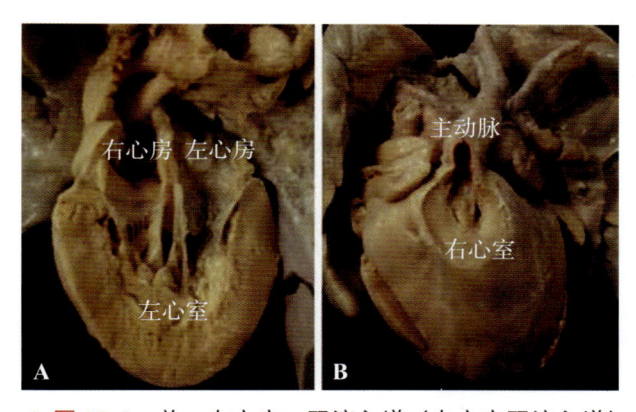

▲ 图 57-3 单一左心室。双流入道（左心室双流入道）病理标本
A. 二尖瓣和三尖瓣均汇入左心室（双流入道连接）；B. 心脏的外部视图。右心室发育不良，起源于主动脉（心室 - 动脉连接不一致）

三、治疗策略 - 外科解剖

对于单心室心脏病患者而言，目前最佳的治疗策略是分期进行外科手术重建，从而建立 Fontan 循环。在此过程中，所有体静脉回流均绕过心室直接进入肺部。上腔静脉可以直接与肺动脉吻合，而下腔静脉需要通过隔板或导管连接到肺动脉。在初始阶段，可能需要创建房间隔缺损；如果体循环或肺循环不足，可能需要进行主动脉 - 肺动脉吻合或体肺分流。

主 - 肺动脉吻合意味着根治术，如 Norwood 手术或 Damus-Kaye-Stansel（DKS）手术（图 57-5）。综上，这些术式基本上可以恢复体循环和肺循环。

在中间阶段（上腔静脉 - 肺动脉或部分腔静脉 - 肺动脉吻合或 Glenn 术式），结扎了主 - 肺分流术（如有）后，仅存上腔静脉与肺动脉分支相连，而下腔静脉汇入肺静脉回流入心房（图 57-6 和图 57-7）。

在后续的手术和最后的阶段中，下腔静脉通过人工的心脏导管或心房内通道引流到肺动脉[4,5]。

自 Fontan 循环出现以后，外科技术发生了很大的变化[6]。最初，心房与肺动脉直接连接是首选的手术方式，但自 20 世纪 80 年代末以来，大多数患者都进行了全腔静脉与肺动脉的吻合[5]。这个方案有多种手术技术[1]（图 57-8）。

然而，这种方案治疗后的血流动力学高度异常，中心静脉压升高，肺动脉缺乏搏动性血流，心室功能降低[7]（图 57-9）。

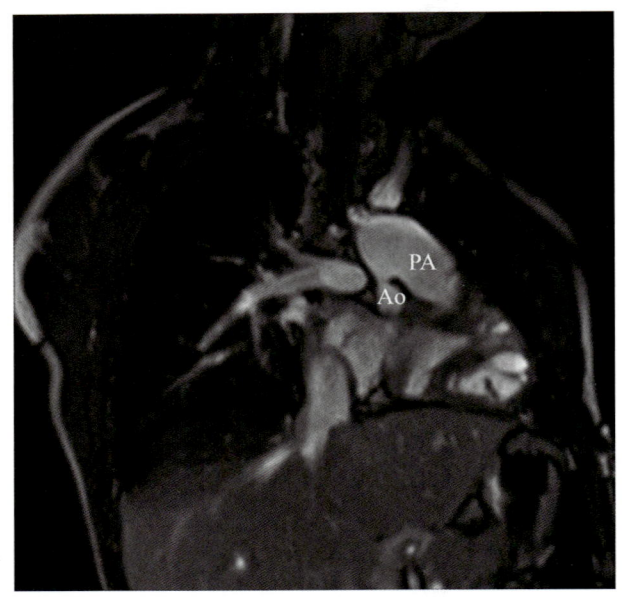

EACVI 心血管磁共振教程
The EACVI Textbook of Cardiovascular Magnetic Resonance

▲ 图 57-5 主动脉 – 肺动脉吻合的非轴位 SSFP 电影图像，发育不良的主动脉（Ao）通过 Damus-Kaye-Stansel 与自身肺动脉（PA）吻合，这是 Norwood 手术的一部分

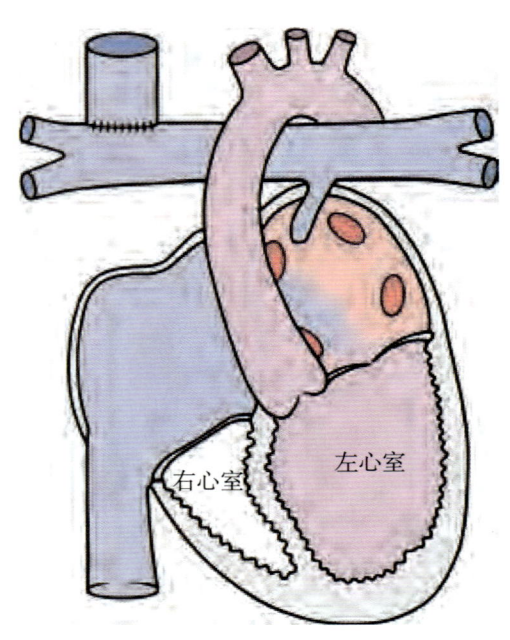

▲ 图 57-6 上腔静脉 – 肺动脉吻合术（Glenn）示意图
上腔静脉直接与两肺动脉相连

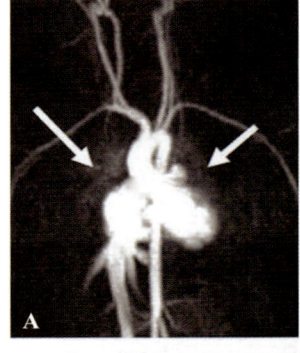

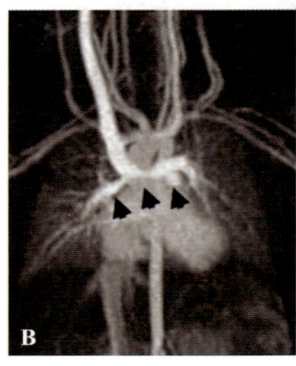

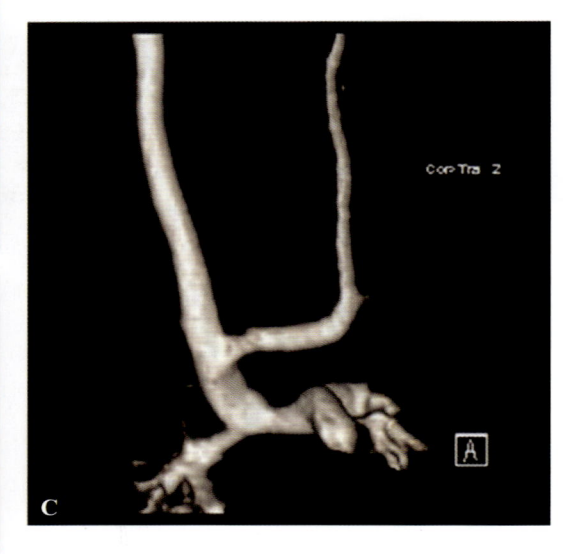

◀ 图 57-7 上腔静脉吻合术后的肺循环。一位 2 岁行双向腔静脉 – 肺动脉吻合术患者的术后图像

A 和 B. 经下肢对比剂注射的动态血管成像。值得关注的是，即使仅存在于体动脉中，肺部仍显示出与体肺侧支一致的信号强度（A，白箭）。几秒钟后（B），钆对比剂到达上腔静脉和肺动脉，然后肺部显示信号强度增加（黑箭头示肺动脉分支，两侧部分分支均有近端狭窄）；C. 肺动脉期的 3D 容积再现重建显示双向腔 – 肺连接

四、临床相关

单心室心脏病患儿是先天性心脏病中最具挑战性的人群之一。治疗的目的是在治疗的各个阶段提供足够全身的氧气输送。根据解剖情况，可能需要在新生儿期紧急治疗，如体循环和（或）肺循环的严重梗阻。在治疗的初始阶段，必须在肺循环和体循环之间建立平衡。只有通过最佳的

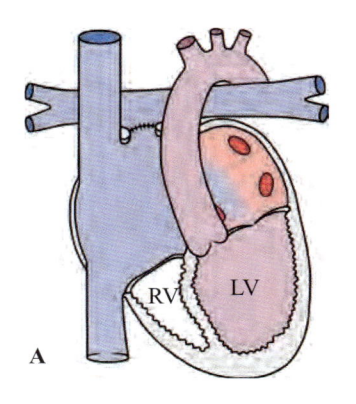

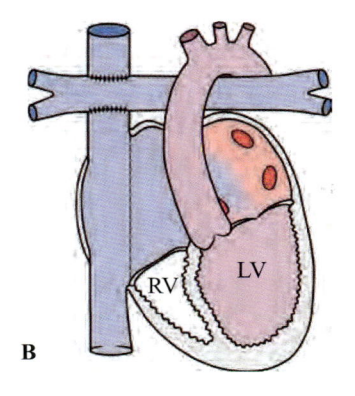

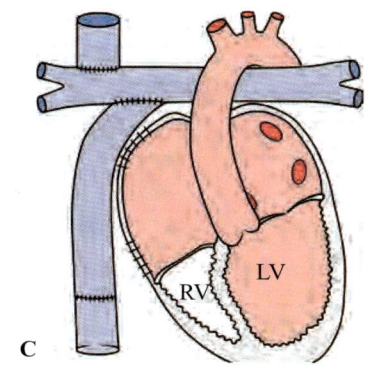

第 57 章 单心室和手术治疗
The single ventricle and surgical palliation

▲ 图 57-8 全腔静脉肺动脉吻合（Fontan）不同技术的示意图

A.Fontan-Kreutzer 手术，肺动脉直接连接到右心房；B. 心内导管，下腔静脉的血液通过心内通道直接进入肺动脉；C. 心外导管，这是目前使用的技术，下腔静脉的血液通过心外导管进入肺动脉。RV. 右心室；LV. 左心室

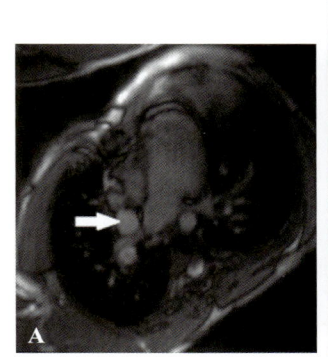

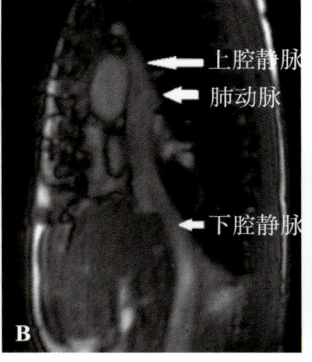

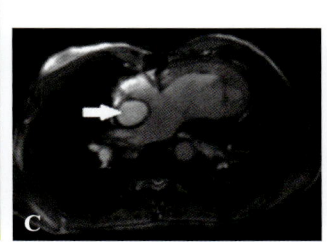

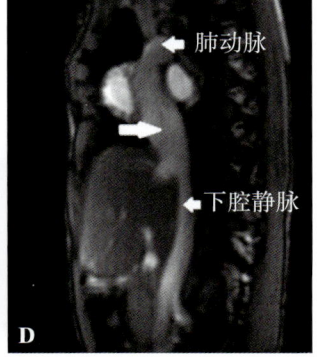

▲ 图 57-9 目前的全腔静脉肺动脉吻合改良术

A.1 名患有三尖瓣和肺动脉闭锁的 14 岁男孩，s/p 全腔静脉肺动脉吻合后，长轴视图，SSFP 序列，白箭示心脏外通道；B. 同一患者，下腔静脉定位图（改良冠状位图），SSFP 序列，心脏外通道（白箭）连接上腔静脉和下腔静脉与肺动脉；C. 左心发育不全综合征的 21 岁男性，水平长轴视图，SSFP 序列，白箭示心房内外通道；D. 与图 C 为同一患者，心房内通道（白箭）连接下腔静脉与肺动脉

成像技术才能满足此要求。

五、单心室影像评估

对于单心室解剖和功能的初步评估，超声心动图是公认的方法，因其作为一种床旁技术，可详细评估单心室的心内解剖、心室及瓣膜功能[8]。采用 CMR 评估心脏、大血管和气道的空间关系可能更有帮助。根据 CMR 可能提供解剖和功能的综合评估，CMR 已被公认为是复杂单心室心脏成像的主要工具。在分期姑息治疗期间，CMR 明显优于超声心动图，尤其是在肺动脉结构成像

方面，肺动脉结构需要在治疗的每个时期进行评估，因为它是 Fontan 患者预后的主要决定因素。最后，有创心导管介入术仍然是指导治疗和有创性测量肺动脉压和阻力的必然选择。

六、单心室 CMR 成像

与所有术前的患者一样，CMR 的总体目标是显示解剖结构，评估生理和心室功能（可能包括组织特征），以辅助临床治疗或外科治疗。随着单心室患者逐步进入外科重建的阶段，某些特定的影像学改变可能会列入观察范围，但总体的

影像学目标仍然是一致的。CMR 检查应根据患者个人需求和检查的原因进行调整，这一原则优先于其他考虑因素。所有外科治疗期间检查（包括手术前检查）的最低要求如下。

- 解剖：①肺动脉（狭窄、发育不全、离断）（图 57-7）[9]；②主动脉弓，评估主动脉弓梗阻，对主-肺动脉吻合患者尤为重要；③心室流出道（梗阻，尤其是存在球室孔的患者）；④房间隔缺损；⑤体肺侧支（主动脉-肺、静脉-静脉）；⑥体、肺静脉（梗阻、离断、连接异常、左上腔静脉）（图 57-10）。
- 心室功能：主要指标包括射血分数（EF）、舒张末期容积和质量、每搏输出量、心脏指数和 RWMA 指数（图 57-11）。
- 瓣膜功能：详见第八篇。
- 血流：CMR 利用流速编码成像来评估心脏指数，肺动脉血流 Qp/Qs 值及主动脉到肺动脉侧支循环[10, 11]。
- 心肌瘢痕形成的组织特点（在随访过程中）（图 57-12）。

七、CMR 扫描方案

表 57-1 和表 57-2 总结了整个阶段中的扫描序列和报告要点。在单心室成像中，SSFP 通常是 2D 或 3D 心脏解剖结构和功能成像的主要序列。如果不使用对比剂，考虑到 SSFP 对血流伪影的敏感性，在解剖学成像时可以选择使用黑血序列。

一般来说，心律失常可能影响单心室患者的 CMR 图像质量。此外，5%~10% 的患者植入起搏器，这对 CMR 检查也是一个难点[12, 13]。短期抗心律失常药物的使用、抑制心律失常采集技术的应用、实时电影快速成像和兼容起搏器方案可能允许 CMR 成像。此外，现在认为起搏器是 CMR 的"相对禁忌证"，在某些情况下确实可以成功地获得成像数据。

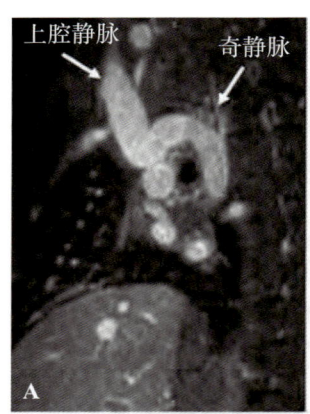

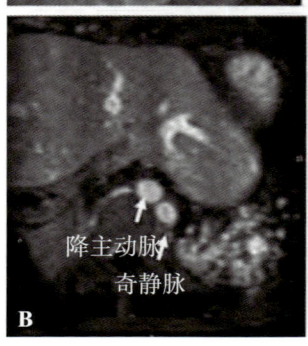

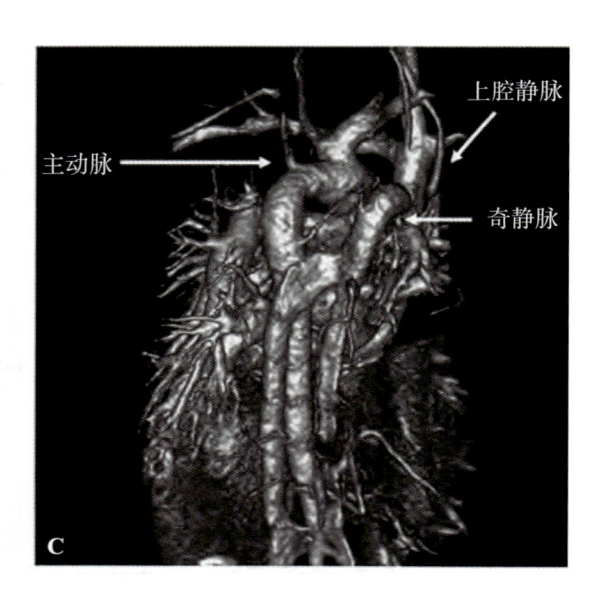

◀ 图 57-10 下腔静脉离断伴奇静脉（Az）开放
图像来自 1 名患有异位综合征和单心室的 5 岁儿童，包括 3D 增强、反转恢复梯度回波序列。A.SSFP 矢状位图像可见连接上腔静脉的扩张奇静脉；B. 下腔静脉肝段缺如（仅见肝静脉），伴奇静脉扩张；C. 心脏大血管容积重建后前位图像显示扩张的奇静脉与上腔静脉相连

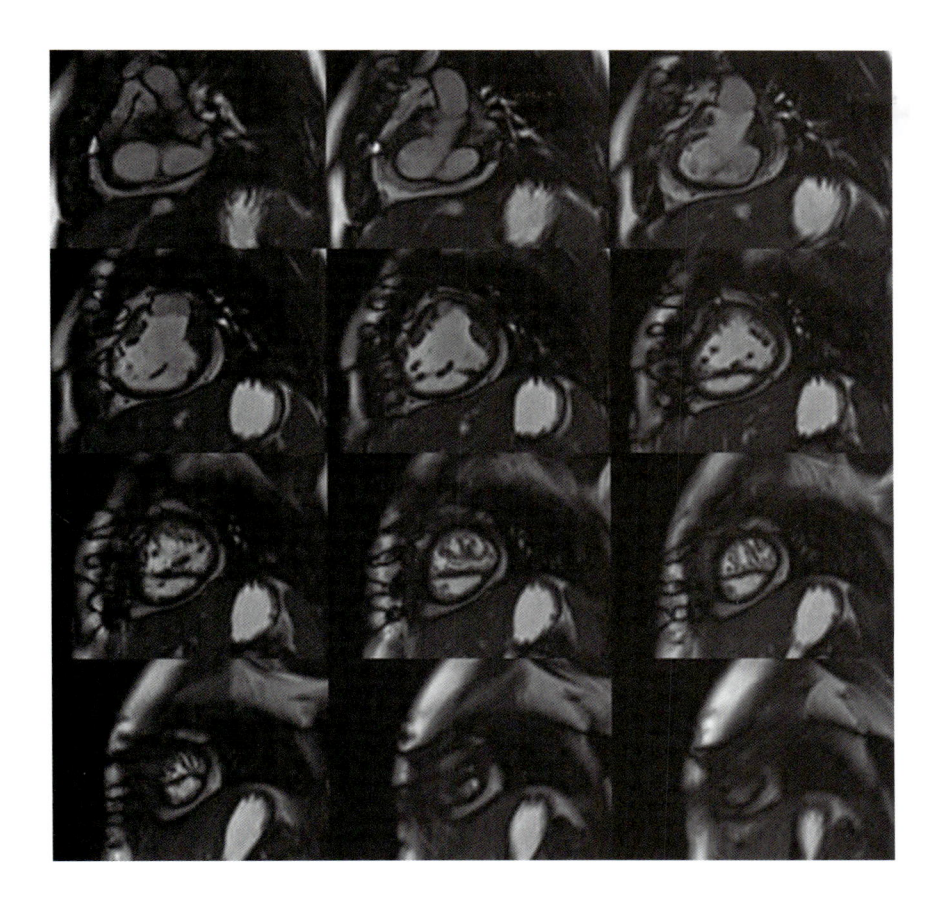

第 57 章 单心室和手术治疗
The single ventricle and surgical palliation

◀ 图 57-11 5 岁单心室患者 Fontan 术后心室功能测定

从基底到心尖采集 12 幅短轴图像。在舒张末期和收缩末期描绘心内膜轮廓以测定心室大小。为了比较不同类型的心脏解剖结构，单心室容积需要将左、右心室的容积相加

上腔静脉肺动脉吻合术和 Fontan 手术后的特殊循环给 CEMRA 的扫描期相的选择和足够对比剂浓度的图像获取带来了挑战。由于来自上半身的血流直接流入肺动脉，注入肘静脉的对比剂与少量的血液混合，因此无法获得清晰的肺动脉增强图像；一般情况下，足部注射对比剂后的再循环可显示该结构（图 57-9）。

此外，在每个阶段，在图像采集和报告过程中，需要考虑以下关键点。

① 在首次手术之前，对解剖结构进行详细的评估非常重要，因为对患者的了解比其他阶段少得多。内脏异位，静脉结构异常，存在左上腔静脉或左下腔静脉，以及下腔静脉离断后奇静脉开放等异常都需要重点评估。此外，在新生儿期可能发生（如复苏）不良事件，因此还需要评估心

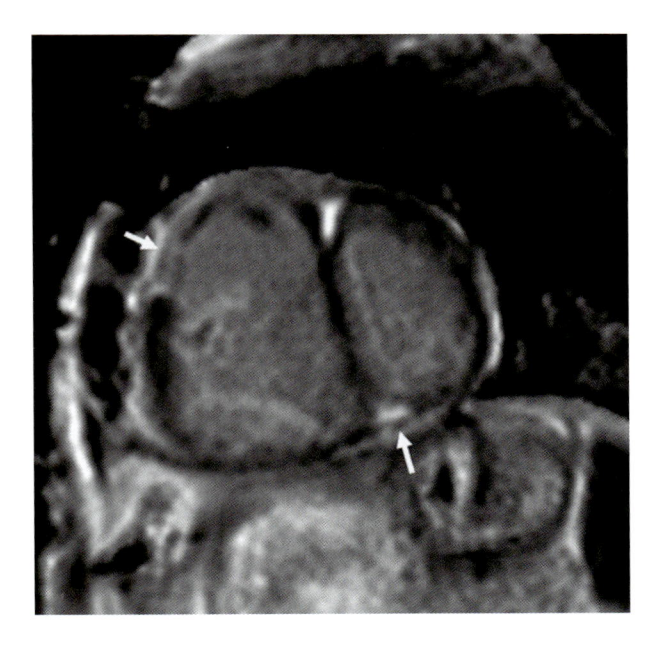

▲ 图 57-12 左心发育不全综合征的患者 Fontan 术后的延迟强化短轴位图像显示心肌瘢痕形成（白箭）

593

表 57-1 单心室常规 CMR 扫描方案

单心室	CMR 序列							特殊的感兴趣区/检查目的
	BB SE	梯度回波	2D SSFP	相位对比	3D 对比剂增强血管成像	3D SSFP	延迟强化	
诊断	+	++	+++	+++	+++	++*	++	• 内脏位置 • 静脉畸形 • 心肌瘢痕 • 评估心室功能
首次术后，上腔静脉肺动脉吻合术前	++	+++	+++	+++	+++	++*	+	• 主动脉弓 • 评估主动脉或右心室至肺动脉的分流量 • 肺动脉 • 评估心室大小和功能
全腔静脉肺动脉吻合术前	++	+	+++	+++	+++	++*	+	• 上腔静脉肺动脉吻合 • 肺动脉 • 体肺侧支 • 评估心室大小和功能 • 主动脉弓
全腔静脉肺动脉吻合术后随访	++	+	+++	+++	+++	++*	++	• 评估心室大小和功能 • 体肺侧支 • 主动脉弓 • 心输出指数 • 心室流出道梗阻 • 观察 Fontan 手术路径，包括分支血管和肺动脉

+. 可用于本期病变的评估，但可提供更好的替代方案或不提供其他信息；++. 有用的技术，通常用于评估该阶段的病变；+++. 需要作为该病变现阶段任何研究的一部分；*. 如需使用对比剂，则严格参照使用标准进行[29]
BB. 黑血成像；SE. 自旋回波序列；SSFP. 稳态自由进动

室及瓣膜功能。在某些情况下，评估心肌瘢痕形成具有附加价值。

② 腔静脉-肺动脉吻合术前（1 期）的 CMR 成像涉及许多评估要点（表 57-1 和表 57-2）。第一，主动脉弓成像用于评估初始修复，因为主动脉近端和远端重建可能会受到不同程度的阻碍。如需行主-肺动脉吻合术，也要求评估主动脉弓。第二，体肺分流的显示，如 Blalock-Taussig 分流或 Sano 分流，是了解发绀或心室功能不良的关键因素。这可以通过黑血成像、GRE 电影、平面内相位对比或钆对比增强成像来实现。第三，肺动脉结构应该用 SSFP 电影和钆成像技术来显示。分流、Qp/Qs 和心脏指数、双肺血流和体肺侧支血流等生理学改变均可由相位对比法获得。通过测量主动脉瓣或新主动脉瓣血流与体静脉回流之差或肺动脉和肺静脉血流之差获取体肺侧支血流量；两者的平均值比单独计算更为精确。因行腔静脉-肺动脉吻合术时通常需要进行房间隔切除，故还需对房间隔缺损，以及肺静脉通路的血流情况进行评估，尤其对于左心发育不良综合征患者。由于这是容量负荷期，因此心室功能的评估尤为重要，这也是成像的关键目标。最后，首次手术后还应寻找心肌瘢痕。

③ 在完成第二阶段（如上腔静脉-肺动脉吻合术）后（图 57-6），最重要的靶区是上腔静脉-肺动脉吻合口。这可以通过电影或应用钆对比剂

序列等多种技术中的任何一种来实现。与第一阶段一样，肺动脉解剖评估是必不可少的。在两个肺动脉分支和上腔静脉中采用相位对比法测量肺动脉流量，并可用作彼此的内部审核（例如，肺动脉分支中的流量总和应与上腔静脉中的流量总和相等）。评估 Qp/Qs 和体肺侧支循环。通常在上腔静脉肺动脉吻合术后侧支循环血流量随时间逐步增加，并与住院时间和 Fontan 术后胸腔积液量相关[14-16]。上腔静脉 - 肺动脉吻合术后，影像学应评估是否存在从上腔静脉 - 肺动脉吻合口至心房的渗漏。如果进行 Sano 分流术，评估心室功能、RWMA 指数和心肌瘢痕尤其重要，因为瘢痕可能会降低局部心室功能，因此在成像过程中应特别关注该区域。

八、诊断效能与临床结局

过去的标准随访方法是先进行超声心动图检查，然后在外科手术前的每个阶段进行有创心脏导管检查。近期的研究表明，在入组的一组患者中，仅 CMR 和超声心动图检查就足够了。Brown 等对于单心室患者上腔静脉肺吻合术前的回顾性研究发现 51 名患者中只有 2 名出现部分漏诊，两者均属于肺动脉分支狭窄，并可通过 CMR 检出。25% 的患者因心脏导管介入术而出现并发症[17]。同一作者前瞻性对常规的单心室上腔静脉肺吻合术前患者进行 CMR 或心脏导管介入检查的随机分组后进行随访[18]，结果发现与接受心脏导管介入的患者相比，CMR 组的次要不良事件少、成本低、术前住院时间短。CMR 组的主要不良事件之一是 Blalock–Taussig 分流术后血栓形成。在 CMR 组和介入组中，上腔 - 肺动脉吻合术的成功次数，术后疗程和 3 个月的随访情况相似。这些数据表明，在某些患者中，CMR 可替代心导管介入用于常规临床随访。

表 57–2　CMR 扫描报告要点

要　点
内脏位置
• 静脉结构
• 心室大小和功能
• 主动脉弓
• 主动脉或右心室至肺动脉的分流量（第一阶段）
• 肺动脉解剖
• 上腔静脉肺动脉吻合（第二阶段及之后）
• 体肺侧支
• 心室流出道梗阻
• Fontan 手术路径
• 瓣膜反流
• 体 – 肺血流比例

Ro 等回顾性研究了 Fontan 术前的单心室患者，并根据临床和超声心动图数据确定了无须心导管的情况下可安全进行手术的标准[19]。该标准确定了所有死亡或未行 Fontan 手术的患者，其中包括 11 名需要干预的患者中的 9 名；作者认为通过增加 CMR 检查，他们的标准和患者预后可以得到改善，并大大提高术前的预测价值。这项关于 CMR 的研究已发表，研究中包括 3 组 Fontan 术前的患者，他们都接受了超声心动图检查，但其中一部分只接受了导管介入术，一部分只接受了 CMR 检查，还有一部分同时接受了这两种检查[20]。CMR 组和导管介入组术前或术后患者的基本特征、临床状态或血流动力学数据均无显著差异；82% 的 CMR 检查提供了额外的信息。以手术为标准，CMR 和介入诊断准确率 ≥ 95%。在同时进行 CMR 和导管介入的组中，血流测量结果相似，并且无其他不一致的发现。46%～53% 的患者超声心动图不能完全显示肺动脉的解剖结构。

综上所述，这些最新数据表明，在一组选定的单心室患者中，在上腔静脉 - 肺动脉吻合术前和 Fontan 术前用 CMR 替代心导管术是安全而无创的。

在 Fontan 术后的随访期间（图 57–5），CMR 提供了超声心动图没有显示的重要附加信息，特别是关于心室大小和功能、静脉通路的结构和功能、肺血管系统和分流量化。在许多需要介入治疗的患者中，可将 CMR 视为检出重要补充信息的首选成像方法[21]。

需要及时发现 Fontan 通路梗阻，并通过手术或导管积极干预解决[22]。解剖梗阻的原因可能是心外管道的相对狭窄，心外管道在手术时可能大小合适，但患者长大后可能变得太小。管道的真正变窄可能发生在心内通道[22]的连接部位。血流量不足引起的功能障碍可能会导致泵功能的普遍下降；影响因素包括 Fontan 循环中管道的直径，连接角度和血管之间的距离[23]。

Fontan 术后肺动脉的血流异常，搏动减弱。此外，还可能出现局部动脉狭窄。这可能会影响肺血管系统的生长和血管功能[24, 25]。

尽管通常情况下儿童的心室功能良好，但仍有长期恶化的风险。心室功能取决于术前因素，例如长期容量超负荷或严重肥厚、术中和术后因素及内在因素，例如优势心室的解剖类型、心肌肥厚和心室大小[26]。心室舒张功能障碍在 Fontan 术后是常见的。Fontan 术后心室增大与心律失常增加和心脏移植相关[27, 28]。除了心室容积和功能及心肌组织特征外，在某些情况下，通过 CMR 负荷成像评估心室功能储备可能具有附加价值[26, 29]。

Fontan 循环中的残余分流可在 Fontan 板障水平发现，尤其是在心房 – 肺动脉或侧管改良术后，以及存在静脉 – 静脉通路和体 – 肺侧支循环时。CMR 的血流电影序列可用于量化分流的程度[10, 11, 14]。这些分流显示单心室额外的容量过载，因此可能对心室功能预后起到一定的作用。

Fontan 手术常对心室流出道和大血管进行广泛重建，如 Norwood 或 DKS 手术。这些患者术后主动脉可能会出现功能异常，进而影响心室后负荷，并可能导致心室功能下降[30]。

九、结论

单心室病变通常非常复杂。在诊断时，一系列的 CMR 电影图像有助于准确得描述节段解剖结构。大动脉的异常最好能用 CMR 血管成像来显示。

在分期姑息治疗和随访过程中详细的解剖结构检查、血流动力学评估和功能成像是必要的，而 CMR 检查因其可达到上述目标而受到广泛推荐。在病程的不同阶段，影像学的关注点可能会改变，但通常包括单心室功能、瓣膜功能、肺动脉解剖、肺静脉或体静脉、主动脉弓、心室流出道的评估，体肺侧支（主动脉 – 肺动脉、静脉 – 静脉）的识别，以及心肌瘢痕的组织特征。腔静脉 – 肺动脉通路的梗阻对单心室生理功能的恢复尤为不利。采用 PC 法测量每一个动、静脉节段的血流，对于评估该病变和体肺侧支的血流动力学的相关性至关重要。基于 CMR 的数据，结合其他影像学数据和临床数据，可以用于这一类先天性心脏病群体的危险分层。

推 荐 阅 读

[1] Bossers SS, Kapusta L, Kuipers IM, et al. Ventricular function and cardiac reserve in contemporary Fontan patients. *Int J Cardiol*. 2015;196:73–80.

[2] Brown DW, Gauvreau K, Powell AJ, et al. Cardiac magnetic resonance versus routine cardiac catheterization before bidirectional Glenn anastomosis in infants with functional single ventricle: A prospective randomized trial. *Circulation*. 2007;116:2718–25.

[3] Fogel MA, Donofrio MT, Ramaciotti C, Hubbard AM, Weinberg PM. Magnetic resonance and echocardiographic imaging of pulmonary artery size throughout stages of Fontan reconstruction. *Circulation*. 1994;90:2927–36.

[4] Fogel MA, Pawlowski TW, Whitehead KK, et al. Cardiac magnetic resonance and the need for routine cardiac catheterization in single ventricle patients prior to Fontan: a comparison of 3 groups: pre-Fontan CMR versus cath evaluation. *J Am Coll Cardiol*. 2012;60:1094–102.

[5] Glatz AC, Rome JJ, Small AJ, et al. Systemic-to-pulmonary collateral flow, as measured by cardiac magnetic resonance imaging, is associated with acute post-Fontan clinical outcomes. *Circ Cardiovasc Imaging*. 2012;5:218–25.

[6] Rathod RH, Prakash A, Kim YY, et al. Cardiac magnetic resonance parameters predict transplantation-free survival in patients with Fontan circulation. *Circ Cardiovasc Imaging*. 2014;7:502–9.

[7] Robbers-Visser D, Helderman F, Strengers JL, et al. Pulmonary artery size and function after Fontan operation at a young age. *J Magn Reson Imaging*. 2008;28:1101–7.

[8] Tang E, Restrepo M, Haggerty CM, et al. Geometric characterization of patient-specific total cavopulmonary connections and its relationship to hemodynamics. *JACC Cardiovasc Imaging*. 2014;7:215–24.

[9] Valsangiacomo Buechel ER, Fogel MA. Congenital cardiac defects and MR-guided planning of surgery. *Magn Reson Imaging Clin North Am*. 2011;19:823–40.

[10] Whitehead KK, Gillespie MJ, Harris MA, Fogel MA, Rome JJ. Noninvasive quantification of systemic-to-pulmonary collateral flow: A major source of inefficiency in patients with superior cavopulmonary connections. *Circ Cardiovasc Imaging*. 2009;2:405–11.

参 考 文 献

[1] Khairy P, Poirier N, Mercier L-A. Univentricular heart. *Circulation*. 2007;115:800–12.

[2] Anderson RH, Mohun TJ, Moorman AFM. What is a ventricle? *Cardiol Young*. 2011;21(Suppl S2):14–22.

[3] Jacobs JP, Anderson RH, Weinberg PM, et al. The nomenclature, definition and classification of cardiac structures in the setting of heterotaxy. *Cardiol Young*. 2007;17(Suppl S4):1–28.

[4] Marcelletti C, Corno A, Giannico S, Marino B. Inferior vena cava-pulmonary artery extracardiac conduit: a new form of right heart bypass. *J Thorac Cardiovasc Surg*. 1990;100:228–32.

[5] de Leval MR, Kilner P, Gewillig M, Bull C. Total cavopulmonary connection: a logical alternative to atriopulmonary connection for complex Fontan operations. Experimental studies and early clinical experience. *J Thorac Cardiovasc Surg*. 1988;96:682–95.

[6] Fontan F, Baudet E. Surgical repair of tricuspid atresia. *Thorax*. 1971;26:240–8.

[7] Gewillig M, Brown SC, Eyskens B, et al. The Fontan circulation: who controls cardiac output? *Interact Cardiovasc Thorac Surg*. 2010;10:428–33.

[8] Tworetzky W, McElhinney DB, Brook MM, Mohan Reddy V, Hanley FL, Silverman NH. Echocardiographic diagnosis alone for the complete repair of major congenital heart defects. *J Am Coll Cardiol*. 1999;33:228–33.

[9] Fogel MA, Donofrio MT, Ramaciotti C, Hubbard AM, Weinberg PM. Magnetic resonance and echocardiographic imaging of pulmonary artery size throughout stages of Fontan reconstruction. *Circulation*. 1994;90:2927–36.

[10] Whitehead KK, Gillespie MJ, Harris MA, Fogel MA, Rome JJ. Noninvasive quantification of systemic-to-pulmonary collateral flow: A major source of inefficiency in patients with superior cavopulmonary connections. *Circ Cardiovasc Imaging*. 2009;2:405–11.

[11] Grosse-Wortmann L, Al-Otay A, Yoo S-J. Aortopulmonary collaterals after bidirectional cavopulmonary connection or Fontan completion: Quantification with MRI. *Circ Cardiovasc Imaging*. 2009;2:219–25.

[12] Pundi KN, Johnson JN, Dearani JA, et al. 40–year follow-up after the Fontan operation: long-term outcomes of 1,052 patients. *J Am Coll Cardiol*. 2015;66:1700–10.

[13] d'Udekem Y, Iyengar AJ, Galati JC, et al. Redefining expectations of long-term survival after the Fontan procedure: twenty-five years of follow-up from the entire population of Australia and New Zealand. *Circulation*. 2014;130(11 Suppl 1):S32–8.

[14] Whitehead KK, Harris MA, Glatz AC, et al. Status of systemic to pulmonary arterial collateral flow after the Fontan procedure. *Am J Cardiol*. 2015;115:1739–45.

[15] Glatz AC, Harrison N, Small AJ, et al. Factors associated with systemic to pulmonary arterial collateral flow in single ventricle patients with superior cavopulmonary connections. *Heart*. 2015;101:1813–18.

[16] Glatz AC, Rome JJ, Small AJ, et al. Systemic-to-pulmonary collateral flow, as measured by cardiac magnetic resonance imaging, is associated with acute post-Fontan clinical outcomes. *Circ Cardiovasc Imaging*. 2012;5:218–25.

[17] Brown DW, Gauvreau K, Moran AM, et al. Clinical outcomes and utility of cardiac catheterization prior to superior cavopulmonary anastomosis. *J Thorac Cardiovasc Surg*. 2003;126:272–81.

[18] Brown DW, Gauvreau K, Powell AJ, et al. Cardiac magnetic resonance versus routine cardiac catheterization before bidirectional Glenn anastomosis in infants with functional single ventricle: A prospective randomized trial. *Circulation*. 2007;116:2718–25.

[19] Ro PS, Rychik J, Cohen MS, Mahle WT, Rome JJ. Diagnostic assessment before Fontan operation in patients with bidirectional cavopulmonary anastomosis: are noninvasive methods sufficient? *J Am Coll Cardiol*. 2004;44:184–7.

[20] Fogel MA, Pawlowski TW, Whitehead KK, et al. Cardiac magnetic resonance and the need for routine cardiac catheterization in single ventricle patients prior to Fontan: a comparison of 3 groups: pre-Fontan CMR versus cath evaluation. *J Am Coll Cardiol*. 2012;60:1094–102.

[21] Deal BJ, Jacobs ML. Management of the failing Fontan circulation. *Heart*. 2012;98:1098–104.

[22] Ovroutski S, Ewert P, Alexi-Meskishvili V, Peters B, Hetzer R, Berger F. Dilatation and stenting of the Fontan pathway: impact of the stenosis treatment on chronic ascites. *J Interv Cardiol*. 2008;21:38–43.

[23] Tang E, Restrepo M, Haggerty CM, et al. Geometric

characterization of patient-specific total cavopulmonary connections and its relationship to hemodynamics. *JACC Cardiovasc Imaging.* 2014;7:215–24.

[24] Hager A, Fratz S, Schwaiger M, Lange R, Hess J, Stern H. Pulmonary blood flow patterns in patients with Fontan circulation. *Ann Thorac Surg.* 2008;85:186–91.

[25] Robbers-Visser D, Helderman F, Strengers JL, *et al*. Pulmonary artery size and function after Fontan operation at a young age. *J Magn Reson Imaging.* 2008;28:1101–7.

[26] Bossers SS, Kapusta L, Kuipers IM, *et al*. Ventricular function and cardiac reserve in contemporary Fontan patients. *Int J Cardiol.* 2015;196:73–80.

[27] Rathod RH, Prakash A, Kim YY, *et al*. Cardiac magnetic resonance parameters predict transplantation-free survival in patients with Fontan circulation. *Circ Cardiovasc Imaging.* 2014;7:502–9.

[28] Bossers SS, Duppen N, Kapusta L, *et al*. Comprehensive rhythm evaluation in a large contemporary Fontan population. *Eur J Cardiothorac Surg.* 2015;48:833–40; discussion 40–1.

[29] Valsangiacomo Buechel ER, Grosse-Wortmann L, Fratz S, *et al*. Indications for cardiovascular magnetic resonance in children with congenital and acquired heart disease: an expert consensus paper of the Imaging Working Group of the AEPC and the Cardiovascular Magnetic Resonance Section of the EACVI. *Eur Heart J Cardiovasc Imaging.* 2015;16:281–97.

[30] Sundareswaran KS, Kanter KR, Kitajima HD, *et al*. Impaired power output and cardiac index with hypoplastic left heart syndrome: a magnetic resonance imaging study. *Ann Thorac Surg.* 2006;82:1267–75; discussion 75–7.

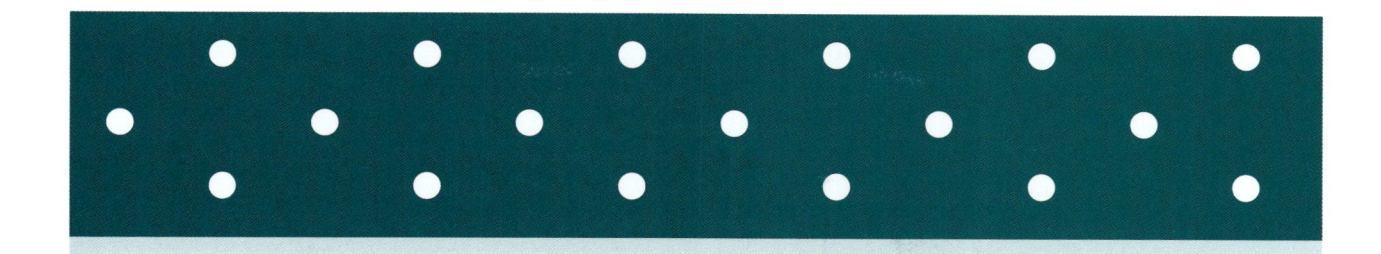

第十一篇
心脏磁共振成像心外表现
Extra-cardiac findings

第 58 章　心脏磁共振成像心外表现 ································· 600

第58章 心脏磁共振成像心外表现

Extra-cardiac findings

Jonathan Carl Luis Rodrigues Francesco Secchi Massimo Lombardi
Chiara Bucciarelli-Ducci Francesca Pugliese 著
卢天奇 译 戴沁怡 徐磊 校

一、概述

在心脏磁共振成像（CMR）中，偶发病变是指与疑诊疾病无关的，通过CMR检查首次发现的影像异常[1]。CMR发现的偶发病变可分为心脏病变和心外病变，心脏病变本章暂不论述。举例说明，应用CMR评估非瓣膜病状态下的主动脉瓣二瓣化畸形患者时，其扫描野需覆盖胸部和上腹部，并且获得特定的心脏长轴和短轴图像（图58-1）。这种超出心脏范围的成像方式可发现心外病变。CMR检查发现的异常病变，无论是心脏病变还是心外病变，均可在法医、伦理及医疗费用等方面产生影响[2-4]。所有图像（包括定位像）上的偶发病变都应进行评估，正确解读偶发病变对于医生根据重要的潜在病变对患者迅速进行进一步检查及治疗至关重要，但同时也应避免对无临床意义的偶发病变进行过度检查。然而，偶发病变并非预期，现有的影像难以对这些病灶进行全面评估，确诊尚需进一步详细检查。

偶发的心外病变很常见[5]。最近，一项基于7062名受试者的CMR Meta分析表明，35%受试者合并偶发心外病变[6]。但是，偶发心外病变的发现率可受多种因素影响。患者的人口统计学特征和CMR检查的临床指征非常重要，例如，拟诊缺血性心脏病接受CMR检查的受试者可能合并其他器官或系统的先天异常。在获得性心脏病患者中，年龄的增长可能与偶发病变的发现率增高相关。此外，CMR受检者中多数为缺血性心脏病患者，其可能合并有多种心血管病危险因素，如吸烟、高胆固醇血症、高血压、肥胖，以及缺乏运动等，其中部分为肿瘤的共同危险因素。因此，这些特殊的CMR受试人群可能存在具有临床意义的心外病变。随着CMR在临床上越来越广泛地应用，越来越多的CMR检查被应用于患有多种疾病的老年人群中，偶发心外病变的发现率可能持续增高。

绝大多数偶发心外病变并无临床意义，如单纯性肝囊肿和肾囊肿。但是，7062名接受CMR检查的受试者影像数据证实，12%的受试者发现重要的偶发心外病变，其中1%的受试者中检测到的特定心外病变直接影响了受试者的治疗方案[6]。对于未经培训且不熟悉心外病变诊断评估的医师来说，将具有潜在重要临床意义的偶发病变与无临床意义的异常或变异相鉴别具有一定困难。本章旨在对偶发心外病变进行概述并阐述分析方法，但并不详尽，尚不足以替代疾病相关方

第 58 章　心脏磁共振成像心外表现
Extra-cardiac findings

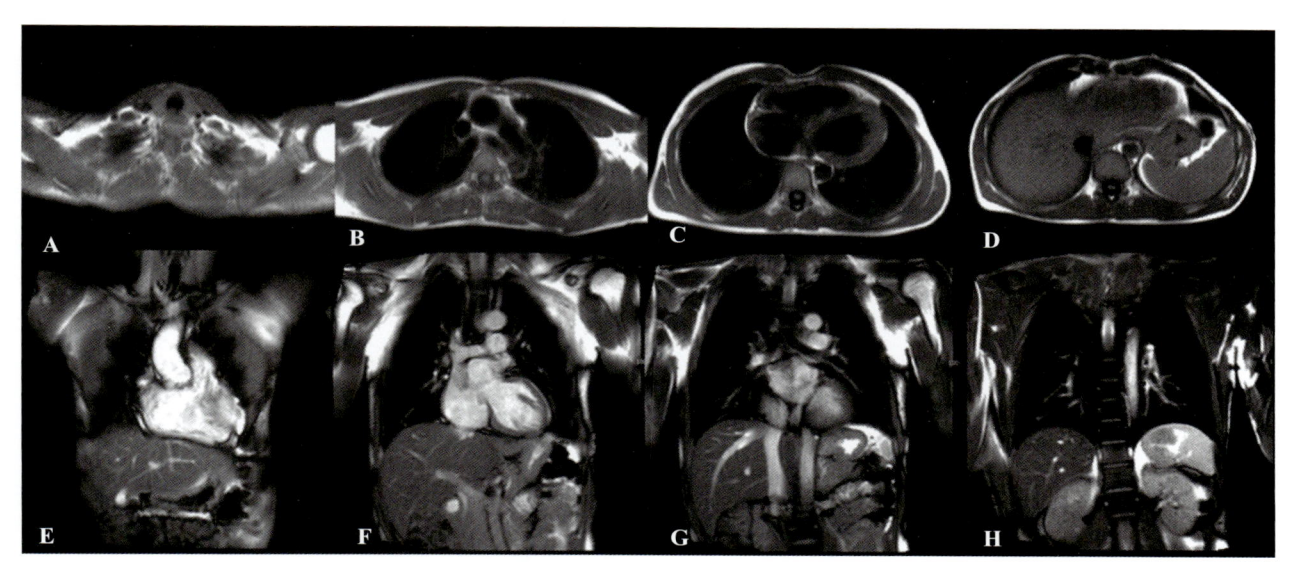

▲ 图 58-1　A 至 D. 通过 CMR 轴位黑血成像获得颈部、胸部及上腹部图像示例（头侧至足侧）；E 至 H. 通过 CMR 常规冠状位亮血成像获得颈部、胸部及上腹部图像示例（由前至后）

面放射学专家的专业阐释。

然而，并非所有的心外病变均为偶发，心脏病变也可能是多系统疾病的组成部分之一。在一些患者中，心外病变对于准确解读心脏异常至关重要，例如结节病累及心脏（图 58-2）。图例中结节病累及心脏的 CMR 征象并不特异，但典型的心外病变征象则有助于进行定性诊断。

CMR 成像中偶发心外病变的重要性已经得到认可，并被纳入最近更新的用于欧洲 CMR 检查认证的 EACVI 核心大纲[7-8]。

二、偶发心外病变的系统性评估

偶发心外病变的系统性评估是病灶检出和解读的基础，可用于明确需要进一步检查的患者人群。第一步，全面系统地观察所有轴位和冠状位序列的解剖结构，从边缘到视野中心，可确保检出偶发病变（尤其图像边缘部分，如皮下和乳腺病变）。接着，在多个成像平面上对颈部、胸部和上腹部的所有器官进行针对性的系统观察。最后，与既往影像检查的对比非常重要，如 X 线、

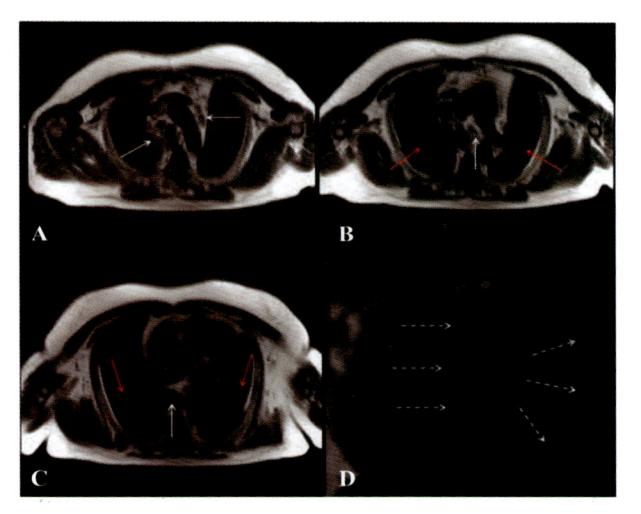

▲ 图 58-2　62 岁，男性，患有左、右束支传导阻滞和短暂性二度 II 型房室传导阻滞（2∶1），左心室短轴电影图像显示左心室收缩功能减低，EF=31%。轴位黑血图像显示主动脉 - 肺动脉（A）、气管旁（A 和 B）、隆突下淋巴结肿大（C，白箭）。轴位黑血序列图像中央区域有轻微肺实质浸润改变（B 和 C，红箭）。CMR LGE 图像（D）显示间隔壁及侧壁替代性纤维化改变（白虚箭）。总之，结合心脏、心外病变及临床表现，符合心脏和肺结节病改变

经许可引自 Rodrigues JC, Lyen SM, Loughborough W, Amadu AM, Baritussio A, Dastidar AG, Manghat NE, Bucciarelli-Ducci C. Extra-cardiac findings in cardiovascular magnetic resonance: what the imaging cardiologist needs to know. *J Cardiovasc Magn Reson*. 2016; 18(1):26.doi: 10.1186/s12968-016-0246-1.

601

超声和CT检查图像（或者诊断报告），核查病变是否已做出诊断与评估。若病变已做出诊断，需评估其变化（例如体积增大、形态改变等），并做对比报告记录。若检出偶发病变，需根据临床表现及既往影像学检查，综合评估是否需要进一步检查诊断，同时在CMR诊断报告中阐明。

三、心外病变的心脏磁共振成像

心外病变可偶发于胸部及上腹部，颈部少见。

（一）胸部

1. 肺

胸部轴位采集是常规CMR检查的一部分。因此，CMR成像中，肺内心外病变的发现率较高，发现率为1/5 [6]。

在CMR检查中漏诊肺癌会给患者带来严重后果。临床工作中，接受CMR检查评估心肌活性或心肌缺血的大部分受试者除患有动脉粥样硬化外，尚有吸烟史和肺部恶性肿瘤的发病风险。在CMR图像上，直径＞3cm的肺内实性病变即为肺部肿块 [10]（图58-3）；而直径≤3cm即为肺部结节 [10]（图58-4），但是由于层厚和层间距等原因，肺部结节有时难以检出。此外，由于受肺组织内低质子密度的空气和空气–组织界面处磁敏感伪影的影响，肺部的MRI评估受限 [11]。然而，肺部感染和（或）吸入性肺疾病导致的肺部实变可在常规CMR检查中检出（图58-5）。

当肺组织发生病变时，需测量病灶的最大径，有研究已证实肺癌筛查中结节的大小是其主要预测因子，其中直径为21～30mm的恶性结节阳性预测值达29.7% [10]。同时，在结节的形态评估中，病灶边缘毛刺征是恶性结节的重要征象 [13]。此外，需全面查阅既往影像资料（胸部X

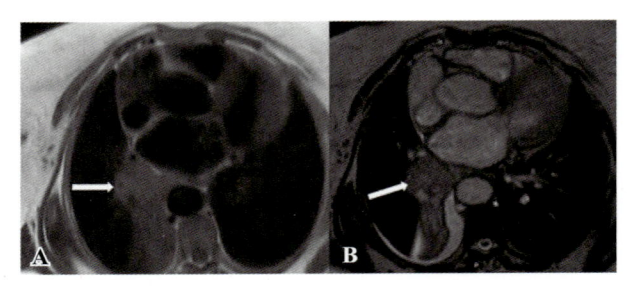

▲ 图58-3　70岁，男性，临床疑诊为肥厚型心肌病，进行CMR成像

A和B. 轴位黑血和SSFP序列显示位于心脏后方的肺内肿物，胸部正位X线检查未见异常

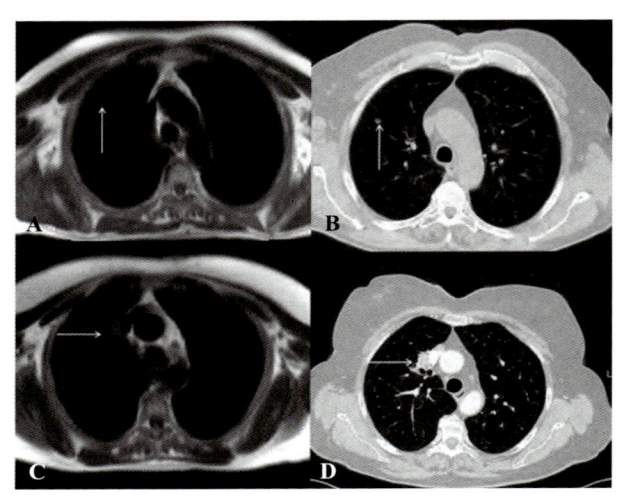

▲ 图58-4　轴位黑血成像（A）显示右肺上叶偶发软组织信号结节（直径约1.7cm）（A，白箭），该软组织密度结节在胸部CT扫描（B）中得到证实。轴位黑血成像（C）显示与上腔静脉关系紧密的软组织信号肿块（C，白箭），直径约3.1cm，同样于胸部CT扫描（D）中得到证实

经许可引自 Rodrigues JC, Lyen SM, Loughborough W, Amadu AM, Baritussio A, Dastidar AG, Manghat NE, Bucciarelli-Ducci C. Extra-cardiac findings in cardiovascular magnetic resonance: what the imaging cardiologist needs to know. *J Cardiovasc Magn Reson.* 2016; 18（1）: 26. doi: 10.1186/s12968-016-0246-1.

线和胸部CT检查等），了解病变是否已确诊，病灶是否增大及倍增时间等。同时，生长缓慢的病变可能是恶性病变，而迅速进展的实性病变更可能是炎症性改变。大多数肺结节/肿块在CMR上并无特征性影像表现，若无既往影像检查对比，往往需进一步胸部CT检查确诊。基于CT影像特征，可分为无须随访的良性病变（如肺错构瘤）、基于Fleischner协会指南随访的病变 [14]

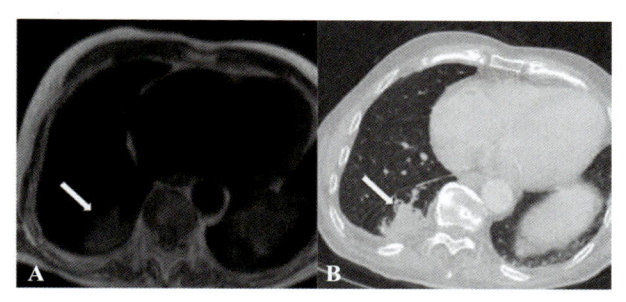

▲ 图 58-5　55 岁，男性，临床疑诊致心律失常性右心室心肌病
A. 轴位黑血图像显示肺内实变；B. 胸部 CT 扫描证实

和基于 2015 年英国胸科协会肺结节报告与管理指南随访的病变[15]。同时，如果高度怀疑为恶性结节或肿块，需立即告知临床医生，以便进行呼吸科或院内多学科会诊。

2. 纵隔

淋巴结病变是最常见的纵隔内心外病变。应熟悉正常的淋巴结形态，避免误诊为异常。正常淋巴结形态规则，边界清晰，呈椭圆形实体伴脂肪性淋巴门。一般将淋巴结短径 > 10mm 作为纵隔淋巴结肿大的标准[16-19]（图 58-6）。由于 CMR 扫描的技术局限性，鉴于其扫描层厚通常 > 5mm，其淋巴结大小测量并不精确，因此，在淋巴结大小评估方面 CMR 并非优选。同时，由于在 MR 成像中，位置紧邻的淋巴结很难分辨彼此界限，可能表现为一个明显增大的结节[20]。同时，淋巴结大小本身并非病理学预测的良好指标，研究显示，其在转移瘤检测中的敏感性和特异性均较低[21-22]。

对于纵隔淋巴结的异常改变，临床病史可能有助于寻找病因。良性淋巴结肿大可由多种病因导致，CMR 检查人群中最常见的是充血性心力衰竭。[23] 淋巴结的分布异常对诊断有提示作用，双侧肺门淋巴结的对称性肿大是结节病的特征性表现（图 58-2），同时，亦可见于淋巴瘤。然而，后者可能形成包绕血管结构的异常融合结节[24]（图 58-7）。恶性的纵隔淋巴结侵犯是重要的影像征象，引起纵隔淋巴结转移的常见原发疾病包括肺癌、乳腺癌、头颈部肿瘤和黑色素瘤等[25]，在 CMR 检查的其他心脏外视野中或可发现原发病灶。

淋巴结病变外的纵隔肿块亦需要关注。利

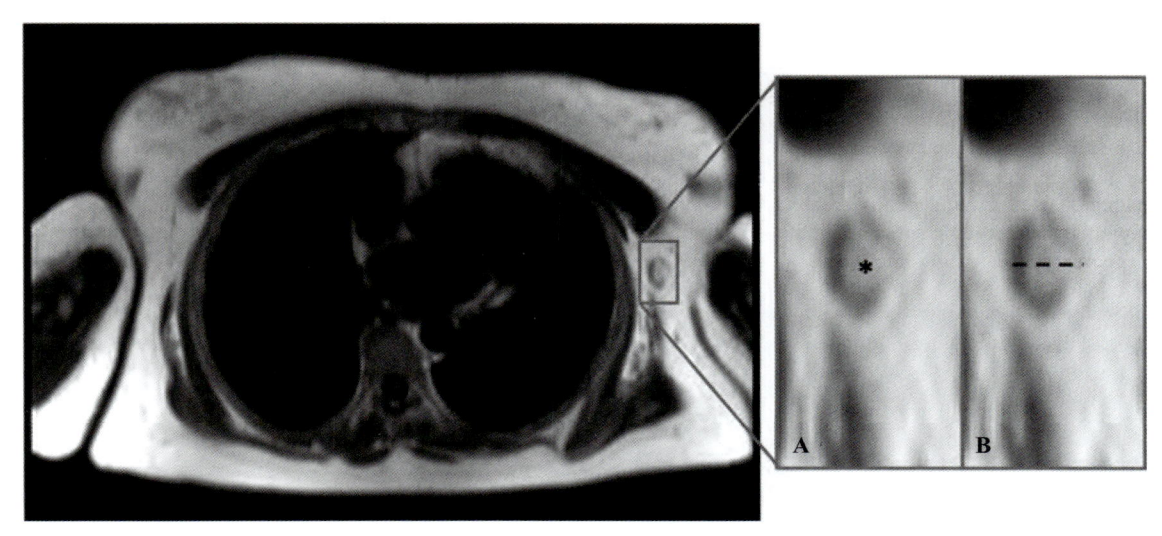

▲ 图 58-6　胸部轴位黑血成像显示左侧腋窝区形态正常的卵圆形淋巴结（A）有脂肪性淋巴门结构（*）；通常淋巴结大小（B）应测量其短径（黑虚线）

经许可引自 Rodrigues JC, Lyen SM, Loughborough W, Amadu AM, Baritussio A, Dastidar AG, Manghat NE, Bucciarelli-Ducci C. Extra-cardiac findings in cardiovascular magnetic resonance: what the imaging cardiologist needs to know. *J Cardiovasc Magn Reson*. 2016; 18 (1): 26. doi: 10.1186/s12968-016-0246-1.

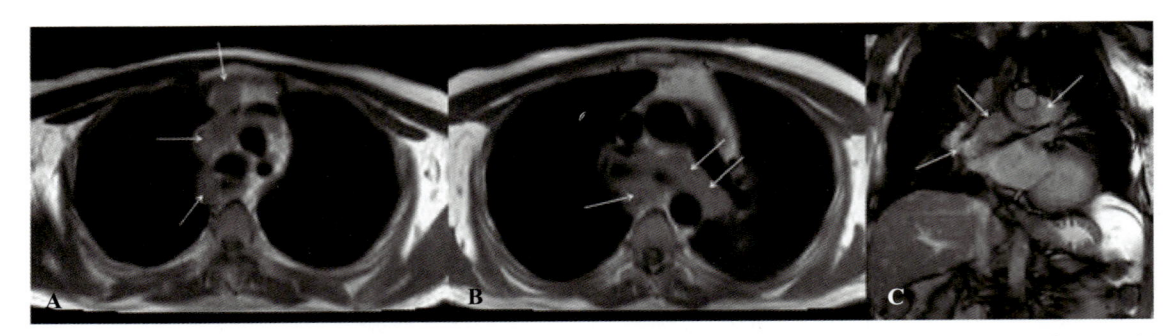

▲ 图 58-7 CMR 轴位黑血成像（A 和 B）和冠状位亮血成像（C）显示偶发的弥漫性纵隔病变侵及气管和近端主支气管（白箭）

经许可引自 Rodrigues JC, Lyen SM, Loughborough W, Amadu AM, Baritussio A, Dastidar AG, Manghat NE, Bucciarelli-Ducci C. Extra-cardiac findings in cardiovascular magnetic resonance: what the imaging cardiologist needs to know. J Cardiovasc Magn Reson. 2016; 18（1）: 26. doi: 10.1186/s12968-016-0246-1.

用纵隔分区——上纵隔、前纵隔、中纵隔或后纵隔等，有助于异常病变的定位并缩小鉴别诊断范围。食管裂孔疝表现为后纵隔肿物，病变近端与食管相通，远端与胃相连，其可见气液平面。CMR 检查可检出食管裂孔疝，可能主要与患者的症状有关（图 58-8），其伴发胃酸反流可导致不典型心绞痛表现，需要对患者进行 CMR 检查以排除心肌缺血。

正常解剖结构与病变的辨别非常重要。儿童和青年正常的胸腺组织易被误诊为前纵隔病变。通常胸腺组织呈双叶结构，随年龄增长胸腺边缘逐渐凹陷萎缩。50% 的 40 岁以上受试者，由于胸腺脂肪退化改变，其在影像上难以显示[27]。在严重疾病后，胸腺组织可发生良性反应性增生（图 58-9）。但是，在老年人群中，纵隔内发现明显的胸腺组织，需考虑胸腺恶性肿瘤的可能。

前纵隔常见肿瘤包括胸腺瘤、甲状腺肿瘤、淋巴瘤和畸胎瘤等。后纵隔常见肿瘤为神经源性肿瘤，如神经鞘瘤（图 58-10）和神经纤维瘤[28]。髓外造血可导致多发纵隔肿物。尽管其在普通人群中较为少见，但是 CMR T_2^* 序列评估心肌和肝脏铁过载时较常见，如地中海贫血患者（图 58-11）。

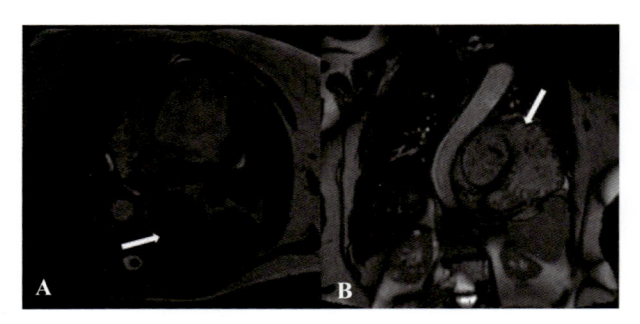

▲ 图 58-8 女性患者，主诉胃灼热、嗳气、吞咽困难和胸痛等，胸部 X 线片显示纵隔增宽。CMR 成像显示一巨大食管裂孔疝伴左心房受压性改变

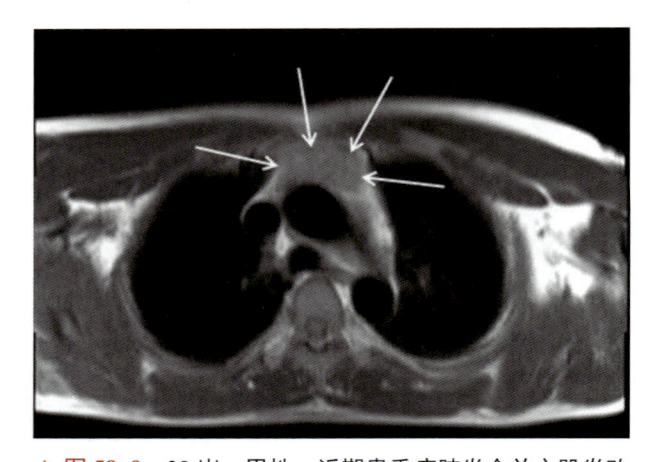

▲ 图 58-9 20 岁，男性，近期患重症肺炎合并心肌炎改变。轴位黑血成像显示前纵隔明显软组织（白箭）肿物，不排除正常残余胸腺可能，结合临床病史，诊断为胸腺反应性增生

经许可引自 Rodrigues JC, Lyen SM, Loughborough W, Amadu AM, Baritussio A, Dastidar AG, Manghat NE, Bucciarelli-Ducci C. Extra-cardiac findings in cardiovascular magnetic resonance: what the imaging cardiologist needs to know. J Cardiovasc Magn Reson. 2016; 18（1）: 26. doi: 10.1186/s12968-016-0246-1.

第 58 章 心脏磁共振成像心外表现
Extra-cardiac findings

3. 胸膜

心脏病患者常合并胸腔积液，单纯性积液 T_1WI 呈低信号，T_2WI 呈高信号。但是，由于采集过程中运动伪影的影响，单纯性积液亦可出现信号不均。一些征象常提示复杂性胸膜病变，例如病变内部见分隔及胸膜增厚。若胸膜呈环形增厚或延伸至纵隔胸膜，或伴有软组织密度结节，应高度怀疑恶性胸膜肿瘤可能（胸膜原发病变和胸膜转移性病变）[29]。与既往影像学检查对比，可确定胸腔积液的急性和慢性程度，持续性单侧胸腔积液常提示恶性病变可能。超声检查可进一步明确病变性质，超声引导下进行穿刺采集，可提供病变的生化、细胞学和微生物学特征。

奇静脉裂是常见的胸膜解剖变异，发生于1%的病理标本中[30]（图 58-12）。胚胎发育时期，奇静脉牵拉邻近壁层和脏层胸膜，于右肺上叶尖段移行，形成一条较深裂隙，称为奇静脉裂。同时，由于奇叶缺乏独立支气管，故奇叶并非真正意义上的解剖学副叶。

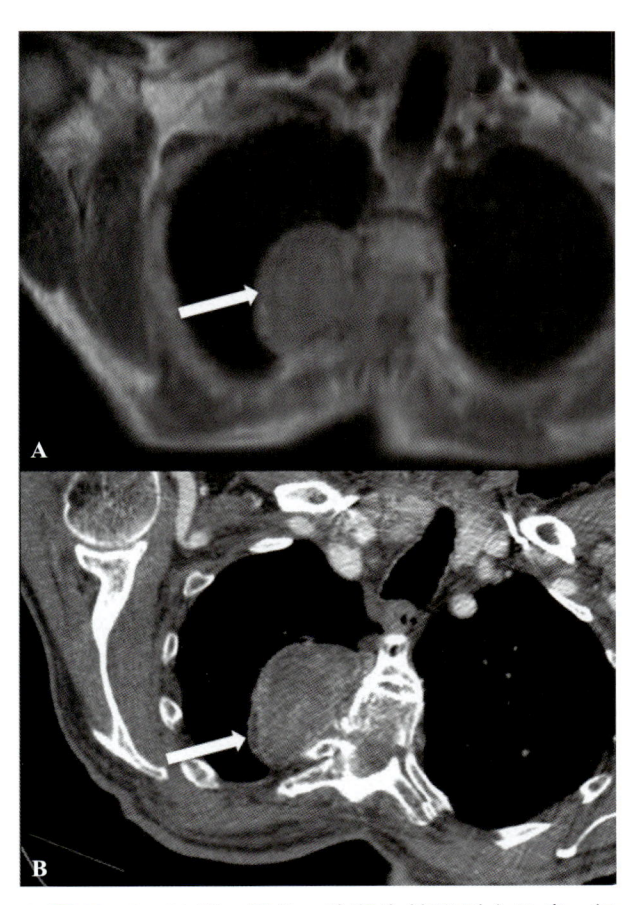

▲ 图 58-10 81 岁，男性，诊断为扩张型心肌病，行 CMR 检查
A. 轴位黑血成像显示脊柱旁病变；B.CT 图像显示病变与椎间孔关系密切，提示外周神经鞘瘤可能

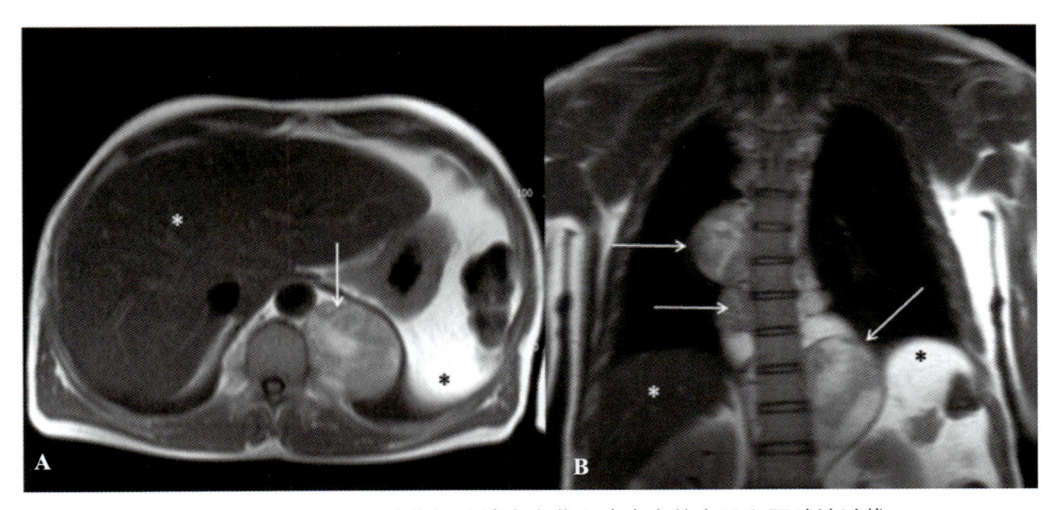

▲ 图 58-11 CMR 成像评估地中海贫血症患者的心肌和肝脏铁过载
轴位黑血成像（A）和冠状位亮血成像（B）见后纵隔多发明显不均质肿块（白箭），符合髓外造血改变。肝脏呈均匀低信号（白＊），符合临床背景下肝脏铁过载的影像学表现，脾脏缺如（黑＊），可能是脾切除术后改变［经许可引自 Rodrigues JC, Lyen SM, Loughborough W, Amadu AM, Baritussio A, Dastidar AG, Manghat NE, Bucciarelli-Ducci C. Extra-cardiac findings in cardiovascular magnetic resonance: what the imaging cardiologist needs to know. *J Cardiovasc Magn Reson*. 2016；18（1）：26. doi：10.1186/s12968-016-0246-1.］

605

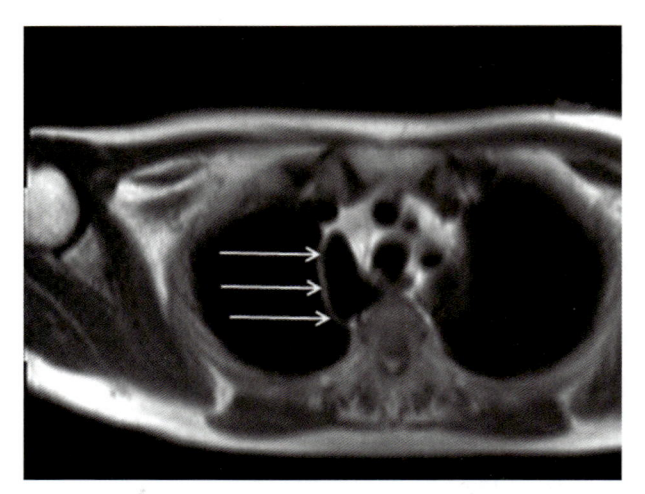

▲ 图 58-12 CMR 轴位黑血图像显示，右肺上叶尖段的线状高信号影（白箭），即偶发奇静脉裂

经许可引自 Rodrigues JC, Lyen SM, Loughborough W, Amadu AM, Baritussio A, Dastidar AG, Manghat NE, Bucciarelli-Ducci C. Extra-cardiac findings in cardiovascular magnetic resonance: what the imaging cardiologist needs to know. *J Cardiovasc Magn Reson*. 2016; 18（1）: 26. doi: 10.1186/s12968-016-0246-1.

4. 乳腺

乳腺癌是女性最常见的恶性肿瘤，也是致死率最高的肿瘤[29]。在 CMR 成像中，乳腺大部分在成像视野内，故漏诊隐匿性的乳腺恶性病变后果严重。尽管仅 0.1%～2.5% CMR 检查报告了乳腺偶发病变，但一半以上具有重要临床意义[32-35]。同时，由于乳腺癌早期诊断技术的发展和治疗策略的完善，越来越多的女性乳腺癌患者生存率增高。对此类患者病情状况进行高频率监测（有时进行 CMR 成像），进而评估疾病治疗中化学药物治疗和（或）放射治疗对心脏的不良反应。同时，在 CMR 检查时，应密切关注乳腺组织（存在复发风险）。

CMR 图像上乳腺组织的任何局灶性异常均需仔细观察（图 58-13）。某些局部体征往往预示恶性肿瘤可能，包括同侧乳头内陷和皮肤增厚及腋窝、乳腺内和锁骨上区的异常淋巴结（乳腺淋巴的引流路径）。淋巴结恶性浸润的影像征象包括皮质厚度增加、脂肪性淋巴门软组织浸润、呈分叶状和体积增大等。淋巴结大小的评价标准与纵隔淋巴结评价基本一致，但是，基于 CMR 图像的淋巴结测量的准确性尚待商榷。同时，CMR 图像显示为正常乳腺表现，并不能排除恶性乳腺疾病和（或）乳腺癌复发的可能。

临床资料未提示患者乳腺癌病史，CMR 检查显示乳腺切除术后改变表明患者有乳腺癌病史。乳房假体可为美容性植入，亦可为乳腺癌术后重建植入，后者可有疾病复发风险（图 58-13）。此外，了解既往恶性疾病史有助于尽早发现其他心外病变，如肺部或骨骼异常，可提示转移性病灶。同时，对侧乳腺应仔细检查以防多源性肿瘤的发生。

并非所有的乳腺局灶性病变均为恶性改变。随着年龄的增长，乳腺腺体组织被纤维脂肪代替，退行性变不对称发生时，部分局灶性腺体组织可表现为乳腺病灶。其鉴别诊断包括乳腺囊肿、纤维腺瘤、纤维囊性变、脂肪坏死和乳腺叶状肿瘤。不同年龄段的患者有不同的好发疾病，如乳腺囊肿常发生于 > 40 岁绝经前期女性，而年轻女性少见；纤维腺瘤多见于年轻女性，其发病机制多由于激素不断刺激正常乳腺组织过度增生。

当下，CMR 图像较难鉴别乳腺良、恶性病变。CMR 检查发现的乳腺病变均需进行乳腺专科检查，包括详细的临床病史采集、乳腺钼靶和（或）乳腺超声检查和组织病理学诊断等。

5. 骨骼

漏斗胸通常只需对患者进行简单体格检查就可确诊。然而，其对心脏及其力学功能的影响程度通常被低估，CMR 检查可成为重要的诊断评估手段（图 58-14）。

脊柱椎体的局灶性病变发病率较高，良性病变多见，如血管瘤（图 58-15），椎体亦是转移瘤的常见累及部位，两种病变较难鉴别。血管瘤是一种含有血管和脂肪的良性病变，T_1WI 和

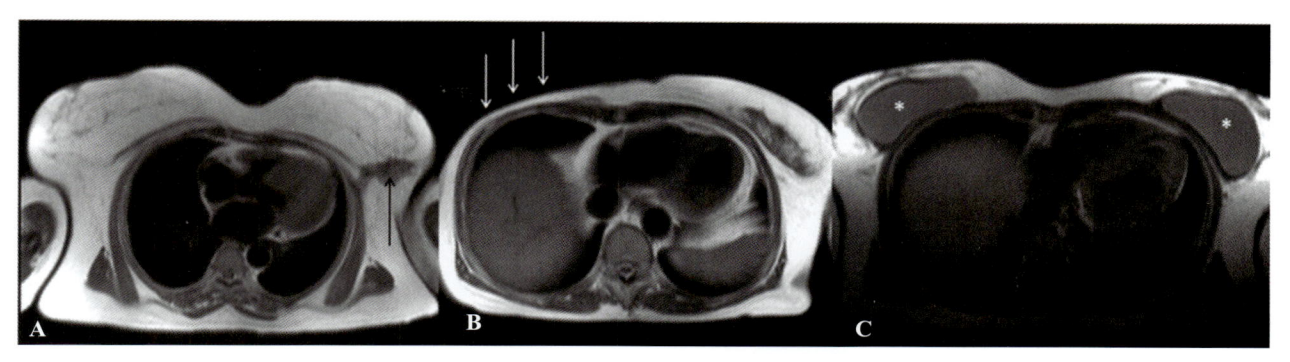

第 58 章 心脏磁共振成像心外表现
Extra-cardiac findings

▲ 图 58-13 CMR 轴位黑血成像

A. 显示左侧脂肪型乳腺内毛刺状软组织信号影（实性低信号病变）；B. 显示右侧乳腺切除术后改变（白箭）；C. 显示双侧乳房假体植入术后改变（＊）［经许可引自 Rodrigues JC, Lyen SM, Loughborough W, Amadu AM, Baritussio A, Dastidar AG, Manghat NE, Bucciarelli-Ducci C. Extra-cardiac findings in cardiovascular magnetic resonance: what the imaging cardiologist needs to know. *J Cardiovasc Magn Reson*. 2016；18（1）：26. doi：10.1186/s12968-016-0246-1.］

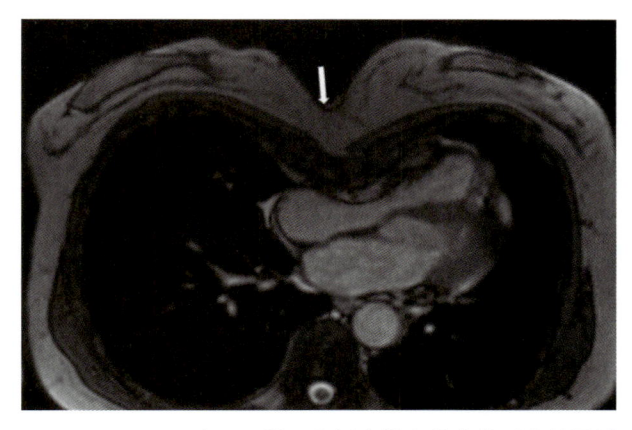

▲ 图 58-14　60 岁，男性，主诉室性心律失常（室性早搏二联律），诊断为漏斗胸。CMR 检查示纵隔移位和右心室受压

T_2WI 均呈高信号。

血管瘤具有特征性的 CT 表现（图 58-15），HRCT 上典型征象为低密度区内突入骨小梁的中心"圆点"征。回顾既往 CT 与 CMR 检查的检出病灶，结合血管瘤的 CT 典型征象，对病灶进行鉴别诊断。

转移性病变分为成骨性转移（图 58-16）和溶骨性转移两种。前者 T_2WI 呈低信号，后者 T_2WI 可呈高信号。其中，多数转移性病变（黑色素瘤除外）T_1WI 呈低信号，可与血管瘤鉴别。除信号特征外，其他影像征象亦有助于辨别良恶性病变。根据多发病灶和病灶周围异常软组织肿块形成，并结合已知恶性肿瘤 / 先前恶性病变的人口学特征（通过回顾既往的横截面图像），年龄增长和吸烟史等，可提示转移性疾病可能性大。良性病变较少累及椎弓根或椎板，若病变累及此区域，则恶性病变可能性大，脊柱此节段结构稳定性下降，应紧急进行肿瘤切除 / 脊柱外科手术。一旦确诊为转移性病变，应认真评估椎体破坏或塌陷程度及碎骨片压迫椎管的程度等。

（二）上腹部

1. 肝脏、胆道和胰腺

肝脏局灶性病变是最常见的偶发心外病变，其中绝大多数为无临床意义的单纯性肝囊肿。肝脏是转移性疾病的常见发病部位（图 58-16 和图 58-17），来源于结肠、肺、乳腺和胃的原发性恶性肿瘤的肝转移最常见，因此，需鉴别单纯性肝囊肿和肝转移瘤。一般单纯性肝囊肿 T_1WI 呈低信号，T_2WI 呈高信号，而肝转移瘤 T_1WI 和 T_2WI 信号多变，一般 T_1WI 呈低和等信号，T_2WI 呈等和高信号。随 T_2 权重的增加，肝转移瘤往往信号丢失，而肝囊肿无此特点，但是伴有中心坏死的转移瘤或囊性转移瘤，其信号特征和单纯性肝囊肿相似。因此，通常不根据信号特征鉴别转移瘤和囊肿。一般单纯性囊肿边界清晰，

607

EACVI 心血管磁共振教程
The EACVI Textbook of Cardiovascular Magnetic Resonance

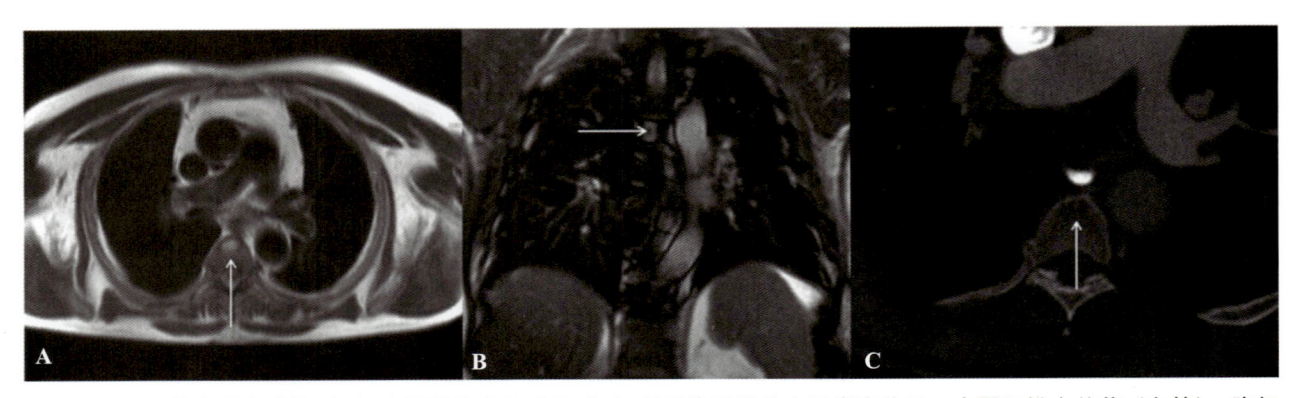

▲ 图 58-15 轴位黑血成像（A）和冠状位亮血成像（B）显示胸椎椎体内异常高信号，未累及椎小关节（白箭）。胸部 CT 扫描（C）显示椎体内典型中心"圆点征"（白箭），诊断为良性血管瘤

经许可引自 Rodrigues JC, Lyen SM, Loughborough W, Amadu AM, Baritussio A, Dastidar AG, Manghat NE, Bucciarelli-Ducci C. Extra-cardiac findings in cardiovascular magnetic resonance: what the imaging cardiologist needs to know. *J Cardiovasc Magn Reson*. 2016; 18（1）: 26. doi: 10.1186/s12968-016-0246-1.

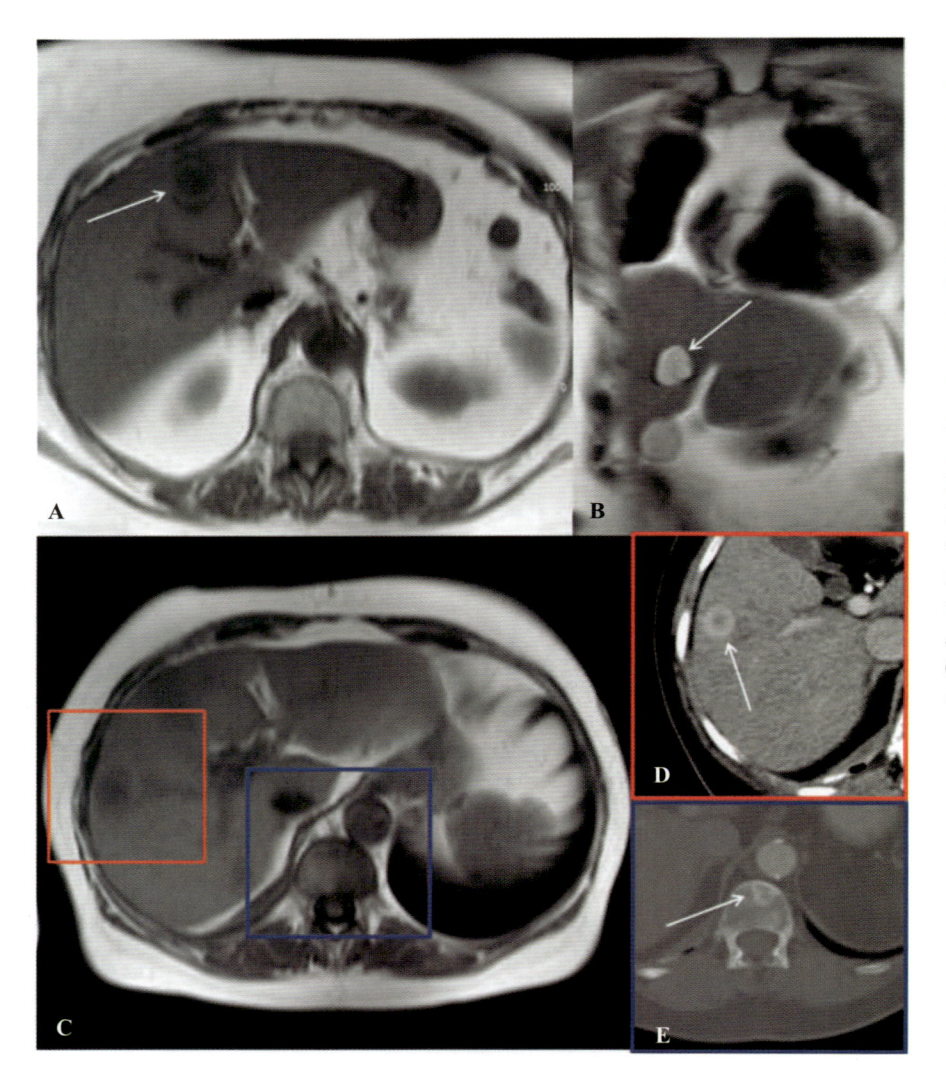

◀ 图 58-16 轴位黑血图像（A）和冠状位亮血图像（B）分别显示明确的低信号和高信号区，符合单纯性肝囊肿改变。轴向黑血图像（C）显示肝右叶边界模糊的低信号区（红框），CT 增强扫描强化模式符合转移瘤改变（D）。扫描所见患者椎体内见异常低信号区（蓝框），CT 扫描证实为成骨性转移（E）

经许可引自 Rodrigues JC, Lyen SM, Loughborough W, Amadu AM, Baritussio A, Dastidar AG, Manghat NE, Bucciarelli-Ducci C. Extra-cardiac findings in cardiovascular magnetic resonance: what the imaging cardiologist needs to know. *J Cardiovasc Magn Reson*. 2016; 18（1）: 26. doi: 10.1186/s12968-016-0246-1.

而转移性病变边界模糊。肝脏局灶性病变中，如肝血管瘤、局灶结节性增生、肝腺瘤和肝细胞癌等需要鉴别诊断。通常 CMR 成像中获得的肝脏图像因其层面及序列有限，难以对病变的影像学特征进行全面评估。因此，患者临床资料非常重要，特定疾病均有其易感人群，如肝腺瘤好发于口服避孕药的年轻女性。既往图像对比和进一步超声检查是确定病变性质的有效手段，最终，还需进行肝脏 CT 或 MRI 检查和活检才能确诊。

不仅仅是局灶性病变，肝脏还可以发生弥漫性病变。如肝脏肿大，但不应与 Riedel 副叶相混淆，后者是肝脏右叶向下延伸至右髂窝的一种先天性正常变异[37]。尽管没有专门用于肝脏 T_2^* 评价的梯度回波序列，但 CMR 扫描所获得的肝脏图像仍可在一定程度上评估肝脏的铁沉积。由于超顺磁效应，铁沉积会导致局部磁场 B_0 不均匀，T_2 弛豫时间缩短，进而导致相关组织的信号衰减（图 58-16）。视觉评估肝脏和脾脏可以提供重要的信息。肝脏弥漫性信号减低，而脾脏信号正常，意味着原发性肝铁沉积，可见于血色病等。肝脏及脾脏信号均弥漫性减低，可能是铁过载的继发性改变。

CMR 检查时常发现胆囊结石；成年人胆囊结石的发病率是 10%～15%[36]。右上腹胆囊内边

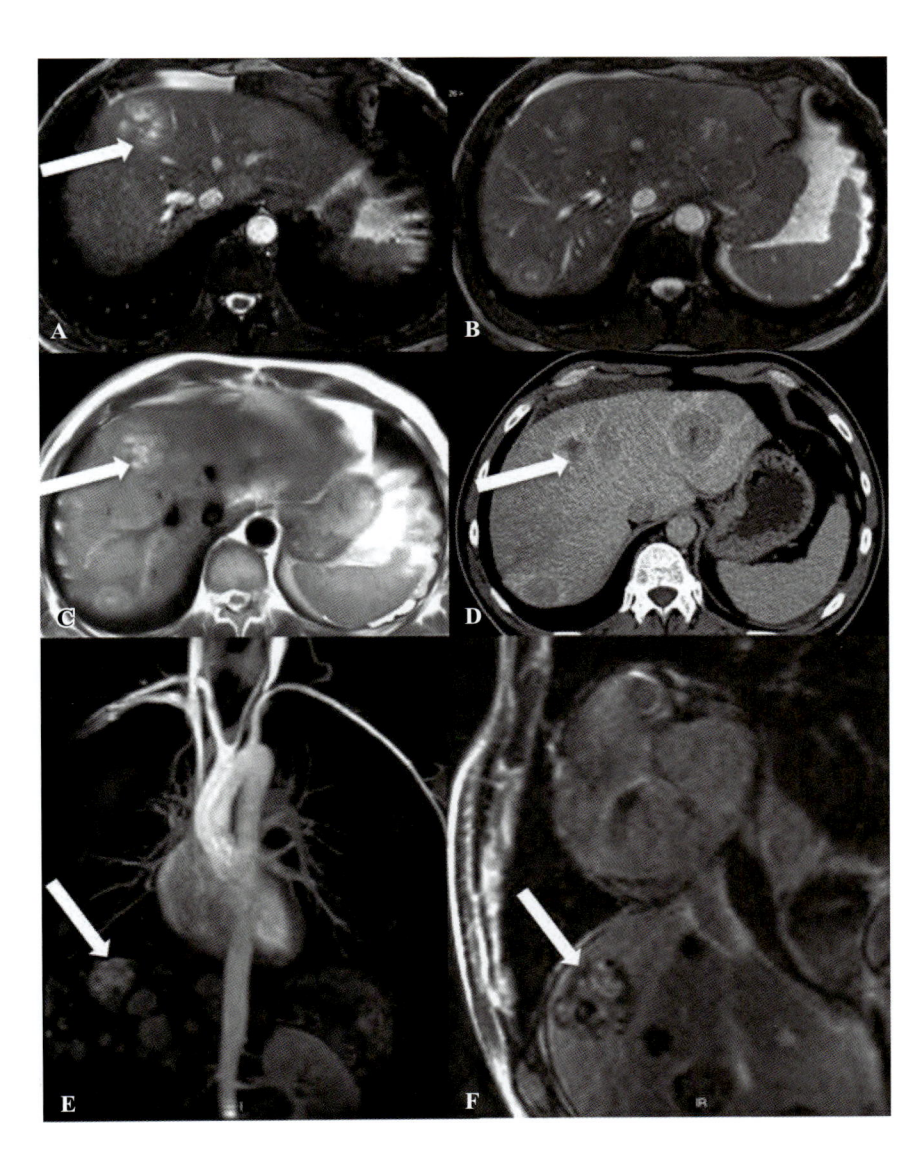

◀ 图 58-17 1 名 56 岁患者的肝脏病变患者，因肺动脉瓣反流接受 CMR 检查

A 和 B. 轴位 SSFP 图像显示；C. 黑血序列显示肝脏病变；D.CT 证实为转移灶；E.MRA 序列显示肝脏病变呈明显高信号；F. 反转恢复序列显示肝脏病变内的纤维成分

界清晰、大小不等的低信号影，符合胆囊钙盐结石的表现（图 58-18）。胆固醇结石更为常见，其 T_1WI 图像上可能为高信号。在 CMR 检查中发现胆囊结石可能并非偶然。胆绞痛甚至急性胆囊炎（胆囊壁增厚和胆囊周围积液）可产生类似于非典型心绞痛症状。应积极进行 CMR 心肌负荷扫描，以评估是否存在负荷下心肌缺血。

老年人的胰腺常发生脂肪替代，并伴有萎缩。胰腺可发生多种局灶性病变，其中最受关注的是胰腺恶性肿瘤。如果怀疑有胰腺病变，应首先征求肝胆领域的放射科医生的意见，以指导进一步的检查。

2. 肾脏

CMR 检查中最常见的肾脏病变是肾囊肿。像单纯性肝囊肿一样，无论病变大小如何，大多数单纯性肾囊肿不需要随访。有时，肾盂旁囊肿和肾积水很难鉴别（图 58-19）。肾盏变钝、邻近的肾皮质萎缩（长期梗阻）、伴输尿管扩张更可能是肾积水的表现。盂旁囊肿偶发者多见，而肾积水则可能与临床和生化异常有关，这在超声检查时也是需要鉴别的。如果出现任何尿路梗阻相关的问题，应立即征求泌尿科医生的意见。

然而，部分肾囊肿具有恶性潜能。囊肿大小和数目并不是恶性肿瘤的预测因子。基于 CT 增强扫描进行 Bosniak 分型可以确定病变的恶性潜能[39]。Bosniak 分型要点有助于确定在 CMR 上偶然发现的囊性病变的性质[40]。具有多发间隔和结节的复杂囊肿，以及含有部分实性成分的囊肿则高度提示恶性可能。单纯性囊肿没有恶性潜能。当 LGE 序列显示肾囊肿存在时（图 58-20），可以对病变进行增强评估。如果对肾囊性或其他肾实性病变的恶性潜能有顾虑，应寻求泌尿放射专业方向的放射科医生建议，并尽可能请泌尿科医生进行会诊，确定病变是否为恶性。CT 增强检查有助于明确病灶的特征和转移性疾病的分期。

肾脏解剖变异可能与肾脏病变相混淆。分叶或驼峰肾可表现为肾脏轮廓不规则，常见于左肾。肾皮髓质分界存在和皮质均匀增厚，多为解剖变异。

成人正常肾脏的大小为 10～12cm。左肾可能比右肾稍大约 1cm。偶然出现的单侧肾萎缩或发育不良，可能是同侧肾动脉狭窄造成的，或许需要进行临床干预。

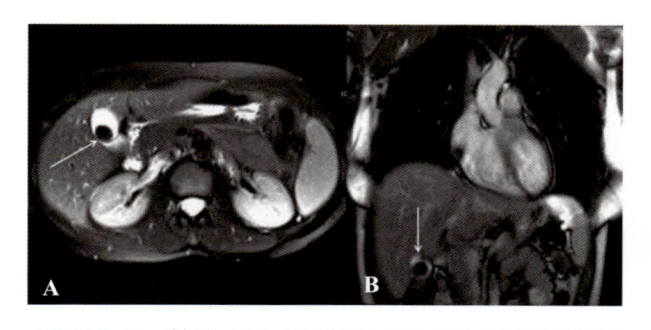

▲ 图 58-18 轴位（A）和冠状位（B）亮血序列显示胆囊内一类圆形的低信号（白箭），符合单纯钙盐性结石表现
经许可引自 Rodrigues JC, Lyen SM, Loughborough W, Amadu AM, Baritussio A, Dastidar AG, Manghat NE, Bucciarelli-Ducci C. Extra-cardiac findings in cardiovascular magnetic resonance: what the imaging cardiologist needs to know. *J Cardiovasc Magn Reson*. 2016; 18 (1): 26. doi: 10.1186/s12968-016-0246-1.

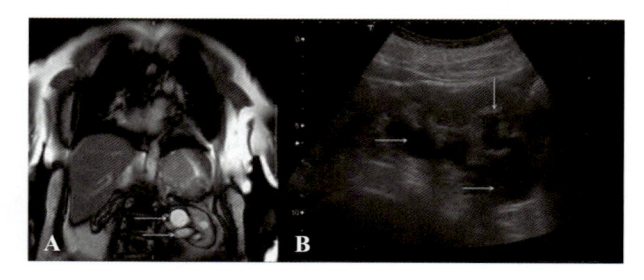

▲ 图 58-19 A. 冠状位亮血序列显示左肾盂囊性病变（白箭）。左肾下极另见一单纯性肾囊肿。B. 经腹超声检查发现肾门处出现低回声区，并伴有输尿管近端扩张，以及肾盏变钝（白箭）。表现与肾积水相符，而非肾盂旁囊肿
经许可引自 Rodrigues JC, Lyen SM, Loughborough W, Amadu AM, Baritussio A, Dastidar AG, Manghat NE, Bucciarelli-Ducci C. Extra-cardiac findings in cardiovascular magnetic resonance: what the imaging cardiologist needs to know. *J Cardiovasc Magn Reson*. 2016; 18 (1): 26. doi: 10.1186/s12968-016-0246-1.

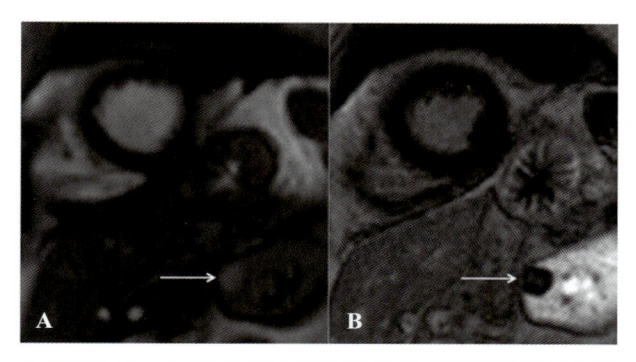

▲ 图 58-20　A.CMR 左心室短轴电影序列图像显示左肾高信号囊性病变（白箭）；B. 在相应层面的 LGE 图像上，病变未见强化（白箭），但周围正常肾实质弥漫性强化，提示病变为良性

经许可引自 Rodrigues JC, Lyen SM, Loughborough W, Amadu AM, Baritussio A, Dastidar AG, Manghat NE, Bucciarelli-Ducci C. Extra-cardiac findings in cardiovascular magnetic resonance: what the imaging cardiologist needs to know. *J Cardiovasc Magn Reson*. 2016; 18（1）: 26. doi: 10.1186/s12968-016-0246-1.

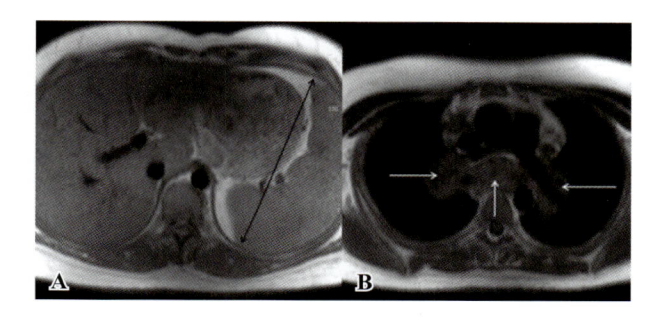

▲ 图 58-21　A. 上腹部的轴位黑血序列显示脾大，脾的最大两极直径为 17.1cm（黑箭）。这是在 CMR 检查中偶然发现的。B. 仔细观察其他的心外图像显示广泛的纵隔淋巴结病变（白箭），表明该患者的脾大是由淋巴瘤引起的

经许可引自 Rodrigues JC, Lyen SM, Loughborough W, Amadu AM, Baritussio A, Dastidar AG, Manghat NE, Bucciarelli-Ducci C. Extra-cardiac findings in cardiovascular magnetic resonance: what the imaging cardiologist needs to know. *J Cardiovasc Magn Reson*. 2016; 18（1）: 26. doi: 10.1186/s12968-016-0246-1.

3. 脾

最常见的脾脏异常是副脾，表现为左上腹边界清晰，与脾相邻且具有相同的信号特征的实性结节。这些副脾结节无临床意义。

脾两极最大径一般为 12~15cm（图 58-21）。CMR 图像可以显示脾大。脾大有多种鉴别诊断。铁过载患者可能伴发血液性疾病。此类患者进行 CMR 检查时可发现相关异常；右心或双心室衰竭患者可能发生充血性脾大，病毒性心肌炎患者可能出现病毒性脾大。淀粉样变性和结节病可能伴随心脏和脾脏的异常。表现为脾大的患者，很少需要进一步影像学检查，但需要结合临床确定病因。

脾脏局灶性病变并不常见。在这些偶然发现的脾脏病变中，多数是脾血管瘤或者外伤后的陈旧性病变。在不确定的情况下，应咨询脾脏专业方面的放射学医生。超声作为一种简单易行且无电离辐射的检查，可进一步评估脾脏异常。

在腺苷药物负荷心肌灌注 CMR 检查过程中，脾脏可能呈现不同的信号。在腺苷诱导血管扩张的负荷过程中，无论通过肉眼评估还是定量评估，与静息灌注图像相比，负荷灌注图像上脾脏功能下调则提示缺乏血液灌注[41]（图 58-22），除了心脏和血压的变化，以及症状的进展，所谓的"脾关闭"现象可能是另一个有意义的标志，它可以确保患者在腺苷灌注 CMR 检查过程中产生有效的负荷。

4. 肾上腺

偶然发现的肾上腺病变并不少见（图 58-23）。确定病变的良恶性是十分重要的。肾上腺恶性病变的最大风险因素是存在其他部位的原发恶性肿瘤病史；在已知的原发性恶性肿瘤患者中，多达 25% 的患者可发现肾上腺转移[42]。转移到肾上腺的常见恶性肿瘤的原发部位包括肺、结肠、乳腺和胰腺。

肉眼可见明确的脂肪或细胞内脂质是富含脂质的良性腺瘤的征象。缺乏可见的脂肪成分意味着病变存在恶性可能。当患者在接受 CMR 检查时，发现肾上腺病变，但之前的影像学检查资料却未显示病变时，可简单地附加扫描同相位和反相位 MRI 序列，有助于区分病变的良恶性（图 58-24）。这个序列依赖于化学位移；相对于同

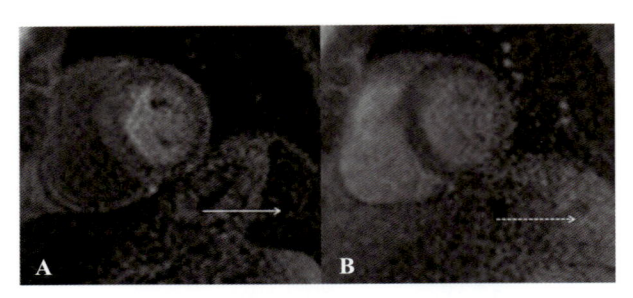

▲ 图58-22 静脉注射腺苷后于负荷峰值时进行首过心肌灌注扫描（A）显示视野中脾脏无明显强化（白实箭）。同一患者的实时静息首过心肌灌注（B）显示视野中脾脏组织的正常不均匀强化（白虚箭）

经许可引自 Rodrigues JC, Lyen SM, Loughborough W, Amadu AM, Baritussio A, Dastidar AG, Manghat NE, Bucciarelli-Ducci C. Extra-cardiac findings in cardiovascular magnetic resonance: what the imaging cardiologist needs to know. *J Cardiovasc Magn Reson*. 2016; 18(1):26.doi: 10.1186/s12968-016-0246-1.

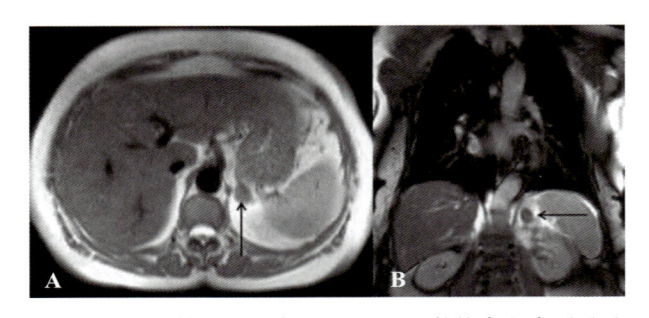

▲ 图58-23 轴位黑血序列（A）和冠状位亮血序列（B）显示 CMR 检查时偶然发现的左侧肾上腺结节（黑箭）

经许可引自 Rodrigues JC, Lyen SM, Loughborough W, Amadu AM, Baritussio A, Dastidar AG, Manghat NE, Bucciarelli-Ducci C. Extra-cardiac findings in cardiovascular magnetic resonance: what the imaging cardiologist needs to know. *J Cardiovasc Magn Reson*. 2016; 18(1):26. doi: 10.1186/s12968-016-0246-1.

相位成像，反相位成像的信号减低，证实了细胞内脂质的存在，以及病变的良性生物学倾向。另外，肾上腺病变也可以通过肾上腺 CT 检查来诊断，决定使用 MRI 还是 CT 取决于检查设备的可用性，以及患者的个人选择。

值得注意的是，解剖形态正常的肾上腺也可能发生肾上腺功能异常，如果临床有怀疑，应进行生化检查。生化指标异常病变在高血压心脏病 CMR 检查对象中尤为重要，因为这可能是可治疗的高血压病变的继发原因（图 58-25）。

（三）颈部

在 CMR 图像上可以显示锁骨上和（或）颈部的淋巴结病变。颈部淋巴结的评估原则同本章纵隔淋巴结所述。

甲状腺

甲状腺通常可以在轴位和（或）冠状位 CMR 图像上显示。甲状腺结节很常见，并且随着年龄的增长而增加。绝大多数甲状腺结节是良性的。识别恶性甲状腺疾病很重要，但在 CMR 图像上可能无法准确评估，因为图像的空间分辨率不足以提供一些恶性相关的征象（例如微钙化、病变内血管和病变分叶状/不规则的边缘），而超声检查则可以做到这一点[43]。仅凭信号特征不能可靠地区分良恶性疾病，因为两者都可以表现为 T_1WI 等信号和 T_2WI 高信号[44]。虽然结节的大小与恶性潜能的相关性有限，而且相对于超声检查，MRI 可能低估甲状腺结节的大小，但使用 MRI 的测量值来进行危险分级是合理的[45]。事实上，美国放射学会最新的白皮书对 MRI 检测到的偶发甲状腺结节给出了处理建议，在无异常的局部淋巴结和（或）甲状腺结节侵犯局部组织等辅助征象的情况下，< 35 岁的受试者的临界值 ≥ 1cm；> 35 岁的受试者的临界值 ≥ 1.5cm，可作为进一步超声检查的临界值[43]。

弥漫性甲状腺肿是最常见的甲状腺异常，在女性中更为常见（女性：男性 = 4 : 1）[46]。无论何时检测到甲状腺肿大，进行影像学检查确定是否有局部肿块存在的证据是很重要的。应该评估气管的位置和宽度。气管移位（图 58-26）和气管压迫是报告中应提及的重要表现。事实上，这可能与患者临床上气短的表现有关。确定肿大甲状腺的下缘边界很重要。明显的胸骨后甲状腺肿应在报告中提及，因为它阻碍了超声对该部位的进一步评估，而超声通常是甲状腺病变的首选检

第 58 章 心脏磁共振成像心外表现
Extra-cardiac findings

▲ 图 58-24 MRI 同相位图（A）显示右侧肾上腺病变（白箭），反相位图（B）显示病变信号下降（白虚箭），证实了细胞内脂质的存在，该病变诊断为良性富含脂质的腺瘤

经许可引自 Rodrigues JC, Lyen SM, Loughborough W, Amadu AM, Baritussio A, Dastidar AG, Manghat NE, Bucciarelli-Ducci C. Extra-cardiac findings in cardiovascular magnetic resonance: what the imaging cardiologist needs to know. *J Cardiovasc Magn Reson*. 2016; 18（1）: 26. doi: 10.1186/s12968-016-0246-1.

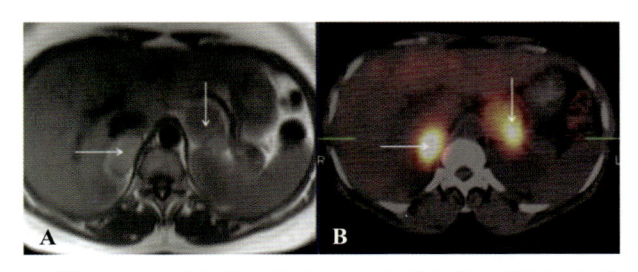

▲ 图 58-25 轴位黑血序列（A）显示在肾上腺区的异常软组织信号团块影（白箭）。这些区域在 MIBG（间碘苄胍）核素检查中被证实具有高代谢活性（B），病变为双侧嗜铬细胞瘤，这也是导致患者高血压的原因

经许可引自 Rodrigues JC, Lyen SM, Loughborough W, Amadu AM, Baritussio A, Dastidar AG, Manghat NE, Bucciarelli-Ducci C. Extra-cardiac findings in cardiovascular magnetic resonance: what the imaging cardiologist needs to know. *J Cardiovasc Magn Reson*. 2016; 18（1）: 26. doi: 10.1186/s12968-016-0246-1.

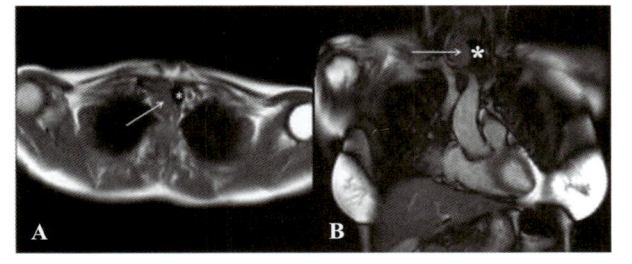

▲ 图 58-26 颈部轴位黑血序列（A）和冠状位亮血序列（B）显示甲状腺右叶均匀增大（白箭）。气管有局部受压改变，气管向对侧有一定程度的移位，管腔轻微狭窄（*）

经许可转载，Rodrigues JC, Lyen SM, Loughborough W, Amadu AM, Baritussio A, Dastidar AG, Manghat NE, Bucciarelli-Ducci C. Extra-cardiac findings in cardiovascular magnetic resonance: what the imaging cardiologist needs to know. *J Cardiovasc Magn Reson*. 2016; 18（1）: 26. doi: 10.1186/s12968-016-0246-1.

查方式。

四、如何处理 CMR 心外病变

为读者提供针对每种不同 CMR 心外病变的规范性指南实际上已经超出了本章所讨论的范围。如读者存在疑问，请寻求放射学专家的帮助。然而，一些一般性的原则将有助于解决偶然发现的心外病变。处理心外病变的过程根据进行 CMR 检查的医疗机构的工作流程而有所不同。CMR 检查可能由心脏专科医生或放射科医生独立报告，也可交叉学科联合会诊。一些医疗机构可能会让放射科医生定期随访 CMR 图像，以对患者心外病变进行解释。另一些可能仅仅寻求放射科医生的意见。不管报告医生的专业是什么，对 CMR 临床检查的正确解读需要对断层解剖学有透彻的理解，以及熟悉在 CMR 视野内心脏外器官的正常的解剖变异和重要/常见疾病。

理想情况下，CMR 检查的报告不应该在没有与以前的影像资料和报告进行比较的情况下出具。不管有无心外病变，评估的第一步也是最有意义的就是回顾相关的既往检查。通常情况下，

患者之前或近期有过其他的放射学检查可以明确提示这些偶发心外病变的类型，并确保其实际上已经被获知。无既往检查图像的情况可能发生在外院转入的患者中，获取外院的横断面图像是重要的一步。只有在无相关影像进行比较的情况下，才建议进一步影像学检查。

我们需要认识到 CMR 诊断偶发心外病变的局限性。CMR 图像视野里虽然可以发现心外病变，但不一定能准确判断病变的性质，以及评估病变是否具有临床意义。现有图像仅能证实心外病变的存在，所以进一步影像学检查十分重要。

处理偶发心外病变时最重要的一步是向转诊的临床医生传达其重要性，并对应该进行的进一步检查提供清晰、明确的指导。沟通应是双向的、有效的。因为除了进行 CMR 检查所要求临床提供的信息外，有时还需要进一步的详细临床信息来确定心外病变的病因和临床相关性。

五、结论

常规的临床 CMR 检查需要对整个胸腔，以及部分颈部和上腹部进行成像。少数重要的心外病变在此检查会被发现。事实上，一些累及心脏的病变可能是系统性疾病，确定某些心外病变有助于解释原发性心脏问题。CMR 报告医生有义务和责任接受心外病变的培训或向放射科同事寻求会诊意见。正确解读心外病变对患者有益，既可防止不必要的过度检查，也能确保不确定性或潜在恶性的重要病变被适当检出。

一般来说，建议进行额外的影像学检查之前，有必要回顾患者既往的影像学资料。这一简单步骤通常足以提供清晰病史及诊断信息，以避免不必要的进一步检查。

六、致谢

Francesca Pugliese：这项工作是 Barts 心血管生物医学研究部门转化研究组工作的一部分，获得了德国国家健康研究所的支持和资助。Chiara Bucciarelli-Ducci：这项工作受到了英国 Bristol 健康研究所心血管生物医学研究部门的支持。本文仅为作者个人观点，不代表其他机构的观点。

推荐阅读

[1] Atalay MK, Prince EA, Pearson CA, et al. The prevalence and clinical significance of noncardiac findings on cardiac MRI. *AJR Am J Roentgenol*. 2011;196:W387–W93.

[2] Dunet V, Schwitter J, Meuli R, et al. Incidental extracardiac findings on cardiac MR: systematic review and meta-analysis. *J Magn Reson Imaging*. 2016;43:929–39.

[3] Greulich S, Backes M, Schumm J, et al. Extra-cardiac findings in cardiovascular MR: why cardiologists and radiologists should read together. *Int J Cardiovasc Imaging*. 2014;30:609–17.

[4] Rodrigues JC, Lyen SM, Loughborough W, et al. Extra-cardiac findings in cardiovascular magnetic resonance: what the imaging cardiologist needs to know. *J Cardiovasc Magn Reson*. 2016;18:26.

[5] Secchi F, Lanza E, Cannaò PM, Petrini M, Sconfienza LM, Sardanelli F. Noncardiac findings in clinical cardiac magnetic resonance: prevalence in 300 examinations after blind reassessment. *J Comput Assist Tomogr*. 2013;37:382–6.

[6] Wyttenbach R, Médioni N, Santini P, et al. Extracardiac findings detected by cardiac magnetic resonance imaging. *Eur Radiol*. 2012;22:1295–302.

参 考 文 献

[1] Lumbreras B, Donat L, Hernández-Aguado I. Incidental findings in imaging diagnostic tests: a systematic review. *Br J Radiol*. 2010;83:276–89.

[2] Maizlin Z.V, Barnard SA, Gourlay WA, et al. Economic and ethical impact of extrarenal findings on potential living kidney donor assessment with computed tomography angiography. *Transpl Int*. 2007;20:338–42.

[3] Liu W, Mortelé KJ, Silverman SG. Incidental extraurinary findings at MDCT urography in patients with hematuria: prevalence and impact on imaging costs. *AJR Am J Roentgenol*. 2005;185: 1051–56.

[4] Ginnerup Pedersen B, Rosenkilde M, Christiansen TEM, et al. Extracolonic findings at computed tomography colonography are a challenge. *Gut*. 2003;52:1744–7.

[5] Secchi F, Lanza E, Cannaò PM, Petrini M, Sconfienza LM, Sardanelli F. Noncardiac findings in clinical cardiac magnetic resonance: prevalence in 300 examinations after blind reassessment. *J Comput Assist Tomogr*. 2013;37:382–6.

[6] Dunet V, Schwitter J, Meuli R, et al. Incidental extracardiac findings on cardiac MR: systematic review and meta-analysis. *J Magn Reson Imaging*. 2016;43:929–39.

[7] European Association of Cardiovascular Imaging. *EACVI Core Syllabus*. eacvi-cmr-certification-core-syllabus-2014.pdf; http://www.escardio.org/static_file/Escardio/Subspecialty/EACVI/education/eacvi-cmr-certification-core-syllabus-2014.pdf (accessed 4 January 2016).

[8] Petersen SE, Almeida AG, Alpendurada F, et al. Update of the European Association of Cardiovascular Imaging (EACVI) Core Syllabus for the European Cardiovascular Magnetic Resonance Certification Exam. *Eur Heart J Cardiovasc Imaging*. 2014;15: 728–9.

[9] Hansell DM, Bankier AA, MacMahon H, et al. Fleischner Society: glossary of terms for thoracic imaging. *Radiology*. 2008;246:697–722.

[10] Carter BW, Tomiyama N, Bhora FY, et al. A modern definition of mediastinal compartments. *J Thorac Oncol*. 2014; 9 (9 suppl 2): S97–S101.

[11] Puderbach M, Hintze C, Ley S, et al. MR imaging of the chest: a practical approach at 1.5T. *Eur J Radiol*. 2007;64:345–55.

[12] Heye T, Ley S, Heussel CP, et al. Detection and size of pulmonary lesions: how accurate is MRI? A prospective comparison of CT and MRI. *Acta Radiol*. 2012;53:153–60.

[13] McWilliams A, Tammemagi MC, Mayo JR, et al. Probability of cancer in pulmonary nodules detected on first screening CT. *N Engl J Med*. 2013;369:910–9.

[14] MacMahon H, Austin JHM, Gamsu G, et al. Guidelines for management of small pulmonary nodules detected on CT scans: a statement from the Fleischner Society. *Radiology*. 2005;237: 395–400.

[15] Baldwin DR, Callister MEJ. The British Thoracic Society guidelines on the investigation and management of pulmonary nodules. *Thorax*. 2015;70:794–8.

[16] Glazer GM, Gross BH, Quint LE, et al. Normal mediastinal lymph nodes: number and size according to American Thoracic Society mapping. *AJR Am J Roentgenol*. 1985;144:261–5.

[17] Genereux GP, Howie JL. Normal mediastinal lymph node size and number: CT and anatomic study. *AJR Am J Roentgenol*. 1984;142:1095–1100.

[18] Schnyder PA, Gamsu G. CT of the pretracheal retrocaval space. *AJR Am J Roentgenol*. 1981;136:303–8.

[19] Ingram CE, Belli AM, Lewars MD, et al. Normal lymph node size in the mediastinum: a retrospective study in two patient groups. *Clin Radiol*. 1989;40:35–9.

[20] Boiselle PM, Patz EF, Vining DJ, et al. Imaging of mediastinal lymph nodes: CT, MR, and FDG PET. *Radiographics*. 1998;18:1061–9.

[21] Toloza EM, Harpole L, McCrory DC. Noninvasive staging of non-small cell lung cancer: a review of the current evidence. *Chest*. 2003;123:137S–146S.

[22] Arita T, Matsumoto T, Kuramitsu T, et al. Is it possible to differentiate malignant mediastinal nodes from benign nodes by size? Reevaluation by CT, transesophageal echocardiography, and nodal specimen. *Chest*. 1996;110:1004–8.

[23] Chabbert V, Canevet G, Baixas C, et al. Mediastinal lymphadenopathy in congestive heart failure: a sequential CT evaluation with clinical and echocardiographic correlations. *Eur Radiol*. 2004;14:881–9.

[24] Carter BW, Wu CC, Khorashadi L, et al. Multimodality imaging of cardiothoracic lymphoma. *Eur J Radiol*. 2014;83:1470–1482.

[25] McLoud TC, Kalisher L, Stark P, et al. Intrathoracic lymph node metastases from extrathoracic neoplasms. *AJR Am J Roentgenol*. 1978;131:403–7.

[26] Ackman JB, Wu CC. MRI of the thymus. *AJR Am J Roentgenol*. 2011;197:W15–20.

[27] Francis IR, Glazer GM, Bookstein FL, et al. The thymus: reexamination of age-related changes in size and shape. *AJR Am J Roentgenol*. 1985;145:249–54.

[28] Strollo DC, Rosado-de-Christenson ML, Jett JR. Primary mediastinal tumors: part II. Tumors of the middle and posterior mediastinum. *Chest*. 1997;112:1344–57.

[29] Arenas-Jiménez J, Alonso-Charterina S, Sánchez-Payá J, et al. Evaluation of CT findings for diagnosis of pleural effusions. *Eur Radiol*. 2000;10:681–90.

[30] Shannon EH. The azygos lobe of the lung. *Can Med Assoc J*. 1931;24:498–500.

[31] Jemal A, Bray F, Center MM, et al. Global cancer statistics. *CA Cancer J Clin*. 2011;61:69–90.

[32] Atalay MK, Prince EA, Pearson CA, et al. The prevalence and clinical significance of noncardiac findings on cardiac MRI. *AJR Am J Roentgenol*. 2011;196:W387–93.

[33] Greulich S, Backes M, Schumm J, et al. Extra cardiac findings in cardiovascular MR: why cardiologists and radiologists should read together. *Int J Cardiovasc Imaging*. 2014;30: 609–17.

[34] Sohns JM, Schwarz A, Menke J, et al. Prevalence and clinical relevance of extracardiac findings at cardiac MRI. *J Magn Reson Imaging*. 2014;39:68–76.

[35] Wyttenbach R, Médioni N, Santini P, et al. Extracardiac findings detected by cardiac magnetic resonance imaging. *Eur Radiol*. 2012;22:1295–1302.

[36] Abe H, Schmidt RA, Kulkarni K, et al. Axillary lymph nodes

[37] Gillard JH, Patel MC, Abrahams PH, *et al*. Riedel's lobe of the liver: fact or fiction? *Clin Anat*. 1998;11:47–9.

[38] Stinton LM, Shaffer EA. Epidemiology of gallbladder disease: cholelithiasis and cancer. *Gut Liver*. 2012;6:172–87.

[39] Israel GM, Bosniak MA. How I do it: evaluating renal masses. *Radiology*. 2005;236:441–50.

[40] Israel GM, Hindman N, Bosniak MA. Evaluation of cystic renal masses: comparison of CT and MR imaging by using the Bosniak classification system. *Radiology*. 2004;231:365–71.

[41] Manisty C, Ripley DP, Herrey AS, *et al*. Splenic switch-off: A tool to assess stress adequacy in adenosine perfusion cardiac MR imaging. *Radiology*. 2015;276:732–40.

[42] Elsayes KM, Mukundan G, Narra VR, *et al*. Adrenal masses: MR imaging features with pathologic correlation. *Radiographics*. 2004;24 (Suppl 1): S73–S86.

[43] Hoang JK, Langer JE, Middleton WD, *et al*. Managing incidental thyroid nodules detected on imaging: white paper of the ACR Incidental Thyroid Findings Committee. *J Am Coll Radiol*. 2015;12:143–50.

[44] Miyakoshi A, Dalley RW, Anzai Y. Magnetic resonance imaging of thyroid cancer. *Top Magn Reson Imaging*. 2007;18:293–302.

[45] Shetty SK, Maher MM, Hahn PF, *et al*. Significance of incidental thyroid lesions detected on CT: correlation among CT, sonography, and pathology. *AJR Am J Roentgenol*. 2006;187:1349–56.

[46] Tunbridge WM, Evered DC, Hall R, *et al*. The spectrum of thyroid disease in a community: the Whickham survey. *Clin Endocrinol (Oxf)*. 1977;7:481–93.

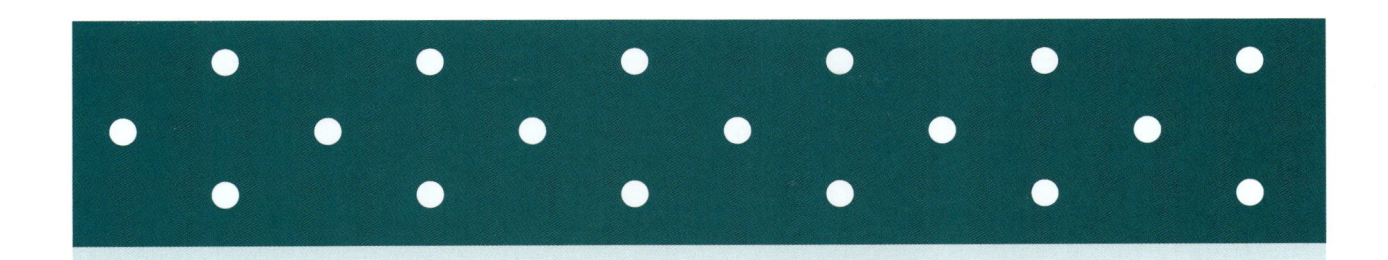

第十二篇
多模态环境下的心脏磁共振研究
CMR in the multimodality environment

第 59 章　多模态环境下的心脏磁共振研究：现状与展望 ………………………… 618

第 59 章　多模态环境下的心脏磁共振研究：现状与展望

CMR in the multi-modality environment: status and perspectives

Frank Rademakers　Massimo Lombardi　Christopher Kramer　著
卢天奇　译　　戴沁怡　徐 磊　校

一、心脏磁共振（CMR）在欧洲的实用性分析与临床应用概述

CMR 可全面地评价心肌组织特征并且具有独特的灵活性，使其能够处理大多数心脏疾病的临床相关问题，这使得在欧洲和世界范围内接受 CMR 检查的患者数量不断增加。目前还没有明确的数据证实 CMR 在临床的使用情况，推测由于心脏问题而进行磁共振扫描的患者占总扫描例数的 1/40～1/20。美国进行的一项调查显示，每年全球有 3400 万例磁共振扫描[1]，这意味着每年全球心脏磁共振检查的数量在 80 万～160 万例。

在欧洲，尚没有 CMR 检查数量的最新信息。然而与美国相比，欧洲的磁共振成像使用变化更大，且 CMR 在欧洲有着更深厚的根基，许多医学机构从 20 世纪 80—90 年代初期就开始进行 CMR 的相关研究。2010 年开展的 EuroCMR 注册研究，已纳入了来自 15 个不同国家、57 个中心的 45 000 余名患者（图 59-1），而这只是欧洲 CMR 研究的冰山一角，可以让我们了解 CMR 研究的区域分布。

在许多欧洲国家，主流学术中心现在已经提出了 CMR 项目研究计划，每年有 > 1000 项有关 CMR 的研究，但在许多机构中，每年只有少数患者接受 CMR 扫描。这一点至关重要，因为在患者数量较少的中心很难保证 CMR 检查质量。2011 年在英国进行的一项调查表明[3]，基于 2010 年间收集的报告数据，在 53 个中心中有 12 个中心每年进行了 > 1000 例的 CMR 扫描，而这 12 个中心每年进行的 CMR 扫描数量几乎占据了 CMR 扫描总数的 2/3。除了这些扫描数量多的中心，53 个中心中有 22 个中心每年进行的 CMR 扫描 < 300 例。在这项调查中，88% 的扫描是由放射技师进行的。检查报告中 36% 由放射科医师，15% 由心内科医生，19% 由两者共同出具，其余是由接受监督的实习医生出具的。值得注意的是，在 53 个中心中有 22 个中心有三级导师。2013 年于英国进行的进一步调查[4]同样得到了类似的数据，显示从 2008—2013 年 CMR 检查数量大幅增长，从 23 216 例增加至 58 936 例，增长幅度约为 253%。英国的 CMR 情况并不能视为欧洲的标准，且几个欧洲国家间 CMR 检查的

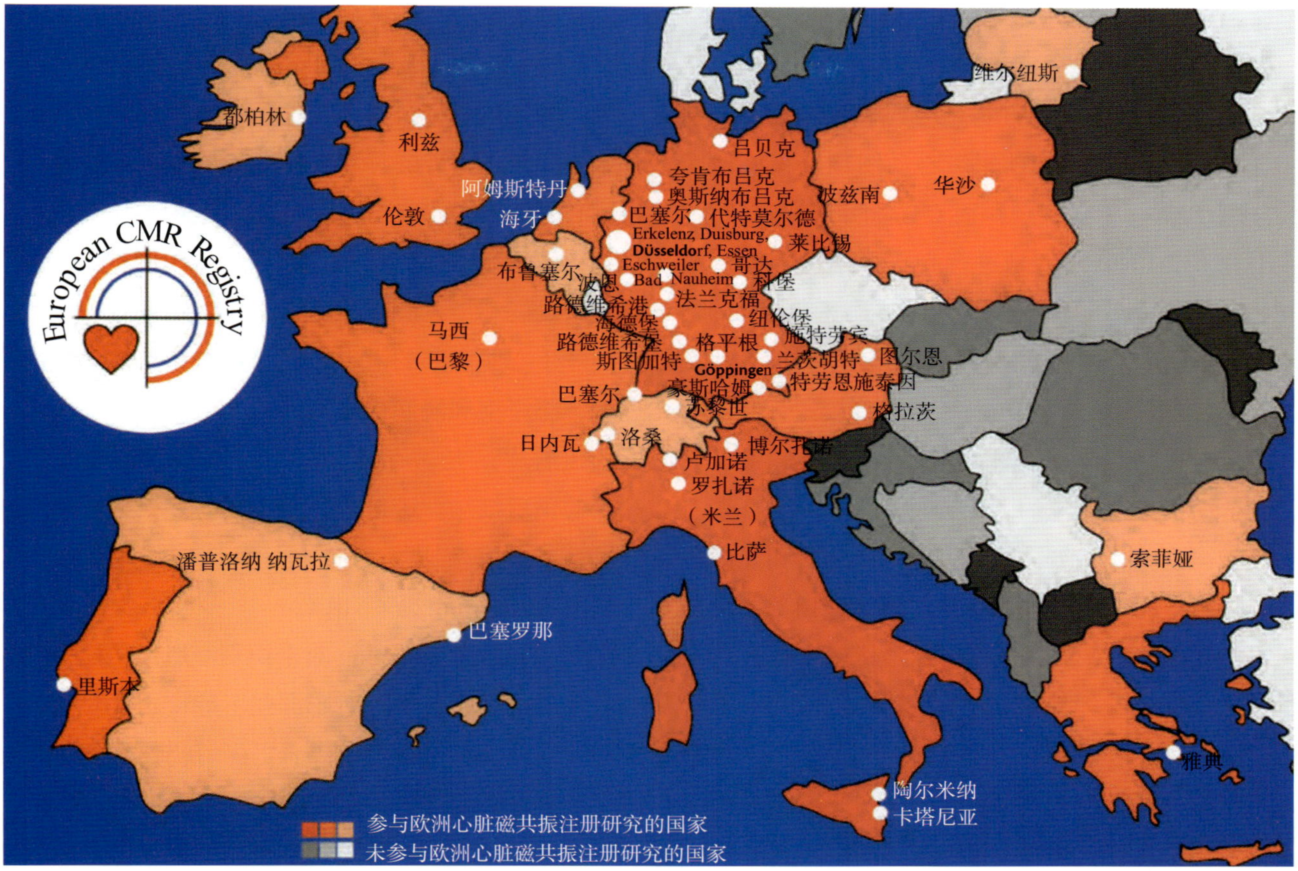

第 59 章　多模态环境下的心脏磁共振研究：现状与展望
CMR in the multi-modality environment: status and perspectives

▲ 图 59-1　参与欧洲 CMR 注册研究的 CMR 中心的地理分布情况。有 46 500 名已经注册入组的患者，这提供了 CMR 在整个欧洲的检查情况信息。注册中心的分布反映了 CMR 检查分布的不均匀性，即 CMR 检查更集中于中欧地区
经许可转载，图片由欧洲 CMR 注册研究中心提供；Goppingen. 格平根；Erkelenz, Duisburg, Dusseldorf, Essen. 埃尔克伦茨、杜伊斯堡、杜塞尔多夫、埃森；Bad. 巴特；Nauheim. 瑙海姆

规范也不一致，这种差异也可以从意大利的一项注册研究中体现出来[5]，该研究前瞻性地招募了意大利 40 个中心的 3376 名患者，每个中心的平均患者数为 84.4 ± 57.3，患者数量范围很广，为 3~425 人；地理分布也很广泛，其中 46.3% 为北方地区患者，36.8% 为中部地区患者，16.9% 为南方地区患者。即使在英国，也存在着地域分布不均匀的现象[3]，绝大多数中心位于英格兰东南部。

总之，尽管推荐进行 CMR 检查的患者数量可能非常高，但磁共振仪器的可用性和受专业训练的医生数量远不能令人满意，这存在很大的地理差异。巨大的地区差异性仍然存在，而且该技术的系统推广远没有达到标准。

二、CMR 的关键优势

CMR 有许多核心优势，使其成为多模态心血管成像中的一种通用且有意义的检查方法。CMR 最大的优势是利用 SSFP 电影成像评估左心室和右心室的大小和功能，图像质量出色，可重复性和可靠性较高[6, 7]。CMR 是一种能够覆盖从心底至心尖的整个左心室的 3D 成像技术，较 2D 超声心动图、左心室造影等 2D 成像技术有着独特的优势，尤其是对于那些因心肌梗死或心肌病引起心脏形态改变的患者。其他的 3D 成像技术，

619

如 3D 超声心动图和心脏 CT，同样能够在无须考虑心脏形态的前提下采集整个左心室的图像。然而，后两种方法在评价左心室结构和功能方面都有各自的局限性。3D 超声心动图难以很好地区分肌小梁与左心室壁，而 CT 时间分辨率较低。因此，CMR 被认为是进行心室形态和功能测量的"金标准"，并越来越多地被用于临床试验，例如干细胞治疗和缩小梗死面积治疗后的评估试验。右心室 3D 结构复杂，2D 成像模式无法对其进行准确评估。CMR 也被认为是对右心室及其复杂结构进行成像的"金标准"。这对于怀疑有致心律失常性右心室心肌病（ARVC）和先天性心脏病［如法洛四联症修复术后伴残留的肺动脉瓣反流和（或）狭窄］的患者尤其有价值。

CMR 另一个核心优势是对心肌梗死面积的影像评估。多年来，SPECT 被用于临床试验中梗死面积的测量，但与 CMR 相比，SPECT 空间分辨率较低，并可能漏诊较小的非 Q 波性下壁或侧壁心肌梗死。CMR LGE 已成为测量梗死面积最精确的方法，它的出现和发展将 CMR 推到了心肌梗死影像学应用的前沿。CMR 被越来越多地应用于以梗死面积为研究对象的临床试验中。重要的是，当使用这种方法时，梗死心肌相对于正常心肌的阈值和梗死相对于时间变化都必须进行标准化。除了在临床试验中的应用以外，CMR 可识别和评估心梗危险区的心肌面积，即使临床症状轻微，但由于其具有重要的预后价值，CMR 在临床应用中同样发挥着重要作用[9]。对于心肌梗死后患者，CMR 也有重要的额外应用价值。微血管阻塞及心肌内出血的识别能够在梗死范围的基础之上提供更多的预后信息[10]。但微血管阻塞及心肌内出血的识别尚不足以改变心梗后患者的临床治疗方案。由于存在方法学和应用 T_2 加权图像评估缺血危险区的争议，CMR 在急性心肌梗死组织学特征评估中的角色有待商榷。通过比较缺血危险区和 LGE 的差异而得到的可挽救心肌（salvaged myocardium）可能是心肌梗死后重要的预后指标，但是在这项应用完全发挥其临床潜能之前，需要对基于 T_2 mapping 进行精确测量心肌危险区的应用进行标准化与验证。

描述心肌病的组织学特征也是 CMR 的一个不断发展和扩大的核心优势。LGE 图像有助于鉴别产生心肌疾病的潜在原因，例如缺血性、扩张型、肥厚型和浸润性心肌病，同时评估这些疾病的预后[11]。是否存在 LGE 及范围，都决定了病变的预后结局。进一步临床干预需要根据特定心肌病的 LGE 程度，进而制订具体的临床治疗方法。T_1 mapping 是 CMR 诊断中一个重要的补充序列。初始 T_1 mapping 对于识别心肌淀粉样变性有重要价值，特别是对于那些不能使用钆对比剂的 4 期或 5 期慢性肾病患者。尽管仍然需要研究来证实该技术在日常 CMR 临床应用中的契合点，T_1 mapping 测量心肌 ECV 已经被越来越多地应用于描述心肌病的特征并确定其预后结局。无论如何，T_1 mapping 是 CMR 所具有的独特应用技术，增加了 CMR 在评估心力衰竭患者中的价值。

近期，负荷灌注识别缺血性心肌病也越来越被认为是 CMR 的核心优势之一。负荷灌注是推动心脏容积成像的主要应用方法，它使得 CMR 获得了更为牢固的立足之地，以充分发挥其临床潜力。多巴酚丁胺功能负荷 CMR 是最初的应用模式，已经得到 X 线冠状动脉造影的证实，但由于其检查时间长、患者耐受性差、钆对比剂的使用量高等问题，现在已经很少使用。因此，血管扩张药物负荷灌注 CMR 成像已取而代之成为评估胸痛或其他疑似缺血性心肌病患者局部缺血的首选方法。在单中心研究中，血管扩张药物负荷灌注 CMR 经过与 X 线血管造影对比验证后，被证实具有极好的敏感性、特异性和总体准确性。在一项纳入了 700 多名患者的大型单中心研究

第 59 章　多模态环境下的心脏磁共振研究：现状与展望
CMR in the multi-modality environment: status and perspectives

中，血管扩张药物负荷灌注 CMR 成像被证明优于 SPECT（单光子发射计算机体层摄影）[12]。然而，尚需进行多中心研究来进一步提升 CMR 负荷灌注成像的诊断价值，通过与其他模式进行比较来验证其诊断效能，并确定其预后价值。一些类似的研究，如 GADACAD、MR-INFORM 和 CE-MARC 2 研究，最近已经完成。

CMR 在一些较小临床领域的核心优势包括评估缩窄性心包炎患者的心包厚度和生理功能，以及识别心肌肿物的组织学特征，尤其是在识别腔内血栓方面有着独特的优势。此外，复杂缺血性心脏病患者的 CMR 检查可作为超声心动图的补充，为这些患者的临床治疗提供重要信息。最后，磁共振血管成像对评估多血管床的主动脉和外周动脉疾病至关重要（表 59-1）。

三、诊断途径：CMR 的机遇

临床路径已经成为医学的主流因素。目前正在对大多数常见疾病制定临床路径，因为临床路径可以促进循证医学，同时应用了工业和经济等许多领域中已知的方法和规则，以改善医疗过程和结果，提高诊疗效率，避免医疗资源浪费。临床路径从定义目标群体开始——具有相似 / 相同诊断的或多或少同质患者人群，采用相同的治疗方案，使用相似的医疗资源以期待获得相同的结局。下一步是描述所有需要采取的不同步骤中的最佳路径，包括诊疗所需的影像和实验室资源，以及获得最佳诊治结果所需的各种干预措施和人员及其技能。这一理想路径应尽可能地基于证据和指南，但在缺乏证据和指南的情况下，应以专家共识为基础。这包括处理利益冲突，并使用适当的、标准化的方法来考虑应用现有的知识和专业技能。基于患者的需求和期望的差异引起的路径变化是可以接受的，有时甚至是必要的，但临床路径变化不应受医疗工作者的习惯或要求影响。下一步是将医院或医疗环境中的实际路径与理想情况进行比较，并进一步改进，使实际情况更符合理想情况。这有助于避免采用不必要的诊疗步骤或医疗资源，因为这些诊疗步骤或医疗资源并不会改善患者的临床结局，也不利于执行更标准化的工作流程。诊疗路径经常受到某些医生的反对，这些医生强调每个患者的独特性和为获得每个问题的最佳解决方案所需的医患之间的直

表 59-1　CMR 的主要优势

技　术	应　用	疾病类型
稳态自由进动电影	左心室和右心室的大小和功能	心肌疾病、心肌梗死、ARVC（致心律失常性右心室心肌病）、先天性心脏病、心脏瓣膜病
LGE	检测梗死 / 面积、检测纤维化	心肌梗死、非缺血性心肌病
血管扩张药物心肌灌注成像	检测缺血	冠状动脉疾病
T_1 mapping	量化间质纤维化	心肌疾病，尤其是淀粉样变性、心肌炎
T_2 mapping	识别水肿	心肌梗死（危险区域）、心肌炎
T_2^* mapping	铁过载、心肌出血	血色病、地中海贫血、心肌梗死
相位对比成像	血流量化	瓣膜病、先天性心脏病
MRA	血管成像	主动脉和外周血管疾病、肺静脉成像

CMR. 心脏磁共振成像；LGE. 心肌延迟强化；MRA. 磁共振血管成像（MRA）

接互动。这在慢性病的诊治中更常见，因为慢性病患者的期望可能存在很大差异，因此慢性病往往需要更个性化的治疗方法，但在急性或选择性更灵活的情况下，标准化方法具有许多优势，同时临床路径已被证明可以改善患者的结局，并降低医疗成本。医生的职责是评估病情并决定是否需要调整标准路径，但一般情况下并非如此，因为（急性）疾病往往遵循可预测的路径，只需要考虑与"可变"患者间的交互作用。典型的例子是对急性冠状动脉综合征或脑卒中的临床管理，这种有序且及时的反应与治疗已被证明能够改善患者结局。通常，临床路径包括150~200条独立路径，包括儿童和老年人的不同路径，覆盖了约80%的患者（Pareto原则）。

临床路径的问题在于需要依靠医生为患者做出诊断，从而将患者分配到特定的路径。一旦完成，接下来的步骤就按照预先定义的流程进行。通常情况下诊断是明确的，或者鉴别诊断是相对有限的，并且有标准化的检测。但有时情况并非如此，需要一种诊断途径。临床路径从诊断开始，诊断路径从症状或综合征开始。通过诊断途径可以获益的典型症状是那些常常以不同方式出现的症状，这取决于首先针对症状咨询的专业科室。例如，背痛或腹痛的患者的诊断和治疗方式可能会有很大不同，这取决于患者是先咨询外科还是内科医生、物理治疗师或神经外科医生，甚至在同一家医院，也有所不同。其他例子还有胸痛、气短、关节不适、咳嗽、腿痛等。通常，这些症状可能是由不同医学学科或科室所关注的病变引起的，因此需要在跨学科检查和最终治疗方面达成一致。

对于心脏病学而言，胸痛和气短等症状就是这种情况，因为它与肺部疾病学、血液学、肿瘤学、风湿病学等学科有重叠之处。此外，在心脏病学的分支学科中，也会出现类似的情况，"缺血"心脏病专家与"心力衰竭"的专家或电生理学家会有不同的处理方法。

由于心脏病学中的诊断检查经常涉及影像，因此诊断路径必须包含不同的成像模式，超声心动图、核医学技术（SPECT、PET）、CT、MR和介入性成像（冠状动脉造影和血管内超声IVUS、光学相干断层扫描等）。这种诊断路径被称为诊断成像路径（DIP），是一种基于证据和共识的可为临床医生提供教育和决策支持的方法，以指导他们为一系列临床患者选择正确的检查顺序和最合适的诊断检查[14, 15]（图59-2）。

该方法的目的是：①减少不必要检查的发生率，这些检查可能会使患者暴露于无益的风险中，包括电离辐射和假阳性结果的风险；②提高合理检查的应用率，从而实现经济有效的诊断。

不必要检查的风险往往集中于检查本身所涉及的直接风险，如电离辐射、对比剂相关并发症、导管相关风险等。假阳性结果的风险实际上要高得多，甚至与真阳性结果相比，会导致不必要的进一步检查或治疗。后者通常与医生的决策有关，但也越来越多地与患者的个人决定有关。虽然患者参与诊断和治疗选择是有益的，能够促进共同决策，但不对患者进行与治疗管理无关的检查能够避免大量的时间和精力浪费。这个问题最好通过Bayes定理来理解，该定理指出检查的预后影响（及其特异性、敏感性、阳性和阴性预测值）取决于受试者的验前概率（调查中问题的普遍性）。一个典型的例子是，在一个严重缺血性心脏病验前概率非常低的群体中，如具有非典型胸痛的年轻女性，即使缺血试验结果呈阳性，也不能明确患者需要进一步的有创性成像或者PCI治疗。

因此，DIP必须在如何正确使用成像模式方面发挥引导作用，但也需要为患者及其医疗护理人员提供正确的信息，以理解这个决策树及其所

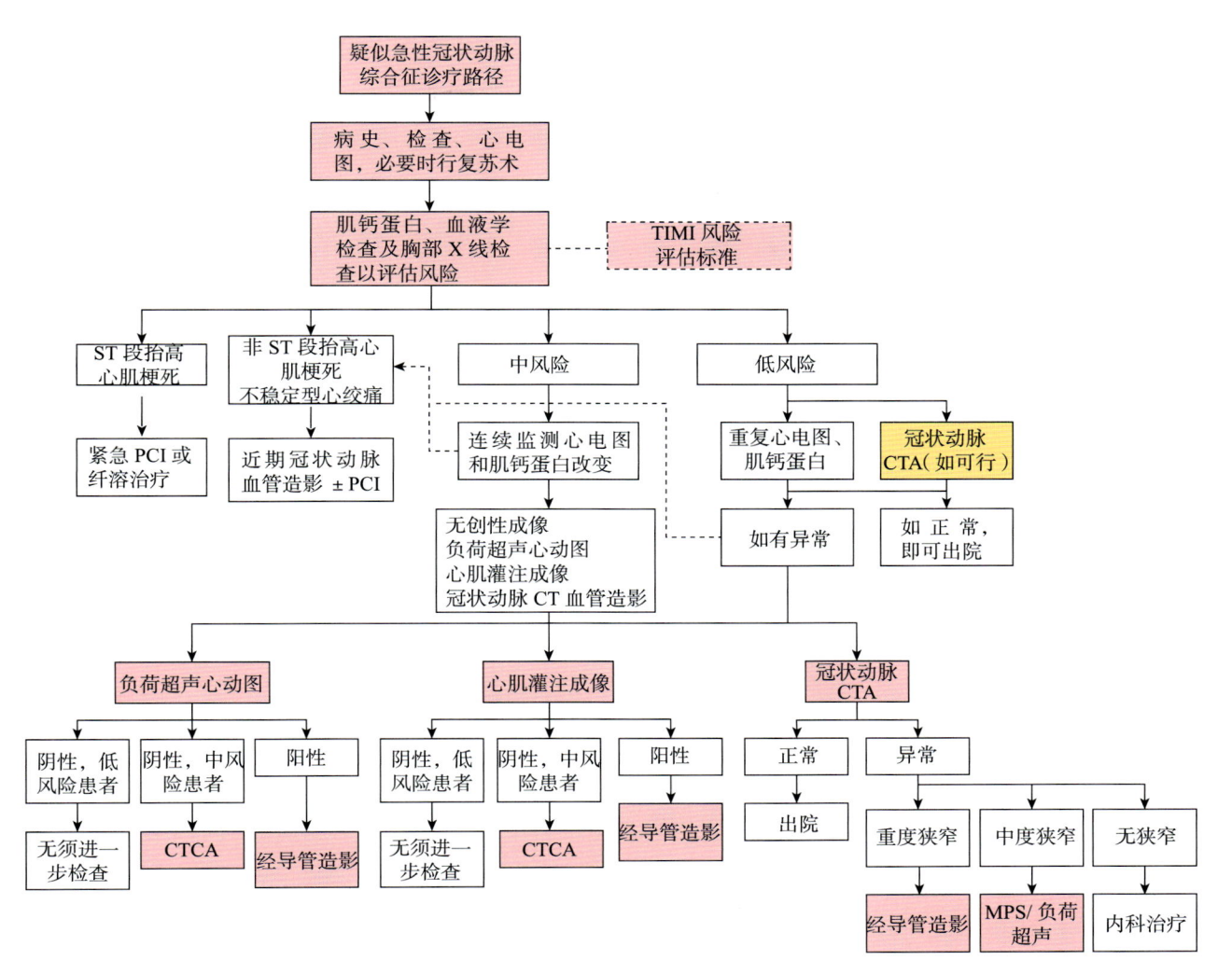

第 59 章 多模态环境下的心脏磁共振研究：现状与展望
CMR in the multi-modality environment: status and perspectives

▲ 图 59-2 该流程图对成人疑似急性冠状动脉综合征患者的影像学检查具有指导意义。审核日期：2012 年 1 月。请注意，今后此图可能还需进一步审查和修订

经许可引自 Government of Western Australia. *Diagnostic Imaging Pathways*,（ONLINE）Available at：http://www.imagingpathways.health.wa.gov.au/.（Accessed January 2012）

产生的影响。

在为临床工作流程提供直接指导的同时，DIP 也可以作为医生培训的教育工具，对于专科和全科医生的帮助很大，因为他们通常是此类检查的转诊医生。

为了确保有效，这种 DIP 需要在护理部实施，例如，在护理部的患者电子病历（EPR）中直接开具影像学检查的医嘱。这种决策支持软件可以应用于各种 EPR，但需要充分集成才能非常有效。另一个强大的教育工具是基于案例的研究，能够提供不同的选项，然后建议的正确选项能够得到证据、指南和专家意见的支持。

然而，并非所有的路径都是最佳的，因为适当性标准可能有所不同，这取决于制订标准的委员会或部门。世界不同地区的同一专业协会可能会出现这种情况，由不同专业的协会发布（针对心脏病症状和诊断：心脏病学、放射学和核医学）时，情况更是如此。

当然，最终一切都取决于实践者对决策支持工具的使用以及他们对建议证据的遵从。习惯很难改变，就像许多事情一样，治疗思路上的改变成为改进计划中最重要的部分[16,17]。

623

CMR 学术团体的机遇是什么？

卓越的 CMR 团队一直是由多专业共同组成的，包括放射科医生和心脏病专家。因此，CMR 团队率先开发实用的影像决策支持工具是合适的，这些工具可以集成到电子病历中，这种工具基于所有相关专业的专家共识，同时患者也参与其中。这些类型的决策支持工具目前正在推广，但通常只来自单一团队，并没有"兄弟"团队的加入。CMR 具有悠久的专业间合作的传统，是许多心脏病学诊断途径的核心，CMR 团队应该在此类跨学科 DIP 的发展中发挥主导作用。这将有利于患者、社会和医学 / 心脏病学学科本身；后者的情况是这样的，因为它将增加对社会和专业投资人的可信度，而这常被指责为卫生系统（成像设备）成本增加的主要原因。

四、多模态指南中的 CMR

（一）美国

CMR 在美国多模态指南中扮演着重要角色，而且更多的指南也即将发布。一部重要的指南是指能够针对特定的临床情况明确哪种影像检查手段适用、可能适用或不适用的合理应用标准（AUC）。第一套 CMR 的 AUC 指南在 2006 年与 CT AUC 指南联合发布[18]，评估了每种单一成像方式的适当性。本文仅评估了 33 种临床场景，确定了 17 种适合 CMR 检查的场景，7 种不确定场景（现称为可能适合场景），9 种不适合（现称为很少适合）CMR 检查的场景。CMR 检查的适应证包括：①对具有中度缺血性心脏病验前概率、不能运动或存在无法解释的心电图异常的患者进行负荷试验；② X 线或 CTA 检查发现狭窄意义不明确的患者。多数适应证属于结构和功能范畴，如应用于心肌梗死后、心肌病、心肌炎、复杂缺血性心脏病、心脏肿物、心包疾病、心房颤动消融前、心肌活性和瓣膜评估的患者。

最初的 AUC 指南是单模态的。随后，AUC 指南开始朝着多模态的方向发展。第一篇多模态 AUC 指南是于最近发表的关于评估疑似或已知缺血性心脏病患者的标准[19]。目前正在编写的标准属于结构和功能范畴，将涵盖心肌和瓣膜疾病，这可能包含更多的 CMR 关键优势。在缺血性心脏病指南中，CMR 负荷灌注不仅适用于上述单模态标准中列出的临床场景，也适用于缺血性心脏病验前概率较高且存在症状的患者。CMR 也同样适用于评估新发的收缩期或舒张期心力衰竭和重度室性心律失常的患者。CMR 的其他适应证包括静息心电图异常、具有中 – 高度缺血性心脏病风险、负荷心电图异常、既往 X 线或 CTA 检查证实存在狭窄。负荷心电图或 X 线及 CTA 检查结果不明确也是 CMR 检查的适应证。有新发症状或症状恶化、既往负荷 ECG 检查异常、X 线血管造影证实的非梗阻性缺血性心脏病、CTA 证实的梗阻性缺血性心脏病或冠状动脉钙化评分 > 100 分的患者也被认为适合接受 CMR 检查。存在缺血症状的血管重建后患者适合行 CMR 负荷检查。许多其他症状也被认为适合行 CMR 检查，这取决于患者个体的临床特征。

另一部稳定型缺血性心脏病患者管理指南发表于 2012 年[20]。指南推荐分为 3 类，Ⅰ类（应执行程序）、Ⅱa 类（执行程序是合理的）、Ⅱb 类（可考虑执行程序）或Ⅲ类（不应执行程序）。支持推荐的证据等级（LOE）也被考虑分为三级，即 A 级来自多个随机临床试验或 Meta 分析的证据，证据等级最高；B 级来自一个随机对照试验或非随机研究的证据；C 级来自专家共识或个案研究的证据，证据等级最低。负荷 CMR 检查为Ⅱa 类推荐（LOE B），适用于能够耐受运动、具有中－高度阻塞性缺血性心脏病验前概率和无法解释的心电图异常的患者，推荐等级低于Ⅰ类推荐的运动负荷超声心动图和负荷SPECT检查。同样，对于不能耐受运动的同类别患者而言，负荷CMR也被划分为Ⅱa类推荐（LOE B），推荐等级再次低于药物负荷超声心动图和SPECT检查。若稳定型缺血性心脏病患者能够耐受运动，但存在不能解释的ECG异常或稳定型缺血性心脏病患者不能耐受运动，无论ECG是否存在不可解释的异常，负荷CMR均为Ⅱa类推荐（LOE B）。对于已知冠状动脉狭窄但生理学意义不明确，且考虑行血管重建术的稳定型缺血性心脏病患者，CMR被推荐为Ⅰ类（LOE B）。对于症状加重而不能耐受运动的已经确诊的稳定型缺血性心脏病患者，负荷CMR再次被划分为Ⅱa类推荐（LOE B），而负荷超声心动图和SPECT为Ⅰ类推荐。对于患有稳定型缺血性心肌病却无症状，但不能耐受运动，存在无法解释的心电图异常或血管重建不完全的患者，所有的负荷成像方法都为Ⅱa类推荐（LOE C）。综上所述，在许多临床场景中，CMR的推荐等级低于负荷超声心动图和SPECT，但该指南发表于几年前，在随后的几年中又提出了更多关于CMR在这些场景中有效应用的证据。

（二）欧洲

在ESC的多模态指南中CMR同样发挥着重要作用，其作用和影响最近已被回顾[21]。在回顾的26部指南中，有14部就CMR的使用提出建议，9部指南中提到CMR，只有3部指南没有提及CMR。在14部对CMR提出使用建议的指南中，39条是Ⅰ类推荐［证明和（或）普遍同意某一治疗或程序是有益的、有用的和有效的］，12条是Ⅱa类推荐［证据存在冲突和（或）意见分歧，但证据偏向有用性/有效性］，10条是Ⅱb类推荐［证据存在冲突和（或）意见分歧，但证据/意见不足以确定实用性/有效性］，2个是Ⅲ类推荐（证明或普遍同意所采用的治疗或程序是无效的/无用的，在某些情况下，甚至是有害的）。更引人注目的是，大多数的建议都具有LOE C级证据［专家共识和（或）小型研究、回顾性研究和注册研究］（41/63，65%），其次是LOE B级证据（单一随机临床试验或大型非随机研究）（16/63，25%）和LOE A级证据（多个随机临床试验或Meta分析）（6/63，10%）。很明显，需要更多更好的（随机）试验来进一步支持CMR在诊断和随访治疗中的应用。

没有针对CMR提出实用建议的3部指南分别是心房颤动的管理（2012年）、血脂异常的管理（2011年）和心力衰竭的器械治疗（2010年）。两部指南对CMR进行三级推荐，建议包括：① MRA不能用来排除肺栓塞；②一般不建议在低风险非心脏手术前进行负荷成像。

总体来说，这些年来在缺血性心脏病、心律失常和猝死、心包疾病、急性冠状动脉综合征、心肌病、主动脉疾病、高血压和外周动脉疾病等疾病的评估中对CMR的推荐有所增长。在缺血性心脏病中，大多数推荐将负荷成像用于评估冠状动脉粥样硬化疾病，但不同的成像模态并未进行区分——CMR、超声心动图和核医学成像；这与美国目前指南中CMR评级低于负荷超声心动图或核医学成像不同。综述[21]提到了解决培训、花费和报销等问题的必要性，以便根据这些指南为患者安排CMR检查（表59-2）。

五、相对成本效益

普适性差被诟病为CMR检查弊端之一，然而，不同国家的情况有很大不同（图59-3），与其他成像技术相比，该技术的成本较高。当

表 59-2 负荷 CMR 的适应证

具体情况	美 国	欧 洲
中度危险的缺血性心脏病患者（不能运动或心电图无法解释）	A	I
已知但意义不明的冠状动脉狭窄	A	I
缺血性心脏病验前概率高且有症状的患者	A	I
新发心力衰竭（收缩性或舒张性）	A	I
严重室性心律失常	A	I
静息心电图异常伴中至高度缺血性心脏病风险	A	I
负荷心电图异常或不确定，静息心电图异常	A	I
X 线或 CT 血管造影结果不明确	A	Ⅱa
出现新发症状或症状恶化并有既往心电图异常的患者，X 线血管造影术证实为非梗阻性缺血性心脏病、CTA 证实为梗阻性缺血性心脏病或冠状动脉钙化积分＞ 100 分	A	I
有症状的血管重建术后患者	A	Ⅱa
可疑非 ST 段抬高型急性冠状动脉综合征	n/a	I
超过 2 个临床危险因素且心功能差的高危非心脏手术前患者	M	I
考虑进行多支血管病变血管重建的 ST 段抬高型心肌梗死患者	n/a	I

A. 适合的；M. 可能合适；n/a. 未评级

然，检查费用在不同国家之间的差异很大，即使是在同一个国家，不同医疗中心之间也有很大的，甚至是意想不到的差异。通常，CMR 检查的费用为超声心动图检查费用的 4 倍，是核医学（SPECT）检查费用的 2 倍。

然而，除非是与另一种诊断方法相比较，否则大体成本或是成本效益比用途不大。因此，最先进的效益分析采用了所谓的增量成本效益比，它可以通过求解方程[22]来计算：增量成本效益比=（新策略成本－当前策略成本）/（新策略效益－当前策略效益）。

只有当两种策略的临床等价性得到证明时，才能进行这种成本分析。数据表明，在缺血性心脏病中，CMR 的使用是系统且适当的，相关策略对患者有利且应该被推荐[23-25]。与冠状动脉造影等介入性检查或 SPECT 等非介入性检查结果相比，CMR 检查可以获得更好的结果。最近的一份报告对 8 种诊断策略的成本效益进行了比较，包括运动平板试验、SPECT、MRI 与有创冠状动脉造影的不同组合。健康结局以质量调整生命年（quality adjusted life year，QALY）表示（即每质量调整生命年的成本*）。对于诊断稳定型缺血性心脏病，只有两种策略具有潜在的成本效益，均包含 CMR 检查。虽然 CMR 成本效益的证据正在积累，但它可能并不是唯一合适的检查技术，应该更谨慎地采用，除了要考虑患者转诊中心的

---

*. QALY 是衡量疾病风险的通用衡量指标，包括生活质量和时间。它被用于经济健康评估，以评估医疗干预的经济价值。换言之，一个 QALY 相当于一年的良好健康状况

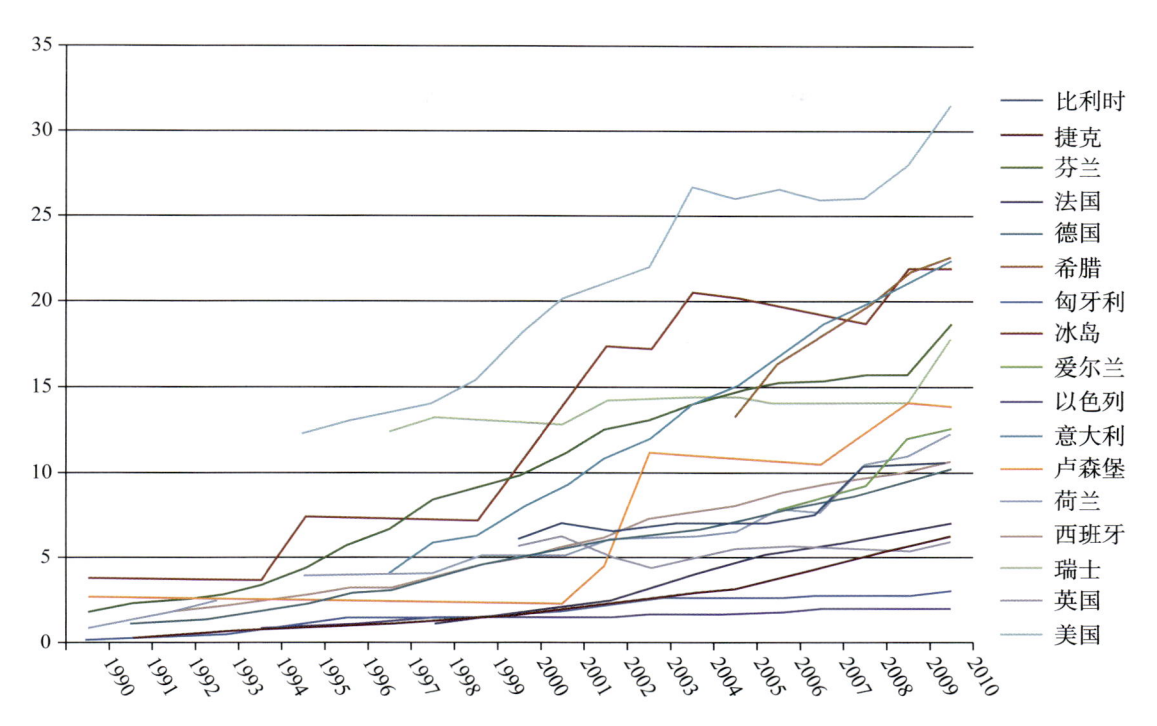

第59章 多模态环境下的心脏磁共振研究：现状与展望
CMR in the multi-modality environment: status and perspectives

▲ 图 59-3 欧洲和美国每百万居民的 MRI 检查量持续增长，其分布也体现了 CMR 应用的不均匀性

经许可引自 Fihn SD, Gardin JM, Abrams J, et al. 2012 ACCF/AHA/ACP/AATS/PCNA/SCAI/STS Guideline for the Diagnosis and Management of Patients With Stable Ischemic Heart Disease: A Report of the American College of Cardiology Foundation/American Heart Association Task Force on Practice Guidelines, and the American College of Physicians, American Association for Thoracic Surgery, Preventive Cardiovascular Nurses Association, Society for Cardiovascular Angiography and Interventions, and Society of Thoracic Surgeons. *J Am Coll Cardiol* 2012；60：e44–e164, 10.1016/j.jacc.2012.07.013. © 2012 American College of Cardiology Foundation and the American Heart Association，Inc 版权所有，Elsevier 出版

现实效率、可用性、经验等，还要考虑到理论表现。

六、患者/社会对 CMR 有什么期待？

最近医疗保健领域的一个流行用语是"患者赋权"，即通过提供关于不同选择的详细信息并考虑到患者的具体期望，通过共同决策，让患者参与诊断和治疗的过程。世界卫生组织将赋权定义为"人们对影响自身健康的决策和行动获得更大控制权的过程"，既是个人过程，也是社会过程。主要强调的是在治疗过程中向患者解释有哪些不同的选择，相应的优缺点，以及不采取治疗措施的结果等。在诊断过程中，人们认为医疗保健工作者可以并且应该承担全部责任，因为患者往往不能真正为这一过程做出贡献，也没有兴趣这样做，因此很少关注这一诊断流程。然而，诊断检查的影响可能是深远的，不光是得到正确的诊断，甚至还可能存在过度解读获得对治疗没有影响的结果。因此，患者可以并且应该对诊断路径如何实施有发言权，即患者是否希望被告知，以及有哪些（关于治疗的）后果会超出范畴，因此超出治疗范畴的诊断是不需要考虑的。虽然在需要及时诊断和治疗的急性情况下，这些考虑远没有那么重要，但在慢性疾病的处理过程中，如稳定型 CAD、心力衰竭和缺血性心脏病，"患者赋权"则变得非常重要。

患者往往对医疗诊断和治疗中涉及的非常复杂的技术感到惊叹，而 CMR 是高端心脏疾病

627

诊疗方面的一个典型示例。这也意味着患者期望 CMR 检查绝对的准确性，无论 CMR 检查得出什么结论都是"真相"。临床医生，尤其是心血管科专家，也倾向于绝对相信数值和量化。"测量就是真相"在心脏病学中普遍认同，我们已经根据 EF 值和心脏大小的临界值建立了完整的治疗方案。需要承认的是，由于许多干扰（生理可变性，但更重要的是，无论 2D、3D 超声心动还是 CMR 检查，均存在观察者之间和观察者内部的可变性及重复测量的变异性），临床测量值往往是真实值的近似值。这种"不确定性"是我们不希望遇到的，当然也不想传达给患者——但他们期望医生能够认识这种"不确定性"。在不同的测量方法中，CMR 无疑是可重复性更高且更准确的测量方法，但是我们并不能保证所有的测量值都是绝对的和能够明确解释的，包括大小和体积，还有 T_1 和 T_2 相关参数。这意味着我们只能用概率来说话，但并不是每个人都认为统计是一件简单的事情。为了充分理解它的含义并向患者做出解释，我们需要借助工具，主要包括概率图表。本章已经提到的一个示例是由 Bayes 定理定义诊断检查的验前概率和验后概率。对于向患者解释在特定情况下进行某种检查并不会改善他们治疗结局的原因是很有帮助的。

要为各种诊断路径创建这种对患者较为友好的决策支持系统，我们不仅需要了解该检查方法的敏感性、特异性、阳性和阴性预测值，还需要了解影像学检查是否以及将如何影响患者治疗，并且如何以类似或更低的成本为患者带来更好的结果[26, 27]。这就引出了价值原则，它被定义为患者的结局（与患者一起定义或为患者定义）超过达到该结局的成本。这个价值概念是我们目前在医疗保健中推论的核心，当然也适用于常规的影像学检查，特别是心脏相关的检查。随着 CMR 发展成为心脏病学诊断成像的一种重要手段，收集足够的证据来支持 CMR 在特定诊断路径中的价值非常重要，这不仅是因为 CMR 提供了良好的图像，还因为它具有高准确性，并且作为一种综合检查，它以合理的成本对患者治疗和预后产生了很大影响（图 59-4）。

近年来，医学领域的一个重要创新"大数据"和计算机支持应用可能对影像学产生了重大影响。虽然"大数据"一词的定义非常模糊，但它涉及利用更大的数据集来造福于单个患者或群体患者。在成像方面，尤其是 CMR 成像方面，这意味着可以使用计算机辅助诊断，这些诊断来自于经过测试的算法或程序，并由带有明确诊断的大型图像集训练而来。这非常适合 CMR 检查，

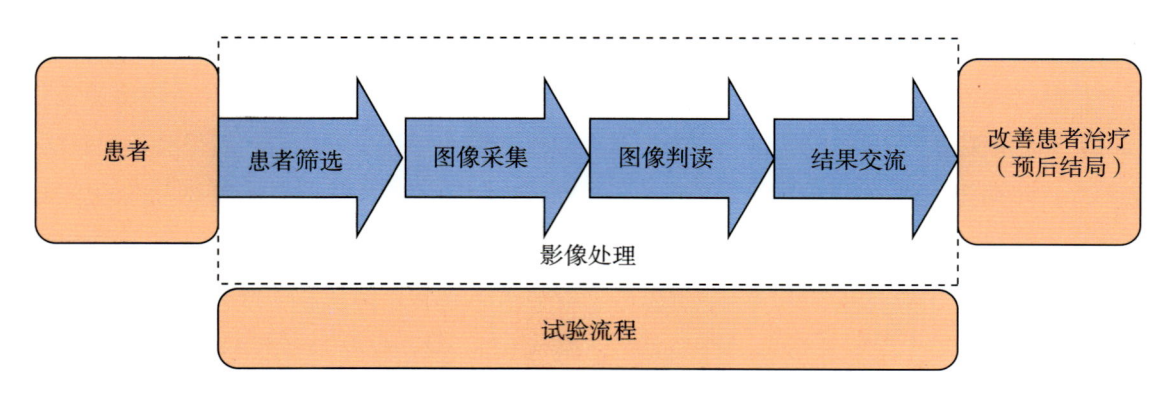

▲ 图 59-4　治疗流程模型示意图

将影像检查过程进行分类定义，并确定了进行质量改进的领域。该模型由影响临床结局的 4 个不同过程组成（经许可引自 Douglas P, Iskandrian AE, Krumholz HM. Achieving quality in cardiovascular imaging. *J Amer Coll Cardiol* 2006. 48：2141–2151, DOI：10.1016/j.jacc.2006.06.076. © 2006 American College of Cardiology Foundation 版权所有，Elsevier 出版）

因为图像（大部分）是通过标准化的方式获取的，这使得它们非常适合进行自动地分析和解读。计算机支持服务大致可分为3类：①使用来自现有数据并经过前瞻性测试的算法，但这些算法主要是依照"如果……，那么……"格式的逻辑步骤；②机器学习，即将具有大量参数和特定结果或因变量的测试数据提交给计算机程序，该计算机程序利用新数据集中的许多参数推导出预测结果的方法（启发式或其他方法）；③真正的人工智能，或称深度学习，神经网络通过自身的观察来学习，并解释研究结果。尽管这可能看起来很遥远，但这已经在当前实现，并将对医学实践产生重大影响，包括心脏病学和影像学。算法虽然简单，但其功能非常强大，可以帮助我们对整合图像提取信息的方式进行标准化，机器学习和神经网络将帮助我们提取信息，并根据临床结果和特定患者的其他诊断参数来解释这些信息。今天，计算机已经能够"查看"图像并提取信息，程序可以解释（原始的）波形或从图像导出的函数曲线（体积曲线、应变曲线等）。但是，当计算机程序学会将其从图像中提取的信息与患者医疗档案中的信息整合起来，并将其与数以百万计的类似诊断数据进行比较时，真正的影响才会到来，这些诊断数据将以匿名的方式提供给那些"电子代理人"。医生的作用并不会像有些人担心的那样减少，但肯定会有所变化，更多地转向为患者及其同事解释检查结果，并引导他们从正确的伦理、道德、经济和环境角度出发。也许这在当下不可能实现，但未来一定可以。

今天，计算机已经可以帮助我们将报告标准化，并将下游诊断方法（病理、手术）的反馈纳入其中。在综合患者报告中纳入其他（影像）诊断结果可以提高影像的实用性和影响力，并改善价值效益——以最低成本得到对患者治疗产生影响的正确诊断。这意味着，临床医生并不能要求患者进行特定的影像学检查，而是由"影像医生"等诊断专家为特定患者选择最佳的检查方法，并向临床医生报告检查结果，依据问题的复杂性，整合一种或多种影像学检查或其他检查获得的所有信息（图59-5）。在这方面，病理学与心脏病学和放射学的图像并没有太大的区别——（组织学）图像（大部分）是由（实验室）技术人员获取的，并由专家在高分辨率的电脑屏幕上（显微镜下图像传输而来）进行解读。因此，从相互流动和报告技术中学习可能是双方专业的兴趣所在。

CMR 学术团队的机遇

CMR 技术处于医疗发展的前沿。就图像采集而言，这是一种非常标准化的技术（尽管在这方面仍需要改进）；它不受患者状态的限制，自动化分割已经成熟；而且它具有多学科属性，可以通过使用不同的序列和增强获得非常多样的信息。这些特性使得 CMR 非常适合应用计算机辅助程序进行标准化和部分自动化，以对图像进行综合解读和报告。另一方面，CMR 可以受益于开具检查的医疗科室的集成决策支持系统。存在良好的证据和指南将 CMR 整合到各种心脏问题的诊断检查中，通过决策支持系统将这些证据带给临床医生，可以有力地促进 CMR 的合理应用，以及对不了解这项技术的临床医生进行培训（表59-3）。

这些仅仅是患者和社会对医学及医疗工作者的一些期望，而心脏成像，特别是 CMR 检查，可以带来真正的价值，将最佳技术和计算机辅助与人的经验技能相结合，旨在以可接受的成本改善患者的预后结局。

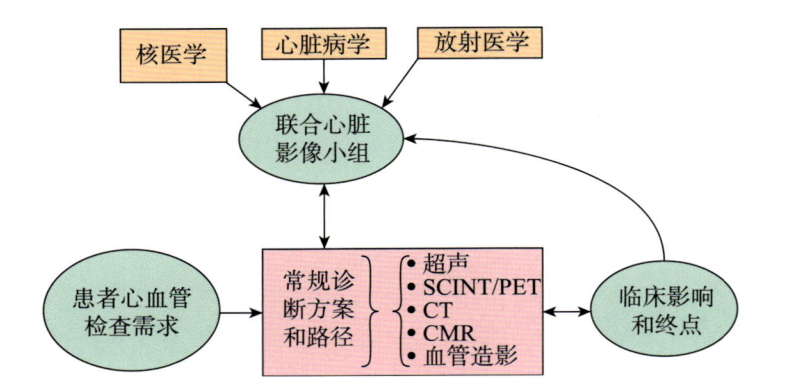

▲ 图 59-5 建议组织多学科联合诊断服务，检查包括核医学闪烁扫描术（SCINT）、正电子发射断层显像（PET）、CT 及 CMR

经许可引自 Fraser AG, Buser PT, Bax JJ, Dassen WR, Nihoyannopoulos P, Schwitter J, Knuuti JM, Hoher M, Bengel, F, Szatmari A. The future of cardiovascular imaging and non-invasive diagnosis. *Eur J Nucl Med Mol Imaging*（2006）33：955. https://doi.org/10.1007/s00259-006-0201-8. © 2006 Springer-Verlag 版权所有

表 59-3　Fryback 和 Thornbury：诊断性影像学的功效

项　目	参数变量		
技术质量	分辨率	清晰度	灰度
诊断准确性	准确性	敏感性/特异性	感兴趣区域
诊断思维	诊断影响	对鉴别诊断的帮助	验前概率和验后概率的变化
治疗影响	管理影响	避免不必要的措施	对治疗方法的影响
患者预后	改善结局	降低发病率	成本/质量调整寿命年的提升
社会影响	效益	性价比	成本效用

经许可引自 Fryback DG, Thornbury JR. The efficacy of diagnostic imaging. *Med Decis Making 1991*；11（2）：88-94，https://doi.org/10.1177/0272989X910110020. © 1991 Society for Medical Decision Making 版权所有，SAGE 出版

七、结论

历经 25 余年的发展，CMR 已经成为一种成熟的心脏影像检查方式，具有特定的优缺点、适应证和进一步进展的机会。这种技术可产生惊艳的图像，是其他任何影像检查技术无法比拟的。目前，CMR 已经显示出强大的实力，可以为临床医生提供关于患者生理和病理方面的关键信息，例如形态、功能、灌注、组织特征和血流等。下一个挑战是证明这些信息在提高诊断率和准确性，以及改善患者预后方面是至关重要的，并且具有成本效益（性价比）。我们已经在这条道路上迈出了第一步，这是一个让 CMR 学术团队在这一领域发挥引导作用的机会，并向患者、投资者和医疗同行证明 CMR 是心血管疾病影像诊断学的核心技术。

推荐阅读

[1] Bruder O, Wagner A, Lombardi M, et al. European Cardiovascular Magnetic Resonance (EuroCMR) registry—multi national results from 57 centers in 15 countries. *J Cardiovasc Magn Reson*. 2013;15:9.

[2] Hendel RC, Patel MR, Kramer CM, et al. ACCF/ACR/SCCT/SCMR/ASNC/NASCI/SCAI/SIR 2006 Appropriateness Criteria for Cardiac Computed Tomography and Cardiac Magnetic Resonance Imaging: A Report of the American College of Cardiology Foundation Quality Strategic Directions Committee Appropriateness Criteria Working Group, American College of Radiology, Society of Cardiovascular Computed Tomography, Society for Cardiovascular Magnetic Resonance, American Society of Nuclear Cardiology, North American Society for Cardiac Imaging, Society for Cardiovascular Angiography and

Interventions, and Society of Interventional Radiology. *J Am Coll Cardiol*. 2006;48:1475–97.

[3] Moschetti K, Muzzarelli S, Pinget C, et al. Cost evaluation of cardiovascular magnetic resonance versus coronary angiography for the diagnostic work-up of coronary artery disease: application of the European Cardiovascular Magnetic Resonance registry data to the German, United Kingdom, Swiss, and United States health care systems. *J Cardiovasc Magn Reson*. 2012;14:35.

[4] Francis SA, Daly C, Heydari B, et al. Cost-effectiveness analysis for imaging techniques with a focus on cardiovascular magnetic resonance. *J Cardiovasc Magn Reson*. 2013;15:52.

[5] Wolk MJ, Bailey SR, Doherty JU, et al. ACCF/AHA/ASE/ASNC/ HFSA/HRS/SCAI/SCCT/SCMR/STS 2013 Multimodality Appropriate Use Criteria for the Detection and Risk Assessment of Stable Ischemic Heart Disease: A Report of the American College of Cardiology Foundation Appropriate Use Criteria Task Force, American Heart Association, American Society of Echocardiography, American Society of Nuclear Cardiology, Heart Failure Society of America, Heart Rhythm Society, Society for Cardiovascular Angiography and Interventions, Society of Cardiovascular Computed Tomography, Society for Cardiovascular Magnetic Resonance, and Society of Thoracic Surgeons. *J Am Coll Cardiol*. 2014;63:380–406.

参 考 文 献

[1] Emergency Care Research Institute (ECRI). *2014 survey online resource*. 2014. https://www.ecri.org/ (accessed 17 April 2018).

[2] Bruder O, Wagner A, Lombardi M, et al. European Cardiovascular Magnetic Resonance (EuroCMR) registry—multi national results from 57 centers in 15 countries. *J Cardiovasc Magn Reson*. 2013;15:9.

[3] Antony R, Daghem M, McCann GP, et al. Cardiovascular magnetic resonance activity in the United Kingdom: a survey on behalf of the British Society of Cardiovascular Magnetic Resonance. *J Cardiovasc Magn Reson*. 2011;13:5.

[4] Ripley DP, Sado DM, McCann GP, Berry C. Cardiovascular magnetic resonance activity in the United Kingdom: results of the 2014 BSCMR survey. *Heart*. 2015;101(Suppl 2):A14–5.

[5] Francone M, Cesare E, Cademartiri F, et al.; CMR Italian Registry Group, Ligabue G, Mancini A, Palmieri F, et al. Italian registry of cardiac magnetic resonance. *Eur J Radiol*. 2014;83:e15–e22.

[6] Bellenger NG, Davies LC, Francis JM, Coats AJS, Pennell DJ. Reduction in sample size for studies of remodeling in heart failure by the use of cardiovascular magnetic resonance. *J Cardiovasc Magn Reson*. 2000;2:271–8.

[7] Grothues F, Smith GC, Moon JCC, et al. Comparison of interstudy reproducibility of cardiovascular magnetic resonance with two-dimensional echocardiography in normal subjects and in patients with heart failure or left ventricular hypertrophy. *Am J Cardiol*. 2002;90:29–34.

[8] Gibbons RJ, Araoz P. Does infarct size matter? *J Am Coll Cardiol*. 2016;67:1684–6.

[9] Schelbert EB, Cao JJ, Sigurdsson S. Prevalence and prognosis of unrecognized myocardial infarction determined by cardiac magnetic resonance in older adults. *JAMA*. 2012;308:890.

[10] Hamirani YS, Wong A, Kramer CM, Salerno M. Effect of microvascular obstruction and intramyocardial hemorrhage by CMR on left ventricular remodeling and outcomes post-MI: A systematic review and meta-analysis. *JACC Cardiovasc Imaging*. 2014;7:940–52.

[11] Karamitsos T, Neubauer S. The prognostic value of late gadolinium enhancement CMR in nonischemic cardiomyopathies. *Curr Cardiol Rep*. 2012;15:1–7.

[12] Greenwood JP, Maredia N, Younger JF, et al. Cardiovascular magnetic resonance and single-photon emission computed tomography for diagnosis of coronary heart disease (CE-MARC): a prospective trial. *Lancet*. 2012;279:453–60.

[13] Fraser AG, Buser PT, Bax JJ, et al. The future of cardiovascular imaging and non-invasive diagnosis. *Eur Heart J*. 2006;27:1750–3

[14] Bairstow PJ, Mendelson R, Dhillon R, Valton F. Diagnostic imaging pathways: development, dissemination, implementation, and evaluation. *Int J Qual Health Care*. 2006;18:51–7.

[15] Government of Western Australia. *Diagnostic imaging pathways*. http://www.imagingpathways.health.wa.gov.au/ (accessed 17 April 2018).

[16] Chaudhuri D, Montgomery A, Gulenchyn K, Mitchell M, Joseph P. Effectiveness of quality improvement interventions at reducing inappropriate cardiac imaging: A systematic review and meta-analysis. *Circ Cardiovasc Qual Outcomes*. 2016;9:7–13.

[17] Bhattacharyya S, Lloyd G. Improving appropriateness and quality in cardiovascular imaging: A review of the evidence. *Circ Cardiovasc Imaging*. 2015;8:e003988.

[18] Hendel RC, Patel MR, Kramer CM, et al. ACCF/ACR/SCCT/SCMR/ASNC/NASCI/SCAI/SIR 2006 Appropriateness Criteria for Cardiac Computed Tomography and Cardiac Magnetic Resonance Imaging: A Report of the American College of Cardiology Foundation Quality Strategic Directions Committee Appropriateness Criteria Working Group, American College of Radiology, Society of Cardiovascular Computed Tomography, Society for Cardiovascular Magnetic Resonance, American Society of Nuclear Cardiology, North American Society for Cardiac Imaging, Society for Cardiovascular Angiography and Interventions, and Society of Interventional Radiology. *J Am Coll Cardiol*. 2006;48:1475–97.

[19] Wolk MJ, Bailey SR, Doherty JU, et al. ACCF/AHA/ASE/ASNC/ HFSA/HRS/SCAI/SCCT/SCMR/STS 2013 Multimodality Appropriate Use Criteria for the Detection and Risk Assessment of Stable Ischemic Heart Disease: A Report of the American College of Cardiology Foundation Appropriate Use Criteria Task Force, American Heart Association, American Society of Echocardiography, American Society of Nuclear Cardiology, Heart Failure Society of America, Heart Rhythm Society, Society for Cardiovascular Angiography and Interventions, Society of Cardiovascular Computed Tomography, Society for Cardiovascular Magnetic Resonance, and Society of Thoracic Surgeons. *J Am Coll Cardiol*.

2014;63:380–406.

[20] Fihn SD, Gardin JM, Abrams J, et al. 2012 ACCF/AHA/ACP/AATS/PCNA/SCAI/STS Guideline for the Diagnosis and Management of Patients With Stable Ischemic Heart Disease: A Report of the American College of Cardiology Foundation/American Heart Association Task Force on Practice Guidelines, and the American College of Physicians, American Association for Thoracic Surgery, Preventive Cardiovascular Nurses Association, Society for Cardiovascular Angiography and Interventions, and Society of Thoracic Surgeons. *J Am Coll Cardiol*. 2012;60:e44–e164.

[21] Von Knobelsdorff-Brenkenhoff F, Schulz-Menger J. Role of cardiovascular magnetic resonance in the guidelines of the European Society of Cardiology. *J Cardiovasc Magn Reson*. 2016;18:6.

[22] Francis SA, Daly C, Heydari B, Abbasi S, Shah RV, Kwong RY. Cost-effectiveness analysis for imaging techniques with a focus on cardiovascular magnetic resonance. *J Cardiovasc Magn Reson*. 2013;15:52.

[23] Moschetti K, Muzzarelli S, Pinget C, et al. Cost evaluation of cardiovascular magnetic resonance versus coronary angiography for the diagnostic work-up of coronary artery disease: application of the European Cardiovascular Magnetic Resonance registry data to the German, United Kingdom, Swiss, and United States health care systems. *J Cardiovasc Magn Reson*. 2012;14:35.

[24] Moschetti K, Petersen SE, Pilz G, et al. Cost-minimization analysis of three decision strategies for cardiac revascularization: results of the 'suspected CAD' cohort of the European Cardiovascular Magnetic Resonance Registry. *J Cardiovasc Magn Reson*. 2016;18:3.

[25] Walker S, Girardin F, McKenna C, et al. Cost-effectiveness of cardiovascular magnetic resonance in the diagnosis of coronary heart disease: an economic evaluation using data from the CE-MARC study. *Heart*. 2013;99:873–81.

[26] Douglas P, Iskandrian AE, Krumholz HM. Achieving quality in cardiovascular imaging. *J Am Coll Cardiol*. 2006;48:2141–2151.

[27] Fryback DG, Thornbury JR. The efficacy of diagnostic imaging. *Med Decis Making*. 1991;11:88–94.

第十三篇

前景展望
Future perspectives

第 60 章　CMR 未来发展 ··· 634

第 61 章　磁共振波谱成像 ··· 636

第 62 章　7T 心脏成像 ·· 642

第 63 章　扩散张量磁共振成像 ·· 647

第 64 章　4D 血流心脏磁共振 ·· 653

第 65 章　心血管疾病的分子与细胞影像学 ···································· 657

第 66 章　心脏磁共振介入（MRI 导管）······································· 663

第 67 章　总结 ·· 667

第 60 章 CMR 未来发展

Introduction: general considerations on the future of CMR

Stefan Neubauer 著

高一峰 译　戴沁怡　徐　磊 校

CMR 未来发展

CMR 已经成为心脏影像学的重要支柱之一。我们如今应用的 CMR 成像是过去 25 年来在方法学和应用开发方面付出巨大努力的结果，它使 CMR 发生了从最初简单的解剖学 T_1 和 T_2 加权成像，到现在的多功能、精确和强大技术的转变[1, 2]。于此期间，在基于解剖成像的前提之下，CMR 最主要的发展成果包括用于评估心脏功能的电影成像、测量灌注储备、心肌血流量〔以 ml/（min·g）为单位〕的首过灌注成像、用于检出瘢痕和斑片状纤维化的 LGE 成像，以及用于评估瓣膜和分流病变的 2D 血流速度成像。本节旨在阐述的问题是在未来 10~20 年，什么将会成为 CMR 的"规则改变者"。

原则上，尝试着去预测未来总会令人无比兴奋——这是一种创造性及想象力的锻炼——但同时，这也是一件困难之事。图 60-1 中的名言说明了这一点。为什么预测 CMR，或是任何其他医学领域的未来进展不是一件易事？其原因在于"颠覆性技术"和创新的现象。图 60-2 展示了这些创新的例子，如电力、喷气发动机或互联网，这些是过去两个世纪举世瞩目的案例，戏剧性且永久地改变了技术发展的进程。这些发明可以在任何时候出现，然后打乱曾被事先预测好的技术发展轨迹，把该领域带向一个没有人能够预料或猜测到的方向。虽然本节的作者也面临着这种困境，无法确定 CMR 下一步将迎来何种颠覆性的创新，但我们正尽可能地进行有根据的猜测，展现出我们认为最可能看到这种创新的领域（图 60-3）。10 年后，当再次回看这一章节时，判断我们之前的预测是否实现将会是一件十分有趣的事。作为免责，在选择所涵盖的领域时，我们必须从大量优秀且前途大好的竞争者中进行筛选，并列出一个入围名单，本节未涵盖的有前途的领域包括用于氧合评估的 BOLD 成像、心房壁成像、PET-MR 混合成像、磁共振弹性成像、基于机器学习的自动图像分析等。此外，在不久的将来，CMR 三个最大的发展方向必将改变其未来，包括弛豫时间的参数 mapping 技术、快速成像技术和大规模 CMR 注册 / 多中心研究，这些内容在本书的其他章节已有所涉及，因此未包括在本节中。

第 60 章 CMR未来发展
Introduction: general considerations on the future of CMR

▲ 图 60-1　一些预测未来的名言

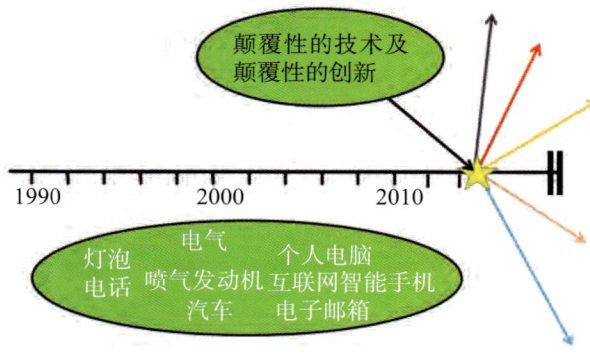

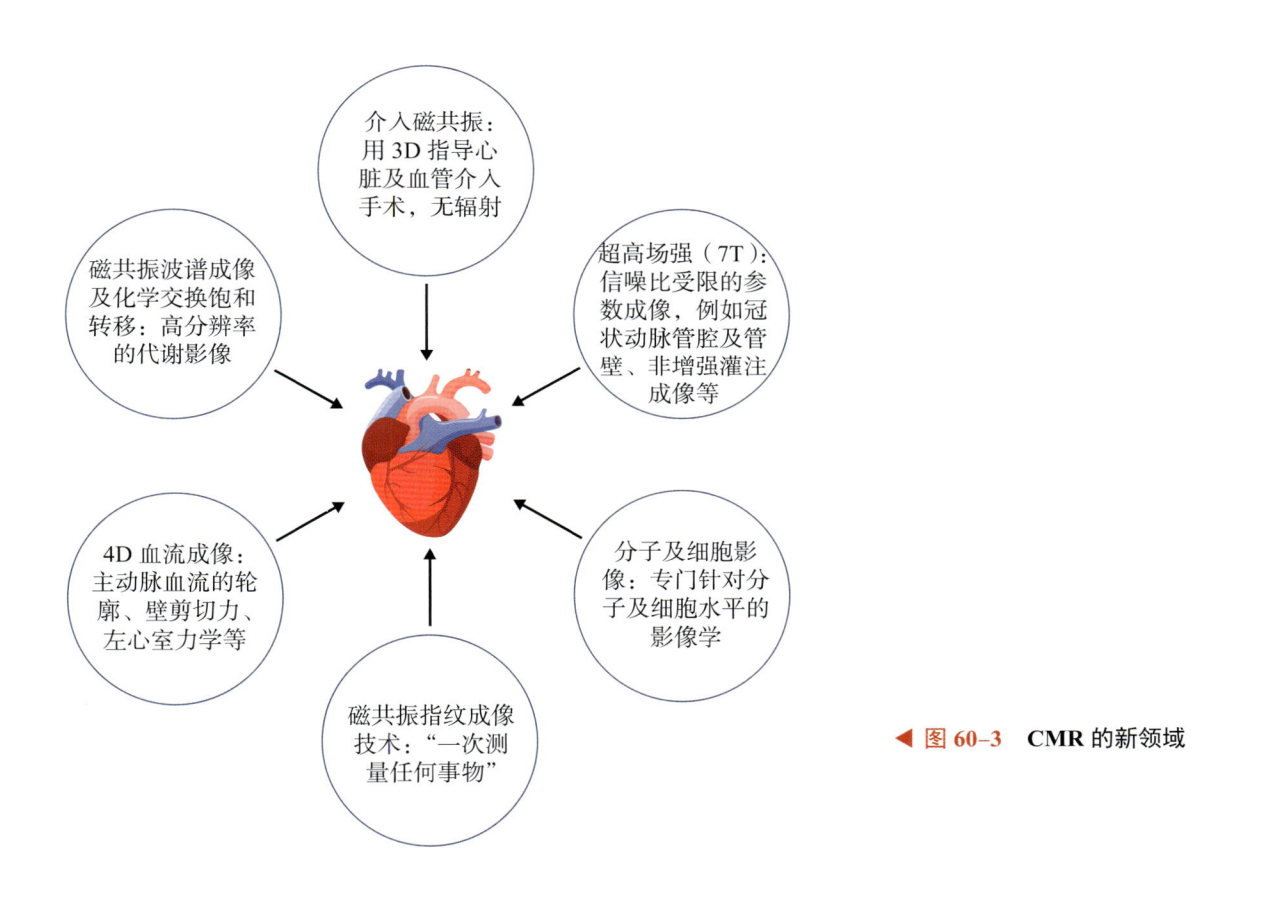

▲ 图 60-2　CMR 的未来预测

◀ 图 60-3　CMR 的新领域

参考文献

[1] Pennell DJ. Cardiovascular magnetic resonance. *Circulation*. 2010;121:692–705.

[2] Myerson SG, Francis JM, Neubauer S. *Cardiovascular Magnetic Resonance. Oxford Specialist Handbooks in Cardiology*. Oxford: Oxford University Press; 2010.

第 61 章 磁共振波谱成像
Magnetic resonance spectroscopy

Damian Tyler 著
高一峰 译　戴沁怡　徐 磊 校

一、概述

除了从 CMR 中获得的大量结构和功能信息之外，磁共振波谱（magnetic resonance spectroscopy，MRS）的相关姐妹技术还可以对组织代谢水平进行深入评估，从而为心脏的代谢率和能量水平提供有价值的信息[1]。虽然有着这种潜力，但是磁共振波谱的临床应用仍受到低信号水平和低灵敏度的限制，而这又限制了磁共振波谱在扫描时间较长和入组规模较大的临床研究中的应用。尽管存在着诸多限制因素，磁共振波谱的未来仍是光明的，新技术的发展能够增强信号水平，为磁共振波谱研究带来更高的灵敏度和可靠性。质子磁共振波谱技术的发展揭示了关于心脏内脂质水平的新信息[2]，7T 超高场强磁共振系统的发展为 ^{31}P 磁共振波谱探测心脏能量水平开辟了新的前景和机会[3]。此外，新的超极化技术为 ^{13}C 磁共振波谱评估病理状态下心脏的代谢变化提供了令人兴奋的新机遇[4]。

二、质子（^1H）波谱成像

质子具有所有磁共振可见核子中最高的灵敏度，因此磁共振波谱可作为研究正常和病理状态下心脏内的代谢物水平的一种非侵入性方法。理论上，质子波谱可以评估包括脂质、牛磺酸、肉碱、肌酸和乳酸盐在内的各种代谢物的组织含量。然而，研究的代谢物水平局限于在 mmol 范围内，与构成磁共振成像研究基础的 85-M 水的水平相比，这会导致其灵敏度变低、扫描时间变长。当这些问题与心脏和呼吸运动相关的问题，以及需要抑制采集波谱中的强水共振问题相结合，磁共振波谱临床实用性的开发会受到很多技术挑战的困扰[2]。

在 3T 下运行的更高场磁共振成像系统的发展，以及硬件、匀场能力（增加静磁场的均匀性）、新的采集和门控技术的改进，真正打开了磁共振波谱在临床研究中应用的大门[2]。现已经进行的一系列研究探索了不同生理状态（如饥饿[5]、运动[6]、高脂饮食[7]）和病理状态（如肥胖[8]、糖尿病[9]、心力衰竭[10]）下心脏脂质水平的变化，这些研究为探究人类心脏中的脂质调节提供了有趣的切入点。一些更进一步的研究探索了衰竭心脏肌酸水平变化的作用，以及其与心功能不全的相关性[10]。7T 超高场强能提供更良好信号和光谱分离的临床磁共振应用，磁共振波谱在心脏疾病中的应用前景更加光明。随着心脏脂质超负荷的作用越来越广泛，一系列评估和监测心脏代谢紊乱的临床应用有望得到发展。

三、磷-31（^{31}P）波谱成像

磷-31（^{31}P）MRS 为研究高能磷酸盐、磷酸肌酸（PCr）和三磷酸腺苷（ATP）提供了独特的方法，这些物质对心脏的持续收缩和舒张至关重要。人类心脏中 PCr 和 ATP 的常规浓度在 10～20mM，这种较低的浓度导致了 ^{31}P MRS 存在着最基本的限制，即灵敏度较低。然而，尽管灵敏度低，许多人体临床研究表明病理状态下的人类心脏存在着能量损伤[1, 11, 12]，因此其准确测量 ATP 和 PCr 水平的能力可能成为评估疾病的严重程度和预后的重要临床工具。

针对磁共振波谱灵敏度较低的问题，一种显而易见的解决方案就是增加用于采集数据的磁共振成像系统的场强，因为理论表明增加场强可使信号呈近似线性增加。事实上，场强从 1.5T 提升至 3T 的过程已经证明了这一理论，并且所获得光谱的信噪比增加了 2 倍[13]。信噪比的提高可增加采集数据的空间分辨率[14]或减少波谱的采集时间，从而允许在运动或负荷条件下采集动态数据[15-17]。然而，即使在 3T 场强下，其采集时间仍然很长（10～30min），且空间定位不足以阻止来自邻近骨骼肌和肝脏组织的污染，尽管使用抑制污染信号的饱和带可以减轻这个问题。

全身 7T 磁共振成像系统的出现为 ^{31}P 磁共振波谱成像开辟了新的可能性，与 3T 场强下采集的波谱相比，PCr 的信噪比提高了 2.8 倍[3]。在这项研究中，在 7T 场强下更快的 T_1 弛豫导致磁化恢复增加，从而使信噪比的增长程度大于线性增长；同时，更高的场强会导致磁化增加。使用 7T 场强的另一个优点是波谱离散增加，意味着波谱内的共振更容易得到区分（图 61-1）。这使得准确评估波谱内的其他共振成为可能，同时我们也可以基于 PCr 和无机磷酸盐共振之间的化学位移评估细胞内的 pH。在 7T 场强下，在临床检查时进行肌酸激酶流量的测量也变得具有可行性[18]。更好地理解和评估心肌能量学可作为监测心力衰竭的进展，以及对代谢和其他治疗反应的一种实用临床手段。

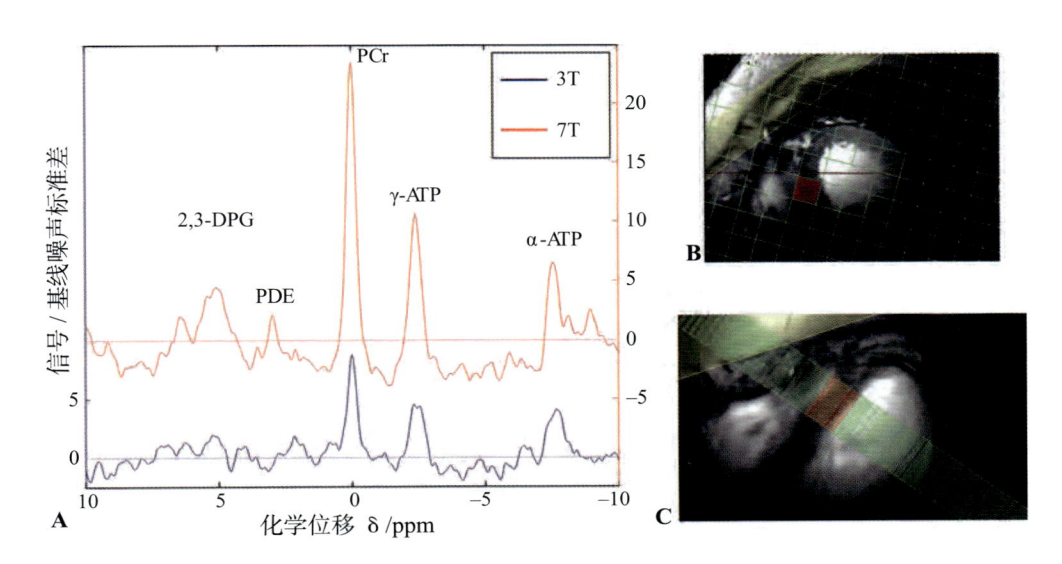

▲ 图 61-1 1 名典型患者（57 岁，女性）3T 和 7T 场强下的波谱比较

这些波谱已经应用了匹配滤波器，并已按照基线噪声标准差进行了标准化，因此 PCr 峰值的高度本质上就是 PCr 的信噪比。在 7T 场强下信噪比的增加十分明显

四、超极化碳-13（^{13}C）波谱成像

碳-13 磁共振波谱（^{13}C MRS）非常适合代谢研究，因为它能够在代谢反应发生时跟踪 ^{13}C 核在分子间的运动[19]。^{13}C 的主要优势在于其不是自然存在的碳同位素，注射的 ^{13}C 分子可以通过代谢途径中的多个步骤进行追踪。然而，这也是其主要的限制，因为它会导致信号水平降低得十分明显，这使得标准的心脏 ^{13}C 磁共振波谱成像几乎不可能实现。

能够提升信号水平的超极化技术的出现为研究心脏的新陈代谢开辟了一条全新的途径[20]。超极化是一系列不同技术的总称，这些技术通过人工增强特定能量状态下的自旋数，来增强磁共振扫描中的信号水平。这些超极化技术包括在肺部磁共振成像中有很大用途的惰性气体（主要是氙和氦）光学泵，以及仲氢诱导极化（PHIP），即利用仲氢的自然自旋顺序，通过特定的氢化反应在含 ^{13}C 样品中产生高度极化。然而，在心脏研究中最常应用的超极化技术被称为动态核极化（DNP）[21, 22]。DNP 过程的工作原理是将含有碳-13 标记原子核的样品与自由电子源（称为"自由基"）混合，并将这种混合物在非常高的磁场（>3T）中降低至非常低的温度（<1K）。在这些条件下，自由电子都能够保持在一个能级上，产生非常高的极化水平。随后，通过使用适当频率的微波对样品进行辐照，将这种高极化率转移到核自旋上，从而引起核自旋的对准。对准过程需要 60~120min，并且可以产生极高程度的核极化（50%~70%）。为了使这种高极化能够用于体内磁共振波谱扫描，必须用合适的溶剂溶解冷冻样品，使其快速达到生物学温度。获得的液体样品可以随后进行注射，当其转换为下游代谢产物时便可得到注射样品的代谢产物。增强的极化在 2~3min 会迅速衰减，这意味着样品必须在溶解过程后立即注射，并且迅速地进行数据采集。

初期的预临床研究集中在超极化（1-^{13}C）丙酮酸盐的使用[23]。丙酮酸是葡萄糖代谢途径中的一个关键中间体，因为它是无氧代谢和线粒体中的有氧代谢之间的桥梁，在无氧代谢中丙酮酸被转化为乳酸盐，在线粒体中丙酮酸被裂解为乙酰辅酶 A 和二氧化碳（CO_2）。在裂解过程中，^{13}C 标记被转移到二氧化碳中，二氧化碳与碳酸氢盐处于一个快速的、依赖于酸碱度的平衡状态。因此，^{13}C 标记的碳酸氢盐和 ^{13}C 标记的乳酸盐的出现直接反映了心脏内有氧代谢和无氧代谢之间的平衡（图 61-2）。

超极化碳磁共振波谱成像评估病理状态下心脏代谢变化的潜力已经于包括梗死心脏[24, 25]、糖尿病心脏[23, 26]和肥大心脏[27, 28]在内的一系列不同的动物模型中得到证实。这些研究证明了超极化磁共振波谱成像在检测心血管疾病进展过程中代谢异常的时间进程，以及监测心脏对治疗的代谢反应方面的潜力。然而，尽管预临床研究揭示了超极化磁共振波谱的前景，其真正的潜力在于这项技术的临床应用。为此，有学者在对前列腺癌患者的研究中进行了相关临床试验[29]，且心脏病学的初步试验也正在进行[20, 30]。

这项波谱技术转化成常规临床应用必须克服许多障碍。然而，现在有学者正进行可常规地产生具有高度极化水平无菌样品的超极化器系统的设计[31]，并且开发可在超极化信号增强的较短时间内产生代谢图像的快速采集序列有着很好的前景[32, 33]。正在探索经由不同代谢途径的潜在示踪剂替代品［例如，使用（2-^{13}C）丙酮酸盐和乙酸盐来测量三羧酸（TCA）循环通量[34, 35]或使用丁酸盐来监测脂肪酸代谢[36]］，其他的一些研究正在利用超极化示踪剂的增强信号和低背景水平来实现心肌灌注成像[37]。

从临床的角度来看，超极化磁共振波谱可

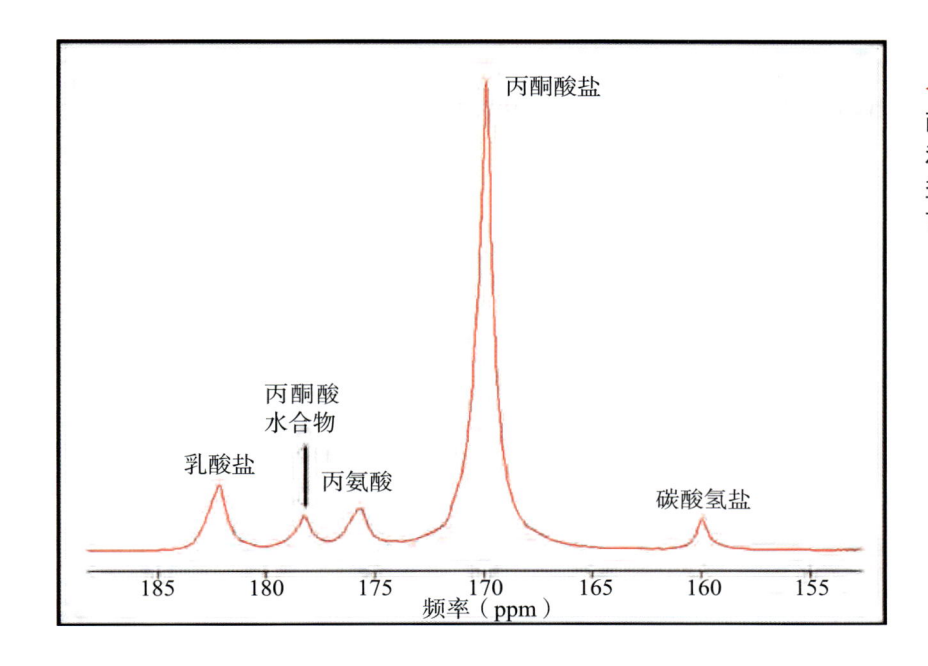

▲ 图 61-2 注射超极化的（1-^{13}C）丙酮酸后，雄性 Wistar 大鼠心脏的波谱示例。注射的丙酮酸转化为乳酸盐、丙氨酸和碳酸氢盐的过程清晰可见

提供一系列不同疾病的诊断和治疗信息。在缺血性心肌病中，可检测到缺血区有氧代谢和无氧代谢之间的不平衡，同时可通过观察存活和非存活心肌组织中独特的代谢特征来证明心肌的存活性[20]。我们也可以通过观察心功能不全，以及其他特定心肌疾病心脏代谢功能障碍的短暂发展，并且将这些代谢变化与标准磁共振成像所观察到的结构和功能变化进行比较，开拓疾病进展和观察疗效的新思路。

五、结论

磁共振波谱在心脏临床评估中的应用已经落后于常规 CMR，低信号水平和低灵敏度的基础障碍目前无法逾越。然而，超高场强磁共振系统的出现和新的超极化技术的发展，为心脏磁共振波谱成像进一步探测病理状态下心脏的能量和代谢异常打开了新时代的大门。这些技术有望在缺血性心肌病的评估和监测心力衰竭的进展中得到临床应用。在高场强（≥ 3T）下运行的多核磁共振系统的应用日益增加，大规模临床试验已经了证明这些技术的实用性和附加价值，这对于磁共振波谱实现从研究环境到临床领域的转化具有重要的意义。

推荐阅读

[1] Ardenkjaer-Larsen JH, Fridlund B, Gram A, et al. Increase in signalto- noise ratio of >10,000 times in liquid-state NMR. *Proc Natl Acad Sci U S A*. 2003;100:10158–63.
[2] Faller KM, Lygate CA, Neubauer S, Schneider JE. (1) H-MR spectroscopy for analysis of cardiac lipid and creatine metabolism. *Heart Fail Rev*. 2013;18:657–68.
[3] Neubauer S. The failing heart—an engine out of fuel. *N Engl J Med*. 2007;356:1140–51.
[4] Rodgers CT, Clarke WT, Snyder C, Vaughan JT, Neubauer S, Robson MD. Human cardiac 31P magnetic resonance spectroscopy at 7 Tesla. *Magn Reson Med*. 2014;72:304–15.
[5] Schroeder MA, Clarke K, Neubauer S, Tyler DJ. Hyperpolarized magnetic resonance: a novel technique for the in vivo assessment of cardiovascular disease. *Circulation*. 2011;124:1580–94.

参考文献

[1] Neubauer S. The failing heart—an engine out of fuel. *N Engl J Med*. 2007;356:1140–51.
[2] Faller KM, Lygate CA, Neubauer S, Schneider JE. (1) H-MR spectroscopy for analysis of cardiac lipid and creatine metabolism. *Heart Fail Rev*. 2013;18:657–68.
[3] Rodgers CT, Clarke WT, Snyder C, Vaughan JT, Neubauer S, Robson MD. Human cardiac 31P magnetic resonance spectroscopy at 7 Tesla. *Magn Reson Med*. 2014;72:304–15.
[4] Tyler DJ, Neubauer S. Science to practice: hyperpolarized metabolic MR imaging–the light at the end of the tunnel for clinical (13)C MR spectroscopy? *Radiology*. 2016;278:639–41.
[5] Hammer S, van der Meer RW, Lamb HJ, et al. Progressive caloric restriction induces dose-dependent changes in myocardial triglyceride content and diastolic function in healthy men. *J Clin Endocrinol Metab*. 2008;93:497–503.
[6] Bilet L, van de Weijer T, Hesselink MK, et al. Exercise-induced modulation of cardiac lipid content in healthy lean young men. *Basic Res Cardiol*. 2011;106:307–15.
[7] van der Meer RW, Hammer S, Lamb HJ, et al. Effects of short-term high-fat, high-energy diet on hepatic and myocardial triglyceride content in healthy men. *J Clin Endocrinol Metab*. 2008;93:2702–8.
[8] Szczepaniak LS, Dobbins RL, Metzger GJ, et al. Myocardial triglycerides and systolic function in humans: in vivo evaluation by localized proton spectroscopy and cardiac imaging. *Magn Reson Med*. 2003;49:417–23.
[9] McGavock JM, Lingvay I, Zib I, et al. Cardiac steatosis in diabetes mellitus: a 1H-magnetic resonance spectroscopy study. *Circulation*. 2007;116:1170–5.
[10] Nakae I, Mitsunami K, Yoshino T, et al. Clinical features of myocardial triglyceride in different types of cardiomyopathy assessed by proton magnetic resonance spectroscopy: comparison with myocardial creatine. *J Card Fail*. 2010;16:812–22.
[11] Rider OJ, Francis JM, Tyler D, Byrne J, Clarke K, Neubauer S. Effects of weight loss on myocardial energetics and diastolic function in obesity. *Int J Cardiovasc Imaging*. 2013;29:1043–50.
[12] Scheuermann-Freestone M, Madsen PL, Manners D, et al. Abnormal cardiac and skeletal muscle energy metabolism in patients with type 2 diabetes. *Circulation*. 2003;107:3040–6.
[13] Tyler DJ, Hudsmith LE, Clarke K, Neubauer S, Robson MD. A comparison of cardiac (31)P MRS at 1.5 and 3 T. *NMR Biomed*. 2008;21:793–8.
[14] Tyler DJ, Emmanuel Y, Cochlin LE, et al. Reproducibility of 31P cardiac magnetic resonance spectroscopy at 3 T. *NMR Biomed*. 2009;22:405–13.
[15] Dass S, Cochlin LE, Suttie JJ, et al. Exacerbation of cardiac energetic impairment during exercise in hypertrophic cardiomyopathy: a potential mechanism for diastolic dysfunction. *Eur Heart J*. 2015;36:1547–54.
[16] Hudsmith LE, Tyler DJ, Emmanuel Y, et al. (31)P cardiac magnetic resonance spectroscopy during leg exercise at 3 Tesla. *Int J Cardiovasc Imaging*. 2009;25:819–26.
[17] Levelt E, Rodgers CT, Clarke WT, et al. Cardiac energetics, oxygenation, and perfusion during increased workload in patients with type 2 diabetes mellitus. *Eur Heart J*. 2016;37:3461–9.
[18] Hirsch GA, Bottomley PA, Gerstenblith G, Weiss RG. Allopurinol acutely increases adenosine triphospate energy delivery in failing human hearts. *J Am Coll Cardiol*. 2012;59:802–8.
[19] Malloy CR, Sherry AD, Jeffrey FM. Analysis of tricarboxylic acid cycle of the heart using 13C isotope isomers. *Am J Physiol*. 1990;259(3 Pt 2):H987–95.
[20] Schroeder MA, Clarke K, Neubauer S, Tyler DJ. Hyperpolarized magnetic resonance: a novel technique for the in vivo assessment of cardiovascular disease. *Circulation*. 2011;124:1580–94.
[21] Ardenkjaer-Larsen JH, Fridlund B, Gram A, et al. Increase in signal-to-noise ratio of >10,000 times in liquid-state NMR. *Proc Natl Acad Sci U S A*. 2003;100:10158–63.
[22] Golman K, Ardenkjaer-Larsen JH, Petersson JS, Mansson S, Leunbach I. Molecular imaging with endogenous substances. *Proc Natl Acad Sci USA*. 2003;100:10435–9.
[23] Schroeder MA, Cochlin LE, Heather LC, Clarke K, Radda GK, Tyler DJ. In vivo assessment of pyruvate dehydrogenase flux in the heart using hyperpolarized carbon-13 magnetic resonance. *Proc Natl Acad Sci USA*. 2008;105:12051–6.
[24] Oh-Ici D, Wespi P, Busch J, et al. Hyperpolarized metabolic MR imaging of acute myocardial changes and recovery after ischemia-reperfusion in a small-animal model. *Radiology*. 2016;278:742–51.
[25] Dodd MS, Atherton HJ, Carr CA, et al. Impaired in vivo mitochondrial Krebs cycle activity after myocardial infarction assessed using hyperpolarized magnetic resonance

spectroscopy. *Circ Cardiovasc Imaging.* 2014;7:895–904.

[26] Le Page LM, Rider OJ, Lewis AJ, *et al.* Increasing pyruvate dehydrogenase flux as a treatment for diabetic cardiomyopathy: A combined 13C hyperpolarized magnetic resonance and echocardiography study. *Diabetes.* 2015;64:2735–43.

[27] Atherton HJ, Dodd MS, Heather LC, *et al.* Role of pyruvate dehydrogenase inhibition in the development of hypertrophy in the hyperthyroid rat heart: a combined magnetic resonance imaging and hyperpolarized magnetic resonance spectroscopy study. *Circulation.* 2011;123:2552–61.

[28] Seymour AM, Giles L, Ball V, *et al. In vivo* assessment of cardiac metabolism and function in the abdominal aortic banding model of compensated cardiac hypertrophy. *Cardiovasc Res.* 2015;106:249–60.

[29] Nelson SJ, Kurhanewicz J, Vigneron DB, *et al.* Metabolic imaging of patients with prostate cancer using hyperpolarized [1–(1)(3)C] pyruvate. *Sci Transl Med.* 2013;5:198ra08.

[30] Rider OJ, Tyler DJ. Clinical implications of cardiac hyperpolarized magnetic resonance imaging. *J Cardiovasc Magn Reson.* 2013;15:93.

[31] Ardenkjaer-Larsen JH, Leach AM, Clarke N, Urbahn J, Anderson D, Skloss TW. Dynamic nuclear polarization polarizer for sterile use intent. *NMR Biomed.* 2011;24:927–32.

[32] Lau AZ, Chen AP, Ghugre NR, *et al.* Rapid multislice imaging of hyperpolarized 13C pyruvate and bicarbonate in the heart. *Magn Reson Med.* 2010;64:1323–31.

[33] Miller JJ, Lau AZ, Teh I, *et al.* Robust and high resolution hyperpolarized metabolic imaging of the rat heart at 7 T with 3D spectral-spatial EPI. *Magn Reson Med.* 2016;75:1515–24.

[34] Bastiaansen JA, Cheng T, Lei H, Gruetter R, Comment A. Direct noninvasive estimation of myocardial tricarboxylic acid cycle flux *in vivo* using hyperpolarized (1)(3)C magnetic resonance. *J Mol Cell Cardiol.* 2015;87:129–37.

[35] Schroeder MA, Atherton HJ, Ball DR, *et al.* Real-time assessment of Krebs cycle metabolism using hyperpolarized 13C magnetic resonance spectroscopy. *FASEB J.* 2009;23:2529–38.

[36] Ball DR, Rowlands B, Dodd MS, *et al.* Hyperpolarized butyrate: a metabolic probe of short chain fatty acid metabolism in the heart. *Magn Reson Med.* 2014;71:1663–9.

[37] Lau AZ, Miller JJ, Robson MD, Tyler DJ. Cardiac perfusion imaging using hyperpolarized (13) c urea using flow sensitizing gradients. *Magn Reson Med.* 2016;75:1474–83.

第 62 章 7T 心脏成像

7 T cardiac imaging

Matthew Robson 著

杨燕英 译　戴沁怡　徐 磊 校

一、概述

CMR 受限于为了冻结心脏和呼吸运动而进行快速采集图像的要求，以及 MR 原理固有的信噪比的限制。在 MRI 早期，由于采集速度无法生成高质量的心脏图像，但是，随着技术的进步，临床成像已经成为可能，高分辨率的采集是可以实现的。更快和更高分辨率的采集都降低图像的信噪比，因此，现在固有信噪比的限制成了在图像质量改进方面的一个重要障碍。

为了提高信噪比而开发了几种技术（射频线圈的改进、更有效的射频管道、脉冲序列的改进），但提高磁场强度是提高信噪比的最基本手段。

影响 MRI 图像信噪比的因素很多，但对磁场的依赖性可以近似为线性。用于临床的 MRI 的磁场强度从 0.2T（1974 年）开始，经过 1.5T 扫描仪为主导的时期，发展到了近期 3T 扫描仪的出现和普及。场强的增加是通过技术的改进而实现的，并且受到对更高图像质量的需求的驱动，主要应用于神经系统，多年来信噪比的挑战一直是最主要的限制因素。

2009 年，心脏 7T 图像首次发表[1,2]，这一领域快速发展至今，到 2016 年全世界安装了 50 台扫描仪，至少五大研究组活跃于发展 7T 的 CMR 应用，并且得到了主要的 MRI 制造商的强有力支持，一些 7T 扫描仪经 FDA 批准用于颅脑和膝关节。

许多 CMR 采集方法不受信噪比的限制，但是随着图像采集速度的加快，我们试图检测到更细微的影像，信噪比就成了一个限制。虽然，发展到了 7T，信噪比是最大的优势，但是还有一些其他物理驱动的影响。

二、优势及局限性

7T 和低场强区别总结如下。与 1.5T 相比，7T 的基本信噪比增加了 7/1.5 倍（即 460%）。这就可以使用更少的信号平均次数、更高的空间分辨率或更高的加速因子。

在 7T 中，质子的 T_1（自旋晶格弛豫时间）增加了一半（约 50%，与 1.5T 比较）；这可能对信噪比有轻微的负面影响，但可以使对比剂的效果更明显。

7T 的磁体有几个实际的安装问题。目前，7T 的磁体更大（更长的内径，较小的患者舒适度），磁体的净孔径为 60cm（不是 70cm）。磁体本身更重（通常是 30 000kg，1.5T 磁体的重量是

5000kg），有更大的边缘场（面积是 1.5T 磁体的 5 倍），并且目前比较昂贵（是 1.5T 磁体的 4 倍）。

目前，7T 复制低场强 MRI 方法的主要挑战来自于需要均匀激发 MRI 检查中的质子。当我们使用高场强时，MRI 的射频信号增加，同时，射频的波长减少。这导致患者的射频能量吸收增多（更高的 SAR 值），需要更强大的射频放大器，以及应当减少患者不均匀射频激励（导致图像信号强度变化）。

在 1.5T 中，这些与射频相关的问题在技术的发展中得到了很好的处理，因此不再限制图像质量。在 3T 中，这些影响是存在的，但通常可以通过小的硬件或软件调整来克服。在 7T 中，这些问题变得相当严重，需要重新考虑如何进行 MRI 检查。

有趣的是，这种较短的波长在接收信号时具有优势。接收线圈阵列的不同单元接收信号时会附加相位信息，因此可以将高加速度因子用于并行采集。加速因子的升高可以在相同的采集时间内，更快地采集或拥有更高的空间分辨率。

在 7T 中，使用 ECG 信号进行心电门控采集更具有挑战性，因为主动脉弓周围血液加速所产生的电压导致 T 波升高[3]。

对于任何新技术来说，安全都很重要。以 7T MR 为例，床需要缓慢进入扫描仪，以避免随着磁场强度的迅速变化而引起的眩晕感。一些研究评估了 7T CMR 扫描的实际影响，发现在 10%～20% 的情况下，在受试者中观察到了高场强的影响（头晕和口腔金属味），但这些不会阻止成像或造成任何长期影响，在我们的经验中，不会打断志愿者成像。未来扫描仪的发展将继续解决患者依从性的问题；明显的例子可能包括提供衬垫来抑制快速头部运动和通过算法并根据患者的位置来控制床速。一般来说，在健康对照组中，7T 成像是可以实现的，并且一些研究已在患者组采用 7T 成像[4]。一个新 MRI 场强的进一步挑战是关于植入物的安全性。MRI 系统可能通过对金属植入物施加外力或者植入物发热与之相互作用。在扫描这些患者之前，设备需要仔细地评估和记录。对于外力的评价是一个简单的过程，但是对于热效应的评估是相对复杂的。这项工作已经在进行中[5, 6]，7T 兼容设备的数据库就像 3T 的一样，将继续增长。

三、CMR 在 7T 的潜在作用

特定的成像应用，信噪比增加将提升增强后图像质量，并有可能提高诊断准确性，包括如下几种。

- 高分辨率的首过心脏灌注。
- 高分辨率的精细病理及病变分析。
- 类似 CT 分辨率的 3D 冠状动脉 MRA。
- BOLD 成像。
- 脉自旋标记（ASL）。
- 弥散加权和扩散张量式方法。
- 质子波谱。
- 非质子应用，如 ^{31}P 和 ^{13}C（这部分在第十三篇第 61 章中讨论）。

四、现有进展

7T 射频的技术挑战促进了射频发射线圈、射频场的控制方法和射频功率的监测等方面的长足发展。由于 7T 的出现而发展起来的一种新的技术是并行射频传输。在这个方案中，几个射频放大器（典型的是 8 个，但已经提出多达 32 个）分别连接到单独的射频线圈，然后给每个射频线圈施加不同的振幅、相位，甚至是不同的射频脉冲。这种射频发射线圈阵列提供了在感兴趣的组织中获得更均匀的射频激励模式的手段，并采用抑相梯度回波脉冲序列的方法获得高质量的心脏电影图像。7T 可获得 bSSFP 电影图像的可行性也已被证明，但这些图像经常存在伪影[3]。心脏门控的挑战已经在许多地方成功解决了，主要是使用标准 ECG 方法，但也通过使用声学门控方法[7]，以及使用射频传输线圈的电学特性[2]的方法。

一些多通道射频线圈已经被提出、实施及评估[8]。每次迭代都能在线圈效率和图像均匀性方面取得微小的改进[9-13]。使用并行传输技术能使激励场更加均匀，但它也被用于控制样本的激励模式，这可能导致更有效的采集，这是另一个领域的富有成效的研究[14-16]，通过技术转化应用于低场强。

研究表明，7T 能够非常准确地对左心室[3]和右心室[17]心肌进行成像，以测量临床标准的功能指标。1.5T 和 3T 技术已经很好地满足了基本心脏功能的需要，因此用更昂贵的方法取代这些功能不是 7T 发展的方向，但心脏电影是任何 CMR 方案的基本组成部分。在肥厚型心肌病患者的 7T 图像上可以看到裂隙就证实了高空间分辨率的优势，而在 1.5T 中只有使用外源性对比剂时才能观察到裂隙的结构。图 62-1 显示了 7T 的敏感度高于 3T，从而增加了空间分辨率。小的细微结构，例如小梁、心房壁、冠状动脉等任何结构的成像，在这些患者中，使用 6mm 层厚的图像难以评估病理，7T 的高分辨率可能会在诊断或认识方面取得突破。

更高的信噪比也在 4D flow 成像得到了证实，7T 的信噪比比 3T 的高 220%[18]，7T 不使用对比剂的信噪比被证实高于对比增强的 3T 图像（图 62-2）。此外，高加速因子的优点可以在 4D flow 成像中得到应用，使得分辨率提高[19]。

高分辨率 T_2^* mapping 和 T_2 加权成像[20]及灌

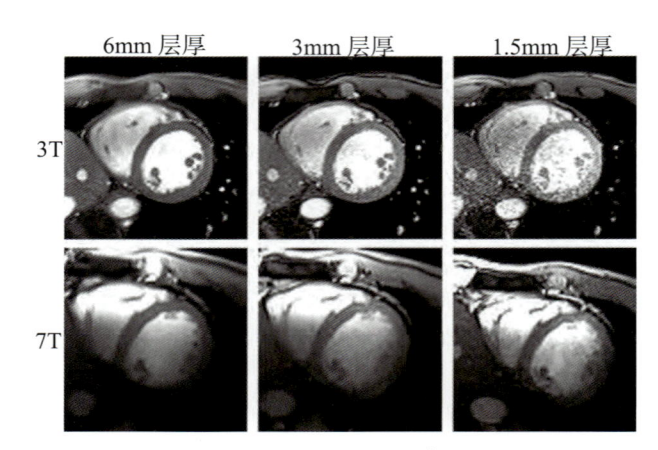

▲ 图 62-1 7T 和 3T 的 1.4×1.4 mm² 分辨率的电影单帧图像，在抑相梯度回波脉冲序列采集中具有相同的参数。当层厚从 6mm（标准的临床层厚）降低到 1.5mm（产生近似立方体的图像体素）时，信噪比降低。在 3T 时，由此产生的信噪比使 1.5mm 层厚的图像难以解释，但增加信噪比使 1.5mm 层厚的图像可用于检测微小结构，例如右心室的小梁特征

注成像，也在 7T 得到应用。后者需要使用特别设计的射频脉冲来实现均匀的饱和磁化[21]。这些方法将发展为多个层面，这将与 3T 灌注成像直接比较，检测在 7T 时的信噪比增加是否产生额外的诊断性信息。

五、结论

随着我们从低场发展到 1.5T，再到 3T，似乎有一天 7T 将成为 MRI 临床前景的一部分。但是，对于心脏成像，目前还不清楚是否"越大就越好"。要想实现 7T 的临床潜力，需要大量的工程研究和临床研究。在短期内，7T CMR 主要作用是作为一种研究工具，开辟新的认识领域。7T CMR 的临床应用需要技术变得更加经济。同样，3T 和 1.5T 的成本不再驱动采购决策，7T 的价格应该与 3T 相近（可能是 300 万美元），这可以通过批量生产来实现。7T CMR 最终应该以提供心脏微结构和冠状动脉极高分辨率成像的方式在临床应用普及（因为没有电离辐射）。

在研究领域，心脏 7T 磁共振已经取得了一

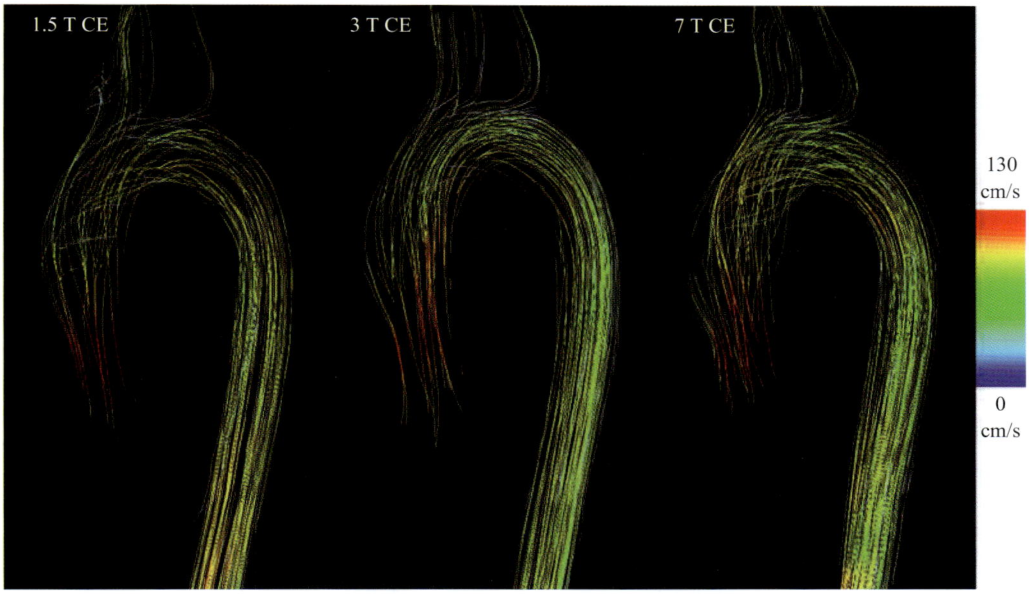

第 62 章 7T 心脏成像
7 T cardiac imaging

▲ 图 62-2 同一患者在 3 个 MR 场强下的血流图

7T 的信噪比更高，使得血流图流线的路径更一致（因此图中有更多流线）[经许可引自 Hess AT, Bissell MM, Ntusi NA, Lewis AJ, Tunnicliffe EM, Greiser A, et al. Aortic 4D flow: quantification of signal-tonoise ratio as a function of field strength and contrast enhancement for 1.5T, 3T, and 7T. *Magn Reson Med*. 2015；73（5）：1864–71. ©2015 Wiley Periodicals, Inc 版权所有]

些显著的成功。磷 –31 波谱在 7T 具有很大的优势，可能彻底改变对其的使用方法。高分辨率的图像为疾病提供了新的见解。7T 磁共振的挑战拓展了物理学家和工程师的思维，以不同的方式看待问题。很可能巨大的临床效益将在适当的时候出现，并且已有一些为了开发 7T 而衍生的概念被应用于 3T 扫描。例如，并行传输是为 7T 开发的，但双通道版本现在已经在商用 3T 扫描仪上实现了临床应用，使临床的图像质量得到改善。

推荐阅读

[1] Niendorf T, Paul K, Oezerdem C, et al. W(h)ither human cardiac and body magnetic resonance at ultrahigh fields? Technical advances, practical considerations, applications, and clinical opportunities. *NMR Biomed*. 2016;29:1173–97.

参考文献

[1] Snyder CJ, DelaBarre L, Metzger GJ, et al. Initial results of cardiac imaging at 7 Tesla. *Magn Reson Med*. 2009;61:517–24.
[2] Hess AT, Tunnicliffe EM, Rodgers CT, Robson MD. Diaphragm position can be accurately estimated from the scattering of a parallel transmit RF coil at 7 T. *Magn Reson Med*. 2018;79:2164–9.
[3] Suttie JJ, Delabarre L, Pitcher A, et al. 7 Tesla (T) human cardiovascular magnetic resonance imaging using FLASH and SSFP to assess cardiac function: validation against 1.5 T and 3 T. *NMR Biomed*. 2012;25:27–34.
[4] Prothmann M, von Knobelsdorff-Brenkenhoff F, Topper A, et al. High spatial resolution cardiovascular magnetic resonance at 7.0 Tesla in patients with hypertrophic cardiomyopathy—first experiences: lesson learned from 7.0 Tesla. *PLoS One*. 2016;11:e0148066.
[5] Santoro D, Winter L, Muller A, et al. Detailing radio frequency heating induced by coronary stents: a 7.0 Tesla magnetic resonance study. *PLoS One*. 2012;7:e49963.

[6] Winter L, Oberacker E, Ozerdem C, et al. On the RF heating of coronary stents at 7.0 Tesla MRI. *Magn Reson Med.* 2015;74:999–1010.

[7] Frauenrath T, Hezel F, Renz W, et al. Acoustic cardiac triggering: a practical solution for synchronization and gating of cardiovascular magnetic resonance at 7 Tesla. *J Cardiovasc Magn Reson.* 2010;12:67.

[8] Niendorf T, Paul K, Oezerdem C, et al. W(h)ither human cardiac and body magnetic resonance at ultrahigh fields? Technical advances, practical considerations, applications, and clinical opportunities. *NMR Biomed.* 2016;29:1173–97.

[9] Aussenhofer SA, Webb AG. An eight-channel transmit/receive array of TE01 mode high permittivity ceramic resonators for human imaging at 7T. *J Magn Reson.* 2014;243:122–9.

[10] Erturk MA, Raaijmakers AJ, Adriany G, Ugurbil K, Metzger GJ. A 16–channel combined loop-dipole transceiver array for 7 Tesla body MRI. *Magn Reson Med.* 2017;77:884–94.

[11] Graessl A, Renz W, Hezel F, et al. Modular 32–channel transceiver coil array for cardiac MRI at 7.0T. *Magn Reson Med.* 2014;72:276–90.

[12] Oezerdem C, Winter L, Graessl A, et al. 16–channel bow tie antenna transceiver array for cardiac MR at 7.0 tesla. *Magn Reson Med.* 2016;75:2553–65.

[13] Winter L, Kellman P, Renz W, et al. Comparison of three multichannel transmit/receive radiofrequency coil configurations for anatomic and functional cardiac MRI at 7.0T: implications for clinical imaging. *Eur Radiol.* 2012;22:2211–20.

[14] Schmitter S, DelaBarre L, Wu X, et al. Cardiac imaging at 7 Tesla: Single- and two-spoke radiofrequency pulse design with 16–channel parallel excitation. *Magn Reson Med.* 2013;70:1210–19.

[15] Schmitter S, Moeller S, Wu X, et al. Simultaneous multislice imaging in dynamic cardiac MRI at 7T using parallel transmission. *Magn Reson Med.* 2017;77:1010–20.

[16] Schmitter S, Wu X, Ugurbil K, Van de Moortele PF. Design of parallel transmission radiofrequency pulses robust against respiration in cardiac MRI at 7 Tesla. *Magn Reson Med.* 2015;74:1291–305.

[17] von Knobelsdorff-Brenkenhoff F, Tkachenko V, Winter L, et al. Assessment of the right ventricle with cardiovascular magnetic resonance at 7 Tesla. *J Cardiovasc Magn Reson.* 2013;15:23.

[18] Hess AT, Bissell MM, Ntusi NA, et al. Aortic 4D flow: quantification of signal-to-noise ratio as a function of field strength and contrast enhancement for 1.5T, 3T, and 7T. *Magn Reson Med.* 2015;73:1864–71.

[19] Schmitter S, Schnell S, Ugurbil K, Markl M, Van de Moortele PF. Towards high-resolution 4D flow MRI in the human aorta using kt-GRAPPA and B1+ shimming at 7T. *J Magn Reson Imaging.* 2016;44:486–99.

[20] Hezel F, Thalhammer C, Waiczies S, Schulz-Menger J, Niendorf T. High spatial resolution and temporally resolved T_2^* mapping of normal human myocardium at 7.0 Tesla: an ultrahigh field magnetic resonance feasibility study. *PLoS One.* 2012;7:e52324.

[21] Tao Y, Hess AT, Keith GA, et al. Optimized saturation pulse train for human first-pass myocardial perfusion imaging at 7T. *Magn Reson Med.* 2015;73:1450–6.

第 63 章 扩散张量磁共振成像
Diffusion tensor magnetic resonance imaging

David Sosnovik 著

杨燕英 译　戴沁怡　徐磊 校

一、概述

水在心脏内的扩散受到肌纤维的限制。水最易平行于肌纤维长轴扩散，垂直于肌纤维扩散困难。因此，测量心脏内水分子的扩散允许心肌纤维和层状结构被分解[1]。心内膜下的肌纤维螺旋状环绕左心室，呈阳性（右旋）螺旋角。心外膜下纤维呈阴性（左旋）螺旋角，并以120°的角度穿过心内膜下纤维[2-4]。心脏内的肌纤维组进一步排列成层状。肌纤维的收缩引起这些层状结构在收缩期呈现径向方向，并在心脏收缩时相互滑入（图63-1）[5,6]。尽管心脏运动带来了挑战，但是心脏复杂的纤维和层状解剖可以被扩散成像准确的检测。

二、扩散加权序列

生物组织的扩散加权最初是通过脉冲梯度自旋回波（PGSE）序列进行的。在180°脉冲的两侧施加一对单极扩散编码梯度脉冲。该方法可用于体外心脏的图像，但由于其对心脏运动的高度敏感性，不适用于在体成像。心脏的整体运动的数量级大于其扩散系数（D）的数量级，为了检测到的扩散信号，必须使用专用的运动补偿策略[1,7]。另外，由于心肌T_2较短，需要使用相对较短的T_E，这进一步限制了扩散编码方案。

在体进行心脏弥散MRI最广泛使用的方法是使用双门控激发回波（STE）序列[8]。这个序列的技术方面已于其他章节详细阐述[1,7]。简而言之，3个90°激发脉冲，在第1个和第3个激发脉冲之后放置扩散编码梯度，跨越两个完整的心动周期。第2个激发脉冲将磁化矢量反转到纵平面，磁化矢量不再受到T_2信号的快速衰减，而是受到T_1缓慢弛豫过程的影响。扩散编码发生在第2个和第3个激发脉冲之间的较长的时间间隔，即混合时间（TM），之后信号被第3个90°激发脉冲翻转回到横平面。弥散编码的STE序列可完全补偿心脏运动的所有指令，并可在相对较短的T_E时间实现[8]。该序列产生的长TM允许在常规扫描仪上获得足够的b值，而不需要专门的梯度系统[8]。序列中的b值（单位为s/mm²）表示扩散编码的程度，决定了扩散编码产生的信号损失（e^{-bD}）的大小。传统上，b值为400~500s/mm²已经被用于心脏的活体成像[5,9-13]，但是最近的数据表明使用更高的b值可能更好[14]。

STE的几个局限性值得讨论。这项技术非常耗时，即使使用加速[15]，也非常容易受到不规则心脏节律的影响，而且在自由呼吸时执行起

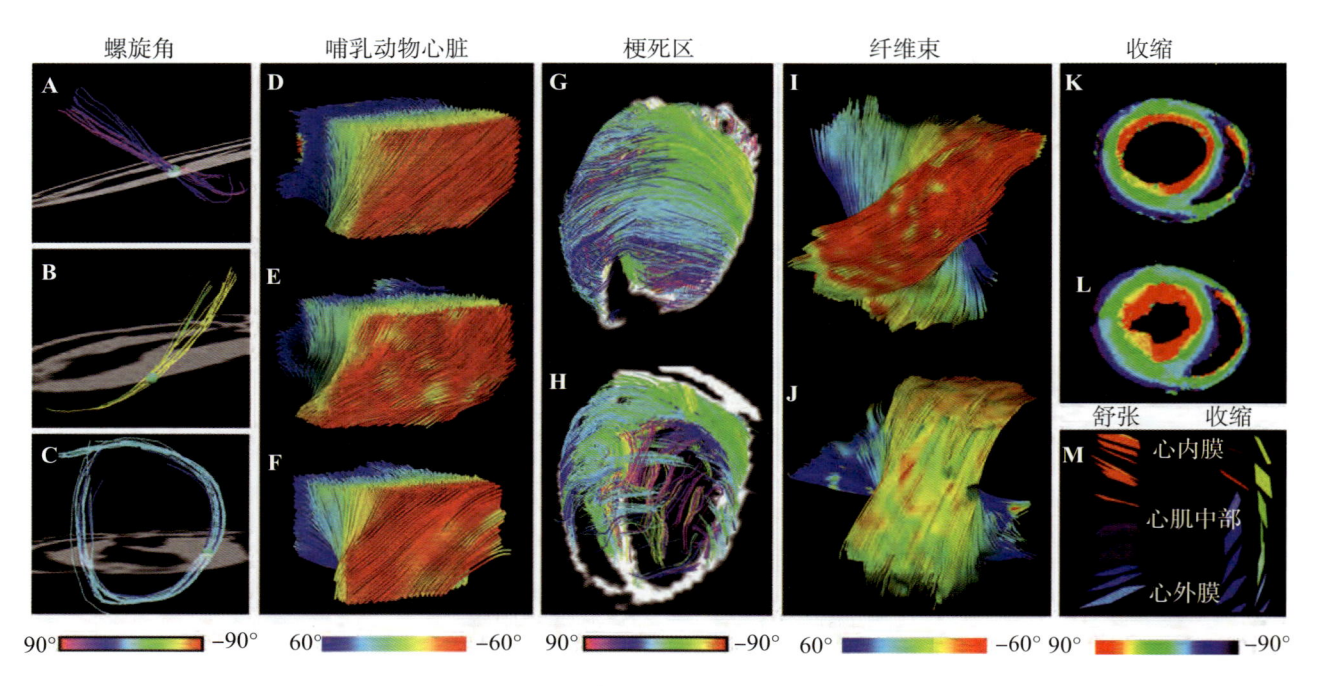

▲ 图 63-1　离体心脏的扩散加权 MRI

A 和 B. 心内膜下（A）的纤维螺旋角呈阳性，而心外膜下（B）纤维的螺旋角呈阴性；C. 心肌中部的纤维呈环状分布；D 至 F. 纤维结构在哺乳动物心脏中高度保留。图示人（D）、羊（E）和大鼠（F）心脏侧壁的纤维束；G. 在正常心脏中心肌纤维束走行高度连贯；H. 慢性心肌梗死时残留的肌纤维形成不连贯网状结构；I 和 J. 位于正常羊心脏侧壁的纤维束（I）和有较大间隔壁梗死的羊心脏的纤维束（J）。远离梗死区（侧壁）的间隔壁纤维向右旋转；K 和 L. 离体灌注心脏的舒张期（K）和收缩期（L）。螺旋角的变化不大；M. 肌纤维的层状结构在收缩期发生径向重新排列［经许可转载，图 A、B、C、G 和 H 引自 Sosnovik DE, Wang R, Dai G, Wang T, Aikawa E, Novikov M, et al. Diffusion spectrum MRI tractography reveals the presence of a complex network of residual myofibers in infarcted myocardium. Circ Cardiovasc Imaging. 2009；2（3）：206–12. © 2009 American Heart Association, Inc 版权所有，Wolter Kluwers Health, Inc 出版；图 D、E、F、I 和 J 引自 Mekkaoui C, Huang S, Chen HH, Dai G, Reese TG, Kostis WJ, et al. Fiber architecture in remodeled myocardium revealed with a quantitative diffusion CMR tractography framework and histological validation. J Cardiovasc Magn Reson. 2012；14：70. https://doi.org/10.1186/1532-429X-14-70. ©2012 Mekkaoui C, et al.; licensee BioMed Central, Ltd 版权所有；图 K 和 L 引自 Lohezic M, Teh I, Bollensdorff C, Peyronnet R, Hales PW, Grau V, et al. Interrogation of living myocardium in multiple static deformation states with diffusion tensor and diffusion spectrum imaging. Progress in biophysics and molecular biology. 2014；115（2–3）：213–25. https://doi.org/10.1016/j.pbiomolbio.2014.08.002. 2014 Lohezic M, et al.; licensee Elsevier 版权所有；图 M 经许可引自 Hales PW, Schneider JE, Burton RA, Wright BJ, Bollensdorff C, Kohl P. Histo-anatomical structure of the living isolated rat heart in two contraction states assessed by diffusion tensor MRI. Progress in biophysics and molecular biology. 2012；110（2–3）：319–30. https://doi.org/10.1016/j.pbiomolbio.2012.07.014. © 2012 Elsevie 版权所有］

来也很复杂。长 TM 也可能引起扩散特征系统分析，特别是二级和三级特征向量受心肌应变影响[8, 9, 12]。目前，该领域的大多数研究者对 STE 数据采用某种形式的应变校正[8, 9, 12]，但这种必然性最近受到了质疑[16]。PGSE 序列的运动补偿形式已经被开发出来，以解决其中的一些限制，但需要具有强梯度（约 80mT/m）的专用系统[17]，这些系统现在已上市。PGSE 和 STE 序列都使用单次回波平面读出。最近报道了用另一种方法使用扩散加权驱动平衡预备，由 bSSFP 或 TSE 读出[18]。

三、图像分析

弥散张量成像（DTI）是最常用的心脏微结构成像方法。DTI 需要一个非扩散编码的图像和最少 6 个非共线扩散编码图像来获得。首选扩散方向（主要特征向量）可以从张量中得到，并反映该体素中肌纤维的平均螺旋角。次级特征向量反映体素中的肌纤维层的角度，并在心动周期中具有高度动态性。每个特征向量（E）都有一个相关的大小或特征值（λ），体素中的平均扩散率（MD）定义为（$λ_1+λ_2+λ_3$）/3。MD可定量组织内扩散水平，急性心肌损伤时，随着扩散受到较少的限制时，MD值增加。分数各向异性（FA）反映了各体素中特征值之间的大小差异，并且在急性损伤中随着组织的各向异性下降而减少[10, 13, 19]。

扩散场中的主要特征向量可以集成为流线或束[1]。在动物模型和人体内均成功进行了没有任何层间隙的整个心脏的纤维束示踪成像（图63-2）[7, 13]。这些纤维束的质量明显优于在体外获得的。心脏纤维素失踪成像提供了一个全面的心肌纤维结构的3D图像，它形成了一个没有起点和终点的连续体。纤维束通常按其螺旋角分类，尽管也发展了其他的分类方法。

组织的表观扩散系数（apparent diffusion coefficient，ADC）类似于MD，仅能从3个扩散编码方向获得（图63-2）[18]。然而，扩散张量提供的任何结构信息都不能用这种简化的方法解决。体素内不相干运动（intravoxel incoherent motion，IVIM）成像需要获得多个b值的弥散加权图像，并确定组织的弥散系数（D）和血管容积分数（图63-2）[20]。扩散特征系统也可以用图形表示，如超二次曲面可视化图形[21]，它们基于E_1定向，并按张量的扩散特征值缩放。

四、体外研究

DTI的心脏体外研究与组织学的相关性在众多研究中证实了该技术的准确性。离体灌注心脏特别有用，因为它可使心脏在各种收缩状态下成像[4, 6]。螺旋角从心内膜到心外膜的斜率呈线性，

在心动周期内变化不大（图63-1）。相反，当心脏收缩/舒张时，这些纤维层会重新排列，在收缩期具有更大的径向的方向[4, 6]。小鼠肌营养不良模型的体外DTI显示，层状纤维异常的动力学是模型中大部分心脏功能障碍的基础[22]。

许多研究检测了心脏对心肌梗死的微结构反应。在大多数研究中，急性梗死与MD升高、FA降低、正常螺旋角消失有关[19]。最近的纤维束示踪成像研究显示，在心肌梗死区域中经常存在残留的复杂肌纤维网络[2]。此外，当心脏重构时，远区的纤维结构（螺旋角）受到干扰，并在方向上更向右偏移[3]。扩张型非缺血性心肌病的弥散指标也存在异常。

五、在体心脏的弥散张量成像

大多数在体心脏DTI研究都是通过STE方法进行的。最初的研究是对数据进行应变校正[8]，而在后来的研究中，数据是在心动周期的一个特定阶段（最佳收缩期）获得的，在这个阶段应变效应被抵消[9, 10]。心脏DTI的首次临床研究将该技术应用于近期心肌梗死患者[10]。在梗死区域可见右向纤维的缺失，MD的增加及FA的减少。远区的纤维方向（螺旋角）采用了更向右的方向。在动物的在体缺血-再灌注成像中也观察到类似的MD、FA和纤维结构的改变[13]。

对肥厚型心肌病患者的STE研究初步结果令人鼓舞。心肌的肥厚部分可见正常螺旋角的严重混乱[23]。随后一项研究的结果更为微妙[16]。螺旋角变化不大，即使在心肌病的高度肥厚部分的心肌也是如此。然而，HCM患者的纤维层的动力学高度异常，可能是比螺旋角变化更敏感的病变心肌指标[16]。

超高梯度的发展使得运动补偿版本的PGSE序列得以开发。对健康志愿者的研究得出了与

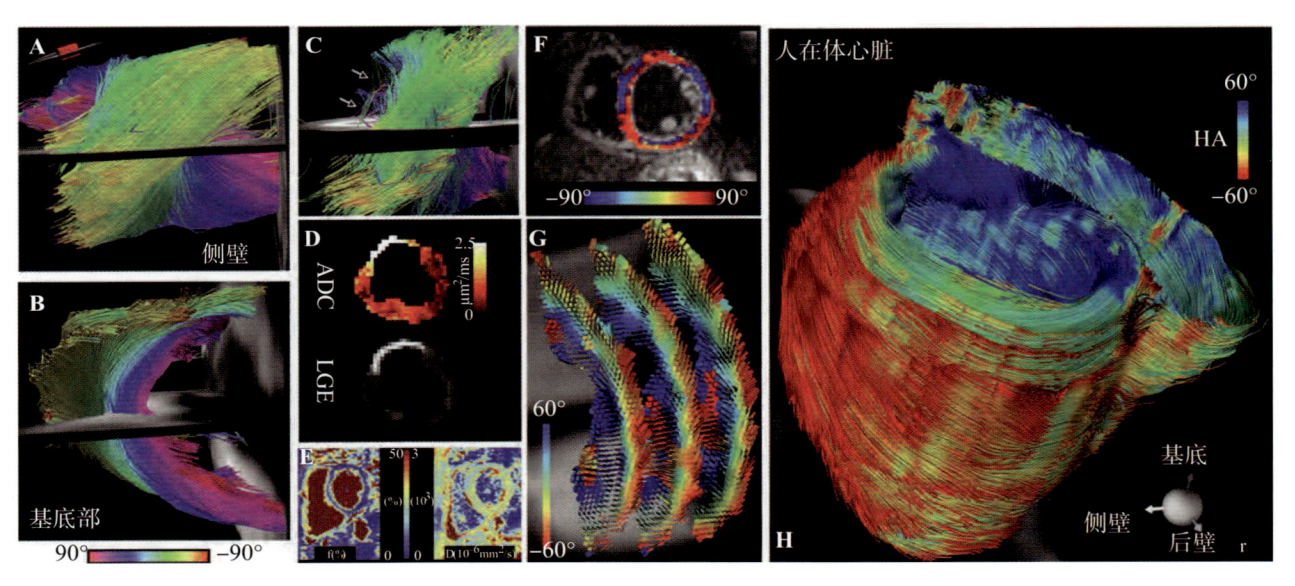

▲ 图 63-2　在体心脏的扩散磁共振成像

A 和 B. 从侧壁和基底部对小鼠心脏进行弥散张量成像 - 纤维束示踪成像；C. 心肌梗死小鼠的弥散张量成像 - 纤维束示踪成像显示冠状动脉结扎远端纤维束的丢失（白箭）；D. 猪亚急性心肌梗死的表观扩散系数（ADC）增加；E.IVIM 可以确定血管容积分数和扩散系数；F. 健康人体志愿者的心肌层状结构，心肌中存在两种层状组织；G. 健康志愿者侧壁的扩散张量用超二次曲面可视化图形表示；H. 没有任何层间隙的全心弥散张量成像 - 纤维束追踪成像［经许可转载，图 A 至 C 引自 Sosnovik DE, Mekkaoui C, Huang S, Chen HH, Dai G, Stoeck CT, et al. Microstructural impact of ischemia and bone marrow-derived cell therapy revealed with diffusion tensor magnetic resonance imaging tractography of the heart in vivo. *Circulation*. 2014；129（17）：1731–41. https://doi.org/10.1161/CIRCULATIONAHA.113.005841.© 2014 American Heart Association, Inc 版权所有，Wolters Kluwer Health, Inc 出版；图 D 引自 Nguyen C, Fan Z, Xie Y, Dawkins J, Tseliou E, Bi X, et al. In vivo contrast free chronic myocardial infarction characterization using diffusion-weighted cardiovascular magnetic resonance. *J Cardiovasc Magn Reson*. 2014；16（1）：68. https://doi.org/10.1186/s12968-014-0068-y. © 2014 Nguyen C, et al.；licensee BioMed Central, Ltd 版权所有；图 E 引自 Delattre BM, Viallon M, Wei H, Zhu YM, Feiweier T, Pai VM, et al. In vivo cardiac diffusion-weighted magnetic resonance imaging：quantification of normal perfusion and diffusion coefficients with intravoxel incoherent motion imaging. *Invest Radiol*. 2012；47（11）：662–70. doi：10.1097/RLI.0b013e31826ef901. © 2012 Lippincott Williams & Wilkins, Inc 版权所有，Wolters Kluwer Health, Inc 出版；图 F 引自 Stoeck CT, Kalinowska A, von Deuster C, Harmer J, Chan RW, Niemann M, et al. Dual-phase cardiac diffusion tensor imaging with strain correction. *PLoS one*. 2014；9（9）：e107159. https://doi.org/10.1371/journal.pone.0107159. © 2014 Stoeck CT, et al 版权所有；图 G 引自 Nielles-Vallespin S, Mekkaoui C, Gatehouse P, Reese TG, Keegan J, Ferreira PF, et al. In vivo diffusion tensor MRI of the human heart：reproducibility of breath-hold and navigator-based approaches. *Magn Reson Med*. 70：454–465. doi：10.1002/mrm.24488. © 2012 Wiley Periodicals, Inc 版权所有；图 H 引自 Mekkaoui C, Reese TG, Jackowski MP, Bhat H, Sosnovik DE. Diffusion MRI in the heart. *NMR Biomed*. 2017；30：e3426. doi：10.1002/nbm.3426. © Mekkaoui C, et al.；licensee BioMed Central, Ltd 版权所有］

STE 一致的螺旋角和纤维层角度。到目前为止，只有健康的志愿者采用 PGSE 方法进行了成像[17]。然而，这项技术已被用于一系列在体缺血再灌注损伤小鼠和注射骨髓单核细胞的小鼠的 DTI- 纤维束示踪成像[13]。

六、结论

心脏 DTI 是一项很有前途的技术，可以为心脏疾病的发病机制提供重要的见解。虽然在过去 10 年中取得了重大的技术进步，但该技术在作为常规临床应用之前，还需要持续的技术发展。超高梯度临床扫描仪的发展是向前迈出的一大步，可以显著地加快心脏 DTI 转化为常规临床应用。

DTI 的应用包括心血管疾病的全部范围，但早期的转化努力可能集中在缺血性、扩张型和肥厚型心肌病的疾病管理上。用 DTI 检测心肌微结构的改变，可能用于促进早期诊断、个体化药物治疗、识别心律失常和改进风险评估。DTI 的适应证在许多方面与其他组织特征技术（如 T_1 mapping）相似。然而，DTI 在更加精细的方面提供独特的数据，并可能在大多数临床患者中提供补充和有价值的信息。

推荐阅读

[1] Aliotta E, Moulin K, Zhang Z, Ennis DB. Simultaneous measurement of T_2 and apparent diffusion coefficient (T_2 +ADC) in the heart with motion-compensated spin echo diffusion-weighted imaging. *Magn Reson Med*. 2018;79:654–62.

[2] Mekkaoui C, Reese TG, Jackowski MP, Bhat H, Sosnovik DE. Diffusion MRI in the heart. *NMR Biomed*. 2017;30:e3426.

[3] Mekkaoui C, Reese TG, Jackowski MP, *et al*. Diffusion tractography of the entire left ventricle by using free-breathing accelerated simultaneous multisection imaging. *Radiology*. 2017;282:850–6.

[4] Nguyen C, Fan Z, Xie Y, *et al. In vivo* diffusion-tensor MRI of the human heart on a 3 tesla clinical scanner: an optimized second order (M2) motion compensated diffusion-preparation approach. *Magn Reson Med*. 2016;76:1354–63.

[5] Nielles-Vallespin S, Khalique Z, Ferreira PF, *et al*. Assessment of myocardial microstructural dynamics by *in vivo* diffusion tensor cardiac magnetic resonance. *J Am Coll Cardiol*. 2017;69:661–76.

[6] Stoeck CT, von Deuster C, Fleischmann T, Lipiski M, Cesarovic N, Kozerke S. Direct comparison of *in vivo* versus postmortem second-order motion-compensated cardiac diffusion tensor imaging. *Magn Reson Med*. 2018;79:2265–76.

[7] Teh I, McClymont D, Zdora MC, *et al*. Validation of diffusion tensor MRI measurements of cardiac microstructure with structure tensor synchrotron radiation imaging. *J Cardiovasc Magn Reson*. 2017;19:31.

参考文献

[1] Sosnovik DE, Wang R, Dai G, Reese TG, Wedeen VJ. Diffusion MR tractography of the heart. *J Cardiovasc Magn Reson*. 2009;11:47.

[2] Sosnovik DE, Wang R, Dai G, *et al*. Diffusion spectrum MRI tractography reveals the presence of a complex network of residual myofibers in infarcted myocardium. *Circ Cardiovasc Imaging*. 2009;2:206–12.

[3] Mekkaoui C, Huang S, Chen HH, *et al*. Fiber architecture in remodeled myocardium revealed with a quantitative diffusion CMR tractography framework and histological validation. *J Cardiovasc Magn Reson*. 2012;14:70.

[4] Lohezic M, Teh I, Bollensdorff C, *et al*. Interrogation of living myocardium in multiple static deformation states with diffusion tensor and diffusion spectrum imaging. *Prog Biophys Mol Biol*. 2014;115:213–25.

[5] Dou J, Tseng WY, Reese TG, Wedeen VJ. Combined diffusion and strain MRI reveals structure and function of human myocardial laminar sheets *in vivo*. *Magn Reson Med*. 2003;50:107–13.

[6] Hales PW, Schneider JE, Burton RA, Wright BJ, Bollensdorff C, Kohl P. Histo-anatomical structure of the living isolated rat heart in two contraction states assessed by diffusion tensor MRI. *Prog Biophys Mol Biol*. 2012;110:319–30.

[7] Mekkaoui C, Reese TG, Jackowski MP, Bhat H, Sosnovik DE. Diffusion MRI in the heart. *NMR Biomed*. 2017;30(3). doi: 10.1002/nbm.3426.

[8] Reese TG, Weisskoff RM, Smith RN, Rosen BR, Dinsmore RE, Wedeen VJ. Imaging myocardial fiber architecture *in vivo* with magnetic resonance. *Magn Reson Med*. 1995;34:786–91.

[9] Tseng WY, Reese TG, Weisskoff RM, Wedeen VJ. Cardiac diffusion tensor MRI in vivo without strain correction. *Magn Reson Med*. 1999;42:393–403.

[10] Wu MT, Tseng WY, Su MY, *et al*. Diffusion tensor magnetic resonance imaging mapping the fiber architecture remodeling in human myocardium after infarction: correlation with viability and wall motion. *Circulation*. 2006;114:1036–45.

[11] Nielles-Vallespin S, Mekkaoui C, Gatehouse P, *et al. In vivo* diffusion tensor MRI of the human heart: reproducibility of breath-hold and navigator-based approaches. *Magn Reson Med*. 2013;70:454–65.

[12] Stoeck CT, Kalinowska A, von Deuster C, *et al*. Dual-phase cardiac diffusion tensor imaging with strain correction. *PLoS One*. 2014;9:e107159.

[13] Sosnovik DE, Mekkaoui C, Huang S, *et al*. Microstructural impact of ischemia and bone marrow-derived cell therapy revealed with diffusion tensor magnetic resonance imaging tractography of the heart *in vivo*. *Circulation*. 2014;129:1731–41.

[14] Scott AD, Ferreira PF, Nielles-Vallespin S, *et al*. Optimal diffusion weighting for *in vivo* cardiac diffusion tensor imaging. *Magn Reson Med*. 2015;74:420–30.

[15] Lau AZ, Tunnicliffe EM, Frost R, Koopmans PJ, Tyler DJ, Robson MD. Accelerated human cardiac diffusion tensor imaging using simultaneous multislice imaging. *Magn Reson Med*. 2015;73:995–1004.

[16] Ferreira PF, Kilner PJ, McGill LA, *et al. In vivo* cardiovascular magnetic resonance diffusion tensor imaging shows evidence of abnormal myocardial laminar orientations and mobility in hypertrophic cardiomyopathy. *J Cardiovasc Magn Reson*. 2014;16:87.

[17] Gamper U, Boesiger P, Kozerke S. Diffusion imaging of the *in vivo* heart using spin echoes—considerations on bulk motion sensitivity. *Magn Reson Med*. 2007;57:331–7.

[18] Nguyen C, Fan Z, Xie Y, *et al*. *In vivo* contrast free chronic myocardial infarction characterization using diffusion-weighted cardiovascular magnetic resonance. *J Cardiovasc Magn Reson*. 2014;16:68.

[19] Wu EX, Wu Y, Nicholls JM, *et al*. MR diffusion tensor imaging study of postinfarct myocardium structural remodeling in a porcine model. *Magn Reson Med*. 2007;58:687–95.

[20] Delattre BM, Viallon M, Wei H, *et al*. *In vivo* cardiac diffusionweighted magnetic resonance imaging: quantification of normal perfusion and diffusion coefficients with intravoxel incoherent motion imaging. *Invest Radiol*. 2012;47:662–70.

[21] Ennis DB, Kindlman G, Rodriguez I, Helm PA, McVeigh ER. Visualization of tensor fields using superquadric glyphs. *Magn Reson Med*. 2005;53:169–76.

[22] Cheng YJ, Lang D, Caruthers SD, Efimov IR, Chen J, Wickline SA. Focal but reversible diastolic sheet dysfunction reflects regional calcium mishandling in dystrophic mdx mouse hearts. *Am J Physiol Heart Circ Physio*. 2012;303:H559–68.

[23] Tseng WY, Dou J, Reese TG, Wedeen VJ. Imaging myocardial fiber disarray and intramural strain hypokinesis in hypertrophic cardiomyopathy with MRI. *J Magn Reson Imaging*. 2006;23:1–8.

第 64 章 4D 血流心脏磁共振
Four-dimensional flow CMR

Malenka Bissell 著
杨燕英 译 戴沁怡 徐 磊 校

一、概述

描绘心脏和血管解剖结构的成像工具已经广泛应用。迄今为止，对解剖变异的生理后果的评估主要集中在心功能和 2D 血流评估上。然而，心脏疾病的一个重要方面是血流。心脏解剖决定了心脏的血流和功能，但血液流动也可以改变心脏和血管解剖。虽然 2D 血流评估量化了峰值速度和流量，但对血液流动形式的描述是有限的。血流编码 CMR 方法提供了新的可能性，允许在 3 个方向（头-足、右-左、前-后）对血流进行检测，实现了血流的 3D 可视化。由于这些 3D 图像是时间分辨的，因此新方法被称为 4D 血流心脏磁共振（4D flow CMR）（图 64-1 和图 64-2）。解剖结构内的 4D 血流可视化标志着解剖学与血流关系的认识进入了一个新的时代。4D flow CMR 试图解决的重要问题包括解剖变异是如何干扰血流，干预措施如何改变血流形状，血流如何改变血管解剖，血流形状如何改变心功能，以及在复杂的先天性心脏病中血液如何流动。

找到这些问题的答案并理解解剖-血流的相互作用是实现个体化治疗的第一步。4D flow CMR 可以描述患者当前的血流状态。计算流体动力学模型可以利用这些信息和模型干预，以帮

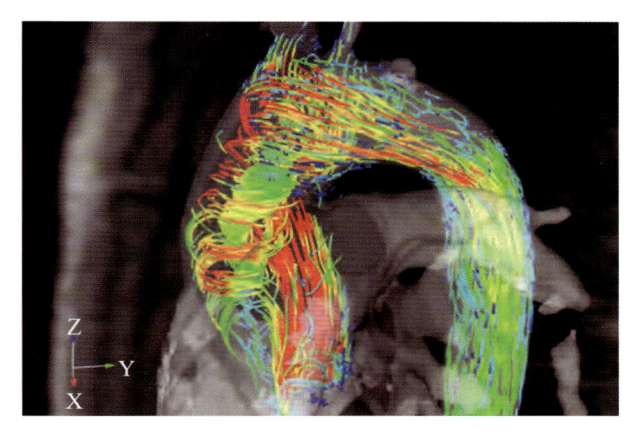

▲ 图 64-1 二叶主动脉瓣患者升主动脉向右螺旋的血流图

助预测个性化患者的最佳管理。

此外，4D flow CMR 显示了作为一种新的成像生物标志物，它可以帮助预测疾病的进展，并作为一种更敏感的功能标志物，评估医学治疗的改善。

二、4D flow CMR

4D flow CMR 扫描中，在一个指定的容积内，获得 3 个不同的流动方向（头-足、前-后、右-左），以及一组等量的图像。为了获得这个指定的容积，扫描层在主动脉上斜矢状位放置或者在整个心脏上矢状位放置。呼吸导航用于补偿呼吸伪影。设置尽可能低的流速编码，而

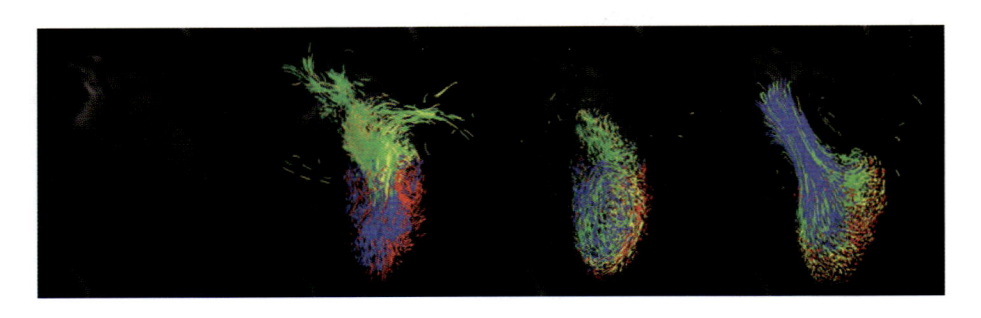

▲ 图 64-2 健康受试者整个心动周期内的心内血流成分

绿色.直接流入；黄色.持续流入；蓝色.延迟喷射血流；红色.残留血流量

不引起任何相位卷褶。在心脏，流速编码通常为 0.8～1m/s，在主动脉疾病为 1.5m/s。在瓣膜疾病中，流速编码需要单独评估。目前，主动脉容积可以在 5～8min 获得，整个心脏的容积可以在 8～10min 获得。然而，一些研究组正在研究快速 4D flow CMR 序列，以将采集时间缩短到 5min，使其更易于临床实践。最近的一份共识发布了可行的采集参数的细节[1]。虽然时间分辨率远低于 2D flow（40ms vs. 10ms），而且数据分析更耗时，但 4D flow CMR 可以提高可视化和定量化。标准的分析参数包括流量和速度峰值，两者在 2D 和 4D flow CMR 中具有可比性[2-6]。获得主动脉和肺动脉血流量可以用于评估数据集的内部一致性，也可以比 2D 方法更精确地计算肺循环和体循环流量的比值以用于分流术的评估。

4D flow CMR 的方式与其他非心脏 CMR 成像非常相似，因此不需要专门的经过心脏扫描训练的技术员。这是远程医疗的一个主要优势，可在周边医院获取图像，在专科医院进行分析。平面设置是后处理步骤的一部分，分析医生可以在 CMR 扫描采集过程中不在场的情况下，回顾性地决定哪些血流对评估是重要的。

特别是在先天性心脏病的患者中，需要评估大量的血流，一个 4D flow CMR 数据集也可以节省总体采集时间。

此外，4D flow CMR 允许分析更复杂的参数，包括如下几种。

- 绕中线旋转的血流（涡流）。
- 血流偏离中线（血流角度、血流位移）。
- 血液与血管壁的摩擦（壁剪应力）。
- 评估血管狭窄的压力差。
- 循环血液的能量（动能）。

这些值用于研究设置，可以通过将一个平面放置在血管腔内的不同位置计算处理，或作为一个更复杂的 3D 结构，通过在一个确定的血管区域上进行平均。

三、4D flow CMR 在主动脉的应用

迄今为止，4D flow CMR 最广泛的研究领域是二叶主动脉瓣（BAV）畸形（图 64-1）。一般来说，BAV 的主动脉病变被认为是原发的，类似于马方综合征。然而，4D flow CMR 使潜在的病理生理学有了新的认识。4D flow CMR 评估显示升主动脉具有特征性的涡流，这被认为是主动脉病变的主要原因[7-10]。即使在功能正常的情况下，BAV 的瓣叶开放受限，也会造成不对称的血流喷射，撞击升主动脉的动脉壁，导致明显的涡流。这种异常的较高的涡流与升主动脉直径增加有关。部分被提出的机制包括壁剪应力的增加，这在 BAV 患者中仍然很高，与升主动脉直径无关。

虽然不能排除潜在的主动脉病变或遗传倾向，但最近的一项研究填补了升主动脉血流动力学理论与已知的组织病理学改变之间的差距。本研究分析显示在 BAV 切除的主动脉患者中，典型的手术病理改变只存在于高壁剪应力的区域，

而不存在于正常或低壁剪应力的区域[11]。

然而，迄今为止，缺乏预后随访数据。到目前为止，只发表了一项针对 13 名 BAV 患者的小型研究，该研究显示，随着正常化位移的增加，主动脉增大速率增加，但壁剪应力没有增加[12]。有待进一步纵向的随访研究。

在此，4D flow CMR 使我们对潜在的病理生理学有了更全面的了解。这一新认识现在可以用来评估这些影像生物标志物作为风险分层的工具，也可以进一步评估标准干预措施，如主动脉瓣置换术和升主动脉置换术。例如，一项早期试验研究表明，保留主动脉根部瓣膜置换术可以使异常涡流正常化[13]。

到目前为止，对三叶主动脉瓣血流形态了解甚少。

四、4D flow CMR 在心脏的应用

近年来，4D flow CMR 在心室血流显示方面也取得了进展。Erikkson 等[14] 率先提出了心脏 4D CMR 分析技术。心室流入/流出分为 4 部分，包括直接流入、延迟流入、持续流入和残留血流量。这些可以量化并进行更复杂的分析，例如可以计算动能形式（图 64-2）。Erikkson 等[14] 在扩张型心肌病的研究显示，这些新参数在显示早期心室功能减低方面比传统的指标（如 EF）更敏感。这提供了潜在的新型影像学生物标记物，不仅对监测疾病进展有用，而且有利于研究和临床应用中的药物干预。

五、4D flow CMR 在先天性心脏病的应用

4D flow CMR 在先天性心脏病中是发挥其最大潜力的领域。在主动脉缩窄患者中，与有创导管术相比，4D flow CMR 可以精确测量压力场及压力差[15]。此外，该先天性心脏病队列的 4D flow CMR 评估显示，主动脉血流动力学改变，例如缩窄修复后形成的涡流，贯穿整个主动脉，而不仅仅局限于修复的特定区域[16]。这提示病理生理学可能不仅仅局限于血管缩窄部位。

此外，4D flow CMR 以新的角度对不同的手术技术进行比较，如大动脉转位 TGA。Geiger 等[17] 比较了在动脉调转手术中肺动脉干的位置，与右前肺动脉干相比，前肺动脉干（在主动脉前）与血流涡流增加相关。

在 Fontan 循环中，4D flow CMR 能够轻松评估不同的腔静脉血流量，可以计算下腔静脉进入肺动脉的血流量[18]。这被认为在预防肺动静脉畸形中起着重要的作用。静息和运动状态下心室 4D flow CMR 评估可以进一步深入了解单心室循环的病理生理学。

在 4D flow CMR 的其他发现中，对发现（包括 TOF）的临床解释仍然很好。此处 4D flow CMR 显示右心室涡流量增加，肺动脉内涡流增加[19, 20]。在房间隔缺损患者中，在观察心室血流时发现涡流环的缺失[21]。

这只是这一领域一项有前景的新技术的开端。与心脏建模和计算流体动力学技术一起，4D flow CMR 也有潜力为未来的个体化术前评估和心脏手术建模做出贡献，可预测最佳的个体化手术方法。

六、结论

4D flow CMR 在许多心脏疾病的进展中显示出其潜力。无论是在研究中还是在商业上，更短的采集序列正在试验中，更友好的分析平台正在研发中。临床研究的数量呈指数增长，希望在不久的将来，第一个结局研究可以得到结果。目前，4D flow CMR 的评估在回顾性层面选择方面

具有更大的灵活性。此外，它还促进了远程医疗，提供了方便的采集方案。

分析的多功能性不仅实现可视化，而且提供了先进的量化方法。这促进了对潜在的病理生理过程和疾病进展监测的新认识，以及对医疗、外科和介入诊疗的进一步评估。因此，4D flow CMR 很可能成为未来临床工作流程中非常有前景的工具。

推荐阅读

[1] Dyverfeldt P, Bissell M, Barker AJ, *et al*. 4D flow cardiovascular magnetic resonance consensus statement. *J Cardiovasc Magn Reson*. 2015;17:72.

参考文献

[1] Dyverfeldt P, Bissell M, Barker AJ, *et al*. 4D flow cardiovascular magnetic resonance consensus statement. *J Cardiovasc Magn Reson*. 2015;17:72.

[2] Valverde I, Nordmeyer S, Uribe S, *et al*. Systemic-to-pulmonary collateral flow in patients with palliated univentricular heart physiology: measurement using cardiovascular magnetic resonance 4D velocity acquisition. *J Cardiovasc Magn Reson*. 2012;14:25.

[3] Nordmeyer S, Riesenkampff E, Crelier G, *et al*. Flow-sensitive four-dimensional cine magnetic resonance imaging for offline blood flow quantification in multiple vessels: a validation study. *J Magn Reson Imaging*. 2010;32:677–83.

[4] Westenberg JJ, Roes SD, Ajmone Marsan N, *et al*. Mitral valve and tricuspid valve blood flow: accurate quantification with 3D velocity-encoded MR imaging with retrospective valve tracking. *Radiology*. 2008;249:792–800.

[5] Roes SD, Hammer S, van der Geest RJ, *et al*. Flow assessment through four heart valves simultaneously using 3–dimensional 3–directional velocity-encoded magnetic resonance imaging with retrospective valve tracking in healthy volunteers and patients with valvular regurgitation. *Invest Radiol*. 2009;44:669–75.

[6] Brix L, Ringgaard S, Rasmusson A, Sorensen TS, Kim WY. Three dimensional three component whole heart cardiovascular magnetic resonance velocity mapping: comparison of flow measurements from 3D and 2D acquisitions. *J Cardiovasc Magn Reson*. 2009;11:3.

[7] Hope MD, Hope TA, Crook SE, *et al*. 4D flow CMR in assessment of valve-related ascending aortic disease. *JACC Cardiovasc Imaging*. 2011;4:781–7.

[8] Barker AJ, Markl M, Burk J, *et al*. Bicuspid aortic valve is associated with altered wall shear stress in the ascending aorta. *Circ Cardiovasc Imaging*. 2012;5:457–66.

[9] Bissell MM, Hess AT, Biasiolli L, *et al*. Aortic dilation in bicuspid aortic valve disease: flow pattern is a major contributor and differs with valve fusion type. *Circ Cardiovasc Imaging*. 2013;6:499–507.

[10] Meierhofer C, Schneider EP, Lyko C, *et al*. Wall shear stress and flow patterns in the ascending aorta in patients with bicuspid aortic valves differ significantly from tricuspid aortic valves: a prospective study. *Eur Heart J Cardiovasc Imaging*. 2013;14:797–804.

[11] Guzzardi DG, Barker AJ, van Ooij P, *et al*. Valve-related hemodynamics mediate human bicuspid aortopathy: insights from wall shear stress mapping. *J Am Coll Cardiol*. 2015;66:892–900.

[12] Hope MD, Sigovan M, Wrenn SJ, Saloner D, Dyverfeldt P. MRI hemodynamic markers of progressive bicuspid aortic valverelated aortic disease. *J Magn Reson Imaging*. 2014;40:140–5.

[13] Semaan E, Markl M, Malaisrie SC, *et al*. Haemodynamic outcome at four-dimensional flow magnetic resonance imaging following valve-sparing aortic root replacement with tricuspid and bicuspid valve morphology. *Eur J Cardiothorac Surg*. 2014;45:818–25.

[14] Eriksson J, Bolger AF, Ebbers T, Carlhall CJ. Four-dimensional blood flow-specific markers of LV dysfunction in dilated cardiomyopathy. *Eur Heart J Cardiovasc Imaging*. 2013;14:417–24.

[15] Riesenkampff E, Fernandes JF, Meier S, *et al*. Pressure fields by flow-sensitive, 4D, velocity-encoded CMR in patients with aortic coarctation. *JACC Cardiovasc Imaging*. 2014;7:920–6.

[16] Frydrychowicz A, Markl M, Hirtler D, *et al*. Aortic hemodynamics in patients with and without repair of aortic coarctation: *in vivo* analysis by 4D flow-sensitive magnetic resonance imaging. *Invest Radiol*. 2011;46:317–25.

[17] Geiger J, Hirtler D, Burk J, *et al*. Postoperative pulmonary and aortic 3D haemodynamics in patients after repair of transposition of the great arteries. *Eur Radiol*. 2014;24:200–8.

[18] Bachler P, Valverde I, Pinochet N, *et al*. Caval blood flow distribution in patients with Fontan circulation: quantification by using particle traces from 4D flow MR imaging. *Radiology*. 2013;267:67–75.

[19] Geiger J, Markl M, Jung B, *et al*. 4D-MR flow analysis in patients after repair for tetralogy of Fallot. *Eur Radiol*. 2011;21:1651–7.

[20] Hirtler D, Garcia J, Barker AJ, Geiger J. Assessment of intracardiac flow and vorticity in the right heart of patients after repair of tetralogy of Fallot by flow-sensitive 4D MRI. *Eur Radiol*. 2016;26:3598–607.

[21] Calkoen EE, Elbaz MS, Westenberg JJ, *et al*. Altered left ventricular vortex ring formation by 4–dimensional flow magnetic resonance imaging after repair of atrioventricular septal defects. *J Thorac Cardiovasc Surg*. 2015;150:1233–40.e1.

第 65 章 心血管疾病的分子与细胞影像学
Molecular and cellular imaging in cardiovascular disease

David Sosnovik 著
杨燕英 译 戴沁怡 徐 磊 校

一、概述

分子影像是指利用靶向 MR 对比剂在细胞和分子水平提供生物过程的特异性特征[1]。该方法具有促进疾病早期发现、改善风险、使治疗合理化和个性化管理的潜力。分子影像，包括新出现的化学交换饱和传递（CEST）成像，提供了与 MR 波谱学、弛豫、扩散 MRI 和其他组织表征方法高度互补的信息。

大多数分子磁共振技术使用顺磁或超顺磁对比剂来标记分子靶附近的质子信号[1]。最近，氟（^{19}F）对比剂也被应用[2, 3]。^{19}F 的优点在于没有任何背景信号，极化相对较高，Larmor 频率接近质子值。^{19}F 的挑战在于它的低丰度，因此其敏感度较低。敏感度问题是分子磁共振影像的一个关键问题。小型钆螯合物，例如常规用于 LGE 的螯合物，在毫摩尔范围内有灵敏度。这不足以对低表达的分子靶标成像，但对高表达靶标如白蛋白、纤维蛋白、胶原蛋白、弹性蛋白、过氧化物酶和细胞游离 DNA 成像非常有效[4-7]。

对比剂的强度由其弛豫率（r）来描述。这被定义为溶液弛豫率（R）随探针浓度的变化而产生的变化。大多数小型钆螯合物的 r1 为 4～5/（mmol·s），与临床场强相比变化不大。r1 的扩增可以通过二聚或蛋白质结合改变对比剂的分子翻转率来实现。例如，钆对比剂是一种白蛋白结合显像剂，被临床批准用于血管成像。由于它与白蛋白结合而导致的分子翻转减少，使 r1 显著增加。除了用于血管成像，钆对比剂还可用于检测动脉粥样硬化斑块和缺血心肌的内皮通透性异常。

二、人类靶向钆螯合物

小型钆螯合物可通过将螯合物与特定配体结合来检测高表达靶点。配体通常是小肽，但也可以使用小的化学物质。这类药物的原型是纤维蛋白结合探针 EP-2104（Epix Pharmaceuticals Inc，Lexington，MA）[4]，迄今为止，它也是唯一一用于患者的靶向心血管 MR 探针[8]。EP-2104 上的肽对纤维蛋白原没有亲和力，对纤维蛋白有极高的亲和力，并且抵抗血浆中肽酶的剪切。探针如 EP-2104 的特异性可通过打乱肽上的氨基酸序列来建立，这不会改变整体大小、电荷或对比剂的溶解度。

EP-2104 的初步研究在动脉和静脉血栓动物模型中进行[4]。对比剂的后续测试在Ⅰ期和Ⅱ期临床试验的 52 名人体受试者中进行[8]。该探头准确检测了深静脉血栓、心内血栓和主动脉血栓。图65-1显示了1名右心导管肿块的患者[8]。虽然传统技术很难区分血栓和感染，但EP-2104可以明确诊断导管相关血栓的存在。也许EP-2104最引人注目的应用在于不明原因脑卒中患者的检查，但在这些小型试验中无法系统地进行研究。

尽管EP-2104很有前景，但它并没有在Ⅲ期临床试验中进行测试，这在很大程度上是由于肾源性系统性纤维化（NSF）恐慌造成的负面影响。然而，值得注意的是，没有一个与EP-2104相关的NSF患者被报道。此外，由于其靶向性，注射钆（0.016mmol/kg）的剂量要低得多。该对比剂没有毒性、滞留或异常凝血的迹象。EP-2104不商业化的决定是基于当时的监管环境，而不是基于其准确性或性能，虽然这对该领域是一个倒退。

三、临床前钆螯合物及纳米颗粒

临床前钆分子显像剂的使用较广泛，并已进行详细回顾[1]。已经阐述了两种小螯合剂，它们比LGE提供更具体的心肌损伤特征（图65-1）。Gd-TO是一种DNA结合钆螯合物，提供了急性细胞破裂和DNA释放的特异性征象[7]。只有在受伤后的72h内才会出现这种对比剂的摄取。相比之下，EP-3533（Epix Pharmaceuticals Inc，Lexington，MA）含有一种针对Ⅰ型胶原的肽配体，并提供心脏中胶原含量的特异性征象[5]。在对比剂清除过程中，探针的分布可用于估计心肌灌注，而持续保留表明心肌纤维化（图65-1）。然而，这些探针相对于LGE、T_1/T_2 mapping和其他组织表征技术的价值，需要明确地证明，以支持它们的商业化。

许多感兴趣的分子靶标在纳米级表达，不能用小螯合物检测。脂质体、微粒和其他可装载大量钆的纳米结构物已被开发出来用于成像这些靶标。纤维蛋白、氧化低密度脂蛋白（LDL）、巨噬细胞清除受体和参与血管生成的整合素 $α_vβ_3$ 都是用这种方法成像的靶点的例子（图65-1）[9, 10]。这些结构的一个优点是能够将荧光色素合并到它们中，可通过显微镜对探针进行细胞定位。然而，这些药物的大小造成了更复杂的安全性和药代动力学特征，也限制了它们在表面或表皮下靶点的使用。

四、靶向氧化铁制剂

第一代氧化铁纳米颗粒，如纳米氧化铁（Advanced Magnetics，Cambridge，MA），在循环中是多分散和形成的聚集物，可被肝脏吸收迅速清除。这些药物在心血管方面的主要应用是标记细胞[11]。随后的几代氧化铁纳米颗粒具有更广泛的右旋糖酐涂层，在溶液中保持单分散，并具有较长的循环半衰期。这些试剂的右旋糖酐涂层的修饰也允许靶向配体与它们结合。氧化铁纳米颗粒的主要优点在于其极高的横向弛豫性和穿透组织实质并在纳米级范围内检测靶标的能力。

第一个用于心血管成像的靶向氧化铁纳米颗粒是凋亡感应制剂AnxCLIO-Cy5.5[12]。凋亡感应配体膜联蛋白V（annexin V）与交联氧化铁纳米颗粒的结合（图65-1）。该对比剂能够检测缺血再灌注小鼠模型中的心肌凋亡，随后通过双对比法与LGE联合成像[13]。血管细胞黏附分子-1（VCAM-1）的成像也用磁性纳米颗粒在动脉粥样硬化小鼠模型中进行[14]。噬菌体的显示用于鉴定VCAM-1的配体，并将其偶联到交联氧化铁纳米颗粒上。不幸的是，用于开发这些对比剂的氧化铁纳米颗粒尽管进行了几次成功的Ⅲ期临床试验，但尚未商业化。然而，纳米氧化铁（Advanced Magnetics，Boston，MA）是一种类似

第 65 章 心血管疾病的分子与细胞影像学
Molecular and cellular imaging in cardiovascular disease

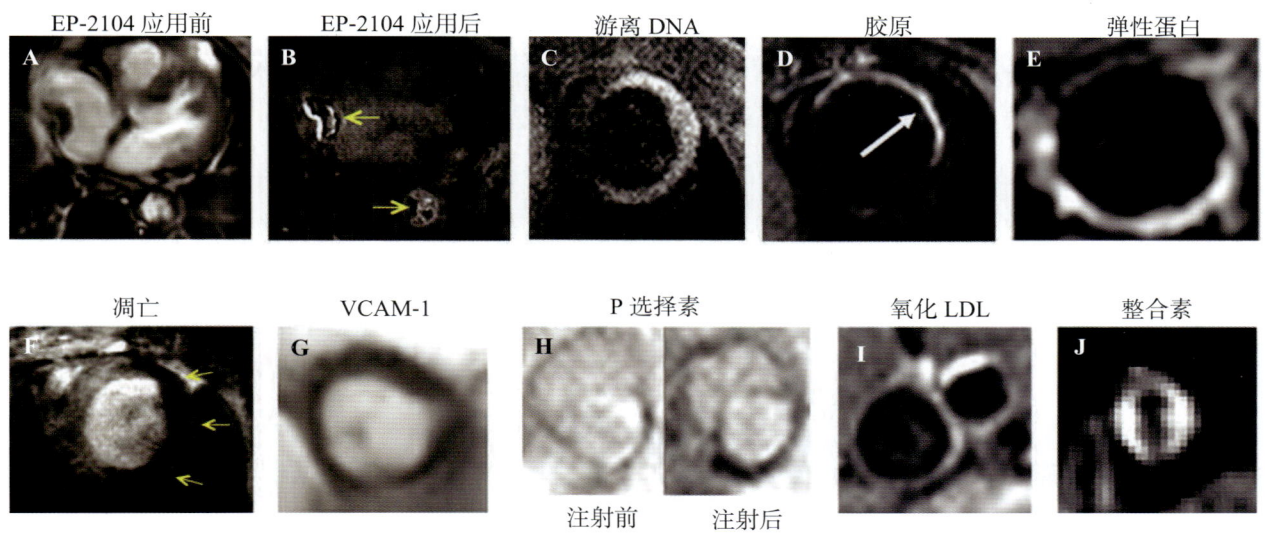

▲ 图 65-1 靶向分子影像探针选择

A 和 B. 用 EP-2104 检测右心房和主动脉血栓；C. 用结合脱氧核糖核酸的钆螯合物检测心肌梗死中的急性坏死；D. 用靶向 I 型胶原的钆剂对已愈合的梗死灶中的纤维化瘢痕进行成像；E. 腹主动脉瘤中弹性蛋白靶向磁共振对比剂的摄取；F. 缺血 – 再灌注损伤中细胞凋亡的分子磁共振影像，用膜联蛋白 V 修饰的氧化铁试剂；G. 血管细胞黏附分子 –1（VCAM-1）的氧化铁纳米颗粒在载脂蛋白 E$^{-/-}$（apoE$^{-/-}$）小鼠的主动脉根部产生低信号强度；H. 用 VCAM-1 和 P 选择素抗体标记的氧化铁微粒被移植到 apoE$^{-/-}$ 小鼠的主动脉根部；I. 用鼠氧化低密度脂蛋白抗体标记的钆负载免疫微粒（immunomicelles）在主动脉壁产生信号增强；J. 靶向 $α_vβ_3$ 整合素的钆负载脂质体检测主动脉斑块中的血管生成［经许可转载，图 A 和 B 引自 Vymazal J，Spuentrup E，Cardenas-Molina G，Wiethoff AJ，Hartmann MG，Caravan P，et al. Thrombus imaging with fibrinspecific gadolinium-based MR contrast agent EP-2104R：results of a phase II clinical study of feasibility. Invest Radiol. 2009；44（11）：697–704. doi：10.1097/RLI.0b013e3181b092a7. © 2009 Lippincott Williams 版权所有，Wolters Kluwer Health，Inc 出版；图 C 引自 Huang S，Chen HH，Yuan H，Dai G，Schuhle DT，Mekkaoui C，et al. Molecular MRI of acute necrosis with a novel DNA-binding gadolinium chelate：kinetics of cell death and clearance in infarcted myocardium. Circ Cardiovasc Imaging. 2011；4（6）：729–37. https://doi.org/10.1161/CIRCIMAGING.111.966374.© 2011 American Heart Association，Inc 版权所有，Wolters Kluwer Health，Inc 出版；图 D 引自 Helm PA，Caravan P，French BA，Jacques V，Shen L，Xu Y，et al. Postinfarction myocardial scarring in mice：molecular MR imaging with use of a collagen-targeting contrast agent. Radiology. 2008；247（3）：788–96. https://doi.org/10.1148/radiol.2473070975.© 2008 RSNA 版权所有；图 E 引自 Botnar RM，Wiethoff AJ，Ebersberger U，Lacerda S，Blume U，Warley A，et al. In vivo assessment of aortic aneurysm wall integrity using elastin-specific molecular magnetic resonance imaging. Circ Cardiovasc Imaging. 2014；7（4）：679–89. https://doi.org/10.1161/CIRCIMAGING.113.001131. © 2014 American Heart Association，Inc 版权所有，Wolters Kluwer Health，Inc 出版；图 F 引自 Sosnovik DE，Garanger E，Aikawa E，Nahrendorf M，Figuiredo JL，Dai G，et al. Molecular MRI of cardiomyocyte apoptosis with simultaneous delayed-enhancement MRI distinguishes apoptotic and necrotic myocytes in vivo：potential for midmyocardial salvage in acute ischemia. Circ Cardiovasc Imaging. 2009；2（6）：460–7. doi：10.1161/CIRCIMAGING.109.859678. © 2009 American Heart Association，Inc 版权所有，Wolters Kluwer Health，Inc 出版；图 G 引自 Nahrendorf M，Jaffer FA，Kelly KA，Sosnovik DE，Aikawa E，Libby P，et al. Noninvasive vascular cell adhesion molecule-1 imaging identifies inflammatory activation of cells in atherosclerosis. Circulation. 2006；114（14）：1504–11. https://doi.org/10.1161/CIRCULATIONAHA.106.646380.© 2006，American Heart Association，Inc 版权所有，Wolters Kluwer Health，Inc 出版；图 H 经许可引自 McAteer MA，Mankia K，Ruparelia N，Jefferson A，Nugent HB，Stork LA，et al. A leukocyte-mimetic magnetic resonance imaging contrast agent homes rapidly to activated endothelium and tracks with atherosclerotic lesion macrophage content. Arterioscler Thromb Vasc Biol. 2012；32（6）：1427–35. https://doi.org/10.1161/ATVBAHA.111.241844. © 2012 American Heart Association，Inc 版权所有，Wolters Kluwer Health，Inc 出版；图 I 引自 Briley-Saebo KC，Shaw PX，Mulder WJ，Choi SH，Vucic E，Aguinaldo JG，et al. Targeted molecular probes for imaging atherosclerotic lesions with magnetic resonance using antibodies that recognize oxidation-specific epitopes. Circulation. 2008；117（25）：3206–15. https://doi.org/10.1161/CIRCULATIONAHA.107.757120. © 2008 American Heart Association，Inc 版权所有，Wolters Kluwer Health，Inc 出版；图 J 引自 Cai K，Caruthers SD，Huang W，Williams TA，Zhang H，Wickline SA，et al. MR molecular imaging of aortic angiogenesis. JACC Cardiovasc Imaging. 2010；3（8）：824–32. DOI：10.1016/j.jcmg.2010.03.012. © 2010 by the American College of Cardiology Foundation 版权所有，Elsevier 出版］

的对比剂，已被批准用于人类，并已成功地用配体装饰，包括鱼精蛋白和膜联蛋白 V。

氧化铁微粒用于血管系统表面靶点的成像，如 P 选择素和 VCAM-1[15]，取得了显著的成功（图 65-1）。这些对比剂的优点在于其超高的弛豫及敏感性。虽然氧化铁微粒进行临床转化的潜力尚不清楚，但它们仍是临床前期研究中非常有用的工具。

五、细胞成像

浸润炎症组织的单核细胞和巨噬细胞会内在地吞噬纳米颗粒范围内的物质。注射长循环氧化铁纳米颗粒可被巨噬细胞摄取，并使心肌梗死小鼠心肌炎症得到清晰的成像[16]。在心肌梗死后不久注射纳米氧化铁的患者也得到了类似的结果[17]。载有钆和 ^{19}F 纳米结构物的脂质体也被巨噬细胞大量吞噬，并被用于心血管系统的炎症成像（图 65-2）[2, 3, 18, 19]。

氧化铁纳米颗粒也可用于血管壁炎症的成像。动脉粥样硬化试验包括使用 Ferumoxtran（Advanced Magnetics，Boston，MA）对接受高剂量和低剂量他汀类药物治疗的患者进行颈动脉斑块炎症成像[20]。最近，Ferumoxytol 已被用于对主动脉瘤患者的血管炎症进行成像[21]。一些关于 Ferumoxytol 可能导致过敏反应的担忧已经被提出，但迄今为止在心血管成像方面还没有相关事件的报道。

首先用 Ferumoxytol 对注射的干细胞进行标记[11]。研究人员采用了几种方法在体外将高浓度的氧化铁注入细胞，从而使细胞在注射后能够用来高精确度成像。然而，任何细胞标记策略的局限性是，在死细胞和活细胞中都可以看到标记的存在。锰剂和铁蛋白报告基因的使用提供了选择性成像活细胞的替代方法（图 65-2）[22]。结合诊断和治疗能力，炎症细胞也可以作为治疗结构靶点[23]。

六、结论

心脏分子和细胞成像在临床前研究和药物开发中发挥着重要作用。分子磁共振对比剂的商业化具有挑战性，但目前有几种有前景的对比剂正在研发中，在多个器官系统中将具有广泛适应证。这可能包括分子 MR 对比剂用于发现血栓、炎症和纤维化。因此，在未来 10 年，分子 MRI 设备将显著增长，并有可能影响多种疾病的管理，包括心力衰竭、心肌炎、移植排斥反应和心房颤动。

推荐阅读

[1] Chen HH, Yuan H, Cho H, et al. Theranostic nucleic acid binding nanoprobe exerts anti-inflammatory and cytoprotective effects in ischemic injury. *Theranostics*. 2017;7:814–25.

[2] Cunningham CH, Lau JY, Chen AP, et al. Hyperpolarized 13C metabolic MRI of the human heart: initial experience. *Circ Res*. 2016;119:1177–82.

[3] Gale EM, Wey HY, Ramsay I, Yen YF, Sosnovik DE, Caravan P. A manganese-based alternative to gadolinium: contrast-enhanced MR angiography, excretion, pharmacokinetics, and metabolism. *Radiology*. 2018;286:865–72.

[4] Robson PM, Dey D, Newby DE, et al. MR/PET imaging of the cardiovascular system. *JACC Cardiovasc Imaging*. 2017;10:1165–79.

[5] Stirrat CG, Alam SR, MacGillivray TJ, et al. Ferumoxytol-enhanced magnetic resonance imaging assessing inflammation after myocardial infarction. *Heart*. 2017;103:1528–35.

第 65 章 心血管疾病的分子与细胞影像学
Molecular and cellular imaging in cardiovascular disease

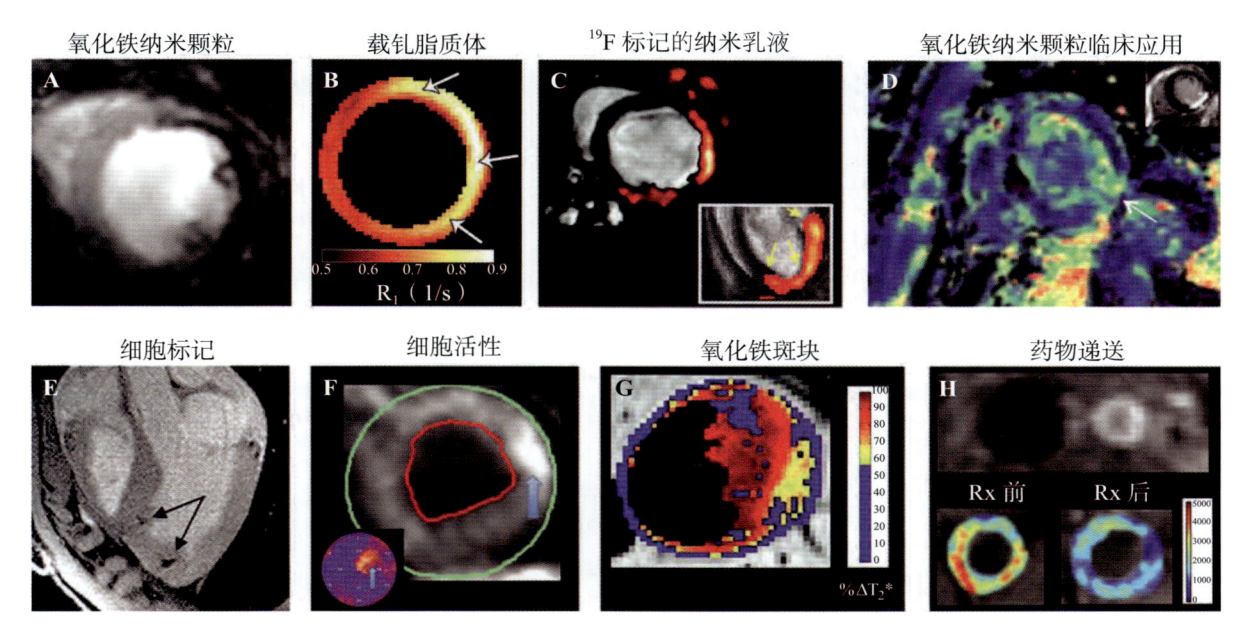

▲ 图 65-2 细胞成像

A. 氧化铁纳米颗粒的摄取；B. 载钆的脂质体；C. 浸润愈合梗死区域的巨噬细胞内含 ^{19}F 纳米乳剂；D. 近期下壁 ST 段抬高型（插图）心肌梗死患者注射了 ferumoxytol 后 R_2^* 有所增加；E. 直接注射到梗死心肌后，可检测到纳米氧化铁标记的间充质干细胞；F. 注射的干细胞活力可以用锰剂成像；并与 PET 报告活性密切相关（插图）；G. 注射 ferumoxytol 的动脉瘤患者的炎症图；H. 钆标记脂质体被斑块内的巨噬细胞吞噬，可用于传递治疗载体［经许可转载，图 A 引自 Sosnovik DE, Nahrendorf M, Deliolanis N, Novikov M, Aikawa E, Josephson L, et al. Fluorescence tomography and magnetic resonance imaging of myocardial macrophage infiltration in infarcted myocardium in vivo. *Circulation*. 2007；115（11）：1384–91. https://doi.org/10.1161/CIRCULATIONAHA.106.663351.©2007 American Heart Association，Inc 版权所有，Wolters Kluwer Health，Inc 出版；图 B 引自 Naresh NK, Xu Y, Klibanov AL, Vandsburger MH, Meyer CH, Leor J, et al. Monocyte and/or macrophage infiltration of heart after myocardial infarction：MR imaging by using T$_1$–shortening liposomes. *Radiology*. 2012；264（2）：428–35. doi：10.1148/radiol.12111863. © 2012 RSNA 版权所有；图 C（上图）引自 Flogel U, Ding Z, Hardung H, Jander S, Reichmann G, Jacoby C, et al. In vivo monitoring of inflammation after cardiac and cerebral ischemia by fluorine magnetic resonance imaging. *Circulation*. 2008；118（2）：140–8. https://doi.org/10.1161/CIRCULATIONAHA.107.737890. © 2008 American Heart Association，Inc 版权所有，Wolters Kluwer Health，Inc 出版；图 C（下图）引自 Ye YX, Basse-Lusebrink TC, Arias-Loza PA, Kocoski V, Kampf T, Gan Q, et al. Monitoring of monocyte recruitment in reperfused myocardial infarction with intramyocardial hemorrhage and microvascular obstruction by combined fluorine 19 and proton cardiac magnetic resonance imaging. *Circulation*. 2013；128（17）：1878–88. https://doi.org/10.1161/CIRCULATIONAHA.113.000731. © 2013 American Heart Association，Inc 版权所有，Wolters Kluwer Health，Inc 出版；图 D 引自 Alam SR, Shah AS, Richards J, Lang NN, Barnes G, Joshi N, et al. Ultrasmall superparamagnetic particles of iron oxide in patients with acute myocardial infarction：early clinical experience. *Circ Cardiovasc Imaging*. 2012；5（5）：559–65. https://doi.org/10.1161/CIRCIMAGING.112.974907. © 2012 American Heart Association，Inc 版权所有，Wolters Kluwer Health，Inc 出版；图 E 引自 Kraitchman DL, Heldman AW, Atalar E, Amado LC, Martin BJ, Pittenger MF, et al. In vivo magnetic resonance imaging of mesenchymal stem cells in myocardial infarction. *Circulation*. 2003；107（18）：2290–3. https://doi.org/10.1161/01.CIR.0000070931.62772.4E. © 2003 American Heart Association，Inc 版权所有，Wolters Kluwer Health，Inc 出版；图 F 引自 Dash R, Kim PJ, Matsuura Y, Ikeno F, Metzler S, Huang NF, et al. Manganese-enhanced magnetic resonance imaging enables in vivo confirmation of peri-infarct restoration following stem cell therapy in a porcine ischemia-reperfusion model. *J Am Heart Assoc*. 2015；4（7）. https://doi.org/10.1161/JAHA.115.002044. © 2015 Dash R, et al 版权所有；图 G 引自 Richards JM, Semple SI, MacGillivray TJ, Gray C, Langrish JP, Williams M, et al. Abdominal aortic aneurysm growth predicted by uptake of ultrasmall superparamagnetic particles of iron oxide：a pilot study. *Circ Cardiovasc Imaging*. 2011；4（3）：274–81. https://doi.org/10.1161/CIRCIMAGING.110.959866. © 2011 American Heart Association，Inc 版权所有，Wolters Kluwer Health，Inc 出版；图 H（上图）引自 Mulder WJ, Douma K, Koning GA, van Zandvoort MA, Lutgens E, Daemen MJ, et al. Liposome-enhanced MRI of neointimal lesions in the ApoE-KO mouse. *Magn Reson Med*. 2006；55（5）：1170–4. © 2006 Wiley-Liss, Inc 版权所有；图 H（下图）引自 Lobatto ME, Fayad ZA, Silvera S, Vucic E, Calcagno C, Mani V, et al. Multimodal clinical imaging to longitudinally assess a nanomedical anti-inflammatory treatment in experimental atherosclerosis. *Mol Pharm*. 2010；7（6）：2020–9. © 2010 American Chemical Society 版权所有］

参考文献

[1] Nahrendorf M, Sosnovik DE, French BA, et al. Multimodality cardiovascular molecular imaging, Part II. *Circ Cardiovasc Imaging*. 2009;2:56–70.

[2] Flogel U, Ding Z, Hardung H, et al. In vivo monitoring of inflammation after cardiac and cerebral ischemia by fluorine magnetic resonance imaging. *Circulation*. 2008;118:140–8.

[3] Ye YX, Basse-Lusebrink TC, Arias-Loza PA, et al. Monitoring of monocyte recruitment in reperfused myocardial infarction with intramyocardial hemorrhage and microvascular obstruction by combined fluorine 19 and proton cardiac magnetic resonance imaging. *Circulation*. 2013;128:1878–88.

[4] Botnar RM, Buecker A, Wiethoff AJ, et al. In vivo magnetic resonance imaging of coronary thrombosis using a fibrin-binding molecular magnetic resonance contrast agent. *Circulation*. 2004;110:1463–6.

[5] Helm PA, Caravan P, French BA, et al. Postinfarction myocardial scarring in mice: molecular MR imaging with use of a collagentargeting contrast agent. *Radiology*. 2008;247:788–96.

[6] Botnar RM, Wiethoff AJ, Ebersberger U, et al. In vivo assessment of aortic aneurysm wall integrity using elastin-specific molecular magnetic resonance imaging. *Circ Cardiovasc Imaging*. 2014;7:679–89.

[7] Huang S, Chen HH, Yuan H, et al. Molecular MRI of acute necrosis with a novel DNA-binding gadolinium chelate: kinetics of cell death and clearance in infarcted myocardium. *Circ Cardiovasc Imaging*. 2011;4:729–37.

[8] Vymazal J, Spuentrup E, Cardenas-Molina G, et al. Thrombus imaging with fibrin-specific gadolinium-based MR contrast agent EP-2104R: results of a phase II clinical study of feasibility. *Invest Radiol*. 2009;44:697–704.

[9] Briley-Saebo KC, Shaw PX, Mulder WJ, et al. Targeted molecular probes for imaging atherosclerotic lesions with magnetic resonance using antibodies that recognize oxidation-specific epitopes. *Circulation*. 2008;117:3206–15.

[10] Cai K, Caruthers SD, Huang W, et al. MR molecular imaging of aortic angiogenesis. *JACC Cardiovasc Imaging*. 2010;3:824–32.

[11] Kraitchman DL, Heldman AW, Atalar E, et al. In vivo magnetic resonance imaging of mesenchymal stem cells in myocardial infarction. *Circulation*. 2003;107:2290–3.

[12] Sosnovik DE, Schellenberger EA, Nahrendorf M, et al. Magnetic resonance imaging of cardiomyocyte apoptosis with a novel magneto-optical nanoparticle. *Magn Reson Med*. 2005;54:718–24.

[13] Sosnovik DE, Garanger E, Aikawa E, et al. Molecular MRI of cardiomyocyte apoptosis with simultaneous delayed-enhancement MRI distinguishes apoptotic and necrotic myocytes *in vivo*: potential for midmyocardial salvage in acute ischemia. *Circ Cardiovasc Imaging*. 2009;2:460–7.

[14] Nahrendorf M, Jaffer FA, Kelly KA, et al. Noninvasive vascular cell adhesion molecule-1 imaging identifies inflammatory activation of cells in atherosclerosis. *Circulation*. 2006;114:1504–11.

[15] McAteer MA, Mankia K, Ruparelia N, et al. A leukocytemimetic magnetic resonance imaging contrast agent homes rapidly to activated endothelium and tracks with atherosclerotic lesion macrophage content. *Arterioscler Thromb Vasc Biol*. 2012;32:1427–35.

[16] Sosnovik DE, Nahrendorf M, Deliolanis N, et al. Fluorescence tomography and magnetic resonance imaging of myocardial macrophage infiltration in infarcted myocardium *in vivo*. *Circulation*. 2007;115:1384–91.

[17] Alam SR, Shah AS, Richards J, et al. Ultrasmall superparamagnetic particles of iron oxide in patients with acute myocardial infarction: early clinical experience. *Circ Cardiovasc Imaging*. 2012;5:559–65.

[18] Naresh NK, Xu Y, Klibanov AL, et al. Monocyte and/or macrophage infiltration of heart after myocardial infarction: MR imaging by using T1-shortening liposomes. *Radiology*. 2012;264:428–35.

[19] Mulder WJ, Douma K, Koning GA, et al. Liposome-enhanced MRI of neointimal lesions in the ApoE-KO mouse. *Magn Reson Med*. 2006;55:1170–4.

[20] Tang TY, Howarth SP, Miller SR, et al. The ATHEROMA (Atorvastatin Therapy: Effects on Reduction of Macrophage Activity) Study. Evaluation using ultrasmall superparamagnetic iron oxide-enhanced magnetic resonance imaging in carotid disease. *J Am Coll Cardiol*. 2009;53:2039–50.

[21] Richards JM, Semple SI, MacGillivray TJ, et al. Abdominal aortic aneurysm growth predicted by uptake of ultrasmall superparamagnetic particles of iron oxide: a pilot study. *Circ Cardiovasc Imaging*. 2011;4:274–81.

[22] Dash R, Kim PJ, Matsuura Y, et al. Manganese-enhanced magnetic resonance imaging enables *in vivo* confirmation of peri-infarct restoration following stem cell therapy in a porcine ischemiareperfusion model. *J Am Heart Assoc*. 2015;4:pii:e002044.

[23] Lobatto ME, Fayad ZA, Silvera S, et al. Multimodal clinical imaging to longitudinally assess a nanomedical anti-inflammatory treatment in experimental atherosclerosis. *Mol Pharm*. 2010;7:2020–9.

第 66 章 心脏磁共振介入（MRI 导管）
Interventional CMR (MRI catheterization)

Robert Lederman 著
杨燕英 译　戴沁怡　徐 磊 校

一、概述

现代扫描仪允许 SSFP MRI 以每秒 3 帧的速度（128 线，重复时间为 3ms），2~3mm 的平面内分辨率，基本实时地显示给操作员。采用降低采样、多通道表面阵列线圈和接收器及先进的图像重建技术，每秒 10 帧或更多帧是很容易实现的。这使得 MRI 不仅可以用于诊断，也可以用于指导互动式导管手术。

动物 MRI 导管术已经进行了十多年，但是由于安全问题及置管工具可用性的限制而阻碍了其广泛的临床应用。现有的 X 线导管设备通常包含长金属导体，在磁共振成像过程中可能会发热。最近，一些团队已经开始使用现成的非金属[1]或专用设备进行临床 MRI 导管检查[2,3]。

当结合了压力、血流和功能信息，MRI 引导下置管是有价值的（如诊断性血流动力学评价），当避免 X 线辐射（例如儿科或长期治疗过程），或解剖引导与组织特征相结合是至关重要的（在电生理学或活检过程），或需要手术时的操作（例如复杂的穿壁介入操作），就需要 MRI 引导的导管。只要使用安全的导管工具，所有这些都是可行的，不需要 MRI 的新进展。

二、仪器装置

任何 1.5T MRI 系统都可以用于或适用于 MRI 导管，但特制的交互式实时用户界面简化了临床工作流程。MRI 系统和第三方供应商提供附加的实时 MRI 计算机，连接并控制商业 MRI 扫描仪（交互前端，Siemens；RTHawk, HeartVista；MR Echo, GE；iSuite, Philips）。3T 系统似乎不如 1.5T 系统理想，因为主力 SSFP 图像并不优越，但金属设备更容易明显发热。实时 MR 图像通过在扫描室使用现成的屏蔽或非屏蔽的 LCD 投影仪或面板显示给导管操作员。配备了无线麦克风的噪音消除耳机，可以让无菌消毒的工作人员在手术过程中进行舒适、免提的通信（IMROC-IR, Optoacoustics；VoiceLink, Innovere）。商用血流动力学监测系统的视频输出可在室内监视器上显示；只有高保真临床血流动力学记录系统的原型机（Pelex Vitals, Pinmed）是可用的。表面心电图被高磁场中流动的血离子的磁流体动力学效应所干扰，但实时 MRI 可以直接监测心功能。许多供应商已经开始商业开发一系列重要的辅助工具，包括用于 MRI 系统内手术的外部心脏除颤仪和临时经静脉起搏器、穿隔穿刺针系统和引入鞘套件。

三、临床 MRI 置管

无论从大腿还是颈部，MRI 右心导管插入都可以直接使用气囊楔形导管。伦敦国王学院的 Razavi 及其同事在 2003 年报道了一系列结合 X 线和 MRI 的儿童导管检查[4]。美国国立卫生研究院的 Ratnayaka 及其同事系统地比较了 16 名成人[1]的经股磁共振成像和 X 线右心置管，发现手术时间相当。钆充填的气囊比充气气囊容易导航，因为互动饱和准备 MRI 可以用来区分心肌和导管，并可以用来浏览厚层 MRI，避免导管移出所选的成像平面（图 66-1）。

此后，MRI 导管成为美国国立卫生研究院临床中心的标准做法，迄今为止已做了 100 多例。最常见的指征是肺动脉高压的评估。血管通路在邻近的 X 线实验室获得；在无菌区域覆盖无菌单，在中度（"意识"）镇静期间转移患者进行 MRI 置管。心功能基线 CMR 检查后，经股动脉导管进入上腔静脉，然后从右心房进入右心室和一条或两条肺动脉。这些测量通常在吸入一氧化氮时反复进行。使用基于云的、非线性重建的全容量心功能检查大大缩短了手术时间[5]。包括两种血流动力学情况在内的右心导管 MRI 检查通常需要 40～60min。对于怀疑肺动脉高压的患者，我们常规使用肺首过灌注筛查慢性肺动脉高压患者（图 66-1C）[6]。

MRI 右心导管测量 PVR 比常规 X 线引导下更准确。Muthurangu 及其同事证明了 MRI 在测量主动脉、肺动脉或分支血流方面优于 Fick 法或热稀释法[7]。血管扩张药的压力放大了这种差异，特别是使用 Fick 法，因为在激发期间很少测量氧气的消耗。如果重要的临床决定是基于 PVR 的测量（PVR = 经肺压力阶差 / 心排血量），那么 MRI 置管同时测量的血流和压力将提供最准确的信息。

儿科 MRI 和 X 线导管检查可以在一次全身麻醉下进行。在国家儿童医疗中心，CMR 是在 X 线设备旁边进行的，如果诊断正确，可以避免导管。在 X 射线介入手术过程中，从这些研究中得到的 MRI 路线图有助于优化 X 线投射角度和减少对比剂负荷[8]。

掺入铁的聚合物导丝用于产生 MRI 伪影，正在欧洲进入商业化阶段（Nano4Imaging 和 Marvis）。它们看起来不受加热影响，但缺乏可扭转性、可跟踪性和金属导线的支撑。Fratz 及其同事使用一种这样的导丝对主动脉缩窄患者进行了逆行 MRI 导管检查[9]。一种简单的分段被动导丝，具有增强的扭转性和可跟踪性，但还没有商业化[10]。

更复杂的介入导管程序最近在动物上有报道，但还没有引入临床实践。一种是实时 MRI

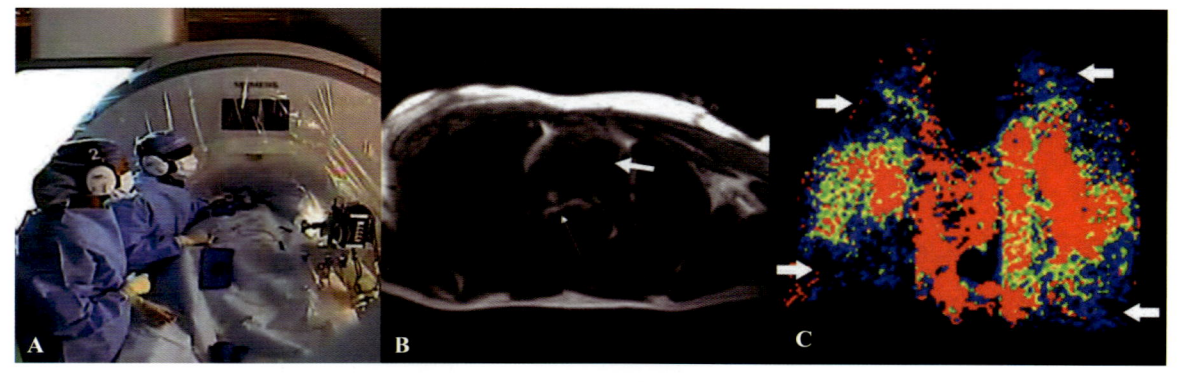

▲ 图 66-1 MRI 引导右心导管

A.Kanishka Ratnayaka 博士和 Elena Grant 博士正在对患者进行一项手术；B. 将填充钆的球囊（白细箭）从肺动脉主干（白粗箭）引导入右肺动脉；C. 在疑似肺动脉高压检查期间对患者进行首次钆肺灌注检测，图像示慢性血栓栓塞性肺动脉高压为特征的灌注缺损（白箭）（经许可转载，图片由 Kanishka Ratnayaka 和 Toby Rogers，NHLBI，NIH 提供）

第 66 章 心脏磁共振介入（MRI导管）
Interventional CMR (MRI catheterization)

EMB 取病理，例如心肌炎的炎症、水肿或 LGE 区域[11]。另一种是上腔静脉 – 肺动脉分流作为儿科单心室姑息手术的一部分[12]。

四、临床心脏电生理学

MRI 被广泛用于预先获得的 CMR 检查与活体 X 线或电解剖定位系统的配准或"融合"，以促进常规 EP 导管导航和射频消融（RFA）手术。不幸的是，由于呼吸和心脏运动、心脏负荷状况和患者体位的改变，以及硬导管导致心脏结构的扭曲，预先获取的路线图很容易认错解剖结构。术前 MRI 在规划复杂的干预措施方面也有价值，例如通过 LGE 识别关键的峡部被认为是室性心动过速的基质。

在进行 EP 手术时，用实时 MRI 代替 X 线引导可能更有帮助。MRI EP 所面临的挑战与 MRI 置管所面临的挑战是相同的，特别是 MRI 检查中可用导管的精度、绘图和可操作的消融系统。此外，起搏器和除颤发生器、电极和经静脉引线都扭曲了附近心肌的 MRI 信号，即使是在额定 MRI 条件下。幸运的是，行业和学术团队正在应对这些挑战。

Halperin 和约翰斯·霍普金斯大学的同事们首先通过实时 MRI 获得了患者右心室和心房的诊断性心电信号[2]。莱比锡的 Hindricks 和他的同事报道了第一批使用被动可视化导管（Imricor）和实时 MRI 对心房扑动患者进行三尖瓣峡部射频消融治疗的研究，尽管结果并不完美。最近，他们使用了 MRI EP 心脏测图系统（Imricor）和主动导管追踪来检测心房扑动的射频消融，尽管许多仍需要 X 线完成[3]。伦敦国王学院的 Mark O'Neill 和他的同事取得了更大的成功（图 66-2）[13]。

即使在 MRI 引导下，射频消融术仍然是一个重要的挑战。顺序消融的病灶不能立即显示。RFA 病灶周围的水肿常引起短暂性传导阻滞，导致心律失常复发。为了解决这些关键问题，我们最近描述了基于导管的针状心肌消融[14]。局部注射掺钆对比剂的醋酸会在 MRI 上立刻显影局灶性病变、不可逆坏死及不可逆的传导阻滞。MRI 化学消融可能被证明是一种重要的替代方法。

五、结论

MRI 右心导管使用被动导管，已经对于评价心血管疾病的血流动力学特征是一种很有吸引力的方法，如肺动脉高压。临床 MRI 导丝已开始商业化，可用于左右心导管和许多介入手术。在心脏 EP 领域，早期的临床可行性研究正在使用

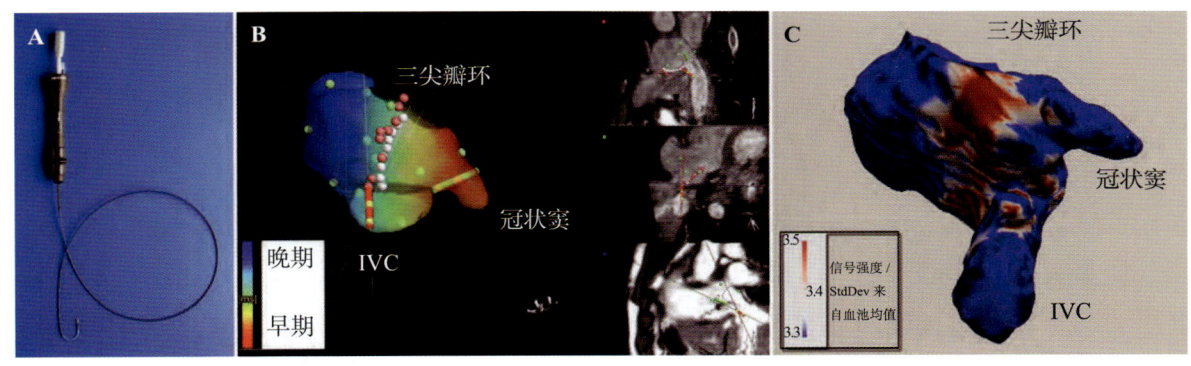

▲ 图 66-2 在 MRI 引导下使用主动导管追踪对典型右心房扑动的三尖瓣峡部进行射频消融
A. 一种包含 MRI 追踪线圈的用于 MRI EP 定位和消融的导管；B. 冠状静脉窦导管起搏时（绿色），MRI 系统中右心房内膜的彩色编码激活图。白点代表计划消融部位，红点代表导管实际消融部位（红色）。沿右侧描绘多平面重建，以帮助导管导航；C. 同一患者三尖瓣峡部消融术成功后 3 个月晚期钆增强重建图像（经许可转载，图 A 由 Imricor 提供，图 C 由 Henry Chubb 和 Mark O'Neill of King's College London 提供）

MRI对心律失常进行定位和消融。随着导管设备和器材的进一步商业化发展，我们可以期待MRI导管检查的广泛应用。

六、利益冲突

美国国家心肺血液研究所与Siemens公司就实时磁共振成像（MRI）方面达成合作研发协议。本文作者为美国国立卫生研究院授予的MRI导管设备专利的发明者。

七、资金支持

由美国国家心肺血液研究所、美国国立卫生健康研究院Z01-HL005062、Z01-HL006039和Z01-HL006041提供资助。

推荐阅读

[1] Chubb H, Harrison JL, Weiss S, et al. Development, preclinical validation, and clinical translation of a cardiac magnetic resonance— electrophysiology system with active catheter tracking for ablation of cardiac arrhythmia. *JACC Clin Electrophysiol*. 2017;3:89–103.

[2] Hilbert S, Sommer P, Gutberlet M, et al. Real-time magnetic resonance- guided ablation of typical right atrial flutter using a combination of active catheter tracking and passive catheter visualization in man: initial results from a consecutive patient series. *Europace*. 2016;18:572–7.

[3] Pushparajah K, Tzifa A, Bell A, et al. Cardiovascular magnetic resonance catheterization derived pulmonary vascular resistance and medium-term outcomes in congenital heart disease. *J Cardiovasc Magn Reson*. 2015;17:28.

[4] Ratnayaka K, Kanter JP, Faranesh AZ, et al. Radiation-free MRI diagnostic heart catheterization in children. *J Cardiovasc Magn Reson*. 2017;19:65.

[5] Rogers T, Ratnayaka K, Khan JM, et al. CMR fluoroscopy right heart catheterization for cardiac output and pulmonary vascular resistance: results in 102 patients. *J Cardiovasc Magn Reson*. 2017;19:54.

参考文献

[1] Ratnayaka K, Faranesh AZ, Hansen MS, et al. Real-time MRIguided right heart catheterization in adults using passive catheters. *Eur Heart J*. 2013;34:380–9.

[2] Nazarian S, Kolandaivelu A, Zviman MM, et al. Feasibility of real-time magnetic resonance imaging for catheter guidance in electrophysiology studies. *Circulation*. 2008;118:223–9.

[3] Hilbert S, Sommer P, Gutberlet M, et al. Real-time magnetic resonance-guided ablation of typical right atrial flutter using a combination of active catheter tracking and passive catheter visualization in man: initial results from a consecutive patient series. *Europace*. 2016;18:572–7.

[4] Razavi R, Hill DL, Keevil SF, et al. Cardiac catheterisation guided by MRI in children and adults with congenital heart disease. *Lancet*. 2003;362:1877–82.

[5] Xue H, Kellman P, Larocca G, Arai AE, Hansen MS. High spatial and temporal resolution retrospective cine cardiovascular magnetic resonance from shortened free breathing real-time acquisitions. *J Cardiovasc Magn Reson*. 2013;15:102.

[6] Rogers T, Ratnayaka K, Lederman RJ. MRI catheterization in cardiopulmonary disease. *Chest*. 2014;145:30–6.

[7] Muthurangu V, Taylor A, Andriantsimiavona R, et al. Novel method of quantifying pulmonary vascular resistance by use of simultaneous invasive pressure monitoring and phase-contrast magnetic resonance flow. *Circulation*. 2004;110:826–34.

[8] Abu Hazeem AA, Dori Y, Whitehead KK, et al. X-ray magnetic resonance fusion modality may reduce radiation exposure and contrast dose in diagnostic cardiac catheterization of congenital heart disease. *Catheter Cardiovasc Interv*. 2014;84:795–800.

[9] Fratz S, ed. *Invasive pressure measurement by CMR without fluoroscopy*. Interventional Cardiovascular MRI Workshop at the Society for Cardiovascular Magnetic Resonance Imaging Annual Scientific Sessions, 2015; Nice, France.

[10] Basar B, Rogers T, Ratnayaka K, et al. Segmented nitinol guidewires with stiffness-matched connectors for cardiovascular magnetic resonance catheterization: preserved mechanical performance and freedom from heating. *J Cardiovasc Magn Reson*. 2015;17:105.

[11] Rogers T, Ratnakaya K, Campbell-Washburn AE, et al. Realtime magnetic resonance imaging guidance improves the diagnostic yield of endomyocardial biopsy. *JACC Basic Transl Sci*. 2016;1:376–83.

[12] Ratnakaya K, Rogers T, Schenke WH, et al. Magnetic resonance imaging-guided transcatheter cavopulmonary shunt. *JACC Cardiovasc Interv*. 2016;9:959–70.

[13] Chubb H, ed. *MR-guided ablation of left atrial flutter*. Interventional Cardiovascular MRI Workshop at the Society for Cardiovascular Magnetic Resonance Imaging Annual Scientific Sessions, 2015; Nice, France.

[14] Rogers T, Mahapatra S, Kim S, et al. Transcatheter myocardial needle chemoablation during real-time MRI: a new approach to ablation therapy for rhythm disorders. *Circ Arrhythm Electrophysiol*. 2016;9:e003926.

第 67 章 总 结
Summary

Stefan Neubauer　Victor Ferrari　著
杨燕英　译　　徐　磊　校

总结

CMR 在过去的 20 年里以惊人的速度发展，技术上的不断努力使这种方法在主流心脏病学中得到了充分的肯定。然而，没有理由相信这种技术发展已经停滞不前。笔者相信，CMR 辉煌时代尚未来临，像在本篇中描述的这些新技术，将继续改变心脏疾病的诊断和介入流程——未来的 MR 至少像过去 20 年一样前景光明。

附录 术语缩略语
Abbreviations

薄开蕊 译

2D	two-dimensional	二维
3D	three-dimensional	三维
4D	four-dimensional	四维
AAR	area at risk	危险区域
AC	arrhythmogenic cardiomyopathy	致心律失常性心肌病
ACC	American College of Cardiology	美国心脏病学院
ACCF	American College of Cardiology Foundation	美国心脏病学院基金会
ACE	angiotensin-converting enzyme	血管紧张素转化酶
ACNI	advanced cardiac nuclear imaging	先进的心脏核素成像技术
ADC	apparent diffusion coefficient	表观扩散系数
ADP	adenosine diphosphate	二磷酸腺苷
AEPC	Association of European Pediatric Cardiology	欧洲儿科心脏病学协会
AHA	American Heart Association	美国心脏病学会
AIF	arterial input function	动脉输入函数
AIMD	active implantable medical device	主动式植入式医疗器械
AMI	acute myocardial infarction	急性心肌梗死
APW	aortopulmonary window	肺动脉主干窗
ARVC	arrhythmogenic right ventricular cardiomyopathy	致心律失常性右心室心肌病
ARVC/D	arrhythmogenic right ventricular cardiomyopathy/dysplasia	致心律失常性右心室心肌病/发育不良
AS	aortic stenosis	主动脉瓣狭窄
ASD	atrial septal defect	房间隔缺损
ASTM	American Society for Testing and Materials	美国测试与材料学会
AT	atrial tachyarrhythmia	房性快速性心律失常
ATP	adenosine triphosphate	三磷酸腺苷

附录 术语缩略语
Abbreviations

AUC	area under the curve; appropriate-use criteria	曲线下面积；适用标准
AV	atrioventricular	房室的
AVSD	atrioventricular septal defect	房室间隔缺损
BAV	bicuspid aortic valve	二叶型主动脉瓣
BB SE	black blood spin echo	黑血自旋回波
BNP	B-type natriuretic peptide	B 型利钠肽
BOLD	blood oxygen level-dependent	血氧依赖水平
bpm	beat per minute	每分钟心搏数
bSSFP	balanced steady-state free precession	平衡稳态自由进动
CAA	coronary artery anomali	冠状动脉异常
CABG	coronary artery bypass graft	冠状动脉旁路移植术
CAD	coronary artery disease	冠状动脉疾病
CASS	Myocardial Infarction and Mortality in Coronary Artery Study	冠状动脉研究中的心肌梗死与死亡率
CAV	cardiac allograft vasculopathy	同种异体心脏移植物血管病
CCT	coronary cardiac tomography	冠状动脉心脏断层扫描
CCTA	coronary computed tomography angiography	冠状动脉 CT 血管造影术
CCTGA	congenitally corrected transposition of the great arteries	先天性矫正性大动脉转位
CE	contrast-enhanced	对比增强
CEM	cumulative equivalent minutes	累计当量分钟数
CE-MARC	Clinical Evaluation of MAgnetic Resonance imaging in Coronary heart disease (study)	磁共振成像在冠心病诊断中的临床评价（研究）
CEMRA	contrast-enhanced magnetic resonance angiography	增强磁共振血管造影术
CEST	chemical exchange saturation transfer	化学交换饱和转移
CFD	computational fluid dynamic	计算流体力学
CGF	chronic graft failure	慢性移植物衰竭
CHARM	Candesartan in Heart Failure Reduction in Mortality (trial)	坎地沙坦降低心力衰竭死亡率（试验）
ChC	Chagas' cardiomyopathy	Chagas 心肌病
ChD	Chagas' disease	Chagas 病
CHD	congenital heart disease	先天性心脏病
CHESS	chemical shift selective	化学位移选择性
CI	cochlear implant	人工耳蜗植入物
CKD	chronic kidney disease	慢性肾病
cm	centimetre	厘米
CMR	cardiovascular magnetic resonance	心血管磁共振
CMR-FT	feature tracking cardiovascular magnetic resonance	特征追踪心血管磁共振

CNR	contrast-to-noise ratio	对比噪声比
CO$_2$	carbon dioxide	二氧化碳
COA	aortic coarctation	主动脉缩窄
CRT	cardiac resynchronization therapy	心脏再同步治疗
CRT-D	cardiac resynchronization therapydefibrillation	心脏再同步治疗除颤
CRT-P	cardiac resynchronization therapy-pacing	心脏再同步治疗－起搏
CS	coronary sinus	冠状静脉窦
CT	computed tomography	计算机断层扫描
CTA	computed tomography angiography	计算机断层扫描血管造影术
CVD	cardiovascular disease	心血管疾病
CvLPRIT	Complete Versus Lesion-Only Primary PCI Trial	完全性与仅病变性的初步 PCI 试验
CXA	X-ray coronary angiography	X 线冠状动脉造影术
CXR	chest X-ray	胸部 X 线片
dB(A)	A-weighted decibel	A 加权分贝
DBS	deep brain stimulation	深部脑刺激
DCM	dilated cardiomyopathy	扩张型心肌病
DENSE	displacement encoding with stimulated echoes	基于激发回波的位移编码
DIP	diagnostic imaging pathway	诊断成像路径
DIR	double inversion recovery	双反转恢复
DKS	Damus–Kaye–Stansel	Damus-Kaye-Stansel 手术
DMF	diffuse myocardial fibrosis	弥漫性心肌纤维化
DNA	deoxyribonucleic acid	脱氧核糖核酸
DNP	dynamic nuclear polarization	动态核极化
DORV	double-outlet right ventricle	右心室双出口
DTI	diffusion tensor imaging	扩散张量成像
DynEq CMR	CMR dynamic-equilibrium cardiovascular magnetic resonance	动态平衡心血管磁共振
E	eigenvector	本征矢量
EACTS	European Association for Cardio-Thoracic Surgery	欧洲心胸外科协会
EACVI	European Association of Cardiovascular Imaging	欧洲心血管影像协会
ECG	electrocardiogram	心电图
echo	echocardiography	超声心动图
ECV	extracellular volume	细胞外容积
ED	emergency department	急诊科
EF	ejection fraction	射血分数

附录 术语缩略语
Abbreviations

EFE	endocardial fibroelastosis	心内膜弹力纤维增生
EGE	early gadolinium enhancement	早期钆增强
eGFR	estimated glomerular filtration rate	估计肾小球滤过率
EMA	European Medicines Agency	欧洲药品管理局
EMB	endomyocardial biopsy	心内膜心肌活检
EP	electrophysiology	电生理学
EPI	echo planar imaging	回波平面成像
EPR	electronic patient record	电子病历
EQ-CMR	equilibrium contrast cardiovascular magnetic resonance imaging	平衡对比心血管磁共振成像
ERNA	equilibrium radionuclide angiocardiography	平衡放射性核素心血管造影术
ERT	enzyme replacement therapy	酶替代疗法
ESC	European Society of Cardiology	欧洲心脏病学会
ESUR	European Society of Urogenical Radiology	欧洲泌尿外科放射学会
ET	excessive trabeculations	过度小梁形成
EuroCMR	European Cardiovascular Magnetic Resonance (registry)	欧洲心血管磁共振（注册）
FA	fractional anisotropy	各向异性分数
FD	Fabry disease	法布里病
FDA	Food and Drug Administration	美国食品药品管理局
^{18}F-FDG	fluorodeoxyglucose	^{18}F-脱氧葡萄糖
FFR	fractional flow reserve	血流储备分数
FID	free induction decay	自由感应衰变
FOV	field of view	视野
FPN	ferroportin	铁转运蛋白
FSE	fast spin echo	快速自旋回波
FT-CMR	feature-tracking cardiovascular magnetic resonance	心血管磁共振特征跟踪技术
FWHM	full width at half maximum	半高全宽
g	gram	克
GBCA	gadolinium-based contrast agent	钆对比剂
Gd	gadolinium	钆
Gd-DTPA	gadolinium-diethylenetriaminepentaacetic acid	钆-二乙烯三胺五乙酸
GRAPPA	Generalized Autocalibrating Partial Parallel Acquisition	广义自标定部分并行采集
GRE	gradient-echo; gradient recall echo	梯度回波
h	hour	小时
HA	helix angle	螺旋角

HARP	harmonic phase	谐波相位
HASTE	half-Fourier acquired single-shot turbo spin echo	半傅立叶单次激发快速自旋回波
HCM	hypertrophic cardiomyopathy	肥厚型心肌病
HCMR	Hypertrophic Cardiomyopathy Registry	肥厚型心肌病登记
HEART	Heart Failure Revascularisation Trial	心力衰竭血运重建试验
HF	hepatic factor	肝因子
HIP	high-intensity plaque	高强度斑块
HLA	human leucocyte antigen	人类白细胞抗原
HR	hazard ratio	风险比
Hs-TnT	high-sensitivity troponin T	高敏肌钙蛋白
Hz	hertz	赫兹
ICD	implantable cardioverter–defibrillators	植入式心律转复除颤器
ICIRP	International Commission on Non-Ionizing Radiation Protection	国际非电离辐射防护委员会
IEC	International Electrotechnical Commission	国际电工委员会
IHD	ischaemic heart disease	缺血性心脏病
IL	interleukin	白介素
IMH	intramural haematoma	壁内血肿
^{123}I-MIBG	iodine-123-metaiodobenzylguanidine	碘 –123– 间碘苄胍
IPG	implanted pulse generator	植入脉冲发生器
IR	inversion recovery	反转恢复
ISO	International Organization for Standardization	国际标准化组织
ITMIG	International Thymic Malignancy Interest Group	国际胸腺恶性肿瘤兴趣小组
IV	intravenous	静脉注射
IVC	inferior vena cava	下腔静脉
IVIM	intravoxel incoherent motion	体素内非相干运动
IVUS	intravascular ultrasound	血管内超声
JMHW	Japanese Ministry of Health and Welfare	日本厚生省
K	kelvin	开尔文（热力学温度单位）
kDa	kilodalton	千道尔顿
kg	kilogram	千克
km	kilometre	千米
k-t BLAST	k-space and time broad-use linear acquisition speed-up technique	k 空间和时间广泛使用的线性采集加速技术
k-t PCA	k-t principal component analysis	k-t 主成分分析
k-t SENSE	k-t sensitivity encoding	k-t 灵敏度编码

kW	kilowatt	千瓦
L	litre	升
LAD	left anterior descending	左前降支
LBBB	left bundle branch block	左束支传导阻滞
LCX	left circumflex	左回旋支
LDL	low-density lipoprotein	低密度脂蛋白
LGE	late gadolinium-enhanced	晚期钆增强
LMS	left main stem	左主干
LOE	level of evidence	证据水平
LPA	left pulmonary artery	左肺动脉
LV	left ventricle/left ventricular	左心室/左心室的
LVEF	left ventricular ejection fraction	左心室射血分数
LVNC	left ventricular non-compaction cardiomyopathy	左心室非致密性心肌病
LVOT	left ventricular outflow tract	左心室流出道
m	metre	米
M	molar	摩尔
MACE	major adverse cardiovascular events	主要心血管不良事件
MAPCA	major aortopulmonary collateral artery	大肺动脉主干侧支动脉
MAPSE	mitral annular plane systolic excursion	二尖瓣环平面收缩偏移
MBF	myocardial blood flow	心肌血流量
mcg	microgram	微克
MCLE	multi-contrast late enhancement imaging	多对比晚期增强成像
MCODE	multi-contrast delayed enhancement	多对比延迟增强成像
MD	mean diffusivity	平均扩散率
MDCT	multi-detector computed tomography	多探测器计算机断层扫描
MESA	Multi-Ethnic Study of Atherosclerosis	动脉粥样硬化的多种族研究
mg	milligram	毫克
MHz	megahertz	兆赫
MI	myocardial infarction	心肌梗死
MIBG	metaiodobenzylguanidine	间碘苄胍
min	minute	分钟
MINOCA	myocardial infarction with no obstructive coronary atherosclerosis	无梗阻性冠状动脉粥样硬化的心肌梗死
MIP	maximum intensity projection	最大强度投影
ml	millilitre	毫升

mm	millimetre	毫米
mM	millimolar	毫摩尔
mmHg	millimetre of mercury	毫米汞柱
mmol	millimole	毫摩尔
MOCO	motion correction	运动校正
MOLLI	modified Look-Locker inversion recovery	改进的 Look-Locker 反转恢复
MPA	main pulmonary artery	肺动脉主干
MPI	myocardial perfusion imaging	心肌灌注成像
MPO	myeloperoxidase	髓过氧化物酶
MPR	myocardial perfusion reserve	心肌灌注储备
MR	magnetic resonance; mitral regurgitation	磁共振；二尖瓣反流
MRA	magnetic resonance angiography	血管造影术
MRI	magnetic resonance imaging	磁共振成像
MRS	magnetic resonance spectroscopy	磁共振波谱
ms	millisecond	毫秒
msV	millisievert	毫西弗
mT	millitesla	毫特斯拉
MUGA	multiple-gated acquisition	多门控采集
MUSTT	Multicentre Unsustained Tachycardia Trial	多中心持续性心动过速试验
NBT	nitroblue tetrazolium	硝基蓝四唑
NC	non-compacted	非致密化的
ng	nanogram	毫微克
NGAL	neutrophil gelatinase-associated lipocalin	中性粒细胞明胶酶相关的脂蛋白
NICE	National Institute for Health and Care Excellence	美国国立卫生保健研究院
NIH	National Institutes of Health	美国国立卫生研究院
NMR	nuclear magnetic resonance	核磁共振
NS	neurostimulator	神经刺激器
NSF	nephrogenic systemic fibrosis	肾源性系统性纤维化
NSTE-ACS	non-ST-elevation acute coronary syndrome	非 ST 段抬高型急性冠状动脉综合征
NSTEMI	non-ST-elevation myocardial infarction	非 ST 段抬高型心肌梗死
NT-pro-BP	N-terminal pro-B-type natriuretic peptide	N 端前 B 型利钠肽
NYHA	New York Heart Association	纽约心脏协会
OAT	Otsu-auto-threshold	大津自动阈值
OR	odds ratio	比值比

Pa	pascal	帕
PA	pulmonary arterial	肺动脉
PAP	pulmonary artery pressure	肺动脉压
PAPVC	partial anomalous pulmonary venous connection	部分异常肺静脉连接
PARR	PET And Recovery following Revascularisation (trial)	PET 和血管重建后的恢复（试验）
PAVM	pulmonary arteriovenous malformation	肺动静脉畸形
PC	phase contrast	相位对比度
PCA	principal component analysis	主成分分析
PCI	percutaneous coronary intervention	经皮冠状动脉介入治疗
PCr	phosphocreatine	磷酸肌酸
PDA	patent ductus arteriosus	动脉导管未闭
PET	positron emission tomography	正电子发射断层扫描
PFO	patent foramen ovale	卵圆孔未闭
PGD	primary graft dysfunction	原发性移植物功能障碍
PGSE	pulsed gradient spin echo	脉冲梯度自旋回波
PH	pulmonary hypertension	肺动脉高压
PHIP	parahydrogen-induced polarization	仲氢诱导极化
PL	power loss	功率损耗
PMR	plaque-to-myocardium signal intensity ratio	斑块与心肌信号强度比
PNS	peripheral nerve stimulation	周围神经刺激
PPM	permanent pacemaker	永久性起搏器
PR	pulmonary regurgitation	肺动脉反流
PROMM	proximal muscular myotonic dystrophy	近端强直性肌营养不良
PSIR	phase-sensitive image reconstruction/	相位敏感图像重建 / 恢复
PVB19	parvovirus B19	细小病毒 B19
PVC	premature ventricular contraction	室性早搏
PVR	pulmonary vascular resistance	肺血管阻力
QALY	quality-adjusted life-year	质量校正的寿命年
RA	rheumatoid arthritis	类风湿性关节炎
RCA	right coronary artery	右冠状动脉
RES	reticuloendothelial system	网状内皮系统
RF	radiofrequency	射频
RFA	radiofrequency ablation	射频消融术
RNA	ribonucleic acid	核糖核酸

ROC	receiver operating characteristic	受试者工作特性
ROI	region of interest	感兴趣的区域
ROS	reactive oxygen species	活性氧
RPA	right pulmonary artery	右肺动脉
RT-PCR	reverse transcription polymerase chain reaction	逆转录聚合酶链反应
RV	right ventricle/right ventricular	右心室/右心室的
RVEF	right ventricular ejection fraction	右心室射血分数
RVOT	right ventricular outflow tract	右心室流出道
RWMA	regional wall motion abnormality	节段性室壁运动异常
s	second	秒
SAM	systolic anterior motion	收缩期前运动
SAPPHIRE	saturation pulse-prepared heart rateindependent inversion recovery	饱和脉冲准备的心率非依赖性反转恢复
SAR	specific absorption rate	比吸收率
SASHA	saturation recovery single-shot acquisition	饱和恢复单次采集
SC	secondary cardiomyopathy	继发性心肌病
SCMR	Society for Cardiovascular Magnetic Resonance	心血管磁共振学会
SCS	spinal cord stimulation	脊髓刺激
SD	standard deviation; systemic disease	标准差；系统性疾病
SE	spin echo	自旋回波
SENC	strain-encoded	应变编码
SENSE	Sensitivity Encoding	敏感度编码
ShMOLLI	shortened MOLLI	缩短的 MOLLI
SI	signal intensity	信号强度
SLE	systemic lupus erythematosus	系统性红斑狼疮
SNR	signal-to-noise ratio	信噪比
SP	surgical planning	手术计划
SPAIR	spectral adiabatic/attenuation inversion recovery	光谱绝热/衰减反转恢复
SPAMM	spatial modulation of magnetization	磁化强度的空间调制
SPECT	single-photon emission computed tomography	单光子发射计算机断层扫描
SPIR	spectral presaturation with inversion recovery	具有翻转恢复的光谱预饱和
SQUID	superconducting quantum interference device	超导量子干涉装置
srSCD	sports-related sudden cardiac arrest and death	运动相关的心脏骤停和死亡
SSD	surface shade display	表面阴影显示
SSFP	steady-state free precession	稳态自由进动

STARTER	Speckle-Tracking Assisted Resynchronization Therapy for Electrode Region (study)	斑点追踪辅助电极区再同步治疗（研究）
STE	stimulated echo	受激回波
STEMI	ST-elevation myocardial infarction	ST段抬高性型心肌梗死
STICH	Surgical Treatment for Ischaemic Heart Failure (trial)	缺血性心力衰竭的外科治疗（试验）
STIR	short TI/tau inversion recovery	短TI/tau反转恢复
STRM	signal threshold versus reference myocardium	信号阈值与参考心肌
STS	Society of Thoracic Surgeons	胸外科医师协会
SVAS	supravalvar aortic stenosis	主动脉瓣上狭窄
SVC	superior vena cava	上腔静脉
T	tesla	特斯拉
TAPSE	tricuspid annular plane systolic excursion	三尖瓣环平面收缩偏移
TAPVC	total anomalous pulmonary venous connection	完全性异常肺静脉连接
TARGET	Targeted left ventricular lead placement to guide cardiac resynchronization therapy (trial)	引导心脏再同步化治疗的靶向左心室导线放置（试验）
TAVI	transcatheter aortic valve implantation	经导管主动脉瓣植入术
TAVR	transcatheter aortic valve replacement	经导管主动脉瓣置换术
TCA	tricarboxylic acid	三羧酸
TCPC	total cavopulmonary connection	全腔静脉肺动脉连接
T_E	echo time	回波时间
T_{Eeff}	effective echo time	有效回波时间
TGA	transposition of the great arteries	大动脉转位
TI	inversion time	反转时间
TIMI	Thrombolysis In Myocardial Infarction	心肌梗死的溶栓治疗
TM	mixing time	混合时间
TOE	transoesophageal echocardiography	经食道超声心动图
TOF	time of flight; tetralogy of Fallot	时间飞跃；法洛氏四联症
TPG	transmural perfusion gradient	透壁灌注梯度
T_R	repetition time	重复时间
TR	tricuspid regurgitation	三尖瓣反流
TR-MRA	time-resolved magnetic resonance angiography	时间分辨磁共振血管造影
TSE	turbo spin echo	快速自旋回波
TSM	trabecula septomarginalis	隔缘小梁
TSR	torsion-to-shortening ratio	扭转缩短比
TTC	2,3,5-triphenyltetrazolium chloride	2,3,5-三苯基四氮唑氯化物

TTE	transthoracic echocardiography	经胸超声心动图
TTR	transthyretin	甲状腺素运载蛋白
TTS	Takotsubo syndrome	Takotsubo 综合征
TUNEL	terminal deoxynucleotidyl transferase dUTP nick-end labelling	末端脱氧核苷酸转移酶介导的 dUTP 缺口末端标记
T_2w-STIR	T_2–weighted short-inversion-time inversion recovery	T_2 加权的短反转时间的反转恢复序列
US	United States	美国
UTE	ultra-short echo time	超短回波时间
VA	ventriculo-arterial	心室 – 动脉的
VAD	ventricular assist device	心室辅助装置
VCAM-1	vascular cell adhesion molecule 1	血管细胞黏附分子 1
VENC	velocity encoding	速度编码
VHD	valvular heart disease	瓣膜性心脏病
VNS	vagus nerve stimulation	迷走神经刺激
VSD	ventricular septal defect	室间隔缺损
VT	ventricular tachycardia	室性心动过速
W	watt	瓦特
WHO	World Health Organization	世界卫生组织
XMR	X-ray magnetic resonance	X 线磁共振